Taschenlehrbuch Histologie

Renate Lüllmann-Rauch
Esther Asan

6., vollständig überarbeitete Auflage

700 Abbildungen

Georg Thieme Verlag
Stuttgart • New York

Prof. Dr. med. Renate **Lüllmann-Rauch**
Anatomisches Institut Kiel
Otto-Hahn-Platz 8
24118 Kiel
r.lullmann@anat.uni-kiel.de

Prof. Dr. med. Esther **Asan**
Universität Würzburg
Koellikerstr. 6
97070 Würzburg
esther.asan@uni-wuerzburg.de

Bibliografische Information der Deutschen Nationalbibliothek
Die Deutsche Nationalbibliothek verzeichnet diese Publikation in der Deutschen Nationalbibliografie; detaillierte bibliografische Daten sind im Internet über http://dnb.d-nb.de abrufbar.

Ihre Meinung ist uns wichtig! Bitte schreiben Sie uns unter:
www.thieme.de/service/feedback.html

1. französische Auflage 2008
1. portugiesische Auflage 2006
1. ungarische Auflage 2007
1. tschechische Auflage 2012
1. Auflage 2003
2. Auflage 2006
3. Auflage 2009
4. Auflage 2012
5. Auflage 2015

Rüdigerstr. 14
70469 Stuttgart
Deutschland
www.thieme.de

Printed in Italy

Zeichnungen: Gay & Sender, Bremen
Umschlaggestaltung: Thieme Gruppe
Satz: Druckhaus Götz GmbH, Ludwigsburg
gesetzt in 3B2, Version 9.1, Unicode
Druck: LEGO S.p.A, VICENZA

DOI 10.1055/b-006-163361

ISBN 978-3-13-242529-3 2 3 4 5 6

Auch erhältlich als E-Book:
eISBN (PDF) 978-3-13-242532-3
eISBN (epub) 978-3-13-242533-0

Auf einen Blick

Thieme

Vorwort zur 6. Auflage

Das vorliegende *Taschenlehrbuch der Histologie* verfolgt vier Ziele:

(1) **Vermittlung solider Kenntnisse über die Feinstruktur von Zellen, Geweben und Organen des Menschen** (und stellvertretend der Säugetiere, sofern keine wesentlichen histologischen Unterschiede bestehen). Die Studierenden der Medizin und Zahnmedizin, an die sich das Buch in erster Linie wendet, benötigen diese Kenntnisse für das Bestehen von Prüfungen im vorklinischen Teil ihrer Ausbildung und als Grundlage für die Pathohistologie im klinischen Teil. Die Abschnitte, in denen die „Basis-Histologie" dargestellt wird, sind überwiegend in Normalschrift abgefasst.

(2) **Einsicht in Struktur-Funktions-Beziehungen.** Kenntnis der Struktur allein ist totes Wissen. Erst durch Einsicht in funktionelle Zusammenhänge und molekulare Hintergründe, die sich meist in Kleindruck-Absätzen verstecken, können Histologie und Mikroskopische Anatomie lebendig werden und eine wesentliche Grundlage für das Verständnis der Physiologie und Pathophysiologie liefern. Die Darstellungen der Funktion sind vereinfacht und nur für die Leserschaft am Beginn ihrer medizinischen Ausbildung gedacht.

(3) **Einblicke in die klinisch-medizinische Bedeutung histologischen Lernstoffes.** Die meisten Studierenden, die dieses Taschenlehrbuch benutzen, werden später in der Krankenversorgung tätig sein und sich jetzt womöglich fragen, ob und wozu sie den angebotenen Lernstoff überhaupt brauchen. Die klinischen Hinweise sollen klar machen, dass zellbiologisches Grundwissen und klinisch-medizinisches Wissen untrennbar miteinander verknüpft sind. Die Hinweise auf Krankheiten wurden nicht nach deren Häufigkeit ausgewählt; vielmehr werden überwiegend solche Krankheiten oder krankhaften Zustände als Beispiele aufgeführt, die sich mit wenigen gedanklichen Schritten aus dem Normalzustand ableiten lassen.

(4) **Vermittlung morphologischer Kenntnisse an Studierende anderer biomedizinischer Fächer.** So wendet sich das Buch auch an Studierende der Pharmazie sowie der medizinisch ausgerichteten Biochemie und Molekularbiologie. Es ist müßig zu sagen, dass alles Lebendige nicht etwa aus einer amorphen Kollektion von Molekülen besteht, sondern stets auf vielfältige Weise kompartimentiert ist – und das bedeutet **Struktur**. Die Beschreibung mikroskopischer Strukturen mag intellektuell simpel erscheinen, aber ohne diese Kenntnisse bleibt die molekulare Ebene heimatlos.

In allen Bereichen der Histologie und Mikroskopischen Anatomie, die im vorliegenden Taschenbuch behandelt werden, wächst das Wissen rasch. Die Forschung liefert in immer kürzeren Zeitabständen neue Erkenntnisse, und scheinbar unverrückbares Standardwissen muss gelegentlich im Lichte neuer Befunde revidiert werden. Daher wurden auch für diese Auflage alle Kapitel wieder sorgfältig gesichtet, um die Darstellungen zu überprüfen und auf den derzeit aktuellen wissenschaftlichen Stand zu bringen. Wir sind uns darüber klar, dass wir beim Überarbeiten dieses Taschenlehrbuchs stets einen schmalen Grat beschreiten zwischen übertriebener Detailtiefe und zu großzügigen Auslassungen zwecks Kürzung der Texte. Wir hoffen, dass die Balance gewahrt ist und die Leserschaft von den größeren und kleineren Neuerungen, auch denen im Layout, profitieren wird.

Danksagung

Wir danken unseren Heimat-Instituten für die moralische und wissenschaftliche Unterstützung bei der Vorbereitung der 6. Auflage dieses Buches sowie für die Möglichkeit, alle verfügbaren technischen Möglichkeiten nutzen zu dürfen. Die hilfreichen Hinweise und wohlwollend-kritischen Kommentare der wissenschaftlichen Belegschaft des Kieler Anatomischen Institutes und des Würzburger Institutes für Anatomie und Zellbiologie waren uns außerordentlich wertvoll. Stellvertretend seien folgende Namen genannt: Professores B. Kurz, R. Lucius, B. Tillmann, PD K. Hattermann-Koch und Dr. Runhild Lucius (Kiel); sowie Professores B. Braunger, D. Drenckhahn, S. Ergün, PD S. Hübner, PD N. Wagner und cand. med. Livia Asan (Würzburg). Allen danken wir herzlich. Auch aus anderen Instituten und Kliniken erhielten wir wichtige Ratschläge; unser Dank gilt Dr. Heike Eckel (Göttingen), den Professores F. Jakob, M. Lutz, R. Martini, J. Wischhusen (Würzburg) sowie den Professores L. Heim (Freiburg) und G. Krasteva (Homburg). Zuschriften aus der Leserschaft erreichten uns im Vergleich zu früheren Auflagen recht spärlich, obgleich der Absatz des Buches keineswegs zurückgegangen ist. Wir können die Leserschaft nur zu kritischen Kommentaren und neugierigen Fragen ermuntern. Davon würden beide, Leserschaft und Autorinnen, profitieren.

Besonderer Dank gilt den Personen, die uns oft und auf vielfältige Weise aus technischen Pannen herausgeholfen haben: in Kiel Frau Dagmar Niemeier und Dipl.-Ing. O. Frandsen, in Würzburg Herr M. Christof. Die zeichnerischen Arbeiten wurden wieder mit viel Verständnis von Frau Stefanie Gay und Herrn Bert Sender (Bremen) ausgeführt, herzlichen Dank. Im Georg Thieme Verlag förderte Frau Marianne Mauch, die dieses Taschenlehrbuch seit seiner 1. Auflage betreut, mit viel persönlichem Einsatz auch die Entstehung der vorliegenden Neuauflage; Frau Dr. Karin Hauser, die unsere allzeit hilfsbereite direkte Ansprechpartnerin war, lotste uns sicher an allen Klippen vorbei, die bei Vorbereitung einer neuen Auflage stets drohen; Frau E. Plach betreute die Herstellung des Buches. Ihnen allen danken wir herzlich.

Renate Lüllmann-Rauch
Esther Asan

Kiel und Würzburg
Im Dezember 2018

Vorwort zur 1. Auflage

Vielen Generationen von Studierenden der Medizin und Zahnmedizin war seit 1967 das Taschenlehrbuch der Histologie von Helmut Leonhardt ein Begleiter durch die vorklinische Ausbildung und vielleicht auch darüber hinaus. Es erschien (in der 8. Auflage) letztmalig 1990. Das nun vorliegende Taschenlehrbuch „Histologie: Verstehen, Lernen, Nachschlagen" soll die Nachfolge des „HistoLeo" antreten. Es wurde völlig neu geschrieben, einige Abbildungen wurden in veränderter Fassung von Leonhardt (1990) übernommen.

Es versteht sich von selbst, dass ein Buch wie das vorliegende zuallererst **solide histologische Grundkenntnisse** vermitteln muss. Darüber hinaus möge es das Bewusstsein dafür wecken, dass im mikroskopischen und molekularen Bereich die Grenzen zwischen den vorklinischen Disziplinen – heute mehr denn je – fließend sind. Darum wird, wo immer es dem Verständnis der Struktur förderlich erscheint, auf **Struktur-Funktions-Beziehungen** und **molekulare Zusammenhänge** hingewiesen, soweit dies im Rahmen eines Taschenlehrbuches möglich ist. Kurze **klinische Hinweise** sollen nicht der kompetenten Unterweisung in späteren Studienabschnitten vorgreifen, sondern in erster Linie die medizinische und funktionelle Bedeutung der abgehandelten Zusammenhänge unterstreichen. Alle über die Basis-Histologie hinausgehenden Ausführungen dürfen nur als Andeutungen verstanden werden, die der Verzahnung der Histologie mit den Nachbardisziplinen dienen und zum weiteren „Beforschen" des jeweiligen Gegenstandes anhand ausführlicher Lehrbücher und einschlägiger Literatur anregen sollen.

Danksagung

Bei der Vorbereitung dieses Buches ist mir Hilfe von vielen Seiten zuteil geworden. Herzlich danken möchte ich den Kolleginnen und Kollegen, die bestimmte Kapitel kritisch durchsahen oder mich berieten: Professores Doctores K. Lennert, R. Mentlein, U. Mrowietz, M. R. Parwaresch, H.-C. Plagmann, J. Sievers, B. Tillmann (alle Kiel); D. Drenckhahn (Würzburg), A. F. Holstein (Hamburg), Charlotte Remé (Zürich), Birte Steiniger (Marburg), K. Zilles (Düsseldorf) sowie PD Dr. G. Gronow, PD Dr. Janka Held-Feindt, PD Dr. B. Kurz, PD Dr. Jutta Lüttges und Dr. Dorothee Wittke (alle Kiel). Besonderer Dank gebührt auch den Kolleginnen und Kollegen, die mir Präparate oder Originalaufnahmen zur Verfügung gestellt haben, ihre Namen sind im Zusammenhang mit den entsprechenden Abbildungen genannt.

Sämtliche abgebildeten Paraffinschnitte stammen, soweit nicht anders vermerkt, aus dem Fundus des Anatomischen Institutes Kiel, der seit über 50 Jahren für Unterrichtszwecke zusammengetragen wurde und zu dessen Mehrung und Bewahrung in den letzten 25 Jahren die technischen Assistentinnen Karin Clausen, Bettina Facompré, Rita Kirsch und Marlies Rall vorzüglich beigetragen haben. Besonderer Dank gebührt Dagmar Niemeier für die stetige, hervorragende Assistenz bei der Elektronenmikroskopie sowie Heide Siebke und Heidi Waluk für die Ausführung der photographischen Arbeiten.

Bei der Verwirklichung des Buchprojektes ermöglichte der Georg Thieme Verlag dankenswerterweise eine großzügige Ausstattung mit Illustrationen. Besonderer Dank gebührt Frau Stephanie Gay (Bremen), die mit großem Einfühlungsvermögen die Abbildungsvorlagen zeichnerisch umgesetzt und dadurch entscheidend zum Entstehen des Buches beitgetragen hat. Frau Dr. Petra Kundmüller (Georg Thieme Verlag) danke ich herzlich für ihr unermüdliches Engagement bei der redaktionellen Betreuung, Herrn Rainer Zepf (Georg Thieme Verlag) für seine Geduld mit den vielen Korrekturwünschen bezüglich der Bildreproduktionen und Herrn Gerd Rodriguez (Georg Thieme Verlag) für die herstellerische Betreuung des Buches. In der Konzeptionsphase wurde das Buchprojekt ferner von Frau Marianne Mauch (Georg Thieme Verlag) unterstützt.

Mein herzlichster Dank gehört zuletzt und zuerst meinem Mann Professor Dr. Heinz Lüllmann, der mit viel Geduld, Verständnis und liebevoller Kritik das langwierige Entstehen dieses Buches begleitet hat.

Kein Lehrbuch kann fehlerfrei sein, erst recht kein völlig neu geschriebenes. Ich möchte W. Kahle (1976) zitieren: „Die Fachkollegen werden, dessen bin ich sicher, beim Aufspüren der Fehler, die sich in eine erste Auflage unvermeidlich einschleichen, einige vergnügliche Stunden verbringen.“ Dennoch hoffe ich, die Wünsche und Erwartungen, mit denen der Leser das vorliegende Taschenbuch aufschlägt, einigermaßen erfüllen zu können. Für konstruktive Kritik und Verbesserungsvorschläge werde ich jederzeit dankbar sein.

Renate Lüllmann-Rauch
Kiel, im Januar 2003

Inhaltsverzeichnis

Zellenlehre

Allgemeine Histologie

Einleitung

Was ist Histologie?

Der Begriff Histologie (Gewebelehre) stammt aus dem Griechischen: *histós* = Webrahmen, Gewebe. Die Histologie ist eine Disziplin, in der (meist anhand von dünnen Schnitten) die mikroskopische Struktur von Zellen, Geweben und Organen aller Lebewesen erforscht und beschrieben wird. So bildet die Histologie, angewandt auf den Menschen, gemeinsam mit der Makroskopischen Anatomie, der Physiologie und Biochemie eine wesentliche Grundlage der Medizin.

Organe bestehen aus Geweben, diese wiederum setzen sich aus Zellen und Extrazellulärmaterial zusammen. In dem vorliegenden *Taschenlehrbuch der Histologie* wird zunächst die Zelle als kleinste lebende Einheit des Organismus besprochen (**Zellenlehre**), dann werden die vier Grundgewebe des Körpers (**Allgemeine Histologie**) und schließlich die Feinstruktur der Organe behandelt (**Mikroskopische Anatomie**).

Die **Zellenlehre** gehört in den Bereich der **Zellbiologie**. Auf diesem Gebiet gibt es viele Überschneidungen zwischen Morphologie (Lehre von der Gestalt), Physiologie und Biochemie (Lehre von den physikalischen und chemischen Funktionen). In dem vorliegenden Buch steht natürlich die Morphologie im Mittelpunkt, die Funktionen vieler Strukturen bleiben jedoch ohne einige Kenntnisse über physiologische und biochemische Zusammenhänge unverständlich. Daher werden physiologische und biochemische Eigenschaften der Zellbestandteile (und ebenso die der Gewebe und Organe in den späteren Abschnitten) in *stark vereinfachter und verkürzter Form* mitgeteilt.

Allgemeine Histologie und mikroskopische Anatomie. Gründliche histologische Kenntnisse sind Voraussetzung für das Verstehen normaler Abläufe und krankhafter Prozesse im menschlichen Körper. Um dies deutlich zu machen, werden Bezüge zu den vorklinischen Nachbardisziplinen und zur Klinik angedeutet, wo immer es angebracht erscheint. Durch die Verknüpfung mit den Nachbarfächern wird die Histologie eigentlich erst so recht lebendig.

Die **Größenordnungen** der in der Histologie zu untersuchenden Strukturen erstrecken sich vom Millimeter- bis in den Nanometerbereich. Das **Auflösungsvermögen** einer optischen Einrichtung ist definiert als der kleinste Abstand, in dem zwei Punkte noch getrennt abgebildet werden. Für das normalsichtige menschliche Auge beträgt dieser Abstand etwa 0,1 mm. In der Histologie bedient man sich je nach erforderlichem Auflösungsvermögen folgender Instrumente:

- Lupe: Millimeterbereich (mm, 10^{-3} m)
- Lichtmikroskop: Mikrometerbereich (µm, 10^{-6} m)
- Elektronenmikroskop: Nanometerbereich (nm, 10^{-9} m).

In der histologischen Praxis, so auch in der Pathohistologie, steht die **Lichtmikroskopie** im Mittelpunkt, sie ist die Basis einer soliden histologischen Ausbildung. Viele Funktionen von Zellbestandteilen, Zellen oder Geweben werden jedoch erst durch Kenntnis der **elektronenmikroskopischen Struktur** (Ultrastruktur) oder gar des molekularen Aufbaus wirklich verständlich.

Methoden. In der Histologie werden tote (meist durch Fixierung konservierte) Gewebe anhand von dünnen, gefärbten Schnitten untersucht, die bestenfalls **Äquivalentbilder** des lebenden Zustandes liefern. Damit die Leserschaft sich ein Bild machen kann, wie die Gewebe aufbereitet, die Schnitte hergestellt und gefärbt werden, und welche zum Teil unvermeidlichen Kunstprodukte (**Artefakte**) dabei zustande kommen, sind im **Anhang** kurze Angaben über histologische Techniken zusammengestellt einschließlich einer **Tabelle über die Standardfärbungen** (S. 726).

Teil 1

Zellenlehre

1 Organisation der Zelle

Die Zelle ist die kleinste selbstständig lebensfähige Bau- und Funktionseinheit des Körpers, im Organismus treten die meisten Zelltypen allerdings im festen Verband mit ihresgleichen auf (*Gewebe*). Lichtmikroskopisch lassen sich in der Regel **Zellleib (Zytoplasma)** und **Zellkern** (**Nukleus**) unterscheiden (► Abb. 1.1). Nur ganz wenige Zelltypen (z. B. Erythrozyten, Hornzellen der Haut) sind im ausgereiften Zustand kernlos. Der **Zellkern** enthält die **DNA** (Desoxyribonucleic Acid), in der die vererbbaren Anweisungen für die Synthese von **RNA** (Ribonucleic Acid)-Molekülen und **Proteinen** gespeichert sind (**Genom**). Das **Zytoplasma** enthält die flüssige Grundmasse der Zelle (**Zytosol**), das **Zytoskelett** und verschiedene **Zellorganellen**.

Plasmamembran. Die Zelle ist von der Plasmamembran (Zellmembran) umschlossen. Diese ist wegen ihrer geringen Dicke (ca. 8 nm) lichtmikroskopisch nicht zu sehen. Daher sind auch Zellgrenzen in einem Gewebsschnitt lichtmikroskopisch schwer oder gar nicht zu erkennen. Der Grundstock der Plasmamembran – wie auch derjenige der intrazellulären Biomembranen – besteht aus einer doppelten Lage von **polaren Lipiden,** die mit **Proteinen** vergesellschaftet sind. Aufgrund ihres Lipidcharakters stellt die Plasmamembran für hydrophile Stoffe eine Diffusionsbarriere zwischen Intra- und Extrazellulärraum (**IZR, EZR**) dar. Die Proteine der Plasmamembran sind für viele Mechanismen verantwortlich, die die Zelle befähigen, Stoffaustausch mit ihrer Umgebung zu betreiben (z. B. *Kanäle, Transporter, Pumpen*) und sich mit ihr zu verständigen (z. B. *Rezeptoren* für Wirkstoffe; *Zelladhäsionsmoleküle*).

Oberflächendifferenzierungen. Bei vielen Zellen ist die Fläche der Plasmamembran durch zahlreiche Falten (z. B. *basale Falten*) oder Fortsätze (z. B. *Mikrovilli*) stark vergrößert. Manche Zellen tragen einen Rasen von eigenbeweglichen Fortsätzen (*Kinozilien*), die durch koordinierte Schläge einen Flüssigkeitsstrom erzeugen.

Zytoskelett und Zellkontakte. Das Zytosol wird von einem dreidimensionalen Gerüst aus Filamenten durchzogen, die als Zytoskelett zusammengefasst werden (*Aktinfilamente, Mikrotubuli, Intermediärfilamente*). Diese verleihen der Zelle samt ihren Fortsätzen die nötige mechanische Stabilität. Wenn gleichzeitig *Motorproteine* beteiligt sind, dient das Zytoskelett der aktiven Beweglichkeit der Zelle und dem Transport von Zellbestandteilen innerhalb der Zelle. Aktin- und Intermediärfilamente inserieren häufig an umschriebenen Spezialisierungen der Plasmamembran, an denen die Zelle Kontakte mit ihrer Umgebung un-

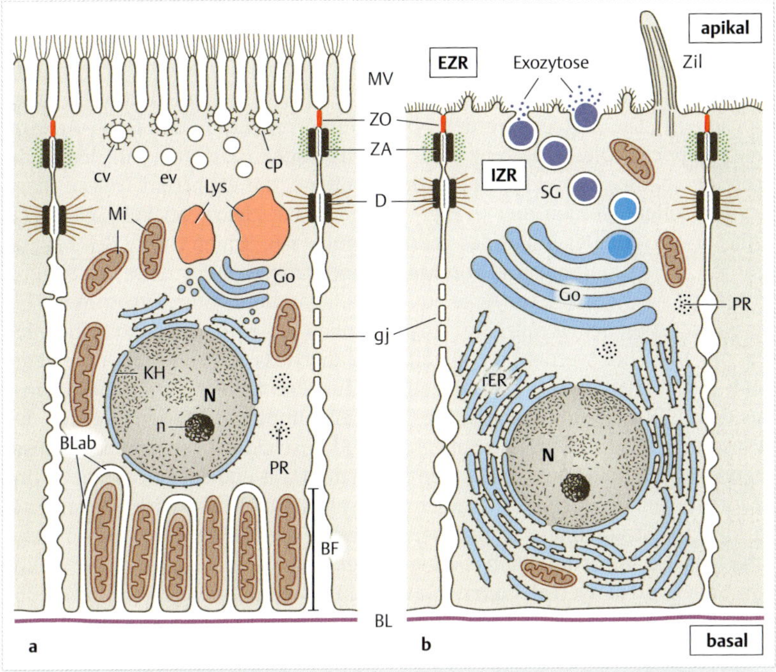

Abb. 1.1 Übersicht über die Zelle am Beispiel **a** einer resorbierenden Epithelzelle (z. B. proximaler Nierentubulus) und **b** einer sezernierenden Epithelzelle (z. B. Magendrüsen). **BL**, Basallamina. **EZR** und **IZR**, Extra- und Intrazellulärraum. *Organellen*: **Go**, Golgi-Apparat. **Lys**, Lysosom. **Mi**, Mitochondrium. **N**, Nukleus mit Nukleolus (**n**) und Kernhülle (**KH**). **PR**, Polyribosomen. **ev**, Endozytose-Vesikel. **rER**, raues endoplasmatisches Retikulum. **SG**, Sekretgranulum. **cp**, **cv**, Stachelsaumgrübchen und -vesikel (coated pit, coated vesicle). *Oberflächendifferenzierungen*: **BF**, basale Falten, interdigitierend, d. h. mit den Falten der Nachbarzelle verschränkt. **BLab**, basales Labyrinth (EZR-Spalten zwischen den basalen Falten). **Zil**, Zilie. **MV**, Mikrovilli mit Glykokalyx. *Zellkontakte*: **ZO**, Zonula occludens (Tight junction). **ZA**, Zonula adhaerens. **D**, Desmosom. **gj**, Gap junction.

terhält: zu Nachbarzellen **Zell-Zell-Kontakte**, zur Extrazellulärmatrix **Zell-Matrix-Kontakte**.

Zellorganellen. Der IZR ist meist in unterschiedliche Unterabteilungen (Kompartimente) gegliedert, die als Organellen bezeichnet werden. Jedes Zellorganell ist durch eine typische Biomembran vom Zytosol getrennt (Ausnahme Lipidtropfen, s. u.). Alle Zellorganellen erfüllen jeweils spezifische Funktionen im

Rahmen des Zellhaushaltes. Das **endoplasmatische Retikulum** (**ER**) ist ein System von flachen Zisternen und Schläuchen, in dem Proteine für Membranen und für den Export sowie Lipide synthetisiert werden: Proteinsynthese im **rauen ER** (Oberfläche mit Ribosomen besetzt), Lipidsynthese im **glatten ER** (ohne Ribosomen). Die Proteine werden über *Transportvesikel* an den **Golgi-Apparat** weitergereicht. Dieser besteht ebenfalls aus flachen Zisternen, in denen die Proteine chemisch modifiziert werden. Proteine, die exportiert (= sezerniert) werden sollen, werden hier in membranbegrenzte **Sekretvesikel** (**Sekretgranula**) abgepackt. Der Inhalt der Sekretgranula (z. B. Schleimstoffe des Magenepithels, Verdauungsenzyme von Magen und Pankreas, Hormone der Pankreas-Inseln) wird durch **Exozytose** aus der Zelle ausgeschleust. **Lysosomen** sind Verdauungsorganellen mit einer ungewöhnlich hohen Protonenkonzentration (ca. pH 4,5). Hier werden abgenutzte und überflüssige Zellbestandteile abgebaut, d. h. enzymatisch in die einzelnen Bausteine zerlegt. Durch **Endozytose** aus dem EZR aufgenommene Stoffe (z. B. Zelltrümmer, Bakterien) werden den Lysosomen zugeführt und hier abgebaut und unschädlich gemacht. **Melanosomen** kommen in Pigment-bildenden Zellen der Haut und des Auges vor. Es sind Zellorganellen, in denen das Pigment Melanin synthetisiert wird. Melanin absorbiert UV-Strahlen und schützt beispielsweise das Epithel der Haut vor Lichtschäden. Die **Mitochondrien** dienen der oxidativen (d. h. unter Verwendung von Sauerstoff bewerkstelligten) Gewinnung der energiereichen Verbindung Adenosintriphosphat (**ATP**; oxidative Phosphorylierung), die dann für andere Energie-verbrauchende Prozesse in der Zelle verwendet wird. **Peroxisomen** sind kleine Organellen, in denen u. a. bestimmte Fettsäuren abgebaut werden. **Lipidtröpfchen** (Fetttröpfchen) werden ebenfalls zu den Zellorganellen gezählt. In ihnen werden vor allem Neutralfette gespeichert. Ihre Begrenzung gegenüber dem Zytosol besteht aus nur *einer* Schicht polarer Lipide. Dies ist ausreichend als Barriere zwischen den hydrophoben Neutralfetten und dem wässrigen Zytosol (▸ Abb. 5.**16**).

Im **Zytosol** (S. 95) kommen Gruppen von Ribosomen (**Polyribosomen**) vor; an ihnen werden Proteine synthetisiert, die für den eigenen Haushalt der Zelle bestimmt sind (z. B. für Zytosol, Mitochondrien und Peroxisomen). Außerdem ist Glykogen (Polymer aus Glucose) als energiereicher Proviant im Zytosol gelagert. Es stellt sich elektronenmikroskopisch in Form von **Glykogenpartikeln** dar.

Elektronenmikroskopische Bilder. Wie aus dieser kurzen Übersicht über die Zelle deutlich wird, beruht die klassische Zellenlehre, soweit es die Morphologie betrifft, ganz wesentlich auf Befunden, die mit dem Elektronenmikroskop (EM) erhoben wurden. Hier eine kurze Anmerkung über das Zustandekommen von EM-Bildern (Technik): Die Gewebsschnitte sind ultradünn (ca. 0,1 µm). Der typische Schwarzweißkontrast entsteht durch die Behandlung der Gewebeproben und Ultradünnschnitte mit Schwermetallen (Osmium-, Uranyl- und Blei-

Ionen). Diese werden aufgrund von Affinitäten an zahlreiche Bestandteile des Gewebes gebunden. Dadurch können Strukturen (die wegen ihrer Behaftung mit Schwermetallen vom Elektronenstrahl nicht durchdrungen werden, die also schattenbildend sind) besonders deutlich sichtbar gemacht werden. Sie werden als **elektronendicht** bezeichnet (z. B. Ribosomen, Heterochromatin des Zellkerns, Inhalt von Sektretgranula und Lysosomen, Myelinscheiden).

Lichtmikroskopische Bilder. Auch für diese gilt, dass die Schnitte (ca. 7 µm dick) vorbehandelt werden müssen, damit man bei konventioneller mikroskopischer Untersuchung Strukturen unterscheiden kann. Statt der Schwermetalle werden hier meist Farbstoffe benutzt (vgl. ▶ Tab. 27.**1**), die wiederum aufgrund von Affinitäten an die verschiedenen Bestandteile der Zellen und Gewebe gebunden werden und dadurch die Strukturen sichtbar machen.

2

2 Plasmamembran und Oberflächendifferenzierungen

Die Plasmamembran bildet die **Grenze zwischen Intra- und Extrazellulärraum (IZR, EZR)**, also zwischen zwei Kompartimenten mit sehr unterschiedlichem Inhalt. Die Intaktheit der Plasmamembran ist Voraussetzung für die Lebensfähigkeit einer Zelle. Ionen und andere ausschließlich hydrophile Stoffe können die Plasmamembran nur mit Hilfe von Kanal- und Transportproteinen durchqueren. Für Gase und hydrophobe Stoffe dagegen stellt die Plasmamembran keine Barriere dar.

Die senkrecht angeschnittene Plasmamembran (Zellmembran, das Plasmalemm) erscheint im üblichen elektronenmikroskopischen Bild als ca. 8 nm dicke trilaminäre Struktur (zwei kontrastreiche Linien, dazwischen eine helle Zone). Die Außenseite kann mit einem deutlich sichtbaren Filz (*Glykokalyx*) bedeckt sein. Das molekulare Grundgerüst der Plasmamembran besteht aus einer **Doppelschicht von polaren Lipiden** (hauptsächlich *Phospholipiden*) sowie **Proteinen**, die ein- und angelagert sind.

Durch verschiedene **Differenzierungen der Zelloberfläche** wird die Fläche für den Stoffaustausch vergrößert (*Mikroplicae, Mikrovilli, basale Falten*). *Kinozilien* und *Geißeln* (*Flagellen*) dienen ganz anderen Zwecken. Sie besitzen die Fähigkeit zu aktiven Eigenbewegungen.

2.1 Aufbau der Plasmamembran

Der im Folgenden beschriebene Bau der Plasmamembran gilt im Prinzip für alle Biomembranen (▸ Abb. 2.1). Unterschiede betreffen hauptsächlich die Einzelheiten der Lipid- und Proteinzusammensetzung.

2.1.1 Bausteine der Plasmamembran

Polare Lipide der Plasmamembran

Die häufigsten Lipide der Membranen sind **Phospholipide** einschließlich Sphingomyelin; kleinere Fraktionen werden von **Glykolipiden** gebildet (z. B. Cerebroside, Sulfatide, Ganglioside). Gemeinsam ist allen Membranlipiden der physikochemische Charakter: Sie besitzen einen hydrophilen und einen hydrophoben Molekülanteil und sind somit **amphiphil**. In wässrigem Medium ordnen sich polare Lipide dabei so an, dass ihre hydrophilen Teile dem Wasser zugewandt sind und ihre hydrophoben Teile „unter sich" bleiben. Eine der Aggregationsmöglichkeiten ist die Doppelschicht, wie sie in der Plasmamembran und allen Biomembranen verwirklicht ist. So vertragen sich die beiden Oberflächen der Membran mit den angrenzenden **wässrigen Medien** des Intra- und Extrazellulärraumes, während das Innere der Membran eine hydrophobe Zone darstellt. Die Lipide werden ausschließlich durch nicht-kovalente Bindungen (S. 26) zusammengehalten. Man muss sich die Lipiddoppelschicht als recht flexiblen Film vorstellen, in dem die Lipidmoleküle innerhalb ihrer Ebene leicht umherschwimmen können (**laterale Diffusion** der Membranbausteine, **Fluidität** der Biomembran). Ein Überwechseln in die andere Lamelle der Doppelschicht geschieht dagegen selten, wenn nicht spezielle Mechanismen dies erleichtern. Die Fluidität der Membran wird durch **Cholesterin**, das zwischen den Phospholipiden steckt, beeinflusst.

Proteine der Plasmamembran

Für die meisten *spezifischen* biologischen Funktionen der Membranen sind Proteine verantwortlich. Genau wie die Lipidmoleküle können die Membranproteine in der Lipidschicht umherschwimmen (**„Flüssig-Mosaik-Modell"** der Biomembran), es sei denn, sie sind immobilisiert (z. B. durch Anbindung an das Zytoskelett) (S. 38). Proteine können unterschiedlich fest mit der Plasmamembran verbunden sein, nämlich als integrale oder als periphere Membranproteine. Die folgenden kurzen Ausführungen gelten nicht nur für die Plasmamembran, sondern grundsätzlich auch für die intrazellulären Membranen (► Abb. 2.**1 d**).

Integrale Membranproteine (Transmembran- und Lipidankerproteine). **Transmembranproteine** durchspannen die Lipiddoppelschicht ganz und haben daher Anschluss an die Räume zu beiden Seiten der Plasmamembran (Zytosol und EZR bzw. Zytosol und Innenraum eines Zellorganells). Die Transmembranproteine dienen z. B. dem Stoffaustausch und der Kommunikation zwischen Zelle und Umgebung (bzw. zwischen Zytosol und Zellorganell). **Beispiele** für Transmembranproteine sind Ionenkanäle, Transporter, Pumpen, Rezeptoren (S. 28) und Zelladhäsionsproteine (S. 57). **Lipidankerproteine** sind vermittels eines kovalent gebundenen Lipidschwanzes in einer der beiden Lipidlamellen verankert. **Beispiele** für Lipidankerproteine sind die alkalische Phosphatase an der Außenseite der Plasmamembran von Knochenzellen (S. 190), die G-Proteine an der Innenseite der Plasmamembran (Funktion: Signaltransduktion, s. Biochemie-Bücher) und die Rab-Proteine an Vesikelmembranen (S. 86).

Periphere Membranproteine. Diese Membranproteine sind durch Anlagerung an Transmembranproteine mit der Außenseite oder mit der Zytosolseite der Membran assoziiert. Auf der Zytosolseite dienen sie häufig als **Adaptoren**, über die das Zytoskelett indirekt an Transmembranproteine angeschlossen ist (S. 53).

Glykokalyx

Die Glykokalyx (gr.: „Zuckermantel") erscheint im konventionellen EM-Bild als eine dünne Schicht aus kleinen „Antennen" oder filzigem Material auf der Außenseite der Plasmamembran (▸ Abb. 2.1, ▸ Abb. 16.11). Die tatsächliche Dicke der Glykokalyx ist viel mächtiger als das konventionelle Bild vermuten lässt: Auf Endothelien (Auskleidung von Blutgefäßen) (S. 303) beispielsweise wurden mit neuen Methoden Schichten von 500 nm gemessen. Die Glykokalyx ist integraler Bestandteil der Plasmamembran und kommt folgendermaßen zustande: (1) Die äußere Lipidlamelle enthält neben Phospholipiden **Glykolipide**, die an ihrem nach außen weisenden Ende Zuckerketten (*Oligosaccharide*) und häufig *Sialinsäuren* (von Zuckern abgeleitete Säuren) tragen. Die Zuckerreste ragen über die Ebene der Lipidlamelle hinweg in den EZR. (2) Manche integralen Membranproteine (**Glykoproteine**, **Muzine**, **Proteoglykane**) besitzen Oligosaccharid-reiche Abschnitte bzw. lange Glykanketten, mit denen sie weit über die äußere Lipidlamelle hinausragen können. Die Gesamtheit aller zuckerhaltigen „Anhängsel" ist die Glykokalyx. Die chemische Zusammensetzung ist für jede Zellart spezifisch. Manche Oligosaccharide der Glykokalyx sind Erkennungsstellen für Zucker-bindende Proteine (**Lektine**), die für vorübergehende Zell-Zell-Bindungen von Bedeutung sind (z. B. Selektine) (S. 344). Die Glykokalyx verleiht der Zelloberfläche aufgrund der zahlreichen anionischen Reste (Sialinsäuren, sulfatierte Glykosaminoglykane) **Negativladungen** (wichtig z. B. für die Funktion der Blut-Harn-Schranke im Nieren-Glomerulus) (S. 553).

Exkurs: Bindungen

Durch **kovalente chemische Bindungen** werden die Atome eines Moleküls zusammengehalten. Sie sind ohne Mithilfe von Enzymen meist weder leicht zu bilden noch zu lösen. Für das biologische Miteinander der Makromoleküle sind jedoch **nicht-kovalente (physikochemische) Bindungen (Interaktionen)** genauso wichtig. Häufig können sich solche Interaktionen je nach Umgebungsbedingungen leicht ausbilden und auch leicht wieder lösen. Sie ermöglichen daher rasch reversible Veränderungen in der Zelle und sind damit für die *Dynamik* vieler Vorgänge und auch vieler scheinbar stationärer Strukturen (z. B. Plasmamembran, Zytoskelett) verantwortlich. Über die verschiedenen Typen von physikochemischen Bindungen (z. B. elektrostatische Bindungen, Wasserstoffbrücken, van der Waals-Interaktionen, hydrophobe Interaktionen) informieren die Lehrbücher der Biochemie.

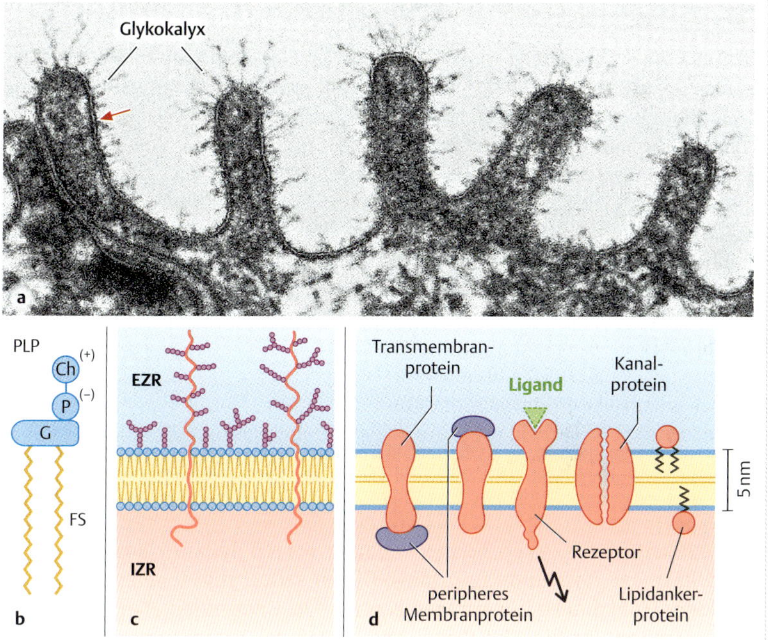

Abb. 2.1 Plasmamembran. a, EM-Bild, b–d Schemata. **a** Apikale Plasmamembran (zu Mikroplicae aufgeworfen) einer Superfizialzelle im unverhornten mehrschichtigen Plattenepithel des Ösophagus (Affe). Der **Pfeil** weist auf die Plasmamembran, die sich im Elektronenmikroskop als trilaminäre Struktur darstellt. Vergr. 90 000fach. **b Phospholipid** (PLP), vereinfachte Darstellung am Beispiel von Lecithin: Das Molekül besteht aus einem hydrophilen Anteil (*blau*: Glycerin, Phosphorsäure, Cholin) und einem hydrophoben Anteil (*gelb*: 2 Fettsäuren, **FS**). **c Plasmamembran**, Bauprinzip (vereinfacht). Doppelschicht aus polaren Lipiden. Transmembranproteine *rot*. Oligosaccharid-Ketten der Glykokalyx *violett*. **EZR** und **IZR**, Extra- und Intrazellulärraum. **d Membranproteine**. Transmembranproteine und Lipidankerproteine *rot*. Lipidanker *schwarz*. Periphere Membranproteine *dunkelblau*. *Grün*: ein Wirkstoff (*Ligand*) ist an den Membranrezeptor gebunden, der Rezeptor setzt daraufhin im IZR eine Signalkette (**Pfeil**) in Gang. Näheres zur Signaltransduktion im Kapitel Nervengewebe (S. 229).

Nur einige wenige Strukturen und Vorgänge seien als **Beispiele** genannt, bei denen nichtkovalente Bindungen eine zentrale Rolle spielen: Zytoskelett; Zellkontakte; intrazellulärer Vesikel-Transport; Endo- und Exozytose; Organisation der Extrazellulärmatrix; Zelladhäsion; Muskelkontraktion.

2.2 Kanäle, Transporter, Pumpen, Rezeptoren

Für Gase und hydrophobe Moleküle bietet die Plasmamembran keinerlei Hindernis; sie diffundieren entsprechend ihrem Konzentrationsgradienten einfach hindurch und werden daher auch als „membrangängig" charakterisiert. Für Ionen sowie alle elektrisch geladenen (z. B. Aminosäuren) und ungeladenen Moleküle mit ausschließlich hydrophilem Charakter (z. B. Glucose) ist die Lipiddoppelschicht so gut wie undurchlässig. Für solche Stoffe jedoch – sofern sie physiologisch vorkommen – enthält die Membran spezifische Kanäle, Transporter (Carrier) oder Pumpen, die alle durch Transmembranproteine verkörpert werden (▶ Abb. 2.2). Die Plasmamembran besitzt dadurch eine **selektive Durchlässigkeit**. Dasselbe gilt grundsätzlich auch für die intrazellulären Biomembranen.

Kanäle *(Proteintunnel mit hydrophilem Inneren)* erlauben den Durchtritt von **Ionen** (z. B. K^+, Na^+, Ca^{2+}, Cl^-) entlang einem Gradienten (bergab). Ionenkanäle sind jeweils selektiv für bestimmte Ionen durchlässig, ihre Öffnung und Schließung sind streng reguliert (z. B. durch elektrische Spannung, durch Hormone und andere Wirkstoffe). Auch für **Wasser**, von dem früher angenommen wurde, dass es die Plasmamembran ohne Hilfsmittel durchqueren kann, besitzen die meisten Zellen spezifische Kanäle. Die Proteine, aus denen sie aufgebaut sind, heißen **Aquaporine** (s. z. B. Epithel (S. 132), Niere (S. 559), Auge (S. 709)).

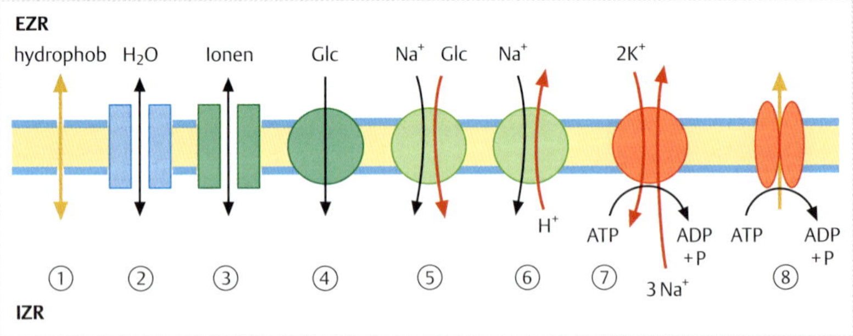

Abb. 2.2 Stoffaustausch durch die Plasmamembran (vereinfachtes Schema). **EZR** und **IZR**, Extra- und Intrazellulärraum. **(1)** Hydrophobe Stoffe diffundieren passiv durch die Membran. **(2)** Wasserkanal aus Aquaporin. **(3)** Ionenkanal mit regulierter Durchgängigkeit. **(4)** Passiver Transport mittels eines Transporters (Carrier) entlang einem Gradienten. **(5)** und **(6)** Sekundär aktiver Transport: Der Bergauf-Transport (roter Pfeil) eines Stoffes ist an den Bergab-Transport eines anderen Stoffes (schwarzer Pfeil) gekoppelt. (5) Symport. (6) Antiport. **(7)** Primär aktiver Transport (Pumpe) am Beispiel der Na^+/K^+-ATPase. Die Energie für den Bergauf-Transport (rote Pfeile) wird aus der Spaltung von ATP gewonnen. **(8)** Aktiver Export von potenziellen (u. a. hydrophoben) Schadstoffen durch ABC-Transporter.

Transporter (*Carrier*) ermöglichen den Durchtritt von Ionen und kleinen hydrophilen Molekülen (z. B. Glucose, Aminosäuren) entlang einem Gradienten (bergab). Dabei müssen die Transporterproteine eine Konformationsänderung durchmachen. Die Durchtrittsmechanismen über Kanäle und Transporter, die nur bergab verlaufen, werden als **passiver Transport** zusammengefasst.

Cotranporter sind Carrier, die mehrere Stoffe gleichzeitig transportieren, entweder in derselben Richtung (**Symport**) oder in entgegengesetzter Richtung (**Austausch, Antiport**). Dabei folgt der eine Stoff (meist Na^+-Ionen) einem Gradienten (bergab), den die Zelle an anderer Stelle mittels einer Pumpe aufrecht erhalten muss. Die in diesem Gradienten steckende Energie wird genutzt, um den anderen Stoff *entgegen* einem Gradienten (bergauf) zu befördern. Dieser Vorgang wird als **sekundär aktiver Transport** bezeichnet. Beispiele: Na^+-Glucose-Symport im proximalen Nierentubulus und im Dünndarmepithel (▸ Abb. 16.**11**), Na^+, K^+, 2 Cl^--Cotransport im distalen Nierentubulus, Na^+/H^+-Antiport im proximalen Nierentubulus (S. 554).

Exportpumpen für Schadstoffe. Viele Zellarten besitzen ATP-verbrauchende Transporter, die ins Zytoplasma eingedrungene, potenziell schädliche körpereigene und -fremde Stoffe gegen einen Konzentrationsgradienten wieder hinausbefördern. Solche Transporter spielen z. B. in Darm (S. 472) und Leber (S. 494) sowie im Zentralnervensystem (S. 258) eine wichtige Rolle. Entdeckt wurden sie u. a. an Krebszellen, die durch Überexpression solcher Pumpen resistent gegen Zytostatika werden und sich somit der Wirkung einer Chemotherapie entziehen. Ein Beispiel ist das **MDR-1-Protein** (***m**ulti-**d**rug **r**esistance*), auch als **P-Glykoprotein-1** bezeichnet. Diese Exportpumpen gehören zur Familie der **ABC-Transporter** (ABC = ***A**TP-**b**inding **c**assette*).

Pumpen. Membranproteine, die Ionen (z. B. Na^+, K^+, H^+, Ca^{2+}) entgegen einem Gradienten (bergauf) durch die Membran befördern (**primär aktiver Transport**), sind sogenannte Pumpen. Diese Pumpen sind zugleich Enzyme, die ATP spalten. Die dabei freiwerdende Energie benutzen sie für den Transport. Sie werden daher als **Transport-ATPasen** zusammengefasst. Am weitesten verbreitet ist die **Na^+/K^+-ATPase** der Plasmamembran. Sie spaltet pro Aktionszyklus ein Molekül ATP und pumpt dabei „bergauf" 3 Na^+ aus der Zelle und 2 K^+ in die Zelle (▸ Abb. 7.**4**).

Aufgrund der Abschirmung des Intrazellulärraumes durch die Plasmamembran kann die Zelle mittels der Pumpen ein **spezifisches inneres Milieu** aufrechterhalten, das sich von dem des Extrazellulärraumes unterscheidet. *Ein* wesentlicher Unterschied betrifft die Konzentration der K^+- und Na^+-Ionen: $[K^+]$ ist im Zytosol hoch, im EZR niedrig (ca. 4,5 mmol/l); $[Na^+]$ ist im Zytosol niedrig, im EZR hoch (ca. 140 mmol/l). Die Na^+/K^+-ATPase kommt (neben anderen Transport-ATPasen) in der Plasmamembran jeder Zelle vor. Indem diese Pumpe die Na^+- und K^+-Gradienten aufrechterhält, ist sie indirekt die Triebkraft für viele Prozesse, die über Kanäle, Transporter, und Cotransporter verlaufen. Ein weiterer wichtiger Unterschied zwischen Zytosol und Extrazellulärflüssigkeit betrifft die Konzentration der **freien Ca^{2+}-Ionen**: Sie ist im Zytosol rund 10 000-fach niedriger als im Extrazellulärmedium (ca. 10^{-7} mol/l gegenüber ca. 10^{-3} mol/l). Hierfür sind u. a. **Ca^{2+}-Pumpen** (Ca^{2+}-ATPasen) in der Plasmamembran und in intrazellulären Membranen verantwortlich, die Ca^{2+}-Ionen aus dem Zytosol nach draußen oder in intrazelluläre Speicherkompartimente befördern.

Membranpotenzial. Aus der Ungleichverteilung von K^+ und Na^+ im IZR und EZR und aus den ungleichen Permeabilitäten der Plasmamembran für diese Ionen (in der ruhenden, d. h. polarisierten Membran sind mehr Kanäle für K^+ offen als für Na^+) ergibt sich ein elektrisches Feld über der Plasmamembran. Die Innenseite ist negativ (–40 bis –80 mV je nach Zellart) gegenüber der Außenseite: **Ruhemembranpotenzial**. Der **polarisierte** Zustand der Plasmamembran ist Vorbedingung für die **elektrische Erregbarkeit** von Zellen. Einer Erregung liegt die vorübergehende **Depolarisation** der Membran (= Zusammenbruch des Ruhemembranpotenzials) zugrunde. Diese Grundkenntnisse sind erforderlich für das Verständnis der Struktur und Funktion von Nervengewebe (S. 217) und Muskulatur (S. 277).

Membranrezeptoren. Die Mehrzahl der physiologisch vorkommenden *Wirkstoffe* (z. B. Hormone, Neurotransmitter, Wachstumsfaktoren) sind wasserlösliche Moleküle. Sie können nicht einfach in die Zielzelle eindringen, an der sie einen biologischen Effekt auslösen. Der Effekt wird durch ein Transmembranprotein (**Rezeptor**) vermittelt, das den Wirkstoff (**Ligand**) spezifisch bindet. Nach Bindung des Liganden an die extrazelluläre Domäne des Rezeptors verändert sich das Rezeptormolekül vorübergehend mit folgendem Ergebnis: (a) Entweder wird die Durchlässigkeit eines an den Rezeptor angeschlossenen Ionenkanals beeinflusst (**Liganden-gesteuerter Ionenkanal**), was den biologischen Effekt auslöst; oder (b) der Rezeptor (ein Beispiel: **G-Protein-gekoppelte Rezeptoren** (S. 229)) setzt mit seiner intrazellulären Domäne eine Reaktionskette im Inneren der Zelle in Gang (▸ Abb. 2.**1 d**), durch die das Signal noch verstärkt und schließlich in den Effekt übersetzt wird (**Signaltransduktion**).

2.3 Differenzierungen der Zelloberfläche

2.3.1 Polare Organisation der Zellen

Viele Zellen – besonders deutlich Epithelzellen (S. 127) – besitzen zwei Pole, die sich u. a. bezüglich der biochemischen Zusammensetzung und Funktion der Plasmamembran sowie bezüglich des Oberflächenreliefs unterscheiden. Bei Epithelzellen kann ein apikaler Pol und entsprechend eine **apikale Mem-**

bran (zur freien Oberfläche des Epithels orientiert) von einer **basolateralen Membran** unterschieden werden; die Grenze zwischen beiden wird durch die Zonula occludens (S. 60) gebildet (► Abb. 1.1).

2.3.2 Differenzierungen zwecks Vergrößerung der Membranoberfläche

Mikroplicae. In der apikalen Plasmamembran können niedrige Fältchen vorkommen (► Abb. 2.1, ► Abb. 2.3). Man findet diese Microplicae beispielsweise regelmäßig an der Oberfläche von unverhorntem, mehrschichtigem Plattenepithel (z. B. Ösophagus (S. 452), Plica vocalis (S. 411), Kornea), wo sie die Haftung eines Flüssigkeitsfilms begünstigen.

Mikrovilli. Diese „Mikrozotten" (lat.: *villus* = Zotte) sind fingerförmige Fortsätze am apikalen Zellpol. Sie sind ca. 0,1 µm dick und je nach Zellart bis zu 2 µm lang und enthalten ein spezielles Binnengerüst (S. 39), das ihre Form aufrechterhält. In vielen resorbierenden Epithelien (z. B. Darm (S. 470), proximaler Nierentubulus (S. 556)) ist jede Zelle von einem gleichmäßigen Rasen aus Mikrovilli bedeckt (► Abb. 1.1, ► Abb. 2.3, ► Abb. 2.4). Das lichtmikroskopische Äquivalent ist der **Bürstensaum** (► Abb. 7.3). Aufgrund der Mikrovilli steht eine große Membranfläche für die Unterbringung von Kanälen, Transportern oder Pumpen zur Verfügung.

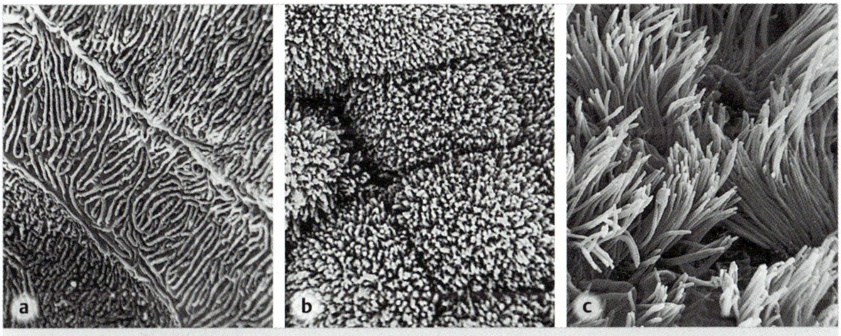

Abb. 2.3 Oberflächendifferenzierungen am apikalen Pol von Epithelzellen, Raster-EM. **a** **Mikroplicae**, Epithel auf der Plica vocalis (Kehlkopf, Mensch). **b** **Mikrovilli**, Dünndarmepithel (Maus). **c** **Kinozilien**, Luftröhrenepithel (Mensch). Vergr. 5000fach. (Präparate und Aufnahmen: B. Tillmann, Anat. Inst. Kiel)

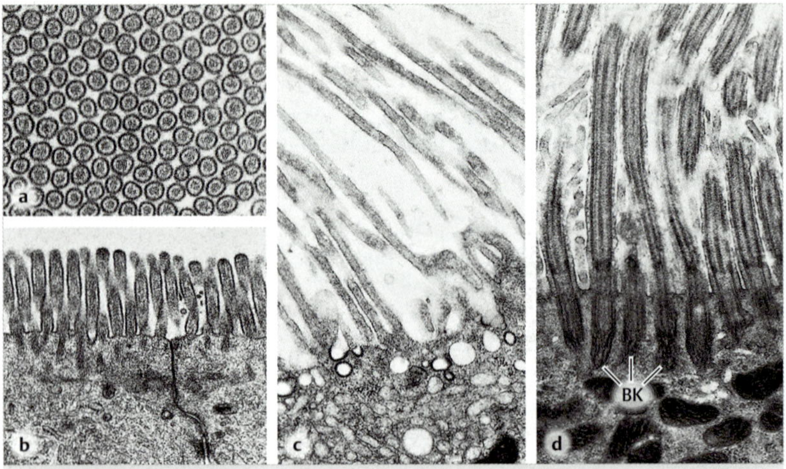

Abb. 2.4 **Oberflächendifferenzierungen am apikalen Pol von Epithelzellen, Transmissions-EM.** **a**, **b** **Mikrovilli** (Dünndarmepithel, Maus) im Quer- und Längsschnitt. **c** **Samenweg-Stereozilien**, Nebenhodengang (Maus). **d** **Kinozilien** (Flimmerepithel, Mittelohrschleimhaut, Maus). **BK**, Basalkörper. Vergr. 20 000fach (a), 12 000fach (b – d).

Stereozilien. Es handelt sich dem Aufbau nach um spezielle Mikrovilli, die nicht mit Kinozilien (S. 33) verwechselt werden dürfen. Der Name deutet wohl an, dass die Stereozilien steife, unbewegliche Zellfortsätze sind (im Gegensatz zu Kinozilien). Es gibt zwei Arten von Stereozilien:

- **Samenweg-Stereozilien**: besonders lange Mikrovilli (10 µm) auf den Epithelzellen der Samenwege (S. 580). Büschel solcher Stereozilien sind lichtmikroskopisch zu erkennen (▶ Abb. 2.4). Die Stereozilien können sich zwar nicht selbst bewegen, aber sie sind keineswegs steif, sondern **passiv beweglich**. Ihre Aufgabe entspricht der von üblichen Mikrovilli (Oberflächenvergrößerung). Zur lichtmikroskopischen Unterscheidung zwischen Stereozilien und Kinozilien s. ▶ Abb. 7.3.
- **Innenohr-Stereozilien** (Länge 4-8 µm): Diese Zellfortsätze sind tatsächlich stocksteif. Sie sind charakteristisch für die Sinneszellen des Gehörorgans (S. 684) und Gleichgewichtsorgans (S. 689). Ihre Steifigkeit beruht auf einem speziell gebauten Binnengerüst, was für ihre Funktion als Bewegungssensoren erforderlich ist (▶ Abb. 25.5).

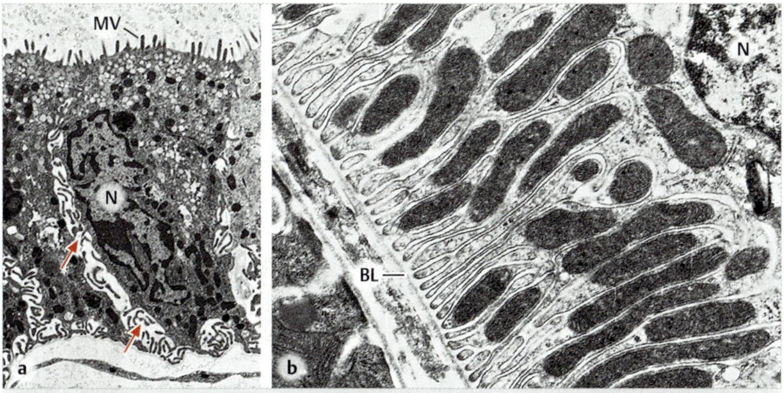

Abb. 2.5 Oberflächendifferenzierungen am basolateralen Pol von Epithelzellen. **a** **Fingerförmige Fortsätze (Pfeile)**, Gallenblasenepithel (Maus). Außerdem kurze Mikrovilli (**MV**) am apikalen Pol. **N**, Zellkern. **b** **Interdigitierende basale Falten mit Mitochondrien**, distaler Nierentubulus (Maus). **BL**, Basallamina. Vergr. 3000fach (a), 12 000fach (b).

Vergrößerung der basolateralen Membranoberfläche. (▶ Abb. **1.1 a**, ▶ Abb. 2.**5**). Bei den Zellen vieler transportierender Epithelien (S. 131) zeigt die basolaterale Membran zahlreiche **fingerförmige Fortsätze** (z. B. Darm- und Gallenblasenepithel). Eine noch stärkere Oberflächenvergrößerung wird durch **basale Falten** erreicht. Diese sind meist mit entsprechenden Falten der Nachbarzellen verzahnt (**interdigitierende Falten**) und können im Extremfall (z. B. distaler Nierentubulus (S. 557), Streifenstück von Speicheldrüsen (S. 432)) bis in die obere Hälfte des Zellleibes hinaufreichen. Die Membranen des Faltenapparates sind meist Sitz der Na^+/K^+-ATPase. Die zum EZR gehörenden Spalten zwischen den Falten werden als **basales Labyrinth** zusammengefasst. Lichtmikroskopisches Äquivalent des basalen Faltenapparates ist die **basale Streifung**. Diese wird allerdings auch durch die in den Falten hochkant gestellten Mitochondrien hervorgerufen (▶ Abb. 1.**1**).

2.3.3 Zilien und Geißeln

Kinozilie bedeutet „bewegliche Wimper" (▶ Abb. 2.**3**, ▶ Abb. 2.**4**). Es handelt sich dabei um Zellfortsätze (Länge meist ca. 5 µm, Durchmesser konstant 0,25 µm), die aufgrund ihrer Ausstattung mit **Mikrotubuli und zugehörigen Motorproteinen** schlagende Bewegungen ausführen können (S. 46). **Flimmerepithelien** (z. B. Atemwege (S. 408), Eileiter (S. 606)) tragen einen dichten

Rasen von Kinozilien, der schon lichtmikroskopisch sichtbar ist (▶ Abb. 7.**3**). Die aktiven Bewegungen laufen wellenartig über den Rasen, lebendes Flimmerepithel ähnelt von oben betrachtet einem Kornfeld im Wind. Außerdem besitzen die meisten Zellen ein einzelnes *unbewegliches* Zilium (**Primärzilium**), das die Funktion einer Antenne erfüllt (S. 48)).

Die **Geißel** (**Flagellum**) ist eine einzelne, besonders lange modifizierte Kinozilie (55 µm) im Schwanz des Spermium (S. 575). Sie dient der raschen Vorwärtsbewegung der Zelle im Ejakulat und in den Medien des weiblichen Reproduktionstraktes. Über den Bewegungsapparat der Kinozilien und Geißeln s. nächstes Kapitel (S. 46).

3 Zytoskelett

Das Zytosol ist von einem dreidimensionalen Netzwerk, dem **Zytoskelett**, durchzogen. Die Hauptbestandteile sind Filamente, die sich u. a. aufgrund des Durchmessers unterscheiden lassen:

- **Aktin- oder Mikrofilamente (7 nm),**
- **Intermediärfilamente (10 nm),**
- **Mikrotubuli (25 nm).**

Mit Hilfe von spezifischen **Begleitproteinen** bilden die Filamente geordnete Systeme (▸ Abb. 3.1). Aufgrund der Stabilität und Dynamik dieser Systeme sind Zellen in der Lage, ihre typische Form aufrechtzuerhalten, aber auch verschiedenen Erfordernissen anzupassen. In Kombination mit spezifischen **Motorproteinen** dienen Aktinfilamente und Mikrotubuli der aktiven Bewegung von Zellen und dem intrazellulären Transport von Zellorganellen.

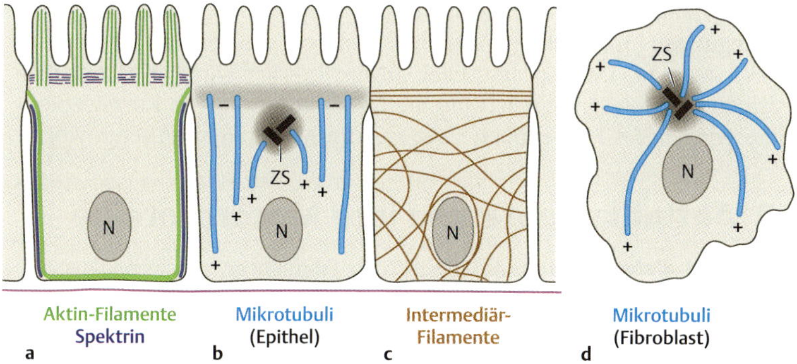

Abb. 3.1 **a** – **c** **Übersicht** über die wichtigsten Zytoskelett-Elemente und ihre intrazelluläre Verteilung am Beispiel des Dünndarmepithels. **a** **Aktinfilamente** (*grün*) und Spektrin (*violett*). **N**, Nukleus. **b** **Mikrotubuli** (MT). Nur einige MT sind mit ihrem (-)-Ende am Zentrosom (**ZS**) verankert, die meisten jedoch in einer Verdichtungszone im apikalen Zytoplasma. Dies ist eine Eigenheit der polar gebauten Epithelzellen. **c** **Intermediärfilamente**; die Desmosomen, an denen sie inserieren, sind nicht gezeigt. **d** **Mikrotubuli** am Beispiel einer nicht polar gebauten Zelle (z. B. Fibroblast): Die MT sind im ZS verankert und strahlen mit ihrem (+)-Ende sternförmig in den Zellleib aus.

3.1 Allgemeine Eigenschaften des Zytoskeletts

Alle Systeme des Zytoskeletts bestehen aus Einzelbausteinen (Proteinen), die sich zu **Filamenten** zusammenlegen (*Selbstassoziation, Polymerisation*) und auch wieder auseinander fallen können (*Dissoziation, Depolymerisation*). Dies ermöglicht den raschen Umbau der einzelnen Zytoskelettsysteme je nach Bedarf (z. B. bei der Zellteilung und Zellwanderung). Die Einstellung des Gleichgewichts zwischen dem dissoziierten Zustand (Einzelbausteine im Zytosol gelöst) und dem polymeren Zustand (Filament) wird u. a. durch **Begleitproteine** (assoziierte Proteine) reguliert, die für jedes Filamentsystem spezifisch sind. Durch weitere Begleitproteine werden die Filamente eines Systems untereinander und mit Filamenten anderer Systeme verbunden sowie an Membranproteinen befestigt. Erst dadurch kann das Zytoskelett als Ganzes seine vielfältigen Funktionen erfüllen; einige seien hier genannt:

- **Mechanische Stabilisierung** der Zelle und ihrer Ausläufer; hieran sind alle drei Filamentarten in jeweils spezifischer Weise beteiligt.
- **Bewegungen der Zelle** (z. B. Muskelkontraktion, Zellwanderung) kommen durch Aktinfilamente in Zusammenarbeit mit ihren Motorproteinen (Myosine) zustande. Für die Bewegung der Kinozilien sind Mikrotubuli und ein Motorprotein (Dynein) verantwortlich.
- **Bewegungen innerhalb der Zelle** (z. B. Transport von Zellorganellen und Chromosomen). Der Transport über längere Strecken wird von Mikrotubuli samt deren Motorproteinen (Kinesine, Dyneine) besorgt, für Kurzstreckentransporte in der Zellperipherie ist das Aktin-Myosin-System verantwortlich.

3.2 Aktinfilamente und ihre Motorproteine

Aktine sind globuläre Proteine, die sich zu Filamenten zusammenlagern. Sie kommen in allen Zellen vor, den höchsten Aktingehalt besitzt die Muskulatur (ca. 50 % des Gesamtproteins). Funktionstüchtig wird das Aktinsystem erst durch seine diversen Begleitproteine und Motorproteine. Aktine treten in verschiedenen Isoformen auf (α, β, γ). **α-Aktine** kommen nur im kontraktilen Apparat von Muskelgeweben vor, mit jeweils spezifischen Subtypen für die drei Muskelarten (Skelett-, Herz- und glatte Muskulatur) und sind zusammen mit Myosin für die Muskelkontraktilität verantwortlich. Das Zytoskelett von Muskel- und Nichtmuskelzellen arbeitet (z. B. im Zusammenhang mit Mikrovilli, Zellkontakten, Zellmigration, Stressfasern, intrazellulärem Transport, kortikalem Aktin-Netz usw.) mit den zytoplasmatischen Isotypen **β-Aktin** und **γ-Aktin**.

3.2.1 Aktinfilamente

Aufbau der Aktinfilamente

Die globulären Aktinmonomere (**G-Aktin**) können (unter Verbrauch von ATP) zu helikal gewundenen, doppelsträngigen Aktinfilamenten (**F-Aktin**) von etwa 7 nm Durchmesser polymerisieren (► Abb. 3.2). Das Aktinfilament hat zwei ungleiche Enden: Ein (+)-Ende, an dem rasche Polymerisation (Verlängerung), aber auch ebenso rascher Zerfall stattfinden kann, und ein (–)-Ende, an dem diese Vorgänge langsamer ablaufen. **Aktin-Begleitproteine** regeln die Stabilität, den Zerfall, den Umbau, die geometrische Anordnung und die Befestigung der Aktinfilamente.

Umbau und Zerfall. Die Aktinfilamente des kontraktilen Apparates von Muskelzellen sind recht beständig. Stabilisierende **Begleitproteine** (z. B. *Tropomyosin*) legen sich parallel an die Filamente, andere setzen sich kappenartig an die freien Enden und verhindern den Zerfall oder die Verlängerung (S. 274). In nicht-muskulären Zellen dagegen kann das Verhältnis von G- zu F-Aktin sehr rasch wechseln. Hier bewirken Begleitproteine den Zerfall der Filamente in kleine Fragmente; oder sie binden sich an G-Aktin und verhindern oder fördern die Polymerisation (u.a. *Profilin, Cofilin, Gelsolin*). Vorhandene Filamente können durch den „**Tretmühlenmechanismus**" ständig umgebaut werden: Anbau von G-Aktin am (+)-Ende, gleichzeitige Depolymerisation am (–)-Ende. Mit Hilfe der Begleitproteine also kann die Zelle ihr Aktingerüst schnell (in Sekunden) umorganisieren und dadurch ihre Form ändern, neue Fortsätze ausbilden (S. 39) und wandern (S. 41).

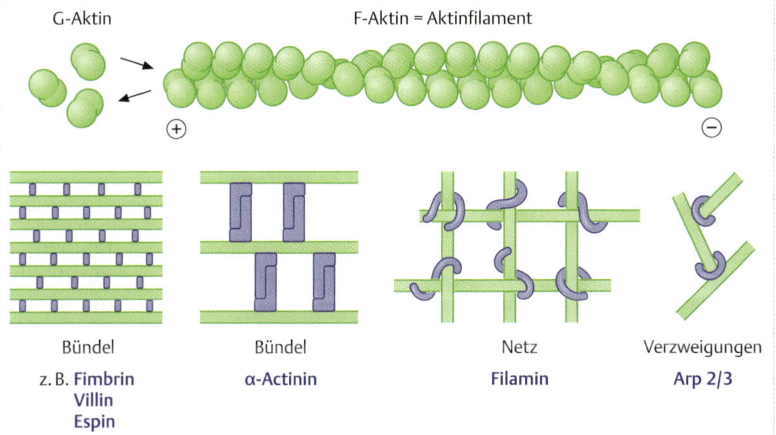

Abb. 3.2 Aktinfilament, entstehend durch die Polymerisation von G-Aktin. **Untere Reihe:** Bildung von Bündeln und Netzen durch Aktin-Begleitproteine (*violett*), von denen nur einige genannt sind.

Aktin-vernetzende Proteine. Einige Aktin-Begleitproteine können Aktinfilamente zu einem geordneten System verbinden (▶ Abb. 3.**2**). *Fimbrin*, *Villin* und *Espin* beispielsweise fassen Aktinfilamente durch Bildung von Querbrücken zu **dichten, steifen Bündeln** zusammen, die z. B. das Binnengerüst von Mikrovilli und Stereozilien bilden (▶ Abb. 3.**3**). *α-Actinin* bündelt Aktinfilamente in etwas weiteren Abständen, sodass Myosin-II-Aggregate dazwischenpassen: Entstehung von **kontraktilen Bündeln** (**Stressfasern**) als Reaktion der Zelle auf starke Scherkräfte (S. 58). *Filamin* bewirkt die Bildung eines **steifen Maschenwerks**, z. B. für das kortikale Aktin-Netz (s. u.). Der *Arp2/3-Komplex (actin-related protein)* ermöglicht die rasche Neuformation von baumartig **verzweigten Aktinfilament-Netzen** z. B. bei der Bildung von Lamellipodien und Pseudopodien (S. 39).

Verankerung von Aktinfilamenten. Einige Aktin-Begleitproteine (z. B. *α-Actinin*, *Vinculin*, *Talin*) vermitteln als **Adaptoren** die Verankerung von Aktinfilament-Bündeln an Transmembranproteinen der Plasmamembran (s. Zellkontakte) (S. 52).

Kortikales Aktin-Netz und Membranskelett

Der Kortex (Rinde) der Zelle ist das relativ steife Zytoplasma dicht unter der Plasmamembran. Die Steifigkeit beruht auf einem dichten Maschenwerk aus Aktinfilamenten (**kortikales Aktin-Netz**), das durch Begleitproteine (z. B. Filamin) zusammengehalten wird. Das kortikale Netz ist für die Zellform verantwortlich. Für viele Zellen ist eine Verbindung zwischen kortikalem Aktin-Netz und integralen Proteinen der Plasmamembran beschrieben worden. Solche Verbindungen werden durch lange, flexible Proteine vermittelt (z. B. **Spectrine**, ▶ Abb. 12.**3**; **Dystrophine**, ▶ Abb. 10.**6**), die dadurch selbst zu einem zweidimensionalen Netz direkt unter der Plasmamembran verknüpft werden (**Membranskelett**). Diese Konstruktion dient u. a. der Stabilisierung der Plasmamembran. Erblich bedingte Defekte des Membranskeletts (z. B. Verlust von Erythrozyten-Spektrin bzw. Muskel-Dystrophin) führen zu schweren Funktionsstörungen der betroffenen Zellen.

Fesselung von Transmembranproteinen. Kanäle, Transporter, Ionenpumpen, Adhäsionsproteine und Rezeptoren für Neurotransmitter gehören zu den Transmembranproteinen, an denen das Membranskelett befestigt sein kann. Dies dient neben der Membranstabilisierung noch einem weiteren wichtigen Zweck: Die genannten Transmembranproteine werden an der Lateraldiffusion gehindert und in einer bestimmten Region der Membran gefesselt und konzentriert. Dies hat Bedeutung z. B. für die Aufrechterhaltung von Adhärens-Zellkontakten (S. 56), für die regional dichte Packung von *Na^+-Kanälen* an definierten Stellen der Axonmembran (S. 221), Schnürring (S. 239) und die hohe Konzentration von *Neurotransmitter-Rezeptoren* an postsynaptischen Membranen (S. 230).

Binnengerüst von Zellfortsätzen

Mikrovilli und Stereozilien. Die Form und aufrechte Haltung von Mikrovilli werden folgendermaßen stabilisiert (▸ Abb. 3.**3**): Jeder Mikrovillus wird von einem axialen Bündel aus Aktinfilamenten durchzogen, die durch Aktin-Begleitproteine quervernetzt und durch spezielle Myosin-Typen an der Plasmamembran befestigt sind. In den Mikrovilli des Darmepithels bestehen die Aktinbündel aus ca. 20 Filamenten, in den steifen Innenohr-Stereozilien (S. 684) aus **mehreren Hundert** Filamenten. Das Aktinbündel reicht über die Basis des Mikrovillus hinaus in das apikale Zytoplasma hinab und ist hier in einem Filamentnetz (u. a. aus Spektrin und Myosin II) verankert: in Epithelzellen als „terminales Netz" (*terminal web*), in den Innenohr-Sinneszellen als Kutikularplatte bezeichnet (▸ Abb. 25.**5**).

Kurzlebige Zellfortsätze werden ebenfalls mit Hilfe des Aktin-Zytoskeletts gebildet, z. B. klobige Fortsätze (**Pseudopodien**) für Phagozytose (S. 79), breite zungenförmige Fortsätze (**Lamellipodien**) für Zellwanderung (S. 41). Bei der Vorstülpung solcher Fortsätze werden die Aktinfilamente nach Art des **Tretmühlenmechanismus** (S. 37) ständig umgebaut und schieben dadurch die Plasmamembran gleichsam vor sich her (S. 41). Die Bildung kurzlebiger Fortsätze ist meist eine Antwort der Zelle auf einen spezifischen externen Stimulus.

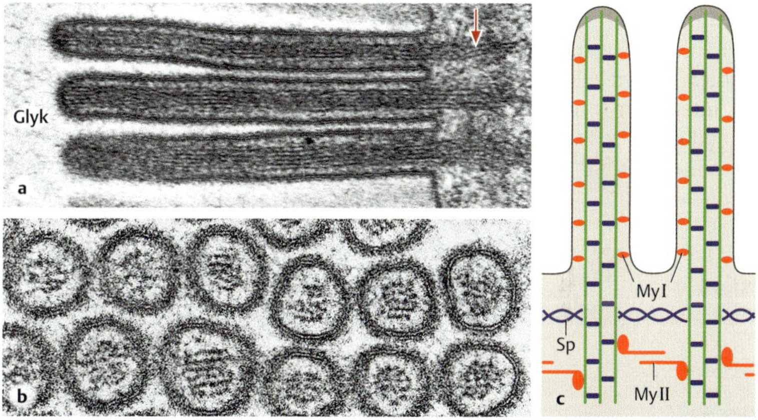

Abb. 3.3 Binnengerüst der Mikrovilli (Dünndarmepithel, Maus). **a**, **b** Längs- und Querschnitt. Das Gerüst eines Mikrovillus besteht aus ca. 20 Aktinfilamenten (Punkte in b). Sie reichen von der Spitze des Mikrovillus bis in den apikalen Zellleib, wo sie verwurzelt sind (**Pfeil** in a). **Glyk**, Glykokalyx. **c** Farben wie in ▸ Abb. 3.**2**. Quervernetzung der Aktinfilamente durch Fimbrin und Villin, Verspannung mit der Plasmamembran u. a. durch Myosin I (**My I**). Verankerung der Aktinbündel durch Spektrin (**Sp**) und Myosin II (**My II**). Näheres s. Text. Vergr. 48 000fach (a), 90 000fach (b).

3.2.2 Myosine

Myosine sind die **Motorproteine** des Aktinsystems. Zahlreiche verschiedene Klassen oder Familien mit jeweils mehreren Unterklassen und zahlreichen Isoformen sind beschrieben. Myosine kommen in fast allen Zellen vor, am besten untersucht sind Klassen II, I und V. Myosin II und V treten als Dimere auf, Myosin I als Monomer (▶ Abb. 3.**4**). **Myosin-II-Moleküle** bestehen aus 6 Untereinheiten, und zwar 2 schweren Ketten (*Myosin heavy chain*, MHC) mit Kopf-, Hals- und Schwanzteil und 4 leichten Ketten (*Myosin light chain*, MLC; ▶ Abb. 3.**4**). Die MHC-Molekülstruktur ist allen Myosinen gemeinsam. Der Kopf besitzt **ATPase-Aktivität** und hat **Affinität zu Aktin**. Mittels der Köpfe kann Myosin unter ATP-Spaltung am Aktinfilament entlang krabbeln (Schrittgröße z. B. bei Myosin V ca. 36 nm pro gespaltenem ATP-Molekül, bei Myosin II ca. 5 – 10 nm), und zwar in Richtung (+)-Ende (Ausnahme: Myosin VI, s. u.). Die leichten Ketten sind im Kopf-Hals-Bereich gebunden und haben Bedeutung für die Regulierung der Kopf-Eigenschaften (s. glatte Muskulatur) (S. 294). Im Hals-Bereich liegen „Gelenke", die aufgrund von Konformationsänderungen Kippbewegungen des Myosinkopfes erlauben. Dadurch kommen die „Kraftschläge"

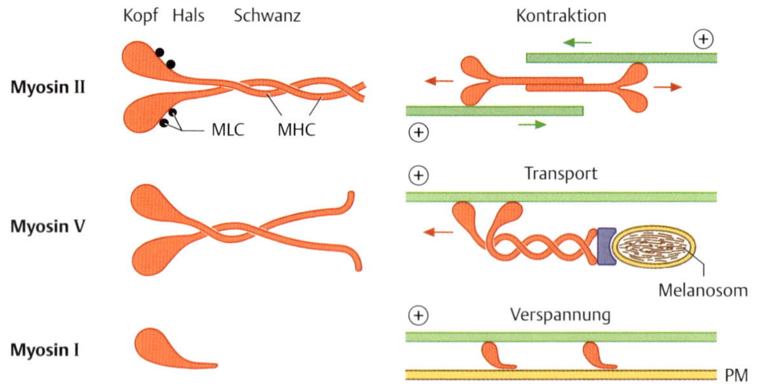

Abb. 3.4 Myosine (Auswahl). Die Köpfe „wandern" auf den Aktinfilamenten (*grün*) in Richtung (+)-Ende (*rote Pfeile*). **Myosin II** bildet Aggregate aus gegensinnig orientierten Molekülen. Da diese Aggregate nicht wirklich wandern können, sondern „auf der Stelle treten", zwingen sie den Aktinfilamenten eine Gleitbewegung in Richtung der grünen Pfeile auf (= Kontraktion) oder erzeugen eine Spannung. **Myosin V** bindet über Adaptoren (*blau*) die Membran von Zellorganellen und transportiert diese. **Myosin I** dient u. a. der Verspannung von Aktinfilamenten an der Plasmamembran (**PM**), vgl. ▶ Abb. 3.**3**. **MHC,** Myosin-Schwerkette; **MLC,** Myosin-Leichtkette, (nur für Myosin II gezeigt, da am besten untersucht, aber auch an unkonventionellen Myosinen vorhanden).

im Rahmen der **Kontraktion** zustande (▶ Abb. 10.3 e). Der Schwanz bestimmt durch Unterschiede in Länge und anderen Eigenschaften die spezifischen Funktionen der verschiedenen Myosine.

Myosine II bilden die Klasse der **konventionellen Myosine**, die für die Kontraktilität von Muskelzellen und nicht-muskulären Zellen verantwortlich sind. Durch Bündelung der Schwanzabschnitte bildet Myosin II kleine Aggregate (in nicht-muskulären Zellen) oder dicke Filamente (**Myosinfilamente** in Muskelzellen) mit gegensinnig ausgerichteten Köpfen. Solche Myosin-II-Aggregate verspannen antiparallel angeordnete Aktinfilamente (z. B. in Stressfasern) (S. 38) oder zwingen ihnen eine Gleitbewegung auf. Dies ist Grundlage des **Kontraktionsmechanismus** (Näheres s. Muskelgewebe) (S. 272).

Unkonventionelle Myosine. Bei den Myosin-Klassen I und V kann der Schwanzteil an Membranen binden. Über **Myosin I** wird z. B. das Aktingerüst von Bürstensaum-Mikrovilli an der Plasmamembran verspannt (▶ Abb. 3.3). **Myosin V** dient u. a. dem Kurzstreckentransport von Zellorganellen entlang den Aktinfilamenten. Dies ist besonders gut untersucht für den Transport von Melanosomen (S. 640) in den Pigmentzellen der Haut: Myosin V bindet sich über zwei Adaptoren (Rab-27 und Melanophilin) an die Membran der Melanosomen und schleppt diese in die Ausläuferspitzen der Pigmentzellen. **Myosin VI** wandert – im Unterschied zu allen anderen bekannten Myosinen – **zum (–)-Ende** der Aktinfilamente und transportiert Endozytose-Vesikel von der Zellperipherie in Richtung Zellzentrum (S. 78). – Die Bedeutung mancher Myosine ist zwar noch nicht im Einzelnen geklärt, für einige von ihnen steht die physiologische Bedeutung jedoch außer Zweifel: Zum Beispiel kommen die **Myosine III, VI, VII** und **XV** in den Sinneszellen des Innenohres (S. 684) vor, und für jedes der vier Myosine sind beim Menschen Mutationen bekannt, die zu **erblicher Taubheit** führen.

Zellwanderung

Die Wanderung (**Migration**) von Zellen ist für viele (patho)physiologische Vorgänge wichtig. Die Vorwärtsbewegung beruht auf (1) gerichteter Polymerisation und Depolymerisation von Aktin im Frontteil der Zelle, (2) vorübergehender Anheftung (Adhäsion) der Zelle an ihrer Umgebung (S. 59), (3) Kontraktion im hinteren Teil der Zelle. Dabei spielen neben Aktinfilamenten zahlreiche Aktin-Begleitproteine, Myosin II und Adhäsionsproteine eine Rolle.

Die Zelle (z. B. ein Fibroblast) bildet einen sehr flachen, zungenförmigen Leitfortsatz (**Lamellipodium**), der ein steifes Gerüst aus verzweigten Aktinfilamenten enthält. Alle (+)-Enden sind in Marschrichtung orientiert. Die Front des Lamellipodiums wird durch ständigen tretmühlenartigen Umbau der Aktinfilamente (S. 37) kontinuierlich weiter vorgeschoben. Hinter der Front bilden sich Zell-Matrix-Kontake (S. 58), an denen kontraktile Stressfasern (S. 38) inserieren. Das Heck der Zelle (**Uropodium**) wird unter Mitwirkung von Myosin II nachgezogen. Durch ständige Wiederholung dieser Abfolge kommt die Zelle kriechend voran. Ihre Geschwindigkeit ist umso höher, je weniger dauerhaft die Zell-Matrix-Kontakte sind: Fibroblasten nur bis 2 μm/min; aktivierte Neutrophile Granulozyten (S. 338), die sich mit klobigen **Pseudopodien** vorschieben und nur kleine Anheftungsstellen ausbilden, bis zu **20 μm/min**.

3.3 Mikrotubuli und ihre Motorproteine

Mikrotubuli (MT) sind 25 nm dicke, relativ steife Hohlzylinder aus Tubulin (► Abb. 3.5). Sie dienen als **mechanische Stützen** und als **Transportschienen** für die Verfrachtung von Zellorganellen und bilden die **Mitosespindel** bei der Zellteilung (S. 109). Außerdem sind sie Teil des Binnengerüstes und Bewegungsapparates von **Zilien** und **Flagellen** (Geißeln) (S. 33).

3.3.1 Aufbau der Mikrotubuli

MT bestehen aus den globulären Proteinmolekülen α- und β-Tubulin, die sich zu einem Dimer zusammenlagern. Die Dimere ordnen sich in langen Ketten (Protofilamenten) an. 13 Protofilamente bilden die Wand des Hohlzylinders

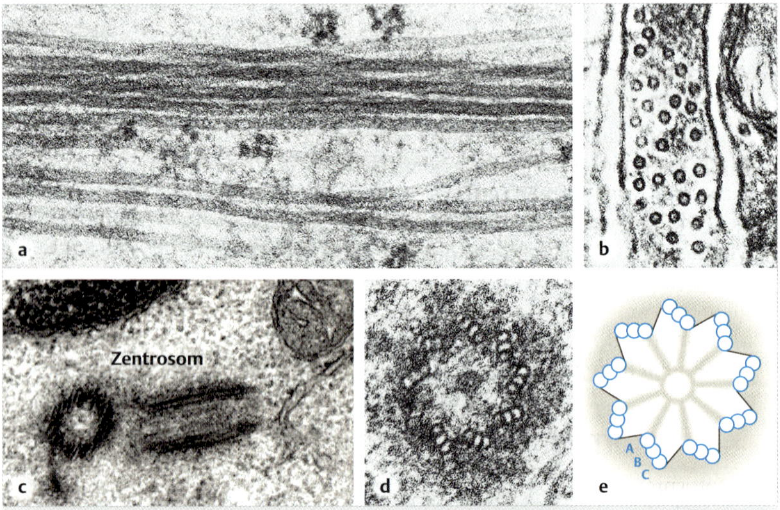

Abb. 3.5 Mikrotubuli. **a**, **b** Mikrotubuli, Längs- und Querschnitt. In den abgebildeten Zellen (Pfeilerzelle und dünne Falte einer Stria-vascularis-Zelle, Innenohr, Maus) haben Mikrotubuli vor allem Stützfunktion. **c** **Zentrosom** mit zwei Zentriolen, die rechtwinklig zueinander liegen. Man erkennt, dass es sich um Hohlzylinder handelt (Lymphozyt, Maus). **d**, **e** **Zentriol** im Querschnitt und Schema. Die Wand setzt sich aus 9 schräg gestellten Tripletten zusammen, die je aus einem kompletten A-Tubulus und zwei inkompletten Tubuli (B, C) bestehen. Vergr. 60 000fach (a, b), 20 000fach (c), 72 000fach (d).

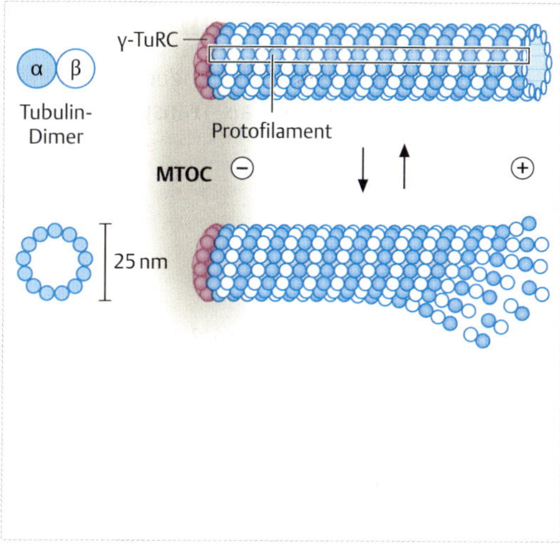

Abb. 3.6 Mikrotubulus (Schema). Er steckt mit seinem (-)-Ende im Mikrotubulus-Organisations-Centrum (**MTOC**). Ein ringförmiger Komplex (*lila*) aus γ-Tubulin und assoziierten Proteinen (**γ-TuRC**, γ-Tubulin-Ringkomplex) dient als Grundstein für die Bildung eines neuen Mikrotubulus. α-β-Tubulin-Dimere „polymerisieren" zu Protofilamenten, die sich durch laterale nichtkovalente Bindungen zu einem Mikrotubulus zusammenlagern.
Näheres s. Text (S. 45).

(► Abb. 3.**6**). Alle Tubulin-Moleküle sind longitudinal und lateral durch nichtkovalente Bindungen untereinander verknüpft, dies ist verantwortlich für die Steifigkeit der Mikrotubuli. Der MT hat, wie das Aktinfilament, ein (+)-Ende und ein (–)-Ende. Am (+)-Ende können MT rasch wachsen (unter GTP-Verbrauch) und rasch wieder zerfallen, am (–)-Ende laufen diese Vorgänge langsamer. Die Verweildauer des einzelnen MT kann sehr kurz (Minuten) sein („dynamische Instabilität"). In vielen Zellen sind MT allerdings durch **Begleitproteine** (Mikrotubulus-assoziierte Proteine, **MAPs**) stabilisiert, die den Zerfall verhindern. Die Entstehung neuer MT nimmt ihren Ausgang meist vom **Zentrosom** (S. 45). Hier sind die MT mit ihren **(–)-Enden** verankert, während die **(+)-Enden** in den Zellleib ausstrahlen (► Abb. 3.**1 d**).

3.3.2 Motorproteine der Mikrotubuli

Die Motorproteine des Mikrotubulus-Systems sind **Kinesine** und **Dyneine**. Sie können, ähnlich wie die Myosine im Aktinsystem, unter ATP-Spaltung an den MT entlang wandern (in Trippelschritten von ca. 8 nm pro gespaltenem ATP-Molekül) und zugleich die Membran eines Zellorganells binden (► Abb. 3.**7**). Die meisten Kinesin-Motoren wandern zum (+)-Ende, die Dynein-Motoren zum (–)-Ende.

Das Mikrotubulus-System ist u. a. für den gerichteten Transport von Zellorganellen über lange Strecken verantwortlich. Dyneine transportieren zum Zentrosom, Kinesine zur Zellperipherie. Beispiele: **Axonaler Transport** über lange Strecken (in den bis zu 1 m langen Nervenzell-Fortsätzen) (S. 223); Transport

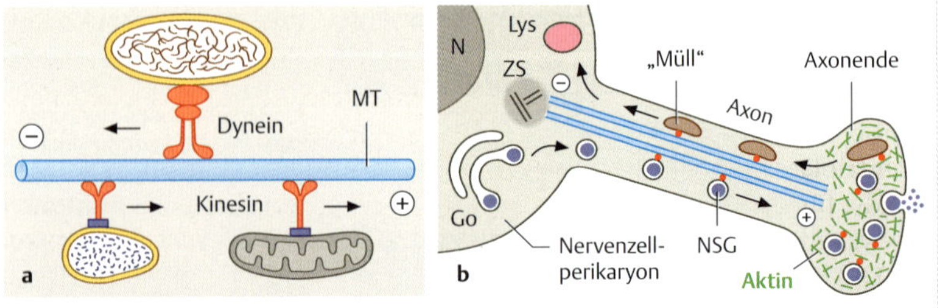

Abb. 3.7 **a** **Motorproteine der Mikrotubuli** (**MT**) wandern mit den Köpfen an den MT entlang, **Dyneine** zum (–)-Ende, **Kinesine** zum (+)-Ende. Mit dem Schwanz binden sie sich über Adaptoren an Zellorganellen und transportieren diese. **b** **Axonaler Transport** am Beispiel einer neurosekretorischen (Hormon-bildenden) Nervenzelle (S. 513). Im Axon sind alle MT mit dem (+)-Ende zur Peripherie gerichtet. Vorwärts-Transport von neurosekretorischen Granula (**NSG**) zum Axonende, wo das Aktin-Myosin-System (*grün, rot*) den weiteren Transport übernimmt. Rücktransport von abgenutztem Material. **Go**, Golgi-Apparat. **Lys**, Lysosom. **N**, Nukleus. **ZS**, Zentrosom.

von Sekretgranula in die Zellperipherie oder zum Axonende, wo sie dann auf das Aktin-Myosin-System „umgeladen" werden, um zur Plasmamembran zu gelangen. Auch die typische Position der großen Zellorganellen (ER, Golgi-Apparat) in bestimmten Regionen des Zellleibes beruht darauf, dass sie über Motorproteine an den MT „angeleint" sind. Bei der Zellteilung sind die MT für den **Chromosomentransport** verantwortlich. Hierbei ist ihre Fähigkeit zur raschen Polymerisation und Depolymerisation von entscheidender Bedeutung (S. 109).

Einige Pflanzengifte stören die Polymerisation oder Depolymerisation der MT, z. B. *Colchizin* aus der Herbstzeitlose, *Vincristin* aus Immergrün, *Taxol* aus der pazifischen Eibe. Die beiden letztgenannten Verbindungen (oder Analogsubstanzen) werden als **Mitosehemmstoffe** (Störung der Mitosespindel) bei der Behandlung einiger bösartiger Tumoren eingesetzt. Über die Anwendung von Colchizin in der Labormedizin s.u (S. 104).

3.3.3 Zentrosom, Zentriol, Zentrosomenzyklus

Das **Zentrosom**, ein ca. 1 µm großes Gebilde, liegt meist in der Nähe des Zellkerns. Es besteht aus einem **Paar von Zentriolen** (Mutter- und Tochterzentriol) (▶ Abb. 3.**5 c**, ▶ Abb. 3.**8**), die von einer Wolke elektronendichten Materials (**perizentrioläre Matrix, PZM**) umgeben sind. Das Zentrosom samt der PZM ist zuständig für die Neuentstehung, Verankerung und Ausrichtung des Mikrotubulus-Systems und gilt daher als das **Mikrotubulus-Organisations-Centrum (MTOC)**.

Ein für die Neubildung von MT wichtiger Bestandteil des MTOC ist γ-**Tubulin**, das zusammen mit anderen Begleitproteinen ringförmige Komplexe (**γ-Tubulin-Ringkomplexe, γ-TuRC**) bildet. Ein neuer MT wird dadurch initiiert, dass sich die ersten Tubulindimere (α, β) an einen γ-TuRC anlagern (▶ Abb. 3.**6**); durch Zuwachs weiterer Dimere am (+)-Ende verlängert sich der MT. Sein (-)-Ende bleibt im MTOC verankert.

Die vom Zentrosom ausgehende sternförmige Ausstrahlung der MT ist besonders auffällig während der Zellteilung (▶ Abb. 6.**5**) und ist in vielen Zellen (z. B. Fibroblasten und Leukozyten) auch während der Interphase zu beobachten (**zentrosomale MT**). In differenzierten **Epithelzellen** sind die meisten MT *nicht* im Zentrosom sondern, wahrscheinlich vermittels des Proteins *Ninein*, mit dem (-)-Ende im apikalen Zytoplasma verankert (**nicht-zentrosomale MT**) und apikal-basal ausgerichtet (▶ Abb. 3.**1 b**). Dies ist eine Voraussetzung für die polare Organisation von Epithelzellen. Auch **Nervenzellen** enthalten in ihren Fortsätzen nicht-zentrosomale MT. Wahrscheinlich werden die MT zunächst im Perikaryon vom MTOC aus gebildet, lösen sich dann aber von diesem ab und werden durch MT-Motorproteine in die Fortsätze transportiert und dort als hintereinander gestaffelte, sich überlappende Transportgleise angeordnet (axonaler Transport) (S. 223).

Das **Zentriol** (▶ Abb. 3.**5 d, e**) hat die Form eines Hohlzylinders. Die Wand besteht aus neun MT-Tripletten. Jede Triplette ist aus einem vollständigen MT (A; 13 Protofilamente) und zwei unvollständigen MT (B, C; je 10 Protofilamente) zusammengesetzt, die zusammen die morphologische Hauptkomponente des Zentriols bilden. Mutter- und Tochterzentriol sind an ihrem proximalen Ende durch filamentäre Strukturen verbunden (▶ Abb. 3.**8**). Das Mutterzentriol trägt an seinem distalen Ende Anhängsel aus Proteinkomplexen. Die Anhängsel dienen der Befestigung des Zentriols an der Plasmamembran, falls dieses die Bildung einer Zilie induziert (s. u.). Parallel zum **Zellteilungszyklus** (S. 108) erlebt jedes Zentriolenpaar *einmal* eine Verdopplung (Einzelheiten ▶ Abb. 3.**8**). Bis kurz vor der Mitose liegen die beiden Paare noch in einer gemeinsamen PZM. Bei Beginn der Mitose trennen sie sich in zwei Zentrosomen, diese wandern zu den gegenüberliegenden Zellpolen und organisieren die bipolare Mitosespindel) (S. 109). Kontrollmechanismen dieses **Zentrosomenzyklus** sorgen dafür, dass in einer sich auf die Mitose vorbereitenden Zelle nie mehr als zwei Zen-

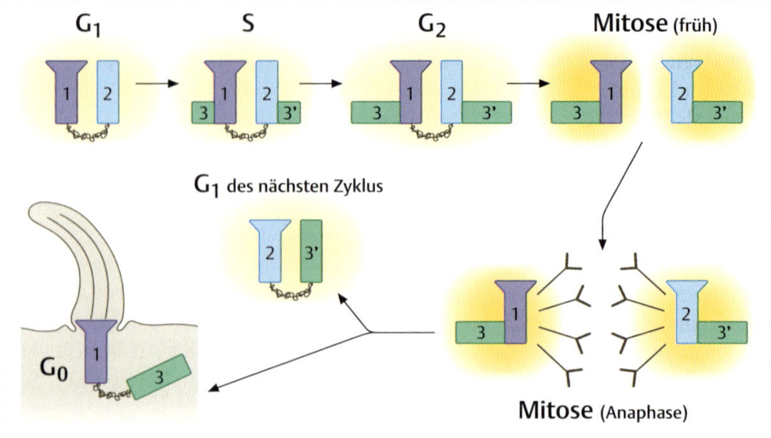

Abb. 3.8 Zentrosomenzyklus im Rahmen des Zellzyklus. Erklärungen zu den Phasen des Zellzyklus im Kapitel 6.2 (S. 105). **G_1-Phase**: Mutterzentriol (1), aus einem früheren Zyklus stammend, und Tochterzentriol (2), aus dem vorangegangenen Zyklus stammend, sind am proximalen Ende durch filamentäre Strukturen verbunden. Das Mutterzentriol trägt am distalen Ende Proteinkomplex-Anhängsel (dargestellt als Dreiecke). Die perizentrioläre Matrix (PZM, *hellgelb*) ist nur schwach ausgeprägt. **S-Phase:** an jedem Zentriol entsteht im proximalen Bereich seitlich ein **Prozentriol** (3 und 3'), das bis zum Ende der **G_2-Phase** seine volle Länge erreicht und dann die Rolle des ehemaligen Tochterzentriols übernimmt. Letzteres reift inzwischen zu einem neuen Mutterzentriol heran (erkennbar an der Ausbildung von Anhängseln). Somit liegen zu Beginn der **Mitose** zwei Paare von Mutter- und Tochterzentriol vor. Jetzt Trennung der Paare, die PZM (*dunkelgelb*) ist stark ausgeprägt. Damit existieren jetzt zwei komplette Zentrosomen, die im weiteren Verlauf der Mitose zu den Zellpolen wandern und die Mitosespindel organisieren. Nach der Mitose (**neue G_1-Phase**) löst sich die feste Bindung zwischen Mutter und Tochter auf und wird wieder durch eine lockere Verbindung ersetzt. Falls eine der aus der Zellteilung hervorgehenden Zellen in den Ruhezustand (G_0) übergeht, kann sie mit Hilfe ihres Mutterzentriols ein Primärzilium ausbilden.

trosomen vorliegen. Überzählige Zentrosomen würden Irrtümer bei der Verteilung der Chromosomen auf die Tochterzellen verursachen. Folge: Aneuploidie (S. 112).

3.3.4 Zilien

Zilien sind Zellfortsätze, die von der **Zilienmembran**, einem speziellen Bereich der Plasmamembran, überzogen und mit einem Binnengerüst (**Axonema**) aus sehr stabilen Mikrotubuli ausgestattet sind. Im postnatalen Organismus gibt es zwei Typen von Zilien: **(1)** die **beweglichen Zilien** (= **Kinozilien**) und das bezüglich seines Bewegungsapparates ähnlich gebaute Flagellum (S. 34); **(2)** das **unbewegliche Primärzilium** (auch als **sensorisches Zilium** bezeichnet). Kinozilien sind typisch für die Flimmerepithelien (z. B. im Atemtrakt) und treten immer als **Rasen** (200 – 300 Exemplare pro Zelle) auf (▶ Abb. 2.**4**); das Primärzilium, das auf fast jeder kernhaltigen Zelle vorkommt (ausgenommen die Zellen der Knochenmark- Hämatopoiese), ist dagegen stets ein **Einzelstück**.

(1) Die charakteristische Struktur des **Kinoziliums** ist das **Axonema**, das vor allem im Querschnitt deutlich zu erkennen ist (▶ Abb. 3.**9**): Es besteht aus 9 zirkulär angeordneten **MT-Doubletten** (kompletter A- und inkompletter B-Tubulus) und zwei vollständigen Einzeltubuli in der Mitte (**9 + 2-Struktur**). Die Fähigkeit zu aktiven Bewegungen beruht auf der Ausstattung des Axonemas mit dem Motorprotein **Dynein** (s. u.). – Im **Embryo** gibt es außerdem **bewegliche** Zilien, die Dyneinarme besitzen, allerdings fehlt ihnen das zentrale MT-Paar (**9 + 0-Struktur**). Funktionell gehören diese Zilien zum früh-embryonal wirkenden **Links-Rechts-Organisator**, der über die Seitenverteilung der asymmetrisch angeordneten inneren Organe entscheidet (Herz links, Leber rechts usw.).

(2) Das nicht aktiv bewegliche **Primärzilium** (sensorisches Zilium) zeigt dieselben 9 Tubulus-Doubletten, ihm fehlen jedoch die zentralen zwei Tubuli (**9 + 0-Struktur**) und es besitzt keine Dyneinarme (▶ Abb. 3.**9 d**).

Basalkörper. Für die Neubildung eines Ziliums – egal welcher Art – ist stets ein **Basalkörper** nötig (bei Kinozilien auch als *Kinetosom* bezeichnet). Der Basalkörper ist ein Zentriol, das aus dem Zentrum der Zelle dicht unter die Plasmamembran gewandert ist, sich hier verankert hat und das Auswachsen eines Ziliums induziert. Die MT-Doubletten der Zilien sind die direkte Fortsetzung der A- und B-Tubuli des Basalkörpers (▶ Abb. 3.**5 d, e**). Die (–)-Enden der MT sind nach basal, die (+)-Enden zur Zilienspitze orientiert. Für die Errichtung und Erhaltung einer Zilie ist der **intraflagelläre Transport** verantwortlich: Komplexe von Makromolekülen, die oben erforderlich sind, werden von Kinesin-Motoren entlang den MT aufwärts verfrachtet, ausgedientes Material wird von Dynein-Motoren zur Basis und damit zum Zellleib transportiert. Dabei stellen Zilien ein von der Mutterzelle halbwegs getrenntes Kompartiment dar. Ehe Membranen und Proteine in die Zilie „eintreten dürfen", werden sie an einer Art Pforte (**Transitionszone**), die unterhalb der Basis des Axonema liegt, überprüft.

Die **Kinozilien (9 + 2)** bilden sich während der Differenzierung der Flimmerepithelzellen: Zunächst entstehen im Zellleib Zentriolen in großer Zahl, diese wandern dann fast gleichzeitig unter die apikale Plasmamembran und werden zu Basalkörpern, indem sie je eine Kinozilie auswachsen lassen.

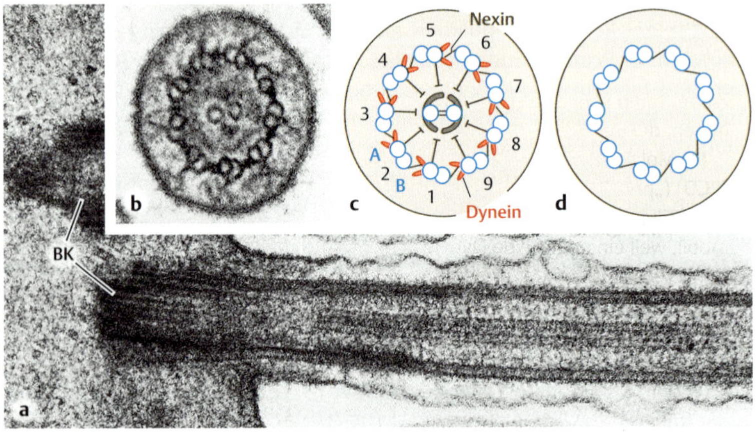

Abb. 3.9 Zilien. a, b, c Kinozilien. Längs- und Querschnitt (Flimmerepithel, Maus) sowie Schema. Das Binnengerüst (Axonema) ist im Basalkörper (**BK**) verwurzelt. **9 + 2-Struktur**: 9 Mikrotubulus-Doubletten (kompletter A- und inkompletter B-Tubulus) sowie zwei vollständiger Einzeltubuli in der Mitte. **d, Primärzilium** (sensorisches Zilium), Querschnitt (Schema). Das Axonema besteht nur aus 9 Tubulus-Doubletten (**9 + 0-Struktur**); keine Dyneinarme. Vergr. 60 000fach (a), 105 000fach (b).

Am A-Tubulus der MT-Doubletten ist das Motorprotein **Dynein** in Form von zwei „Armen" befestigt, die unter ATP-Spaltung am B-Tubulus der benachbarten Doublette in Richtung (–)-Ende, also nach basal wandern. Theoretisch müsste daraus ein Gleiten der Doubletten gegeneinander entstehen. Da diese jedoch dank ihrer Befestigungen untereinander (durch einen Proteinkomplex, u. a. *Nexin*) sowie am Basalkörper nicht frei beweglich sind, wird die Gleitbewegung in eine **Verbiegung** umgesetzt. Dieser Prozess verläuft abwechselnd in der einen und anderen Hälfte der Kinozilie, daraus ergibt sich ein Bewegungszyklus aus schnellem **förderndem Schlag** und langsamerer **Rückstellbewegung** (▶ Abb. 14.8). Alle Kinozilien eines Epithels schlagen rhythmisch in einer festgelegten Richtung (z. B. Luftröhrenepithel 15/sec, Förderrichtung zum Rachen). Die Schläge erfolgen koordiniert nacheinander, also nicht synchron sondern **metachron**. Dadurch wird über dem Epithel ein steter Flüssigkeitsstrom unterhalten, auf dem Partikel (z. B. Eizelle im Eileiter) oder ein ganzer Schleimteppich (in den Atemwegen, ▶ Abb. 14.8) befördert werden.

Primärzilium (9 + 0-Zilium). Sein Basalkörper ist das Mutterzentriol (▶ Abb. 3.8), dem das Tochterzentriol anhängt. Das Primärzilium hat die Funktion einer Antenne. Aufgrund des dichten Besatzes der Zilienmembran mit besonderen Rezeptoren und Ionen-Kanälen kann die Zelle mittels der Primärzilie mechanische (z. B. Flüssigkeitsstrom), osmotische oder chemische Reize (z. B. Wachstumsfaktoren) aus dem Extrazellulärraum wahrnehmen. Dies löst intrazelluläre Signalkaskaden aus, durch die das Verhalten der Zelle beeinflusst wird (z. B. Proliferation, Differenzierung). Wenn die Zelle in den Zellzyklus eintritt, werden die ziliären

MT instabil, das Axonema bricht zusammen, das Primärzilium verschwindet, der Basalkörper und sein anhängendes Tochterzentriol werden Bestandteil des Zentrosoms.

Ziliopathien sind eine sehr heterogene Gruppe von genetisch bedingten Krankheiten, die die Zilien betreffen.

(1) Molekulare Fehler in den beweglichen Zilien; **Primäre Cilien-Dyskinesie (PCD)** („primär“ im Gegensatz zu „später erworben“): Bei der PCD sind **alle 9 + 2-Zilien** und die embryonalen normalerweise beweglichen **9 + 0-Zilien** immobil, weil ein oder beide Dyneinarme fehlen (▸ Abb. 3.**9**); daraus ergeben sich schwere Störungen der **mukoziliären Reinigung** in den oberen und tiefen Atemwegen (S. 426) und männliche **Unfruchtbarkeit** (wegen immotiler Spermien). Außerdem in 50 % der PCD-Fälle ein **Situs inversus** (verbunden mit dem Namen Kartagener): Lage der inneren Organe spiegelbildlich zur normalen Position. Der Situs inversus kommt dadurch zustande, dass die **9 + 0-Zilien**, die in der frühen Embryonalentwicklung durch rotierende Bewegungen an der Festlegung der Links-Rechts-Asymmetrie beteiligt sind, sich nicht bewegen. Die Seitenverteilung der Organe bleibt dann dem Zufall überlassen. Es müssen nicht immer alle Teilphänomene beieinander sein, aber der Atemtrakt ist immer schwer betroffen.

(2) Molekulare Fehler des **(sensorischen) Primärziliums** führen zu ganz verschiedene Syndromen. Bei den meisten ist es eine ganze Sammlung von Defekten zu finden, die die Funktion und Morphologie von Niere, Leber, Nervensystem, Retina, Skelettsystem oder anderen Organen beeinträchtigen, z. B. Zystenniere, Gallengang- und Leber-Zysten, geistige Retardierung, Retina-Dystrophie, Adipositas, Polydaktylie. Manche dieser Syndrome werden unter Eigennamen (der Erstbeschreiber) gehandelt, z. B. Bardet-Bidl-Syndrom. Die Fehler im Primärzilium sind nicht auf das Axonema beschränkt sondern können diverse Proteine der Zilienmembran, der Transitionszone, des intraflagellären Transportes und des Basalkörpers betreffen.

3.4 Intermediärfilamente

Intermediärfilamente (IF) sind 10 nm dicke Filamente, die in fast allen Zellen vorkommen (▸ Abb. 3.**10**) (die meisten im Zytoplasma, einige im Zellkern). Sie sind **zugfest** und bilden ein **passives Stützgerüst**. Durch die Ausbildung von kräftigen Bündeln und deren Verankerung an Zell-Zell- und Zell-Matrix-Kontakten (Desmosomen und Hemidesmosomen) (S. 55) verleihen IF den Zellen und Zellverbänden mechanische Stabilität. IF-eigene Motorproteine sind bisher nicht bekannt. Die IF zeichnen sich durch große biochemische Vielfalt aus: Es

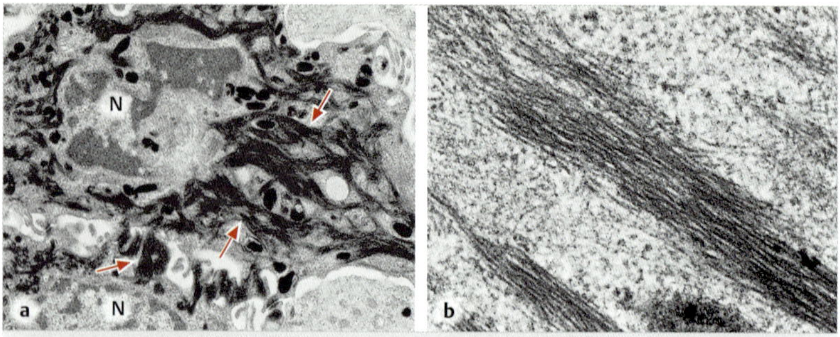

Abb. 3.10 Zytokeratinfilamente in basalen Keratinozyten der menschlichen Haut. **a** Die **Pfeile** zeigen auf die dicken „Zöpfe" aus Filamenten. **N**, Nukleus (tangential angeschnitten). **b** Filamentbündel bei höherer Vergrößerung. Vergr. 3000fach (a), 40 000fach (b).

gibt über 60 verschiedene IF-Proteine, viele von ihnen sind jeweils für ein bestimmtes Grundgewebe charakteristisch, ihre speziellen Eigenschaften werden bei den entsprechenden Geweben beschrieben. Das molekulare Bauprinzip ist jedoch stets gleich.

3.4.1 Molekulares Bauprinzip der Intermediärfilamente

Alle IF bestehen aus langen Molekülen mit Kopf, stabförmigem Mittelteil und Schwanz. Je zwei Moleküle treten parallel und gleichsinnig orientiert zu einem **Dimer** zusammen. Zwei Dimere wiederum lagern sich antiparallel (gegensinnig orientiert) und gegeneinander versetzt zu einem **Tetramer** zusammen. Diese sind die eigentlichen Bausteine. Sie polymerisieren über Zwischenstufen zu Filamenten.

IF erscheinen im Vergleich zu Mikrotubuli und Aktinfilamenten recht beständig, aber auch sie können rasch umgebaut werden. Beispielsweise findet vor der Zellteilung ein geregelter Zerfall der IF und gleich danach eine erneute Polymerisation statt. Außerdem können entlang der Stecke eines IF neue Bausteine eingefügt werden. Verschiedene **Begleitproteine** (z. B. das ubiquitär vorkommende **Plektin**) vermitteln die Anheftung der IF an Plasmamembran-Proteine (im Desmosom (S. 55), Hemidesmosom (S. 642), Skelettmuskulatur (S. 271)), die Verknüpfung der IF mit den Aktin- und Mikrotubulus-Systemen und die Bildung von dicken IF-Bündeln. Für die massenhafte Aggregation der IF in den Hornzellen der Epidermis ist das Begleitprotein **Filaggrin** verantwortlich) (S. 639).

3.4.2 Übersicht über die wichtigsten Intermediärfilamente

- **Zytokeratinfilamente** (Tonofilamente), Polymere aus jeweils 2 verschiedenen Zytokeratin-Typen: in Epithelien (s. u.);
- **Vimentinfilamente**: in Bindegewebs-, Fett-, Knorpel- und Knochenzellen, Gefäßendothel, Mesothel, Meningealzellen; außerdem in Myelin-bildenden Schwann-Zellen; sekundär auch in mobilen von Epithel abgeleiteten Zellen invasiv wachsender Tumoren (Karzinomen);
- **Desminfilamente**: in allen Muskelgeweben;
- **Glia-Filamente** aus dem sauren Glia-Filament-Protein (*glial fibrillary acidic protein*, **GFAP**) in Astrogliazellen und in Glia-Zellen des enterischen Nervensystems;
- **Neurofilamente**, Polymere aus drei verschiedenen Neurofilament-Proteinen (NF-L, NF-M, NF-H): in Nervenzellen und ihren Fortsätzen;
- **Laminfilamente**, Polymere aus Laminen (Typ A, B und C). Diese bilden im Zellkern ein Netz (*Lamina*) unter der inneren Kernmembran (S. 101).

Vielfalt der Zytokeratinfilamente. Die Zytokeratine (*Cytokeratins*, CK) sind eine besonders bunte Gruppe von IF-Proteinen, daher werden sie hier kurz besprochen. Es gibt über 25 „weiche" Zytokeratine. Diejenigen Epithelzellen, die für die Bildung von harten Hautanhangsgebilden (Haare, Nägel) zuständig sind, besitzen zusätzlich noch „harte" Zytokeratine, von denen mindestens 15 verschiedene Typen bekannt sind. Die Zytokeratine gliedern sich in zwei große Gruppen, die basischen und die sauren Typen. Das Dimer (s. o.) ist stets ein **Heterodimer** aus einem basischen und einem sauren Zytokeratin. Hieraus ergeben sich zahlreiche Kombinationen, die für die einzelnen Epithelarten charakteristisch sind und sich in einigen Fällen im Lebenslauf einer Epithelzelle sogar noch ändern können; z. B. Epidermis (S. 636): in den Zellen der Basalschicht die Zytokeratin-Typen CK5 und 14, in den differenzierenden Schichten darüber CK1 und 10.

Eine Reihe von **Erbkrankheiten** der Haut sowie der Herz- und Skelettmuskulatur beruhen auf Fehlern der IF (*Zytokeratin-* bzw. *Desminfilamente*) oder der IF-Begleitproteine (z. B. *Plektin*), was zu erheblichen Funktionsverlusten der betroffenen Gewebe führt (S. 642). *Lamin-Mutationen* gehen mit Kerndeformationen einher und verursachen unterschiedliche schwere Krankheitsbilder (z. B. Progerie) (S. 101). Die IF haben außerdem praktische Bedeutung in der **Tumordiagnostik**. Maligne Tumoren können die histologische Ähnlichkeit mit ihrem Herkunftsgewebe weitgehend verlieren. In solchen Fällen erfolgt die Zuordnung des Tumors zu einem Grundgewebe durch die immunhistochemische Identifizierung der IF-Typen. Beispiele: Zytokeratin-positiv, epitheliale Tumoren (Karzinome); GFAP-positiv, Tumoren der Astrozyten (Astrozytome, Glioblastome).

4 Zellkontakte

Zellkontakte sind strukturell definierte Einrichtungen, mit denen Zellen sich aneinander oder an der Unterlage festhalten können oder über die sie Nachrichten austauschen. Nach Bauweise und Funktion können drei Grundtypen von Zellkontakten unterschieden werden (▸ Abb. 4.1):

- **Haftkontakte (Adhäsionskontakte)** mit mechanischer Funktion verankern die Zellen in ihrer Umgebung, entweder an der Nachbarzelle (interzelluläre Haftkontakte, Zell-Zell-Kontakte: *Desmosomen* und *Adhärens-Kontakte*) oder an der Extrazellulärmatrix (Zell-Matrix-Kontakte: *Hemidesmosomen* und *Fokalkontakte*).
- **Verschlusskontakt** (**Barrierenkontakt**, *Zonula occludens* = *Tight junction*) versiegelt Interzellulärspalten.
- **Kommunikationskontakt** (*Nexus* = *Gap junction*) ermöglicht benachbarten Zellen den Austausch von kleinmolekularen Stoffen und koppelt sie dadurch elektrisch und metabolisch zu einer Funktionseinheit.

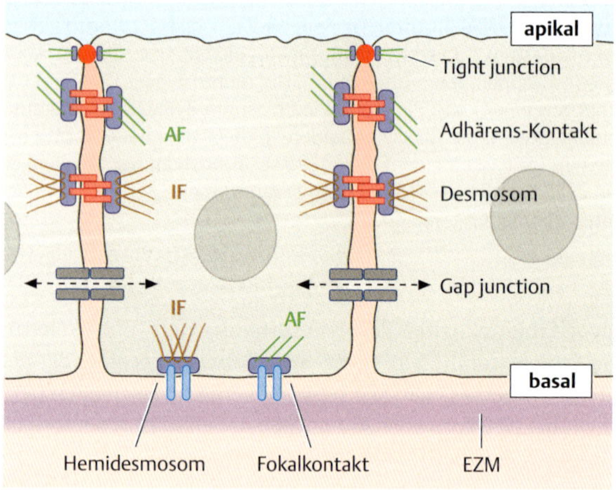

Abb. 4.1 Übersicht über die wichtigsten Zell-Zell- und Zell-Matrix-Kontakte am Beispiel von Epithel. AF, Aktinfilamente. **IF,** Intermediärfilamente (in Epithelzellen: Zytokeratinfilamente). **EZM** Extrazellulärmatrix (bei Epithelien Basallamina). Die Adaptor-Proteine (Vermittler zwischen Transmembranprotein und Zytoskelett) sind *dunkelblau* dargestellt.

Gemeinsames molekulares Bauprinzip der meisten Zellkontakte sind spezifische Transmembranproteine, mit denen sich die benachbarten Zellen über den Zwischenzellspalt hinweg „die Hand reichen". Intrazellulär sind die Transmembranproteine meist über Adaptor-Proteine an das Zytoskelett angeschlossen. Zellkontakte erscheinen zwar dauerhaft; sie sind jedoch **dynamische Einrichtungen**, die bei Bedarf sehr rasch gelöst und ebenso schnell wieder hergestellt (S. 59) werden können.

4.1 Haftkontakte, Adhäsionskontakte

Fast jede Zelle hat das Bestreben, sich dauerhaft oder vorübergehend an ihrer Umgebung anzuheften (**Zelladhäsion**). Zahlreiche **Zelladhäsionsmoleküle** vermitteln die Haftung. Typische **Haftkontakte (Adhäsionskontakte)** sind ultrastrukturell an einem gemeinsamen Merkmal, der **Plaque**, zu erkennen (s. u.).

4.1.1 Molekularer Bau und Ultrastruktur der Haftkontakte

Ungeachtet der Vielfalt der Haftkontakte ist das **Bauprinzip** immer gleich, egal ob es sich um einen Kontakt zwischen zwei Zellen oder zwischen Zelle und Extrazellulärmatrix (**EZM**) handelt (▸ Abb. **4.2**). Jeder Haftkontakt gleicht einer molekularen Kette aus folgenden Bausteinen:

- **Transmembranprotein**
- **Plaque-Proteine**
- **Filamente des Zytoskeletts**

Transmembranproteine. Integrale Membranproteine der Adhäsionskontakte bilden mit ihren externen Domänen die Verbindung zwischen den benachbarten Zellen oder zwischen Zelle und EZM: **Cadherine** bei Zell-Zell-Kontakten, **Integrine** bei Zell-Matrix-Kontakten.

Plaque. Die Plaque ist ein auffälliger elektronendichter Belag an der Innenseite der Plasmamembran. In ihr sind diverse Proteine versammelt. Eine ihrer Hauptaufgaben ist es, die Anbindung der Zytoskelett-Filamente an die intrazelluläre Domäne des Transmembranproteins zu vermitteln, sie sind also als **Adaptoren** zwischengeschaltet. Andere Proteine wirken stabilisierend oder regulatorisch auf die Funktion des Zellkontaktes. Einige der beteiligten Plaque-Proteine sind in ▸ Abb. **4.2** aufgeführt.

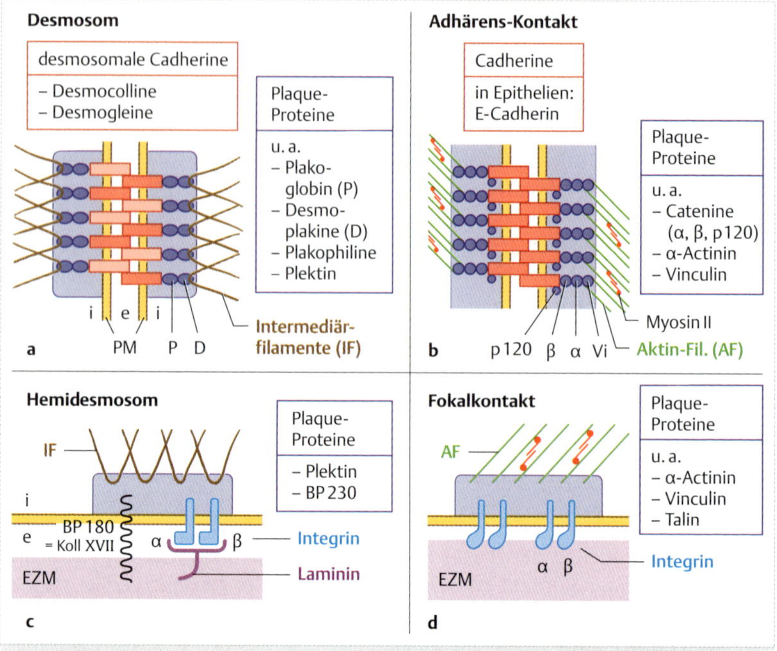

Abb. 4.2 Haftkontakte, Übersicht über die wichtigsten Typen und ihren molekularen Bau (vereinfachte Schemata). **a Desmosom. PM,** Plasmamembran. **e, i,** Extra- und Intrazellulärraum. Näheres s. Text. **b Adhärens-Kontakt** am Beispiel der Zonula adhaerens des Darmepithels. Vinculin vermittelt zwischen α-Catenin und Aktinfilamenten. **c Hemidesmosom. EZM,** Extrazellulärmatrix, z. B. Basallamina. Weitere Einzelheiten s. ► Abb. 8.9, ► Abb. 22.3. **d Fokalkontakt.** Integrine bestehen aus α- und β-Untereinheit. Einzelheiten s. Text.

Filamente des Zytoskeletts. Diese haben mechanische Funktion (u. a. Übertragung von Zugkräften). Zugleich fesseln sie die Transmembranproteine an dieser Stelle, und hindern sie daran, sich durch Lateraldiffusion innerhalb der Plasmamembran vom Ort des Zellkontaktes wegzubewegen. Dadurch stabilisieren die Filamente den Zellkontakt.

Interzelluläre Haftkontakte

Zwei Typen sind zu unterscheiden:

- **Desmosom,** Ansatzort von Intermediärfilamenten.
- **Adhärens-Kontakt,** Ansatzort von Aktinfilamenten.

Die am längsten bekannten Transmembranproteine der interzellulären Haftkontakte gehören zur Familie der **Cadherine** (*Ca^{2+}-dependent adhesion molecules*). Sie binden sich in Gegenwart der normalen extrazellulären Ca^{2+}-Ionen-Konzentration (ca. 1,3 mmol/l) an Cadherine der Nachbarzelle. Die Unterschiede zwischen den beiden Kontakt-Typen beziehen sich auf die Cadherin-Typen, die Geometrie, die Plaque-Proteine und die innen angeschlossenen Filamente.

Desmosom. Diese *fleckförmig* umschriebene Kontaktstelle (Durchmesser ca. 0,3 µm; davon viele pro Zelle) wird auch Macula adhaerens genannt (▶ Abb. 4.3, ▶ Abb. 4.4). Die benachbarten Zellmembranen liegen hier genau parallel. Sie sind durch einen 20 – 40 nm breiten Spalt getrennt, der von feinfädigem Material (den externen Domänen der Cadherine Desmocollin und Desmoglein) durchquert wird. Auf der Innenseite der Membran liegt die **Plaque** als auffällige Verdichtungszone. Hier sind **Intermediärfilamente** durch Vermittlung einer Adaptoren-Kette (▶ Abb. 4.2 a) befestigt: Desmoplakin bindet die Intermediärfilamente und ist selbst durch Plakoglobin und Plakophilin an die Cadherine angeschlossen. Durch das System aus Desmosomen und Intermediärfilamenten entsteht ein zugfestes Netz, das den gesamten Zellverband durchzieht.

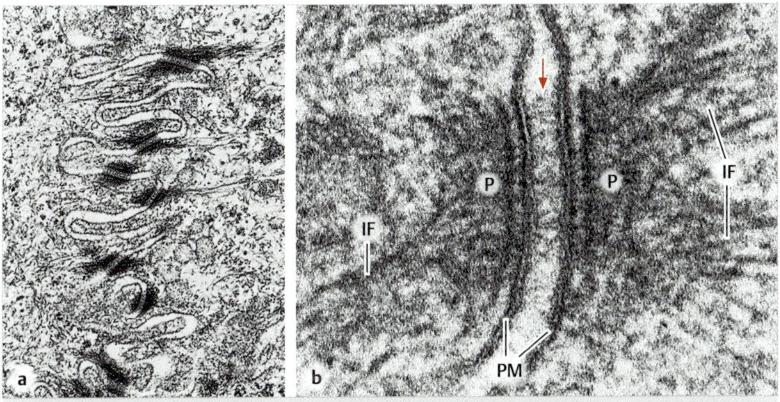

Abb. 4.3 Desmosomen: **a** Mehrschichtiges Plattenepithel, Ösophagus (Affe). Sieben Desmosomen sind gezeigt, die Zellgrenze verläuft im Zick-Zack. **b** Desmosom bei hoher Vergrößerung (Dünndarmepithel, Maus). **IF**, Intermediärfilamente. **P**, Plaque. **PM**, Plasmamembran. Im Interzellulärspalt (**Pfeil**) liegt feinfädiges Material (Äquivalent der externen Abschnitte der desmosomalen Cadherine). Vergr. 20 000fach (a), 150 000fach (b).

Vorkommen: In Epithelien (hier verbunden mit Zytokeratinfilamenten), besonders zahlreich in mehrschichtigen Plattenepithelien (S.133), aber auch in nicht-epithelialen Geweben: z.B. im Herzmuskel (verbunden mit Desminfilamenten) (S.288); zwischen den follikulären dendritischen Zellen des Lymphfollikels (S.370) und zwischen Meningealzellen der weichen Hirnhaut (S.253) (in diesen beiden Fällen mit Vimentinfilamenten assoziiert).

Manche Patienten bilden **Autoantikörper** gegen Desmogleine. Folge: Die Desmosomen halten nicht, an der Haut und verschiedenen Schleimhäuten bilden sich intraepitheliale Risse und Blasen, das Epithel kann sich großflächig ablösen (**Pemphigus**).

Adhärens-Kontakt. Dieser Kontakt ist in Epithelien meist als **Zonula adhaerens** (ZA) ausgebildet (▸ Abb. 4.**4**), wodurch eine Zelle rundherum mit allen Nachbarzellen verbunden wird (*zonula* = Gürtel). Ultrastrukturell ist die ZA weniger auffällig als das Desmosom. Im Interzellulärspalt liegt nur wenig elektronendichtes Material, die Plaque erscheint weniger elektronendicht, die einstrahlenden **Aktinfilamente** laufen *parallel* zur Membran und sind daher in senkrechten Schnitten durch die Zonula adhaerens quergeschnitten. Die Aktinfilamente begleiten die ZA rund um die Zelle, sie sind durch Myosin II verspannt und bilden daher einen kontraktilen Gürtel.

Vorkommen: Alle einschichtigen und einige mehrschichtigen Epithelien, Gefäßendothel, Mesothel; Retina (Stratum limitans externum, ▸ Abb. 26.**11**). Adhärens-Kontakte mit anderer Geometrie, aber gleichem Bauprinzip sind die **Fascia adhaerens** (leistenförmig) im Glanzsteifen der Herzmuskulatur (▸ Abb. 10.**11**) und das **Punctum adhaerens**, z.B. an Synapsen (▸ Abb. 9.**8**).

Das am besten bekannte Transmembranprotein der epithelialen Adhärens-Kontakte ist **E-Cadherin**, zu den **Plaque-Proteinen** gehören α-, β- und p120-Catenin, α-Actinin und Vinculin. In den Adhärens-Kontakten von nicht-epithelialen Geweben kommen andere Cadherine vor (z.B. **N-Cadherin** in der Herzmuskultur, **VE-Cadherin** im Gefäßendothel). Die an der Plaque befestigten **Aktinfilamente** sind wichtig für die Aufrechterhaltung der Adhärens-Kontakte: Destabilisierung des Aktin-Zytoskeletts führt zum Zerfall der Kontakte. Die Cadherine werden durch Endozytose beseitigt. Das **β-Catenin**, nun aus seinen Bindungen befreit, wird entweder im Zytosol abgebaut oder kann in den Kern wandern und dort die Transkription proliferativer Gene anregen.

Nectin/Afadin. Neben dem Cadherin-Catenin-System kommt in Adhärens-Kontakten das mit Immunglobulinen verwandte Transmembranprotein **Nectin** vor, das mittels des Adaptor-Proteins **Afadin** an das Aktin-Zytoskelett ange-

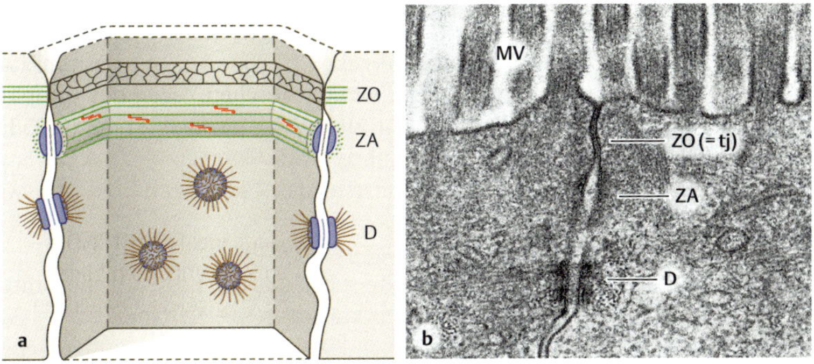

Abb. 4.4 Junktionaler Komplex (Schlussleistenkomplex) am Beispiel des Zylinderepithels. **a Schema.** Für die mittlere Zelle ist ein Aufblick auf die Innenseite der Plasmamembran gezeigt. Der Komplex besteht aus Zonula occludens (**ZO**) = Tight junction (**tj**), Zonula adhaerens (**ZA**) und Desmosom (**D**). Das Vorkommen der Desmosomen ist nicht auf den junktionalen Komplex beschränkt. Für die ZO ist das Netz der Verschlussleisten dargestellt, wie man es im Gefrierbruchbild sieht. Die ZA ist auf der Innenseite von einem kontraktilen Gürtel aus Aktinfilamenten (*grün*) und Myosin II (*rot*) begleitet. Intermediärfilamente *braun*. Plaques *violett*. **b EM-Bild**, Dünndarmepithel (Maus). **MV**, Mikrovilli. Vergr. 42 000fach.

schlossen ist. In Epithelien ist der Nectin/Afadin-Komplex wichtig, damit sich Adhärens-Kontakte überhaupt zu Zonulae adhaerentes entwickeln können. Auch für die Entwicklung von Tight junctions (S. 59) ist es von Bedeutung, dass bereits durch Nectin vermittelte Kontakte vorhanden sind.

Junktionaler Komplex. Der junktionale Komplex (**Schlussleistenkomplex, Haftkomplex**) kommt an den meisten einschichtigen und einigen mehrschichtigen Epithelien vor. Er besteht aus einer Kombination verschiedener Zellkontakte, die im apikalen Epithelbereich untereinander gestaffelt liegen (▶ Abb. **4.4**), und zwar von apikal nach basal

1. **Zonula occludens** (Tight junction) (s. u.),
2. **Zonula adhaerens**,
3. **Desmosom**.

Zell-Matrix-Kontakte

Die Extrazellulärmatrix (**EZM**) ist ein kompliziertes Netzwerk aus Makromolekülen (S. 151), das den Geweben Stütze und Festigkeit verleiht. Fast alle Zellen können sich an der EZM anheften. Die wichtigsten Transmembranproteine der

Zell-Matrix-Kontakte sind **Integrine**. Diese spielen nicht nur bei den hier besprochenen Zellkontakten eine Rolle sondern bei sehr vielen Gelegenheiten, bei denen Zellen sich (oftmals nur vorübergehend) an der EZM (S. 160) oder an anderen Zellen (S. 344) festhalten. Unter den vielen durch Integrin-vermittelten Zell-Matrix-Verbindungen gibt es nur einige, die ultrastrukturell auffällig sind: **Hemidesmosomen** und **Fokalkontakte**. Beide Kontakt-Typen sind morphologisch durch **Plaques** auf der Innenseite der Plasmamembran gekennzeichnet (▶ Abb. 4.2).

Hemidesmosomen (Typ I). Diese Kontakte sehen aus wie halbe Desmosomen. Sie verankern Epithelien, die starken Scherkräften ausgesetzt sind, an der **Basallamina** (S. 163), z. B. alle mehrschichtigen Plattenepithelien, respiratorisches Epithel, Myoepithelien. An den Plaques inserieren **Intermediärfilamente**. Ultrastruktur und molekulare Komponenten werden in anderen Kapiteln besprochen (Basalmembran (S. 162), Haut (S. 634)). Grundsätzlich ähnliche aber einfacher gebaute Hemidesmosomen (Typ II, nur mit Plektin und Integrinen ausgestattet) kommen auch an einschichtigen Epithelien (z. B. Darmepithel) vor.

Fokalkontakte. Diese Kontakte sind verwandt mit Adhärens-Kontakten. Sie sind innen mit **kontraktilen Aktinfilament-Bündeln** (z. B. „Stressfasern") (S. 38) verbunden. Vorkommen: z. B. Gefäßendothel von Arterien (Anheftung an der Basallamina) (S. 305); Muskel-Sehnen-Übergang (S. 279) in Skelett- und Herzmuskulatur. Auch die EZM-Verankerung der glatten Muskelzelle (S. 294) entspricht einem Fokalkontakt, allerdings inserieren in diesem Fall zusätzlich Intermediärfilamente (Desmin) in den Plaques.

Exkurs: Die Adhäsionsmechanismen sind zahlreich, viele von ihnen sind ohne ultrastrukturelles Korrelat und werden hier nicht näher besprochen. Insgesamt gibt es mehrere Großfamilien von Zelladhäsionsmolekülen: Cadherine, Integrine, Selektine, Immunglobulin-artige Proteine (z. B. Nectin), Proteoglykane. Eine besonders vielfältige Familie sind die **Integrine,** die in der Plasmamembran aller Zellen (außer Erythrozyten) zu finden sind (S. 161). Es sind **Heterodimere** aus zwei Untereinheiten (**α, β**). Mindestens 18 verschiedene α- und 8 verschiedene β-Untereinheiten sind beim Menschen bekannt, die in 24 Kombinationen vorkommen. Daraus erklärt sich die große Zahl verschiedenster Integrin-abhängiger Adhäsionsphänomene. – Integrine können in **inaktiver** Form vorliegen (niedrige Affinität zu potentiellen Bindungspartnern). Ihre **Aktivierung** (hohe Affinität) geschieht durch Proteine, die an der intrazellulären Integrin-Domäne angreifen (z. B. ▶ Abb. 12.4).

Wesentliche Funktionen der Zelladhäsion sind z. B. Zell-Zell-Erkennung zur Bildung und Erhaltung geordneter Zellverbände, Anbindung des Zytoskeletts an die Zellumgebung, vorübergehende Anheftung von wandernden Zellen. Darüber hinaus ist für viele Adhäsionsmechanismen bekannt, dass die verantwortlichen Transmembranproteine externe mechanische Einflüsse ins Innere der Zelle „melden" und **Signalkaskaden** in Gang setzen („*Signaling*") (S. 161). Die Folgen sind z. B. Veränderungen der Genexpression oder Umorganisation des Zytoskeletts. Die Übersetzung mechanischer Ereignisse in biochemische Vorgänge wird allgemein als **Mechanotransduktion** bezeichnet.

Dynamik der Haftkontakte. Die Transmembranproteine werden durch einen **Endozytose-Exozytose-Zyklus** (S. 85) ständig ausgetauscht. Dadurch können Haftkontakte rasch umgebaut oder ganz gelöst werden. In vielen Situationen ist dies nötig (z. B. Zellteilung, **Zellwanderung** in der Embryonalentwicklung, Wundheilung, Entzündung). Von den zahlreichen Mechanismen, die die Lösung von Zell-Zell- und Zell-Matrix-Kontakten herbeiführen können, seien hier einige genannt: (a) verstärkte Endozytose des Transmembranproteins; (b) Beseitigung der extrazellulären Domäne durch membranständige Proteasen; (c) Konformationsänderung der beteiligten Proteine durch Veränderung des Phosphorylierungsstatus, sodass der Zusammenhalt der molekularen Kette zusammenbricht; (d) Destabilisierung des angeschlossenen Zytoskeletts; (e) langfristig: verminderte Expression der beteiligten Transmembranproteine.

Typisch für **Karzinome** (maligne epitheliale Tumoren) sind **Invasion** in die umgebenden Gewebe und Bildung von Absiedlungen (**Metastasen**). Dieses Verhalten wird begünstigt durch Verminderung der E-Cadherin-Expression. Folge: Die Adhärens-Kontakte halten nicht mehr, die Zellen können aus dem Verband auswandern (epithelial-mesenchymale Transition) (S. 148). Tumoren mit Verlust von E-Cadherin haben eine schlechte Prognose.

4.2 Verschlusskontakt (Barrierenkontakt)

Der Verschlusskontakt (**Tight junction**) in Form der **Zonula occludens** ist der am weitesten apikal gelegene Zellkontakt in einschichtigen und einigen mehrschichtigen Epithelien (▶ Abb. 4.4, ▶ Abb. 4.5) sowie Gefäßendothelien. Die benachbarten Plasmamembranen sind in einer schmalen Zone, die gürtelförmig um jede Zelle herumläuft, durch die Transmembranproteine **Claudin** und **Occludin** so eng miteinander verbunden, dass der Interzellulärspalt hier versiegelt ist. Der **parazelluläre** Weg für die Diffusion von Wasser, hydrophilen Molekülen und Ionen steht somit nicht zur Verfügung. Dadurch bildet das Epithel eine **Diffusionsbarriere**, die zwei extrazelluläre Räume mit unterschiedlichen chemischen Milieus voneinander trennt (S. 131). Der Stoffaustausch kann nur durch die Epithelzellen hindurch (**transzellulär**) vonstatten gehen.

Ultrastruktur und molekularer Aufbau. Im senkrechten Schnitt durch die Tight junction sieht es so aus, als ob die äußeren Lamellen der benachbarten Plasmamembranen an mehreren Stellen punktförmig miteinander verschmolzen seien. Hierbei handelt es sich um die Anschnitte der **Verschlussleisten**, an denen die beiden Plasmamembranen durch **Trans-**

membranproteine miteinander „vernietet" sind. Auf der zytoplasmatischen Seite der Membranen liegt eine Plaque, die aber weniger auffällig ist als bei den mechanischen Kontakten. Wichtige Komponenten der Verschlussleisten sind die „Leistenproteine" **Claudin** und **Occludin.** Ein drittes Protein, **Tricellulin**, verschließt den Interzellularspalt an Kontaktpunkten, an denen drei benachbarte Zellen zusammentreffen. Der Verschluss entsteht dadurch, dass die externen Domänen der Leistenproteine seitlich sowie End-zu-End miteinander verbunden sind (▸ Abb. 4.5 **b**). Meist sind mehrere solche Leisten untereinander gestaffelt oder zu einem netzförmigen System angeordnet (▸ Abb. 4.4 **a**). Die intrazelluläre Domäne der Leistenproteine ist mittels **Adaptor-Proteinen** (u. a. Zonula-occludens-Proteine **ZO-1**, **ZO-2**) an **Aktinfilamente** geknüpft.

Tight junctions müssen **mechanisch abgesichert** werden, sonst halten sie nicht. Dies wird erreicht (1) durch junktionale Adhäsionsmoleküle (JAMs), (2) durch die unmittelbare Nachbarschaft zu mechanischen Kontakten, meist einer *Zonula adhaerens*. Achtung: In den Schemazeichnungen dieses Buches sind bei der Darstellung von Tight junctions die mechanischen Kontakte der Übersichtlichkeit halber meist weggelassen.

Permeabilität der Tight junctions. Hier muss erwähnt werden, dass die Tight junctions unterschiedlicher Epithelien nicht alle gleich dicht sind für Wasser und Ionen. Vielmehr gibt es eine ganze Skala von „ziemlich dicht" (z. B. Endothel der Hirnkapillaren, distale Tubuli und Sammelrohre der Niere) bis „ziemlich leck" (z. B. Dünndarmepithel, proximale Tubuli der Niere). Tight junctions werden auf molekularer Ebene ständig umgebaut. Dadurch können vorübergehend **Lücken in den Verschlussleisten** entstehen, die die parazelluläre Diffusion begünstigen. Die Permeabilität ist in der Regel umgekehrt proportional zur Zahl der Verschlussleisten und zudem abhängig von der Ausstattung mit verschiedenen **Claudin-Typen**. Beim Menschen sind 24 Claudin-Gene bekannt. Die meisten Epithelien weisen mehrere Claudin-Typen auf. Ein Typ (Claudin-2) wirkt als Pore für Wasser, einige andere Claudine sind durchlässig für bestimmte Kationen oder Anionen. Diese Vielfalt verleiht den Tight junctions eine **selektive Permeabilität**.

„Zaun" um die apikale Plasmamembran. Eine weitere wichtige Funktion der gürtelförmigen Tight junction besteht darin, dass sie bei Epithelzellen eine strikte Grenze zwischen der apikalen und basolateralen Plasmamembran-Domäne bildet. Die Tight junction verhindert die Lateraldiffusion der Membranproteine in der Lipiddoppelschicht und sorgt so dafür, dass sich apikale und basolaterale Proteine – jeweils mit spezifischen Funktionen betraut – nicht vermischen. Hierauf unter anderem beruht die polare Bau- und Funktionsweise der gesunden Epithelzellen.

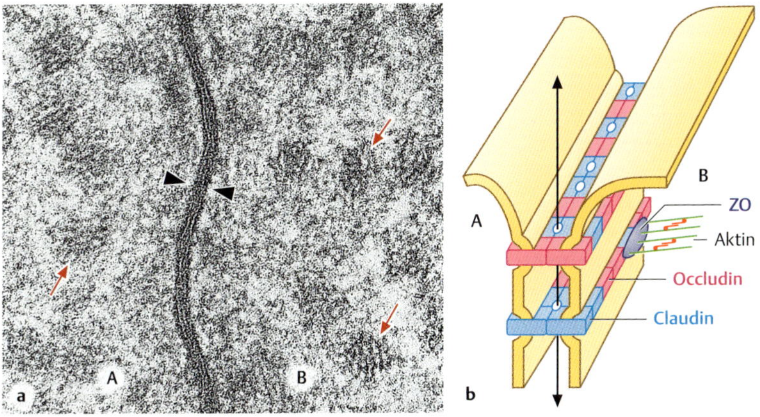

Abb. 4.5 Zonula occludens (Tight junction) **a** EM-Bild. Dieser Flachschnitt durch die apikale Region des Dünndarmepithels (Maus) verläuft genau in der Ebene der Zonula occludens (**Pfeilköpfe**). Ein Interzellulärspalt zwischen Zelle A und B ist nicht zu erkennen. **Pfeile** weisen auf quergeschnittene Wurzeln der Aktinbündel (Binnengerüst der Mikrovilli, vgl. ▸ Abb. 3.3). **b** Räumliche Darstellung von zwei Verschlussleisten, bestehend aus Occludinen (*rot*) und Claudinen (*blau*). Auf der Innenseite inserieren kontraktile Aktinbündel durch Vermittlung von Adaptoren (ZO-Proteine, *dunkelblau*). Die Claudine können durch spezifische Poren selektive Permeabilität für Wasser oder bestimmte Ionen erzeugen. Vergr. 90 000fach (a).

4.3 Kommunikationskontakt (Nexus, Gap junction)

Durch Gap junctions werden mehrere Zellindividuen zu einer Funktionseinheit koordiniert, sodass sie sich bezüglich elektrophysiologischer und metabolischer Eigenschaften wie *eine* Zelle verhalten (funktionelles Synzytium; z. B. Epithelzellen; Herzmuskelzellen (S. 289), glatte Muskelzellen (S. 293), Osteozyten (S. 187)). Außerdem spielen die Gap junctions für die Ernährung mancher Zellen eine Rolle (z. B. Linsenzellen (S. 701), Myelinscheide (S. 240), Oozyte (S. 596)). Nervenzellen können mittels Gap junctions **elektrische Synapsen** untereinander ausbilden (S. 224).

Aufbau der Gap junction. Jede Gap junction ist ein fleckförmiger Bereich (Durchmesser < 100 nm bis mehrere µm, davon viele pro Zelle), in dem die benachbarten Plasmamembranen durch einen schmalen Spalt (2–4 nm, daher

„gap junction") getrennt sind. Dieser Spalt ist jedoch durch zahlreiche molekulare „Verbindungsröhren" überbrückt, die ein hydrophiles Inneres besitzen. Über diese Röhren kommunizieren die Intrazellulärräume der benachbarten Zellen miteinander (▶ Abb. **4.6**). Die Röhren sind so eng (ca. 1,4 nm), dass nur Ionen und kleine Moleküle (< **1 kDa**) passieren können (z. B. Glucose, ATP, cAMP). Die lichte Weite ist regulierbar. Beispielsweise schließen sich die Röhren bei hoher zytosolischer Protonen- oder Ca^{2+}-Konzentration (tödlich für jede Zelle), sodass die Schädigung sich nicht über den ganzen Zellverband ausbreitet.

Die **molekularen Bausteine** der Gap junctions sind die **Connexine (Cx)**. Dies sind Transmembranproteine, die sich zu sechst unter Bildung eines Halbkanals (**Connexon**) zusammenlegen. Der vollständige Verbindungskanal entsteht dadurch, dass sich die Connexone der benachbarten Zellen End-zu-End aneinander lagern. Intrazellulär sind die Connexone über das Adaptor-Protein **ZO-1** an das Zytoskelett angeschlossen (in ▶ Abb. **4.6** nicht gezeigt).

Der Mensch besitzt mindestens 21 Cx-Gene. Die verschiedenen Isoformen werden nach ihrem Molekulargewicht bezeichnet, z. B. Cx 43 (43 kDa), das am weitesten verbreitete Connexin. Die meisten Zellen besitzen mehr als eine Cx-Isoform. Ein Connexon und ein ganzer Kanal können sich aus identischen oder unterschiedlichen Cx-Isoformen zusammensetzen, sofern diese miteinander kompatibel sind. Durch diese Vielfalt kommen wahrscheinlich unterschiedliche Durchlässigkeiten zustande (z. B. aufgrund von unterschiedlicher Porengöße, unterschiedlicher Abhängigkeit von pH, Ionenkonzentrationen, elektrischer Ladung usw.)

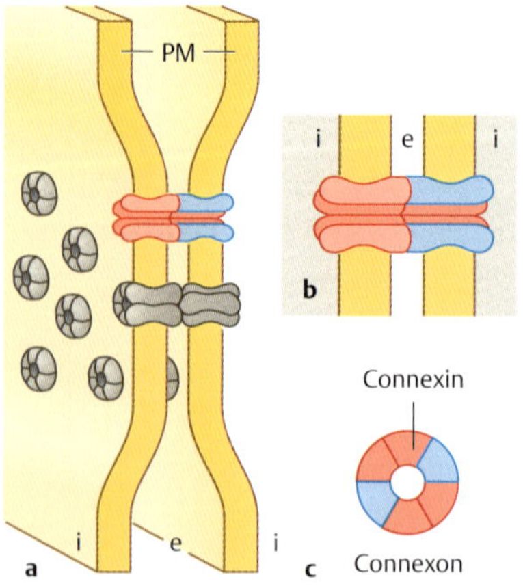

Abb. 4.6 Gap junction (Nexus) (Schema).
a Der Spalt zwischen zwei Zellen ist in der Zeichnung durch acht Verbindungskanäle überbrückt, die für Stoffe mit einem Molekulargewicht < 1 kDa durchgängig sind. Tatsächlich kommen auf die Gesamtfläche einer Gap junction Hunderte bis einige Tausend Verbindungskanäle. **b**, **c** Längs- und Querschnitt durch einen Verbindungskanal bei höherer Vergrößerung. Zwei Halbkanäle (**Connexone**), von denen jeder aus 6 Connexinen besteht (im gezeigten Fall zwei verschiedene Connexin-Typen), treffen sich unter Bildung des Kanals. **PM**, Plasmamembran. **e**, **i**, Extra- und Intrazellulärraum.

Umsatz der Connexine. Die Connexine werden an den Membranen des rER synthetisiert. Im Golgi-Apparat tun sie sich zu Connexonen zusammen und werden nach Art der **Exozytose** (S. 85) in die Plasmamembran eingesetzt. Hier verteilen sie sich durch Lateraldiffusion, bis sie auf Connexone der Nachbarzelle treffen und sich mit diesen zu kompletten Kanälen vereinigen. Die Kanäle aggregieren dann zu einem Gap-junction-Fleck, der wenige (< 12) bis viele Tausend Kanäle enthalten kann. Die Connexine haben eine sehr **kurze Verweildauer** (Halbwertzeit 1 – 5 Stunden). Ein kompletter Gap-junction-Fleck kann durch **Endozytose** in eine der benachbarten Zellen aufgenommen werden und schließt sich dabei zu einer ringförmigen Figur („annuläre Gap junction"). Diese wird in eine **autophagische Vakuole** (S. 77) eingefangen und **lysosomal** abgebaut. Neue Connexone werden von beiden benachbarten Zellen nachgeliefert. Durch den schnellen Umbau können Gap junctions rasch dem aktuellen Bedarf angepasst werden.

Menschen mit **erblichen Defekten** bestimmter Connexine erleiden schwere Funktionseinbußen: z. B. Cx 26, 30, 31, 32, 43 (Innenohr) (S. 688) → Taubheit; Cx 32 (Myelinscheiden) (S. 239) → Degeneration der peripheren Nerven; Cx 46 und 50 (Linse) (S. 701) → angeborene Linsentrübung.

4.3.1 Pannexine (Panx)

Pannexine sind Transmembranproteine, die sich zu sechst zu **Halbkanälen** zusammenlegen und als solche in die Plasmamembran integriert werden, aber **keine Zell-Zell-Kontakte** bilden. Die Panx-Halbkanäle sehen den Connexonen ähnlich, obgleich sich die Pannexin-Moleküle biochemisch von den Connexinen unterscheiden. Die Panx-Halbkanäle dienen, soweit bisher bekannt, der **Freisetzung von kleinen Molekülen**, z. B. Glutamat und ATP, die über entsprechende Rezeptoren auf benachbarte Zellen wirken (z. B. Geschmackssensoren) (S. 674). Panx-Kanäle werden reguliert geöffnet, z. B. durch mechanische oder chemische Reize oder durch Erhöhung der zytosolischen Ca^{2+}-Konzentration.

5 Zellorganellen und Zytosol

Zellorganellen sind intrazelluläre Kompartimente, die von einer eigenen Biomembran umgeben und dadurch vom wässrigen Grundmedium der Zelle (**Zytosol**) abgegrenzt sind. Jedes Zellorganell erfüllt spezifische Aufgaben, die weiter oben (S. 21) schon kurz genannt wurden. Die verschiedenen Organellen kooperieren miteinander und betreiben regen Austausch von Inhaltsstoffen und Membranen. Dennoch weist jedes Organell strukturelle und biochemische Eigenschaften auf, durch die es von anderen Organellen unterschieden werden kann.

5.1 Endoplasmatisches Retikulum und Ribosomen

Das **endoplasmatische Retikulum (ER)** ist ein Netzwerk von kommunizierenden flachen Zisternen und Schläuchen. Die Membranen des **rauen ER (rER)** sind auf der zytosolischen Seite dicht mit Ribosomen besetzt. Im rER werden vor allem Proteine synthetisiert. Das **glatte ER (gER)**, das in Form von Schläuchen auftritt, ist frei von Ribosomen. Seine Membranen sind der Sitz von Enzymen, die (je nach Zellart) Lipide oder Steroidhormone synthetisieren oder bestimmte körpereigene und -fremde Stoffe „entgiften". In vielen Zellen dient das gER außerdem als intrazellulärer Ca^{2+}-Speicher.

Ribosomen sind zwar *keine* Organellen, sondern Komplexe aus ribosomalen Ribonukleinsäure-Molekülen (rRNA) und Proteinen. Sie werden aber hier besprochen, weil sie am rER eine funktionelle Einheit mit den ER-Zisternen bilden. Ribosomen können auch – unabhängig vom rER – im Zytosol verteilt liegen, meist als Ribosomengruppen (**Polyribosomen**). Ribosomen sind die Protein-Fabriken der Zelle: an den ER-assoziierten Ribosomen werden Transmembranproteine, Proteine für den Export und für andere Organellen synthetisiert, Proteine für das eigene Zytosol werden an den Polyribosomen hergestellt.

5.1.1 Ribosomen

Die Ribosomen (Größe ca. 20 nm) sind multimolekulare Maschinen im Zytosol, die alle an der Proteinsynthese beteiligten Faktoren enthalten. Die Ribosomen setzen sich aus einer *größeren* und einer *kleineren Untereinheit* zusammen. Jede Untereinheit besteht aus **rRNA und diversen Proteinen**. Nach Montage der Bestandteile im Nukleolus (S. 102) verlassen die Untereinheiten getrennt den Kern durch die Kernporen und liegen zunächst frei im Zytosol.

Nach Bindung der kleineren Untereinheit an eine **Boten-RNA (mRNA)** legen sich je eine kleinere und eine größere Untereinheit zu einem kompletten Ribosom zusammen und die Proteinsynthese beginnt. Das Ribosom wandert an dem langen Faden der mRNA entlang, während die einzelnen Aminosäuren von den **Transfer-RNA (tRNA)** herbeigeschafft und entsprechend den Anweisungen der mRNA aneinander gehäkelt werden.

Ist das im Entstehen begriffene Protein für den Export, für den Inhalt anderer Organellen (z. B. Lysosomen) oder für Membranen bestimmt, so heften die Ribosomen sich alsbald an das rER und fahren hier mit der Synthese fort (s. u.). Ist das Protein für das Zytosol der Zelle bestimmt (z. B. Hämoglobin in den Erythrozytenvorstufen) oder soll es später in die Mitochondrien oder Peroxisomen verfrachtet werden, so verbleiben die Ribosomen während der gesamten Synthese im Zytosol. Da immer mehrere Ribosomen an einem mRNA-Faden hängen, entstehen Ribosomengruppen (**Polyribosomen, Polysomen**).

5.1.2 Raues ER

Die Zisternen des rER bilden ein Netzwerk, das große Teile des Zellleibs durchzieht. Die ER-Zisternen stehen mit der **perinukleären Zisterne** (▸ Abb. 6.2 a) und mit den Schläuchen des gER in Verbindung (▸ Abb. 1.1, ▸ Abb. 5.1). In Zellen mit sehr reger Proteinsekretion (z. B. exokrines Pankreas (S. 501), Plasmazellen) nimmt das rER (**Ergastoplasma**) den größten Teil des Zellvolumens ein. Bei exokrin sezernierenden Epithelzellen mit hoch-aktiver Proteinsynthese (▸ Abb. 1.1 **b**) liegt das rER meist an der Zellbasis. In Nervenzellen ist es in mehrere große Felder gegliedert. Da sich Ribosomen aufgrund ihrer Negativla-

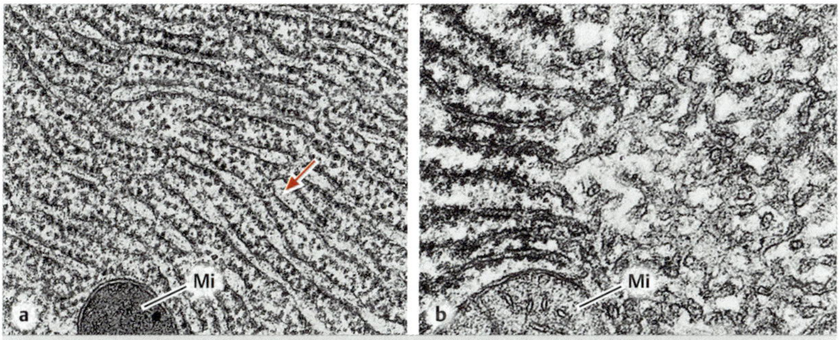

Abb. 5.1 Endoplasmatisches Retikulum. **a** **Raues ER** (rER), exokrine Drüsenzelle, Pankreas (Maus). Der **Pfeil** zeigt auf das Lumen einer Zisterne. **Mi**, Mitochondrium. **b** **Glattes ER** (gER), Hepatozyt (Ratte). In diesem Fall ist das gER vermehrt (Ausdruck einer Enzyminduktion infolge Behandlung mit einem Arzneistoff; s. Text). In der linken Bildhälfte ist die Verbindung zwischen den Zisternen des rER und den Schläuchen des gER zu sehen. Vergr. 30 000fach (a), 37 000fach (b).

dungen gut mit kationischen (basischen) Farbstoffen (z. B. Hämatoxylin) anfärben lassen, sind Zellen mit hoch-aktiver Proteinsynthese, also alle Ribosomenreichen Zellen, lichtmikroskopisch an ihrem **basophilen Zytoplasma** zu erkennen, egal ob die Ribosomen am ER kleben oder als Polyribosomen im Zytosol liegen.

Ein Proteinmolekül, das am rER synthetisiert werden soll, beginnt mit einer bestimmten Folge von Aminosäuren (**Signalsequenz**). Diese bewirkt, dass das betreffende Ribosom an die zytosolische Seite der ER-Membran angeheftet wird. Die im Entstehen begriffene Aminosäurekette wird nun Schritt für Schritt vermittels einer Protein-Pore (**Translokationskanal**) durch die ER-Membran in das Innere der Zisterne hindurchgefädelt, während die Signalsequenz abgeschnitten wird. Wenn es sich um ein Membranprotein handelt, bleiben bestimmte Abschnitte in der ER-Membran stecken. Über die weitere Bearbeitung der Proteine innerhalb des rER-Lumens (u. a. Glykosylierung, Faltung) informieren Biochemie-Bücher. Vom rER wird das Protein, wenn es richtig gefaltet ist, in Transportvesikeln zum Golgi-Apparat verfrachtet (s. u.). Falls das Protein die **Qualitätskontrolle** im rER nicht erfolgreich übersteht (z. B. wegen **Fehlfaltung**), wird es im ER zurückgehalten und dann durch die ER-Membran hindurch ins Zytosol transportiert, wo es von **Proteasomen** abgebaut wird (S. 96). Diese Ausmusterung missratener Proteine wird als ER-assoziierte Degradation (**ERAD**) bezeichnet.

ER-Stress. Wenn die Masse von noch ungefalteten Proteinen (z. B. durch erhöhte Synthese) die Kapazität der Faltungsmechanismen übersteigt, kommt es zur Anhäufung im ER-Lumen und damit zum **ER-Stress**. Dieser kann langfristig zur **Apoptose** der Zelle führen.

5.1.3 Glattes ER

Die Membranen des gER sind Sitz von Enzymen für die Synthese von *polaren Lipiden*, *Cholesterin* und *Neutralfetten* oder von *Steroidhormonen* (Nebennierenrinde (S. 523), Gonaden (S. 577)). In der Leberzelle (▸ Abb. 5.1 **b**) dient das gER zusätzlich dem Metabolismus von schlecht wasserlöslichen körpereigenen und körperfremden Stoffen (z. B. Steroidhormone, Bilirubin, diverse Arzneistoffe). Diese werden von den Enzymen des gER in wasserlösliche Metaboliten überführt und dadurch ausscheidungsfähig gemacht (S. 492).

Bemerkenswert ist die Reaktion der Leberzelle auf ein erhöhtes Angebot eines zu verarbeitenden Arzneistoffes: Die gER-Membranen und die darin enthaltenen Enzyme des Arzneistoff-Metabolismus werden vermehrt gebildet (**Enzyminduktion**). Dies ist von praktisch-medizinischer Bedeutung (beschleunigter Abbau und verkürzte Wirkungsdauer aller Arzneistoffe, die über diesen Weg verarbeitet werden).

5.2 Golgi-Apparat, Sekretion

Der Golgi-Apparat (GA) ist ein Stapel von flachen glattwandigen Zisternen, in denen die aus dem rER angelieferten Proteine weiter bearbeitet werden, u. a. werden hier die Oligosaccharid-Ketten der Glykoproteine verändert und es findet die **Sortierung** der Proteine und Membranen für die verschiedenen Bestimmungsorte statt. Die für den Export bestimmten Proteine werden in membranbegrenzte **Sekretvesikel** oder **Sekretgranula** abgepackt. Der Inhalt wird durch **Exozytose** nach außen abgegeben.

5.2.1 Golgi-Apparat

Der GA liegt meist in Kernnähe, sekretorisch aktive Zellen und Neurone können mehrere Golgi-Apparate (Golgi-Felder) besitzen. Der GA besteht aus einem Stapel flacher, leicht gebogener Zisternen (Konvexität dem rER zugewandt) (▸ Abb. 5.2). An den Rändern der Zisternen liegen zahlreiche kleine Vesikel.

Die aus dem rER angelieferten Proteine machen bei der Passage durch den GA schrittweise eine Reifung durch (u. a. Veränderungen an den Oligosaccharid-Ketten, die die Glykoproteine aus dem ER mitbringen). Entsprechend ist

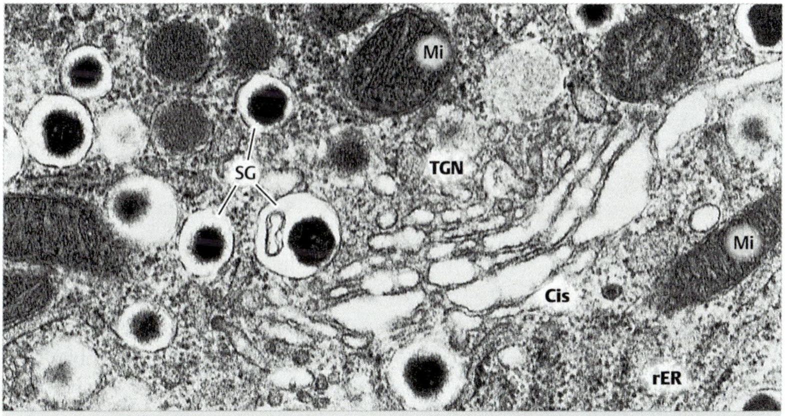

Abb. 5.2 Golgi-Apparat und Sekretgranula (SG), Insulin-produzierende Zelle, Pankreas-Insel (Maus). **Cis** und **TGN**, Cis-Region und Trans-Golgi-Netzwerk. **Mi**, Mitochondrium. **rER**, raues ER. Vergr. 30 000fach.

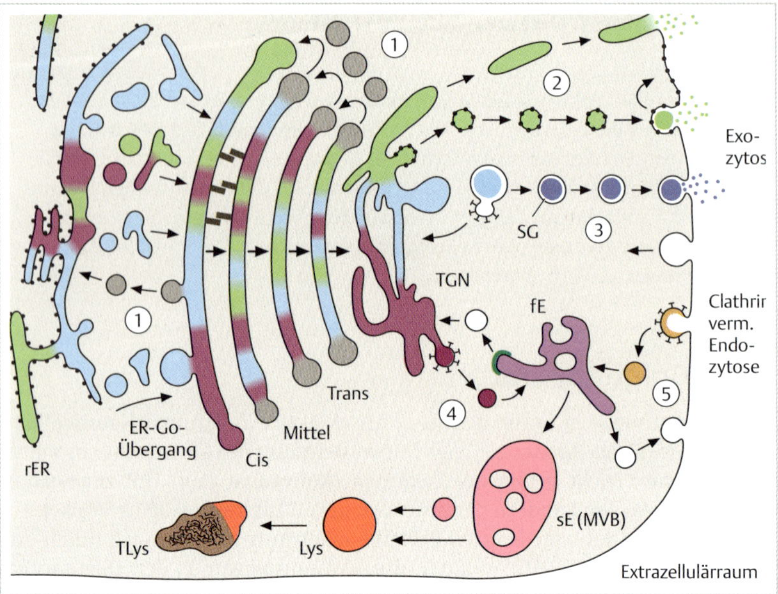

der GA in mehrere Regionen gegliedert: Er beginnt mit der **Cis-Region** (auf der konvexen Seite des Zisternenstapels) und endet mit der **Trans-Region** auf der konkaven Seite (▸ Abb. 5.**3**). Hier zergliedern sich die Zisternen in ein Netz aus Schläuchen (**Trans-Golgi-Netzwerk, TGN**). Das TGN ist die **Sortierungs- und Verpackungsstation** für die aus der Synthese-Maschine ankommenden Proteine und Membranbestandteile. Diese werden in Transportvesikel verpackt und zu verschiedenen Bestimmungsorten verschickt: (**a**) zur Plasmamembran (**b**) zum Endosomen-Lysosomen-System (S. 72).

Vesikulärer Transport. Dies ist ein allgemeines Prinzip, das der Verschickung von Membranen und löslichen Proteinen innerhalb der Zelle dient. Verpackung des Proteins in ein membranbegrenztes **Transportvesikel** (rund oder schlauchförmig), das aus der Membran des Geber-Kompartiments abgeschnürt wird; Transport des Vesikels mittels des Zytoskeletts (Mikrotubuli mit den zugehörigen Motorproteinen); Vereinigung des Vesikels mit dem Empfänger-Kompartiment durch Fusion der Membranen (Membranverkehr) (S. 86).

◄ **Abb. 5.3 Golgi-Apparat und Wege der Sekretion und Endozytose** (Schema). **(1)** Proteinsynthese und Ansammlung verschiedener Proteine in den rER-Zisternen. Am ER-Go-Übergang Entstehung von Go-Zisternen durch Fusion von aus dem ER abgeschnürten Vesikeln. Graues Vesikel: Rückführung von ER-Proteinen. Aufstieg und Reifung der Golgi-Zisternen, bis sie sich in das Trans-Golgi-Netzwerk (**TGN**) aufgliedern. Rückführung der Golgi-Enzyme zu nachrückenden Zisternen (*graue* Vesikel). Die einzelnen Zisternen sind durch spezielle Proteine aneinander befestigt (nur an einer Stelle exemplarisch angedeutet). Im TGN Sortierung der Proteine und Verschickung auf getrennten Wegen. **(2) Konstitutive Sekretion**, Abschnürung von Vesikeln und Schläuchen, die nur die grünen der drei symbolisierten Proteinarten enthalten; Transport zur Plasmamembran, Ausschüttung durch Exozytose. Die Vesikelmembran kann Teil der Plasmamembran werden und ihr dadurch neue Proteine und Lipide zuführen (*schwarze* Punkte). **(3) Regulierte Sekretion**, Abschnürung von Vesikeln, die durch Clathrin-vermittelte Abtrennung von Membranmaterial (→ zurück zum TGN) verkleinert werden und reifen. Dann weisen sie einen dichten Kern auf und werden als Sekretgranula (**SG**) bezeichnet. Transport zur Plasmamembran, Exozytose nur nach Stimulus. Rückgewinnung der Vesikelmembran. **(4) Verschickung lysosomaler Enzyme**: Enzym im TGN an einen membranständigen Rezeptor gebunden; Abschnürung der Transportvesikel mithilfe eines Clathrin-Mantels (→ Stachelsaumvesikel); Fusion mit dem frühen Endosom (**fE**), wo das Enzym vom Rezeptor abdissoziiert. Rückführung des Rezeptors zum TGN (*weißes* Vesikel, Abschnürung vom fE mittels des Retromer-Komplexes, *grüner* Belag); das Enzym wird zum späten Endosom (**sE**) und von dort zum Lysosom (**Lys**) weitergeschickt, oder das sE reift zum Lys. **(5) Clathrin-vermittelte Endozytose**, Aufnahme eines Stoffes unter Bildung eines Stachelsaumvesikels, Abwurf des Clathrin-Mantels, Fusion mit fE, hier evtl. Lösung des Liganden vom Rezeptor und Rückführung des Rezeptors zur Plasmamembran (*weißes* Vesikel). Verschickung des endozytierten Materials vom fE zum sE oder Reifung des fE zum sE. Das sE erscheint oft als *multivesicular body* (**MVB**), die inneren Vesikel sind durch Einfaltung der Membran entstanden (▶ Abb. 5.5 **c**). **TLys**, Telolysosom (Endstation), beladen mit unverdaulichem Material. – Nicht dargestellt sind Autophagie (S. 77) und Phagozytose (S. 79) als Mechanismen der „Müllzufuhr“ zum Lysosom (▶ Abb. 5.5 **b**).

Dynamik des Golgi-Apparates (▶ Abb. 5.3). Zur Zeit gilt allgemein folgende Vorstellung: An der ER-Golgi-Übergangsregion entstehen durch Fusion von Vesikeln, die aus dem ER abgeschnürt wurden, laufend neue Golgi-Zisternen. Diese rücken – unter fortschreitender Reifung des Inhalts – allmählich von der Cis- zur Transseite vor und zergliedern sich dort in das TGN. Die Enzyme, die für die einzelnen GA-Regionen typisch und für die sukzessive Bearbeitung der Syntheseprodukte notwendig sind, werden in Transportvesikeln von fortgeschrittenen zu nachrückenden Zisternen zurückgebracht. ER-eigene Proteine, die bis zum Cis-Golgi mitgeschleppt wurden, werden in Vesikeln zum ER zurückgeführt. An der Bildung der Vesikel für den Hin- und Rücktransport sind bestimmte Proteine auf den Vesikeloberfläche beteiligt: **Coat-Protein-Komplexe (COP)** (COP II für ER → Golgi, COP I retrograd Golgi →ER). – Bemerkenswert ist die dichte Stapelung der Golgi-Zisternen. Dies wird durch spezielle Proteine vermittelt, die die Zisternen aneinander befestigen. Bei der Zellteilung lösen sich die

Stapel auf, die Zisternen zerfallen in kleine Vesikel. Nach der Zellteilung stellt sich die alte Konstruktion rasch wieder her.

5.2.2 Sekretion

Sekretion bedeutet im vorliegenden Zusammenhang die Ausschüttung von Syntheseprodukten aus den herstellenden Zellen. Der häufigste Sekretionsmechanismus ist die **Exozytose**: Verpackung der Exportstoffe in Vesikel oder Speichergranula (s. u.); Fusion der Vesikel- oder Granulum-Membran mit der Plasmamembran; Entleerung des Inhalts in den Extrazellulärraum.

Konstitutive Sekretion. Viele Zellen schütten kontinuierlich Proteine aus, wie z. B. Bestandteile der Extrazellulärmatrix (S. 151) oder des Blutplasmas (S. 330). Die Syntheseprodukte werden im TGN in morphologisch uncharakteristische **Sekretvesikel** verpackt und ohne Zwischenlagerung kontinuierlich per Exozytose sezerniert.

Regulierte Sekretion. Spezielle Zellen synthetisieren biologisch hochwirksame Stoffe (z. B. Hormone, Verdauungsenzyme) auf Vorrat und sezernieren diese nur auf spezifische Reize hin. Als Vorratsspeicher dienen **Sekretgranula**, membranbegrenzte Organellen von meist definierter Größe und Gestalt, die geradezu kennzeichnend für die betreffende Zellart sind (► Abb. 5.2). Sie werden als unreife Vesikel vom TGN abgeschnürt und reifen zu Sekretgranula mit elektronendichtem Inhalt heran, in dem das Exportprotein in hoher Konzentration aggregiert ist (► Abb. 5.3). Außer dem Exportprotein können darin Enzyme enthalten sein, die die letzten Reifungsschritte des Proteins katalysieren (z. B. Proinsulin → Insulin). Aufgrund einer Protonenpumpe in der Membran (vgl. ► Abb. 5.5 a) herrscht in den Sekretgranula ein mäßig saurer pH.

Sortierungsmechanismen. Die Stoffe für konstitutive und regulierte Sekretion werden im TGN voneinander getrennt und in die beiden unterschiedlichen Bahnen dirigiert. Die Mechanismen, die für diese **Sortierung** und für die Bildung und Abschnürung der Vesikel aus dem TGN verantwortlich sind, sind vielfältig (s. Biochemie-Bücher).

Exozytose

Durch den Mechanismus der Exozytose gelingt es der Zelle, vesikulär abgepackte, hydrophile (also nicht membrangängige) Stoffe in den Extrazellulärraum (EZR) auszuschütten, ohne dass eine Verbindung zwischen Zytosol und EZR entsteht. Durch die **Fusion** der Vesikelmembran mit der Plasmamembran entsteht eine **Ω-Figur** mit einer Öffnung, durch die der Inhalt des Vesikels in den EZR austreten kann (▶ Abb. 5.**3**). Exozytosefiguren sind elektronenmikroskopisch selten zu finden, weil die Ω-Figur rasch verstreicht und die Vesikelmembran vorübergehend Teil der Plasmamembran wird, bevor sie durch **kompensatorische Endozytose** zurückgeholt und erneut verwendet wird (**Membranrezirkulation**). Das Prinzip der Exozytose gilt auch für die **Neurotransmitter an Synapsen** (S. 224). Nicht immer ist die Ausschüttung eines Produktes Zweck der Exozytose; oft dient sie vielmehr der **Einfügung neuen Membranmaterials** in die Plasmamembran („nicht-sekretorische Exozytose") (S. 85).

Die molekularen Mechanismen der Exozytose können hier nicht detailliert besprochen werden (siehe Membranverkehr und Anmerkung zu SNARE-Proteinen (S. 86) und Synapse (S. 230)). Ein Faktor, der schon seit Jahrzehnten als Vermittler zwischen Reiz und Sekretion bekannt ist (**Stimulus-Sekretions-Kopplung**), ist die lokale Erhöhung der zytosolischen **Ca^{2+}-Konzentration**.

Alternative Sekretionsmechanismen. Es sei darauf hingewiesen, dass noch andere Arten der Sekretion existieren, die an anderen Stellen besprochen werden: **Apokrine Sekretion** (Apozytose) und **holokrine Sekretion** (▶ Abb. 7.**7**). Bei der **ekkrinen Sekretion** werden Moleküle oder Ionen einzeln, meist unter Energieaufwand, durch die Plasmamembran transportiert (z. B. Sekretion von Hyaluronan (S. 160), von Gallensäuren in der Leber (S. 494), von Protonen im Magen (S. 461), von NaCl und Wasser durch die kleinen Schweißdrüsen (S. 654)). Ein weiterer Sekretionsmodus beruht auf dem Gehalt der Plasmamembran an Pannexin-Halbkanälen (S. 63). Diese besitzen eine regulierbare zentrale Pore, durch die kleine Moleküle (z. B. ATP, Glutamat) austreten können. Schließlich gibt es Zellen, die hydrophobe Steroidhormone (S. 507) synthetisieren, welche als einzelne Moleküle die Membran **passiv** durchqueren und daher keine besonderen Maßnahmen erfordern. **Unkonventionelle Proteinsekretion:** Einige Proteine, z. B. FGF-2 (*Fibroblast Growth Factor*) und IL-1β (*Interleukin-1β*), die im Zytosol synthetisiert werden und das rER und den Golgi-Apparat umgehen, erreichen durch noch nicht völlig geklärte Mechanismen den EZR. Weitere unkonventionelle Sekretionsarten bestehen in der Abgabe von kleinen Vesikeln, die entweder aus Multivesikulären Körpern oder von der Plasmamembran stammen (**Exosomen**, **Mikrovesikel**, ▶ Abb. 5.**5 c**).

5.3 Lysosomen, Endosomen, Endozytose, Membranverkehr

5

Lysosomen sind ca. 0,5 µm große Zellorganellen, die über 50 verschiedene hydrolytische Enzyme und Protonen in hoher Konzentration (ca. pH 4,5) enthalten. Die Lysosomen sind für den Abbau von Makromolekülen zuständig, die ihnen in Vesikeln und Vakuolen zugeliefert werden („Müllbeseitigung"). Das abzubauende Material stammt entweder aus der Zelle selbst (**Autophagie**), oder die Zelle nimmt es aus dem Extrazellulärraum auf (**Endozytose, Phagozytose**). Das endozytierte Material gelangt nicht immer direkt zu den Lysosomen, sondern durchläuft mehrere „Vorzimmer" (*prälysosomale Kompartimente*), nämlich eine Abfolge von Vesikeln und Vakuolen mit zunehmend saurem pH, die als **Endosomen** zusammengefasst werden (▸ Abb. 5.**3**). In der Zelle findet reger **Membranverkehr** statt. ER, Golgi-Apparat, Endosomen, Lysosomen, Sekretvesikel und Plasmamembran stehen in vielfältigem Austausch miteinander, der genau geregelt ist. Ein Grundphänomen dabei ist die **Fusion und Trennung von Membranen.**

Endosomen-Lysosomen-System. Im Gegensatz zu den meisten anderen Zellorganellen sind **Lysosomen** und erst recht die mit ihnen assoziierten **Endosomen** und Transportvesikel morphologisch nicht alle klar definiert. Außerdem besteht zwischen Lysosomen und diversen Vesikeln und Vakuolen reger Austausch von Membranen und Inhaltsstoffen, sodass sich die molekularen Merkmale der einzelnen Kompartimente überlappen. Daher wird der ganze Apparat übergreifend als **Endosomen-Lysosomen-System** bezeichnet.

Endosomen. Dies sind prälysosomale Kompartimente, die ein endozytierter Stoff durchläuft, ehe er ins Lysosom gelangt. Die Organellen, in denen der Stoff (in kultivierten Zellen) mehrere Minuten nach der Endozytose erscheint, werden als **frühe Endosomen** bezeichnet; die, in denen er sich nach ca. einer Stunde anreichert, werden **späte Endosomen** genannt. Von hier wird der Stoff meist ins Lysosom befördert und abgebaut. In allen Endosomen herrscht ein saurer pH zwischen 6 und 5. Die späten Endosomen weisen oft interne Vesikel auf und werden dann auch als **„Multivesicular bodies"** (S. 75) bezeichnet (▸ Abb. 5.**3 c**, ▸ Abb. 5.**5 c**).

5.3.1 Lysosomen

Lysosomen sind runde oder ovale, seltener tubuläre Organellen, die meist mit einer elektronendichten Masse (Matrix) gefüllt sind (▸ Abb. 5.4), Erscheinungsbild und Größe sind jedoch sehr variabel. Oft ist für die eindeutige Identifizierung der histochemische Nachweis eines lysosomalen Enzyms oder Membranproteins erforderlich (▸ Abb. 5.4 **b, c**).

Vorkommen und Funktion. Lysosomen kommen in allen Zellen (außer Erythrozyten) vor. Jede Zelle benötigt sie für den Abbau von abgenutzten oder überflüssigen Bestandteilen ihres eigenen Haushalts sowie von endozytierten Molekülen (▸ Abb. 5.5 **b**). Besonders reichlich sind Lysosomen in solchen Zellen, die im Rahmen ihrer spezifischen Funktion ständig viele Makromoleküle durch Endozytose aufnehmen und verdauen müssen, z. B. proximale Nierentu-

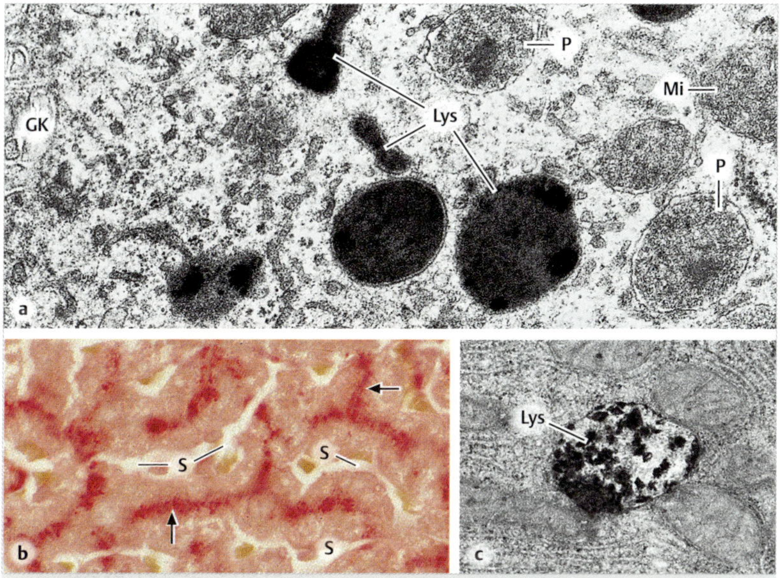

Abb. 5.4 **a** **Lysosomen (Lys)** im Hepatozyten (Meerschweinchen), typische Lokalisation in der Nähe eines Gallenkanälchens (**GK**). **Mi**, Mitochondrium. **P**, Peroxisom. **b** Enzymhistochemischer Nachweis der sauren Phosphatase, eines lysosomalen Leitenzyms (rote Partikel entlang den Gallenkanälchen, **Pfeile**). **S**, Sinusoide (vgl. ▸ Abb. 17.4). **c** Ultrastrukturelle Darstellung der sauren Phosphatase (schwarzes Reaktionsprodukt). Vergr. 27 000fach (a), 560fach (b), 28 000fach (c).

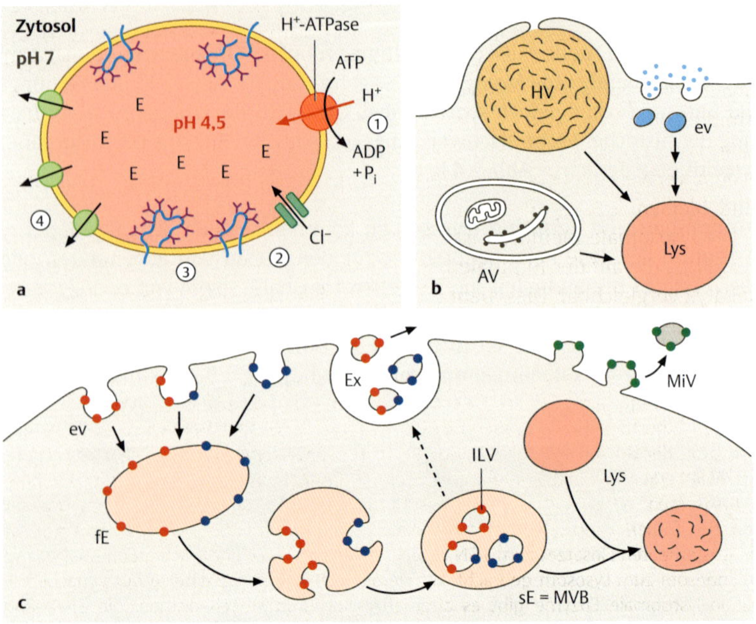

Abb. 5.5 **a** **Lysosom** (Schema). **(1)** Vakuoläre H^+-ATPase. **(2)** Chlorid-Kanal. **(3)** Glykoproteine der lysosomalen Membran. **(4)** Diverse Transporter für den Austritt der Abbauprodukte, die bei der enzymatischen Spaltung von Substraten entstehen. E, Enzyme. **b** **Hauptquellen der Materialzufuhr zum Lysosom (Lys)**: Inhalt der heterophagischen (**HV**) und autophagischen Vakuolen (**AV**) sowie der kleinen Endozytose-Vesikel (**ev**); die einzelnen Endosomenstadien sind nicht gezeigt. **c** **Multivesikulärer Körper (MVB)** (stark vereinfachtes Schema). Eine wichtige Funktion: Zufuhr von Transmembranproteinen der Plasmamembran (rote und blaue Punkte) zum Lysosom zwecks Abbau. **fE**, frühes Endosom; Bildung der intraluminalen Vesikel (**ILV**); **sE**, spätes Endosom = MVB. Hauptweg des MVB: Fusion mit einem vorhandenen Lysosom. Nebenweg: Exozytose und Sekretion der ILV als Exosomen (**Ex**) zwecks Kommunikation mit Nachbarzellen. Andere Möglichkeit der Kommunikation durch von der Plasmamembran abgeschnürte Mikrovesikel (**MiV**).

buli (▸ Abb. 19.**11**), Hepatozyten (▸ Abb. 5.**4**) und die professionellen Fresszellen (z. B. Makrophagen, ▸ Abb. 5.**5 a**).

Bestandteile. Der Inhalt der Lysosomen ist chemisch aggressiv. Dank einer **Protonen-ATPase** in der Membran (▸ Abb. 5.**5 a**) herrscht im Lysosom eine hohe Protonenkonzentration (**pH 4,5 bis 5**). Die lysosomale Matrix enthält über 50 verschiedene Enzyme mit einem pH-Optimum unter pH 6 (**„saure Hydrolasen“**) für den Abbau z.B. von Proteinen, Lipiden, Glykogen, Nukleinsäuren, Glykosaminoglykanen, Oligosacchariden. Die freigesetzten Bausteine (z.B. Aminosäuren, Monosaccharide, Sulfat- und Phosphatreste usw.) können mit Hilfe von **Transportern** der Lysosomenmembran ins Zytosol entweichen und erneut verwendet werden. Stoffe, die ins Lysosom geraten, aber unverdaulich sind, bleiben dort liegen (Telolysosomen) (S. 76).

Die lysosomale Membran ist mit verschiedenen integralen **Glykoproteinen** versehen, die auf der luminalen Seite einen dicken Überzug bilden, einer Glykokalyx vergleichbar. Dies dient möglicherweise dem Schutz der Membran vor dem aggressiven Inhalt.

Belieferung der Lysosomen mit Enzymen. Die lysosomalen Enzyme nehmen zunächst denselben Weg wie die Exportproteine bis ins Trans-Golgi-Netzwerk (TGN). Hier werden sie von den Exportproteinen separiert (▶ Abb. 5.3): In den Membranen des TGN gibt es einen **Rezeptor**, der die meisten lysosomalen Enzyme aufgrund eines **Mannose-6-Phosphat**-Restes (**M6P**) erkennt, bindet und die Verfrachtung mittels Transportvesikeln (früher als „primäre Lysosomen“ bezeichnet) veranlasst, und zwar zunächst zu den **Endosomen**. Im sauren Milieu des frühen Endosoms dissoziiert der Rezeptor-Enzym-Komplex. Der Rezeptor wird zwecks erneuten Einsatzes zum TGN zurücktransportiert. Die Enzyme werden über das späte Endosom zum Lysosom gebracht, wo sie die letzten Reifungsschritte durchmachen. Für einige lysosomale Enzyme gibt es alternative Sortierungsmechanismen, die unabhängig vom M6P-Rezeptor funktionieren. So wird z. B. die **saure Phosphatase**, das klassische Leitenzym der Lysosomen, als membranständiges Vorläuferprotein ins Lysosom geliefert und erst dort „abgeschnitten“ und löslich gemacht.

Multivesikuläre Körper (*multivesicular bodies*) (**MVB**) sind wichtige Stationen des Weges, auf dem abbaupflichtige Plasmamembran-Proteine (z. B. Rezeptoren für biologische Wirkstoffe, oftmals samt ihren Liganden) zur Demontage ins Lysosom geschickt werden („Herunterregulierung“ der Rezeptorzahl). Die **späten Endosomen** weisen in ihrem Inneren **intraluminale Vesikel (ILV)** auf (▶ Abb. 5.5 c). Diese kommen dadurch zustande, dass im frühen Endosom diejenigen Teile der Endosomenmembran, die abbaupflichtige Proteine enthalten, sich in das Organell hinein einbuchten und in Form von kleinsten Vesikeln abgeschnürt werden. Die gezielte Einbuchtung und Abschnürung solcher Membranteile wird durch mehrere Proteinkomplexe gesteuert (**ESCRT**, *endosomal sorting complexes required for transport*). MVB fusionieren mit vorhandenen Lysosomen oder reifen selbst zu Lysosomen; dort Abbau der ILV. – Eine andere Möglichkeit: Fusion des MVB mit der Plasmamembran und Freisetzung der ILV in den Extrazellulärraum, wo sie nun als **Exosomen** bezeichnet werden. Diese dienen der interzellulären **Kommunikation**, indem sie verschiedene Proteine, Membranrezeptoren, MHC-Moleküle, zytosolische Stoffe wie mRNA, usw. auf Nachbarzellen übertragen können. Eine ähnliche Art der Kommunikation kommt durch **Mikrovesikel** (*shedding microvesicles*) zustande, die von der Plasmamembran nach außen abgeschnürt werden. Exosomen und Mikrovesikel sind in den Körperflüssigkeiten nachweisbar (z. B. Exosomen im Prostatasekret) (S. 579). Rein deskriptiv werden sie, wenn der Modus ihrer Entstehung (noch) nicht bekannt ist, als **Extrazelluläre Vesikel** zusammengefasst.

Lysosomale Speicherung

Das heterogene Erscheinungsbild der Lysosomen beruht u. a. darauf, (a) dass ihnen in manchen Zellen mehr Stoffe zugeführt werden und sie daher größer sind als in anderen Zellen, (b) dass sie halb verdaute oder unverdauliche Materialien enthalten können, die die Ultrastruktur beeinflussen.

Für Stoffe, die völlig unverdaulich sind, werden die Lysosomen zur Endstation. In manchen Zellen sollen sich die Lysosomen durch Exozytose solcher Restbestände entledigen können. Wenn nicht, so entstehen **Telolysosomen** (Residualkörper), in denen die Aktivität der lysosomalen Enzyme allmählich erlischt. **Lipofuszingranula** sind Telolysosomen, die mit heterogenem, nicht genau definiertem Material gefüllt sind (unlösliche Lipid-Protein-Komplexe aus dem zelleigenen Haushalt) (▶ Abb. 5.**6**); aufgrund seiner gelb-braunen Eigenfarbe ist Lipofuszin lichtmikroskopisch sichtbar. Es sammelt sich besonders in postmitotischen Zellen (z. B. Nerven- und Herzmuskelzellen) von alten Individuen an („Alterspigment"). Lysosomale Speicherung von **Kohlepartikeln** findet man in den Makrophagen der Lymphknoten, die Lymphe von der Lunge empfangen (▶ Abb. 13.**16 b**), Speicherung von **Tuschepartikeln** in Makrophagen von Hautpartien, die Tätowierungen tragen.

Erbliche lysosomale Speicherkrankheiten beruhen meist auf dem genetisch bedingten Fehlen eines lysosomalen Enzyms oder eines notwendigen Cofaktors. Folge: intralysosomale Anhäufung des Substrats, dessen Abbau von dem fehlenden Enzym abhängt. Die häufigsten erblichen Abbaustörungen betreffen Sphingolipide, Glykosaminoglykane (GAG), Glykoproteine und Glykogen. Die Benennung der Krankheitsgruppen richtet sich nach dem gespeicherten Material: **Lipidosen**, **Mukopolysaccharidosen** (GAG-Speicherung), **Glykogenose** usw. Bei einigen Speicherkrankheiten ist nicht der Abbau, sondern einer der Transporter defekt, mit deren Hilfe sonst die Abbauprodukte das Lysosom verlassen. In allen Fällen von lysosomaler Speicherung sind die Lysosomen stark vermehrt und vergrößert (▶ Abb. 5.**7**), sie können im Extremfall den größten Teil des Zellvolumens einnehmen. Am schlimmsten sind jeweils diejenigen Zellen betroffen, die physiologischerweise das betreffende Substrat in hohem Maße lysosomal abbauen müssen. Die lysosomale Speicherung kann mit der Zeit zu enormer Organvergrößerung (z. B. Leber, Milz) und zu schweren Funktionsstörungen (z. B. Zentralnervensystem, Skelettsystem, Herzmuskel) führen, viele dieser Erkrankungen enden schon im Kindesalter tödlich.

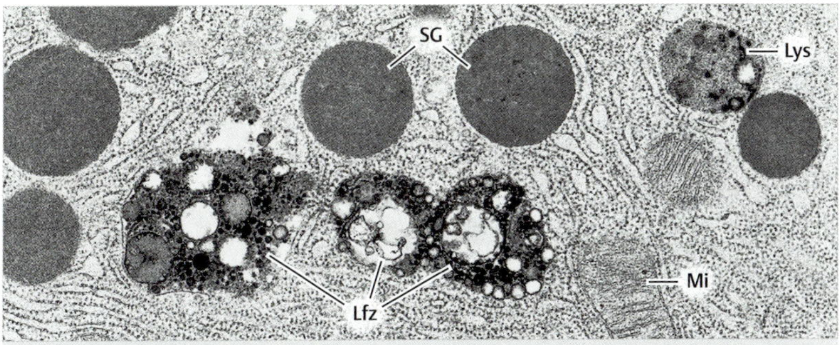

Abb. 5.6 Lipofuszingranula (Lfz) in exokriner Pankreas-Drüsenzelle (Maus). **Lys**, Lysosom. **Mi**, Mitochondrium. **SG**, Sekretgranula. Vergr. 18 000fach.

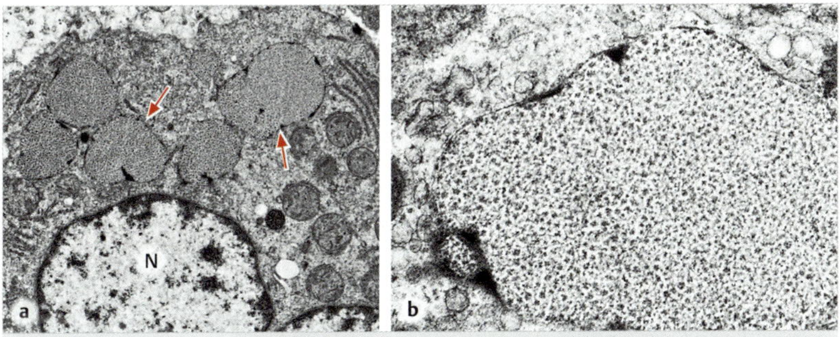

Abb. 5.7 Lysosomale Glykogenspeicherung im Hepatozyten eines menschlichen Feten mit erblichem Defekt der sauren α-Glucosidase (Glykogenose Typ II, Pompe-Krankheit). **a** Fünf Speicherlysosomen sind zu sehen **(Pfeile)**. **N**, Nukleus. **b** **Speicherlysosom** bei höherer Vergrößerung. Die umgebende Membran und Glykogenpartikel sind zu erkennen. Vergr. 4 700fach (a), 18 000fach (b).

5.3.2 Autophagie

Die Autophagie dient der Beseitigung von defekten und überflüssigen Bestandteilen der Zelle selbst (gr. *autós*) sowie – bei Nahrungsmangel – der Gewinnung von verfügbaren Aminosäuren durch Abbau von nicht akut lebenswichtigen Zellbestandteilen. Der Prozess ist morphologisch durch das Auftreten von **autophagischen Vakuolen** (AV; **Autophagosomen**) gekennzeichnet (▸ Abb. 5.8): Zytoplasmabestandteile werden zunächst durch eine doppelte

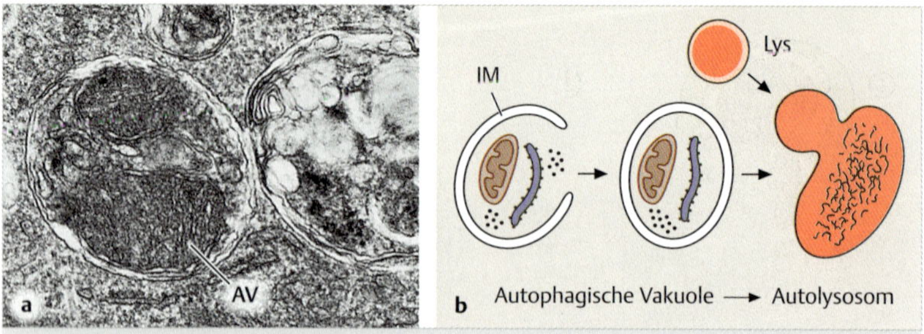

Abb. 5.8 Autophagie. **a** Autophagische Vakuole (**AV**), der Inhalt ist noch als Mitochondrium zu erkennen; in der Vakuole daneben ist der Inhalt schon zur Unkenntlichkeit abgebaut. Hepatozyt (Maus). **b** Schema: Bildung der AV und Verwandlung zum Autolysosom durch Fusion mit einem Lysosom; die innere Membran der AV ist verschwunden, der Inhalt ist unkenntlich geworden. **IM**, Isoliermembran. Vergr. 30 000fach (a).

Membran (**Isoliermembran**) vom übrigen Zytoplasma abgesondert (sequestriert). Durch Fusion der AV mit einem Lysosom entsteht ein **Autolysosom**. Der Abbau beginnt, die innere Membran der Umhüllung verschwindet, der Inhalt wird unkenntlich. Die Abbauprodukte werden zur Wiederverwendung ins Zytosol entlassen.

Die Autophagie kann **unselektiv** sein (bei Nahrungsmangel) oder **selektiv**: gezielte Beseitigung von Mitochondrien (z. B. bei Reifung der Erythrozyten), schädlichen Proteinaggregaten, überflüssigem Glykogen usw. Für die **Regulierung der Autophagie** sind zahlreiche Gene zuständig, die von der Hefe bis zum Homo sapiens weitgehend konserviert sind. Unklar ist noch die Herkunft der **Isoliermembran**. Sie entsteht jeweils neu; Kandidaten, die möglicherweise Membranmaterial dazu beisteuern, sind ER, äußere Mitochondrien-Membran und Plasmamembran.

5.3.3 Endozytose

Endozytose ist der Oberbegriff für sämtliche Vorgänge, bei denen die Zelle sich Material aus dem Extrazellulärraum einverleibt, indem sie es in zytoplasmatische Vakuolen oder Vesikel aufnimmt. Das Material gerät zunächst in eine Plasmamembran-Einbuchtung, die dann als Vakuole oder Vesikel ins Zellinnere abgeschnürt und mit Hilfe des Aktin-Myosin-Systems (S. 41) und des Mikrotubulus-Systems tiefer in die Zelle transportiert wird. Die Internalisation des Stoffes geht also immer mit der **Aufnahme von Plasmamembran** einher; in vielen Fällen ist dies sogar der Hauptzweck der Endozytose (Exozytose-Endozytose-Zy-

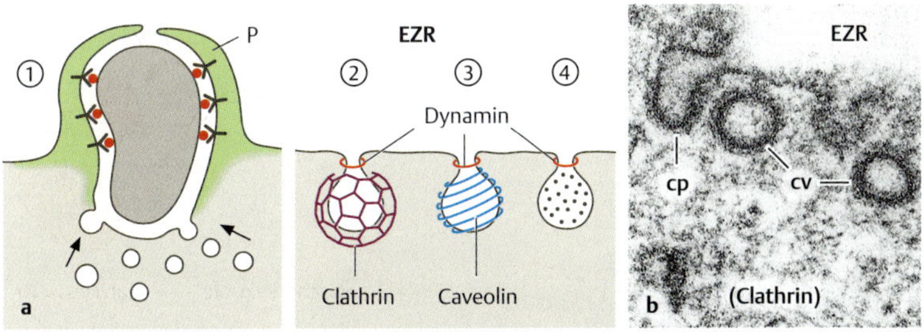

Abb. 5.9 a Verschiedene Formen der Endozytose, Näheres s. Text. Alle Versionen sind in einem Stadium *vor* der völligen Abschnürung der Vakuole bzw. des Vesikels gezeigt. Darstellung *nicht maßstabsgerecht*: Die bei (1) entstehende Vakuole kann um das Zehnfache größer sein als die Vesikel bei (2)–(4) (> 500 nm gegenüber 50 – 100 nm). **EZR**, Extrazellulärraum. **(1) Phagozytose** (Rezeptor-vermittelt). Der Makrophage bildet mittels des Aktin-Zytoskeletts (*hellgrün*) Pseudopodien (**P**), die das Objekt umgreifen. Kleine Vesikel steuern Membranmaterial zur Bildung der heterophagischen Vakuole bei. **(2) Clathrin-vermittelte Endozytose.** Das Grübchen ist auf der Zytosolseite von einem Mantel aus Clathrin umgeben. **(3) Caveola.** Das Grübchen ist auf der Zytosolseite mit Caveolin bedeckt. **(4) Clathrin- und Caveolin-unabhängige** Endozytose durch morphologisch uncharakteristische Grübchen. Bei (2) und (3) ist **Dynamin** an der Abschnürung beteiligt, bei (4) gibt es Dynamin-abhängige und -unabhängige Mechanismen. **b EM-Bild, Clathrin-vermittelte Endozytose.** Der Clathrin-Mantel stellt sich im Schnitt als Stachelsaum dar. **cp, cv**, Stachelsaumgrübchen und -bläschen (coated pit, coated vesicle). Vergr. 60 000fach.

klus) (S. 85). Die Endozytose kann grob in zwei Typen unterteilt werden (▸ Abb. 5.**9**):

- **Phagozytose** (von *gr.* fressen) und **Makropinozytose** (von *gr.* trinken): Aufnahme von relativ großen Partikeln (meist > 0,5 µm bis mehrere µm) oder Flüssigkeitsvolumina samt den darin enthaltenen Molekülen und Partikeln. Bildung entsprechend großer **Vakuolen.**
- **Pinozytose:** Aufnahme von kleinen Mengen Flüssigkeit samt den darin gelösten Molekülen sowie von Molekülen (Liganden), die, durch Transmembran-Rezeptoren vermittelt, an der Plasmamembran haften: Bildung kleiner **endozytotischer Vesikel** (ca. 100 nm).

Phagozytose

Bei der Phagozytose bildet die Zelle mit Hilfe des **Aktin-Zytoskeletts Pseudopodien** aus (S. 39), mit denen sie das Objekt einfängt (▸ Abb. 5.**10**). Nachdem die Pseudopodien das Objekt umfasst haben, schließt sich die Bucht durch Fu-

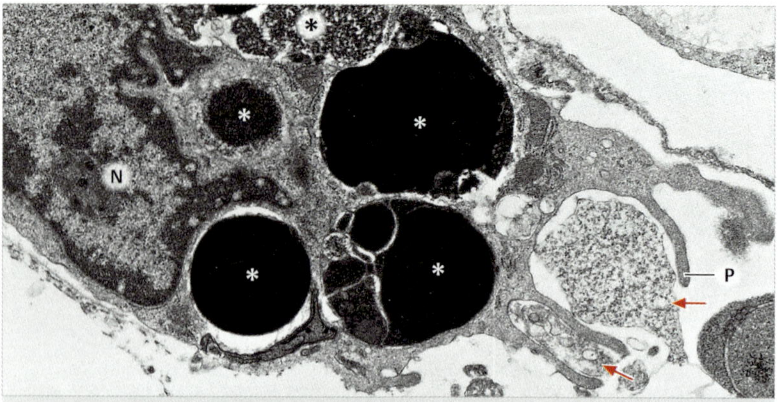

Abb. 5.10 Phagozytose. Ein Makrophage (Thymus, Maus) umfasst mit Pseudopodien (**P**) Fragmente (**Pfeile**) von einer Zelle, die durch Apoptose untergegangen ist. Mehrere bereits phagozytierte Zellfragmente (*) liegen in heterophagischen Vakuolen. **N**, Nukleus. Vergr. 10 000fach.

sion der Pseudopodien-Ränder zur **heterophagischen Vakuole** (**Heterophagosom**; gr. *héteron* = das andere) oder einfacher **Phagosom**. Dieses reift durch Fusion mit Endosomen/Lysosomen zum **Phagolysosom**, in dem das aufgenommene Material (falls verdaubar) enzymatisch gespalten wird. Phagozytose wird vorwiegend von „professionellen" Fresszellen betrieben, die im Dienste der Abwehr stehen, d. h. **Makrophagen** sowie **Neutrophile Granulozyten** (Blutzellen) (S. 337). Die Makrophagen als Allesfresser phagozytieren z. B. Bakterien, tote Zellen, Zelltrümmer und alte Erythrozyten (S. 396), aber auch Partikel aus unverdaulichem nicht biologischem Material (z. B. Kohlenstaub, Asbest). Außer den genannten Zellen gibt es einige andere, die zwecks Beseitigung bestimmter Zellbruchstücke aus ihrer Nachbarschaft ebenfalls regelmäßig phagozytieren: z. B. Sertoli-Zellen im Hoden (S. 575), Pigmentepithel der Retina (S. 714); Epithelzellen, die ihre durch Apoptose abgestorbenen Nachbarn sofort fressen (S. 117).

Die Phagozytose ist in der Regel Rezeptor-vermittelt, d. h. sie verläuft besonders effizient, wenn die Oberfläche des Objekts mit bestimmten **Erkennungsmolekülen** (z. B. Antikörper, Komplementfaktoren) behaftet ist (**Opsonierung**) (S. 378), an die sich entsprechende membranständige **Rezeptoren** der Fresszelle binden können. Für die Bildung der heterophagischen Vakuolen muss eine große Membranfläche verfügbar sein. Dies ist dadurch gewährleistet, dass ständig kleine Vesikel mit der Plasmamembran fusionieren und so Membranmaterial nachgeliefert wird (**Membranrezirkulation**) (S. 85).

Bakterien, die von Makrophagen gefressen werden und auf dem üblichen Weg ins Lysosom gelangen, sind ca. 2 Stunden nach der Phagozytose tot (Abtötungsmechanismen) (S. 338). Es gibt jedoch Bakterien, die unbehelligt in den Makrophagen überleben. *Mycobacterium tuberculosis* beispielsweise entzieht sich der lysosomalen Abtötung dadurch, dass es die Fusion des Phagosoms mit den Endosomen/Lysosomen verhindert. Ausweg: Das blockierte **Phagosom** kann in ein **Autophagosom** eingefangen werden und auf diesem Umweg dem Lysosom zugeführt werden. Dazu ist die Aktivierung der Makrophagen durch Zytokine der T-Helfer-Lymphozyten (▶ Abb. 13.**8**) notwendig.

Makropinozytose

Makrophagen können Extrazellulärflüssigkeit in große Vakuolen aufnehmen. Der Vorgang verläuft ähnlich wie die Phagozytose und ist wie diese Aktin-abhängig. Durch Makropinozytose werden besonders Viren aufgenommen.

Pinozytose

Kennzeichen der **Pinozytose** ist die Bildung kleiner endozytotischer Vesikel (▶ Abb. 5.**11**). Für die Bildung solcher Vesikel (Krümmung der Plasmamembran zur Einbuchtung, Abschnü-

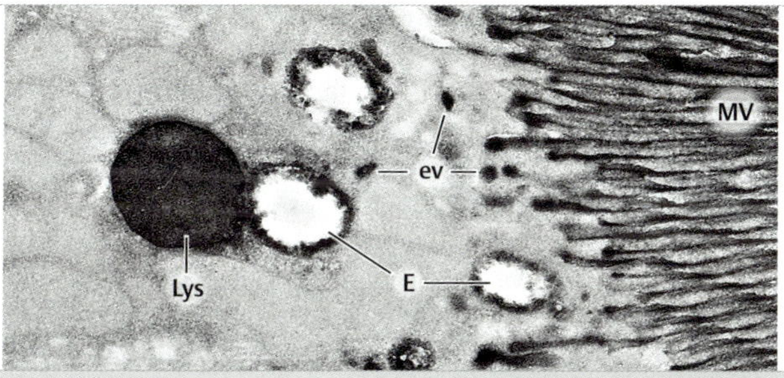

Abb. 5.11 Pinozytose, apikale Region einer Epithelzelle des proximalen Nierentubulus (Maus). Die Zelle nimmt ein kleines Protein (hier als schwarzes Material zu sehen; Meerrettichperoxidase, appliziert durch i. v. Injektion) aus dem Primärharn auf. Das Material ist im Extrazellulärraum (Tubulus-Lumen) zwischen den Mikrovilli (**MV**) zu sehen sowie in mehreren Zellorganellen, in die es nur durch Endozytose gelangt sein kann: kleine endozytotische Vesikel (**ev**), größere Vakuolen (wahrscheinlich Endosomen, **E**) und ein Organell, das wahrscheinlich ein Lysosom (**Lys**) ist. Für die sichere Identifizierung wäre der Nachweis weiterer Marker nötig. Die übrigen Zellstrukturen erscheinen blass, weil der Ultradünnschnitt nicht, wie sonst üblich, mit Schwermetallionen kontrastiert wurde. Vergr. 14 000fach.

rung zum Vesikel) gibt es verschiedene Möglichkeiten. Bei der häufigsten Version geschieht die Ausbildung der Krümmung unter Beteiligung eines Mantels aus **Clathrin** und die Abschnürung unter Mithilfe des GTP-spaltenden Proteins **Dynamin**. Im Folgenden werden Clathrin-abhängige und Clathrin-unabhängige Endozytose besprochen.

Clathrin-vermittelte Endozytose

5

Dies ist der am besten untersuchte Endozytose-Typ (▸ Abb. 5.**3**). Er ist gekennzeichnet durch die Beteiligung eines spezifischen Proteins (**Clathrin**) bei der Einbuchtung der Plasmamembran. Der Clathrin-Mantel wird über ein Adaptor-Protein (AP2) an die Plasmamembran (genauer: an die zytosolische Domäne von Membran-durchspannenden Rezeptoren) gebunden. Im Elektronenmikroskop stellt sich der Clathrin-Mantel als **Stachelsaum** dar (daher **Stachelsaumgrübchen/-bläschen**, *coated pit/vesicle*, ▸ Abb. 5.**4 b**). Kurz nach der Abschnürung des Vesikels fällt der Clathrin-Mantel ab und wird erneut verwendet. Bei dieser Art der Endozytose sind die aufzunehmenden Moleküle an **Membranrezeptoren** gebunden. Dadurch wird die Endozytose sehr effizient, selbst wenn der betreffende Stoff nur in geringer Konzentration im Extrazellulärraum vorliegt. Dieser Typ wird traditionell als **„Rezeptor-vermittelte Endozytose“** bezeichnet. Über die molekularen Einzelheiten der „klassischen“ Rezeptor-vermittelten Endozytose informieren Bücher der Physiologie und Biochemie ausführlich; oft zitierte Musterbeispiele sind die Endozytose von LDL (Low Density Lipoprotein) und Transferrin.

Die **endozytotischen Vesikel** liefern ihren Inhalt nach wenigen Minuten in **frühen Endosomen** ab (▸ Abb. 5.**3**). In manchen Fällen führt die hier herrschende Protonenkonzentration (pH 6) zur Dissoziation von Ligand und Rezeptor, der Rezeptor wird zwecks erneuter Verwendung vom frühen Endosom zur Plasmamembran oder zum TGN zurückgebracht (**Rezeptor-Rezirkulation**). Etwas später erscheint der internalisierte Stoff in **späten Endosomen** (hier pH 5,5) und schließlich in den **Lysosomen** (pH 4,5). Hier wird er abgebaut, in manchen Fällen samt seinem Rezeptor (MVB (S. 75)).

Clathrin-unabhängige Endozytose

Hierbei werden glatte Vesikel nach innen abgeschnürt. Die Clathrin-unabhängige Endozytose ist jedoch kein einheitlicher Typ. Sie kann an **Caveolae** geknüpft sein oder mit der Bildung von morphologisch uncharakteristischen Vesikeln einhergehen. Letztere dienen wohl zum Teil der Rückholung von Plasmamembran-Material (S. 85).

Caveolae. Dies sind ca. 70 nm große glatte Ω-förmige Grübchen der Plasmamembran, die in vielen Zellen vorkommen. In manchen Zellen sind sie besonders zahlreich, z. B. Gefäßendothel (▶ Abb. 11.**8 b**), Fettzellen, glatte Muskelzellen. Die Membranen der Caveolae können dort bis zu 50 % der Plasmamembran ausmachen, in anderen Zellen fehlen sie fast ganz. Die Plasmamembran weist im Caveola-Bereich eine **spezielle Lipidzusammensetzung** auf (hohe Konzentration von Cholesterin und Sphingolipiden: *Lipid rafts*, s. Biochemie-Bücher) und kann **Rezeptoren** enthalten. Die Bildung des Grübchens wird durch das Membranprotein **Caveolin** ermöglicht. Die Stabilität der Caveolae wird gestärkt durch **Cavine**, zytosolische Proteine, die sich dem Caveolin anlegen.

Die Vorstellungen über die **Funktionen der Caveolae** sind vielfältig:

- Endozytose
- Transzytose (s. u.)
- Kopplung zwischen Transmembran-Rezeptoren und intrazellulären Signalketten
- **Mechanoprotektion** der Plasmamembran

Für alle genannten Vorstellungen gibt es experimentelle Belege; jedoch ist die Bedeutung der Caveolae für die ersten drei genannten Vorgänge in der Vergangenheit überschätzt worden. Die aktuelle Vorstellung schreibt den Caveolae hauptsächlich eine **Schutzfunktion** für die Plasmamembran zu: In Gefäßendothel-, Fett- und Muskelzellen (▶ Abb. 10.**13**) verbleiben die Caveolae als stationäre Formationen Bestandteil der Plasmamembran und schützen diese vor Zerreißungen. Bei akuter Einwirkung von Zug- oder Scherkräften werden die Caveolae abgeflacht und dienen vorübergehend als Membranreserve. Bei kleinen Läsionen werden die Caveolae zur Reparatur herangezogen (wie für **Dysferlin** (S. 280) beschrieben). Genetisch bedingtes Fehlen von Caveolin-3 ist Ursache einer **Muskeldystrophie**.

Clathrin- und Caveolin-unabhängige Formen der Endozytose, teils Dynamin-abhängig, teils Dynamin-unabhängig, sind ebenfalls beschrieben. Die Mechanismen der Vesikelbildung sind vielfältig. Die Regulierung und physiologische Bedeutung dieser Endozytose-Typen ist zum Teil noch unklar.

Transzytose

Transzytose bedeutet **Durchschleusung** von Vesikel-verpackten Makromolekülen durch die Zellen eines Barriere-bildenden Epithels oder Endothels (▶ Abb. 5.**12 a**). Dabei wird der Stoff an einem Pol der Zelle durch **Endozytose** aufgenommen (in vielen Fällen Rezeptor-vermittelt). Der Transzytoseweg umgeht meist die späten Endosomen und Lysosomen; eingeschaltet ist lediglich das frühe Endosom, in dem jedoch kein Abbau stattfindet. Vom frühen Endosom werden Vesikel abgeschnürt, die den zu transportierenden Stoff am entgegengesetzten Pol der Zelle durch **Exozytose** ausschütten.

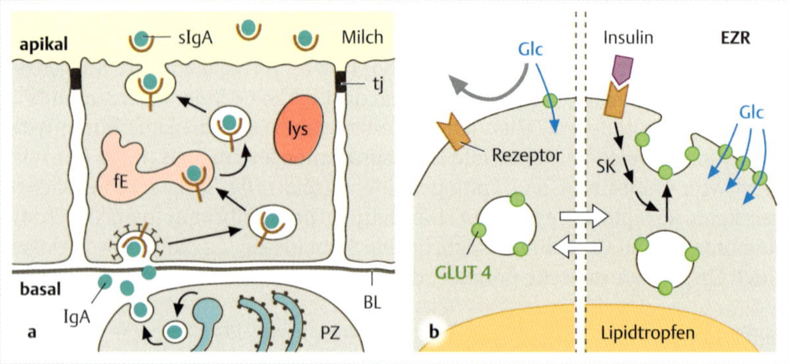

Abb. 5.12 Membranverkehr in der Zelle, zwei Beispiele. **a** **Transzytose**: transepithelialer Antikörper-Transport in der laktierenden Brustdrüse (vereinfachtes Schema; die von den Epithelzellen selbst produzierten Milchbestandteile sind *nicht* gezeigt). **IgA** (Immunglobulin A), von Plasmazellen (**PZ**) gebildet, wird basal an einen Rezeptor der Epithelzelle gebunden, durch Clathrin-vermittelte Endozytose aufgenommen, gelangt via frühes Endosom (**fE**) – unter Umgehung des Lysosoms (**lys**) – zur apikalen Membran und wird hier mit einem Teil des Rezeptors durch Exozytose freigesetzt (**sIgA** = sekretorisches IgA). **BL**, Basallamina. **tj**, Tight junction. **b** **Regulierte Insertion („nicht-sekretorische Exozytose")** eines Membranproteins: Glucose-Transporter GLUT 4 (*grün*) der Fettzelle (vereinfachte Darstellung). **Links**: In Abwesenheit von Insulin stecken die meisten GLUT-4-Moleküle in intrazellulären Vesikelmembranen, weil die Membran-Endozytose die Exozytose überwiegt. Nur 5 % befinden sich in der Plasmamembran (geringe Aufnahme von Glucose, **Glc**). **Rechts**: Bindung von Insulin an seinen Rezeptor bewirkt über eine Signalkette (**SK**) die verstärkte Insertion von GLUT-4-haltigen Vesikelmembranen in die Plasmamembran (gesteigerte Glc-Aufnahme). Nach Absinken des Insulin-Spiegels überwiegt die Endozytose (nicht gezeigt) der GLUT 4-haltigen Membranen, die Glc-Aufnahme sinkt auf den Basiswert zurück.

Beispiele für Transzytose. Apikal → basal: IgG-Antikörper aus dem mütterlichen Blut durch die Plazentaschranke (S. 631), Antigene aus dem Darm durch die M-Zellen der Follikel-assoziierten Epithelien (S. 401). Basal → apikal: IgA-Antikörper durch die Epithelien von exokrinen Drüsen (▶ Abb. 5.**12 a**), Darm und anderen Schleimhäuten (S. 401).

5.3.4 Membranhaushalt und Membranverkehr

Exozytose-Endozytose-Zyklus, Membranrezirkulation

Exozytose und Endozytose dienen nicht nur der Abgabe/Aufnahme von Stoffen, sondern sorgen – in fein aufeinander abgestimmter Weise – auch für eine ausgeglichene Bilanz des Membranhaushalts in der Zelle. Für einen aktiven Makrophagen beispielsweise wird geschätzt, dass er innerhalb von 30 min seine gesamte Plasmamembran für die Bildung von heterophagischen Vakuolen in sein Inneres aufnimmt; es ist klar, dass dies nur durch rasche Rückführung (**nicht-sekretorische Exozytose**) von Membranmaterial an die Oberfläche möglich ist. Umgekehrt müssen sekretorisch aktive Zellen die Membranen, die bei der Exozytose in die Plasmamembran geraten, durch **kompensatorische Endozytose** wieder zurückholen.

Exozytose/Endozytose zwecks regulierter Insertion/Rücknahme von Membranmaterial. In vielen Fällen dient die Exozytose/Endozytose der raschen, regulierten Einfügung/Reduktion spezifischer Proteine (Pumpen, Transporter, Kanäle) an der Zelloberfläche (▶ Abb. 5.**12 b**) oder der Reparatur der Plasmamembran. Außerdem kann die Zelle durch Endozytose/Exozytose den **Rezeptoren-Besatz** der Plasmamembran und damit die Empfindlichkeit für einen Wirkstoff regulieren sowie Zellkontakte beseitigen und wieder installieren (S. 59). Alle diese Mechanismen ermöglichen es der Zelle, rasch auf Stimuli und Änderungen der Umgebungsbedingungen zu reagieren.

Beispiele für nicht-sekretorische Exozytose: Insertion von Glucose-Transportern (GLUT 4) in die Plasmamembran von Muskel- und Fettzellen (▶ Abb. 5.**12 b**); Exposition von präformierten Adhäsionsmolekülen an der Oberfläche des Gefäßendothels (S. 344); Insertion von Protonenpumpen in die Membran der Parietalzelle (S. 461), des Osteoklasten (S. 192), der Sammelrohr-Schaltzellen (S. 560); Insertion von Aquaporin-Poren in die Membran der Sammelrohr-Hauptzellen (S. 559); Reparatur von Rissen in der Plasmamembran des Skelettmuskels (S. 280).

Vesikelbildung, Adressierung, Membranfusion und -trennung

Die Ausführungen der Kapitel 5.1 – 5.3 lassen einen unglaublich regen Austausch von Membranen in der Zelle vermuten. Ein Grundphänomen dabei ist die **Fusion und Trennung von Membranen.** Außerdem muss sichergestellt sein, dass sich überhaupt Vesikel von größeren Membranflächen abknospen, die richtigen Produkte in die richtigen Vesikel verpackt werden, ihre Membranen mit den richtigen Zielmembranen fusionieren, die Membranen und Rezeptoren rezirkulieren.

Hier sei nur kurz auf einige Mechanismen hingewiesen (Einzelheiten s. Biochemie-Bücher). **(1)** An der **Vesikelentstehung** am TGN ist (zur Verschickung lysosomaler Enzyme) ein Clathrin-Mantel beteiligt. **(2)** Die **Abschnürung des Vesikels** von der Plasmamembran oder intrazellulären Membranen wird in vielen Fällen durch das GTP-spaltende Protein **Dynamin** (oder verwandte Proteine) vermittelt. **(3) Adressierung**: Vesikel werden mit einem jeweils spezifischen Lipidankerprotein (aus der Familie der GTP-spaltenen **Rab-Proteine**) auf der zytosolischen Oberfläche markiert, das dafür sorgt, dass sie mit dem richtigen Adressaten fusionieren. **(4)** Die **Fusion** selbst geschieht nicht spontan; vielmehr müssen Proteine (**SNARE-Proteine**) an der Vesikel- und der Zielmembran sich reißverschlussartig fest ineinander verschränken. Dies führt zu einer so dichten Zusammenlagerung der beiden Membranen, dass die Membranverschmelzung eingeleitet wird. Die SNARE-Proteine sind sowohl bei der Exozytose als auch bei der Fusion intrazellulärer Membranen beteiligt. Näheres s. Biochemie-Bücher.

5.4 Melanosomen

Melanosomen sind Organellen, in denen das braun-schwarze Pigment **Melanin** synthetisiert und aufbewahrt wird. Eine wesentliche Funktion von Melanin besteht darin, Licht einschließlich der schädigenden UV-Strahlung zu absorbieren. Melanosomen kommen in den **Melanozyten der Haut** sowie in pigmentierten **Zellen des Auges** vor. Genetisch bedingte Defekte verschiedenster Melanosomenproteine und der Melaninsynthese führen zu Hypopigmentierung oder Albinismus.

5.4.1 Vorkommen und Funktion der Melanosomen

Melanosomen (► Abb. 5.**13**) sind ovale Organellen (Größe ca. 1 µm), die in folgenden Zellarten vorkommen: **Melanozyten** der Epidermis und Haarfollikel (► Abb. 22.**2**), **Pigmentepithel** von Retina, Ziliarkörper und Iris (S. 703) sowie interstitielle Melanozyten des Auges und bestimmte Zellen der Stria vascularis im Innenohr. Melanin-bildende Zellen leiten sich aus dem Neuroektoderm (S. 625) ab. Eine Besonderheit der Haut-Melanozyten ist, dass sie ihre Melanosomen an die Epithelzellen weitergeben (*Haut-* und *Haarfarbe*) und daher laufend neue Melanosomen bilden müssen (S. 640).

Die Melanosomen sind mit Lysosomen verwandt: Neben ihren spezifischen Komponenten besitzen sie einige lysosomale Membranproteine einschließlich der Protonenpumpe (pH < 5) sowie einige lysosomale Hydrolasen. Ausgangsstoff für die **Melaninsynthese** ist die Aminosäure **Tyrosin**. Der erste Schritt der Synthese (Tyrosin → DOPA) wird durch das membranständige Enzym **Tyrosinase** katalysiert. DOPA-Folgeprodukte polymerisieren zu Melanin.

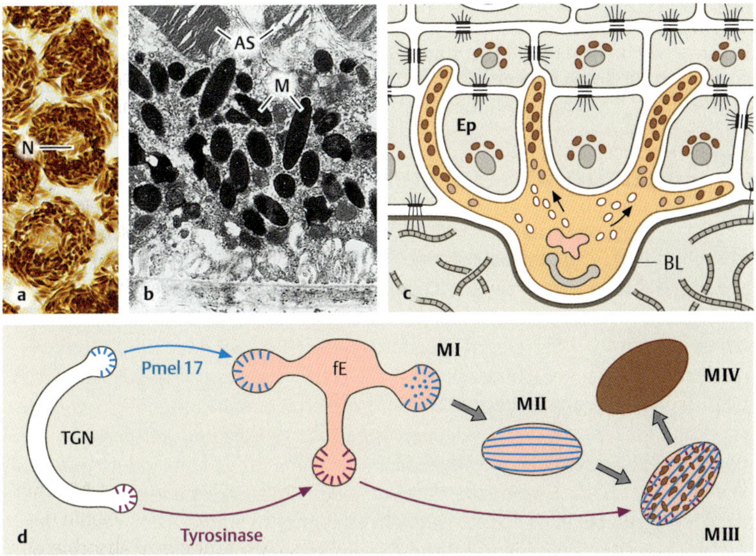

Abb. 5.13 Melanosomen. **a** Retinales Pigmentepithel in Aufsicht (Rind), Häutchenpräparat, ungefärbt. Die Zellen enthalten zahlreiche Melanosomen, die aufgrund ihrer Eigenfarbe zu sehen sind. **N**, Nukleus. **b** Retinales Pigmentepithel im Schnitt, EM-Bild (Maus). **M**, Melanosomen. **AS**, Außensegmente der Sehzellen (vgl. ▶ Abb. 26.11). Vergr. 640fach (a), 7 000fach (b). **c** **Melanozyt der Epidermis.** Die Melanosomen werden unter zunehmender Reifung in die Zellfortsätze transportiert und dann den Epithelzellen (**Ep**) übergeben. **BL**, Basallamina. **d** **Entstehung der Melanosomen** (vereinfachtes Schema). Vom Trans-Golgi-Netzwerk (**TGN**) werden Melanosomen-spezifische membranständige Proteine, z. B. Pmel17, zum frühen Endosom (**fE**) gebracht. Dieses fE entspricht einem Prämelanosom (Stadium I, **M I**). Pmel17 wird durch partielle Spaltung löslich gemacht (*blaue Punkte*). Die Fragmente polymerisieren in **M II** zu einem Binnengerüst (*blaue Striche*). **M III**, Zulieferung der Tyrosinase, Beginn der Melaninsynthese, erste Ablagerungen von Melanin am Binnengerüst. **M IV**, vollständig mit Melanin gefüllt.

Entstehung der Melanosomen. (▶ Abb. 5.**13 d**). Die Melanosomen entstehen wahrscheinlich durch Abknospung von frühen **Endosomen**. Diese werden als Prämelanosomen (= **Stadium I** der Melanosomenbildung) aufgefasst. Sie enthalten bereits Melanosomen-spezifische Proteine, die aber noch nicht aktiviert sind. Das primär membranständige Prämelanosomen-Protein **Pmel17** wird durch eine Proproteinkonvertase (S. 517) zerschnitten, aus den Fragmenten entsteht im **Stadium II** ein filamentäres Binnengerüst. Erst nachdem die membranständige Tyrosinase aus dem frühen Endosom angeliefert worden ist, beginnt im **Stadium III** die Melaninsynthese, erkennbar daran, dass sich Melanin am Binnengerüst ablagert. Im **Sta-**

dium IV ist das Melanosom mit Melanin gefüllt und jegliche Binnenstruktur wird unsichtbar. In den Melanozyten der Epidermis wird die Bildung neuer Melanosomen durch Sonnenlicht und diverse Hormone und Zytokine stimuliert. Über den Transport der Melanosomen innerhalb der Melanozyten s. Kapitel 22 (S. 640).

5.5 Mitochondrien, Peroxisomen

Mitochondrien sind schlauchförmige Strukturen. Im elektronenmikroskopischen Schnittbild weisen sie eine charakteristische Ultrastruktur auf. Ihre Wand besteht aus **zwei Biomembranen**, nämlich einer glatten **äußeren** und einer **inneren Membran**, deren Oberfläche durch Falten (**Cristae**) oder **Tubuli** stark vergrößert ist. In den Mitochondrien wird der größte Teil der energiereichen Verbindung Adenosintriphosphat (**ATP**) synthetisiert. Die hierfür benötigte Energie stammt vor allem aus dem oxidativen Abbau von *Glucose* und *Fettsäuren* zu CO_2 und Wasser. Die Stoffwechselwege, die im Mitochondrium stattfinden, münden in eine gemeinsame Endstrecke, nämlich in den **Zitratzyklus** und schließlich in die **Atmungskette** ein. Letztere ist durch Multienzymkomplexe der inneren Mitochondrien-Membran repräsentiert. Die durch die Atmungskette frei werdende Energie wird in die ATP-Synthese investiert und dadurch konserviert: **oxidative Phosphorylierung**. Die Mitochondrien spielen außerdem eine wichtige Rolle bei der **Apoptose** (S. 117). Mitochondrien besitzen eigene DNA und Ribosomen und können einige Komponenten der Atmungskette selbst synthetisieren.

Peroxisomen sind ultrastrukturell unauffällige Organellen, die je nach Tierart und Zelltyp unterschiedlich aussehen. Ihre Funktionen überlappen sich teilweise mit denen der Mitochondrien, deswegen werden sie in diesem Kapitel besprochen. Die biologische Bedeutung der Peroxisomen ist noch nicht in allen Einzelheiten geklärt, verschiedene erbliche Defekte der Peroxisomen mit gravierenden Folgen zeigen jedoch, dass dieses Zellorganell unentbehrlich ist. Die Funktion von Mitochondrien und Peroxisomen gehört in die Domäne der Biochemie und wird hier nur kurz besprochen.

5.5.1 Mitochondrien

Mitochondrien kommen (außer in reifen Erythrozyten) in allen Zellen vor. Besonders reichlich sind sie in solchen Zellen, die viel ATP für energiefordernde Prozesse verbrauchen (z. B. Kontraktion: Muskulatur; Ionenpumpen: transportierende Epithelien; Syntheseleistungen: Leberzelle). Neben dieser Hauptfunktion übernehmen die Mitochondrien weitere Aufgaben: z. B. Speicherung von

Calcium (Pufferfunktion zur Verhinderung zellschädigender erhöhter Ca^{2+}-Ionenkonzentrationen im Zytosol); Beteiligung an der Harnstoffsynthese (in Leberzellen; Entgiftung des beim Aminosäure-Abbau anfallenden Ammoniak) und an der Synthese von Steroidhormonen (S. 522); Vermittlung der Apoptose (S. 117) durch Freisetzung von Cytochrom c.

Struktur

Mitochondrien (► Abb. 5.**14**) sind schlauchförmige Zellorganellen (Durchmesser ca. 0,5 µm; Länge variabel s. u.). In elektronenmikroskopischen Schnittbildern erscheinen sie oft rund oder oval und erwecken den Eindruck von statischen solitären Zellorganellen. Lebendbeobachtungen haben jedoch gezeigt, dass die Schläuche zu langen „Würmern" **fusionieren** können, um bald darauf (Minuten) wieder in kleine Einheiten **gespalten** zu werden (s. u. Dynamik der Mitochondrien). Lichtmikroskopisch können Mitochondrien z. B. enzymhistochemisch identifiziert werden (► Abb. 10.**7**, ► Abb. 19.**13**). Im elektronenmikroskopischen Bild zeigt sich, dass die Wand der Mitochondrien aus zwei Biomembranen besteht (**äußere** und **innere Membran**). Zwischen beiden liegt ein Spalt (**intermembranärer Raum**). Der von der inneren Membran begrenzte Raum enthält die mitochondriale **Matrix** (Matrix-Raum). In ihr kommen elektronendichte Flecken vor (Matrixgranula), die das morphologische Korrelat der Calcium-Speicherung (als Calcium-Phosphat) sind. Die innere Membran ist auf der Matrixseite dicht mit **Elementarpartikeln** besetzt (nur bei hoher EM-Auflösung sichtbar). Jedes Partikel entspricht einem Proteinkomplex, an dem die

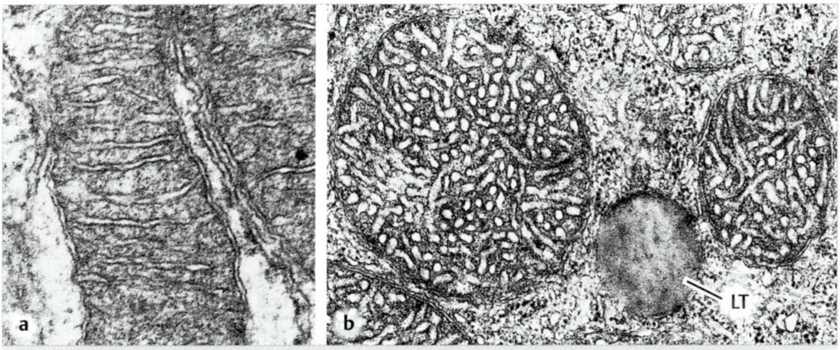

Abb. 5.14 Mitochondrien. **a** Crista-Typ; Niere (Maus). **b** Tubulärer Typ; Steroidhormon-produzierende Zelle, Nebennierenrinde (Ratte). **LT**, Lipidtröpfchen. Vergr. 40 000fach (a), 24 000fach (b).

ATP-Synthese stattfindet (▶ Abb. 5.**15**). Die Oberfläche der inneren Membran ist durch leistenförmige Auffaltungen (**Cristae**) oder schlauchförmige Einstülpungen (**Tubuli**) um ein Vielfaches vergrößert. Die meisten Zellen besitzen Mitochondrien vom Crista-Typ; je höher der ATP-Bedarf der Zellart, desto dichter stehen die Cristae. Der tubuläre Bautyp kommt nur in den endokrinen Zellen vor, die Steroidhormone produzieren (S. 522).

Dynamik der Mitochondrien. Die mitochondrialen Schläuche sind mit Hilfe des Mikrotubulus-Systems dauernd in Bewegung. Sie können rasch durchgeschnürt und in Fragmente zerteilt werden (**Spaltung**) und sich ebenso rasch wieder zu langen, verzweigten Schläuchen zusammenfügen (**Fusion**). Diese beiden gegensinnigen Vorgänge verlaufen reguliert und erfordern die Mitwirkung von speziellen Proteinen: eines führt die Spaltung herbei (ein mit **Dynamin** verwandtes Protein) (S. 82), andere Proteine (darunter **Mitofusin**) steuern die Fusion. Die Bedeutung solcher Vorgänge ist vielfältig, z. B. Austausch von Inhaltsstoffen (DNA, Ribosomen, ATP); Beseitigung von geschädigten Abschnitten der Schläuche: sobald sie als Fragmente vorliegen, werden sie markiert und durch Autophagie gezielt beseitigt (**„Mitophagie“**). Spaltung und Fusion müssen miteinander im Gleichgewicht stehen. Funktionsausfall eines fusogenen Proteins führt zur völligen Fragmentierung der Mitochondrien. Jede **Dysregulation** der mitochondrialen Dynamik kann zur Apoptose der Zelle führen. – Bemerkenswert sind punktuelle **Mitochondrien/ER-Kontakte**, an denen äußere Mitochondrien-Membran und ER-Membran dicht zusammenliegen. Die Bedeutung solcher Kontakte ist vielfältig und noch nicht völlig aufgeklärt; eine bekannte Funktion betrifft die **Biosynthese von Phospholipiden**: die notwendigen Enzyme sind teils in der ER-Membran und teils in den Mitochondrien-Membran lokalisiert.

Molekularer Aufbau und Funktion

Die **äußere Membran** ist aufgrund bestimmter Kanalproteine (**Porine**) (▶ Abb. 5.**15**) frei durchgängig für kleine hydrophile Moleküle bis ca. 5 kDa, nicht aber für Proteine wie z. B. Cytochrom c (13 kDa). Die **innere Membran** besitzt aufgrund diverser Transporter und Pumpen eine *selektive Durchlässigkeit*. Sie ist ungewöhnlich reich an Proteinen, ein beträchtlicher Teil davon gehört den Multienzymkomplexen der *Atmungskette* und der *ATP-Synthase* an. Die **Matrix** enthält u. a. den **Pyruvat-Dehydrogenase-Komplex**, die Enzyme für die **β-Oxidation der Fettsäuren** und für den **Zitratzyklus** sowie die mitochondriale DNA (s. u.).

Die Verwertung von *Glucose* beginnt im Zytosol (Glykolyse), erbringt dort aber nur 2 Moleküle ATP pro Molekül Glucose. Durch Fortsetzung des Abbaus im Mitochondrium werden insgesamt 32 Moleküle ATP gewonnen: Der bei der Glykolyse entstandene Metabolit Pyruvat wird in das Mitochondrium eingeschleust, über Acetyl-Coenzym A in den Zitratzyklus eingespeist und schließlich unter Verwendung von Sauerstoff durch die **Atmungskette** zu CO_2 und H_2O verbrannt. Die frei werdende Energie wird von **Protonenpumpen** der inneren Membran dazu verwendet, Protonen aus der Matrix in den intermembranären Raum zu befördern. Dadurch entsteht ein **elektrochemischer Gradient** zwischen intermembranärem Raum und Matrix-Raum. Die Protonen fließen, diesem Gradienten folgend (bergab), durch einen **Protonenkanal** wieder in die Matrix zurück. Dieser Kanal ist Teil eines Proteinkomplexes, welcher zugleich die **ATP-Synthase** enthält. Die Energie aus dem Protonen-Rückfluss

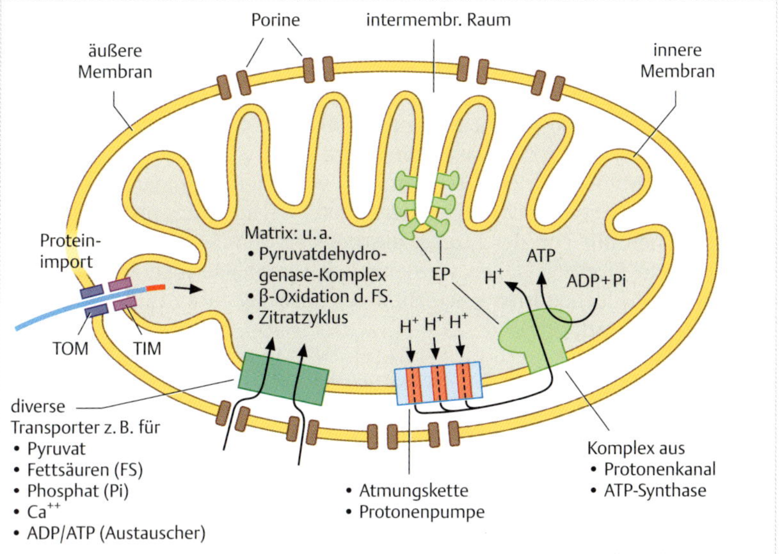

Abb. 5.15 Mitochondrium, vereinfachtes Schema. Im unteren Bereich sind die Einrichtungen der inneren Membran vergrößert dargestellt. **EP**, Elementarpartikel. **TIM**, **TOM**, Translokasen der inneren bzw. äußeren Membran. Die Translokasen erkennen die zu importierenden Proteine aufgrund eines Transportsignals (*rot*), das nach Eintritt in die Matrix abgespalten wird (gefolgt von der endgültigen Faltung des Proteins).

wird für die **ATP-Synthese** verwendet. Über dieselbe Endstrecke wird auch die aus dem oxidativen Abbau von *Fett-* und *Aminosäuren* frei werdende Energie in die ATP-Synthese eingespeist. Einige Proteine der Atmungskette (die **Cytochrome**) haben eine bräunliche Eigenfarbe, daher können Mitochondrien-reiche Gewebe grau-braun erscheinen (z. B. braunes Fettgewebe). – Das Protein **Cytochrom c** ist außerdem ein wichtiger Vermittler der **Apoptose** (S. 118). Sobald die Durchlässigkeit der äußeren Membran durch pro-apoptotische Proteine ausreichend erhöht ist, tritt Cytochrom c in das Zytosol aus und setzt dort die weiteren Schritte des Apoptose-Programms in Gang.

Mitochondrien im braunen Fettgewebe. Die Zellen des braunen Fettgewebes sind sehr reich an Mitochondrien, die jedoch kein ATP bilden. Statt dessen wird die bei der Zellatmung frei werdende Energie in Wärme umgewandelt (Näheres s. Kapitel „Fettgewebe“) (S. 174). Die Mitochondrien dieser Zellen besitzen in der inneren Membran ein spezielles Protein (**UCP-1** = *uncoupling protein-1* = Thermogenin), das die funktionelle Kopplung zwischen Protonengradient und ATP-Synthese aufhebt. UCP-1 ist ein Protonen-Transporter, durch den die H^+-Ionen am Protonenkanal/ATP-Synthase-Komplex vorbei in die Matrix zurückgelangen.

Herkunft der Mitochondrien. Man nimmt an, dass die Mitochondrien in der Evolution als symbiotische Bakterien in die Eukaryotenzelle aufgenommen worden sind. Mitochondrien entstehen nicht völlig neu, vielmehr erbt jeder sie von der Mutter. Die Mitochondrien der Zygote (Beginn eines neuen Individuums) stammen **nur von der Eizelle;** die wenigen Mitochondrien des Spermiums, die in die Eizelle gelangen, werden durch Autophagie abgeräumt. Die Vermehrung der Mitochondrien geschieht durch Spaltung. Ihre Zahl ist proportional dem ATP-Bedarf.

Mitochondrien besitzen **eigene DNA (mtDNA)** und Ribosomen und können einige Untereinheiten der Atmungskette und der ATP-Synthase selbst herstellen. Die meisten mitochondrialen Proteine werden jedoch nach Anweisung der nukleären DNA im Zytosol synthetisiert und im ungefalteten Zustand in das Mitochondrium importiert. Hierfür sind spezifische **Translokasen** der äußeren und inneren Membran (TOM- und TIM-Komplexe) verantwortlich.

Es gibt eine Reihe von **Erbkrankheiten**, die auf **Defekten der mtDNA** beruhen und sich vorwiegend auf die Atmungskette beziehen. Die Krankheitsbilder betreffen u. a. Skelett- und Herzmuskulatur sowie Nervensystem. Defekte der mtDNA werden *nur von der Mutter* geerbt. Andere erbliche Mitochondrienerkrankungen beruhen auf **Defekten nukleärer Gene.** Zwei seltene **neurodegenerative Erkrankungen** (die **Dominante Optikus-Atrophie** und ein Subtyp der **Neuropathie** Charcot-Marie-Tooth) beruhen auf Störungen der **mitochondrialen Fusion** infolge des Funktionsverlustes bestimmter fusogener Proteine. Auch verbreitete neurodegenerative Erkrankungen wie **Morbus Alzheimer** und **Morbus Parkinson** sind mit einer Dysregulation der mitochondrialen Dynamik assoziiert; ob und wie viel die Dysregulation zur Pathogenese dieser Erkrankungen beiträgt, ist nicht klar.

5.5.2 Peroxisomen

Peroxisomen sind runde Organellen (Durchmesser bis ca. 1 µm) mit einer mäßig elektronendichten Matrix (► Abb. 5.4), die zahlreiche Enzyme enthält und bei manchen Säugern (nicht beim Menschen) eine zentrale parakristalline Verdichtung aufweist.

Funktion. Eine wesentliche Aufgabe der Peroxisomen besteht im oxidativen Abbau von verzweigten und sehr langen **Fettsäuren**. Als Nebenprodukt entsteht dabei zellschädigendes H_2O_2, das durch die *Katalase* (Leitenzym der Peroxisomen) zu H_2O und O_2 umgewandelt wird. Weitere Aufgaben sind die Konjugation von Gallensäuren (S. 492) und die Synthese von **Plasmalogenen**, speziellen Phospholipiden, die u. a. im Myelin sowie Skelett- und Herzmuskel vorkommen.

Neuentstehung und Vermehrung der Peroxisomen. Die Membran der Peroxisomen stammt aus dem ER: Abschnürung von Vorläufervesikeln, die miteinander oder mit vorhandenen Peroxisomen fusionieren. Die Proteine der Matrix werden im Zytosol an Ribosomen synthetisiert, mit Importsignalen markiert und von Protein-Importkomplexen der Peroxisomen-Membran in die Matrix befördert. Diese Vorgänge werden durch eine ganze Batterie von Proteinen (**Peroxine**, **PEX**-Proteine) geregelt. Außerdem besitzt die Membran der Peroxisomen Transporter für die zu verarbeitenden Substrate und die entstehenden Endprodukte. Die Vermehrung der Peroxisomen geschieht überwiegend durch Spaltung.

5

Es gibt eine Reihe von **Erbkrankheiten**, bei denen entweder der Import zahlreicher Matrix-Proteine defekt ist (z. B. **Zellweger-Syndrom**), ein membranständiger Transporter für sehr langkettige Fettsäuren fehlt (**Adrenoleukodystrophie**) oder ein peroxisomales Enzym fehlt (für den Abbau von Phytansäure, einer beim Abbau von Chlorophyll entstehenden Fettsäure; in Molkereiprodukten enthalten) (**Refsum-Krankheit**). Die schwersten Formen dieser Erbkrankheiten gehen mit Fehlbildungen, Demyelinisierung und gravierenden neurologischen Störungen einher und sind meist schon im frühen Kindesalter letal.

5.6 Lipidtropfen

In **Lipidtropfen (LT)** werden Neutralfette (Triacylglycerine) und Cholesterinester gespeichert. LT erscheinen in routinemäßig hergestellten Schnittpräparaten als „leere Löcher", weil die Fette bei der üblichen Paraffineinbettung extrahiert werden (S. 171). LT sind vor allem in Fettzellen (**Adipozyten**) (S. 171) zu finden, wo sie einen Durchmesser von 100 µm erreichen können, kommen aber in unterschiedlicher Zahl und Größe auch in den meisten anderen Zellarten vor. Die LT sind ungewöhnliche Zellorganellen, weil sie, im Gegensatz zu allen anderen Organellen, von einer nur **monomolekularen Schicht von Phospholipiden** (PLP) umgeben sind. Der polare (hydrophile) Teil der amphiphilen PLP ist wie üblich zum wässrigen Zytosol orientiert, der apolare (hydrophobe) Teil der PLP zum apolaren (hydrophoben) Inhalt (Öl) des LT. Die Oberfläche der LT ist mit

Proteinen besetzt (z. B. **Perilipine**) (S. 173), die an der Regulation der Lipolyse beteiligt sind (s. u.).

Lipogenese und Lipolyse (Neubildung von LT und Mobilisierung der Fette). Die Enzyme für die Synthese von Neutralfetten sitzen in den Membranen des ER. Die Lipogenese läuft wahrscheinlich folgendermaßen ab (▶ Abb. 5.**16**): Die Triacylglcerine sammeln sich als kleine linsenförmige Öltropfen an umschriebenen Stellen der ER-Membran **zwischen den beiden Hälften der Lipiddoppelschicht**; die Linsen vergrößern sich zu Kugeln und buckeln sich vor, bis sie unter Mitnahme der **einen** bedeckenden Phospholipidschicht als primäres Öltröpfchen (< 0,5 µm) abgeschnürt werden. Große LT entstehen durch Fusion kleinerer LT. Zur Freisetzung der Fette müssen diese enzymatisch in ihre Bausteine zerlegt werden. Dies besorgen Lipasen, insbesondere die Hormon-sensitive Lipase, vorausgesetzt, dass die Zelle unter einem Stimulus durch ein Hormon (z. B. Adrenalin) steht. Wenn nicht, verwehren die **Perilipine** den Lipasen den enzymatischen Zugriff auf die Fette.

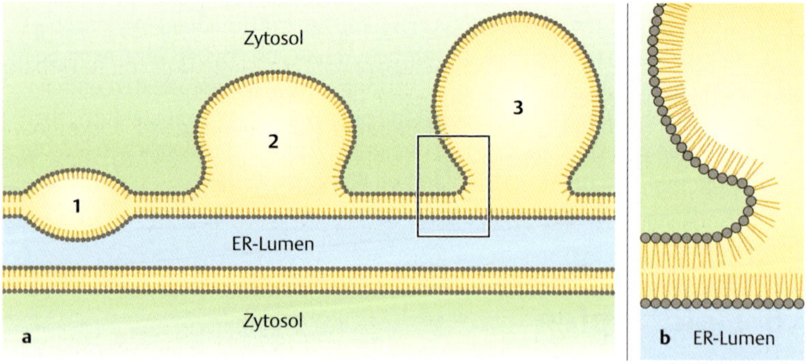

Abb. 5.16 Entstehung von Lipidtropfen im Adipozyten. Die Fett-synthetisierenden Enzyme sitzen in der ER-Membran. Zwischen den beiden Blättern der ER-Membran bildet sich eine kleine linsenförmige Ansammlungen von Öl (1), die allmählich größer wird und das zytosolische Blatt der ER-Membran vorbuckelt (2). Der entstehende Tropfen ist nur noch über einen Stiel mit der ER-Membran verbunden (3) und wird schließlich ganz in das Zytosol hinein abgeschnürt (der letzte Schritt ist nicht gezeigt). Aus der Entstehungsweise und aus den physikochemischen Eigenschaften der beteiligten Materialien ergibt sich zwangsläufig, dass die Lipidtropfen nur von einer monomolekularen Phospholipidschicht umgeben sein können.

5.7 Zytosol

Das Zytosol ist das wässrige Medium, in das alle Zellorganellen eingebettet sind. Die Viskosität des Zytosols ist vor allem vom Vernetzungsgrad des **Aktin-Zytoskeletts** abhängig und daher nicht konstant und nicht überall in der Zelle gleich. Besonders steif ist das Zytosol in der Zellperipherie, dafür ist das **kortikale Aktin-Netz** verantwortlich (S. 38). Das Zytosol enthält zahlreiche Enzyme für die Synthese z. B. von Aminosäuren und Monosacchariden sowie für die Glykolyse (anaerober Abbau von Glucose). Manche Enzyme sind zu Multienzymkomplexen versammelt, die jeweils mit einer gemeinsamen Aufgabe befasst sind, z. B. Synthese von Fettsäuren, Synthese und Spaltung von Glykogen, Proteinsynthese an den Ribosomen (S. 64). Das Zytosol enthält einige nicht von einer Membran abgegrenzte Einlagerungen, die morphologisch erkennbar sind: *Glykogen* und die *Proteasomen*.

Glykogen. Das Glucose-Polymer Glykogen dient als osmotisch inaktiver Vorratsstoff, aus dem Glucose rasch wieder freigesetzt werden kann. Das ultrastrukturelle Korrelat sind **Glykogenpartikel** (▶ Abb. 5.**17**), die allerdings zusätzlich den Enzymkomplex für Aufbau und Spaltung des Glykogens enthalten. Sie liegen meist als ultrastrukturell sichtbare solitäre **β-Partikel** vor, in Hepatozyten häufig als rosettenförmige Aggregate (**α-Partikel**).

Vorkommen: In nahezu jeder Zelle können Glykogenpartikel vorkommen. Besonders hoch ist der Glykogengehalt in *Hepatozyten* (▶ Abb. 17.**8**); diese sind der wichtigste Stapelplatz: Nach einer Kohlenhydrat-reichen Mahlzeit bilden sich im Zytosol der Hepatozyten riesige Felder, in denen fast nichts außer Gly-

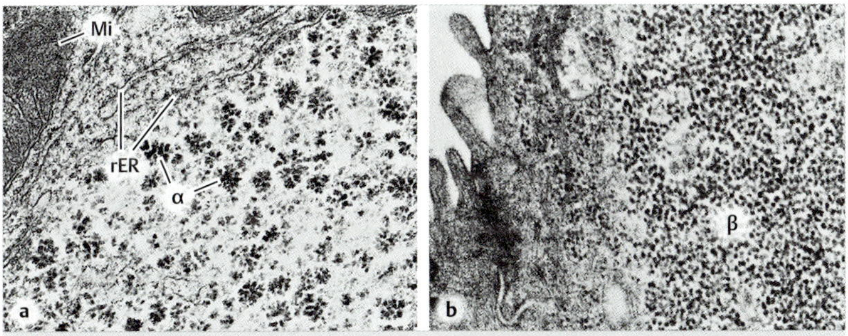

Abb. 5.17 Glykogenpartikel. **a** Rosettenförmige α-Partikel, Hepatozyt (Ratte). **Mi**, Mitochondrium. **rER**, raues ER. **b** β-Partikel, Bronchialepithel (Rattenfetus), links ist ein Haftkomplex zu sehen. Vergr. 34 000fach.

kogenpartikeln zu sehen ist. Aus diesem Vorrat kann Glucose als Brennstoff für alle Organe rasch zur Verfügung gestellt werden. Andere Zellen (z. B. *Herz- und Skelettmuskulatur*) enthalten Glykogen (β-Partikel) für den eigenen Bedarf. In *unverhornten Plattenepithelien* ist der hohe Glykogengehalt der oberen Zellschichten ein wichtiges Indiz für die Differenzierung (▶ Abb. 7.**5**, ▶ Abb. 21.**14 e**). Für die Zellen vieler *fetaler Gewebe* ist ein hoher Glykogengehalt charakteristisch (▶ Abb. 5.**17 b**).

Lichtmikroskopie. In Routinepräparaten erscheint der Zellleib von Glykogen-reichen Zellen blass oder fast leer (z. B. ▶ Abb. 7.**5 a**, ▶ Abb. 21.**14 f**), umschriebene Glykogen-reiche Bezirke im Zytoplasma stellen sich als leere „Vakuolen" dar (▶ Abb. 21.**13 c**). Dies liegt daran, dass Glykogen durch die Standardfärbungen nicht dargestellt wird. Glykogen lässt sich am besten mit der PAS-Methode (S. 727) anfärben.

Erbliche Glykogenspeicherkrankheiten (Glykogenosen) beruhen auf dem Defekt eines der vielen Enzyme, die für die Glykogenspaltung erforderlich sind. Bei den meisten Typen von Glykogenosen werden riesige Mengen von Glykogen im Zytosol gespeichert. Nur bei einem Typ (Typ II, Pompe-Erkrankung, Defekt der lysosomalen α-Glucosidase) wird das Glykogen lysosomal gespeichert (▶ Abb. 5.**7**). Dies zeigt, dass in der normalen Zelle *überschüssiges* Glykogen lysosomal (durch Autophagie) beseitigt wird. Die meisten Glykogenosen enden schon im Kindesalter tödlich.

Proteasomen. Dies sind Protein-Schreddermaschinen, die im Zytosol und im Kern vorkommen. Sie können mit Spezialmethoden elektronenmikroskopisch sichtbar gemacht werden. Es sind große Hohlzylinder-förmige Proteinkomplexe (ca. 45 nm lang) mit Protease-Eigenschaften. Sie zerlegen Proteine, die eine zeitlich eng begrenzte Wirkdauer haben sollen (z. B. Regulatoren des Zellzyklus) (S. 111) sowie geschädigte und falsch gefaltete Proteine (S. 66), die beseitigt werden müssen. Die Proteine werden zunächst mit einer Kette aus mehreren Molekülen des kleinen zytosolischen Proteins **Ubiquitin** dekoriert und dadurch als Proteasomen-pflichtig markiert, dann am Proteasom entfaltet, durch die zentrale Röhre des Proteasoms hindurchgefädelt und dabei zerstückelt. Die entstehenden Fragmente werden im Zytosol abgebaut, Ubiquitin wird wiederverwendet.

6 Zellkern, Zellzyklus, Zellumsatz, Zelltod

Jede menschliche Zelle besitzt (oder besaß in ihrer Entwicklung) einen Zellkern (**Nukleus**). Der Kern enthält nahezu die gesamte Erbinformation (**Genom**), in der die Anweisungen für die Synthese von **Ribonukleinsäure (RNA)**-Molekülen und **Proteinen** gespeichert sind. Nur ganz wenige Zelltypen werden im Laufe ihrer Differenzierung kernlos: z. B. rote Blutkörperchen und Blutplättchen (S. 329), Hornzellen des Hautepithels (S. 637), Linsenfasern im Auge (S. 699).

Die Erbinformation ist in Form der Basensequenz der **DNA** (Desoxyribonukleinsäure) niedergeschrieben. Die DNA ist ein wesentlicher Bestandteil der **Chromosomen**. Die somatischen Zellen (d. h. alle außer den Keimzellen) des Menschen besitzen 46 Chromosomen (2 Sätze zu je 23 Chromosomen). Diese werden nur während der **Zellteilung** als eigenständige Strukturen sichtbar, weil sie dann maximal kondensiert sind. In der Zeit zwischen den Teilungen (**Interphase**) wird die kompakte Struktur stellenweise aufgelockert, sodass genetische Anweisungen von der DNA abgelesen werden können. Auch die Verdopplung des genetischen Materials (**DNA-Replikation,** DNA-Synthese), unabdingbare Voraussetzung für die Zellteilung, findet während der Interphase statt, und zwar ausschließlich im Zellkern.

Ein **Gen** ist – stark vereinfacht ausgedrückt – ein Abschnitt in der DNA eines Chromosoms, der die Syntheseanweisung für ein bestimmtes Protein oder für ein funktionell aktives RNA-Molekül (RNA-Gen, s. u.) enthält. Der erste Schritt, der immer im Kern stattfindet, ist die **Transkription**, d. h. die DNA-Nukleotidsequenz eines Gens wird in die Nukleotidsequenz eines RNA-Moleküls „umgeschrieben". Handelt es sich um ein **Protein-codierendes Gen** (die Mehrzahl der Gene), dann wird **Boten-RNA (messenger-RNA, mRNA)** gebildet. Diese wird ins Zytoplasma exportiert, hier geschieht die „Übersetzung" (**Translation**) der mRNA-Anweisungen in die Aminosäure-Sequenz des Proteins. Transkriptionsprodukte von **RNA-Genen** sind z. B. **ribosomale RNA (rRNA)** und **transfer-RNA (tRNA)**, ihr Wirkungsbereich liegt, wie derjenige der mRNA, im Zytoplasma. Vor dem Export aus dem Kern werden alle RNA-Moleküle bearbeitet („prozessiert").

Größe und Struktur des Kerns sind sehr variabel und hängen u. a. von der Vielfalt und Aktivität der Proteinsynthese in der Zelle ab. Das Kerninnere (**Karyoplasma**, **Nukleoplasma**) ist durch die **Kernhülle** vom Zytoplasma getrennt. **Kernporen** ermöglichen den selektiven Transport von Makromolekülen und somit den Austausch zwischen Kern und Zytoplasma. Der **Nukleolus** ist eine schon lichtmikroskopisch auffällige Region im Kern, in der RNA für die **Ribosomen** (rRNA) synthetisiert wird.

Die Vermehrung von Zellen (**Proliferation**) beruht auf Zellteilung. Somatische Zellen und die Vorläufer der Keimzellen vermehren sich durch **mitotische Teilung**. Proliferierende Zellen durchlaufen einen **Zellteilungszyklus**, bestehend aus der **Mitose (M-Phase)** und **Interphase**. Keimzellen durchlaufen im Rahmen ihrer Reifung eine **Meiose**, bei der das genetische Material neu geordnet und die Chromosomenausstattung auf *einen* Satz reduziert wird.

Hinweis: Es würde den Rahmen des vorliegenden Buches sprengen, wenn biochemische Fakten und Vorgänge (z. B. biochemische Struktur und Synthese der DNA, Genregulation, Transkription, RNA-Reifung usw.) näher erklärt würden. Der Text möge dazu anregen, Lehrbücher der Biochemie, Biologie und Humangenetik zu Rate zu ziehen.

6.1 Bau des Zellkerns

Ein wesentlicher Bestandteil des Kerns sind die **Chromosomen**. Jedes Chromosom enthält zu Beginn der Interphase *ein* langes DNA-Molekül (DNA-Doppelhelix), das in ausgestrecktem Zustand je nach Größe des Chromosoms 2 – 8 cm lang wäre. Diese langen Fäden können in dem ca. 7 µm großen Zellkern nur dadurch untergebracht werden, dass sie mittels spezieller Proteinkomplexe (als **Histone** bezeichnete basische Proteine) mehr oder weniger kompakt aufgewickelt (kondensiert) sind (Einzelheiten s. Biochemie-Bücher). Trotzdem sind die Chromosomen in der Interphase zu locker und zu dünn, als dass sie mit konventionellen Methoden mikroskopisch als eigenständige Strukturen erkennbar wären. Ausnahme: das inaktivierte X-Chromosom in den Zellen des weiblichen Körpers (S. 102). Mit Spezialmethoden können auch Interphase-Chromosomen sichtbar gemacht werden. Dabei zeigt sich, dass im Kern nicht ein großes Durcheinander herrscht, sondern jedes Chromosom ein bestimmtes Territorium im Karyoplasma besetzt.

Chromatin. Die Gesamtheit aus DNA *plus* chromosomalen Proteinen (Histone, verschiedene regulatorische Proteine und Enzyme) wird als Chromatin bezeichnet. Aufgrund der anionischen DNA (Phosphatgruppen) kann das Chromatin im histologischen Präparat am besten mit kationischen (basischen) Farbstoffen dargestellt werden (*Basophilie*). Viele Zellkerne weisen ein Muster aus stärker und schwächer gefärbten bzw. mehr und weniger elektronendichten Regionen auf (**Heterochromatin** und **Euchromatin**) (► Abb. 6.1). Dies ist morphologischer Ausdruck für die unterschiedlich starke Kondensierung der DNA. Nur das Euchromatin enthält DNA-Abschnitte, die so weit dekondensiert sind, dass von ihnen Erbinformation abgelesen werden kann. Zellen mit Euchromatin-reichem Kern sind also sehr transkriptionsaktiv. Heterochromatin liegt

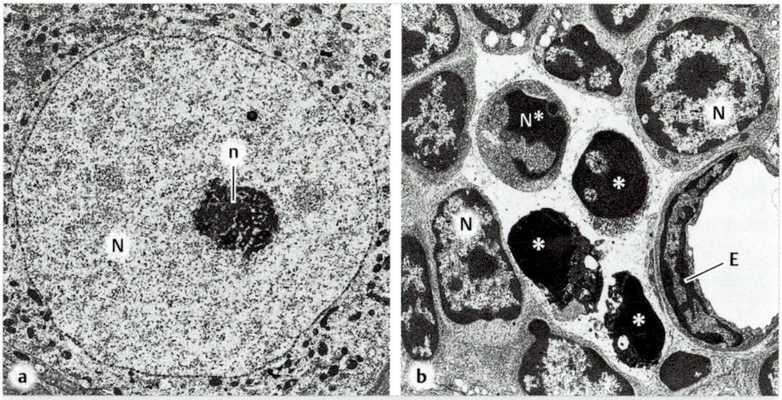

Abb. 6.1 Kerne verschiedener Zellarten (Maus), dargestellt bei *gleicher Vergrößerung*. **a** **Nervenzelle**, Spinalganglion. **N**, Nukleus. **n**, Nukleolus. Dieser Kern zeigt nur Euchromatin. **b** **Thymozyten** im Thymus. Die Zellen besitzen einen kleinen Kern (**N**) mit viel Heterochromatin. **E**, Kern einer Kapillar-Endothelzelle, der sich der flachen Zellform angepasst hat. **N***, Kern einer Zelle, die der Apoptose anheim fällt (▶ Abb. 6.**8**). Die mit * markierten Strukturen sind ebenfalls apoptotische Zellen oder Fragmente. Vergr. 3000fach.

meist dicht unter der inneren Kernmembran, ausgenommen die unmittelbare Nachbarschaft der Kernporen (▶ Abb. 6.**2 a**).

Zahl, Form und Größe der Zellkerne. Die meisten Zellen des menschlichen Körpers besitzen *einen* Kern. Es gibt auch Abweichungen von dieser Regel (S. 111). Der Zellkern ist verformbar und passt sich weitgehend der Zellform an. Runde Kerne haben einen Durchmesser von etwa 7 µm; das Volumen eines Kerns macht 10 – 25 % des gesamten Zellvolumens aus (**Kern/Plasma-Relation** 1:10 bis 1:4). Dies sind statistische Werte; sie können von einem Zelltyp zum anderen und auch innerhalb des Lebenslaufes einer Zelle erheblich variieren. Große Kerne sind häufig locker strukturiert und blass, d. h. reich an transkriptionell aktivem Euchromatin, kleine Kerne weisen meist viel inaktives Heterochromatin auf. Sehr **unreife Zellen** zeichnen sich oft durch einen großen, Euchromatin-reichen blassen Kern aus, wobei die Kern/Plasma-Relation weit zu gunsten des Kerns verschoben sein kann (Verhältnis bis 1:1). Dies gilt sowohl für gesunde unreife Zellen (z. B. die der Blutbildung) (S. 351) als auch für die Zellen von niedig differenzierten **malignen Tumoren** (S. 116).

Die **Kernhülle** (▶ Abb. 6.2) bildet die Schranke zwischen Zytoplasma und Karyoplasma. Sie besteht aus zwei Membranen (**innere** und **äußere Kernmembran, KM**). Zwischen beiden liegt die **perinukleäre Zisterne,** die mit dem Lu-

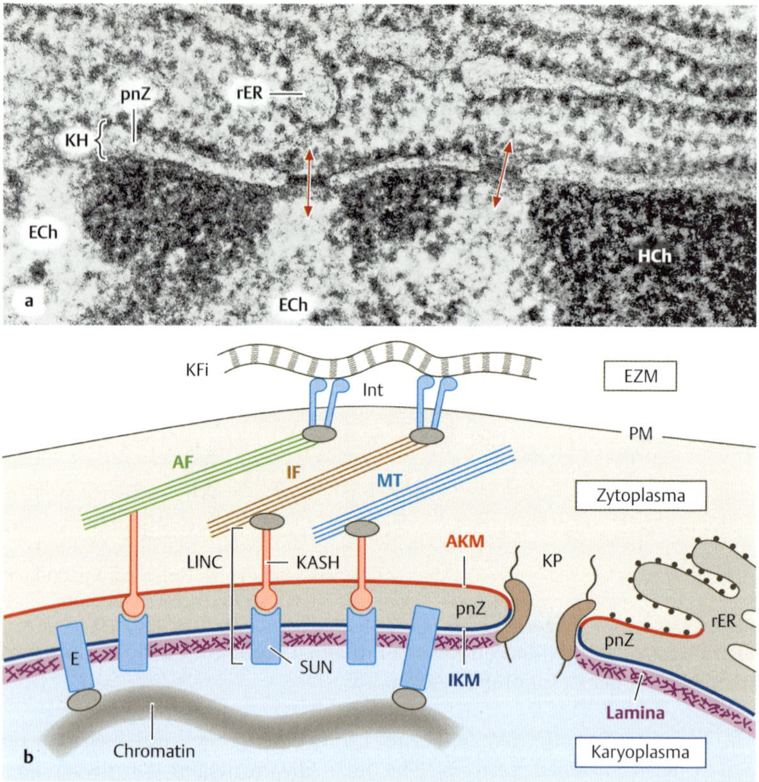

Abb. 6.2 **a** **Kernhülle** (KH) und **Kernporen** (Pfeile). Zelle aus dem exokrinen Pankreas (Maus). Von der Kernhülle sind innere und äußere Kernmembran (letztere mit Ribosomen besetzt) sowie die perinukleäre Zisterne (**pnZ**) zu sehen, die Kernlamina ist nicht erkennbar. **HCh**, Heterochromatin nahe der inneren Kernmembran, transkriptionell inaktiv. **ECh**, Euchromatin, in Nähe der Kernporen, transkriptionell aktiv. **rER**, Zisterne des rauen ER. Vergr. 75 000fach. **b** **Molekulare Brücke zwischen Kern, Zytoskelett und Extrazellulärmatrix (EZM). AKM**, **IKM**, äußere bzw. innere Kernmembran. **pnZ**, perinukleäre Zisterne, kommunizierend mit dem Lumen des rauen endoplasmatischen Retikulum (**rER**). Proteine der IKM sind mit der Lamina und mit dem Chromatin verbunden. In der pnZ kommt es zur Verbindung zwischen **SUN**-Proteinen der IKM und **KASH**-Proteinen der AKM. Letztere sind ihrerseits am Zytoskelett befestigt, das über Integrine (**Int**) Anschluss an die EZM hat. Adaptor-Proteine *grau*. **AF**, **IF**, Aktin- bzw. Intermediärfilamente. **MT**, Miktotubuli. Der Proteinkomplex der Kernpore (**KP**) ist nicht genauer dargestellt. **LINC** = linker of nucleoskeleton and cytoskeleton. **E**, Emerin. **PM**, Plasmamembran.

men der ER-Zisternen kommuniziert. Die äußere KM ist eine Fortsetzung der rER-Membranen und ist wie diese auf der zytosolischen Seite mit Ribosomen besetzt. Die Kernhülle wird mechanisch verstärkt durch die **Lamina**, ein Geflecht aus speziellen Intermediärfilamenten (**Laminen**), das unter der inneren KM liegt. Bemerkenswert ist, dass Kernhülle und Lamina bei der Zellteilung (S. 108) völlig zerfallen, um sofort danach wieder formiert zu werden. Die Kernhülle wird von **Kernporen** durchsetzt, die den Stoffaustausch zwischen Zytoplasma und Kern ermöglichen. An den Rändern der Kernporen gehen äußere und innere KM ineinander über.

Die **Kernporen** bestehen aus einem großen Proteinkomplex mit einem zentralen Transportkanal. Moleküle bis 60 kDa können passiv hindurch diffundieren. Größere Moleküle (z. B. mRNA, Proteine) und Partikel (z. B. Bauelemente der Ribosomen) jedoch müssen mit Hilfe von spezifischen Rezeptorproteinen durch die Poren hindurchgeleust werden. Dieser Transport ist selektiv und gerichtet und kostet Energie (GTP-Verbrauch). Der Austauschweg über die Poren ist wichtig, weil RNA-Synthese nur im Kern, Proteinsynthese nur im Zytoplasma stattfindet, aber beide Produkte in beiden Zellkompartimenten benötigt werden.

Lamina und Kernhülle. Die Lamina (▶ Abb. 6.2) ist ein flächiges Netzwerk von Intermediärfilamenten, das unter der Kernhülle liegt. Es besteht aus verschiedenen Typen von Laminen (S. 51). Die Lamina ist durch Lamina-assoziierte Proteine (darunter **Emerin**, s. u.) mit der inneren KM verbunden. Außerdem hat die Lamina Verbindungen zu Heterochromatin-Bereichen, sowohl direkt als auch vermittelt durch Lamina-assoziierte Proteine. Die Lamina verleiht dem Kern Formstabilität und Steifigkeit. Bei Funktionsausfall von Lamin-A kann es zu Ausbeulungen und Zerreißungen der Kerne kommen. Durch das Miteinander von Lamina und Proteinen der Kernhülle ergibt sich eine **nukleo-zytoskelettale Kopplung**: sogenannte **SUN-Proteine** der inneren KM, die mit der Lamina verbunden sind, ragen in die perinukleäre Zisterne und interagieren hier mit **KASH-Proteinen** der äußeren KM. Die Kette aus SUN-KASH-Proteinen wird als **LINC** zusammengefasst (*linker of nucleoskeleton and cytoskeleton complex*). Die KASH-Proteine haben mit ihrer zytosolischen Domäne direkt oder durch Adaptor-Proteine (u. a. Plektin) Anschluss an das Zytoskelett, dieses steht über Integrine mit der EZM und über Cadherine mit Zell-Zell-Kontakten in Verbindung (S. 58). Durch diese Kette erhält der Kern Information über interne und externe mechanische Stimuli und kann darauf mit Änderungen der Genexpression reagieren (**Mechanotransduktion**).

Laminopathien sind seltene, im Erscheinungsbild sehr heterogene Krankheiten, die auf mutationsbedingten Fehlern (meist) der Typ-A-Lamine oder Lamina-assoziierter Proteine (z. B. Emerin) beruhen: z. B. Kardiomyopathien und Muskeldystrophien, darunter die Gruppe der **Emery-Dreifuß-Muskeldystrophien**, nach denen Emerin seinen Namen hat. Bestimmte Lamin-A-Mutationen verursachen das Bild der **Progerie** (vorzeitige Vergreisung, letal in der 2. Lebensdekade). Die pathomechanistische Beziehung zwischen Lamin-Mutation und Krankheitsbild der Progerie ist nicht völlig klar.

Der **Nukleolus** (Kernkörperchen) ist ein umschriebener Bereich innerhalb des Kerns, der sich mit basischen Farbstoffen besonders kräftig anfärbt bzw. besonders elektronendicht ist (▶ Abb. 6.**1 a**). Oft kommen mehrere Nukleolen in einem Kern vor. Am Nukleolus entstehen die **Ribosomenuntereinheiten** (S. 64). Dies sind Komplexe aus ribosomalen RNA (**rRNA**) und bestimmten Proteinen. Die rRNA entstehen im Nukleolus, die Proteine werden im Zytosol synthetisiert, in den Kern transportiert und im Bereich des Nukleolus mit den rRNA zu Ribosomenuntereinheiten zusammenmontiert. Diese verlassen dann den Kern durch die Kernporen.

Die Gene für die rRNA sind in endnahen Abschnitten von fünf (im diploiden Kern 2 × 5) Chromosomen lokalisiert, die alle zur Existenz des Nukleolus beitragen. An diesen Abschnitten findet in der Interphase ständig Transkription (= rRNA-Synthese) statt. Der größte Teil des Nukleolus besteht aus den rRNA-Genen sowie einer **Anhäufung von rRNA** und **Ribosomenproteinen** und den daraus schon zusammengebauten **Ribosomenuntereinheiten**. Während der Zellteilung verschwindet der Nukleolus; anschließend bilden sich zehn neue kleine Nukleolen (entsprechend 2 × 5 Chromosomen mit rRNA-Genen), die später meist zu einem oder wenigen Nukleolen fusionieren.

6.1.1 Chromosomen

Die **somatischen Zellen** (Körperzellen) des Menschen sind in der Regel **diploid**, sie besitzen **2 × 23 Chromosomen**, also zwei Chromosomensätze (**2n**), die jeweils von Mutter und Vater ererbt sind: 22 Paare homologer Chromosomen (**Autosomen**) plus zwei Geschlechtschromosomen (**Gonosomen**) (weibliche Individuen: zwei X-Chromosomen; männliche Individuen: ein X- und ein Y-Chromosom). Der **Karyotyp** der Frau kann durch die Formel 46,XX und der des Mannes mit 46,XY wiedergegeben werden. Die reifen **Keimzellen** des Menschen sind dagegen **haploid (1n)** (S. 120). Die somatischen diploiden Zellen (2n) und die haploiden Keimzellen (1n) werden als **euploid** bezeichnet (Abweichungen: **aneuploid**). Je nach Phase des Zellzyklus (S. 105) besteht jedes Chromosom einer somatischen Zelle aus einem oder vorübergehend aus zwei DNA-Molekülen (**Chromatiden**, ▶ Abb. 6.**3 a**). Die Zahl der homologen DNA-Moleküle pro somatischer Zelle kann also 2 oder 4 betragen (**2C** oder **4C**). Physiologische Abweichungen von dieser Regel werden weiter unten (S. 111) besprochen.

X-Inaktivierung. Das X-Chromosom ist wesentlich größer und enthält mehr als das Zehnfache an Genen im Vergleich zum Y-Chromosom. In den somatischen Zellen des weiblichen Organismus ist jeweils eines der beiden X-Chromosomen stillgelegt, andernfalls wäre im Vergleich zu männlichen Zellen die doppelte X-chromosomale Gendosis wirksam. Das inaktivierte X-Chromosom ist auch während der Interphase vollständig kondensiert und daher sichtbar: In manchen Zellen stellt es sich als dicker, an der Kernhülle klebender Heterochromatinfleck (**Barr-Körper**) dar.

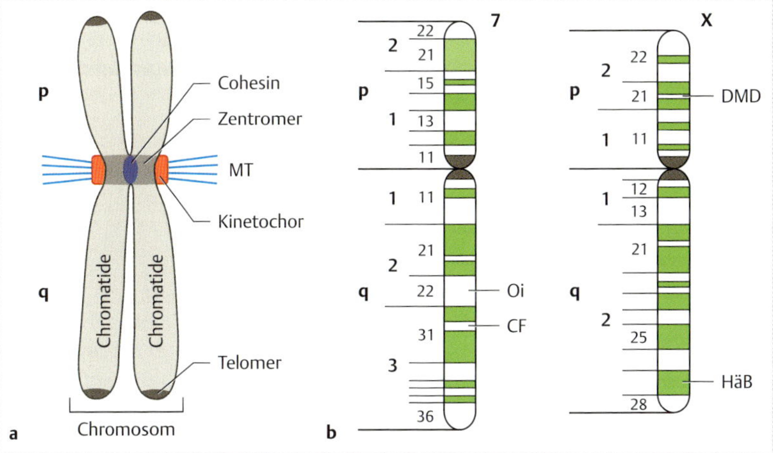

Abb. 6.3 Metaphase-Chromosomen. a (Schema). **p** und **q**, kurzer und langer Arm. **MT**, Mikrotubuli. **b** Je eine Chromatide von Chromosom 7 und X-Chromosom des Menschen (Schema). Darstellung der Banden (Färbung mit Quinacrin) und des Zahlencode. Die Lage einiger Gene, deren Defekte bekannte Krankheiten verursachen, ist markiert: **Oi**, Osteogenesis imperfecta (S. 185). **CF**, Cystische Fibrose (S. 502). **DMD**, Duchenne-Muskeldystrophie (S. 280). **HäB**, Hämophilie B (Bluterkrankheit).

Metaphase-Chromosom. Chromosomen sind in üblichen Präparaten nur während der Zellteilung so stark kondensiert, dass sie lichtmikroskopisch sichtbar werden.. Die konventionelle morphologische Untersuchung von Chromosomen, z. B. zu diagnostischen Zwecken (S. 104), wird daher an kultivierten Zellen vorgenommen, die sich in der Prophase oder Metaphase der Mitose befinden. Hierauf bezieht sich der morphologische Steckbrief der 24 verschiedenen menschlichen Chromosomen (▶ Abb. **6.3**). In jedem Chromosom werden vor der Zellteilung das DNA-Molekül und die Begleitproteine verdoppelt. Somit besteht jedes Metaphase-Chromosom aus *zwei* identischen Fäden, den **Chromatiden** (Schwesterchromatiden). An einer bestimmten, etwas eingeschnürten Stelle, dem **Zentromer**, ist die Haftung (**Kohäsion**) zwischen den Chromatiden aufgrund eines speziellen Proteinkomplexes (**Cohesin**) (S. 106) besonders fest. Das Zentromer besteht aus spezifischen DNA-Protein-Komplexen, an die sich bei der Zellteilung das **Kinetochor** anlegt. Dieses ist ein Proteinkomplex, an dem bestimmte Mikrotubuli der Teilungsspindel mit ihren (+)-Enden befestigt werden (S. 109).

Die Lokalisation des Zentromers ist für jedes Chromosom charakteristisch und unterteilt jede Chromatide in einen kurzen (**p** = petit) und einen langen (**q**)

Arm. Jedes Chromosom kann aufgrund verschiedener Strukturmerkmale (z. B. Gesamtlänge, relative Länge der Arme, Bandenmuster) identifiziert werden. Entsprechend internationaler Übereinkunft werden die Chromosomen von 1 bis 22 sowie X und Y durchnummeriert.

Für **zytogenetische Untersuchungen** (Bestimmung der Zahl und Struktur von Chromosomen zwecks Aufdeckung von chromosomalen Veränderungen) werden meist Blutlymphozyten eines Patienten (bei pränatalen Untersuchungen des Fetus Amnionzellen aus dem Fruchtwasser) in Zellkultur angezüchtet und dann mittels Colchizin („Spindelgift") (S. 110) in der Prometaphase oder Metaphase arretiert. Durch standardisierte Spezialfärbungen kann ein für jedes Chromosom (bzw. jede Chromatide) charakteristisches **Bandenmuster** dargestellt werden (beruhend auf der Affinität der benutzen Farbstoffe für bestimmte Häufungen von Basenpaaren im kondensierten DNA-Faden). Die **Lagebeschreibung eines Gens** enthält die Nummer des betreffenden Chromosoms, den Arm (q oder p) und die durch einen Zahlencode (Pariser Nomenklatur) bezeichnete Bande. Beispiele: 7q31.2 und Xp21.2 für die Gene, deren erbliche Defekte die Zystische Fibrose (S. 502) bzw. die Duchenne-Muskeldystrophie (S. 280) verursachen.

Genetisch bedingte Krankheiten. In diesem Buch wird des Öfteren auf Erbkrankheiten Bezug genommen, bei denen Mutationen eines Gens zum Funktionsverlust des entsprechenden Proteins führen. Erbkrankheiten sind zwar viel weniger häufig als erworbene Krankheiten, aber sie zeigen eindrucksvoll, worin die physiologische Bedeutung des betroffenen Proteins besteht. Erbliche Fehler werden über die Keimzellen (S. 119), d. h. durch Eizelle und/oder Spermatozoon, an die nächste Generation weitergegeben (**Keimbahnmutation**).

Viel öfter kommt es vor, dass Zellen des Körpers (somatische Zellen) im Laufe des Lebens DNA-Fehler erwerben (**somatische Mutationen**, nicht erblich). Wenn davon Gene betroffen sind, deren Genprodukte den Zellzyklus regulieren sollen, führt die allmähliche Anhäufung solcher DNA-Fehler zur Entstehung von Tumoren (S. 116).

6.2 Zellzyklus, Mitose

Die Vermehrung (**Proliferation**) von Zellen ist notwendig für das *Wachstum* des Organismus, den Ersatz natürlich abgestorbener Zellen (*Zellumsatz*) und die Reparatur von Gewebsschäden (*Regeneration, Wundheilung*). Zellen vermehren sich durch **mitotische Teilung**, d. h. symmetrische Verteilung der zuvor verdoppelten DNA-Moleküle auf die Tochterzellen und Teilung des Zellleibes. Ergebnis: zwei Tochterzellen mit 2 × 23 Chromosomen, die in ihrer DNA-Zusammensetzung identisch mit denen der Mutterzelle sind (wenn keine Pannen passieren). Proliferierende Zellen durchlaufen einen **Zellzyklus** (Zellteilungszyklus), der alle Ereignisse zwischen dem Ende der einen und dem Ende der nächsten Zellteilung umfasst (▶ Abb. 6.4). Der Zellzyklus kann grob in eine kurze Teilungsphase

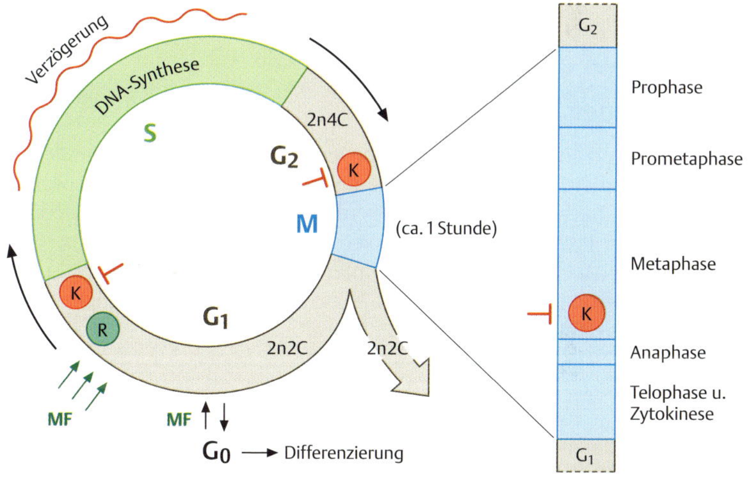

Abb. 6.4 Zellzyklus, bestehend aus G_1-, **S**(Synthese)-, G_2- und **M**(Mitose)-Phase (vereinfachtes Schema). Für das Überschreiten des Restriktionspunktes (**R**) muss die physiologische „Zyklus-Bremse" gelockert werden; dafür braucht die Zelle positive Signale durch mitogene Faktoren (**MF**) aus ihrer Umgebung. Andernfalls geht sie in den G_0-Zustand über. Manche Zellen können durch mitogene Faktoren aus G_0 in den Zyklus zurückgeholt werden. An den Kontrollpunkten (**K**) wird der Zyklus durch „Notbremsen" (*rot*) angehalten oder verlangsamt, wenn das genetische Material Fehler aufweist oder wenn (in der Metaphase) nicht alle Chromatiden regelrecht an Spindel-Mikrotubuli befestigt sind. n = Zahl der Chromosomensätze, C = Zahl der Chromatiden pro Chromosompaar. Näheres s. Text.

(**Mitose-Phase, M-Phase**) und eine viel längere **Interphase** untergliedert werden. Die Interphase wiederum ist in **G_1-, S- und G_2-Phase** unterteilt. Die Dauer eines Zellzyklus beträgt bei schnell proliferierenden Zellen des Menschen 12 – 24 Stunden, wovon die M-Phase lediglich eine Stunde beansprucht.

Es sei schon hier darauf hingewiesen, dass die meisten Zellen eines ausgereiften Gewebes sich *nicht* im Zellzyklus, sondern in einem proliferatorischen **Ruhezustand** (G_0) befinden. Sie sind **differenziert** und erfüllen jeweils spezifische Funktionen. Mitose-Figuren sind daher in ausgereiften Geweben selten zu finden. In manchen Geweben können die differenzierten Zellen bei Stimulierung durch **mitogene Faktoren** (**Wachstumsfaktoren**) wieder in den Zellzyklus eintreten und sich vermehren. In anderen Geweben gibt es Stammzellen und eine Population von unreifen, mitotisch aktiven Zellen, die für den Ersatz untergegangener differenzierter Zellen sorgen (S. 113).

6.2.1 Ablauf des Zellzyklus

Interphase des Zellzyklus

Das zentrale Ereignis zwischen den Teilungen ist die **S-Phase**: Sie dient der Verdopplung (**Replikation**) der DNA sowie der Histone und Regulationsproteine. Damit wird die nächste Zellteilung vorbereitet, bei der identisches genetisches Material auf die Tochterzellen verteilt werden soll. Ein Proteinkomplex (**Cohesin**) sorgt dafür, dass die Schwesterchromatiden von der S-Phase bis zur nächsten Mitose zusammenhalten. M- und S-Phase sind durch zwei zeitliche Lücken (engl.: *gaps*) getrennt, G_1-Phase und G_2-Phase.

In beiden **G-Phasen** (S. 111) wird das genetische Material auf Fehler geprüft und gegebenenfalls repariert mit dem Ziel, dass es bei der nächsten Teilung fehlerfrei an die Tochterzellen weitergegeben wird. Vor dem Übergang von einer Phase in die nächste gibt es **Kontrollpunkte** (S. 111), an denen der Zyklus im Falle eines DNA-Schadens angehalten wird; dadurch wird Zeit gewonnen, den Schaden zu beheben oder die Zelle durch **Apoptose** (S. 117) aus dem Verkehr zu ziehen. In der G_1-Phase entscheidet sich außerdem, ob die Zelle überhaupt die Schwelle (**Restriktionspunkt**) zur nächsten Runde des Zyklus überwinden wird; dies geschieht nur unter Einfluss mitogener Faktoren (S. 115). Andernfalls schert die Zelle aus dem Zyklus aus und tritt in den G_0-Zustand ein, in dem sie entweder unter Einfluss von Differenzierungsfaktoren reift oder durch Apoptose untergeht.

Kohäsion der Chromatiden. Die beiden Schwesterchromatiden werden nach der S-Phase zunächst auf ganzer Länge durch zahlreiche **Cohesin-Komplexe** zusammengehalten. Diese sind in ▶ Abb. 6.5 **a** stark vereinfacht dargestellt. Bei Beginn der Prometaphase dissoziiert Cohesin von den Armen ab, bleibt aber in der Zentromer-Region erhalten. Erst beim Übergang zur Anaphase wird das zentromerische Cohesin durch das Enzym **Separase** gespalten

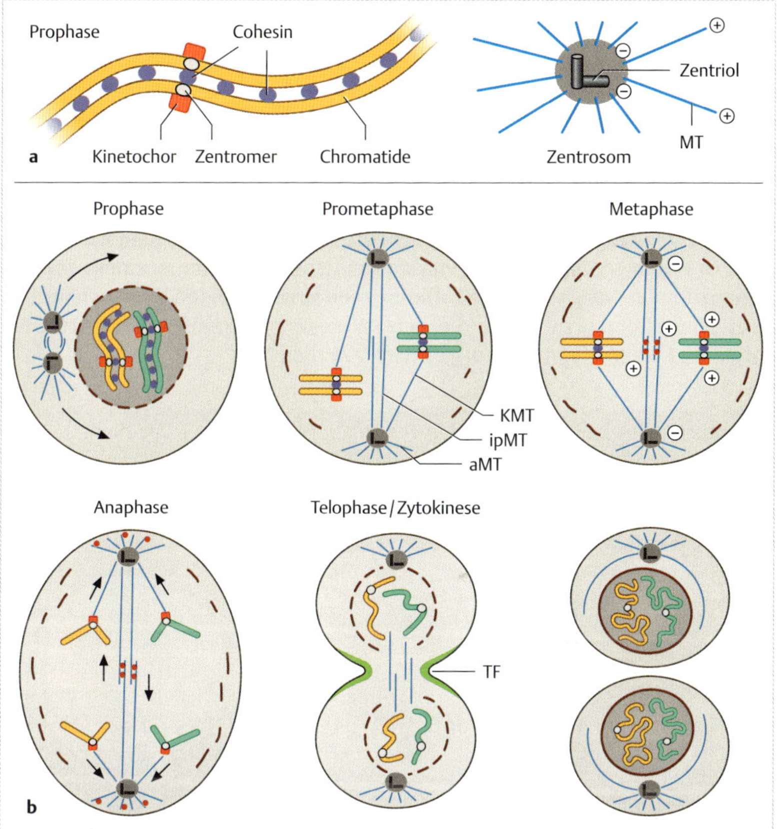

Abb. 6.5 **a** **Prophase-Chromosom** (Teil) und **Zentrosom** (Schemata). **MT**, Mikrotubuli. **b** **Mitose-Stadien** (Schema). **aMT**, **KMT**, **ipMT**, astrale, Kinetochor- und interpolare Mikrotubuli. Die Gesamtheit von KMT und ipMT sind die **Spindel-MT**. Die assoziierten Motorproteine sind exemplarisch an einigen Stellen als *rote Punkte* dargestellt. **TF**, Teilungsfurche. Die *braunen* Partikel symbolisieren Material der zerfallenen Kernhülle, das sich in die ER-Schläuche integriert hat. Beachte, dass in der Prometaphase noch nicht alle Kinetochore an den Mikrotubuli befestigt sind. Weitere Einzelheiten s. Text.

und gibt die Schwesterchromatiden zur Trennung frei. Ein verfrühtes Inkrafttreten der Separase-Wirkung wird durch ein hemmendes Protein (**Securin**) verhindert. Die Beseitigung von Securin gibt den Startschuss für die Anaphase.

M-Phase des Zellzyklus

In der M-Phase oder **Mitose** (▶ Abb. 6.**5**, ▶ Abb. 6.**6**) werden die Schwesterchromatiden und der Zellleib auf die Tochterzellen verteilt. Folgende Strukturmerkmale sind kennzeichnend für die meisten Mitose-Stadien: **kondensierte Chromosomen**, **fehlende Kernhülle**, **Mitosespindel**.

Es sei daran erinnert, dass das **Zentrosom** (▶ Abb. 6.**5 a**) aus einem Paar *Zentriolen* und einer umgebenden Wolke von dichtem Material besteht, aus dem die Mikrotubuli hervorwachsen (MTOC) (S. 45). Weiter muss erwähnt werden, dass schon während der S-Phase das Zentriolenpaar beginnt, sich zu verdoppeln, es liegen somit in der G_2-Phase zwei Zentriolenpaare in einem Zentrosomenkomplex vor (▶ Abb. 3.**8**). Dieser teilt sich zu Beginn der Prophase in **zwei Schwesterzentrosomen**, die sich im weiteren Verlauf voneinander entfernen und die Mitosespindel organisieren werden.

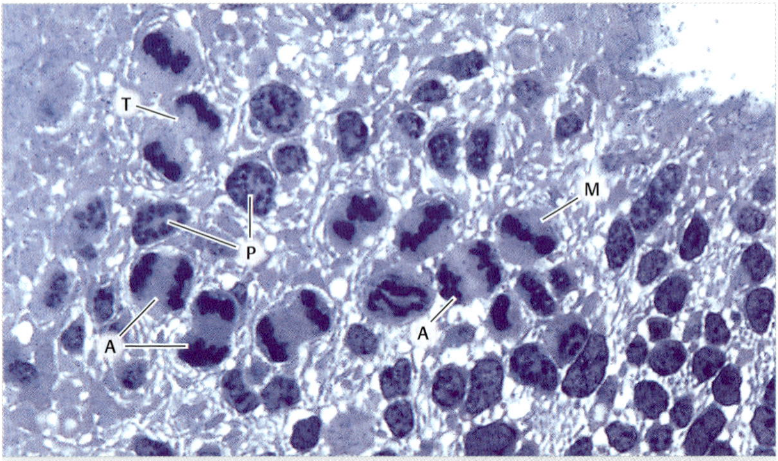

Abb. 6.6 Mitosen. Neuralrohr (Mausembryo), Tangentialschnitt durch die Ventrikulärzone, in der die mitotisch aktiven Neuroepithelzellen liegen. Einige Zellen befinden sich in der Prophase (**P**), Metaphase (**M**, Metaphasenplatte von der Seite gesehen), Anaphase (**A**) oder Telophase (**T**). Rechts unten viele Zellen in der Interphase. Semidünnschnitt, Toluidinblau. Vergr. 960fach.

Mitosespindel. Während der Prophase beginnt die Mitosespindel sich zu formieren. Sie ist für die Trennung der Schwesterchromatiden verantwortlich und besteht aus bipolar angeordneten **Mikrotubuli** und assoziierten **Motorproteinen**. Die Mikrotubuli sind mit ihren (–)-Enden in den Zentrosomen verankert, die die **Spindelpole** bilden. Der **Äquator** der Spindel entspricht der Ebene, in der sich die Chromosomen während der Metaphase anordnen (Metaphasenplatte).

Phasen der Mitose

Die Mitose dauert etwa **eine Stunde** und gliedert sich in sechs Abschnitte: Prophase, Prometaphase, Metaphase, Anaphase, Telophase, Zytokinese (▶ Abb. 6.5 **b**). Die Anaphase ist am kürzesten (wenige Minuten).

(1) Prophase. Kondensierung der Chromosomen (unter Mitwirkung eines Proteinkomplexes, **Condensin**), Teilung des Zentrosomenkomplexes, Bildung der Mitosespindel.

Die Zelle rundet sich ab. Die **Chromosomen** beginnen, aufgrund allmählicher Kondensierung sichtbar zu werden. Die beiden Schwesterzentrosomen entfernen sich voneinander und werden zu den künftigen **Spindelpolen**. Bis zur Prometaphase wachsen neue Mikrotubuli aus: **Spindel-Mikrotubuli** sowie **astrale Mikrotubuli**, die im Zellkortex verankert sind. Der Zerfall der Kernhülle beginnt: Die Lamine depolymerisieren, der Proteinkomplex der Kernporen löst sich in seine Einzelteile auf.

(2) Prometaphase. Völliges Verschwinden der Kernhülle, Anheftung der Chromosomen an die Spindel-Mikrotubuli.

Innere und äußere Membran der Kernhülle integrieren sich in das Membransystem des ER, welches jetzt in Form von Schläuchen anstatt flachen Zisternen vorliegt. Die Bestandteile der auseinandergefallenen Kernporenkomplexe und der Lamina sind im Zytosol gelöst. Jetzt gewinnen die (+)-Enden der Spindel-Mikrotubuli Zugang zu den Chromosomen und können sich am Kinetochor befestigen (**Kinetochor-Mikrotubuli**).

(3) Metaphase. Bildung der Metaphasenplatte.

Jedes Kinetochor muss an den richtigen Mikrotubuli angeheftet sein. Wenn auch nur eines unbefestigt bleibt, kommt die Mitose zum Stehen (**Spindel-Kontrollpunkt**). Alle Chromosomen werden durch die Kinetochor-Mikrotubuli in *eine* Ebene dirigiert, die in der Mitte der Spindel liegt (**Metaphasenplatte**).

(4) Anaphase. Trennung der Schwesterchromatiden.

Erst jetzt löst sich die Kohäsion zwischen den Schwesterchromatiden ganz (Spaltung der letzten Cohesin-Verknüpfung durch das Enzym *Separase*). In der frühen Anaphase (Teil A) fangen die Kinetochor-Mikrotubuli an, sich **durch Depolymerisation am (+)-Ende zu verkürzen,** ohne dass die Haftung am Kinetochor verloren geht. Dadurch werden die Chromatiden auseinander gezogen und, mit dem Kinetochor voran, zu den Spindelpolen transportiert. In der späten Anaphase (Teil B) wird die Zelle länglich und die Spindelpole entfernen sich zunehmend voneinander: Die **interpolaren Mikrotubuli**, die sich auf halber Höhe der Spindel überlappen, *verlängern* sich durch **Polymerisation** und üben, unter Mitwirkung eines **Kinesin-Motors**, eine **Schubkraft** auf die Pole aus. Zusätzlich bewirkt **Dynein** über die astralen Mikrotubuli einen Zug auf die Pole in Richtung Zellkortex.

(5) Telophase. Zerfall der Mitosespindel, beginnende Dekondensierung der getrennten Chromatiden, Neuformierung der Kernhülle. Beginn der Zellleib-Durchschnürung.

Die Chromatiden sind an den Spindelpolen angekommen und beginnen, sich zu dekondensieren. Die Proteine der Kernporen finden sich wieder zu Komplexen zusammen. Teile des ER legen sich dem Chromatin an und fusionieren bald zu einer neuen Kernhülle. Es bildet sich eine neue Lamina.

(6) Zytokinese. Vollständige Trennung des Zellleibes.

Schon in der Telophase bildet sich eine **Teilungsfurche**, die durch einen kontraktilen Ring aus *Aktinfilamenten* und *Myosin II* zustande kommt. Die Furche liegt in Höhe der ehemaligen Metaphasenplatte und verläuft senkrecht zur Längsachse der Spindel. In der späten Telophase ist die Durchschnürung des Zellleibes fast abgeschlossen, durch die Zytokinese wird sie vollendet. Die Mikrotubuli nehmen wieder ihre Interphase-Anordnung ein. Die großen **Zellorganellen** (ER, Golgi-Apparat), die während der M-Phase in Schläuche bzw. kleine Vesikel zergliedert waren, sind inzwischen mit Hilfe des Mikrotubulus-Systems auf die Tochterzellen verteilt und fusionieren wieder zu großen Kompartimenten. Die übrigen Zellorganellen (Mitochondrien, Lysosomen usw.) werden ebenfalls verteilt.

„**Spindelgifte**“: Wesentliche Voraussetzungen für den Chromosomentransport sind die **Polymerisations-** und **Depolymerisationsvorgänge** an den Mikrotubuli der Spindel. Diese Vorgänge können durch *Colchizin* und andere Spindelgifte gestört werden. Folge: Arretierung der Mitose vor der Anaphase. Dieser Effekt wird experimentell in der Zytogenetik (S. 104) und klinisch bei der Behandlung bestimmter bösartiger Tumoren ausgenutzt (S. 44).

Der **Mitose-Index** (Zahl der Mitose-Figuren pro 1000 Zellkerne oder pro definierte Testfläche im histologischen Präparat) ist ein Maß für die Proliferationsaktivität eines Gewebes. In ausgereiften Geweben sind Mitose-Figuren sehr selten. Selbst in proliferatorisch aktiven Geweben des postnatalen Organismus sind sie wegen der kurzen Dauer der M-Phase (ca. 1 Stunde) nicht eben häufig anzutreffen, so z. B. in 7 von 1000 Zellen im roten Knochenmark (Blutzellbildung) (S. 345); andere Beispiele sind die Krypten der Darmschleimhaut (Zellersatz) (S. 472), und die Keimzentren der Lymphfollikel (Proliferation von B-Zellen) (S. 381). Viel häufiger sind Mitose-Figuren in embryonalen Geweben (▶ Abb. 6.**6**) sowie in malignen Tumoren (S. 116) zu finden.

6.2.2 Regulierung des Zellzyklus

Der Ablauf des Zellzyklus ist streng geregelt und mit zahlreichen Sicherungen versehen (▸ Abb. 6.4). Für den Fortgang sind einige zyklusspezifische Enzyme (Proteinkinasen, **cyclin-dependent kinases, CDK**) wichtig, die durch Komplexbildung mit bestimmten Proteinen, **Cyclinen**, aktiviert werden. Die CDK sind ständig vorhanden, die Cycline dagegen sind aufgrund ihres zeitlich genau programmierten Auf- und Abbaus jeweils nur für kurze Zeit verfügbar. Der Fortgang einer Zyklusphase und der Übergang in die nächste sind nur möglich, wenn der phasenspezifische **Cyclin/CDK-Komplex** einen bestimmten Wirkspiegel erreicht und die Aktivität des Komplexes nicht durch **Inhibitoren** gemindert wird. Der Takt des zyklischen Geschehens wird also durch das Auf und Ab der aktiven Cyclin/CDK-Komplexe angegeben. – Auf dieselbe Weise wird auch der **Verdopplungszyklus des Zentrosoms** geregelt (▸ Abb. 3.8).

Die **G_1-Phase** dient mehreren Zwecken: (a) Vergrößerung des Zellleibes auf das Maß der Mutterzelle (Synthese von Ribosomen, Proteinen, Biomembranen usw.); Ergänzung des Zellorganellen-Bestandes. (b) Prüfung der DNA auf Fehler durch Pannen bei der vorausgegangenen Mitose und Reparatur der Fehler. (c) Eine natürliche „Proliferationsbremse" (z. B. das Retinoblastom-Protein, **Rb-Protein**) verhindert das Überschreiten einer Hemmschwelle (**Restriktionspunkt**) zur nächsten S-Phase. Die Schwelle wird nur überwunden, wenn – unter dem stimulierenden Einfluss mitogener Faktoren – die Bremse gelockert wird (Inaktivierung des Rb-Proteins). Jenseits des Restriktionspunktes sind solche Stimuli für den Fortgang des Geschehens nicht mehr nötig. In der **G_2-Phase** wird die DNA auf Fehler bei der Verdopplung überprüft und gegebenenfalls repariert.

Kontrollpunkte. In jeder Zyklusphase gibt es **Notfallmechanismen**, durch die der Zyklus angehalten oder verzögert wird, wenn die Teilschritte bis dahin nicht ordnungsgemäß vollzogen sind (▸ Abb. 6.4): **G_1/S**-Kontrollpunkt vor Eintritt in die S-Phase; während der S-Phase; **G_2/M**-Kontrollpunkt vor Eintritt in die M-Phase; **Spindel-Kontrollpunkt** vor Eintritt in die Anaphase. Als ein Beispiel für die vielfältigen Mechanismen sei das **Protein p53** genannt, das als „Notbremse" oder „Polizist" des Zyklus wirksam wird: Bei DNA-Schäden verhindert es (durch nachgeordnete inhibitorische Proteine) das Fortschreiten in die nächste Phase. Entweder wird jetzt der Fehler korrigiert oder, wenn dies nicht möglich ist, veranlasst p53 die Einschaltung eines „Selbstmordprogramms", das die Zelle in die **Apoptose** (S. 117) führt. Die Gene für die Zyklus-bremsenden Faktoren (z. B. Rb-Protein, p53) werden als **Tumor-Suppressor-Gene** bezeichnet, weil die Genprodukte die unkontrollierte Proliferation (und damit die Entstehung von Tumoren) verhindern helfen.

Polyploidie. Der **Ploidiegrad** ist ein Maß für die Anzahl von Chromosomensätzen pro Zelle. Zellen, die ein ganzzahliges Vielfaches ihrer beiden Chromosomensätze enthalten, werden als **polyploid** bezeichnet.

Dieser Status kann durch verschiedene Mechanismen zustande kommen:

- **Fusion einkerniger Zellen** zu einer mehrkernigen Zelle, die als **Synzytium** bezeichnet wird. Beispiele: Osteoklast (ca. 10 Kerne) (S. 191), Skelettmuskelfaser einige -zig Kerne) (S. 269), Synzytiotrophoblast (unzählige Kerne) (S. 628).

- **Endore(du)plikation.** Fortlaufender Wechsel zwischen S- und G-Phase, dadurch sehr hohe n-Zahlen. Kein Zerfall der Kernhülle. Für menschliche Zellen nicht nachgewiesen.
- **Endomitose**. Musterbeispiel: **Megakaryozyt (MK)** (S. 353). Ablauf des Zellzyklus G_1-S-G_2-M bis zur frühen **Anaphase** (Kernhülle aufgelöst). Hier bricht die Mitose vorzeitig ab, die Kernhülle formiert sich wieder, Kernteilung und Zytokinese bleiben aus. Ergebnis: einkernige zunächst tetraploide Zelle. Dieser Vorgang wiederholt sich mehrfach, Ploidie des MK meist 16n–32n, maximal 128n. Die Zelle bleibt dabei **einkernig**, allerdings sind Kern und gesamte Zelle größer als bei diploiden Zellen.
- **Azytokinetische Mitose** (fehlende Zytokinese). Ablauf des Zellzyklus bis einschließlich Kernteilung. Nun bleibt die Zytokinese aus. Ergebnis: eine **zweikernige tetraploide** Zelle. Beispiele: postnatale Herzmuskelzelle (S. 290), postnatale Leberepithelzelle (Hepatozyt) (S. 488). Etwa 50 % der adulten menschlichen Hepatozyten und 25 % der Kardiomyozyten besitzen 2 Kerne (2n + 2n).

6

Als **aneuploid** werden Zellen bezeichnet, bei denen einzelne Chromosomen zusätzlich zum normalen Chromosomensatz vorhanden sind oder fehlen. Dafür sind Irrtümer verantwortlich u. a. bei der DNA-Verdopplung, bei der Zentrosomen-Verdopplung (S. 108), bei der Bildung der bipolaren Mitosespindel (z. B. aufgrund überzähliger Zentrosomen) oder bei der Trennung der Schwesterchromatiden. Ursache solcher Irrtümer sind meist defekte Kontrollmechanismen des Zellzyklus (S. 111) oder Zentrosomenzyklus (S. 45). Aneuploidie findet man häufig bei **malignen Tumoren** (S. 116).

6.3 Zelldifferenzierung, Zellumsatz, Stammzellen

Viele Zellen im postnatalen Organismus streben nach der M-Phase nicht der nächsten S-Phase zu. Vielmehr steigen sie, wenn ein mitogener Reiz fehlt oder wenn Differenzierungsfaktoren auf sie einwirken, während der G_1-Phase aus dem Zyklus aus, begeben sich in den **G_0-Zustand** und durchlaufen eine **Differenzierung** (Reifung), d. h. sie entwickeln Strukturen und Fähigkeiten, durch die sie überhaupt erst ihre spezifische Funktion zum Wohle des Gesamtorganismus erfüllen können.

In manchen Geweben schließt die **terminale Differenzierung** der Zellen den Wiedereintritt in den Zellteilungszyklus aus: z. B. die roten und manche weißen Blutzellen, reife Oberflächenzellen der Schleimhäute, Skelettmuskelfasern, Hornzellen der Epidermis. Hier dienen Organ-spezifische **Stammzellen** als Quelle für den Zellersatz. In anderen Geweben dagegen (z. B. Epithelien von Leber, Niere und endokrinen Drüsen, Endothel, glatte Muskulatur, Fibroblasten) erfolgt der natürliche Zellersatz dadurch, dass die differenzierten Zellen unter Einfluss von Wachstumsfaktoren wieder mitotisch aktiv werden; hier werden Stammzellen nur bei ausgedehntem Zellverlust oder beeinträchtigter Proliferationsfähigkeit der differenzierten Zellen zur Reparatur herangezogen. Einige terminal differenzierte Zellarten (z. B. Nerven- und Herzmuskelzellen) gelten als **permanente Zellen** (Lebensdauer so lang wie die des Individuums); sie werden, falls sie durch Schädigung untergehen, gar nicht oder nur sehr ungenügend ersetzt.

In den meisten **ausgereiften Geweben** haben die Zellen jedoch nur begrenzte Lebensdauer (Tage bis Monate), gehen dann unter (meist durch Apoptose = programmierten Zelltod) (S. 117) und müssen ersetzt werden. In gesunden Geweben ist der **Zellumsatz** (Bilanz aus Zellproliferation und Apoptose) ausgeglichen. Bei Überwiegen des Zelluntergangs kommt es zum Gewebsschwund (Atrophie) (S. 116). Überwiegen der Proliferation infolge dauerhafter Störung des Apoptose-Programms kann zur Tumorentstehung führen.

6.3.1 Stammzellen

In vielen Geweben und Organen des erwachsenen Körpers sind adulte **Stammzellen (SZ)** nachgewiesen worden. Die wichtigsten Merkmale von SZ sind

- Fähigkeit zur **Selbsterneuerung** (lebenslanger Vorrat an SZ),
- **langsam laufender Zellzyklus** (SZ teilen sich selten),
- **niedriger Differenzierungsgrad**.

Aus der Teilung einer SZ gehen meist zwei ungleiche Tochterzellen hervor (**asymmetrische Teilung**, (▶ Abb. 6.7): Die eine Tochterzelle behält die Eigenschaften der Mutterzelle bei, d. h. sie verbleibt im SZ-Vorrat (Selbsterneuerung des Vorrats). Die andere Tochterzelle wird zur **Progenitorzelle** (Vorläuferzelle) einer Population, die sich vorübergehend stark vermehrt (**transitorisch amplifizierende Zellen**, TAZ), aber die Fähigkeit zur Selbsterneuerung verliert, weil alle Tochterzellen weitergeführt werden. Nach etlichen Teilungszyklen stellen die TAZ ihre mitotische Aktivität ein und differenzieren sich.

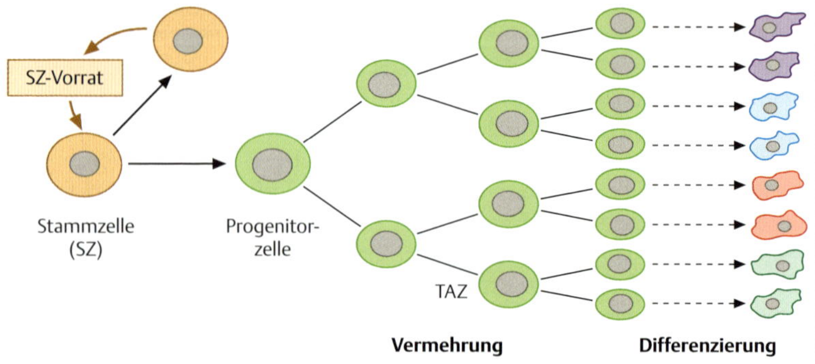

Abb. 6.7 Stammzelle (SZ) am Beispiel einer multipotenten SZ. Bei asymmetrischer Teilung bleibt eine Tochterzelle im SZ-Vorrat, die andere wird zur Progenitorzelle. Deren Nachkommen vermehren sich vorübergehend stark (transitorisch amplifizierende Zellen, **TAZ**) und durchlaufen dann eine Differenzierung zu reifen Zellen. Für die TAZ sind hier nur wenige Mitosen gezeigt, tatsächlich sind es viel mehr.

Unterschiedliche Potenz der Stammzellen. Den Nachkommen verschiedener SZ-Populationen stehen unterschiedlich viele Differenzierungswege offen. Aus **totipotenten** SZ (bis zum 8-Zell-Stadium der Embryonalentwicklung) (S. 621) kann ein ganzer Embryo einschließlich Plazenta entstehen. Die **pluripotenten** SZ des frühen Embryo können sämtliche Zelltypen des Individuums (aber nicht mehr die Plazenta) liefern. Im postnatalen Organismus können SZ höchstens **multipotent** sein (z. B. mesenchymale SZ (S. 148), hämatopoietische SZ (S. 347)). **Oligopotente** bzw. **unipotente** SZ liefern nur wenige bzw. nur einen Zelltyp (z. B. unipotente SZ der Spermatogenese (S. 572).

Sicherung des Stammzell-Vorrats. Es gibt verschiedene **Sicherungen** gegen Verlust und genetische Fehler: **(a)** Verluste können durch **symmetrische Teilung** ausgeglichen werden, wobei beide Tochterzellen zu SZ werden, sodass der Vorrat wieder aufgefüllt wird. **(b)** SZ wohnen in **„SZ-Nischen"**, wo sie durch ein jeweils spezifisches Mikromilieu gleichsam in einen Dauerschlaf versetzt werden, ihre Differenzierung verhindert wird und alle SZ-typischen Eigenschaften erhalten bleiben. Hierfür sind wahrscheinlich spezifische Interaktionen (z. B. über Adhäsionsmoleküle) zwischen SZ und benachbarten Nicht-Stammzellen oder zwischen SZ und der Extrazellulärmatrix (z. B. Basallamina) verantwortlich. Für die Wiederaufnahme ihrer mitotischen Aktivität brauchen die SZ einen Stimulus durch spezifische Faktoren. **(c)** Subpopulationen der SZ verfügen über **ABC-Transporter** (S. 29) in der Plasmamembran, mit denen sie eingedrungene, potenziell schädliche Fremdstoffe wieder herausbefördern können.

Embryonale Stammzellen (ESZ) können aus Embryonen in ganz frühem Entwicklungsstadium (aus der „inneren Zellmasse" der Blastozyste) (S. 622) isoliert werden, experimentell aus Mausembryonen; klinisch aus „überzähligen" menschlichen Embryonen, die bei einer in-vitro-Fertilisation (S. 623) entstanden sind. In Deutschland verbietet das Embryonenschutzgesetz die Gewinnung menschlicher SZ zu Forschungszwecken. Embryonale SZ können in Zellkultur zur Vermehrung gebracht werden, ohne dass sie ihre SZ-Eigenschaften verlieren. Durch diverse Wirkstoffe lassen sie sich in verschiedene Differenzierungswege lenken, so können zahlreiche Zellarten aus ihnen gezüchtet werden. Hierauf beruht die Hoffnung, aus ESZ Ersatzzellen herzustellen und damit Krankheiten heilen zu können, für die es bisher keine Heilung gibt (z. B. neurodegenerative Erkrankungen, Diabetes mellitus).

Adulte Stammzellen können aus Geweben des postnatalen Körpers gewonnen und in Zellkultur vermehrt werden. Ob sie sich dabei allerdings in andere Zelltypen als die des Herkunftsgewebes verwandeln lassen (**Plastizität**), ist umstritten. **Induzierte pluripotente Stammzellen (iPS-Zellen)** werden aus reifen somatischen Zellen gewonnen. Sie werden in Zellkultur durch molekularbiologische Techniken so „reprogrammiert", dass sie sich ähnlich wie ESZ in verschiedene Differenzierungswege lenken lassen. Eine Gefahr könnte darin bestehen, dass die iPS-Zellen durch die notwendigen Induktionstechniken möglicherweise so verändert werden, dass sie sich zu Tumorzellen entwickeln können.

6.4 Wachstum, Zelltod

6.4.1 Wachstum

Das natürliche Wachstum des Organismus beruht vor allem auf Zellproliferation. Hierfür benötigen normale Zellen den Reiz durch bestimmte Hormone oder **Wachstumsfaktoren** als Mitogene (z. B. EGF = *epidermal growth factor*; IGF = *insulin-like growth factor*; PDGF = *platelet-derived growth factor*), die von anderen Körperzellen oder der betreffenden Zelle selbst abgegeben werden. Der Wirkungsmechanismus besteht – grob vereinfacht – darin, dass (nach Bindung des Faktors an einen Rezeptor und vermittels einer intrazellulären Signaltransduktionskette) in der Zelle bestimmte Gene aktiviert werden, deren Genprodukte ihrerseits den Zellzyklus antreiben.

Hyperplasie, Hypertrophie, Atrophie. Die außergewöhnliche Vergrößerung eines Organs kann auf zwei verschiedenen Mechanismen beruhen. (a) **Hyperplasie:** Zunahme der Zellzahl durch Proliferation (z. B. physiologische Hormon-induzierte Vergrößerung der Brustdrüse während der Schwangerschaft) (S. 660). (b) **Hypertrophie:** Vergrößerung der Zellen durch gesteigerte Synthese bestimmter Zellbestandteile, ohne Zunahme der Zellzahl (z. B. physiologische Vergrößerung des Herzmuskels bei körperlichem Training). Beide Mechanismen können aber auch kombiniert sein (z. B. Vergrößerung der Muskelmasse des schwangeren Uterus). Die Verkleinerung eines Organs wird als **Atrophie** bezeichnet. Sie kann sowohl auf Verkleinerung der Zellen (z. B. Skelettmuskel nach Denervation oder Unterbelastung) als auch auf der Verminderung der Zellzahl beruhen (z. B. Hormon-abhängige Gewebe bei Fehlen des endokrinen Stimulus).

Maligne (bösartige) **Tumoren** (Neoplasmen, Geschwülste) zeichnen sich durch abnorm gesteigerte Proliferation, verminderte Apoptose und ungenügende Differenzierung der Zellen aus. Die Tumorentstehung beruht meist auf einer allmählichen Anhäufung von Mutationen in Genen mit Zellzyklus-regulierender Funktion: (**a**) **Proto-Onkogene** (normale Gene, deren Genprodukte in irgendeiner Weise den Zellzyklus fördern) können zu **Onkogenen** werden (gr.: *onkos* = Tumor), die den Zellen eine autonome (von mitogenen Faktoren unabhängige) Proliferation erlauben. (**b**) Beide Kopien von **Tumor-Suppressor-Genen** (z. B. Rb- und p53-Gen) können funktionslos werden oder die entsprechenden Proteine können durch Viren inaktiviert werden (S. 617). (**c**) Gene, die für die Induktion der **Apoptose** und die **DNA-Reparatur** zuständig sind, können ausfallen. Folge all dieser Fehler: Es kommt zu unkontrollierter fortgesetzter Antreibung des Zellzyklus und zum Verlust von Zellzyklusbremsen. Die Zelle überschreitet unabhängig von Wachstumsfaktoren den Restriktionspunkt und ohne Korrektur von DNA-Fehlern die Kontrollpunkte des Zellzyklus und wird auch nicht durch Apoptose aus dem Verkehr gezogen; vielmehr gibt sie die DNA-Fehler an die Tochterzellen weiter, was zusätzliche Fehler nach sich ziehen wird.

Benigne Tumoren (z. B. Adenom, Fibrom, Myom: von Epithel, Bindegewebe bzw. Muskel abgeleitet) weisen noch viele Differenzierungsmerkmale des Herkunftsgewebes auf, wachsen relativ langsam und respektieren dabei histologische Grenzen (z. B. die Basalmembran). **Maligne Tumoren** (z. B. Karzinom, Fibrosarkom, Myosarkom: von Epithel, Bindegewebe bzw. Muskel abgeleitet) sind um so bösartiger, je weniger sie differenziert sind. Sie wachsen invasiv (d. h. respektieren weder histologische Grenzen noch Organgrenzen) und setzen meist **Metastasen** (Tochtergeschwülste).

6.4.2 Zelltod

Zellen können auf verschiedene Arten sterben. Häufige Formen des Zelltodes sind **Nekrose** und **Apoptose**. Die klassische Nekrose ist stets krankhaft, unreguliert und unmittelbare Folge eines zellulären „Unfalls", die Apoptose dagegen ist ein Tod, der in der betroffenen Zelle nach einem festgelegten Fahrplan

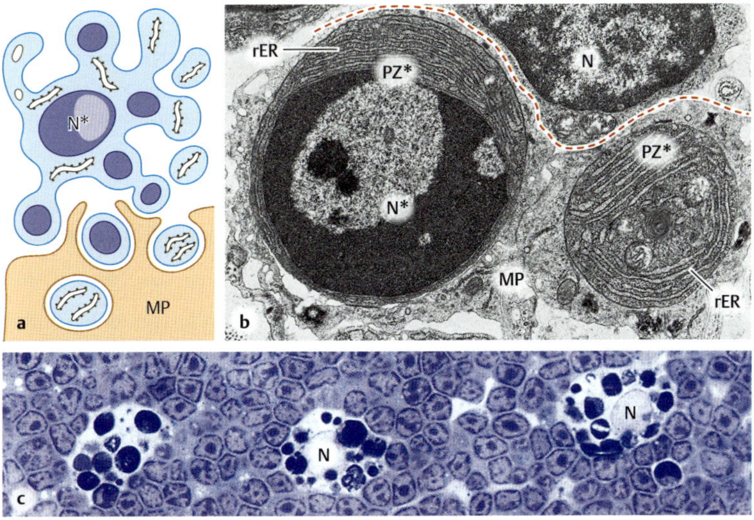

Abb. 6.8 Apoptose. **a** Schema. Zellkern (**N***) mit stark kondensiertem Chromatin an der Kernhülle (typisch für apoptotische Zellen), der Kern ist bereits teilweise zerstückelt (*dunkelblau*). Der Zellleib zerlegt sich in Fragmente, die von einem Makrophagen (**MP**) phagozytiert werden. **b** EM-Bild. Zwei Fragmente einer apoptotischen Plasmazelle (**PZ***) im Lymphknoten (Ratte). Sie sind von den Ausläufern eines Makrophagen (helles Zytoplasma) umgeben. **rER**, viel raues ER (typisch für Plasmazellen, vgl. ▸ Abb. 13.**3**. **N** (rechts oben), Kern eines *vitalen* Lymphozyten. Die Zellgrenzen zwischen Lymphozyt und Makrophagenausläufern sind markiert. **c** LM-Bild. Drei Makrophagen mit phagozytierten Trümmern von apoptotisch abgestorbenen Zellen (Thymusrinde, Maus). Die übrigen Zellen sind vitale Thymozyten (S. 403). Semidünnschnitt, Toluidinblau Vergr. 6000fach (b), 800fach (c).

(„Selbstmordprogramm") abläuft. Zusätzlich gibt es andere Arten des regulierten Zelltodes, darunter die **Nekroptose**. Nekrose und Nekroptose sind rein *morphologisch nicht* zu unterscheiden; unterschiedlich sind jedoch die zugrunde liegenden molekularen Mechanismen.

Apoptose. Die Apoptose (wörtlich *„Abfallen"* von Zellfragmenten) ist ein **programmierter Zelltod** (▸ Abb. 6.**8**). Meist sind nur einzelne Zellen betroffen, ohne dass der ganze Zellverband dadurch gestört wird. Durch externe oder interne Signale wird eine systematische Abfolge molekularer Prozesse aktiviert, mit denen die Zelle sich selbst zerstört: Die DNA wird enzymatisch zerkleinert, Zellkern und Zellleib werden (mittels Aktin-Myosin) in zahlreiche von Plasmamembran umgebene Fragmente zerschnürt („apoptotische Körper"). Aufgrund bestimmter Oberflächenmoleküle in der Plasmamembran (u. a. Phosphatidylserin) werden die Fragmente von Makrophagen und vitalen Nachbarzellen sofort erkannt (Signal „Friss mich") und alsbald phagozytiert, ohne dass es zur Anlockung eines Heeres von weißen Blutzellen kommt (keine Entzündungsreaktion). Die **morphologischen Merkmale** der Apoptose sind u. a. starke Kondensierung und Präzipitierung des Chromatins an der Kernhülle, Schrumpfung der Zelle, Entstehung von membran-begrenzten Zellfragmenten. In lichtmikroskopischen Schnitten sind solche Fragmente am besten zu erkennen, wenn sie bereits phagozytiert sind und als stark färbbare Einschlüsse im Zellleib von Makrophagen liegen („Kerntrümmer-Makrophagen") (▶ Abb. 6.**8 c**).

Durch die Apoptose werden nicht nur entgleiste Zellen ausgemerzt, sondern auch überflüssig gewordene oder aus anderen Gründen unbrauchbare Zellen beseitigt, z. B. Zellen in der Embryonal- und Fetalentwicklung (beispielsweise Beseitigung der „Schwimmhäute" bei der Bildung der Interdigitalräume), alte Epithelzellen an den Spitzen der Darmzotten, Brustdrüsen-Epithelzellen nach dem Abstillen (S. 662), unbrauchbare Immunzellen (S. 371).

Ein externer Stimulus für das **Apoptose-Programm** ist z. B. Bindung von Signalmolekülen an Todesrezeptoren der Plasmamembran (S. 336), ein intrinsischer (intrazellulärer) Stimulus z. B. ein Anstieg von p53 infolge DNA-Schäden. Ein wesentlicher Schritt im Ablauf des intrinsischen Weges ist die Freisetzung von **Cytochrom c** aus den Mitochondrien, nachdem deren äußere Membran durch pro-apoptotische Proteine durchlässig gemacht worden ist (S. 91). Die gemeinsame Endstrecke der verschiedenen Wege beginnt mit der Aktivierung bestimmter Proteasen (**Caspase-3** und **-7**), die über nachgeschaltete Faktoren die Zertrümmerung von Kern und Zellleib in Gang setzen.

Die klassische **Nekrose** ist unmittelbare Folge einer irreversiblen Zellschädigung, z. B. durch physikalische oder chemische Einwirkungen. Der Zelltod verläuft „unordentlich" und unbeeinflussbar. Der Zellleib und die Zellorganellen schwellen an, die Plasmamembran und die lysosomalen Membranen zerreißen, zerstörerische lysosomale Enzyme und Zytoplasma lecken heraus; die Zelle zerfällt; es entstehen entzündungsfördernde Substanzen (*damage-associated molecular patterns*, DAMPs) (S. 359), die weiße Blutzellen anlocken (**Entzündungsreaktion**) (S. 317). Meist werden ganze Gewebsregionen von der Nekrose erfasst.

Die **Nekroptose** wird ausgelöst z. B. durch Ischämie (Infarkt) und Viren. Die Nekroptose führt zu ganz ähnlichen morphologischen Ergebnissen wie die Nekrose. Sie unterscheidet sich jedoch von der Nekrose durch den geordneten Ablauf von Signalkaskaden und die Beeinflussbarkeit. Beispielsweise wird experimentell-therapeutisch versucht, mit Wirkstoffen, die den Zelltod hinauszögern, den drohenden Schaden in einem Infarktgebiet zu vermindern.

6.5 Meiose

Die Meiose findet während der Reifung der männlichen und weiblichen **Keimzellen** (Samenzellen (S. 574), Eizellen (S. 592)) statt und hat folgende Ziele: **Reduktion** des diploiden Chromosomensatzes auf den einfachen (haploiden) Satz und **Rekombination** des genetischen Materials. Für die Samenzellbildung gilt Folgendes: Aus einer diploiden Zelle, die in die Meiose eintritt, entstehen im Laufe von zwei Teilungsrunden (**Reifeteilung I** und **II**) vier haploide Zellen mit neu gemischtem genetischem Material. Der Werdegang der befruchtbaren Eizelle weicht von diesem „Fahrplan" ab, obgleich das biologische Prinzip erhalten bleibt (s. u.).

Am Beginn der Meiose (▸ Abb. 6.9, ▸ Abb. 6.10) steht eine Zelle (Abkömmling der Urkeimzellen, s. u.) mit 46 Chromosomen, deren DNA-Gehalt gerade in der

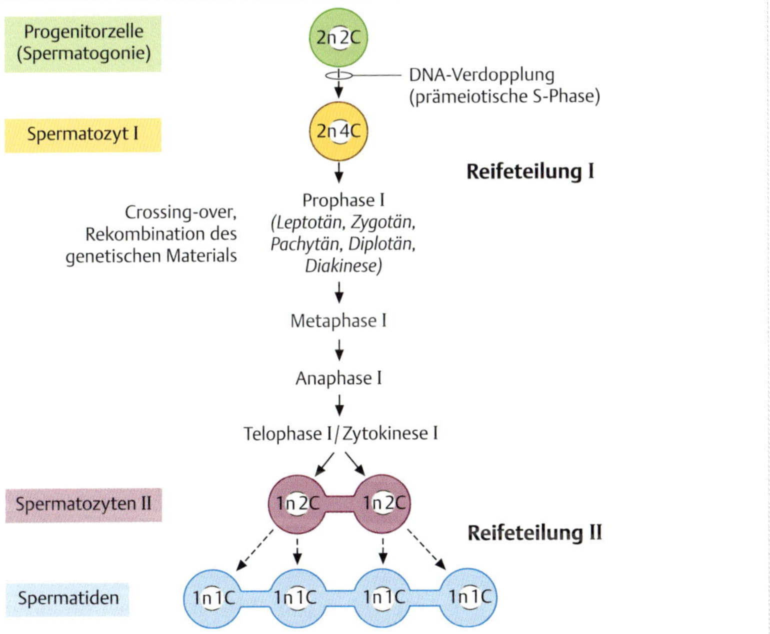

Abb. 6.9 „Fahrplan" der Meiose am Beispiel der Spermatogenese (vgl. ▸ Abb. 20.4). n = Zahl der Chromosomensätze, C = Zahl der Chromatiden pro Chromosomenpaar bzw. (bei n = 1) pro Chromosom.

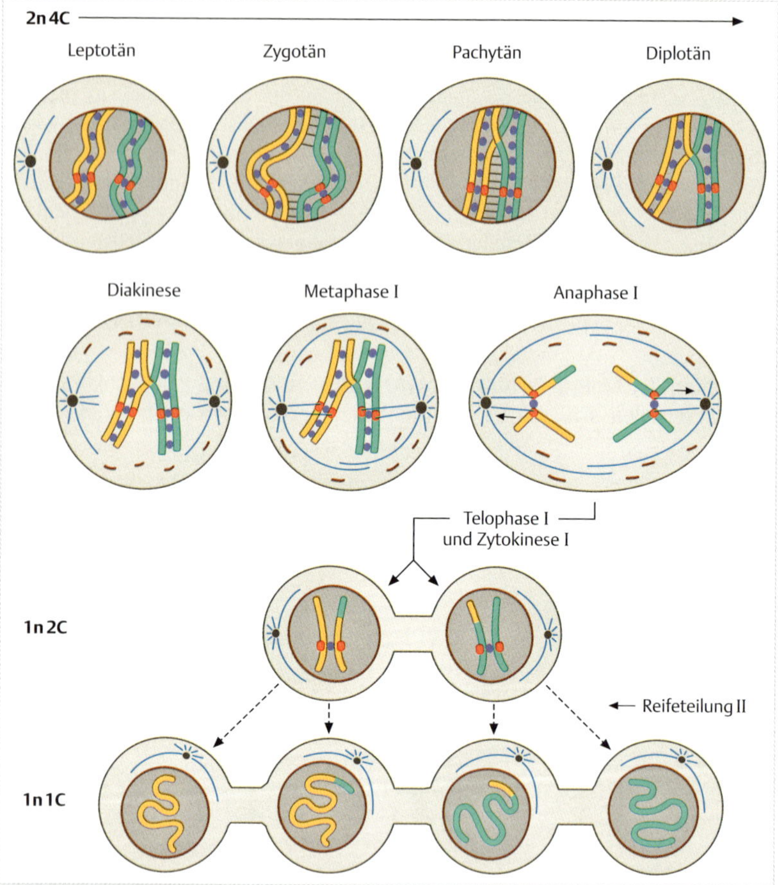

Abb. 6.10 Meiose-Stadien (Auswahl). Symbole wie in ▶ Abb. 6.5. Näheres s. Text und ▶ Abb. 6.9. Prometaphase nicht gezeigt.

prämeiotischen S-Phase verdoppelt worden ist. Der chromosomale Status dieser Zelle ist in Kurzfassung mit **2n4C** zu umschreiben: diploider Chromosomensatz, 4 Chromatiden pro Chromosomenpaar. Aus der Reifeteilung I gehen zwei Zellen mit dem Status **1n2C** hervor, d. h. einfacher Chromosomensatz, aber noch 2 Chromatiden pro Chromosom. Durch die Reifeteilung II entstehen insgesamt vier Zellen (**1n1C**) mit haploidem Chromosomensatz und einer Chromatide pro Chromosom.

Dieses Endergebnis der Meiose (**vier gleichwertige** Zellen, 1n1C) trifft nur für die Bildung männlicher Keimzellen zu (**Spermatogenese**, ▶ Abb. 6.**9**, ▶ Abb. 20.**4**). Dagegen entstehen bei der Entwicklung der weiblichen Keimzellen (**Oogenese**, ▶ Abb. 21.**2**) durch die Reifeteilung I in der Regel zwei ungleichwertige Zellen (große Oozyte und kleiner 1. Polkörper, beide 1n2C). Der 1. Polkörper teilt sich nicht mehr sondern geht unter. Das Ergebnis der Reifeteilung II ist *eine* große reife Eizelle (**Ovum**) und der 2. Polkörper (beide 1n1C), der wiederum abstirbt.

Keimbahn. Aus der Vereinigung (*Befruchtung, Fertilisation*) einer männlichen und einer weiblichen haploiden reifen Keimzelle (**Gamete**) ensteht wiederum eine diploide **Zygote**, die den Beginn eines neuen Individuums darstellt (S. 619). Schon sehr früh in der Embryonalentwicklung werden aus dem **Epiblasten** (Unterabteilung des Embryoblasten) Zellen abgezweigt, die zu **Urkeimzellen** (primordialen Keim- oder Geschlechtszellen) bestimmt sind. Die übrigen Zellen des Epiblasten werden den gesamten Körper (Soma) bilden (**somatische Zellen**). Aus den diploiden Urkeimzellen, die sich stark vermehren, gehen später (während der Reproduktionsphase des Individuums) durch Meiose wiederum haploide reife Keimzellen hervor. Diese Kontinuität der Keimzellen von einer Generation zur nächsten wird als **Keimbahn** bezeichnet.

6.5.1 Ablauf der Meiose

Die Meiose dauert aufgrund der ausgedehnten Prophase I lange: bei männlichen Keimzellen *ca. 3 Wochen*, bei weiblichen Keimzellen wegen eines eingeschalteten Ruhestadiums bis zu *Jahrzehnten*. Die wesentlichen Ereignisse der **Reifeteilung I** sind

- **Paarung** der homologen Chromosomen.
- **Austausch** von DNA-Segmenten zwischen den (Nicht-Schwester-)Chromatiden der homologen Chromosomen.
- **Trennung** der homologen Chromosomen. Wichtiger Unterschied der 1. Reifeteilung gegenüber der Mitose: Die Schwesterchromatiden jedes Chromosoms bleiben zusammen und werden zu demselben Spindelpol gezogen.

An die erste Reifeteilung schließt sich alsbald die **Reifeteilung II** an. Ihr geht (im Unterschied zur Mitose) *keine* DNA-Verdopplung voraus, im Übrigen entsprechen die Einzelschritte denen der Mitose, d. h. die Schwesterchromatiden werden getrennt.

Erste Reifeteilung

Die **Prophase I** dauert bei der Samenzellreifung ca. 3 Wochen (S. 574); bei der Eizellreifung beginnt sie bereits in der frühen Fetalzeit und wird nach einem Ruhestadium (*Diktyotän*) erst 10 – 50 Jahre später weitergeführt (S. 592). Während der ersten vier Stadien der Prophase bleibt die **Kernhülle erhalten** und die Chromosomen sind mit ihren Enden an der inneren Kernmembran befestigt. Die Kohäsion zwischen den Schwesterchromatiden ist schon seit der prämeiotischen S-Phase auf der ganzen Länge der Arme durch Cohesin gesichert.

Fünf Prophase-Stadien. Morphologisch sind 5 Prophase-Stadien zu unterscheiden:

(1) Leptotän (*leptos*, zart; *taenia*, Band): Die Chromosomen beginnen mit der Kondensation und werden als zarte Strukturen sichtbar. Im Leptotän ereignen sich DNA-Doppelstrangbrüche in den Chromatiden, dies ist Voraussetzung für die folgenden Rekombinationen.

(2) Zygotän (Wortstamm *zyg-*, vereinigen): Die homologen Chromosomen paaren sich, d. h. legen sich in identischer Ausrichtung nebeneinander. Eine leiterartige Struktur, die die homologen Chromsomen zusammenhalten wird (**synaptonemaler Komplex**), fängt an sich zu bilden

(3) Pachytän (*pachys*, dick): Die Chromosomen sind jetzt durch den synaptonemalen Komplex auf ganzer Länge aneinander gebunden und erscheinen als dicke Strukturen. Im Pachytän werden die DNA-Doppelstrangbrüche repariert, dabei kommt es zum Austausch von homologen Segmenten väterlicher und mütterlicher Chromatiden (**Rekombination, Crossing-over**), in jedem Chromosom mindestens an einer, oft an mehreren Stellen.

(4) Diplotän (*diploos*, doppelt): Der synaptonemale Komplex verschwindet, sodass wieder beide Chromosomen eines Paares zu sehen sind. Die Rekombinationsstellen werden als Überkreuzungen (**Chiasmata**) sichtbar, sie sind jetzt die einzigen Verbindungen zwischen den homologen Chromosomen und Voraussetzung für die fehlerfreie Montage der Teilungsspindel (s. u.). Die Schwesterchromatiden jedes Chromosomes sind noch auf ganzer Länge durch Cohesin verbunden. Bezüglich der nicht homologen **X- und Y-Chromosomen** männlicher Zellen ist bemerkenswert, dass jedes zwei kleine homologe Strecken (**pseudoautosomale Regionen**) besitzt, die bei der 1. Reifeteilung ebenfalls Chiasmata bilden. Im Diplotän werden bestimmte Strecken der Chromosomen dekondensiert, sodass hier Transkription möglich ist (Expression Keimzell-spezifischer Proteine). Die weiblichen Keimzellen werden im Diplotän in ein Ruhestadium (**Diktyotän**) versetzt.

(5) Diakinese und Beginn der Prometaphase: Die Enden der Chromosomen lösen sich von der inneren Kernmembran ab, die ganze Kernhülle zerfällt. Das Zentrosom hat sich verdoppelt, es liegen also 2 Schwesterzentrosomen vor (► Abb. 3.8). Diese trennen sich, die Teilungsspindel beginnt sich zu formieren. In den **folgenden Phasen** der Reifeteilung I werden die homologen Chromosomen voneinander getrennt. Dazu werden zunächst in der **Metaphase I** *beide Chromatiden* eines Chromosoms an den Mikrotubuli *derselben* Spindelhälfte befestigt. Erst wenn dies geschehen ist, wird das Cohesin zwischen den Armen der Chromatiden beseitigt. Am Zentromer bleibt Cohesin noch bis zur zweiten Reifeteilung erhalten. Die Chiasmata wandern ans Ende der Chromosomen und lösen sich auf. Nach Trennung der homologen Chromosomen in der **Anaphase I** folgen **Telophase I** und **Zytokinese I**. Letzere ist unvollständig; es verbleiben Zytoplasmabrücken zwischen den Tochterzellen.

Zweite Reifeteilung

Der Ablauf der Reifeteilung II gleicht einer mitotischen Teilung. Für die Anaphase II löst sich die Kohäsion zwischen den Zentromeren der Schwesterchromatiden, sodass diese nun voneinander separiert werden. Die Zytokinese II ist wiederum nicht vollständig (Zytoplasmabrücken).

Erbliche numerische Chromosomenanomalien. Bei ausbleibender Trennung (**Non-Disjunktion**) und nachfolgender Fehlverteilung einzelner Chromosomen entstehen Keimzellen, in denen ein Chromosom entweder doppelt vorhanden ist oder ganz fehlt. Im Falle der Befruchtung wird eine **aneuploide Zygote** mit drei Kopien (**Trisomie**) oder mit nur einer Kopie (**Monosomie**) des betreffenden Chromosoms entstehen. Die meisten Aneuploidien führen zum intrauterinen Fruchttod, nur einige sind mit dem Leben vereinbar. Meist sind entweder die Geschlechtschromosomen betroffen oder es liegt ein zusätzliches Chromosom 21 vor (**Trisomie 21, Down-Syndrom**, 1 auf ca. 800 Lebendgeburten).

Teil 2

Allgemeine Histologie

Allgemeine Vorbemerkungen

Die meisten Zellen des Körpers sind sesshaft und leben in Verbänden. Ein **Gewebe** ist ein Verband aus gleichartig differenzierten Zellen, die durch Interzellulärkontakte und Extrazellulärmatrix zusammengehalten werden. Vier Gruppen von Grundgeweben können unterschieden werden: Epithelgewebe, Binde- und Stützgewebe, Nervengewebe, Muskelgewebe.

- **Epithelgewebe.** Zellverbände mit vielen Zellkontakten und geringem Extrazellulärraum. Grobe Gliederung: Oberflächenepithelien, Drüsenepithelien.
- **Binde- und Stützgewebe.** Bauprinzip: Wenig Zellen, großer Extrazellulärraum. Dieser ist mit Extrazellulärmatrix gefüllt (z. B. kollagene und elastische Fasern, Proteoglykane, Mineralien), deren Zusammensetzung für die speziellen biomechanischen Eigenschaften der einzelnen Gewebetypen bestimmend ist. Grobe Gliederung: Lockeres und straffes kollagenfaseriges Bindegewebe, Fettgewebe, Knorpel, Knochen.
- **Nervengewebe.** Verband aus Nervenzellen samt ihren Ausläufern und Gliazellen; spezialisiert für die Übertragung und Verarbeitung von Informationen, die auf elektrochemischen Mechanismen beruhen.
- **Muskelgewebe.** Zellverbände mit der Fähigkeit zu koordinierten, makroskopisch sichtbaren Kontraktionen. Untergliederung: Quergestreifte Muskulatur (Skelett- und Herzmuskulatur), glatte Muskulatur.

Ein **Organ** ist stets aus mehreren Grundgeweben zusammengesetzt. Das für das Organ spezifische Gewebe – meist das Epithel – wird als **Parenchym** bezeichnet, im Unterschied zum bindegewebigen **Stroma**, das dem mechanischen Zusammenhalt des Organs dient und in das die Leitungsbahnen (Blut- und Lymphgefäße, Nerven) eingebettet sind. Die Herkunft der verschiedenen Gewebe und Organe aus den drei Keimblättern (**Ektoderm, Mesoderm, Endoderm**) des jungen Embryo ist in Kapitel 21 (S. 625) zusammengefasst.

7 Epithelgewebe

Epithelien sind Verbände aus **polar gebauten Zellen**, die dicht an dicht sitzen, mit einem Minimum an Extrazellulärraum dazwischen. Die Zellen sind durch **Zellkontakte** untereinander verbunden und an einer **Basalmembran** (Teppich aus Extrazellulärmaterial) verankert. Alle Epithelien bilden Grenzen, mit ihrer Hilfe wird der Extrazellulärraum des Organismus in verschiedene Kompartimente unterteilt.

Je nach Lokalisation und vorherrschender Funktion kann man Oberflächen- und Drüsenepithelien unterscheiden. **Oberflächenepithelien** bedecken die äußere Körperoberfläche und kleiden im Inneren alle natürlichen Hohlräume aus, egal ob es sich um makroskopische Kavitäten oder um mikroskopisch kleinste Gänge und Kanäle handelt. Eine wesentliche Funktion aller Oberflächenepithelien ist die Erstellung einer Diffusionsbarriere zwischen dem Lumen, das sie auskleiden, und dem subepithelialen Raum. **Drüsenepithelien** betreiben in erster Linie Sekretion. Diese Einteilung ist allerdings eine grobe Vereinfachung, denn auch Drüsenepithelien müssen Barrierefunktion erfüllen und viele Oberflächenepithelien betreiben auch Sekretion.

Gemeinsame Merkmale der typischen Epithelien. Ungeachtet der großen Vielfalt der Epithelien gibt es einige gemeinsame Merkmale:
- **Polare Bau- und Funktionsweise** der Zellen (▸ Abb. 1.1);
- **Intermediärfilamente aus Zytokeratin**;
- **Zellkontakte**: Verknüpfung der Zellen durch Tight junctions, Adhärens-Kontakte, Desmosomen und Gap junctions;
- **Basalmembran**: Verankerung des Epithels an der Unterlage.

Bei einer Epithelzelle können Apex (*apikaler* Pol, zur freien Oberfläche hin) und Basis (*basaler* Pol) unterschieden werden. Entsprechend ist die Plasmamembran in eine apikale und eine basolaterale Domäne gegliedert. Die Grenze wird durch die Tight junctions (S. 60) gebildet.

Die **Basalmembran** und ihr ultrastrukturelles Korrelat (**Basallamina plus Lamina fibroreticularis**) werden im Kapitel Extrazellulärmatrix (S. 162) näher besprochen. Die Basalmembran ist ein komplex aufgebauter Teppich aus Extrazellulärmaterial, der die Verankerung des Epithels am subepithelialen Bindegewebe vermittelt. Dieses Bindegewebe wird, wenn es sich um die Auskleidung (Schleimhaut, *Mukosa*) von Hohlorganen wie z. B. Verdauungs-, Respirations- oder Urogenitaltrakt handelt, als *Lamina propria* bezeichnet. **Mukosa = Epithel** samt Basalmembran **+ Lamina propria.**

7.1 Oberflächenepithelien

Die formale **Klassifizierung** der Oberflächenepithelien (▶ Abb. 7.**1**) richtet sich nach folgenden Kriterien: **Zahl der Zellschichten** (einschichtig oder mehrschichtig) und **Form der Zellen** (platt oder prismatisch). Für die genauere Klassifizierung eines *mehrschichtigen* Epithels ist die Form der Zellen in der **obersten Lage** maßgebend. Lediglich beim Urothel (S. 136) ist dieses Kriterium nicht anwendbar, da die oberflächlichen Zellen ihre Form je nach Funktionszustand des Organs verändern. Zur vollständigen Beschreibung eines Epithels gehört außerdem, falls vorhanden, die Erwähnung besonderer **Oberflächenstrukturen** (z. B. Bürstensaum, Kinozilien).

7

7.1.1 Einschichtige Epithelien

In einschichtigen Epithelien *haben grundsätzlich alle Zellen Kontakt mit der Basalmembran* (▶ Abb. 7.**2 a–d**). Beim **einfachen Epithel** (*Epithelium simplex*) erreichen sämtliche Zellen mit ihrem Apex die freie Oberfläche, die Zellkerne liegen alle in derselben Höhe (in einer Reihe). Im **mehrreihigen Epithel** erreicht dagegen nur ein Teil der Zellen die freie Oberfläche, die Zellkerne sind in unterschiedlichen Höhen (= mehreren „Reihen" übereinander) angeordnet. Darauf beruht der irreführende Eindruck einer Mehrschichtigkeit im lichtmikroskopischen Bild (daher: *Epithelium pseudostratificatum*, ▶ Abb. 7.**2**).

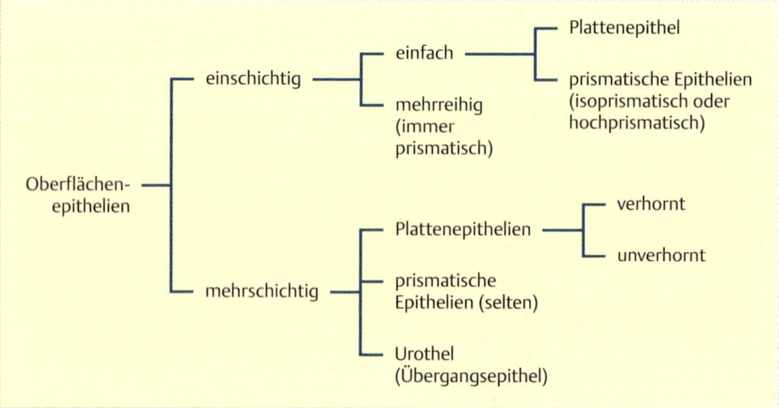

Abb. 7.1 Systematik der Oberflächenepithelien.

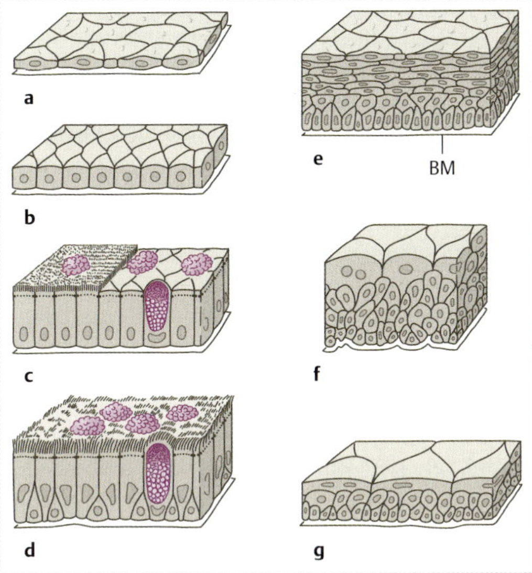

Abb. 7.2 Verschiedene Typen von Oberflächenepithelien (Schema).
a einschichtiges Plattenepithel; **b** einschichtig kubisch; **c** einschichtig zylindrisch, mit Bürstensaum und Becherzellen; **d** mehrreihig, mit Kinozilien und Becherzellen; **e** mehrschichtiges unverhorntes Plattenepithel; **f**, **g** Urothel in der leeren und gefüllten Harnblase. **BM**, Basalmembran.

Einfache Epithelien. Das **einschichtige Plattenepithel** besteht aus einer Lage von flachen Zellen. Ihr Zellleib ist oft so dünn ausgewalzt, dass er im histologischen Schnitt kaum zu erkennen ist. Nur die Zellkerne sind stets zu finden, falls sie in der Schnittebene liegen. **Beispiel:** Epithel der Lungenalveolen.

Einschichtige Plattenepithelien, die eine Auskleidung von Körperhöhlen ohne Verbindung mit der Außenwelt bilden, besitzen einige besondere zellbiologische Merkmale: **Endothel**, die Auskleidung der Blutgefäße (S. 304) und Herzhöhlen, ist mit Vimentin- statt Zytokeratinfilamenten und VE-Cadherin statt E-Cadherin (S. 56) ausgestattet und besitzt keine Desmosomen. Das **Mesothel** ist entwicklungsgeschichtlich der Nachfahre der Cölomhöhlen-Auskleidung. Es besitzt Vimentin- zusätzlich zu Zytokeratinfilamenten. Mesothel kleidet die serösen Höhlen aus (Perikardhöhle (S. 323), Pleurahöhle (S. 427), Peritonealhöhle (S. 453)). Näheres bei den Organen.

Die Zellen der einschichtigen **prismatischen Epithelien** sind deutlich höher als die der Plattenepithelien. Im isoprismatischen = **kubischen Epithel** sind Höhe und Breite der Zellen gleich. **Bespiele:** manche Nierentubuli, manche Drüsenausführungsgänge. Im hochprismatischen Epithel = **Zylinderepithel** (Säulenepithel) sind die Zellen mehr hoch als breit (▶ Abb. 7.2, ▶ Abb. 7.3). Einschichtige Zylinderepithelien kommen in vielen Hohlorganen vor. **Beispiele**: Oberflächenepithel in Magen, Darm, Gallenblase, Eileiter, Uterus.

Mehrreihige Epithelien. Im mehrreihigen Epithel (▶ Abb. 7.2, ▶ Abb. 7.3) sind alle Zellen prismatisch, jedoch unterschiedlich hoch. Die hohen, das ganze Epithel durchspannenden Zellen sind die Funktionsträger. Die niedrigen Zellen, die nicht die Oberfläche erreichen, werden als **Basalzellen** bezeichnet und gelten als Reservezellen für den Zellnachschub. **Beispiele:** Epithelien in Nebenhodengang, Samenleiter, Luftröhre.

Oberflächendifferenzierungen. Viele Epithelien besitzen an der apikalen oder basalen Oberfläche besondere Strukturen (▶ Abb. 7.3), die weiter oben (S. 31) schon besprochen wurden. Der **Bürstensaum** ist das lichtmikroskopische Korrelat des dichten Besatzes mit Mikrovilli. Besonders lange Mikrovilli erscheinen als **Stereozilien** (Samenwege). Epithel mit dichtem Kinozilienrasen wird als **Flimmerepithel** bezeichnet. Manche Epithelien können aufgrund einer typischen Kombination von Merkmalen unverkennbar bestimmten Organsystemen zugeordnet werden. Beispiele: Das Epithel des *Dünn*- und *Dickdarmes* ist immer ein einfaches Zylinderepithel mit Bürstensaum und **Becherzellen** (Schleim-produzierenden Zellen) (S. 140). Das gesunde (nicht rauchgeschädigte) *„respiratorische Epithel"* der großen Atemwege ist stets ein mehrreihiges Flimmerepithel mit Becherzellen.

7

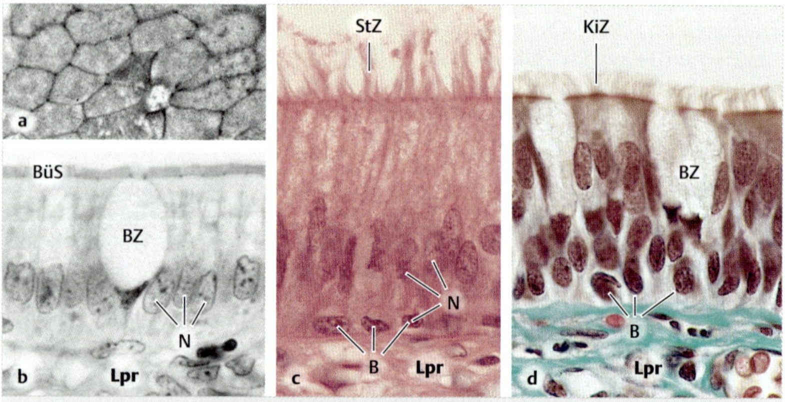

Abb. 7.3 Einschichtige Zylinderepithelien. a und b Einschichtiges Zylinderepithel (Dünndarm, Katze) mit Bürstensaum (**BüS**) und Becherzelle (**BZ**). **Lpr**, bindegewebige Lamina propria. **N**, Zellkerne. Bild a zeigt das „Schlussleistennetz" (Flachschnitt durch die apikale Epithelregion). Eisenhämatoxylin. c Zweireihiges Zylinderepithel (Nebenhodengang, Mensch) mit Stereozilien (**StZ**). **B**, Basalzellen. HE. d Mehrreihiges Zylinderepithel mit Kinozilien (**KiZ**) und Becherzellen („respiratorisches Epithel", menschliche Trachea). Man beachte die Linie der Basalkörper im apikalen Zytoplasma; diese fehlen bei Stereozilien. Goldner. Vergr. 800fach (a, b) und 560fach (c, d).

Junktionaler Komplex (Schlussleistenkomplex, Haftkomplex). Prismatische Epithelien sowie das mehrschichtige Plattenepithel der Kornea und das Urothel weisen im apikalen Bereich eine konstante Kombination von hintereinander gestaffelten Zellkontakten auf (▸ Abb. 4.3): **Tight junction**, **Zonula adhaerens** und **Desmosom**. Dieser junktionale Komplex ist zwar lichtoptisch *nicht* erkennbar, wohl aber der kontraktile Gürtel aus Aktinfilamenten, der die Zonula adhaerens auf der intrazellulären Seite begleitet. Aufgrund seiner starken Anfärbbarkeit ist dieser *Filamentgürtel* in Flachschnitten durch den apikalen Epithelbereich als hexagonales Muster zu erkennen (*„Schlussleistennetz"* der Lichtmikroskopie) (▸ Abb. 7.**3 a**).

Diffusionsbarrieren und transportierende Epithelien

Epithelien bilden aufgrund ihrer **Tight junctions** eine **Diffusionsbarriere** zwischen zwei Extrazellulärraum (**EZR**)-Kompartimenten, die Medien unterschiedlicher Zusammensetzung enthalten.

Neben ihrer Schrankenfunktion betreiben viele Epithelien auch Resorption oder Sekretion im Sinne von *selektiver Durchschleusung* hydrophiler Moleküle und Elektrolyte und häufig auch von Wasser. Sie werden als **transportierende Epithelien** bezeichnet. Die eigentliche Triebkraft ist stets die **Na^+/K^+-ATPase.** *Ein* Beispiel für das Organisationsprinzip **Wasser-resorbierender Epithelien** ist in ▸ Abb. 7.**4 a** vereinfacht dargestellt. Durch „Verschiebung" von Ionen und anderen gelösten Stoffen aus dem EZR oberhalb des Epithels (z. B. Lumen des Darmes = verlängerte Außenwelt) in den subepithelialen EZR (**Interstitium** der „Körperinnenwelt") entsteht ein osmotischer Gradient, dem Wasser folgt, falls das Epithel *wasserdurchlässig* ist. **Beispiele**: Darm, Gallenblase, proximaler Nierentubulus. Ist ein resorbierendes Epithel *wasserundurchlässig*, so verlassen zwar Ionen, nicht jedoch Wasser das Lumen; die zurückbleibende Flüssigkeit wird hypoton. **Beispiele**: Streifenstück der Mundspeicheldrüsen, distaler Nierentubulus. In **Wasser-sezernierenden** Epithelien wird ein osmotischer Gradient in umgekehrter Richtung aufgebaut (vom Interstitium ins Lumen), dem Wasser folgt (▸ Abb. 7.**4 b**). **Beispiele**: Endstücke exokriner Drüsen, Epithelien von Darm, Luftwegen, kleinen Gallen- und Pankreasgängen. Hierbei spielt die Sekretion von Chlorid-Ionen eine wichtige Rolle. Bei genetisch bedingten Defekten des CFTR-Proteins (S. 502), das u. a. als Chlorid-Kanal fungiert (▸ Abb. 7.**4 b**), ist die Chlorid- und Wassersekretion gestört. Es kommt zur Zystischen Fibrose (CF = cystische Fibrose = Mukoviszidose) (S. 502).

Die enge **Struktur-Funktions-Beziehung** kommt durch folgende Merkmale der transportierenden Epithelien zum Ausdruck: (a) *Tight junctions*; (b) *Oberflächenvergrößerung* der Plasmamembran zwecks Unterbringung von Ionenpumpen, Transportern und Kanälen; (c) reiche Ausstattung mit *Mitochondrien* wegen des hohen Energieaufwandes für die Na^+/K^+-ATPase. Für die *Wasserdurchlässigkeit* des Epithels sind außer den „lecken" Tight junctions (S. 60) spezifische Wasserkanäle (Aquaporine) verantwortlich, die Wasser durch die Plasmamembran der Epithelzellen hindurchtreten lassen. **Aquaporine** sind Transmembranproteine, deren Moleküle einen sanduhrförmigen Tunnel mit hydrophilem Inneren aufweisen. Je nach Zelltyp gibt es unterschiedliche Aquaporine, daher auch unterschiedliche Durchlässigkeiten für Wasser allein oder zugleich für weitere hydrophile Stoffe (z. B. Glycerin). **Beispiele:** Dünndarmepithel, proximaler Tubulus und Sammelrohr der Niere (▸ Abb. 19.**14**).

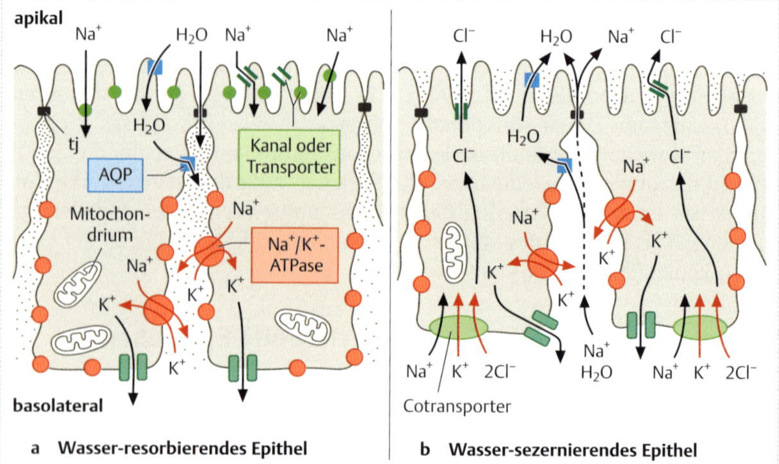

Abb. 7.4 Transport durch Epithelien (stark vereinfachte Schemata am Beispiel des Dünndarmepithels). **a Resorption von Ionen und Wasser.** Am basolateralen Zellpol pumpt die Na^+/K^+-ATPase (*rote Punkte*) Na^+*gegen* einen Gradienten heraus (*rote Pfeile*). Am apikalen Pol dringen Na^+ und andere Stoffe durch Kanäle (*grüne Durchgänge*) oder Transporter (*grüne Punkte*) entlang dem durch die Ionenpumpe geschaffenen Gradienten hinein. In der Zeichnung sind diejenigen Stoffe weggelassen, die apikal im Cotransport mit Na^+ eindringen und basal durch passiven Transport wieder austreten (z. B. Glucose). Durch Anhäufung von herausgepumpten Ionen und anderen gelösten Teilchen entsteht in den engen Interzellulärspalten ein osmotischer Gradient, dem Wasser folgt, wahrscheinlich sowohl transzellulär durch membranständige Wasserkanäle aus Aquaporinen (**AQP**, *blaue Quadrate*) als auch parazellulär durch die „lecken" Tight junctions (**tj**). **b Sekretion von Ionen und Wasser** (ekkrine Sekretion). Die Na^+/K^+-ATPase erstellt den Gradienten für den sekundär aktiven Einwärtstransport von Cl^- (über den basolateralen Na^+-, K^+-, 2 Cl^--Cotransporter). Cl^- tritt durch apikale Kanäle aus (u. a. CFTR-Protein) (S. 502), Na^+ folgt durch Na^+-permeable Tight junctions. Wasser wird osmotisch nachgezogen.

7.1.2 Mehrschichtige Epithelien

Alle Epithelien, die mehr als zwei Zelllagen besitzen, lassen grundsätzlich eine grobe Gliederung in drei Stockwerke erkennen: *Basal-*, *Intermediär-* und *Superfizialschicht.* In der Basalschicht finden die Mitosen für den Zellersatz statt. Von hier steigen die Zellen auf und machen dabei eine Reifung (Differenzierung) durch, die erst in der Superfizialregion abgeschlossen ist. Je nach der Form der Superfizialzellen sind mehrschichtige prismatische Epithelien (selten vorkommend) und mehrschichtige Plattenepithelien (häufig) zu unterscheiden; Letztere gliedern sich je nach Differenzierung der obersten Zelllagen in einen unverhornten und einen verhornten Typ. Eine Sonderform des mehrschichtigen Epithels ist das Urothel (Übergangsepithel).

Mehrschichtige prismatische Epithelien

Mehrschichtige prismatische Epithelien bestehen aus 2 – 5 Zelllagen. Sie kommen nur an wenigen Stellen des Körpers vor. Ein **zweischichtiges isoprismatisches (kubisches) Epithel** ist beispielsweise in den Ausführungsgängen der Schweißdrüsen (S. 654) zu finden. Es ist ein transportierendes Epithel, in dem die zwei Zelllagen durch Gap junctions verbunden und daher funktionell wie *eine* Schicht zu betrachten sind. **Mehrschichtige Zylinderepithelien** kommen beispielsweise in den großen Ausführungsgängen der Mundspeicheldrüsen, im Fornix conjunctivae (► Abb. 26.**14**) und in Teilen der männlichen Urethra (S. 566) vor.

Mehrschichtige Plattenepithelien

Mehrschichtige Plattenepithelien besitzen meist viele (> 10) Zelllagen und sind überall dort zu finden, wo die Oberfläche einer hohen *mechanischen Beanspruchung* ausgesetzt ist. Die Struktur-Funktions-Beziehung wird dadurch deutlich, dass die Zellen von einem besonders dichten Netz aus **Zytokeratinfilamenten** (Tonofilamenten) durchzogen werden und untereinander durch besonders viele **Desmosomen** verbunden sind. Außerdem ist die Verankerung der untersten Zellschicht an der Basallamina durch **Hemidesmosomen** extra verstärkt (► Abb. 4.**2 c**, ► Abb. 8.**10**).

Unverhorntes und verhorntes Plattenepithel. Die mehrschichtigen Plattenepithelien im Körperinneren werden durch Drüsensekrete *ständig befeuchtet* und bleiben *unverhornt* (ausgenommen einige Stellen in der Mundhöhle). **Unverhorntes mehrschichtiges Plattenepithel** findet man am Beginn und Ende des Verdauungssystems (Mundhöhle, Speiseröhre, Analkanal), auf der Plica vocalis des Kehlkopfes, am Ausgang der Harnröhre, an der Wand der Vagina, auf der Portio vaginalis der Cervix uteri und an der freien Oberfläche des Augapfels (Hornhaut, Bindehaut; hier allerdings mit deutlichen Modifikationen gegenüber den vorher genannten Lokalisationen) (S. 696). Ist die Epitheloberfläche dauerhaft und direkt der *Luft* (und damit der Gefahr der Austrocknung) ausgesetzt, so differenzieren sich die obersten Zelllagen zu Hornzellen (**verhorntes mehrschichtiges Plattenepithel**, Epidermis der Haut).

Unverhorntes mehrschichtiges Plattenepithel

Dieses Epithel enthält meist mehr als 20 Zelllagen (▸ Abb. 7.5 **a**, ▸ Abb. 7.5 **b**). Sie werden vier Stockwerken zugeordnet, die etwa dem Reifungsfortschritt der Zellen bei ihrer gemeinsamen Wanderung von unten nach oben entsprechen: Stratum basale, Str. parabasale, Str. intermedium, Str. superficiale. Das **Stratum basale** besteht aus *einer* Lage von zylindrischen Zellen mit kleinem, kräftig gefärbtem Zellleib (Kern/Plasma-Relation zu Gunsten des Kerns verschoben als Ausdruck der Unreife dieser Zellen). Die Zellen des **Stratum parabasale** (mehrere Lagen) sind polygonal, der Zellleib immer noch gut anfärbbar. Im **Stratum intermedium** (mehrere Zelllagen) wird der Zellkern dichter und das Zytoplasma auffallend blass. Die Verdichtung des Zellkerns (*Pyknose*) und die Formänderung der Zellen setzen sich im **Stratum superficiale** fort, bis der Kern in den obersten Zelllagen ganz *pyknotisch* (*aber immer noch erkennbar*) und der Zellleib weitgehend abgeplattet ist. Die obersten Zellen schilfern ab und werden fortlaufend durch nachrückende ersetzt. Dem „Abblassen" des Zytoplasmas liegt ein wesentlicher Differenzierungsvorgang zugrunde: Die Zellen

7

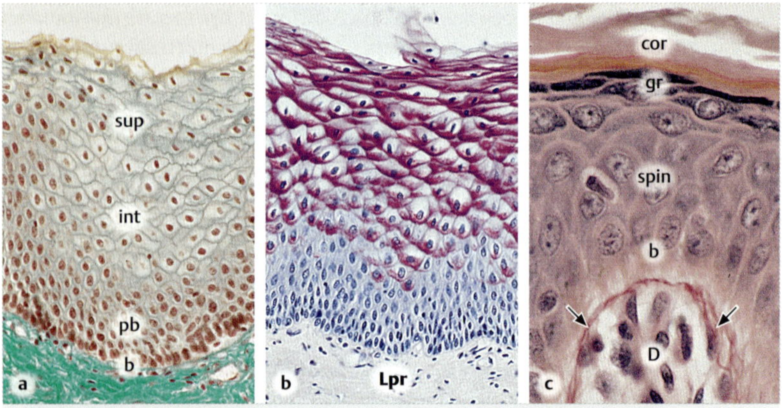

Abb. 7.5 Mehrschichtige Plattenepithelien (Mensch). **a** und **b** *Unverhorntes* mehrschichtiges Plattenepithel (Ösophagus). Schichten: Stratum basale (**b**), Str. parabasale (**pb**), Str. intermedium (**int**), Str. superficiale (**sup**). Unter dem Epithel die bindegewebige Lamina propria (**Lpr**). Bei Goldner-Färbung (a) erscheint das Zytoplasma in den oberen beiden Strata blass, in der PAS-Färbung (b) wird das *Glykogen* in diesen Schichten dargestellt. **c** *Verhorntes* mehrschichtiges Plattenepithel (Epidermis). Schichten: Stratum basale (**b**), Str. spinosum (**spin**), Str. granulosum (**gr**), Str. corneum (**cor**). Die **Pfeile** weisen auf die Basalmembran. **D**, bindegewebige Dermis. HE. Vergr. 150fach (a, b) und 500fach (c).

des Str. intermedium und superficiale enthalten große Mengen **Glykogen** (▶ Abb. 7.**5 b**), das durch die histologischen Standardfärbungen nicht zur Darstellung kommt; daher erscheint das Zytoplasma blass. Mit der PAS-Methode (S. 727) lässt sich das Glykogen jedoch deutlich anfärben. Es fehlt im Str. basale noch völlig und ist im Str. parabasale nur in Spuren vorhanden (als Ausdruck der gerade beginnenden Glykogensynthese). Von dem Glykogen leben vermutlich die Zellen (anaerobe Glykolyse) in den oberen Epithelbereichen, die weit ab von den versorgenden Blutgefäßen liegen. Hier sei darauf hingewiesen, dass Oberflächenepithelien generell frei von Blutgefäßen sind. Die nächsten Gefäße liegen unterhalb der Basalmembran im Bindegewebe.

Alle von basal nach superfizial fortschreitenden Änderungen der Zellen sind Ausdruck der zunehmenden **Differenzierung**. Sie fehlen, wenn die Zellen sich nur noch teilen, aber nicht mehr ausreifen: **Dysplasie**, Vorstufe der malignen Entartung zum **Plattenepithelkarzinom**. Der **Glykogennachweis** (durch eine einfache Anfärbung des Epithels bei der klinischen Untersuchung) wird in der praktischen Medizin ausgenutzt, um an der Portio vaginalis der Cervix uteri (S. 618) regelrecht differenziertes von nicht differenziertem Plattenepithel zu unterscheiden (Iodprobe nach Schiller); diese einfache diagnostische Maßnahme kann auch am Epithel der Mundhöhle und Speiseröhre durchgeführt werden.

7

Verhorntes mehrschichtiges Plattenepithel

Dies ist das typische Epithel der Haut: die **Epidermis**. Die Zellen werden als **Keratinozyten** bezeichnet, Einzelheiten bei der Besprechung der Haut (S. 636). Hier sei nur die Schichtung erwähnt (▶ Abb. 7.**5 c**): **Stratum basale** *(eine* Lage aus zylindrischen Zellen), **Str. spinosum** (mehrere Lagen polygonaler Zellen), **Str. granulosum** (ca. 3 Lagen platter Zellen mit auffälliger Granulierung des Zytoplasmas: *Keratohyalingranula*), **Str. corneum** (variable Zahl von *kernlosen*, nicht mehr vitalen *Hornzellen*).

Die **Verhornung** beginnt im Str. granulosum und deutet sich durch die **„Keratohyalingranula“** an. Dies sind nicht Sekretgranula im Sinne von Zellorganellen (S. 70); vielmehr handelt es sich um stark anfärbbare Zytoplasmabereiche, in denen Zytokeratinfilamente und Begleitproteine (z. B. Profilaggrin) miteinander verbacken sind. Die vollständige Verhornung im Str. corneum ist u. a. dadurch gekennzeichnet, dass der **Zellkern verschwindet** und die Zytokeratinfilamente durch Quervernetzungen zu einem dichten, festen Material (Keratin) werden, das die gesamte Hornzelle ausfüllt (S. 638).

Am Zahnfleisch (Gingiva (S. 449) gibt es mehrschichtiges Plattenepithel, das Merkmale des unverhornten und des verhornten Typs aufweist und als **parakeratinisiert** klassifiziert wird. Ihm fehlt ein deutliches Str. granulosum; die obersten Zelllagen weisen noch Kernreste auf, ähneln aber im übrigen den Hornzellen. Im Gegensatz dazu ist das zuvor beschriebene Epithel der Haut als **orthokeratinisiert** zu bezeichnen.

Mehrschichtige Plattenepithelien als Diffusionsbarriere

Nicht nur prismatische Epithelien sondern auch die mehrschichtigen Plattenepithelien müssen die Funktion einer **Diffusionsbarriere** erfüllen. Dies wird durch **Versiegelung der Interzellulärspalten mittels polarer Lipide** erreicht (**Lipidverschluss**). Die Barriere-Lipide werden von den vitalen Zellen der oberen Epithelstockwerke gebildet und durch Exozytose ausgeschüttet. Diese Art der Barriere spielt besonders an der Epidermis eine Rolle (▸ Abb. 22.**2 b**). Zusätzlich zum Lipidverschluss gibt es ein kontinuierliches Netz von **Tight junctions** (beim verhornten Plattenepithel im Str. granulosum, beim unverhornten im oberen Drittel), die ebenfalls Bedeutung für die Barriere haben. Bei den unverhornten mehrschichtigen Plattenepithelien des Augapfels liegen die Tight junctions zwischen den Superfizialzellen.

Urothel (Übergangsepithel)

Das Urothel (*Epithelium transitionale*) kleidet die ableitenden Harnwege aus: Es ist ein *mehrschichtiges* Epithel mit Basal- (eine Zelllage) und Intermediärschicht (mehrere Zelllagen) sowie einer oberflächlichen Lage von **Deckzellen** (engl. *umbrella cells*). Letztere sind wesentlich größer als die Zellen darunter. Die Deckzellen sind oft polyploid. Urothelzellen sind ungewöhnlich langlebig (ca. 300 Tage).

In der Harnblase muss sich das Urothel den Größenänderungen der Oberfläche bei Füllung und Entleerung des Organs anpassen. Dabei ändern sich Epithelhöhe und Zellform, was an der Form und Ausrichtung der Zellkerne abzulesen ist (▸ Abb. 7.**6**). In der **leeren** (kontrahierten) Harnblase zeigt das Urothel 6 – 7 Zelllagen. Die Zellkerne der Basal- und Intermediärschicht stehen hochkant, die Deckzellen haben kubische Form. Bei **gefüllter** (gedehnter) Harnblase reduziert sich die Zahl der Zelllagen in der Intermediärschicht. Was bei dieser periodisch wiederkehrenden Umorganisation im Einzelnen geschieht (z. B. mit den Zellkontakten), ist nicht geklärt. Die Deckzellen der gedehnten Harnblase sind platt, können einen Flächendurchmesser von 150 µm erreichen und überdecken jeweils mehrere Intermediärzellen.

Deckzellen. Die Deckzellen sind vor allem wegen der Beschaffenheit ihrer apikalen Plasmamembran bemerkenswert. Diese ist mit spezifischen Transmembranproteinen (**Uroplakinen**) ausgestattet (▸ Abb. 19.**15**), die – zusammen mit **Tight junctions** – verantwortlich sind für die strikte **Permeabilitätsschranke**

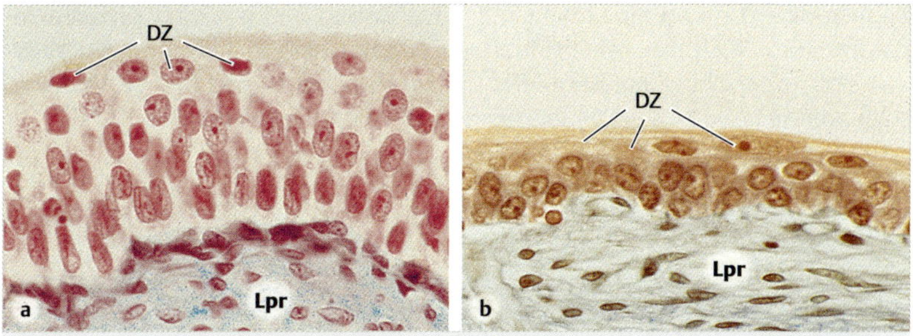

Abb. 7.6 Urothel (Übergangsepithel) (Katze). **a** Leere (ungedehnte) Harnblase. **b** Gefüllte (gedehnte) Harnblase. **DZ**, Deckzellen. **Lpr**, bindegewebige Lamina propria. Azan. Vergr. 400fach.

gegenüber dem Harn. Die Deckzellen können bei Füllung der Harnblase ihre apikale Oberfläche vergrößern. Dies erreichen sie u. a. dadurch, dass sie per Exozytose ganze Flicken von Uroplakin-haltigem Membranmaterial, das in Form **diskoider (flacher) Vesikel** im apikalen Zytoplasma bereit liegt, in die Plasmamembran einfügen. Dies dient wahrscheinlich auch der stetigen Membranerneuerung (S. 563).

Es wird immer wieder behauptet, dass einige oder alle Deckzellen mit einem dünnen Ausläufer die Basallamina erreichen (entsprechend der Definition des mehrreihigen Epithels). Diese Frage ist bis heute nicht abschließend geklärt; die meisten Urothel-Experten halten das Urothel für **mehrschichtig**. – **Crusta urothelialis** ist eine irreführende Bezeichnung, die aus der Lichtmikroskopie stammt. Es handelt sich um das apikale Zytoplasma der Deckzellen, das sich meist stärker anfärbt als der übrige Zellleib. Hierfür ist der lokal hohe Gehalt an **Zytokeratinfilamenten** und diskoiden Vesikeln verantwortlich.

7.1.3 Zellumsatz in Oberflächenepithelien

Die Zellen der Oberflächenepithelien werden ständig erneuert. Der Zellumsatz wird durch zahlreiche Faktoren streng reguliert und besteht aus den Komponenten **Zellproliferation** (Zellvermehrung), **Zelldifferenzierung** und **programmierter Zelltod** (Apoptose) (S. 117). Für die Proliferation ist die **mitotische Aktivität** einer bestimmten Zellpopulation (transitorisch amplifizierende Zellen, TAZ) (S. 113) verantwortlich, die in jedem Epithel eine charakteristische Lokalisation hat, z. B. bei den mehrschichtigen Plattenepithelien im Stratum basale. Außerdem wird ein kleiner, aber nahezu unerschöpflicher Vorrat von ruhenden **Stammzellen** (S. 113) bereitgehalten, aus dem bei Bedarf jederzeit teilungsfreudige Zellen abgerufen werden können. Sobald eine Zelle aus der

Population der mitotisch aktiven Zellen heraustritt und mit ihrer **Differenzierung** beginnt, läuft ihre Lebensuhr. Die Lebensdauer ist je nach Epithel und Organ sehr unterschiedlich. **Beispiele:** Epithel des Dünndarms 5 Tage, Wangenschleimhaut etwa 14 Tage, Epidermis etwa 30 Tage, Urothel etwa 300 Tage.

Metaplasie bezeichnet die „Umwandlung" eines differenzierten Gewebetyps in einen anderen und kann grundsätzlich in allen Geweben vorkommen, hat aber in der praktischen Medizin gerade für die Epithelien besondere Bedeutung. **Beispiele:** einschichtiges Zylinderepithel → mehrschichtiges unverhorntes Plattenepithel (Portio vaginalis) (S. 617); mehrreihiges respiratorisches Epithel → mehrschichtiges unverhorntes Plattenepithel (Folge von chronischem Rauchen); mehrschichtiges unverhorntes Plattenepithel → einschichtiges, Schleim-bildendes Zylinderepithel (im unteren Ösophagus) (S. 458). Eine solche Umwandlung beruht auf einer Umstellung des Differenzierungsprogramms der nachwachsenden Epithelzellen und ist Ausdruck der Anpassung an Änderungen des Milieus oder Folge einer chronischen Irritation. Die Epithelzellen im Bereich einer Metaplasie neigen verstärkt zur *malignen Entartung* (Entstehung eines Karzinoms).

7.2 Drüsenepithelien

Drüsen sind Epithelzellverbände oder Einzelzellen, die einen Stoff mit biologischer Funktion herstellen (**Sekret**) und in den Extrazellulärraum ausschütten. Die meisten Drüsen liegen im Bindegewebe unterhalb des Oberflächenepithels, aus dem sie embryologisch folgendermaßen entstanden sind: Ein zapfenartiger Zellverband wächst vom Oberflächenepithel in das darunter liegende Bindegewebe und differenziert sich zu einem Verband sezernierender Zellen (**Drüsenendstück**). Wenn die Verbindung zur Oberfläche direkt oder in Form eines Ganges (**Ausführungsgang**) erhalten bleibt und das Sekret über diesen Weg abgeleitet wird, handelt es sich um eine **exokrine Drüse**. Wenn die Verbindung zur Oberfläche in der weiteren Organentwicklung verschwindet, wird das Sekret (dann als *Hormon* bezeichnet) in den Extrazellulärraum des umgebenden Bindegewebes abgegeben und gelangt in die Blutbahn (**endokrine Drüse**) (S. 506). Im Folgenden wird nur der allgemeine Aufbau der *exokrinen* Drüsen besprochen. Die spezielle Histologie der verschiedenen exokrinen Drüsen wird andernorts beschrieben (z. B. Speicheldrüsen (S. 431); Pankreas (S. 499), Hautanhangsdrüsen (S. 653), Brustdrüse (S. 656)). Die *endokrinen* Drüsen werden in den Kapiteln 17 und 18 abgehandelt.

7.2.1 Systematik der exokrinen Drüsen

Die **Klassifizierung** kann nach verschiedenen Gesichtspunkten vorgenommen werden, die einander ergänzen:

- Mechanismus der Sekretausschüttung (merokrin/ekkrin/apokrin/holokrin);
- Lage der Drüsenzellen im Verhältnis zum Oberflächenepithel (intraepithelial/extraepithelial);
- Gestalt der Endstücke (tubulös/azinös/alveolär) und Architektur der Drüse (einfach/zusammengesetzt);
- Beschaffenheit des Sekrets (serös/mukös).

Mechanismen der Sekretion

Die exokrinen Drüsen benutzen unterschiedliche Sekretionsmechanismen (▸ Abb. 7.**7**):

- **Merokrine Sekretion:** Drüsenzellen, die proteinhaltige Sekrete abgeben (also die *meisten* exokrinen Drüsen), schütten ihre Produkte per **Exozytose** aus (S. 71).
- **Ekkrine Sekretion:** Hierbei werden Moleküle oder Ionen einzeln durch die apikale Plasmamembran transportiert, wobei meist Wasser aus osmotischen Gründen folgt (▸ Abb. 7.**4 b**). Im Fall der ekkrinen Schweißdrüsen (S. 654) ist dies die eigentliche Hauptaufgabe. Aber auch merokrin arbeitende Drüsen betreiben zusätzlich ekkrine Sekretion, indem sie Ionen und Wasser als Vehikel für ihre Syntheseprodukte abgeben (z. B. Speichel ist in erster Linie Wasser). Über ekkrine Sekretion im weiteren Sinne siehe Kapitel 5 (S. 71).

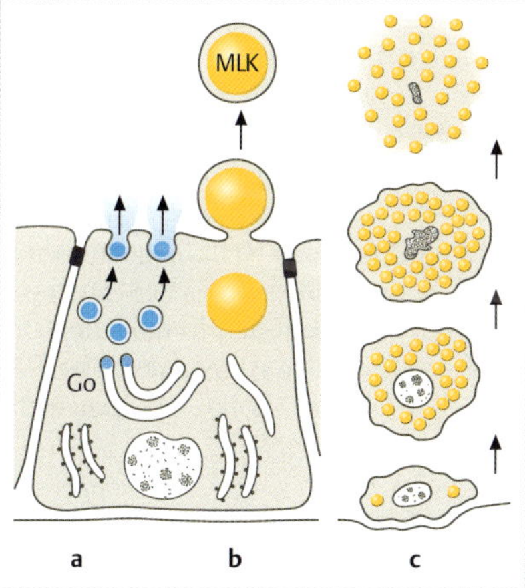

Abb. 7.7 Sekretionsarten exokriner Drüsenzellen. **a** und **b** *Merokrine* Sekretion (Exozytose) und *apokrine* Sekretion (Apozytose) am Beispiel einer Zelle aus der laktierenden Brustdrüse. Proteine und Milchzucker (blau) werden durch Exozytose freigesetzt. Sekretion von Fett (gelb) durch Apozytose unter Bildung von Milch-Lipidkugeln (**MLK**), die von Plasmamembran umgeben sind. **c** *Holokrine* Sekretion (Talgdrüsenzellen): Differenzierung fettreicher Zellen, Zerfall und Sekretion der ganzen Zellen. *Ekkrine* Sekretion nicht gezeigt (vgl. ▸ Abb. 7.**4 b**; ▸ Abb. 17.**9**).

- **Apokrine Sekretion (Apozytose).** Bei diesem Vorgang schnürt die Zelle ein Stück ihres Zellleibs ab. Allgemein anerkannt ist der apokrine Sekretionsmodus für die laktierende *Brustdrüse*, und zwar für den Fettanteil der Milch (S. 661). Die Lipidtröpfchen werden samt einer Umhüllung aus Plasmamembran „abgenabelt". Außerdem wird für die großen Schweißdrüsen (Duftdrüsen) (S. 656) ein apokriner Sekretionsmodus angenommen. Die Abgabe von Mikrovesikeln (S. 71) kann man als eine Form der Apozytose im elektronenmikroskopischen Maßstab auffassen (▶ Abb. 5.**5 c**).
- **Holokrine Sekretion.** Dieser Sekretionsmodus kommt nur bei den *Talgdrüsen* vor. Nachdem die Drüsenzellen im Rahmen ihrer Differenzierung viele Fetttröpfchen gebildet haben, sterben sie durch programmierten Zelltod ab, zerfallen und sind als Ganzes (gr.: *holos*, ganz) das Sekret (vorwiegend Fette) (S. 653).

Lage der Drüsenzellen

Intraepitheliale Drüsen, Becherzellen. Die Epithelien z. B. im Verdauungs- und Respirationstrakt enthalten **Becherzellen**, die hoch-visköse Schleimstoffe (**Muzine**) sezernieren. Diese bilden auf dem Oberflächenepithel einen schützenden **Schleimteppich** (daher „Schleimhaut" als Bezeichnung für die Auskleidung von Hohlorganen). Becherzellen sitzen entweder als „einzellige Drüsen" verstreut zwischen den organtypischen Epithelzellen (z. B. Darmepithel, respiratorisches Epithel) oder bilden kleine Gruppen (z. B. Nasenschleimhaut). Der Kern der Becherzellen liegt ganz basal. Das Zytoplasma darüber ist vollgestopft mit großen Speicherorganellen, in denen die Muzine hochgradig kondensiert vorliegen. Ihre Ausschüttung durch Exozytose verläuft explosionsartig. Im Extrazellulärraum dehnt sich das molekulare Netz der Muzine unter Wassereinlagerung in wenigen Sekunden gewaltig aus (**Quellung** bis zum Hundertfachen des ursprünglichen Volumens).

In histologischen Routinepräparaten ist der Schleimteppich meist nicht erhalten, und die intrazellulär gespeicherten Muzine sind nicht angefärbt (▶ Abb. 7.**8 b**, *muköse Zellen immer blass*). Ihre **histochemische** Darstellung (▶ Abb. 7.**8**, ▶ Abb. 16.**4 b**) gelingt wegen des hohen Oligosaccharidgehaltes mit der **PAS-Färbung** (S. 727), in Organen (z. B. Kolon) mit anionischen Muzinen (Sialyl- und Sulfatreste) auch mit **kationischen Farbstoffen.** – In manchen Organen (z. B. Magen, Zervikalkanal des Uterus) besteht das **gesamte Oberflächenepithel** aus Schleim-sezernierenden Zellen (▶ Abb. 16.**4 c**), die aber nicht mit Becherzellen identisch sind.

Muzine. Für den Menschen sind mindestens 20 Muzin-Gene (MUC) und ihre Produkte bekannt. Sie werden in der Reihenfolge ihrer Entdeckung durchnummeriert. Die größte Gruppe besteht aus Membran-assoziierten Muzinen, deren extrazelluläre Domäne zur Glykokalyx

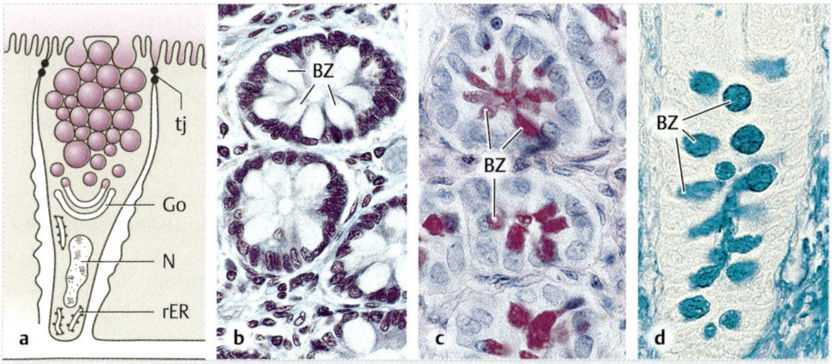

Abb. 7.8 Becherzellen und histochemische Darstellung von Muzinen. **a** Ultrastruktur der Becherzelle (Schema): Synthese und Verpackung der Muzine (**violett**) im **rER** und Golgi-Apparat (**Go**), Freisetzung durch Exozytose, Ausbreitung der Muzine als Schleimteppich auf dem Epithel. **N**, Zellkern. **tj**, Tight junction. **b**, **c**, **d** Becherzellen (**BZ**) in Krypten der Kolonschleimhaut (S. 476): Bei Routinefärbungen (hier Goldner-Färbung) (b) erscheint das Zytoplasma blass. Bei PAS-Färbung (c) und Färbung mit einem kationischen Farbstoff (Alcianblau bei pH 1) (d) werden die Muzine in den Becherzellen dargestellt (aufgrund der Oligosaccharide bzw. anionischen Gruppen in den Muzinmolekülen). Vergr. 450fach.

beiträgt. Für die Histologie sind **vier sezernierte, Gel-bildende Muzine** (MUC 2, 5AB, 5B, 6) von besonderem Interesse, die (außer MUC 6) von Becherzellen und anderen Schleim-bildenden Oberflächenzellen (s. o.) produziert werden. Ein solches Muzin besteht aus einem langen Proteinfaden, an den zahlreiche Oligosaccharid-Ketten gebunden sind. Die Seitenketten können zusätzlich Sialinsäuren und Sulfatreste enthalten und dadurch polyanionisch sein. Die Muzinmoleküle sind über Disulfidbrücken miteinander vernetzt und liegen als Trimere vor, also sperrige Molekülaggregate, die für die **Viskosität** des Schleimteppichs verantwortlich sind. Durch Interaktion mit der Glykokalyx heften sich die Muzin-Teppiche an Zelloberflächen. Sie wirken u. a. als Gleitschleim und als Schutz vor chemischen und mikrobiellen Schädigungen (S. 476). Im Schleimteppich sind diverse schützende Faktoren (z. B. antimikrobielle Peptide, Immunglobuline) enthalten. Die einzelnen sezernierten Muzine werden im Zusammenhang mit den einschlägigen Organen besprochen. Über die Bedeutung des MUC-Musters siehe bei der Tumordiagnostik (S. 456).

Extraepitheliale Drüsen. Diese Drüsen liegen, wie eingangs ausgeführt, unterhalb des Oberflächenepithels. Die *meisten* exokrinen Drüsen gehören in diese Gruppe. Die Drüsenzellen sind in sekretorischen **Endstücken** zusammengefasst. Meist besitzen diese Drüsen auch einen **Ausführungsgang** oder, wenn es große eigenständige Organe sind, ein reich verzweigtes Ausführungsgangsystem.

Gestalt der Endstücke und Architektur der Drüsen

Die **Endstücke** sind die sekretorischen Funktionseinheiten einer exokrinen Drüse. Sie bestehen (mit Ausnahme der mehrschichtig gebauten Endstücke der Talgdrüsen (S. 653) aus einer *einzelnen* Lage von sekretorischen Epithelzellen, die auf einer *Basallamina* sitzen und gemeinsam ein *Lumen* begrenzen. Dort hinein wird das Sekret abgegeben. Über **Myoepithelzellen**, die eine zweite Zelllage um das Endstück herum bilden (s. S. 146). Die Endstücke können folgende räumliche Form haben (▶ Abb. 7.**9 a**):

- **Tubulös:** Schlauchförmig; Lumen lichtmikroskopisch erkennbar. Beispiele: alle Schleim-sezernierenden Drüsen; ekkrine Schweißdrüsen (▶ Abb. 22.**10**).
- **Azinös:** Kugelförmig (lat.: *acinus* = Beere); in Wirklichkeit allerdings von variabler Gestalt. Lumen *eng* und im Paraffinschnitt nicht erkennbar. Beispiele: Pankreas (▶ Abb. 7.**10**; ▶ Abb. 7.**12**), Parotis.
- **Alveolär:** Bläschenförmig, Lumen *weit* und gut erkennbar.

Gemischte Drüsen:

- **Tubuloazinös:** Beide Endstück-Formen in demselben Organ kombiniert. Beispiel: Glandula submandibularis (▶ Abb. 7.**11**).
- **Tubuloalveolär:** Tubuli mit bläschenartigen Erweiterungen. Beispiele: Laktierende Brustdrüse (▶ Abb. 22.**13**), apokrine Schweißdrüsen (▶ Abb. 7.**12**), Tränendrüse (▶ Abb. 26.**15**).

Architektur der Drüse. Das Sekret gelangt entweder direkt aus dem Endstück auf das Oberflächenepithel (hierfür gibt es nur Beispiele tubulöser Drüsen: Magen, Uterus) oder über einen dazwischen geschalteten **Ausführungsgang** (▶ Abb. 7.**9 b**).

- **Einfache Drüsen** besitzen, wenn überhaupt, nur *einen* Ausführungsgang, der entweder ein Endstück (z. B. Schweißdrüsen) oder mehrere Endstücke drainiert. Im letzteren Fall wird von einer verzweigten Drüse gesprochen (z. B. Ösophagus-Drüsen).
- **Zusammengesetzte Drüsen** besitzen ein *baumartig gegliedertes System von Ausführungsgängen*. Meist sind dies große eigenständige Drüsenorgane. Das Parenchym solcher Drüsen ist durch Bindegewebssepten in Läppchen (**Lobuli**) untergliedert; dementsprechend kann zwischen kleineren **intra**lobulären und größeren **inter**lobulären Ausführungsgängen unterschieden werden. Beispiele: alle großen Speicheldrüsen, Pankreas, Tränendrüse, Brustdrüse.

Funktion der Ausführungsgänge. Bei manchen Drüsen (z. B. Schweiß- und Speicheldrüsen, Pankreas) dienen die Ausführungsgänge nicht nur der Sekretableitung. Vielmehr wird durch ihr Epithel das von den Endstücken gelieferte

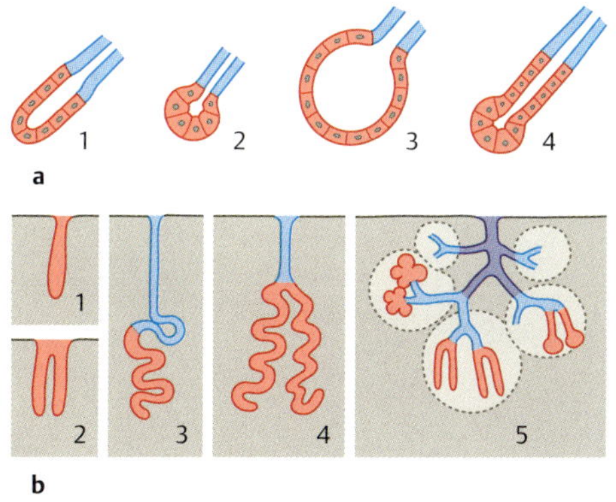

Abb. 7.9 Klassifizierung der exokrinen Drüsen. Endstücke *rot*, Ausführungsgänge *blau*. **a** Einteilung nach Gestalt des Endstücks. **a**1, tubulös. **a**2, azinös. **a**3, alveolär. **a**4, tubuloazinös. **b** Einteilung nach Organisation des Endstück- und Ausführungsgangssystems. **b**1, einfach tubulös. **b**2, verzweigt tubulös. **b**3, *einfache* Drüse (nur *ein* Ausführungsgang) mit unverzweigtem tubulösem Endstück (teilweise aufgeknäuelt). **b**4, einfache Drüse mit verzweigten tubulösen Endstücken. **b**5, *zusammengesetzte* Drüse (*verästeltes* Ausführungsgangsystem). In diesem Beispiel sind mehrere Typen von Endstücken gezeigt (= gemischte Drüse), dies trifft aber nicht auf alle zusammengesetzten Drüsen zu; entscheidend für „zusammengesetzt" ist die Architektur des Gangsystems. Organgliederung in *Lobuli* (Lobulus-Grenzen gestrichelt); *intra*lobuläre (blau) und *inter*lobuläre (dunkelblau) Segmente des Ausführungsgangsystems.

Primärsekret noch bearbeitet, vor allem bezüglich der Ionenzusammensetzung, z. B. Entzug von Na^+ und Cl^- oder Zugabe von HCO_3^-. Auf diese Weise entsteht das **Sekundärsekret**, das schließlich an der Oberfläche erscheint. Für die Struktur-Funktions-Beziehungen der intralobulären Ausführungsgänge der Mundspeicheldrüsen siehe Kapitel 15 (S. 434) und für die der Schweißdrüsen Kapitel 22 (S. 655).

Beschaffenheit des Sekrets: Seröse und muköse Drüsen

Die Sekrete der exokrinen Drüsen (außer Talgdrüsen) sind wässrig. Die Endstücke müssen also nach Art des *transportierenden Epithels* **Ionen** und **viel Wasser** sezernieren (▸ Abb. 7.**4 b**). Bei manchen Drüsen ist dies die wichtigste Tätigkeit überhaupt. Zusätzlich enthält das Sekret der meisten Drüsen als spezifische Syntheseprodukte **Proteine** und/oder **Muzine**. Das Vorherrschen der einen oder anderen Komponente spiegelt sich im histologischen Bild wider (▸ Abb. 7.**10**, ▸ Abb. 7.**11**; ▸ Abb. 15.**4**): *Seröse* und *muköse* Drüsen. Diese Unter-

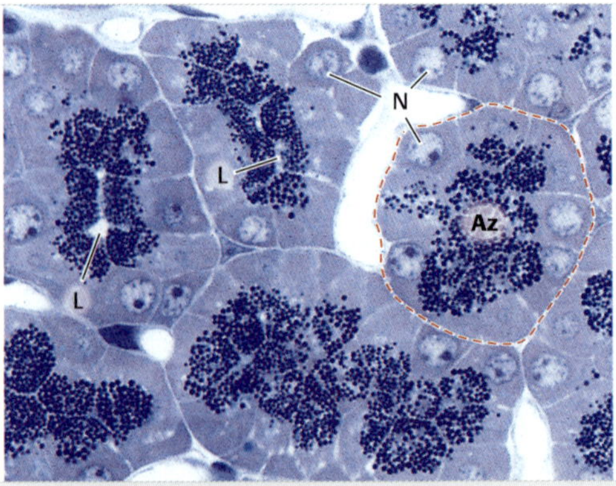

Abb. 7.10 Azinöse Endstücke einer serösen Drüse (Pankreas, Rhesusaffe). Die Umrisse eines Azinus (**Az**) sind markiert. Bei zwei Acini ist das Lumen (**L**) gerade eben zu erkennen. Die deutliche Darstellung der Sekretgranula im apikalen Zytoplasma ist nur aufgrund der guten Fixierung und der geringen Schnittdicke (Semidünnschnitt, 1 µm) möglich. Das basophile Färbeverhalten des basalen Zytoplasmas ist bei dieser Färbebedingung (Toluidinblau bei pH 8) nicht darstellbar, dazu wäre z. B. eine H.E.-Färbung geeignet. **N**, Zellkerne. Vergr. 640fach.

scheidung ist nur bei denjenigen Drüsen sinnvoll, deren Sekrete innere Oberflächen und die des Augapfels befeuchten, also alle Speichel- und Schleimdrüsen, Tränendrüse, *nicht* dagegen bei den Drüsen der Haut.

Seröse Drüsen. Sie bilden ein dünnflüssiges, proteinreiches Sekret (z. B. Pankreas, Parotis). Die Endstücke sind in der Regel **azinös** (Ausnahme: Tränendrüse, tubuloalveolär, ▸ Abb. 26.**15**). Aufgrund des reich ausgebildeten rauen ER sind die serösen Drüsenzellen basal oft basophil (d. h. mit basischen = kationischen Farbstoffen anfärbbar) (S. 66); (▸ Abb. 17.**12**), apikal liegen (nur bei guter Fixierung erkennbare) Sekretgranula (▸ Abb. 7.**10**). Der Zellkern ist rund.

Muköse Drüsen. Sie produzieren ein zähflüssiges (visköses), muzinreiches Sekret (S. 140) (z. B. Glandula sublingualis; Drüsen von Speiseröhre, bestimmten Magenregionen, Duodenum). Die Endstücke sind **tubulös**. Das Zytoplasma muköser Drüsenzellen ist bei üblichen histologischen Färbungen *blass* und wirkt *„schaumig"*. Die Kerne liegen oft platt an der Zellbasis (kein verlässliches Kriterium, da abhängig vom Funktionszustand). Auch die intraepithelialen Becherzellen (S. 140) sind als mukös zu bezeichnen.

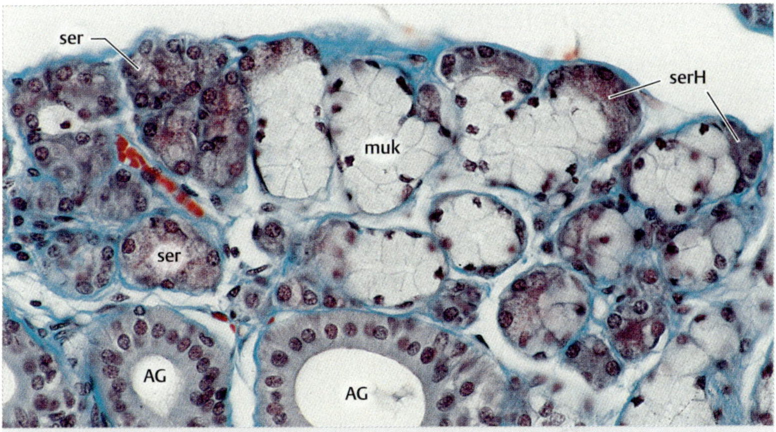

Abb. 7.11 Klassifizierung der Drüsenendstücke nach Beschaffenheit des Sekrets am Beispiel der menschlichen Glandula submandibularis. **ser**, seröses Endstück. **muk**, muköses Endstück. **serH**, seröse Halbmonde. **AG**, intralobulärer Ausführungsgang (Streifenstück). Goldner. Vergr. 300fach.

Seromuköse Drüsen. Diese Drüsen besitzen beide Merkmale und sind nach der Form ihrer Endstücke **gemischte Drüsen** (meist tubuloazinös, ▶ Abb. 7.**11**, z. B. Glandula submandibularis, Drüsen des Atemtraktes). Beide Endstück-Typen treten nebeneinander und auch in direkter Kombination auf. Im letzteren Fall sitzt dem Ende des mukösen Tubulus eine Kappe von serösen Zellen auf („*seröser Halbmond*"), die *scheinbar* keine Verbindung zum Lumen haben. Das seröse Sekret gelangt durch kleine, lichtmikroskopisch nicht sichtbare Kanälchen in das Tubulus-Lumen (z. B. Glandulae submandibularis et sublingualis).

Regulation der Drüsentätigkeit. Die sekretorische Aktivität der meisten exokrinen Drüsen wird durch das vegetative Nervensystem kontrolliert. Viele Drüsen werden zusätzlich (einige überwiegend) durch Hormone beeinflusst. Unter krankhaften Bedingungen können auch diverse andere Wirkstoffe (z. B. Entzündungsmediatoren) die Qualität und Quantität der Sekrete beeinflussen.

7.2.2 Myoepithelzellen

Myoepithelzellen sind **kontraktile** Epithelzellen, die der *Austreibung des Sekrets* aus dem Endstück und dem Gangsystem dienen. Sie kommen in den Schweiß-, Brust-, Mundspeichel- und Tränendrüsen sowie in den Drüsen von Ösophagus und Atemtrakt vor, *nicht* dagegen im Pankreas. Meist sind es schmale oder sternförmig verzweigte Zellen („Korbzellen"), die den sekretorischen Endstückzellen und dem anschließenden Gangepithel basal anliegen (▸ Abb. 7.**12**). In der nicht laktierenden Brustdrüse bilden sie eine geschlossene Schicht (▸ Abb. 22.**12**).

Die **Myoepithelzellen** gehören in jeder Hinsicht (Herkunft, *Zytokeratin*-Filamente, *Desmosomen*-Kontakte zu den Drüsenzellen, Hemidesmosomen zur Basalmembran) in das epitheliale Kompartiment der Drüse und sind zusammen mit den Epithelzellen von einer **gemeinsamen Basallamina** umgeben. Zugleich besitzen sie aber auch Eigenschaften von glatten Muskelzellen (glattmuskeltypisches *α-Aktin*, *Myosin-* und *Desminfilamente*, *Gap junctions* untereinander). Ihre Kontraktion wird durch neuronale (z. B. Mundspeicheldrüsen) oder hormonelle (laktierende Brustdrüse) (S. 662) Stimuli ausgelöst.

7

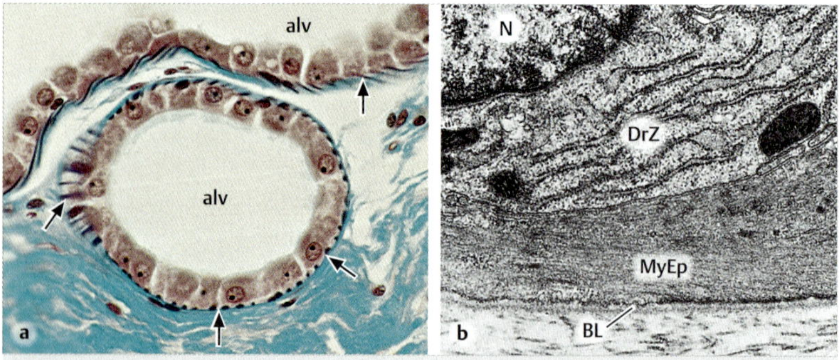

Abb. 7.12 Myoepithelzellen. **a** Tubuloalveoläre Endstücke (**alv**) der apokrinen Schweißdrüse (Duftdrüse, Mensch). Die **Pfeile** weisen auf Myoepithelzellen, die an der Basis des sekretorischen Epithels liegen und längs oder quer angeschnitten sind. Im Querschnitt stellen sich die Myoepithelzellen hier als schwarze Punkte dar. Goldner. **b** Ultrastruktur (Glandula submandibularis, Maus). Myoepithelzelle (**MyEp**) liegt zwischen Drüsenzelle (**DrZ**) und Basallamina (**BL**). Vergr. 300fach (a), 14 000fach (b).

8 Binde- und Stützgewebe

Zu den Binde- und Stützgeweben gehören viele scheinbar sehr unterschiedliche Gewebe: die Spanne reicht vom gallertigen Bindegewebe in der Nabelschnur bis zum Knochengewebe (▶ Abb. 8.1). Gemeinsames Merkmal und wichtigster Unterschied gegenüber den anderen Grundgewebsarten ist der meist große Raum zwischen den Zellen (**interstitieller Raum**). Dieser ist mit interstitieller Flüssigkeit und **Extrazellulärmatrix** (**EZM**, Matrix) gefüllt. Die wichtigsten Bestandteile der Matrix sind **Fibrillen** und **Fasern**, **Hyaluronan**, **Proteoglykane** sowie **Adhäsionsproteine**, die die Haftung zwischen den Zellen und den verschiedenen Komponenten der Matrix vermitteln. Im Knochen ist die Matrix außerdem mineralisiert, d. h. mit **Hydroxyapatit-Kristallen** (aus Calcium-, Phosphat- und Hydroxid-Ionen bestehend) durchsetzt, die für die Härte dieses Gewebes verantwortlich sind. Alle Binde- und Stützgewebe haben neben gewebsspezifischen Aufgaben mechanische Funktionen. Die unterschiedlichen **biomechanischen Eigenschaften** der einzelnen Gewebe werden von den physikalischen Eigenschaften der Matrix bestimmt.

Abkürzungen in diesem Kapitel: EZM, Extrazellulärmatrix. (s)GAG, (sulfatierte) Glykosaminoglykane. HA, Hyaluronan. PG, Proteoglykane.

Nomenklatur: Im vorliegenden Zusammenhang sind **-blasten** differenzierte Zellen, die etwas *bilden*, z. B. Fasern (Fibroblast), Knorpelmatrix (Chrondroblast), Knochenmatrix (Osteoblast); im Gegensatz dazu sind -blasten in anderen Kapiteln unreife Zellen, die zu etwas *gebildet werden* (z. B. Erythroblasten zu Erythrozyten, Myoblasten zu Muskelzellen).

Entwicklung. Alle Binde- und Stützgewebe gehen aus dem **Mesoderm** hervor (▶ Abb. 21.19). Das embryonale Bindegewebe darin wird als **Mesenchym** (▶ Abb. 8.2 a) bezeichnet. Es besteht aus undifferenzierten Zellen. Darunter befinden sich **multipotente mesenchymale Stammzellen**, aus deren Nachkommen nicht nur sämtliche Hauptzellen der Binde- und Stützgewebe, sondern auch Muskel-, Gefäßendothel- und Mesothelzellen, die Epithelzellen der Nierenkanälchen (S. 542), das blutbildende und das lymphatische System sowie Zellen des Zahnbeins (Dentin, Odontoblasten) entstehen. **Mesenchymzellen** bilden mit dünnen Fortsätzen ein dreidimensionales Netz und sind durch Gap junctions miteinander verbunden. Die Maschen des Netzes sind mit gallertiger Matrix gefüllt, die reich an Wasser-bindendem *Hyaluronan* ist (alte Bezeichnung Hyaluronsäure) (S. 160) und kleinste Mengen von Kollagenfasern enthält. Da Hyaluronan sich mit den üblichen histologischen Methoden nicht darstellen

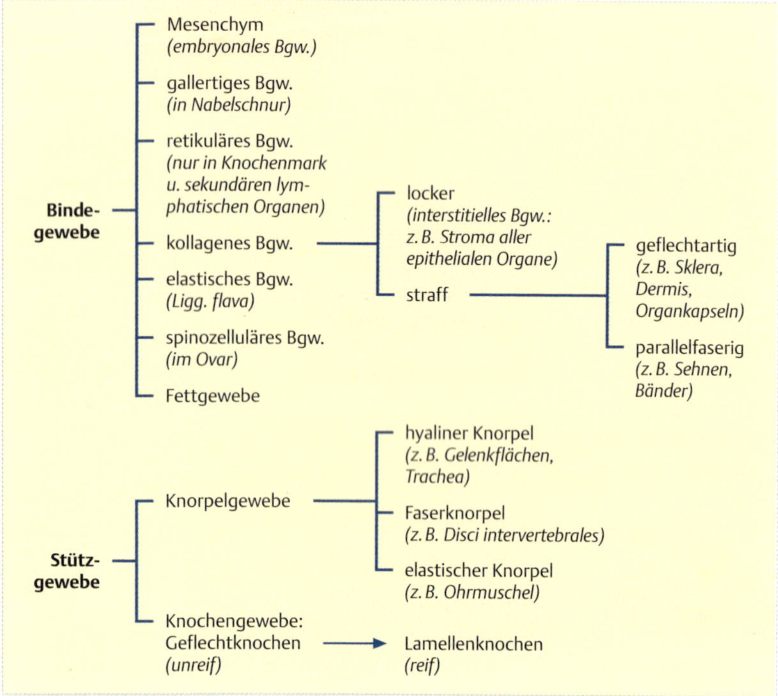

Abb. 8.1 Systematik der Binde- und Stützgewebe.

lässt, erscheinen die Räume zwischen den Zellen nahezu leer. Auch postnatal gibt es **mesenchymale Stammzellen**, aus denen neue Bindegewebs-, Knochen-, Knorpel-, Fett- und glatte Muskelzellen entstehen können.

Das **Mesoderm** (mittleres Keimblatt) des Rumpfes entstammt dem epithelial organisierten Epiblasten. Es entsteht dadurch, dass Zellen bei der Gastrulation (S. 625) aus dem Epiblasten auswandern und (unter Bildung des mittleren Keimblattes) zu Mesenchymzellen werden. Der Begriff **Mesenchym** stammt zwar aus der Embryologie, wird aber auch für **postnatale** Verhältnisse verwendet. z. B. mesenchymale Stammzellen (s. o.) und mesenchymale Tumoren (z. B. Bindegewebs-, Fettgewebs-, Muskel-, Knorpel-, Knochentumoren).

Ein wesentliches Merkmal von „mesenchymal" im Vergleich zu „epithelial" besteht darin, dass den mesenchymalen Zellen meist die apikal-basale Polarität fehlt. Die Ableitung des mittleren Keimblattes vom Epiblasten ist ein Beispiel für die **epithelial-mesenchymale Transition** (**EMT**, *epithelial-mesenchymal transition*). Diese spielt auch postnatal eine wichtige Rolle, z. B. beim Invasions- und Metastasierungsverhalten von Karzinomen (S. 59). Bei der EMT beseitigen die Epithelzellen ihre E-Cadherin-vermittelten Zellkontakte, lösen sich aus ihrem Zellverband, organisieren ihr Zytoskelett um und wandern. – Auch das Umgekehrte kommt vor (**mesenchymal-epitheliale Transition, MET**), in der Embryologie beispielsweise die Bildung epithelial gebauter Nierenkanälchen aus Mesenchymzellen.

8.1 Die Bindegewebe im eigentlichen Sinn

Die verschiedenen Bindegewebstypen werden erst nach Darstellung der einzelnen Bauelemente besprochen (S. 167). Als Beispiel für das Bauprinzip der Bindegewebe mag vorerst das **lockere kollagene Bindegewebe** dienen (▸ Abb. 8.**2 b**): scheinbar isoliert liegende Zellen, dazwischen wellig verlaufende Kollagenfasern; bei Sonderfärbungen werden auch retikuläre und elastische Fasern sichtbar. Es ist der Bindegewebstyp, den man am häufigsten antrifft: In jedem epithelialen Organ bildet es das stabilisierende **Stroma**, in jedem Hohlorgan verstärkt und gliedert es die Wand, jedes Blutgefäß-Nerven-Bündel ist in lockeres Bindegewebe eingebettet. Es füllt im mikroskopischen und makroskopischen Maßstab überall die Lücken zwischen anderen Strukturen (daher auch **„interstitielles Bindegewebe“** oder **„Interstitium“**).

8.1.1 Zellen des Bindegewebes

Die spezifische **ortsständige Zelle** ist der **Fibroblast**. Außerdem können überall, vor allem im interstitiellen Bindegewebe, mobile **freie Zellen** vorkommen, deren Zahl und Zusammensetzung von den lokalen und akuten (patho)physiologischen Gegebenheiten abhängig sind: Zu rechnen ist mit sämtlichen Typen von weißen Blutzellen (S. 334), Makrophagen (Fresszellen (S. 342), Plasmazellen (Abkömmlingen der B-Lymphozyten, ▸ Abb. 13.**1**) und Mastzellen (S. 375).

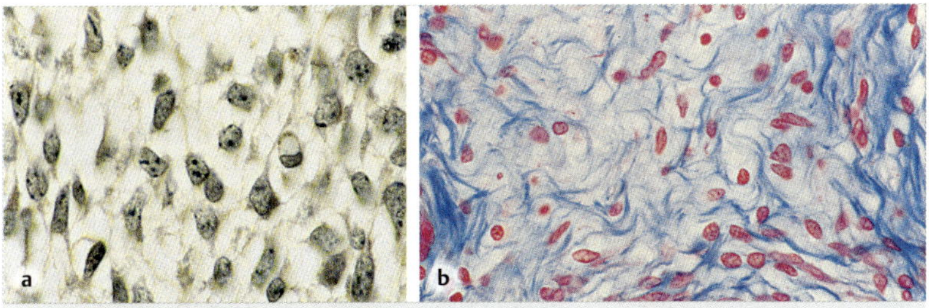

Abb. 8.2 **a** **Mesenchym** (Mäuseembryo). Die Zellen bilden ein Netz. Eisenhämatoxylin. **b** **Lockeres kollagenes Bindegewebe.** Wellig verlaufende Kollagenfasern (*blau*), Zellkerne der Fibroblasten (*rot*). Azan. Vergr. 480fach (a), 300fach (b).

Sie stehen alle im Dienste der **Abwehr** und werden in den Kapiteln „Blut“ und „Lymphatische Organe“ besprochen. In üblichen Paraffinschnitten von normalem Bindegewebe sind die meisten freien Zellen kaum zu identifizieren; histologisch auffällig werden sie erst bei Sonderfärbungen, oder wenn sie sich in größerer Zahl an einem **Entzündungsherd** ansammeln (S. 344).

Fibroblast. Der Fibroblast (▶ Abb. 8.3) besitzt einen gestreckten Zellleib und lange Ausläufer. In üblichen Paraffinschnitten ist davon jedoch kaum etwas zu sehen, meist ist nur der spindelförmige Zellkern zu erkennen. Die Fibroblasten sind für den **Stoffwechsel der Matrix-Bestandteile** zuständig. Dazu gehören sowohl die **Neusynthese** als auch die Überwachung des **Abbaus**; die Bilanz aus beidem ist der **Umsatz**. Gelegentlich wird zwischen Fibroblast (hohe Synthese-Aktivität) und Fibrozyt (ruhende Zelle mit niedriger Synthese-Aktivität) unterschieden. Da diese Begriffe lediglich zwei umkehrbare Funktionszustände desselben Zelltyps bezeichnen, soll hier nur von „Fibroblast“ gesprochen werden.

Der **Myofibroblast** ist ein modifizierter Fibroblast, der aktiv EZM bildet und zugleich kontraktil ist, ähnlich einer glatten Muskelzelle (S. 291). Myofibroblasten-reiches Gewebe kann messbare, lang anhaltende Verkürzungen zustande bringen. Die **Herkunft** der Myofibroblasten ist nicht völlig geklärt. Folgende Möglichkeiten sind wahrscheinlich: Umdifferenzierung ortsansässiger Fibroblasten oder vaskulärer Perizyten (S. 312); Differenzierung mesenchymaler Vorläuferzellen. Jedenfalls wird die **Differenzierung** zu Myofibroblasten durch verschiedene Zytokine (S. 379) vorangetrieben, die bei Verletzungen aller Art freigesetzt werden, vor allem Transforming Growth Factor β (**TGF-β**). Über die (patho)physiologische Bedeutung der Myofibroblasten siehe Wundheilung (S. 167) und Kapitel 10 (S. 296).

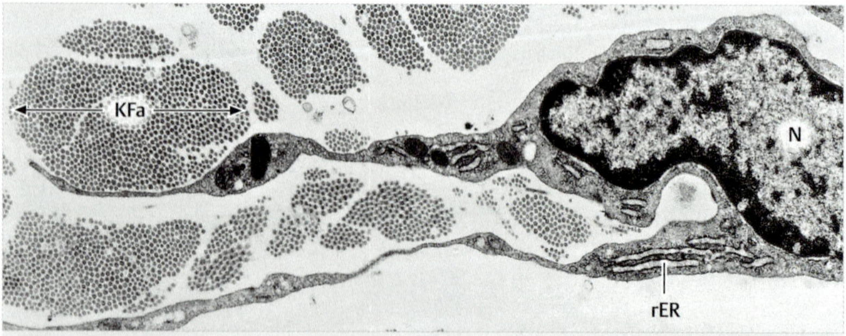

Abb. 8.3 Fibroblast im lockeren Bindegewebe. **N**, Zellkern. **KFa**, Kollagenfaser quergeschnitten. **rER**, raues ER. Vergr. 8800fach.

8.1.2 Extrazellulärmatrix

Die **Extrazellulärmatrix (EZM, Matrix)** ist das Material, das – zusammen mit der **interstitiellen Flüssigkeit** – die Räume zwischen den Zellen füllt. Die EZM umfasst alle Makromoleküle, die von Zellen sezerniert werden und im Extrazellulärraum unter Bildung eines komplex organisierten räumlichen Netzwerkes miteinander interagieren. EZM kommt **in allen Gewebsarten** vor. Sie wird in diesem Kapitel besprochen, weil sie in den Binde- und Stützgeweben den größten relativen Anteil am Volumen ausmacht und einige ihrer Funktionen (die mechanischen) hier besonders offensichtlich sind. Die meisten Zellen besitzen an der Plasmamembran Bindungsstellen für Moleküle der EZM (**EZM-Rezeptoren**) (S. 161). Diese vermitteln die Anheftung der Zellen an der EZM, zugleich übt die EZM über diese Rezeptoren Einfluss auf das Verhalten der Zellen aus (z. B. Proliferation, Differenzierung, Wanderung, Überleben) (*outside-in-signalling*) (S. 161). Die **Matrix der Binde- und Stützgewebe** besteht aus folgenden Hauptkomponenten:

- **Kollagenfibrillen** und **elastische Fasern**,
- **Glykosaminoglykane** (GAG) und **Proteoglykane** (PG),
- **Adhäsionsproteine**.

8

Im Folgenden werden die Matrix-Komponenten besprochen, die allen Binde- und Stützgeweben grundsätzlich gemeinsam sind. Die Beschreibung spezifischer histologischer Merkmale bleibt in diesem Abschnitt auf die Bindegewebe beschränkt; die histologischen Eigenheiten der Stützgewebe (Knorpel, Knochen) werden in Kapitel 8.3 (S. 174) und 8.4 (S. 182) behandelt.

Bindegewebsfasern: Histologisches Bild, biomechanische Eigenschaften und Vorkommen

Fasern sind die einzigen EZM-Komponenten des Bindegewebes, die histologisch direkt sichtbar sind. Bezüglich der aus **Kollagen** bestehenden Strukturen ist **„Faser"** (kollagene und retikuläre Faser) ein Begriff der **Lichtmikroskopie**; das *ultrastrukturelle* Bauelement ist stets die *Fibrille* (s. u.). **Elastische Fasern** dagegen werden sowohl licht- als auch elektronenmikroskopisch als Fasern bezeichnet.

Kollagenfasern. Diese Fasern (Durchmesser etwa 2 – 20 µm) sehen lichtmikroskopisch zwar wie individuelle Strukturen aus, ultrastrukturell erweist sich aber jede Faser als ein Bündel aus parallel angeordneten Kollagenfibrillen, eine besondere Abgrenzung gegenüber der Umgebung fehlt (▶ Abb. 8.3, ▶ Abb. 8.4). Im H.E.-gefärbten Schnitt erscheinen Kollagenfasern blassrot. Sehr viel deutli-

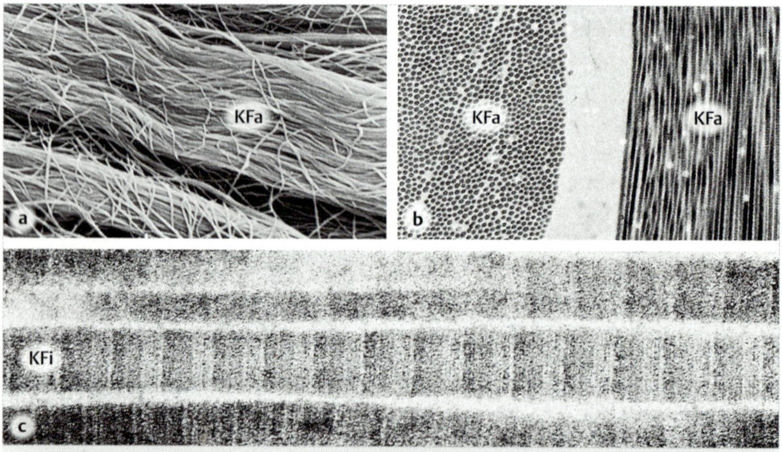

Abb. 8.4 Kollagenfasern und Kollagenfibrillen. **a** Kollagenfasern (**KFa**) (Bündel aus Kollagen*fibrillen*). Peroneus-Sehne, Mensch. Raster-EM-Bild. **b** Zwei Kollagenfasern quer bzw. längs geschnitten, die Kollagen*fibrillen* sind erkennbar (Maus). **c** Kollagenfibrillen (**KFi**), periodisches Querstreifungsmuster erkennbar. Vergr. 6000 (a, b), 110 000fach (c). (Aufnahme a: B. Tillmann, Anat. Inst, Kiel)

cher lassen sie sich durch **„Bindegewebsfärbungen"** darstellen (▸ Abb. 8.**2 b**) (z. B. Azan, Goldner, van Gieson; s. Färbetabelle im Anhang) (▸ Tab. 27.**1**).

Kollagenfasern sind **zugfest** (vergleichbar mit einem Stahlseil). Durch Einwirkung einer Zugkraft werden sie praktisch nicht verlängert. Gewebe mit wellig verlaufenden oder sich schräg überkreuzenden Kollagenfasern besitzen allerdings eine gewisse „Dehnungsreserve" bis zur Streckung oder Parallelausrichtung der Fasern. Kollagenfasern werden **auf Zug beansprucht** und sind in allen Binde- und Stützgeweben in Richtung der größten Zugspannung ausgerichtet.

Retikuläre Fasern. Sie haben einen Durchmesser von meist < 1 µm (▸ Abb. 8.**5**), bestehen aus **dünnen Bündeln von dünnen Kollagenfibrillen** (vorwiegend Typ III, s. u.) und sind zu Netzen angeordnet (lat. *reticulum*, Netzchen). Retikuläre Fasern sind nur mit Spezialfärbungen deutlich darstellbar, z. B. „Versilberung" (▸ Abb. 8.**5 a**) oder PAS-Färbung. Die typische Anfärbbarkeit beruht nicht auf den Kollagenfibrillen selbst, sondern auf den mit ihnen besonders reichlich assoziierten *Glykoproteinen*, z. B. **Fibronektin** (S. 161). Über den Färbemechanismus s. Anhang (S. 727).

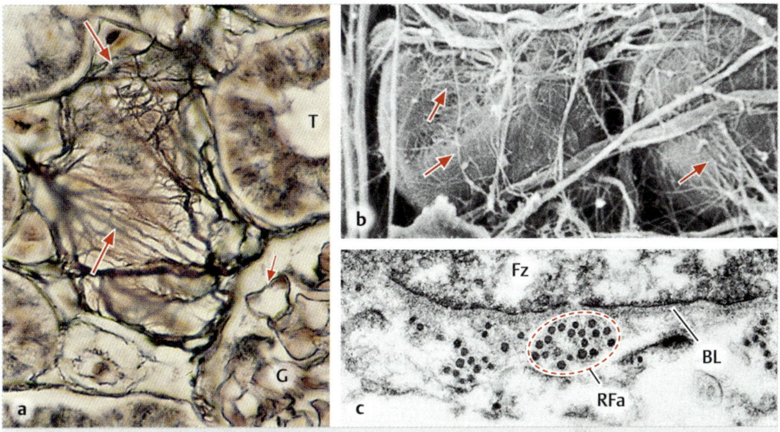

Abb. 8.5 **Retikuläre Fasern.** a **Niere,** Versilberungsmethode (Gomori). Die großen **Pfeile** weisen auf Flachschnitte durch retikuläre Fasern um einen tangential geschnittenen Nierentubulus. **T,** Tubulus quergeschnitten. Beachte auch die schwarz gefärbten Basalmembranen (kleiner Pfeil) im Glomerulus (**G**). b Zwei **Fettzellen**, umsponnen von retikulären Fasern (*Pfeile*) (Raster-EM-Bild). c Peripherie einer **Fettzelle** (**Fz**) (Transmissions-EM). **BL**, Basallamina. Eine retikuläre Faser (**RFa**) ist durch gestrichelten Rahmen markiert, man erkennt ein dünnes Bündel von dünnen Kollagenfibrillen. Vergr. 720fach (a), 1200fach (b), 30 000fach (c). (Aufnahme b: B. Tillmann, Anat. Inst, Kiel)

8

Vorkommen: Die retikulären Fasern erfüllen feinmechanische Funktionen. In Form eines vorwiegend **flächigen Netzes** sind sie Bestandteil (*Lamina fibroreticularis*) der lichtmikroskopisch sichtbaren **Basalmembran** (S. 163). Sie bilden eine Art „Stützkorsett“ mit begrenzter Dehnbarkeit um Epithelzellverbände (z. B. Drüsenendstücke, Nierenkanälchen), um Kapillaren, Fettzellen, Muskelfasern, periphere Nervenfasern. In Form eines **räumlichen Netzes** kommen retikuläre Fasern im retikulären Bindegewebe vor (S. 170). Hier weisen sie eine komplexe Zusammensetzung auf (vgl. ▶ Abb. 8.**12 c**) und können dicker erscheinen als in den vorgenannten Lokalisationen.

Elastische Fasern. Ihr Durchmesser beträgt meist ca. 2 µm. Wenn sie ausgereift sind, bestehen sie aus zwei ultrastrukturellen Komponenten, die *nicht* mit Kollagen verwandt sind, nämlich **Mikrofibrillen aus Fibrillin** und **Elastin** (S. 158). Für die lichtmikroskopische Darstellung (▶ Abb. 8.**6**) sind besondere „Elastica-Färbungen“ erforderlich (z. B. mit Resorcin-Fuchsin oder Orcein: braun-violett). Elastische Fasern sind verzweigt und können daher Netze bil-

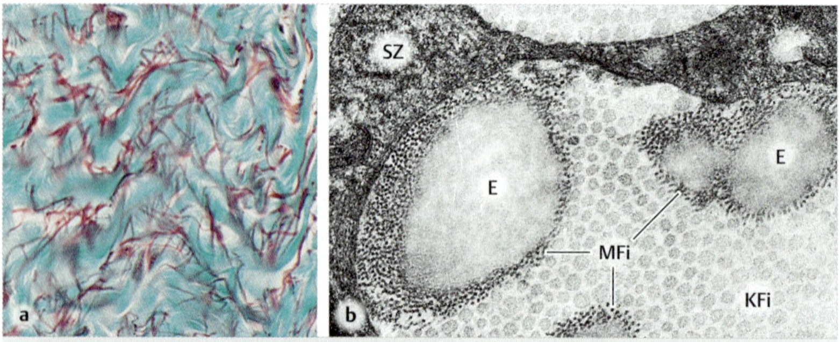

Abb. 8.6 Elastische Fasern. **a** Lockeres Bindegewebe (Schrägschnitt durch die Adventitia einer Arterie), Goldner/Resorcin-Fuchsin. Elastische Fasern braun-violett, Kollagenfasern grün. **b** Sehne, Maus. Ultrastrukturell besteht die elastische Faser aus amorphem Elastin (E) und Mikrofibrillen (**MFi**) aus Fibrillin. Die rechte Faser ist erst im Entstehen begriffen und enthält noch wenig Elastin. **KFi**, Kollagenfibrillen. **SZ**, Ausläufer der Sehnenzelle. Verg. 300fach (a), 33 200fach (b).

den; in Arterienwänden sind sie zu einer Matte verwoben, die lichtmikroskopisch als „Lamelle“ oder „Membran“ erscheint (*Membrana elastica*) (S. 306). Elastische Fasern sind **zugelastisch**, d. h. **reversibel dehnbar** (vergleichbar mit einem Gummiband). Schon relativ geringe Zugkräfte sind ausreichend für eine Verlängerung auf das maximal 2,5fache. Entfällt die Zugkraft, kehren die Fasern in den Ausgangszustand zurück: **elastische Rückstellkraft**.

Vorkommen: Elastische Fasern sind meist mit Kollagenfasern vergesellschaftet, hier sorgen sie z. B. für die Rückkehr der Kollagenfasern in den welligen Verlauf. Besonders reich an elastischen Fasern sind diejenigen Gewebe, deren Funktion an eine ausgiebige, reversible Dehnbarkeit gebunden ist: z. B. Lunge (S. 414), herznahe Arterien (S. 308), Haut (S. 644), Ligg. flava (S. 170), elastischer Knorpel (S. 181).

Kollagenfibrillen: Ultrastruktur und Zusammensetzung

Kollagenfibrillen haben Durchmesser von 15 – 130 nm und zeigen im Elektronenmikroskop ein deutliches Querstreifungsmuster (▶ Abb. **8.4**). Sie bestehen aus **Kollagenmolekülen**, jedes Molekül ist aus drei Peptidketten (α-Ketten) zusammengesetzt.

Die Kollagene sind eine Protein-Familie, in der ca. 40 verschiedene Typen bekannt sind. Einige sind in ▶ Tab. 8.**1** zusammengestellt. Die am reichlichsten (**I, II, III**) und einige in geringen Mengen vorkommende Typen (**V, XI**) sind zur

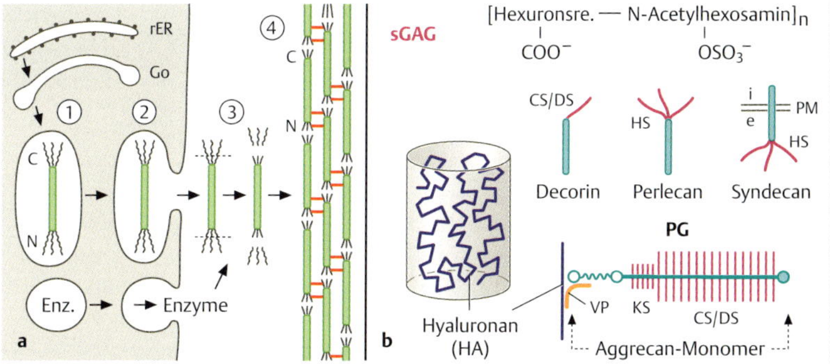

Abb. 8.7 Bestandteile der Extrazellulärmatrix. **a** Entstehung der **Kollagenfibrille.** (1) Synthese und Verpackung der Prokollagen-Moleküle und Enzyme in Sekretvesikel. (2) Freisetzung durch Exozytose. (3) Enzymatische Abtrennung der Propeptide. (4) Zusammenlagerung der Kollagenmoleküle, jeweils um ein Viertel der Länge gegenüber dem Nachbarn versetzt, Quervernetzung durch kovalente Bindungen (*rot*). **Go**, Golgi-Apparat. **rER**, raues ER. **C**, **N**, C- und N-Ende der Moleküle. **b** **Glykosaminoglykane** (**GAG**) **und Proteoglykane** (**PG**). Oben allgemeine Formel der GAG am Beispiel der sulfatierten (= s) GAG. Unten HA (schematisch) in wässriger Lösung: Das Molekül beansprucht ein riesiges Volumen. Struktur einiger PG (schematisch): Protein *blaugrün*, GAG-Ketten *rosa*. Abkürzung der sGAG- und PG-Namen siehe Text (S. 159). Das **Aggrecan**-Monomer ist vermittels eines Verbindungsproteins (**VP**) an einem HA-Faden befestigt (vgl. ▶ Abb. 8.**16**). Das **Syndecan**-Molekül ist in die Plasmamembran (**PM**) integriert (Transmembranprotein); **e**, **i**, Extra- und Intrazellulärraum.

Fibrillenbildung fähig (*fibrilläre Kollagene*). Dies sind stabförmige Moleküle. Im Extrazellulärraum lagern sie sich in gesetzmäßiger Weise parallel aneinander (▶ Abb. 8.**7 a**) und werden anschließend durch stabile **kovalente Bindungen quervernetzt**. Auf diesen Querbrücken beruht die **Zugfestigkeit** der Kollagenfibrillen. Meist sind die Fibrillen aus mehreren Kollagentypen zusammengesetzt. Weitere Kollagene sind Transmembranproteine wie z. B. Typ XVII (= Protein BP180) (▶ Abb. 8.**9**, ▶ Abb. 8.**10**, ▶ Abb. 22.**3**). Einige sind zugleich Proteoglykane, z. B. Typ XVIII.

Ein anderer weit verbreiteter Kollagentyp (**IV**), der von *Epithel-*, *Endothel-*, *Fett-*, *Muskel-* und *Gliazellen* produziert wird, bildet keine Fibrillen sondern ein flächiges molekulares Netz, das Grundgerüst der **Basallamina** (S. 163). Kollagen IV kommt in drei Subtypen vor.

Tab. 8.1 Kollagene (Auswahl)

Kollagentyp	einige Vorkommen und Funktionen
Fibrilläre Kollagene bilden lange Fibrillen, die aus mehreren Kollagentypen (z. B. I + III + V oder II + XI) zusammengesetzt sein können	
I*[a, b]	meist relativ dicke Fibrillen: z. B. Dermis (S. 644), Knochen, Sehnen, Bänder, Sklera, Kornea (hier dünne Fibrillen (S. 697)), Dentin (S. 442)
II*	oft dünne Fibrillen: hyaliner Knorpel, Glaskörper (Auge) (S. 702); Tektorialmembran (Ohr) (S. 683)
III*[b]	dünne Fibrillen der *retikulären Fasern*; in Fibrillen aus Typ I
V*[b]	in Fibrillen aus Typ I; Tektorialmembran
XI*	in Fibrillen aus Typ I und II: u. a. hyal. Knorpel; Glaskörper; Tektorialmembran
Fibrillen-assoziierte Kollagene (FACIT = fibril-associated collagens with interrupted triple helix) Moleküle, deren Tripelhelix durch globuläre Domänen unterbrochen ist, daher Abwinkelung der Moleküle möglich	
IX*	z. B. im hyalinen Knorpel; Glaskörper; Tektorialmembran: kovalent an die Oberfläche von Typ-II -Fibrillen gebunden
XII	an der Oberfläche von Typ-I-Fibrillen im straffen Bindegewebe; Kornea
IV*	**Basallamina-Kollagen**
In der *Lamina densa* aller Basallaminae. Tripelhelix mehrfach durch nicht-helikale Abschnitte unterbrochen, daher Molekül flexibel: Bildung eines **Netzwerks**, das durch kovalente intermolekulare Bindungen gefestigt ist; es gibt 3 Subtypen (Kombinationen aus 6 unterschiedlichen α-Ketten). **Produzenten**: Epithel-, Endothel-, Muskel-, Fett-, Gliazellen	
weitere Kollagene	
VI*	Mikrofibrillen in Basalmembranen (▶ Abb. 8.**9**); am Muskel-Sehnen-Übergang; im Endomysium; in Blutgefäßwänden; Glaskörper; perizelluläre Knorpelmatrix
VII*[c]	Haut: Dermo-epidermale Verbindung (S. 642): bildet kurze Ankerfibrillen, die die Basallamina an der Dermis befestigen; auch unter mehrschichtigem unverhorntem Plattenepithel von Schleimhäuten, Kornea und Konjunktiva
VIII*	bildet Netzwerk: z. B. Descemet-Membran der Kornea (S. 697)
X*	bildet Netzwerk in der Knorpelmatrix der hypertrophen Zone der Wachstumsplatte (S. 207); Synthese kennzeichnend für hypertrophe Chondrozyten

* Es gibt **erblich bedingte Störungen** der Kollagensynthese oder der Fibrillenbildung, die zu schwerwiegenden Funktionsstörungen des Skelettsystems oder anderer Organsysteme führen, z. B.

a Osteogenesis imperfecta („Glasknochenkrankheit" (S. 185);

b verschiedene Typen des Ehlers-Danlos-Syndroms (u. a. überdehnbare, zerreißliche Haut; hypermobile Gelenke; zerreißliche Hohlorgane und Arterien; zerreißliche Kornea);

c Epidermolysis bullosa dystrophica: Ablösung der Epidermis unter Bildung großer Blasen (S. 642).

Baumerkmal aller Kollagenmoleküle ist die **Tripelhelix**: Drei helikale Peptidketten (**α-Ketten**) winden sich unter Bildung einer Superhelix (Tripelhelix) umeinander. Damit diese stabil ist, müssen co-translational zahlreiche Prolinreste hydroxyliert werden. Enzym: **Prolinhydroxylase**, abhängig von Ascorbinsäure = **Vitamin C** als Co-Faktor (vgl. Skorbut) (S. 448). Die Tripelhelix kann sich, je nach Kollagentyp, fast über das ganze Molekül erstrecken oder von nicht-helikalen Zwischenstücken unterbrochen sein; Letzteres ist der Fall bei den *nicht fibrillären* Kollagenen. Die Fähigkeit zur **Bildung der Tripelhelix** beruht u. a. auf dem hohen Gehalt an den Aminosäuren Glycin, Prolin und Hydroxyprolin; Voraussetzung für die **chemischen Quervernetzungen der Kollagenmoleküle** in der Fibrille ist der Gehalt an Lysin und Hydroxylysin (s. Bücher der Biochemie).

Die **Fibrillenbildung** (am Beispiel von Kollagen I) verläuft folgendermaßen (▶ Abb. 8.**7 a**): Das Syntheseprodukt der Fibroblasten wird durch Exozytose in Form von löslichen **Prokollagen-Molekülen** sezerniert. Diese tragen an beiden Enden Anhängsel (*Propeptide*), die die Fibrillenbildung stören (und intrazellulär verhindern). Die weiteren Schritte werden durch **extrazelluläre Enzyme** gesteuert: (1) Abspaltung der Propeptide, wodurch **Kollagen** (= Tropokollagen, Länge des Moleküls 300 nm) entsteht; (2) Schaffung der chemischen Voraussetzungen (durch das Enzym **Lysyloxidase**) für die **kovalenten Quervernetzungen:** Oxidative Desaminierung mancher Lysinreste → Entstehung von hochgradig reaktiven Aldehydgruppen, die **spontan kovalente Bindungen** mit den ε-Aminogruppen unveränderter Lysinreste eingehen. Die Kollagenmoleküle liegen schließlich etwa so aneinander, wie in ▶ Abb. 8.**7 a** dargestellt. Die gesetzmäßige Anordnung der Moleküle ist Grundlage für das periodische *Querstreifungsmuster* (Länge einer Periode ca. 67 nm, ▶ Abb. 8.**4 c**).

Das endgültige **Kaliber** einer Fibrille kann sehr unterschiedlich sein, im Falle von Typ-I-Kollagen meist 30-70 nm, es gibt aber auch dünnere und dickere Fibrillen aus Typ-I-Kollagen. Das Kaliber ist hauptsächlich von den beteiligten Kollagentypen und von den Proteoglykanen der Umgebung abhängig. In manchen Geweben ist die Fibrillendicke sehr einheitlich (z. B. Kornea, ▶ Abb. 26.**4 d**), in anderen kommt ein breites Spektrum von Kalibern vor (z. B. Sklera (S. 698); Sehne, ▶ Abb. 8.**11**). Die **räumliche Ausrichtung** der Fibrillen wird durch die Ausrichtung der produzierenden Zellen beeinflusst, da die Neuformierung von Fibrillen in unmittelbarer Zellnähe geschieht, oft in tiefen rinnenförmigen Einbuchtungen der Zelloberfläche. Die Zellen richten sich entsprechend den auf sie einwirkenden Kräften aus (**Mechanotransduktion**) und sorgen dadurch für die entsprechende Verlaufsrichtung der Fibrillen.

Es gibt zahlreiche **genetisch bedingte Defekte**, die zu Störungen der Kollagensynthese oder der Fibrillenbildung führen. Dadurch kann die biomechanische Funktion der kollagenhaltigen Strukturen und der betroffenen Gewebe schwer beeinträchtigt sein (s. ▶ Tab. 8.1).

Elastische Fasern: Ultrastruktur und Zusammensetzung

Reife elastische Fasern (▸ Abb. 8.**6 b**) bestehen aus einer amorphen Masse von **Elastin**, das von einem Mantel aus **Fibrillin**-reichen **Mikrofibrillen** (⌀ 10 nm) umgeben ist. Bei der Neubildung elastischer Fasern (**Elastogenese**) entstehen zuerst parallel ausgerichtete Mikrofibrillen, die dann als eine Art Schablone für die nachfolgende Ablagerung des Elastins dienen. Für die korrekte Ausrichtung der Elastins entlang den Mikrofibrillen ist u. a. das Protein **Fibulin-5** wichtig.

Mit der Bildung elastischer Fasern sind Fibroblasten an vielen Orten und glatte Muskelzellen in den Gefäßwänden befasst. Die Elastogenese ist in der Fetal- und postnatalen Wachstumsperiode aktiv, danach verebbt sie bald, d. h. der Körper muss weitgehend mit den elastischen Fasern, die in jungen Jahren gebildet wurden, auskommen. Der altersabhängige Qualitätsverlust der elastischen Fasern macht sich in verschiedenen Organsystem bemerkbar: z. B. steife Aortenwand, Altersemphysem, faltige Haut.

Mikrofibrillen. Die löslichen Fibrillin-Moleküle werden sezerniert und dann durch Disulfidbrücken zu Mikrofibrillen vernetzt. Diese sind reversibel dehnbar. Fibrillin-Mikrofibrillen kommen auch unabhängig von elastischen Fasern vor, z. B. als Aufhängefasern der Augenlinse (S. 705) sowie in Kombination mit Kollagenfibrillen an vielen Stellen. Es sei darauf hingewiesen, dass es auch andere Arten von Mikrofibrillen gibt, z. B. solche aus Kollagen VI (S. 178).

Bildung der elastischen Faser. Vorläufer des Elastins sind lösliche **Tropoelastin-Monomere**, die sich im Extrazellulärraum unter Mitwirkung von **Fibulin-5** zu Mikroaggregaten zusammenlegen. Diese lagern sich linear entlang den **Mikrofibrillen** ab und werden dann nach und nach vergrößert (Dickenzunahme der elastischen Faser). Bei genetisch bedingtem Fehlen des Fibulin-5 entstehen grobe Tropoelastin-Klumpen, die sich nicht in das System der Mikrofibrillen einfügen lassen, sodass die Fasern keinen kontinuierlichen Elastin-Kern besitzen. Die Vernetzung der Tropoelastin-Moleküle zum **unlöslichen Elastin** verläuft unter Mitwirkung der Lysyloxidase wie für Kollagen beschrieben.

Über die molekularen Gründe für die **reversible Dehnbarkeit** elastischer Fasern gibt es viele Spekulationen. Sicher ist nur, dass das System aus Elastinmolekülen und einer umgebenden Hydrathülle durch Dehnung in einen Zustand höherer Ordnung überführt wird, aus dem es nach Wegfall der Zugkraft in den Ausgangszustand zurückfällt.

Mutationen des Gens für **Fibrillin-1** sind Grundlage des **Marfan-Syndroms**: Kern-Symptome: Dislokation der Linse; Veränderungen der Mitralis-Herzklappe; Erweiterung der Aortenwurzel mit Gefahr der Ausbeulung (Aneurysma) und Ruptur. Zusätzlich überstreckbare Gelenke; überschießendes Längenwachstum der Knochen. – Mutationen des Gens für **Fibulin-5** führen zu einer Form der **Cutis laxa** (überdehnbare lose Haut).

Die EZM als Regulator biologischer Wirkstoffe

Neben ihren mechanischen Aufgaben erfüllt die EZM eine wichtige Funktion als **Reservoir für bioaktive Moleküle** (Wachstumsfaktoren, Zytokine, Enzyme). Diese können durch Bindung an EZM-Komponenten (z. B. Mikrofibrillen aus Fibrillin, kleine Proteoglykane) festgehalten (sequestriert) werden und erst nach kontrollierter Freisetzung sofort an demselben Ort wirken. Ein Beispiel ist der Transforming Growth Factor-β (**TGF-β**), der vielfältige Wirkungen u. a. auf Differenzierung elastogener Zellen sowie auf Produktion von EZM und EZM-abbauenden Enzymen hat. TGF-β wird normalerweise durch Bindung an **Fibrillin-1** sequestriert (vermittelt durch akzessorische Proteine der Mikrofibrillen). Bei genetisch bedingtem Fibrillin-1-Defekt (**Marfan-Syndrom**) ist die regulatorische Wirksamkeit dieses Mechanismus reduziert; Folge: zu hohe lokale Konzentrationen von aktivem TGF-β. Mehrere typische Merkmale des Marfan-Syndroms (z. B. Aortenaneurysma, Herzklappenfehler) beruhen wahrscheinlich nicht nur auf dem Fehlen der mechanischen Fibrillin-Eigenschaften, sondern auch auf der unkontrollierten Verfügbarkeit von TGF-β.

Glykosaminoglykane, Proteoglykane

8

Die Räume zwischen den Kollagenfasern sind nicht so leer, wie sie im konventionellen licht- und elektronenmikroskopischen Bild des Bindegewebes erscheinen. Sie sind vielmehr gefüllt mit **Glykosaminoglykanen** (**GAG**), **Proteoglykanen** (**PG**) (früher als **Grundsubstanz** zusammengefasst) und **Wasser**. Proteoglykane sind Proteine mit kovalent daran gebundenen GAG-Ketten. Ein wesentliches Merkmal der GAG ist der **polyanionische** Charakter: Diese langen, mit vielen **Negativladungen** versehenen Polysaccharidketten (▶ Abb. 8.7 **b**) sind sperrig und beanspruchen daher in wässrigem Medium viel Platz. In den intra- und intermolekularen Lücken beherbergen sie aus Gründen der Elektroneutralität viele Kationen, die wiederum aus osmotischen Gründen viel Wasser anziehen. Eine wichtige Aufgabe dieser Stoffklasse besteht somit in der **Bindung von Wasser**, das auf diese Weise gespeichert wird und zugleich als nicht komprimierbarer Stoff mechanischen Zwecken dient. Darüber hinaus haben die GAG und PG spezifische mechanische sowie zellbiologische Funktionen.

Glykosaminoglykane (früher: Mucopolysaccharide) sind lange Ketten aus sich bis zu 150mal wiederholenden Disaccharid-Einheiten. Jede Einheit besteht (außer bei Keratan-Sulfat) aus einer Hexuronsäure und einem Hexosamin und trägt mindestens eine, manchmal bis zu drei negative Ladungen. Die meisten GAG sind sulfatiert (*sulfatierte GAG* = sGAG) und kovalent an ein Protein gebunden (s. u.). Ihre **Namen** beziehen sich auf das Gewebe, in dem sie ehemals entdeckt wurden (Angaben sowie Abkürzungen in Klammern), sie kommen aber praktisch **in allen Geweben** vor: *Chondroitin-Sulfat* (**CS**, Knorpelmatrix); *Dermatansulfat* (**DS**, Dermis); *Keratan-Sulfat* (**KS**, Kornea); *Heparan-Sulfat* (**HS**, Leber). Oft bestehen die GAG-Ketten aus einem Gemisch von CS- und DS-Bausteinen.

Hyaluronan (**HA**; früher Hyaluronsäure; aus 250 – 50 000 Disaccharid-Bausteinen bestehend) ist das größte GAG und das einzige, das nicht sulfatiert und nicht an ein Protein gebunden ist. Ein HA-Molekül beansprucht in wässriger Lösung ein riesiges Volumen und bildet ein visköses Gel. **Die wichtigsten Funktionen** von HA seien genannt. (**1**) Das **nicht komprimierbare, visköse Gel** dient (a) als **Wasserspeicher**; (b) zur Aufrechterhaltung des Turgors und der Widerstandsfähigkeit gegen Druck (z. B. interstitielles Bindegewebe, Dermis, Nabelschnur, Glaskörper, Nucleus pulposus, Füllmaterial in Schleimbeuteln und Sehnenscheiden); (c) als „Schmiermittel" im Gelenk (S. 180); (d) zur Freihaltung von Verkehrswegen für wandernde Zellen in der Embryonalentwicklung. (**2**) HA verknüpft bestimmte Proteoglykan-Moleküle im Bindegewebe und Knorpel zu riesigen **Proteoglykan-Aggregaten** (▶ Abb. 8.**16**). (**3**) HA interagiert mit **HA-Rezeptoren** an Zelloberflächen, wodurch die Zellen (z. B. embryonale und Tumorzellen, Abwehrzellen) zur Wanderung, Proliferation oder Immunantwort stimuliert werden. – Bemerkenswert ist die **Biosynthese** von HA: Es wird nicht wie die Protein-gebundenen sGAG im Golgi-Apparat zusammengebaut, sondern durch ein Enzym (HA-Synthase), das innen an der Plasmamembran verankert ist. Für den Export der HA-Kette durch die Plasmamembran hindurch ist möglicherweise ein spezieller Transporter aus der Familie der ABC-Transporter (S. 29) verantwortlich.

Proteoglykane (PG) bestehen aus einem Proteinfaden (*core protein*; beim Aggrecan bis 300 nm lang), an den mindestens eine, beim Aggrecan über hundert GAG-Ketten kovalent gebunden sind (▶ Abb. 8.**7 b**). Die **Biosynthese** beginnt stets mit dem Protein (im rauen ER), an das im Golgi-Apparat die GAG-Ketten Monosaccharid für Monosaccharid angehäkelt werden; die Sekretion erfolgt durch Exozytose. PG kommen nicht nur im **interstitiellen Raum** der Binde- und Stützgewebe sowie anderer Gewebe vor, sondern auch als Bestandteil der **Basallamina** (S. 163) sowie an **Zelloberflächen**. Nur einige PG seien genannt:

- **Aggrecan:** typisches PG des Knorpels (S. 178); großes PG mit ca. 100 langen CS-Ketten und ca. 30 kürzeren KS-Ketten. Durch Interaktion von bis zu 100 Aggrecan-Monomeren mit HA entstehen riesige PG-Aggregate von ca. 4 µm Länge (▶ Abb. 8.**16**).
- **Versican:** großes PG mit ca. 30 CS/DS-Ketten; bildet mittels HA große Aggregate (z. B. in Blutgefäßwänden).
- **Perlecan:** großes PG mit 3 HS-Ketten; Bestandteil der *Basallamina* (S. 163).
- **Decorin:** kleines PG mit *einer* Kette (CS/DS). Überall in den Bindegeweben mit Kollagenfibrillen vergesellschaftet; reguliert u. a. den Abstand zwischen Kollagenfibrillen.
- **Lumican:** kleines PG mit mehreren KS-Ketten (u. a. in der Kornea, hier wichtig für die Transparenz (S. 697).
- **Syndecan:** *Transmembranprotein* der Plasmamembran (z. B. Epithelzellen, Bindegewebszellen, Schwann-Zellen) mit 2 – 3 HS-Ketten und manchmal 2 – 3 CS/DS-Ketten. Die GAG-Ketten interagieren mit verschiedenen EZM-Komponenten, der zytoplasmatische Schwanz des Proteins steht mit dem Aktin-Zytoskelett in Verbindung (▶ Abb. 8.**9 a**).
- **Serglycin:** *intrazelluläres* PG mit ca. 15 Heparinketten (Speicherform des Heparins in den Granula von Basophilen (S. 340) und Mastzellen (S. 375)).

Zell-Matrix-Beziehungen

Alle Zellen (außer Erythrozyten) treten mittels zellulärer Adhäsionsmoleküle (**EZM-Rezeptoren**) entweder dauerhaft oder vorübergehend in Beziehung zur umgebenden Extrazellulärmatrix, entweder durch direkte Bindung des Rezep-

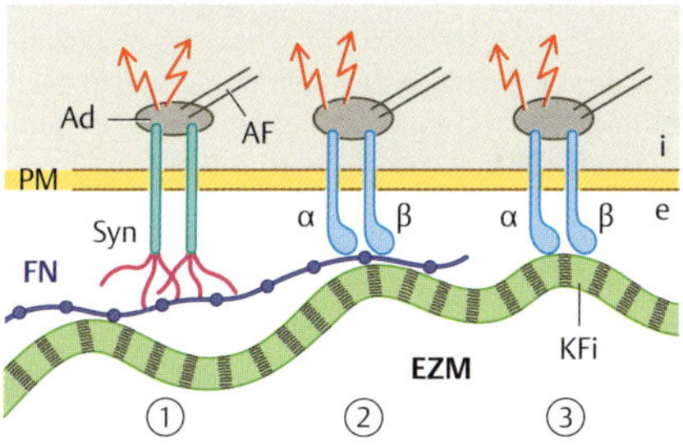

Abb. 8.8 Beziehung zwischen Zelle und Extrazellulärmatrix (EZM) am Beispiel einer Bindegewebszelle. Die EZM-Rezeptoren in der Plasmamembran (**PM**) sind über Fibronektin (**FN**) (**1**, **2**) oder direkt (**3**) an Kollagenfibrillen (**KFi**) gebunden und haben innen Verbindung zu Aktinfilamenten (**AF**). **Ad**, Adaptor-Proteine. **(1)** Syndecan. **(2)** und **(3)** verschiedene Integrine, bestehend aus **α**- und **β**-Untereinheit. *Rote Pfeile*: Bindung der Rezeptoren an die EZM löst intrazelluläre Signalkaskaden aus.
i, **e**, Intra- bzw. Extrazellulärraum.

tors an EZM-Strukturen oder durch **Vermittlung** zwischengeschalteter **Adhäsionsproteine der Matrix** (▸ Abb. 8.**8**). Zell-Matrix-Verbindungen dienen der mechanischen Verankerung der Zellen, sie haben darüber hinaus Einfluss („signalling") auf zahlreiche Zellfunktionen. Diese Zusammenhänge können hier nur kurz angedeutet werden.

EZM-Rezeptoren sind Transmembranproteine, die mit ihrer externen Domäne an Moleküle der EZM binden und deren intrazelluläre Domäne über Adaptoren mit dem Zytoskelett verbunden ist. Die am weitesten verbreiteten EZM-Rezeptoren sind **Integrine** (S. 58). Sie haben innen Anschluss an das Zytoskelett und an Proteine, die Signalkaskaden in Gang setzen. Daher kann die Rezeptor-vermittelte Adhäsion Grundfunktionen der Zelle (z. B. Proliferation, Differenzierung, Überleben) beeinflussen (*outside-in-signaling*). Umgekehrt kann durch Einfluss auf die intrazelluläre Domäne des Rezeptors seine Fähigkeit, an externe Liganden zu binden, verändert werden (*inside-out-signaling*), z. B. Aktivierung von Integrinen.

Die **Adhäsionsproteine der Matrix** sind **Glykoproteine**, die eine Bindung zwischen den EZM-Rezeptoren einer Zelle und EZM-Molekülen herstellen, wenn die Rezeptoren selbst nicht zur direkten Bindung fähig sind. Von den vielen Adhäsionsproteinen, die in der Matrix vorkommen, seien hier nur die zwei am weitesten verbreiteten Familien kurz aufgeführt:

- **Fibronektine** (▸ Abb. 8.**8**) werden u. a. von Fibroblasten, Retikulumzellen, Makrophagen gebildet. Das Fibronektin-Molekül besitzt verschiedene Domänen mit Affinitäten teils zu EZM-Rezeptoren (z. B. Integrinen), teils zu EZM-Bestandteilen (z. B. Kollagenfibrillen). Daher können Fibronektine als Vermittler fungieren. Retikuläre Fasern sind besonders reich an Fibronektin (S. 152); ▸ Abb. 8.**12 c**).
- **Laminine** (▸ Abb. 8.**9**) werden von allen Zellen produziert, die eine Basallamina ausbilden, und sind die wichtigsten **Adhäsionsproteine** der Basallamina (BL). Laminine fungieren als **Vermittler** zwischen den EZM-Rezeptoren (meist **Integrine**) beispielsweise einer Epithelzelle und dem molekularen Netz aus **Kollagen Typ IV**). Die Laminine selbst liegen ebenfalls als molekulares Netzwerk vor. Die beiden Netze bilden zusammen die Lamina densa der BL (s. u.).

Laminine sind **Trimere** aus je einer **α-, β- und γ-Kette.** Es gibt 5 α-, 3 β- und 3 γ-Ketten. Bisher sind 16 verschiedene Laminin-Typen nachgewiesen, sie unterscheiden sich bezüglich der Ketten-Kombination. **Nomenklatur der Laminine**: bisher Nummerierung in der Reihenfolge ihrer Entdeckung; neuerdings nach der Ketten-Kombination. Beispiele: Laminin 2 = Laminin α2,β1,γ1 = LM-211 (z. B. in der Basallamina der Skelettmuskelfasern und peripheren Nervenfasern), Laminin 5 = LM-332 (z. B. in der Basallamina der Epidermis).

Basalmembran

Ein Musterbeispiel für Zell-Matrix-Interaktionen ist die **Basalmembran** (▸ Abb. 8.9, ▸ Abb. 8.10). Dies ist ein Teppich aus verschiedenen Matrix-Bestandteilen (Proteine und Proteoglykane, *keine* Lipide), durch den Epithelien, Endothelien und Gliazellverbände gegenüber dem Bindegewebe abgegrenzt und zugleich daran verankert sind. Fett- und Muskelzellen besitzen ebenfalls eine Basalmembran, von der sie ganz umhüllt sind. Basalmembran ist ein Begriff der **Lichtmikroskopie**. Die *ultrastrukturelle* Analyse ergibt, dass sie meist aus zwei Teilen besteht: Basallamina und Lamina fibroreticularis.

8

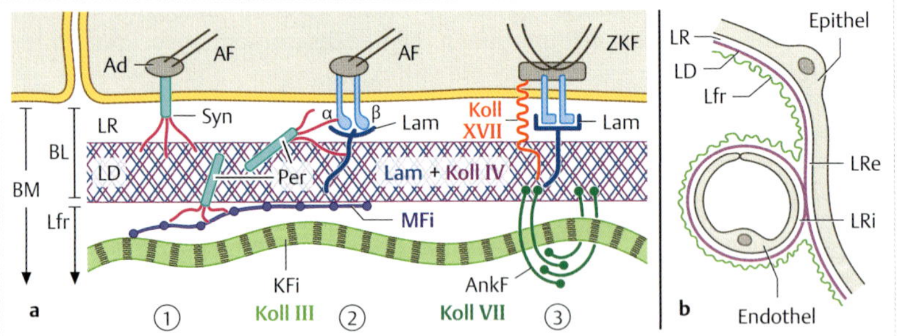

Abb. 8.9 **a** **Basalmembran (BM)**, vereinfachtes Schema am Beispiel von Epithel. Die BM besteht aus Basallamina (**BL**) und Lamina fibroreticularis (**Lfr**). Die BL ihrerseits ist unterteilt in die *scheinbar* leere Lamina rara (**LR**) und die Lamina densa (**LD**). Letztere besteht aus zwei miteinander verwobenen molekularen Netzen aus **Kollagen-Typ-IV** und Laminin (**Lam**). Haftung der Zelle am Kollagen-IV-Netz der LD, entweder **(1)** direkt mittels eines EZM-Rezeptors (z. B. Syndecan, **Syn**), oder **(2)** mittels Integrin als EZM-Rezeptor und Laminin als Vermittler. **MFi**, Mikrofibrillen aus Fibrillin und Kollagen VI befestigen die BL an der **Lfr**. So bei allen Epithelien. Zusätzliche Sicherung im Bereich der **Hemidesmosomen (3)** bei Epithelien mit starker Schubbeanspruchung: Zwischen Epithelzelle und LD zusätzlich Kollagen **XVII** (= BP180), außerdem Sondertypen von Integrinen und Lamininen. Extra-Befestigung der LD an der Lfr durch Ankerfibrillen (**AnkF**) aus Kollagen Typ VII. **Ad**, Adaptor-Proteine. **AF**, **ZKF**, Aktin- bzw. Zytokeratinfilamente. **KFi**, Kollagenfibrille. **Per**, Perlecan. Vgl. auch ▸ Abb. 8.10. Näheres s. Text. **b** Lokale Zusammenlagerung der Laminae densae zweier unterschiedlicher Zellen. An dieser Stelle fehlt die Lfr. Die gemeinsame LD ist hier von zwei Laminae rarae flankiert: LR interna (zum Endothel) und LR externa (zum Epithel).

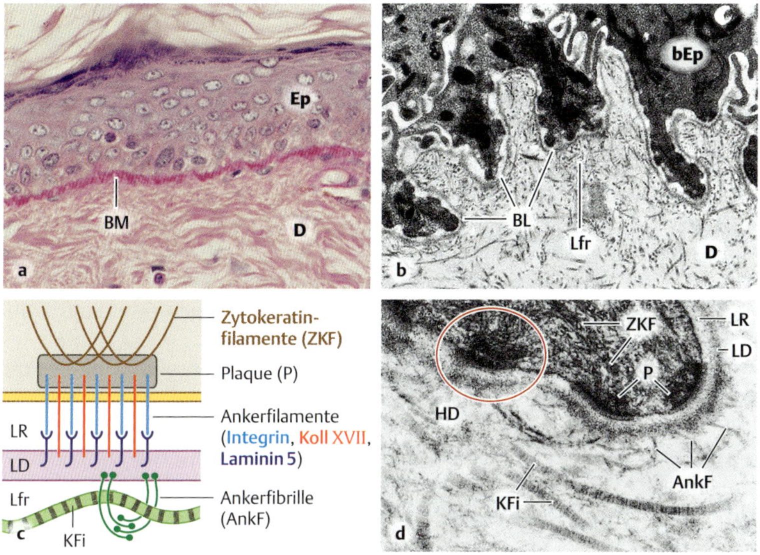

Abb. 8.10 Basalmembran (BM) am Beispiel von mehrschichtigen Plattenepithelien. **a**, **b** Menschliche Epidermis (**Ep**) und Dermis (**D**). PAS-Hämatoxylin-Färbung und Ultrastruktur. Die Basallamina (**BL**) folgt der Kontur der basalen Epidermis-Zellen (**bEp**). Die Lamina fibroreticularis (**Lfr**) setzt sich ohne klare Grenze in die Dermis fort. Die deutliche Darstellung der BM durch die PAS-Färbung beruht in erster Linie auf den Glykoproteinen in der Lfr. **c** , **d** Hemidesmosom (Schema) und Basalmembran-Komplex des Ösophagusepithels (Affe). Laminin 5 = LM-332. **KFi**, Kollagenfibrille. Ankerfibrillen (**AnkF**) aus Kollagen VII. **LR**, **LD**, Lamina rara bzw. densa. **HD**, Hemidesmosom, eingekreist. Vergr. 300fach (a), 9000fach (b), 30 000fach (d).

- Die **Basallamina** dient u. a. der Verankerung der Zellen, die auf ihr sitzen oder von ihr umhüllt werden. Sie ist in zwei Schichten gegliedert:
  - **Lamina rara** (= **lucida**): eine *scheinbar* leere Zone, die direkt an die Plasmamembran grenzt.
  - **Lamina densa:** mäßig elektronendichte Schicht, meist 20 – 120 nm breit, in Sonderfällen dicker (Niere) (S. 550). Hauptbestandteile: **Kollagen Typ IV, Laminin, Nidogen, Perlecan.**
- Die **Lamina fibroreticularis** (meist 0,5 – 1 µm breit) verankert die Basallamina (und damit die zugehörigen Zellen) am umgebenden Stroma. Sie enthält u. a. ein Geflecht aus retikulären Fasern, außerdem Fibulin, Fibronektin und Proteoglykane.

Die **Terminologie** ist uneinheitlich: In der wissenschaftlichen Literatur werden Basallamina und Basalmembran häufig synonym gebraucht.

Die **Basallamina** ist nur **ultrastrukturell** erkennbar, außer wenn sie sehr dick ist (z. B. Linse) oder ihre Bestandteile durch immunhistochemische Methoden sichtbar gemacht werden. Die **Lamina fibroreticularis** enthält u. a. *Kollagenfibrillen* (vorwiegend Typ III) und gibt sich, wenn sie breit genug ist, lichtmikroskopisch als schmale Verdichtungszone aus *retikulären Fasern* zu erkennen. In den großen Atemwegen, wo diese Schicht besonders dick ist, enthält sie zusätzlich elastische Fasern. Sie kann aber auch so schwach entwickelt sein, dass sie nur durch Sonderfärbungen zur Darstellung kommt (z. B. PAS-Färbung, Versilberung, ▸ Abb. 8.**5**, ▸ Abb. 8.**10**). Die Lamina fibroreticularis geht ohne deutliche Grenze in das darunter liegende Bindegewebe über.

8

In einigen Organen kommen sich die Basalmembranen eines Epithels und eines Kapillarendothels so nahe, dass die Laminae densae zu einer einzigen Schicht verschmelzen. Diese ist von zwei leer erscheinenden Zonen flankiert: **Lamina rara externa** zur Epithelseite hin, **Lamina rara interna** zur Endothelseite hin. Die Laminae fibroreticulares fehlen an dieser Stelle (▸ Abb. 8.**9 b**). Beispiele: Blut-Luft-Schranke (Lunge) (S. 423), Blut-Harn-Schranke (Niere, ▸ Abb. 19.**9 a**).

Molekularer Bau der typischen Basalmembran

Die **Basallamina** wird überwiegend von denjenigen Zellen hergestellt, die auf ihr sitzen oder von ihr eingehüllt werden. Die **Lamina fibroreticularis** dagegen ist überwiegend ein Produkt der Bindegewebszellen. Das Bauprinzip der Basalmembran ist immer gleich (▸ Abb. 8.**9 a**), die molekularen Einzelheiten können aber unterschiedlich sein. Im Folgenden wird die Basalmembran der Epithelien stark vereinfacht dargestellt.

Die **Lamina densa** kommt durch die molekularen Netze aus Kollagen IV und Laminin zustande. Das Kollagen-Netz ist die mechanisch stabile Komponente, das Laminin-Netz vermittelt die Zelladhäsion. Beide Netze sind durch das Protein **Nidogen** und das Proteoglykan **Perlecan** fest miteinander verbunden.

Die **Lamina rara** wird von Proteinen des Zelladhäsionsmechanismus durchzogen: Laminine vermitteln die Befestigung der Integrine am Kollagen-IV-Netz. Das membranständige Proteoglykan Syndecan ist direkt an der Lamina densa befestigt. Der zytoplasmatische Schwanz der Transmembranproteine ist über Adaptoren an das *Aktin-Zytoskelett* angeschlossen. Epithelien mit hoher Schubbeanspruchung (z. B. alle mehrschichtigen Plattenepithelien, Epithelien der großen Luftwege und der ableitenden Harnwege) bilden zusätzlich **Hemidesmosomen** (Typ I) aus, an denen intrazellulär *Zytokeratinfilamente* befestigt sind (S. 58). Außerdem stabilisiert hier das Transmembran-Kollagen XVII (BP 180) den Zusammenhalt. Die Gesamtheit der Moleküle, die im Bereich des Hemidesmosoms die Lamina rara durchspannen, erzeugen das ultrastrukturelle Bild der **Ankerfilamente** (▸ Abb. 8.**10 c**).

Die **Lamina fibroreticularis** kann außer Kollagenfibrillen (Typ III) noch zahlreiche andere Komponenten enthalten: z. B. **Mikrofibrillen** aus Fibrillin, Kollagen VI und XVI sowie Fibuline, Fibronektine, Proteoglykane. Die Beziehung zwischen Lamina fibroreticularis und Basallamina ist im Bereich der Typ-I-Hemidesmosomen von mehrschichtigen Plattenepithelien am besten untersucht, hier befestigen **Ankerfibrillen aus Kollagen VII** (Syntheseprodukt der Epithelzellen!) die Lamina densa an den Kollagenfibrillen (▶ Abb. 8.**9 a**, ▶ Abb. 8.**10 c, d**). In Geweben ohne Typ-I-Hemidesmosomen ist die molekulare Verbindung zwischen Basallamina und Lamina fibroreticularis einfacher gebaut (Hemidesmosomen Typ II) (S. 58).

Vielfalt der Basallaminae. Basallaminae können in Abhängigkeit vom Gewebe und Entwicklungsstadium aus unterschiedlichen Kollagen-IV-Subtypen und Laminin-Typen (S. 161) aufgebaut sein, manche enthalten auch mehrere Kollagen-IV- und Laminin-Typen gleichzeitig. Die Zusammensetzung kann sogar innerhalb eines Gewebes (z. B. Niere, Skelettmuskelfaser) variieren. Durch diese Heterogenität ist es zu erklären, warum schwerwiegende Funktionsstörungen, die auf genetisch bedingten Basallamina-Fehlern beruhen, auf ein oder wenige Organe beschränkt sein können (z. B. Alport-Syndrom) (S. 554).

Aufgaben der Basalmembran. Die Basalmembran hat zunächst **mechanische Aufgaben**. Man muss sich das Miteinander von Epithel und Basalmembran als ein zugfestes Verbundsystem vorstellen, das vom Zytoskelett der Epithelzellen bis in das subepitheliale Stroma hinunterreicht; dies gilt sinngemäß auch für Muskelzellen. Erbliche oder erworbene Defekte dieses Verbundsystems können die Integrität des betroffenen Gewebes schwer beeinträchtigen (Muskel (S. 280), Haut (S. 642)). Die einzelnen Basalmembrankomponenten regulieren verschiedene biologische Aktivitäten wie Proliferation und Differenzierung von Zellen meist über Integrine. Außerdem kontrollieren Basalmembranen indirekt Zellfunktionen durch die Bindung lokaler Wachstumsfaktoren; die Anheftung an der Basalmembran ist für Überleben, Architektur, Polarität und Funktion des gesunden Epithels unentbehrlich.

Ein Merkmal von maligne entartetem Epithel (**Karzinom**) besteht darin, dass die Zellen auch ohne Basallamina überleben. Sie bilden andere EZM-Rezeptoren aus, die es ihnen ermöglichen, ohne Rücksicht auf die Basalmembran in das bindegewebige Stroma einzudringen und hier zu proliferieren. Der histologische Befund von Epithelzapfen, die die Basalmembran durchbrochen haben, ist in der Tumordiagnostik ein untrügliches Zeichen für beginnendes **invasives Tumorwachstum**. Dem geht meist ein malignes, aber noch nicht invasives Wachstum des Epithels oberhalb der Basalmembran voraus (Stadium des **Carcinoma in situ**).

Umbau der Matrix

Sämtliche Matrix-Bestandteile unterliegen einem ständigen Umbau (oder **Umsatz = Bilanz aus Auf- und Abbau**), der vorwiegend von den Zellen des jeweiligen Binde- oder Stützgewebes bewerkstelligt wird. Der Umsatz der Proteoglykane verläuft am schnellsten (Tage bis Wochen), der Umsatz der Kollagenfibrillen langsamer (Monate bis Jahre), derjenige von elastischen Fasern findet praktisch gar nicht statt (Halbwertzeit etwa so lang wie ein normales Menschenleben). Der Abbau geschieht teils extrazellulär mit Hilfe verschiedener Proteasen (**Matrix-Metalloproteinasen = MMP**, da nur in Gegenwart von Zink-Ionen aktiv); teils werden Bruchstücke (vor allem von Proteoglykanen) durch Endozytose aufgenommen und lysosomal abgebaut.

Die Fähigkeit zum Umbau der Matrix ist aus vielen Gründen notwendig. Beispiele: Ersatz abgenutzter Bestandteile; Wundheilung (s. u.); physiologische Rückbildung bei Funktionsänderung; Anpassung an geänderte mechanische Verhältnisse; Wegbahnung für wandernde Zellen der Abwehr und auswachsende Blutgefäße (Angiogenese) (S. 316). Aber auch bösartige Tumorzellen sezernieren MMP und bahnen sich so einen Weg durch die Matrix (Folge: infiltratives Tumorwachstum).

Die potenziell **zerstörerische Wirkung** der Matrix-Metalloproteinasen wird durch diverse Inhibitoren (u. a. TIMP = *tissue inhibitors of metalloproteinases*) gezügelt. Im gesunden Gewebe sind die antagonistischen Kräfte genau ausgewogen. Wenn die Neubildung von EZM reduziert oder qualitativ verändert wird oder wenn der Abbau erhöht ist (z. B. durch sehr wirksame Abbau-Enzyme, die von Zellen der Abwehr überschießend sezerniert werden (S. 339), kommt es zu **degenerativen Veränderungen** des betreffenden Binde- oder Stützgewebes (z. B. Zerstörung des Gelenkknorpels bei **rheumatoider Arthritis**).

Wundheilung nach einer Hautverletzung. Unmittelbar nach der Verletzung Blutung und Bildung eines Blutgerinnsels (nach Eintrocknen als Wundschorf bezeichnet). Dadurch notdürftige Abdeckung des Wundbettes, Freisetzung von Wachstumsfaktoren (z. B. PDGF (S. 115) aus den Blutplättchen. Die Reparatur des Bindegewebes verläuft in mehreren sich überlappenden Phasen, bei denen eingewanderte **Makrophagen** (S. 342) die Regie führen: **(1) Entzündungsreaktion**; **(2) Proliferation** → Bildung von Granulationsgewebe; **(3)** Wundkontraktion und **Umbau** des Granulationsgewebes → Bildung von **Narbengewebe** mit mechanisch belastbarer Extrazellulärmatrix. Parallel dazu verläuft die Reparatur des Epithels (Reepithelialisierung, s. u.)

Tag 1 – 2: Bestandteile von zerstörten Körperzellen und gegebenenfalls Bakterien induzieren die Freisetzung von Entzündungsmediatoren, es kommt zu einer akuten **Entzündungsreaktion** (S. 317): Neutrophile Granulozyten wandern als erste in das Wundgebiet ein; etwas später kommen die **Makrophagen**. Sie wirken proinflammatorisch (M1-Phänotyp) (S. 343), d. h. sie heizen durch Chemo- und Zytokine die Entzündung weiter an. Beseitigung von Zelltrümmern und apoptotisch abgestorbenen Neutrophilen. **Tag 3 – 7:** Die Makrophagen nehmen den M2-Phänotyp an oder es wandern neue ein; sie produzieren jetzt anti-inflammatorische Zytokine und Wachstumsfaktoren → Einwanderung und **Proliferation** von Fibroblasten und Differenzierung zu **Myofibroblasten**, außerdem Einsprossung von **Blutkapillaren** (induziert durch Angiogenese-Faktoren) (S. 317). Produktion der ersten Kollagenfibrillen sowie Fibronektin, HA und PG. Ergebnis: zellreiches, dicht kapillarisiertes **Granulationsgewebe**, das den Wundspalt vorläufig überbrückt aber mechanisch nicht belastbar ist. **2. Woche**: Die Myofibroblasten bringen durch Kontraktion eine Annäherung der Wundränder zuwege (**Wundkontraktion**). Im weiteren Verlauf **Umbau** des Granulationsgewebes zu **Narbengewebe** (faserreiches, gefäßarmes kollagenes Bindegewebe ohne funktionsgerechte Ausrichtung der Fasern). Überschießende Bildung von Narbengewebe kann zur Bildung von hässlichen, tumorartig erscheinenden Narben (**Keloid**) führen. In der Regel verschwinden die Myofibroblasten später durch Apoptose. Bei **Fehlregulation** aktiver M2-Makrophagen können diese **profibrotisch** wirken, indem sie die Anwesenheit der kontraktilen Myofibroblasten verlängern und sie zu übermäßiger Bildung von Kollagenfasern anregen. Ergebnis: kaum dehnbares Bindegewebe, **Narbenkontraktur**. Parallel zu den Ereignissen im Bindegewebe verläuft die **Reepithelialisierung**: Einwanderung der Epithelzellen von den Wundrändern her (Proliferation und Migration von Zellen der Basal- und Suprabasalschicht zwischen Wundschorf und Granulationsgewebe hindurch), Wiederherstellung des Epithels, bis das ehemalige Wundgebiet bedeckt ist.

Auch ohne erkennbare vorangehende Verletzung können Myofibroblasten sich lokal ansammeln und Bindegewebsschrumpfung herbeiführen, z. B. bei der **Dupuytren-Kontraktur** der Palmaraponeurose. Bei „Vernarbung" innerer Organe (Niere, Leber, Lunge, Herz) im Rahmen einer chronischen Schädigung erscheinen vermehrt Myofibroblasten, die durch Überproduktion von Kollagenfibrillen eine **Fibrose** verursachen.

8.1.3 Verschiedene Formen des Bindegewebes

Lockeres kollagenes Bindegewebe. Zur Beschreibung siehe oben (S. 149). **Vorkommen:** als Stroma in allen epithelialen Organen, in Verschiebeschichten der Wände von Hohlorganen, in Nerven-Gefäß-Straßen von Muskeln und Sehnen, als *Lamina propria* unter der Epithelschicht aller Schleimhäute, als *Stratum pa-*

pillare in der Dermis der Haut. Die wichtigsten Komponenten sind: Kollagenfasern, vorwiegend Typen I und III; elastische Fasern; viel Hyaluronan; Proteoglykane (z. B. Decorin).

Straffes kollagenes Bindegewebe. Hier sind die Kollagenfasern (vorwiegend Typ I) in dicken Bündeln gesetzmäßig angeordnet: **Geflechtartig**, wenn das Gewebe auf *Zug in verschiedenen Richtungen* beansprucht wird, z. B. *Stratum reticulare* der Dermis sowie Sklera und Kornea des Augapfels, Dura mater, Perikard, Organ- und Gelenkkapseln, Muskelfaszien. **Parallel**, wenn das Gewebe auf *Zug in einer Richtung* beansprucht wird, z. B. Sehnen, Aponeurosen, Bänder.

Sehnen (▸ Abb. 8.4 a, ▸ Abb. 8.11) dienen der Zugübertragung von Muskel auf Knochen. Die EZM besteht aus Kollagenfasern, wenigen elastischen Fasern, Proteoglykanen und Glykoproteinen. Zwischen den Kollagenfasern liegen Reihen lang gestreckter Fibroblasten, **Tendinozyten** (= Sehnenzellen), von denen man histologisch meist nur die Kerne erkennt. Ultrastrukturell weist der Zellleib im Querschnitt mehrere flügelförmige Fortsätze auf (daher auch „Flügelzellen"), die radiär zwischen die Kollagenfibrillen ragen. Die Tendinozyten sind durch Gap junctions koordiniert. Die ganze Sehne ist von einer Hülle aus lockerem Bindegewebe umgeben (**Epitendineum**). Von ihm ziehen Septen aus lockerem Bindegewebe (**Peritendineum**) ins Innere und gliedern die Sehne in Faserbündel. Die Septen dienen als Nerven-Gefäß-Straßen und Verschiebeschichten. Die beschriebene Bauweise gilt für **Zugsehnen**, deren Verlaufsrichtung identisch mit der Zugrichtung des Muskels ist und die daher ausschließlich auf Zug beansprucht werden. Manche Sehnen werden in ihrem Ver-

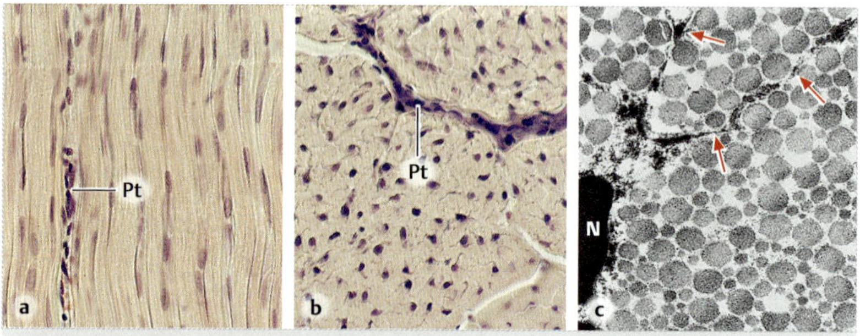

Abb. 8.11 Sehne als Beispiel für straffes, parallelfaseriges Bindegewebe. **a** Längsschnitt, **b** Querschnitt, H.E. **Pt**, Peritendineum. **c** Ultrastruktur (lange Bizepssehne, Mensch); **N**, Kern einer Sehnenzelle. **Pfeile** weisen auf die Zellausläufer. Beachte das uneinheitliche Kaliber der Kollagenfibrillen. Vergr. 200fach (a, b), 19 500fach (c). (Präparat c: I. Kolts, Anat. Inst., Kiel)

lauf mittels eines Hypomochlions (Knochenvorsprung, Retinaculum) umgelenkt. Im Kontaktbereich gleitet die Sehne auf dem Widerlager, das Sehnengewebe wird hier auf *Druck* und *Schub* beansprucht (**Gleitsehne**) und hat histologische Merkmale von **Faserknorpel** (S. 175).

Retikuläres Bindegewebe. Dieses besteht aus **fibroblastischen Retikulumzellen (fRZ)**, die retikuläre Fasern bilden (▸ Abb. 8.**12**). Es kommt **nur** im **Knochenmark** (S. 346) und in den **sekundären lymphatischen Organen** (S. 380) vor. Ausdrücklich sei betont, dass es retikuläre *Fasern* (von Fibroblasten gebildet) auch andernorts gibt (S. 153); dennoch kann dort nicht von retikulärem *Gewebe* gesprochen werden, da die hierfür typische Zellart fehlt. Zwei wesentliche Merkmale zeichnen das retikuläre Bindegewebe aus:

- Die **fRZ** bilden mit langen Ausläufern ein dreidimensionales Netz, in dessen Maschen sich freie Zellen (z. B. Vorläufer der Blutzellen, lymphatische Zellen) ungestört entwickeln können.

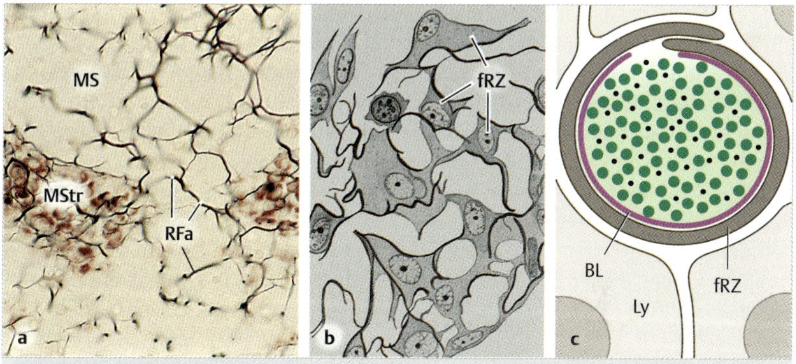

Abb. 8.12 Retikuläres Bindegewebe (Lymphknoten). **a Retikuläre Fasern (RFa**, schwarz durch Versilberung) bilden ein dreidimensionales Netz, das Marksinus (**MS**) und Markstränge (**MStr**) des Lymphknotens durchzieht. Die Retikulumzellen sind nicht angefärbt. In den MS und MStr sind freie Zellen undeutlich zu erkennen.
b Fibroblastische Retikulumzellen (fRZ) und ihnen anliegende RFa, Zeichnung.
c Beziehung zwischen fRZ und RFa, Querschnitt durch eine RFa (Zeichnung nach EM-Bild). Die RFa ist rundum von einem fRZ-Fortsatz eingehüllt. Sie enthält Kollagenfibrillen (*dunkelgrün*) und Mikrofibrillen (*schwarz*), eingebettet in Glykoprotein-reiche Matrix (u. a. Fibronektin) *(hellgrün)*, sowie verschiedene Bestandteile der Basallamina (**BL**, *violett*).
Ly, Lymphozyt. Vergr. 320fach (a), 400fach (b). (b aus Bargmann W, Histologie und Mikroskopische Anatomie des Menschen, Thieme, 1977)

- Die **retikulären Fasern** im retikulären Bindegewebe weisen eine sehr viel komplexere Zusammensetzung auf als diejenigen, die im Zusammenhang mit Basalmembranen vorkommen (S. 163). Im retikulären Bindegewebe enthalten sie neben den stets vorhandenen Kollagenfibrillen vom Typ III wechselnde Mengen von Kollagen Typ I, Mikrofibrillen aus Fibrillin, Elastin, Fibronektin, Proteoglykane sowie Proteine, die auch in der Basallamina vorkommen: z. B. Kollagen IV, Laminine, Perlecan. Eine Besonderheit des retikulären Bindegewebes besteht darin, dass die Fasern von Fortsätzen der **fRZ umhüllt** werden (▶ Abb. 8.**12 c**, ▶ Abb. 13.**15 c**). Dies ist z. B. in der Milz wichtig, da freiliegende Kollagenfibrillen hier die Blutgerinnung auslösen würden (S. 391). Die Fasern bilden das Gerüst, an dem sich die Retikulumzellen mit schlanken Fortsätzen festhalten. Die in ▶ Abb. 8.**12 c** dargestellte Konstruktion dient im Lymphknoten als „Rohrleitung" (engl. *conduit*), durch die Stoffe aus der ankommenden Lymphe auf kürzestem Wege in die T-Zone geleitet werden (S. 389).

Gallertiges Bindegewebe. Dieses Bindegewebe ist typisch für die **Nabelschnur** (S. 633). Es ist relativ arm an Zellen, besitzt feine Kollagenfasern und ist reich an **Hyaluronan** und Wasser. Dementsprechend sieht man im histologischen Schnitt viele „leere" Räume zwischen den Zellen und Fasern. Aufgrund des gallertigen Charakters der Matrix (**Wharton-Sulze**) ist die Nabelschnur ein kaum komprimierbares und doch flexibles Führungskabel für die Nabelschnurgefäße, von deren Durchgängigkeit das Überleben des Feten abhängt.

Spinozelluläres Bindegewebe. Es setzt sich aus fischzugartig angeordneten, spindelförmigen Zellen und wenig Fasern zusammen und kommt im **Ovar** vor (S. 588). Einige dieser Bindegewebszellen differenzieren sich zu endokrinen Zellen.

Elastische Bänder. Die elastischen Bänder (*Ligg. flava* zwischen den Wirbelbögen) bestehen aus dicken, verzweigten elastischen Fasern, die von kleineren Mengen kollagener Fasern (Bremse gegen Überdehnung) begleitet werden. *Elastische Sehnen* im mikroskopischen Maßstab kommen am Ansatz glatter Muskelzellen (z. B. M. arrector pili) (S. 649) und der mimischen Gesichtsmuskulatur vor.

8.2 Fettgewebe

Fettgewebe besteht aus Fettzellen (**Adipozyten**), die Fette (Lipide = Triacylglycerine = Neutralfette) synthetisieren und in Form eines großen Lipidtropfens oder vieler kleiner Tröpfchen speichern. Jeder Adipozyt ist von einer **Basallamina** und retikulären Fasern umgeben. Fettgewebe tritt in zwei Formen auf, die nach ihrer makroskopischen (bzw. histologischen) Erscheinung als weißes (= **univakuoläres**) und braunes (= **plurivakuoläres**) Fettgewebe bezeichnet werden. **Weißes Fettgewebe** ist weit verbreitet und kann als *Energiespeicher* (Abgabe der energiereichen Fettsäuren bei Bedarf), *Wärmeisolator* und *Druckpolster* dienen. Anreicherung und Mobilisierung der Lipide werden vorwiegend hormonell gesteuert. Außerdem sezernieren die Fettzellen selbst zahlreiche biologisch aktive Stoffe, als **Adipo(cyto)kine** zusammengefasst, weswegen das Fettgewebe insgesamt auch als *endokrines Organ* angesehen wird. **Braunes Fettgewebe** kommt besonders beim Säugling vor. Die braunen Fettzellen verbrennen das gespeicherte Fett selbst, wobei Wärme entsteht. Diese wird durch den Blutstrom auf den Körper verteilt (Prinzip der Zentralheizung). Die Funktion wird durch das vegetative Nervensystem geregelt (noradrenerge Innervation).

Entwicklung. Adipozyten leiten sich von mesenchymalen Stammzellen ab. Zunächst entstehen fibroblastenähnliche, mitotisch aktive Präadipozyten. Diese differenzieren sich zu reifen weißen oder braunen Adipozyten, die mitotisch inaktiv sind.

Methodischer Hinweis. Lipide werden bei der üblichen Paraffineinbettung (S. 724) herausgelöst und hinterlassen „Löcher“ im Zytoplasma der Fettzelle (▶ Abb. 8.**13**). Dies ist das übliche Bild. Es gibt zwei Möglichkeiten, die Lipide zu erhalten: (1) Fixierung mit Osmiumtetroxyd wie für die Elektronenmikroskopie üblich; daher erscheinen Lipidtröpfchen im EM-Bild in der Regel nicht völlig leer, sondern mit einer blasse amorphen Masse gefüllt. (2) Umgehung der Paraffineinbettung; Inkubation von Gefrierschnitten oder Häutchenpräparaten mit einem lipophilen Farbstoff. Anfärbung durch Anreicherung des Farbstoffes in den Lipidtröpfchen (S. 727).

8.2.1 Weißes Fettgewebe

Die **Fettzellen** können bis zu 100 µm groß werden und haben annähernd Kugelform (▶ Abb. 8.**13**). Im üblichen Präparat fallen sie sofort durch *eine* große „Vakuole“ auf (daher *univakuolär*), die fast den ganzen Zellraum einnimmt. Das übrige Zytoplasma ist auf einen schmalen Saum reduziert; der Zellkern liegt plattgedrückt am Zellrand („Siegelringform“ der univakuolären Fettzelle). Die Zellgrenzen sind im Paraffinschnitt ungewöhnlich deutlich zu erkennen. Dies

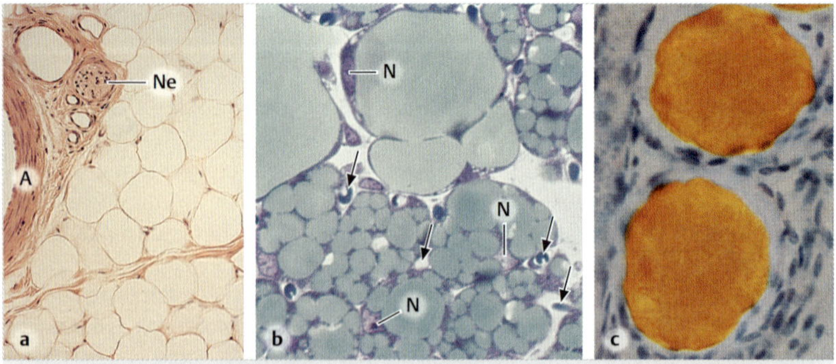

Abb. 8.13 Fettgewebe. **a** **Univakuoläres Fettgewebe**, Paraffinschnitt, H.E. Die Fettzellen erscheinen leer, da die Lipide herausgelöst sind. **A**, Arterie. **Ne**, Nerv. **b** **Uni- und plurivakuoläre Fettzellen**, Semidünnschnitt, Toluidinblau. Aufgrund der Osmium-Fixierung sind die Lipide als amorphes Material erhalten. **N**, Zellkern. Beachte die vielen Kapillaranschnitte (**Pfeile**) zwischen den plurivakuolären Fettzellen. **c** Zwei **univakuoläre Fettzellen**, deren Lipide nicht extrahiert wurden und mittels eines lipophilen Farbstoffs (Sudan III) dargestellt sind. Kernfärbung mit Hämatoxylin. Häutchenpräparat vom Omentum majus. Vergr. 80fach (a), 480fach (b), 340fach (c). (c aus Bargmann W, Histologie und Mikroskopische Anatomie des Menschen, Thieme, 1977)

beruht auf der **Basalmembran** (Basallamina + retikuläre Fasern), von der jeder Adipozyt umgeben ist (► Abb. **8.5 c**). Der **Lipidtropfen** (S. 93) ist keine Vakuole im üblichen Sinn. Er enthält vorwiegend Neutralfette und ist gegenüber dem Zytosol durch eine **monomolekulare Phospholipidschicht** abgegrenzt (Näheres im Kapitel 5) (S. 93). Diese trägt auf der Zytosolseite verschiedene Proteine, u. a. **Perilipine** (s. u.).

Einzelne Fettzellen oder kleine Gruppen können überall im interstitiellen Bindegewebe vorkommen. Im eigentlichen **Fettgewebe** sind viele Adipozyten durch retikuläre und kollagene Fasern zu Paketen verbunden, die wiederum durch kräftigere Bindegewebssepten zu Läppchen zusammengeschlossen sind. In diesen Septen verlaufen auch Nerven und Blutgefäße.

Funktion und Vorkommen. Lipide sind energiereiche Verbindungen, sie werden daher als *Energiespeicher* „in guten Tagen" angehäuft und können im Bedarfsfall wieder mobilisiert und anderen Geweben zur Verfügung gestellt werden. Diese Funktion (**Speicherfett**) wird vor allem durch das Fettgewebe in der Subkutis (**subkutanes Fett**) (S. 635) und im Bauchraum (**viszerale Fettdepots**) erfüllt. Letztere können sich bei ausgeprägter Adipositas (Fettsucht) an vielen Stellen anhäufen, z. B. Omentum majus, Mesenterium, Appendices epiploicae,

Retroperitonealraum usw. Das subkutane Fettgewebe hat außerdem Bedeutung als **Isolierschicht** gegen Wärmeverlust, da es eine niedrigere Wärmeleitfähigkeit hat als andere Gewebe. An manchen Stellen dient Fettgewebe als Baumaterial (**Baufett**) mit Polsterfunktion (z. B. Fußsohle) oder dazu, Organe in Position zu halten (z.B. den Augapfel in der Orbita; die Herzkranzgefäße im Sulcus coronarius; das Nierenbecken im Sinus renalis (S. 540). Bei Druckbelastung verformen sich die nicht komprimierbaren Fettzellen nur soweit wie die retikulären Fasern es zulassen, und kehren nach Entlastung in die Kugelform zurück.

Die physiologische Zu- und Abnahme der Fettgewebsmasse beruht wesentlich auf der Größenänderung der einzelnen Fettzellen durch Anreicherung bzw. Abgabe von Lipiden, aber auch die Neuentstehung von Fettzellen aus Präadipozyten kann zur Gewichtzunahme beitragen. Das Speicher-Fettgewebe mobilisiert bei Bedarf sein Fett zuerst. Baufett wird nur unter extremen Bedingungen reduziert, z. B. bei chronischer Unterernährung oder zehrenden Tumorerkrankungen (**Kachexie**).

Die Fettzellen synthetisieren die Triacylglycerine (**Lipogenese**) aus Fettsäuren (vorwiegend über das Blut antransportiert) und Glycerin (vorwiegend aus dem eigenen Glucosestoffwechsel). Zur Mobilisierung (**Lipolyse**) müssen die Lipide intrazellulär durch zytosolische Lipasen wieder gespalten werden; die Bausteine werden ans Blut abgegeben und von anderen Geweben (z. B. Muskulatur) zur Energiegewinnung genutzt. Die Lipogenese wird u. a. durch **Insulin** gefördert. Die Lipolyse wird vor allem durch **Glukagon** und **Adrenalin** stimuliert, durch Insulin dagegen gehemmt. An der intrazellulären Regulierung der Lipolyse sind die **Perilipine** beteiligt, indem sie den zytosolischen Lipasen (u. a. der Hormon-sensitiven Lipase) den Zugang zum Fettropfen verwehren, solange die Fettzelle nicht stimuliert wird (s. Bücher der Biochemie). – Außerdem sezernieren die Adipozyten selbst verschiedene **Wirkstoffe**, als **Adipo(cyto)kine** zusammengefasst: z. B. **Adiponectin**, ein Protein, das die Insulinempfindlichkeit von Leber-, Fett- und Muskelzellen steigert; **TNF-α**, das die Insulinsensitivität senkt; **Leptin**, ein Hormon, das mit Angriffsort im Hypothalamus den Appetit vermindert.

Die **Adipositas** (Fettsucht) ist eine Krankheit, bei der die Fettdepots enorm vergrößert sind (Zunahme des Lipidgehalts der Einzelzelle und Vermehrung der Zellzahl durch Neubildung). Besonders die Vergrößerung der **viszeralen Fettdepots** birgt das Risiko, an einem **Typ-2-Diabetes** zu erkranken (S. 505). – Das Fettgewebe hat Bedeutung für die **Verteilung von Fremdstoffen** im Körper: Es ist ein Kompartiment, in dem sich lipophile Stoffe (Medikamente, Giftstoffe wie z. B. DDT) in hoher Konzentration anreichern können. Folge: rasches Verschwinden des Stoffes aus dem Blut, aber langsame Ausscheidung aus dem Körper.

8.2.2 Braunes Fettgewebe

Die braune Farbe beruht auf dem hohen Gehalt an **Mitochondrien** (braune Cytochrome) (S. 91). Diese Mitochondrien dienen hier nicht der ATP-Synthese, sondern vornehmlich der „Verbrennung" der Lipide, wodurch Wärme entsteht (UCP-1 = *uncoupling protein 1* = Thermogenin (S. 91)). Die Adipozyten im braunen Fettgewebe werden nicht so groß wie die im weißen. Der Zellleib enthält zahlreiche kleine Lipidtröpfchen (daher **plurivakuolär**). Braunes Fettgewebe ist **noradrenerg innerviert** und reichlich mit Kapillaren versorgt.

Funktion und Vorkommen. Braunes Fettgewebe dient der Erwärmung des Organismus, wenn dies aus physiologischen Gründen nicht durch Aktivität der Skelettmuskulatur erreicht werden kann („zitterfreie Thermogenese"): *Neugeborene* und *Säuglinge*; im Tierreich *Winterschläfer* (Erwärmung des Körpers während des Aufwachens aus dem Winterschlaf). Die Wärme wird über das Blut auf den ganzen Körper verteilt. Die braunen Fettzellen werden vom **Sympathikus** zur Fettverbrennung stimuliert. – Beim erwachsenen Menschen kommt braunes Fettgewebe z. B. zwischen den Schulterblättern, in der Hals- und Supraklavikularregion sowie im oberen Mediastinum vor. Nach neueren Befunden gibt es im weißen Fettgewebe hier und da Adipozyten, die bezüglich der Expression von UCP-1 und der Vielzahl von Lipidtröpfchen den braunen Fettzellen ähneln und eine Zwischenstellung zwischen weiß und braun einnehmen, sogenannte **beige Adipozyten**. Ihre Bildung kann durch äußere Stimuli (z. B. Daueraufenthalt in Kälte) induziert werden. Die Eigenschaften gehen nach Beendigung des Reizes wieder verloren. Gegenwärtig ist noch nicht abschließend geklärt, ob die beigen Fettzellen durch „Transdifferenzierung" reifer weißer Fettzellen entstehen oder sich direkt aus Präadipozyten entwickeln.

8.3 Knorpelgewebe

Knorpelgewebe besteht aus **Chondrozyten** (Knorpelzellen) und Extrazellulärmatrix (EZM, Matrix), deren wichtigste Bestandteile **Proteoglykane** (PG) und **Kollagenfibrillen** sind. Knorpel hat eine feste Konsistenz, ist durch Druck begrenzt verformbar und kehrt nach Entlastung in seine alte Form zurück. Diese als **Druckelastizität** bezeichnete biomechanische Eigenschaft kommt durch das Zusammenwirken von PG und Kollagenfibrillen zustande. Am weitesten verbreitet ist der **hyaline Knorpel**, seine Matrix ist gekennzeichnet durch das Vorherrschen von Kollagen Typ II. Daneben gibt es **Faserknorpel**, der zusätzlich dicke Fasern aus Kollagen Typ I enthält, und **elastischen Knorpel** (elastische Fasern).

Knorpelgewebe ist (außer im Primordialskelett) gefäßfrei, die Versorgung der Chondrozyten erfolgt über lange Diffusionsstrecken durch die EZM hindurch. Die meisten aus hyalinem und elastischem Knorpel bestehenden Strukturen sind von einer festen, bindegewebigen Knorpelhaut (**Perichondrium**) umgeben (Ausnahme: Gelenkknorpel).

Entwicklung und Wachstum. Die Entstehung einer knorpeligen Struktur beginnt damit, dass sich **Mesenchymzellen** dicht zusammenlagern, zu **Chondroblasten** differenzieren, Knorpelmatrix produzieren und dadurch zu **Chondrozyten** werden. Durch die zunehmende Matrix werden die Zellen auseinander gedrängt, gleichzeitig proliferieren sie. Dies wird als **interstitielles Wachstum** bezeichnet. Es führt zur raschen Vergrößerung der knorpeligen Struktur und findet vor allem pränatal in der frühen Phase der Knorpelbildung sowie in der Wachstumsplatte des Knochens (S. 206) statt. Nach Abschluss des interstitiellen Wachstums bleiben die aus den letzten Zellteilungen hervorgegangenen Chondrozyten jeweils in Gruppen (*isogene Gruppen*, d. h. Zellen gleicher Abstammung) zusammen liegen, nur durch dünne Matrix-Septen voneinander getrennt. Chondrozyten des ausdifferenzierten, gesunden Knorpels teilen sich nicht mehr. – An der Peripherie einer knorpeligen Anlage differenzieren sich Mesenchymzellen zu Fibroblasten, die eine Bindegewebskapsel (**Perichondrium**) bilden. In der innersten Schicht des Perichondriums verbleiben undifferenzierte Zellen, aus denen Chondroblasten hervorgehen können. Diese sorgen durch Proliferation und Ablagerung neuer Knorpelmatrix für das **appositionelle Wachstum**..

Vorkommen der verschiedenen Knorpel-Typen (Beispiele)

- **Hyaliner Knorpel:** Gelenkknorpel; Atemwege: Nasenseptum, Kehlkopfskelett, Trachea, Bronchien; Rippenknorpel; Wachstumsplatten; knorpelig vorgeformte Teile des Skeletts (*Primordialskelett*).
- **Elastischer Knorpel:** Ohrmuschel, äußerer Gehörgang, Tuba auditiva; Epiglottis, die kleinen Kehlkopfknorpel; kleinste Bronchien.
- **Faserknorpel:** Zwischenwirbelscheiben; Symphysis pubica; Disci articulares; Menisci des Kniegelenks; chondrale Sehnenansätze; Druckzone von Gleitsehnen; Gelenkflächen des Kiefergelenks.

8.3.1 Hyaliner Knorpel

Dieser Knorpel-Typ soll als Beispiel für die Darstellung des allgemeinen Bauprinzips von Knorpelgewebe dienen (▶ Abb. 8.14). Das histologische Bild ist gekennzeichnet durch meist ovale **Chondrozyten**, die einzeln oder in isogenen Gruppen in eine scheinbar strukturlose **Matrix** eingebettet sind. Die Kollagenfibrillen sind lichtmikroskopisch nicht zu erkennen. Die Matrix zeigt bei H.E.-Färbung in der engeren Umgebung der Chondrozyten eine starke Blaufärbung (**Basophilie**), die auf dem hier besonders hohen Gehalt an **polyanionischen Proteoglykanen** beruht. Ein Chondrozyt oder eine isogene Zellgruppe plus zugehörige stark basophile Umgebung werden als **Territorium**, die dortige Matrix wird als **territoriale Matrix** bezeichnet. Die weniger basophilen Straßen dazwischen enthalten die **interterritoriale Matrix**. Die sogenannte „Knorpelhöhle" ist der Raum, den die Knorpelzelle hinterlässt, nachdem sie wegen schlechter Gewebserhaltung zerfallen ist. Bei guter Strukturerhaltung zeigt sich, dass die Plasmamembran des Chondrozyten direkt an die Matrix grenzt (▶ Abb. 8.15 a).

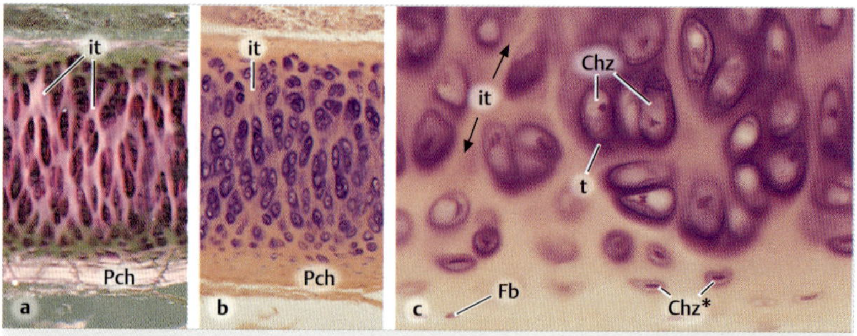

Abb. 8.14 Hyaliner Knorpel (Trachea). **a**, **b** Im Polarisationsmikroskop und bei normaler Optik, H.E. Das Aufleuchten des Perichondriums (**Pch**) und der Interterritorien (**it**) in **a** zeigt an, dass hier jeweils einheitlich ausgerichtete Strukturen (Kollagenfibrillen) vorliegen. In **b** ist die Anordnung der Territorien zu sehen. **c** Perichondrium-nahe Region. **Chz**, Chondrozyten, umgeben von stark basophiler territorialer (**t**) Matrix. Zwischen den Territorien die blasse interterritoriale Matrix. **Chz***, junge Chondrozyten. **Fb**, Fibroblastenkern. Vergr. 83fach (a, b), 300fach (c).

Perichondrium. Hyaliner Knorpel ist mit **Ausnahme des Gelenkknorpels** von einem Perichondrium (Knorpelhaut) bedeckt. Dieses besteht aus zwei Lagen mit folgenden Funktionen: (1) Eine äußere Faserschicht (*Stratum fibrosum*) aus straffem Bindegewebe (mit Fibroblasten) fängt **Zugkräfte** auf, die bei **Biegung** auf den Knorpelkörper einwirken. Andernfalls würde der Knorpel bei Biegung brechen. (2) Eine innere zellreiche Schicht (*Stratum chondrogenicum*) enthält undifferenzierte mesenchymale Zellen, die zu Chondroblasten werden können (appositionelles Wachstum, s. o.); mit ihrer Hilfe ist eine Regeneration in begrenztem Umfang möglich.

Ernährung. Hyaliner Knorpel ist in der Regel *gefäßlos*. Die Gefäße dringen bis ins Perichondrium vor. Von hier aus erfolgt die Versorgung der Chondrozyten per diffusionem oder durch Konvektion quer durch die Knorpelmatrix hindurch (mehrere Millimeter). Die Knorpelzellen des Gelenkknorpels werden hauptsächlich von der Gelenkflüssigkeit (Synovia) (S. 180) aus versorgt.

Feinstruktur und Funktion

Reife **Chondrozyten** sind mit allen üblichen Zellorganellen gut ausgestattet (► Abb. 8.15). Auffallend sind die vielen Glykogenpartikel (zur anaeroben Energiegewinnung) und gelegentlich einzelne große Fetttröpfchen. Die Chondrozyten des reifen, gesunden Knorpels teilen sich nicht mehr. Sie sind verantwortlich für den **Umsatz der Matrix**, der zwar langsam, aber stetig verläuft (S. 166).

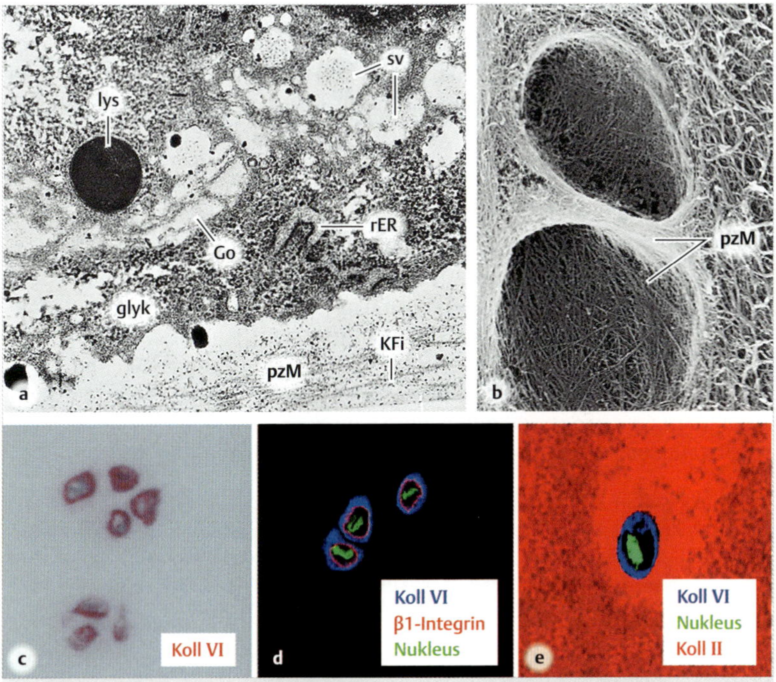

Abb. 8.15 Hyaliner Knorpel (Trachea bzw. Gelenkknorpel). **a** **Chondrozyt** (Ausschnitt). **Go**, Golgi-Apparat. **glyk**, Glykogen. **lys**, Lysosom. **rER**, raues ER. **sv**, Sekretvesikel. **KFi**, dünne Kollagenfibrillen in der perizellulären Matrix (**pzM**), behaftet mit artifiziell veränderten Proteoglykan-Partikeln (Transmissions-EM). **b** Kollagenfibrillen und „Knorpelhöhle" nach Entfernung der Chondrozyten (Raster-EM). **c**–**e** **Kollagen VI in der perizellulären Matrix**, menschlicher Gelenkknorpel, immunhistochemische Darstellungen. **c**, konventionelle Optik, **d** und **e** Konfokale Laser-Fluoreszenz-Mikroskopie. Vergr. 19 500fach (a), 4 000fach (b), 200fach (c, d), 300fach (e). (Aufnahme b: B. Tillmann, Anat.Inst. Kiel. c, d, e aus Söder, S. et al. Ultrastructural localization of type collagen VI in normal adult and osteoarthritic human articular cartilage. Osteoarthritis and Cartilage (2002) 10: 464–470, mit freundlicher Genehmigung von Elsevier)

Organisation der Knorpelmatrix. Die Hauptbestandteile der Extrazellulärmatrix sind Kollagenfibrillen und PG (▸ Abb. 8.15, ▸ Abb. 8.16). Die meisten **Kollagenfibrillen** bestehen aus Kollagen **Typ II**, kombiniert mit kleinen, aber wichtigen Beimengungen von **Typen IX und XI**. Die Kollagenfibrillen des hyalinen Knorpels sind dünn (15 – 20 nm) (Ausnahme Gelenkknorpel, 50 – 100 nm) und mit der üblichen lichtmikroskopischen Optik nicht zu erkennen. Die Fibrillen sind gleichmäßig in der Matrix verteilt und *nicht*, wie im Bindegewebe üblich, zu dicken Bündeln zusammengelagert. Ihr Verlauf lässt sich aber mit dem Polarisationsmikroskop (S. 730) ermitteln (▸ Abb. 8.**14 a**): Die Fibrillen der Interterritorien sind vorwiegend senkrecht zur freien Oberfläche des Knorpels ausgerichtet und strahlen in das Perichondrium ein. Zur Ausrichtung der Kollagenfibrillen im Gelenkknorpel siehe unten (S. 180).

Neben den genannten Kollagentypen des Knorpels gibt es Fibrillen aus Kollagen **Typ VI**. Diese sind in einem wenige Mikrometer schmalen Mantel konzentriert (**perizelluläre Matrix, PZM**), von dem jeder Chondrozyt umgeben ist. In Routineschnitten kann man die PZM nicht gegen die territoriale Matrix abgrenzen, da beide stark basophil sind. Zur histologischen Darstellung kann die immunhistochemische Darstellung von Kollagen VI dienen (▸ Abb. 8.**15 c, d, e**). Der Chondrozyt ist durch EZM-Rezeptoren (u. a. Integrine) in der perizellulären Matrix verankert und durch diese indirekt auch mit der territorialen Matrix verbunden.

Der Begriff **Chondron** (1925 von Benninghoff aufgrund von polarisationsmikroskopischen Beobachtungen geprägt) wird in deutschsprachigen Histologiebüchern uneinheitlich definiert (z. B. Chondrozyt plus territoriale Matrix), in anglo-amerikanischen Lehrbüchern kommt er gar nicht vor. In der jüngeren internationalen Knorpelforschung wird unter Chondron die Einheit aus **Chondrozyt** und **perizellulärer Matrix** verstanden.

Die **Proteoglykane** (PG) sind vorwiegend vom Typ des Aggrecan (mit sGAG-Ketten aus Chondroitin-Sulfat und Keratan-Sulfat (S. 160). Die Aggrecan-Monomere sind mit Hilfe von Hyaluronan (HA) zu riesigen PG-Aggregaten kombiniert. Die Kollagenfibrillen sind mit den PG vernetzt. Wichtig für die Biomechanik des Knorpels ist auch der **Wassergehalt** der Matrix (ca. 80 % des Feuchtgewichts). Er kommt durch die Wasser-anziehenden Eigenschaften der PG und des HA zustande (S. 160).

Funktion der Knorpelmatrix. Die Bedeutung der **Druckelastizität** (also der reversiblen Komprimierbarkeit) ist beim Gelenkknorpel, der als Stoßdämpfer wirken muss (s. u.), besonders offensichtlich, gilt aber für alle Knorpelarten. Die Druckelastizität lässt sich durch die Eigenschaften der Matrix erklären (S. 159): (1) In freier wässriger Lösung würden sich PG und HA aufgrund der Abstoßung der fixierten negativen Ladungen riesig ausdehnen. Im Knorpel werden sie aber durch die zugfesten Kollagenfibrillen daran gehindert. Folge: PG und HA nehmen in der Knorpelmatrix nur 1/5 des eigentlich von ihnen geforderten Lösungsraumes ein. Sie sind daher mit **Sprungfedern** vergleichbar, die wegen der zügelnden Wirkung der Kollagenfibrillen ihrer Expansionsneigung nicht voll nachkommen können. (2) Bei Kompression gibt die Knorpelma-

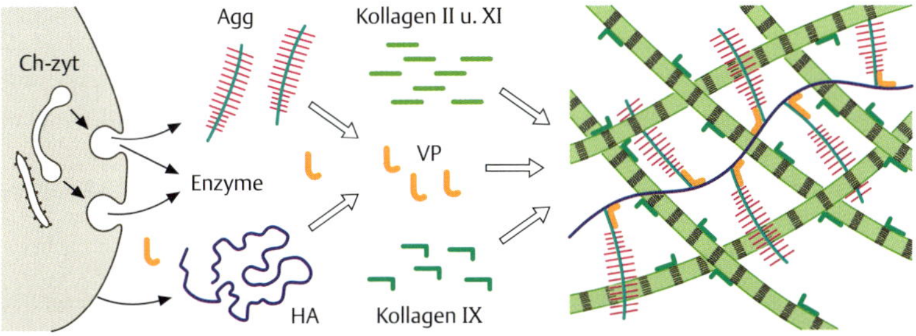

Abb. 8.16 Extrazellulärmatrix des hyalinen Knorpels (Schema). Die Moleküle werden von Chondroblasten und -zyten sezerniert und arrangieren sich im Extrazellulärraum aufgrund von intermolekularen Affinitäten zu einem geordneten System. Viele Aggrecan-Monomere (**Agg**) bilden mit Hyaluronan (**HA**) große Aggregate, die mit den Kollagenfibrillen vernetzt sind. Im hyalinen Knorpel bestehen diese vor allem aus Kollagen **II** und **XI**, außen ist den Fibrillen Kollagen **IX** angelagert. Perizellulär findet man besonders Kollagen **VI** (nicht gezeigt; s. ▶ Abb. 8.**15**). **VP**, Verbindungsprotein, das die nicht-kovalente Bindung zwischen Aggrecan und HA absichert.

trix zunächst nach, weil interstitielles Wasser durch die molekularen Maschen der organischen Matrix aus dem Knorpel ausströmen kann. Die Grenze der Komprimierbarkeit wird erreicht, wenn das immer dichter werdende Gefüge der Matrix für Wasser schließlich nahezu undurchdringlich ist. (3) Bei Dekompression kommt die Expansionsneigung der „molekularen Sprungfedern" zur Wirkung, die Knorpelmatrix dehnt sich wieder aus, soweit die Kollagenfibrillen es zulassen; Wasser strömt wieder ein. Diese „Durchwalkung" fördert die Konvektionsströme, wichtig für die Ernährung der Chondrozyten, insbesondere derjenigen im Gelenkknorpel. Die Funktionstüchtigkeit des Knorpels ist also abhängig (a) von der quantitativen und qualitativen Zusammensetzung der PG und ihrer sGAG-Ketten und (b) von dem geordneten Gefüge der Kollagenfibrillen. Beides kann mit zunehmendem Lebensalter insuffizient werden, was sich vor allem am Gelenkknorpel klinisch bemerkbar macht.

Gelenkknorpel und Gelenkkapsel. Hier sollen nur die histologischen Aspekte kurz abgehandelt werden (Näheres s. Makroskopische Anatomie). In diarthrotischen (mit Gelenkspalt versehenen) Gelenken sind die Gelenkflächen mit hyalinem Knorpel überzogen (Dicke: einige mm), der *nicht* von Perichondrium bedeckt ist. Der Gelenkknorpel (▶ Abb. 8.17) wirkt wie ein Stoßdämpfer für den darunter liegenden Knochen und sorgt für gleichmäßige Verteilung der Spannungen auf die Kraft-übertragenden Flächen. Die Kollagenfibrillen sind nach einer gängigen Vorstellung *arkadenartig* angeordnet: Sie ziehen aus der tiefsten Zone (IV) radiär auf, biegen in einen tangentialen Verlauf ein und ziehen wieder in die Tiefe. Dadurch kommt, von oben nach unten, folgende **Zonengliederung** zustande: (I) **Tangentialzone**; die

Fibrillen laufen tangential zur Oberfläche und sind trajektoriell ausgerichtet (d. h. in Richtung der stärksten Zugspannungen; Grundlage des makroskopischen Spaltlinienmusters). (II) **Übergangszone.** (III) **Radiärzone.** (IV) Zone des **mineralisierten Knorpels**; hier sind die Kollagenfibrillen verankert und die EZM ist mit Hydroxyapatit-Kristallen durchsetzt. Diese Zone ist mit dem darunter folgenden *subchondralen Knochen* verzahnt. Zwischen Zone III und IV liegt eine deutliche Grenzlinie (engl.: *tide mark*).

Der kapilläre Spalt zwischen den Gelenkflächen (**Gelenkhöhle**) enthält eine kleine Menge **Gelenkflüssigkeit** (**Synovia**) (in den meisten Gelenken < 1 ml). Diese ist aufgrund des Gehaltes an **Hyaluronan** (S. 160) viskös; sie ermöglicht das reibungsfreie Gleiten der artikulierenden Knorpelflächen und ist an der Ernährung des Gelenkknorpels beteiligt. Als weitere „Schmiermittel" enthält die Gelenkflüssigkeit Phospholipide und das Muzin-artige Glykoprotein **Lubricin**, das von Synoviozyten (s. u.) und Knorpelzellen sezerniert wird sowie Proteine und niedermolekulare Stoffe (Glucose, Ionen usw.), die aus dem Blutplasma stammen.

Die **Gelenkkapsel** setzt sich aus der äußeren **Membrana fibrosa** (straffes Bindegewebe, stellenweise durch Bänder verstärkt) und der inneren **Membrana synovialis** (▶ Abb. 8.**17** c) zusammen. Letztere besteht aus der **synovialen Intima** und einer regional unterschiedlich gebauten **Subintima** (meist lockeres Bindegewebe mit vielen kleinen Blutgefäßen, im Bereich von **Plicae synoviales** auch Fettgewebe). Die Gelenkkapsel besitzt afferente Nervenfasern (Mechanorezeptoren; freie Nervenendigungen: Schmerzvermittlung). Die synoviale Intima ist *kein* Epithel, sondern besteht aus mehreren, locker geschichteten Lagen von Deckzellen (*lining cells*, **Synoviozyten**), die in EZM eingebettet sind. Eine Basalmembran fehlt. Es gibt zwei Zelltypen: **A-Zellen** sind Makrophagen, die viele Vakuolen aufweisen. **B-Zellen** sind spezialisierte Fibroblasten mit ausgeprägtem rauem ER. Funktionen der Zellen: Reinhaltung

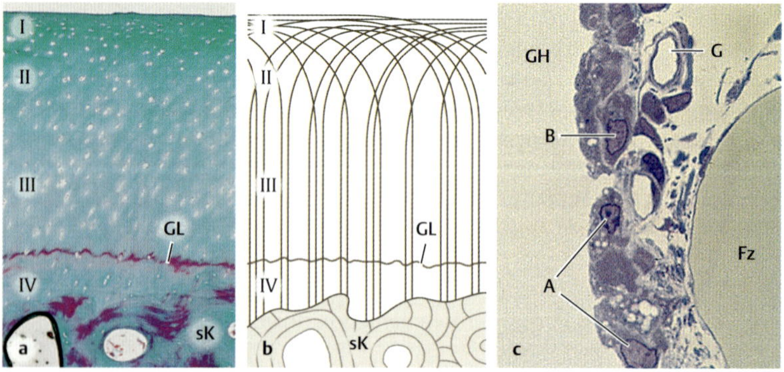

Abb. 8.17 Gelenkknorpel und Synovialmembran. **a** Gelenkknorpel (menschlicher Calcaneus) im Schnitt (Goldner). **b** Zoneneinteilung entsprechend dem Verlauf der Kollagenfibrillen: Tangential- (I), Übergangs- (II), Radiärzone (III); Zone des mineralisierten Knorpels (IV). Darunter der subchondrale Knochen (**sK**). **GL**, Grenzlinie zwischen III und IV. **c** **Synovialmembran** (nur innerer Teil) im Bereich einer Plica synovialis (Kniegelenk der Ratte). **A** und **B**, A- und B-Zellen der Intima. Darunter die Subintima mit Gefäßen (**G**) und Teil einer Fettzelle (**Fz**). **GH**, Gelenkhöhle. Vergr. 30fach (a), 720fach (c). Präparat a: B. Tillmann, Anat. Inst., Kiel.

der Gelenkhöhle durch Phagozytose (A-Zellen), Synthese von Hyaluronan und Proteinen, z. B. Kollagenen, Lubricin (B-Zellen). Die Auskleidung von **Schleimbeuteln** und der Cavitas synovialis von **Sehnenscheiden** ist wie die Membrana synovialis der Gelenke aufgebaut.

Die **Arthrose** (engl. Osteoarthritis) ist eine Erkrankung der Gelenke: fortschreitende Degeneration des Gelenkknorpels (u. a. Einrisse der Knorpeloberfläche, Veränderungen von Proteoglykangehalt und Kollagenfibrillen-Architektur, Zunahme des Wassergehalts), schließlich Verlust des Knorpels. Zur Entstehung (Pathogenese) tragen mechanische (Überbeanspruchung) und chemische Faktoren (z. B. freigesetzte Matrix-abbauende Enzyme, Zytokine usw.) bei.

8.3.2 Weitere Knorpel-Typen

Elastischer Knorpel. Die EZM des elastischen Knorpels ist grundsätzlich wie die des hyalinen aufgebaut, zusätzlich besitzt sie Netze aus elastischen Fasern (▶ Abb. 8.**18 a**), die in das Perichondrium einstrahlen. Daher ist dieser Typ sowohl druck- als auch biegeelastisch. Die elastischen Fasern lassen sich mit Elastica-Färbungen deutlich darstellen, aber auch in Routinefärbungen erkennt man in der Matrix eine netzartige Faserung, wie sie im hyalinen Knorpel nicht vorkommt.

Faserknorpel. In diesem Gewebe sind histologische und funktionelle Merkmale von straffem Bindegewebe (zugfest) und Knorpel (druckelastisch) vereint (▶ Abb. 8.**18 b**). Zwischen gesetzmäßig angeordneten, deutlich erkennbaren

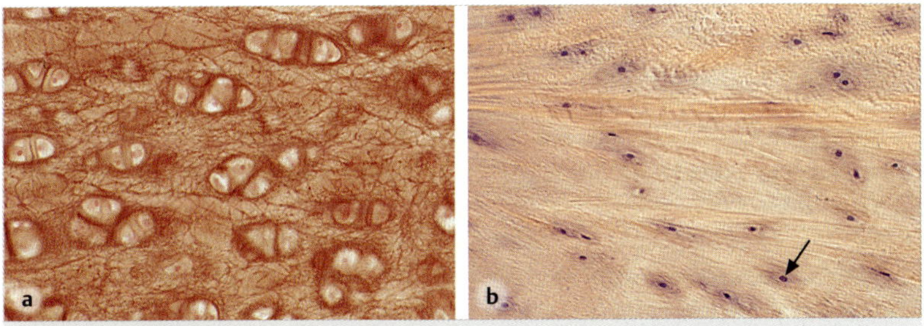

Abb. 8.18 **a Elastischer Knorpel** (Ohrmuschel), Resorcin-Fuchsin. **b Faserknorpel** (Zwischenwirbelscheibe), H.E. Die Chondrozyten (**Pfeil**) sind von einem schwach basophilen Hof umgeben. Vergr. 150fach (a), 100fach (b).

Kollagenfasern (Kollagen Typ I) liegen ovale Chondrozyten (meist einzeln) mit einem schmalen basophilen Hof.

Die **Zwischenwirbelscheibe** (*Discus intervertebralis*) ist das Musterbeispiel für das Vorkommen von Faserknorpel. Der Diskus (Einzelheiten s. makroskopische Anatomie) enthält zentral einen nicht komprimierbaren Gallertkern (**Nucleus pulposus**), der von einem Faserring (**Anulus fibrosus**) umgeben wird. Dieser besteht großenteils aus Faserknorpel, nach außen folgt straffes Bindegewebe. Die Fasern des Anulus ziehen in flacher Schraubenwindung von einem Wirbelkörper zum nächsten und sind in ca. 15 konzentrisch geschichtete Lamellen gegliedert. Innerhalb einer Lamelle laufen alle Fasern parallel, von einer zur anderen Lamelle wechselt der Drehsinn der Schraube. Im *Schnittbild* gleicht die Faseranordnung einem *Fischgrätenmuster*.

8.4 Knochen

Knochengewebe besteht aus verschiedenen Zelltypen (s. u.) und **mineralisierter Extrazellulärmatrix** (EZM), Die Hauptkomponenten sind **Kollagenfibrillen** (vorwiegend Typ I) und **Hydroxyapatit-Kristalle**. Chemische Zusammensetzung von Knochengewebe (in Feuchtgewicht-%): 45 % Mineralien, 30 % organisches Material, 25 % Wasser. Hydroxyapatit besteht vorwiegend aus Calcium-, Phosphat- und Hydroxid-Ionen. Aufgrund seiner besonderen EZM ist der Knochen **biegefest** (sowohl druck- als auch zugfest). Die Kollagenfibrillen sind im unreifen Knochengewebe geflechtartig verwoben (**Geflechtknochen**), im reifen Knochengewebe dagegen in histologisch erkennbaren Schichten (**Lamellen**) angeordnet (**Lamellenknochen**).

Knochengewebe tritt in zwei makroskopisch unterschiedlichen Formen auf, als **spongiöser** Knochen (aus Knochenbälkchen = Trabekeln bestehend) und als **kompakter** Knochen. Histologisch handelt es sich in *beiden* Fällen um Lamellenknochen. In den Spongiosa-Bälkchen sind die Lamellen flächig geschichtet, in der Kompakta zu zahlreichen konzentrischen Lamellensystemen angeordnet (**Osteone, Havers-Systeme**).

Die Zellen des Knochengewebes sind flache **Saumzellen** (*bone lining cells*), **Osteoblasten** (Knochenbildner) samt ihren Vorstufen, **Osteozyten** (ehemalige Osteoblasten, die „eingemauert" wurden) sowie **Osteoklasten** („Knochenzerstörer"). Im Knochengewebe findet lebenslang **Umbau** statt, dafür sind alle genannten Zelltypen verantwortlich. Alle inneren Knochenoberflächen sind von **Endost** bedeckt; dieses besteht überwiegend aus den schon erwähnten Saumzellen. Außen ist der Knochen (mit Ausnahme der Gelenkflächen) größtenteils von **Periost** (Knochenhaut) überzogen.

Die Entstehung eines Knochens (**Osteogenese**) in der Embryonalzeit beginnt mit einer Mesenchymverdichtung. Die weitere Entwicklung zum Knochen kann auf zwei verschiedenen Wegen verlaufen. (a) **Desmale Osteogenese**: Differenzierung des Mesenchyms direkt zu Knochengewebe. (b) **Chondrale Osteogenese**: Bildung eines knorpeligen Modells, das zum Knochen umgebaut wird.

Im Folgenden soll zunächst das Bauprinzip der Extrazellulärmatrix (EZM) von Geflecht- und Lamellenknochen besprochen werden, danach die Zellen des Knochens und ihre Funktionen sowie der Knochenumbau. Die Knochenentwicklung, insbesondere die chondrale Osteogenese, ist ein kompliziertes Kapitel, das zum Schluss besprochen wird.

Methodische Vorbemerkungen. Knochengewebe wird üblicherweise vor der Einbettung **entkalkt** (Extraktion von Calcium durch Säuren oder Chelatbildner); dadurch bekommt Knochen eine Konsistenz wie Radiergummi und kann mit der üblichen histologischen Technik bearbeitet werden. Die Präparation von *nicht*-entkalktem Knochengewebe für die histologische und ultrastrukturelle Untersuchung ist technisch aufwändiger. – Der Verlauf der Kollagenfibrillen, die lichtmikroskopisch *nicht* direkt sichtbar sind, kann durch Polarisationsmikroskopie ermittelt werden (▶ Abb. 8.**20**).

Makroskopie. An den langen Knochen werden *Diaphyse* (Schaft) und *Epiphysen* unterschieden (▶ Abb. 8.**19**). Im wachsenden Knochen sind Dia- und Epiphyse durch die knorpelige **Wachstumsplatte** („Wachstumsfuge") getrennt. Die *Metaphyse* ist die trichterförmige Erweiterung des Schaftes in unmittelbarer Nachbarschaft zur Wachstumsplatte.

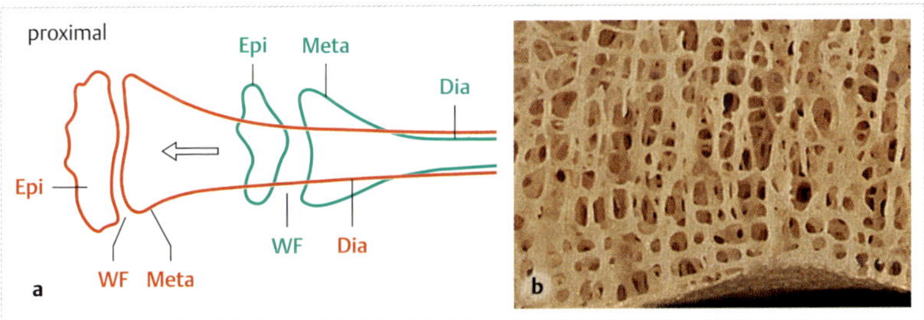

Abb. 8.19 **a** **Makroskopische Regionen eines Röhrenknochens** am Beispiel der proximalen Tibia von zwei Ratten (Alter 3 und 13 Wochen). Gezeichnet nach Röntgenbildern, nur die äußeren Umrisse der strahlendichten Anteile sind dargestellt. Epi-, Meta- und Diaphyse. **WF**, Wachstumsfuge. Die Mitte der beiden übereinander projizierten Knochen liegt am rechten Bildrand. **Pfeil**: Richtung des Längenwachstums. **b** **Spongiosa** im Körper eines menschlichen Brustwirbels. Ausrichtung der Trabekel in Form eines trajektoriellen Fachwerks. Vergr. 3fach (a), 4,5fach (b). (Aufnahme b: B. Tillmann, Anat. Inst., Kiel)

An einem Knochen sind makroskopisch zwei Bauformen zu unterscheiden: Spongiosa und Kompakta. Die **Spongiosa** ist ein Gitterwerk aus dünnen Platten und Bälkchen (*Trabekel*) im Inneren des Knochens. Die Spongiosa-Architektur ist stets so organisiert, dass die Trabekel entweder nur auf Druck oder nur auf Zug beansprucht werden (*trajektorielle Ausrichtung*). Die Räume zwischen den Trabekeln sind mit *Knochenmark* (S. 346) gefüllt. Die **Kompakta** stellt die Rindenschicht (*Kortikalis*) eines Knochens dar. In den großen Röhrenknochen kann die Kompakta bis zu 10 mm dick sein (z. B. vordere Schienbeinkante).

8.4.1 Extrazellulärmatrix des Knochens

Die Hauptbestandteile der Matrix sind **Kollagenfibrillen** (überwiegend Kollagen Typ I) und **Hydroxyapatit-Kristalle**. Außerdem kommen kleinere Mengen von Proteoglykanen und verschiedenen Glykoproteinen (mit Einfluss u. a. auf die Mineralisation) sowie weitere anorganische Ionen (z. B. Magnesium, Fluorid, Carbonat) vor.

Räumliche Organisation der EZM. Je nach Anordnung der Kollagenfibrillen können Geflecht- und Lamellenknochen unterschieden werden (▶ Abb. 8.20). Im **Geflechtknochen** liegen die Kollagenfibrillen in Bündeln vor, die regelrecht

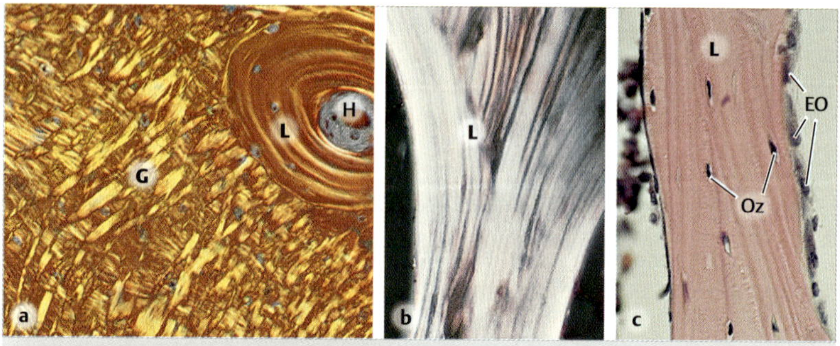

Abb. 8.20 Geflecht- und Lamellenknochen. **a** **Kompakta**, Unterkiefer (Schwein). Polarisationsoptische Darstellung der Geflecht- (**G**) und Lamellenanordnung (**L**) der Extrazellulärmatrix. Die Lamellen umgeben konzentrisch einen Havers-Kanal (**H**) und bilden ein Osteon. **b** Spongiosa-Bälkchen, Wirbelkörper, Mensch. Polarisationsoptische Darstellung der Lamellen. **c** **Spongiosa-Bälkchen**, normale Optik. H.E. Auch hier sind die Lamellen erkennbar. **EO**, Endost. **Oz**, Osteozyten. Achtung: Die Breite einer Lamelle ist wesentlich geringer als der Abstand zwischen zwei *im Schnitt sichtbaren* Osteozyten. Die Zellen benachbarter Schichten sind versetzt angeordnet und daher nie alle in einer Schnittebene anzutreffen. Vergr. 150fach (a), 300fach (b, c).

miteinander verflochten sind; dies wird im polarisationsmikroskopischen Bild deutlich (▶ Abb. **8.20 a**). Überall wo Knochengewebe sehr rasch gebildet wird (in der Entwicklung, bei der Frakturheilung), entsteht zunächst Geflechtknochen. Im Zuge des natürlichen Umbaus tritt allmählich der biomechanisch höherwertige **Lamellenknochen** an die Stelle des Geflechtknochens. Mancherorts kann die vollständige Umstrukturierung zu Lamellenknochen Jahrzehnte dauern (z. B. Felsenbein). Die EZM des ausdifferenzierten Knochens ist sowohl in der **Spongiosa** als auch in der **Kompakta** in **Lamellen** organisiert, unterschiedlich ist lediglich die Geometrie der Lamellen (Einzelheiten weiter unten) (S. 196).

Eine **Knochenlamelle** ist eine Schicht (Dicke 3 – 5 µm) von annähernd gleichsinnig ausgerichteten, mineralisierten Kollagenfibrillen. Von einer Lamelle zur nächsten wechselt die Verlaufsrichtung der Kollagenfibrillen.

Hydroxyapatit. Anorganischer Hauptbestandteil des Knochens ist Hydroxyapatit [$3\ Ca_3\ (PO_4)_2 \cdot Ca(OH)_2$]. Es macht 45 % des Feuchtgewichts vom Knochengewebe aus und ist ein mikroskopisch kleiner, länglicher, hexagonaler Kristall; in ähnlicher Zusammensetzung (z. B. Fluorapatit), aber viel größeren Dimensionen, kommen solche Kristalle auch in verschiedenen Gesteinen vor. In der Knochenmatrix wird die Ausrichtung der Kristalle von den Kollagenfibrillen bestimmt. Aufgrund von Affinitäten zu den Kollagenmolekülen lagern sich die Kristalle an der Oberfläche und im Inneren der Fibrillen longitudinal an. Die so entstehende **Verbundstruktur** aus *druckfesten* Mineralkristallen und *zugfesten* Kollagenfibrillen wird oft mit dem Bauprinzip von Stahlbeton verglichen. Wie dieser ist auch der Knochen **biegefest**.

Die Bedeutung der zugfesten Kollagenfibrillen für die **Biegefestigkeit** wird durch die Glasknochenkrankheit (**Osteogenesis imperfecta**) verdeutlicht. Diese beruht auf erblich bedingten Fehlern der Synthese oder des Metabolismus von Kollagen Typ I. Betroffene Menschen erleiden lebenslang immer wieder Biegefrakturen, in schwersten Fällen sogar schon in utero. Außerdem kann die Dentinbildung (S. 442) schwer gestört sein (**Dentinogenesis imperfecta**).

8.4.2 Zellen des Knochens

Die knochenspezifischen Zellen sind

- **Saumzellen**, zellulärer Hauptbestandteil des Endosts (S. 193), daher auch als **endostale Saumzellen** bezeichnet; im englischen Sprachgebrauch „bone lining cells"
- **Osteoblasten** (Bildung von Knochenmatrix)
- **Osteozyten** (terminal differenzierte Osteoblasten)
- **Osteoklasten** (Abbau von Knochenmatrix)

Die ersten drei genannten Zellpopulationen sind miteinander verwandt. Ihre gemeinsamen Vorläufer sind mesenchymale Stammzellen, aus denen auch Muskel- und Fettzellen hätten werden können, wenn sie nicht in die Osteoblastenlaufbahn gelenkt worden wären. Osteoklasten dagegen gehören ihrer Herkunft nach in die Hämatopoiese (S. 345) (Nachkommen der hämatopoietischen Stammzelle).

Die Saumzellen, Osteoblasten und Osteoklasten liegen stets einer freien knöchernen Oberfläche an, die Osteozyten dagegen liegen unter der Oberfläche in der Matrix verborgen. Osteozyten sind der häufigste Zelltyp (95 % aller Knochenzellen im ausgewachsenen Skelett) und sie leben am längsten (Jahre bis Jahrzehnte). Die Lebensdauer von aktiven Osteoblasten beträgt Wochen, die der Osteoklasten Tage.

Saumzellen (*bone lining cells*)

Die inaktiv wirkenden endostalen Saumzellen sind flache Elemente mit wenig ausgeprägten Zellorganellen (▶ Abb. 8.**24** a, b). Die meisten Saumzellen stellen wahrscheinlich **ruhende Osteoblasten** und Osteoblasten-Vorstufen (**Osteoprogenitor-Zellen**, s. u.) dar. Die Saumzellen bedecken sämtliche knöchernen Oberflächen, sind aber meist durch eine dünne Schicht nicht-mineralisierter Kollagenfibrillen von der mineralisierten Knochenmatrix getrennt (▶ Abb. 8.**24 b**). Die Saumzellen stehen durch **Gap junctions** untereinander, mit den aktiven Osteoblasten sowie mit den langen Fortsätzen der Osteozyten in Kontakt.

Osteozyten und das Labyrinth der Knochenkanälchen

Osteozyten waren in ihrem „Vorleben" Osteoblasten. Die beiden Zellformen unterscheiden sich trotz der engen Verwandtschaft enorm in ihren Lebensumständen, Funktionen und Fähigkeiten. Die Osteozyten sind ganz von mineralisierter Knochenmatrix umschlossen. In üblichen Präparaten sieht man von ihnen meist nur den Zellkern (▶ Abb. 8.**20** c), der parallel zu den Knochenla-

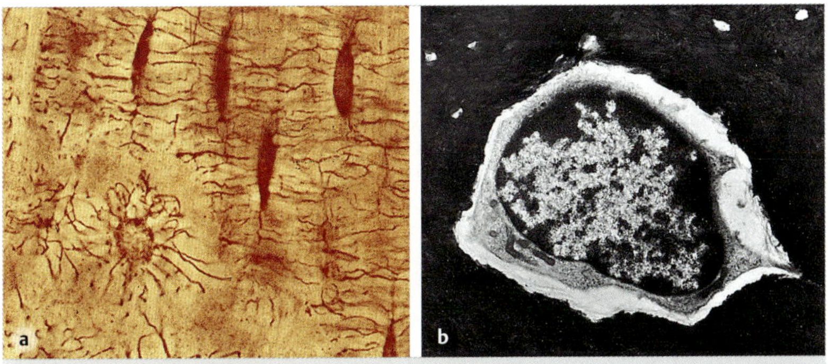

Abb. 8.21 **Osteozyten.** a **Knochenlakunen und -kanälchen** als Abbild der Osteozyten und ihrer Ausläufer. Längsschnitt durch Kompakta der Tibia (Mensch). Schmorl-Färbung. Die Lakunen sind teils senkrecht, teils flächig angeschnitten. b **Osteozyt.** EM-Bild von nicht-entkalktem Knochen, daher ist die mineralisierte Matrix strahlendicht (schwarz). Beachte die nicht-mineralisierte perizelluläre Zone. Die langen Osteozytenausläufer sind nicht angeschnitten. Vergr. 480fach (a), 5500fach (b).

mellen orientiert ist. Einen Eindruck von der tatsächlichen Zellform erhält man, wenn durch eine Spezialfärbung das Hohlraumsystem sichtbar gemacht wird, das die Osteozyten beherbergt (▸ Abb. **8.21**): Zwischen den Lamellen liegen linsenförmige **Lakunen** (Höhlen), von denen zahlreiche **Knochenkanälchen** (*Canaliculi*) abgehen. Diese verlaufen sowohl senkrecht durch die Lamellen als auch parallel dazu; so entsteht ein Labyrinth von Kanälchen, das die ganze mineralisierte Matrix durchzieht. In den Lakunen liegen die Zellleiber der Osteozyten, in den Kanälchen ihre dendritischen Fortsätze (50–100 pro Zelle). Die Hohlräume werden jedoch nicht vollständig von den Zellen ausgefüllt, vielmehr verbleibt um jeden Zellleib und jeden Fortsatz eine schmale Zone (knapp 1 µm bzw. 100 nm breit), die nur interstitielle Flüssigkeit und geringe Mengen organischer Matrix enthält, aber nicht mineralisiert wird. Die Osteozyten stehen durch ihre langen Fortsätze über **Gap junctions** (Cx 43) in Kontakt miteinander sowie mit den Saumzellen und Osteoblasten an der Oberfläche (▸ Abb. **8.22**). Die Plasmamembran der Osteozytenfortsätze ist durch radiär ausgespannte feine Fädchen (wahrscheinlich aus Proteoglykanen) an der Wand der Kanälchen befestigt; eine Konstruktion, die wahrscheinlich der Funktion der Osteozyten als Mechanosensoren (s. u.) dient. Das ganze Hohlraumlabyrinth (**lakuno-kanalikuläres System**) stellt ein Netz von Verkehrswegen dar, über das alle Osteozyten erreichbar sind. Experimentell wurde gezeigt, dass sich kleine Moleküle (bis 1 kDa) durch Diffusion und größere (bis 70 kDa) durch Konvektion in dem System verteilen können.

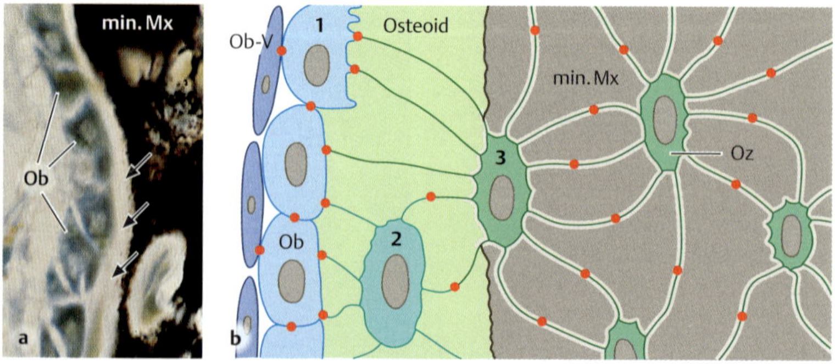

Abb. 8.22 a Osteoblasten und Osteoid. Nicht-entkalkter Knochen (Spongiosa). Mineralisierte Matrix (**min.Mx**) schwarz. Pfeile weisen auf Osteoid (= Matte aus nicht-mineralisierter Matrix, daher nicht schwarz). Aktive Osteoblasten (**Ob**). Färbung v. Kossa-Toluidinblau. **b Vom Osteoblasten zum Osteozyten** (Schema). **Ob-V**, Osteoblasten-Vorstufen. Die Osteoblasten synthetisieren die Bestandteile des Osteoids. Sie sind durch Gap junctions (*rote Punkte*) untereinander und mit den Osteozyten (**Oz**) und Ob-V verbunden. Auf dem Weg zum Osteozyten: Zelle 1 beginnt mit der Bildung von Fortsätzen. Zelle 2 ist in Osteoid eingebettet („Osteoid-Osteozyt") und hat schon dendritische Fortsätze und Gap junctions ausgebildet. Zelle 3 ist mit der Mineralisation der Matrix beschäftigt. Beachte die nicht-mineralisierten Zonen um die Osteozyten und ihre Fortsätze.

Funktionen der Osteozyten. Die Osteozyten erfüllen vielfältige Aufgaben. Sie sezernieren verschiedene Stoffe (▶ Abb. 8.27 a) und gelten als **Mechanosensoren**. Bei mechanischer Belastung des Knochens gerät die Flüssigkeit im lakuno-kanalikulären System in Bewegung (**Scherkräfte**, *fluid shear stress*). Derartige physikalische Reize (oder das Fehlen derselben) werden von den Osteozyten wahrgenommen und in biologische Antworten übersetzt (**Mechanotransduktion**), z. B. Sekretion von Wirkstoffen, die in den Knochen- oder Mineralhaushalt eingreifen. Zwei spezifische Produkte der Osteozyten seien schon hier erwähnt: **Sclerostin**, ein Glykoprotein (21 kDa), das parakrin sezerniert wird und die Knochenbildung **hemmt**. Es wird umso reichlicher sezerniert, je *weniger* der Knochen mechanisch belastet wird; **FGF23** (*fibroblast growth factor*, 32 kDa), ein endokrin sezerniertes Protein, das die renale Phosphat-Ausscheidung erhöht und dadurch den Mineralhaushalt beeinflusst. Außerdem synthetisieren die Osteozyten einen Membran-gebundenen Faktor (**RANKL**) (S. 192), der für die Bildung von Osteoklasten erforderlich ist sowie ein lösliches Protein (Osteoprotegerin, **OPG**), das die Wirkung des RANKL blockiert und dadurch die Osteoklasten-Entstehung vermindert.

Bei fehlender mechanischer Belastung kommt es aufgrund der Sclerostinwirkung zu starkem Schwund der Knochenmasse (z. B. langes Krankenlager, Aufenthalt im Weltraum). Umgekehrt: Menschen mit genetisch bedingtem Funktionsverlust von Sclerostin leiden an zunehmender **Knochenverdickung (Sclerosteose)**, was sich besonders im Schädelbereich auswirkt: Gefahr der Kompression der Hirnnerven, die durch enge knöcherne Kanäle ziehen; langfristig Gefahr der intrakraniellen Druckerhöhung durch Einengung des Schädelinnenraumes.

Osteoblasten, Osteoid und Mineralisation

Die Osteoblasten sind indirekte Abkömmlinge der mesenchymalen Stammzellen; sie werden durch Festlegung auf die Osteoblastenlaufbahn zu **Osteoprogenitor-Zellen**. Aus dem Stammzell-Vorrat werden lebenslang neue Osteoblastenvorläufer nachgeliefert. Als Knochenbildner sind die Osteoblasten zuständig für die **Kollagensynthese** (für neue Lamellen) und für die Vorbereitung der Mineralisation durch Synthese der **alkalischen Phosphatase** und Bildung von **Matrixvesikeln**.

Im ausgewachsenen Skelett sind die meisten **Osteoblasten im Ruhezustand**, erkennbar daran, dass sie sehr flach sind und wenig Zellorganellen aufweisen (▶ Abb. 8.**24** a, b). Sie sind praktisch identisch mit den endostalen Saumzellen. **Aktive Osteoblasten** sind dagegen kubische Zellen, reich ausgestattet mit rauem ER und großem Golgi-Apparat. Im Schnittpräparat von ausgewachsenem Knochen sind aktive Osteoblasten immer nur über kurze Strecken zu beobachten, nämlich dort wo gerade Knochenumbau stattfindet (S. 196). Aktive Osteoblasten liegen als meist einschichtige Zelllage der Knochenmatrix an, ihnen auf dem Rücken sitzen hier und da noch flache Zellen, möglicherweise Osteoblasten-Vorstufen. Ein weiteres Kennzeichen hoch-aktiver Osteoblasten ist die dicke Schicht aus noch **nicht mineralisierter Matrix** (**Osteoid**), die direkt unter den Knochenbildnern liegt (▶ Abb. 8.**22 a**). Diese Schicht, das Produkt der Osteoblasten, stellt das organisch-chemische Grundgerüst der in Bau befindlichen neuen Knochenlamelle dar. **Gap junctions** (Cx 43) sorgen für koordiniertes Arbeiten.

Nach Beendigung einer Aufbaumaßnahme gibt es für das weitere **Schicksal der Osteoblasten** drei Wege:
- Beseitigung durch Apoptose (die meisten)
- zurück in den inaktiven Zustand, Wiedereingliederung in die endostalen Saumzellen
- Differenzierung zu Osteozyten (5–20 %)

Die künftigen Osteozyten werden im Osteoid eingebettet (▶ Abb. 8.22). Ihre Hauptaufgabe in diesem Stadium ist die Ausbildung der dendritischen Fortsätze und Erstellung von Gap junctions zu den allseitigen Nachbarn. Die Fortsätze müssen sich, wenn die Osteozyten bei zunehmender Matrix weiter auseinanderrücken, unter Bewahrung der Zellkontakte stark verlängern. Erst wenn alle für diese Lamelle nötigen Osteoblasten im Osteoid eingeschlossen sind und sie ihre Fortsätze ausgebildet haben („**Osteoid-Osteozyt**", ▶ Abb. 8.22 **b**), kommt es zur Mineralisation der Matrix. Damit werden die jungen Osteozyten „eingemauert". Eine nachrückende Generation von Osteoblasten bildet die nächste Lamelle. Einige Osteoblasten, die an der jüngsten Lamelle mitgearbeitet haben, verbleiben an der freien Oberfläche und werden zu flachen Saumzellen des Endosts (S. 193).

Mineralisation besteht in der Durchdringung der organischen Matrix-Bestandteile mit Hydroxyapatit-Kristallen (S. 184). Voraussetzungen für die Kristallbildung sind (a) lokal hohe Konzentration der beteiligten Ionen, (b) Kristallisationskerne, die die Kristallbildung initiieren. Für beide Aspekte sind **Matrixvesikel** (Größe ca. 70 nm) wichtig. Sie werden vom Zellleib der Osteoblasten und „Osteoid-Osteozyten" nach Art der Mikrovesikel (▶ Abb. 5.5 **c**) abgeschnürt und in der Matrix des Osteoids abgelegt. Die Vesikel sind reich an verschiedenen Phosphatasen, die auf der Außenseite der Plasmamembran sitzen, z. B. **alkalische Phosphatase**: Diese sorgen für die Bereitstellung von anorganischem Phosphat (Pi) durch Spaltung von organischen Phosphaten und Pyrophosphat (PPi), das die Mineralisation hemmen würde. Im Inneren der Matrixvesikel bilden sich nach Anreicherung der beteiligten Ionen die ersten kleinen Hydroxyapatit-Kristalle, wobei organische Calcium-bindende Moleküle (z. B. Phosphatidylserin) möglicherweise als Kristallisationskerne dienen. Die Kristalle wachsen spontan, bis sie die Vesikelmembran zerreißen; im Extrazellulärraum wachsen sie weiter und lagern sich den Kollagenfibrillen an. – In entkalkten Präparaten ist die jeweils oberste Knochenlamelle stärker elektronendicht (*Lamina limitans*) als die Lamellen darunter (▶ Abb. 8.**24** a, b). Wahrscheinlich ist die Matrix in der obersten Lamelle reicher an nicht-kollagenen Proteinen, die dieses „Färbeverhalten" verursachen.

Bei genetisch bedingtem Funktionsverlust der **alkalischen Phosphatase** kommt es zur **Hypophosphatasie**: Schwere Störungen der Skelett- und Zahnentwicklung, weil wegen der Anhäufung von Pyrophosphat (PP_i) und ungenügender Bildung von Monophosphat (P_i) kaum Hydroxyapatit-Kristalle entstehen. Die schweren Formen dieser seltenen Krankheit enden schon im Kindesalter letal.

Osteoklasten

Osteoklasten (► Abb. 8.23) sind ihrer Herkunft nach **mit Blutzellen verwandt**. Sie entstehen wahrscheinlich aus denselben Vorläufern wie Monozyten/Makrophagen (S. 342). Osteoklasten sind große (50 – 100 µm) **mehrkernige** Zellen (meist bis zu 10 Kerne), die durch Fusion einkerniger Zellen entstehen und für den Abbau von mineralisierter Matrix spezialisiert sind. Wenn sie sich mit mineralisiertem Knorpel oder Zahnbein beschäftigen, nennt man sie *Chondroklasten* (S. 205) bzw. *Odontoklasten* (S. 451), es handelt sich aber immer um dieselbe Art von Zelle. Aktive Osteoklasten liegen der mineralisierten Matrix direkt an (ohne Osteoid dazwischen). Sie fressen Gruben **(Howship-Lakunen)** und Tunnel in die Matrix, die anschließend von Osteoblasten wieder aufgefüllt werden. Dieser zeitlebens ablaufende Knochenumbau wird weiter unten (S. 196) genauer beschrieben.

Arbeitsweise der Osteoklasten. (1) Auflösung der Calcium-Verbindungen durch Säure nach den Gesetzen der anorganischen Chemie; (2) Sekretion von

8

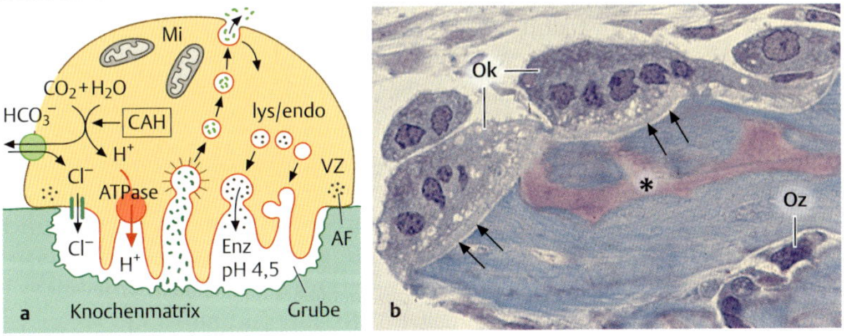

Abb. 8.23 Osteoklast. **a** **Funktion** (Schema). Einzelheiten s. Text. **CAH**, Carboanhydrase (Enzym notwendig zur Bereitstellung von Protonen). Aktiver Protonen-Transport in die Resorptionsgrube durch die H^+-ATPase (*roter Punkt*). Plasmamembran des Faltensaums *rot*, da von der Membran der Endosomen (**endo**) abstammend. Sekretion von lysosomalen (**lys**) Enzymen (u. a. Cathepsin K). Endozytose und Transzytose von Matrix-Fragmenten (*hellgrün*). **VZ**, Versiegelungszone, Integrin-vermittelte Anheftung an die Knochenmatrix. **AF**, Aktinfilament-Ring. **Mi**, Mitochondrien. Cl^--Ionen gelangen durch einen Anionenaustauscher in die Zelle und durch einen Kanal in die Grube.
b **Osteoklasten (Ok)** (Tibia-Metaphyse, junge Ratte). Hohe Aktivität erkennbar an den zytoplasmatischen Vakuolen, dem Faltensaum (Pfeile) und den Resorptionsbuchten in der Matrix. Das Bild zeigt ein primäres Spongiosa-Bälkchen, das noch einen Kern aus mineralisierter Knorpelmatrix (*, violett gefärbt) besitzt (S. 208). **Oz**, Osteozyt. Semidünnschnitt, Toluidinblau. Vergr. 640fach.

lysosomalen Enzymen (u. a. Cathepsin K) zwecks Zerlegung der organischen Matrix; (3) Endozytose der Matrix-Fragmente.

Der **aktive Osteoklast** bildet an seiner resorptiven „Vorderseite“, die der Knochenmatrix anliegt, einen dichten Faltenbesatz aus (*ruffled border*), wodurch die Oberfläche der Plasmamembran vergrößert wird. Die Membran der Falten stammt vom Endosomen-Lysosomen-Apparat ab und ist Sitz einer **H^+-ATPase**, die Protonen in die Grube pumpt. Dieser Raum, in dem ein pH von ca. 4,5 erreicht wird, ist gegenüber der Umgebung durch eine **Versiegelungszone** abgeschlossen: Zirkulär um den Faltensaum haftet die Plasmamembran durch **Integrine** fest an der Matrixoberfläche; ein Ring aus Aktinfilamenten stabilisiert die Versiegelungszone. Der Zellleib ist reich an **Mitochondrien** (Energieaufwand für die Protonenpumpe), **Lysosomen** und großen **Vakuolen**. Die „Rückseite“ der Zelle ist glatt. Der Osteoklast nimmt die durch extrazelluläre Verdauung entstandenen EZM-Fragmente endozytotisch auf und gibt sie nach dem Modus der Transzytose an der Rückseite wieder ab, wo Makrophagen sie beseitigen. Ein aktiver Osteoklast geht meist nach ca. 10-tägiger Tätigkeit durch Apoptose zugrunde.

Entstehung und Aktivierung von Osteoklasten. Für die Steuerung dieser Vorgänge sind überwiegend die **Osteozyten** verantwortlich. Wenn an einem Ort vermehrt Osteoklasten erforderlich sind, werden zunächst einkernige undifferenzierte Vorläuferzellen durch einen Makrophagen-Lockstoff aus der Abteilung Hämatopoiese oder aus dem Blut herbeigelockt. Diese **proliferieren** und differenzieren sich unter dem Einfluss des Zytokins **M-CSF** (*macrophage colony stimulating factor*) (S. 350), das von den Osteozyten sezerniert wird. Die weiteren Schritte bestehen in der **Fusion** der einkernigen Vorläufer zu Osteoklasten sowie deren **Aktivierung**. Dafür ist eine Zell-Zell-Interaktion zwischen Osteoklast (oder seinen Vorstufen) und Osteozyt (oder Osteoblast) erforderlich, bei der ein Rezeptor (**RANK,** *receptor activator of NF-κB*) auf den Osteoklasten mit dem passenden Liganden **RANKL** auf der Osteozyten-Plasmamembran in Kontakt tritt (▸ Abb. **8.27 b**). Die **RANK/RANKL-Interaktion** ist die Voraussetzung für die Entstehung von Osteoklasten und damit für den Abbau von Knochenmatrix. Obgleich der Osteozyt verborgen unter der Oberfläche liegt, ist es ihm möglich, mit seinen langen Fortsätzen die Zellen des Endosts und somit auch die Osteoklasten(vorläufer) zu erreichen. Man schätzt, dass 8 – 20 Osteozytenausläufer „von unten her“ auf je eine Zelle des Endosts treffen und mit ihr in Kontakt stehen.

Bemerkenswert ist, dass die Osteozyten zugleich auch das Gegenprinzip produzieren können, nämlich ein lösliches Protein (**Osteoprotegerin, OPG**), das als „Ersatzrezeptor“ für RANKL wirkt. OPG fängt den RANK-Liganden ab und blockiert dadurch die RANK/RANKL-Interaktion (▸ Abb. **8.27 b**), der Abbau von Knochenmatrix wird so verhindert.

Endost und Periost

Das **Endost** bedeckt sämtliche inneren Knochenoberflächen (▶ Abb. 8.**24**, ▶ Abb. 8.**25 c**, ▶ Abb. 8.**26**): die trabekulären (Spongiosa) und die kortikalen Flächen sowie die Wände der Havers-Kanäle. Das Endost besteht aus einer meist dünnen Schicht von nicht-mineralisierten Kollagenfibrillen und ein bis zwei Lagen von flachen Zellen. Die meisten sind wohl inaktive Saumzellen und einige Osteoklastenvorstufen, die nach Stimulierung durch Osteozyten an jedem Ort sofort Reparaturmaßnahmen einleiten können. Osteoblasten und -klasten im *aktiven* Zustand sind beim ausgewachsenen Skelett nur dort anzutreffen, wo *Remodeling* im Gange ist (S. 197): an **< 10 %** der gesamten freien Oberfläche (trabekulär mehr als kortikal), d. h. an > **90 %** der Fläche ruht die Bautätigkeit.

Das **Periost** bedeckt große Teile der **äußeren Knochenoberfläche**. Es besteht aus zwei Schichten: Außen liegt das *Stratum fibrosum* aus straffem Bindegewebe, das auch elastische Fasern enthält. Seine Kollagenfasern strahlen in die Kortikalis ein (**Sharpey-Fasern**). Innen folgt das *Stratum osteogenicum*, das dem Knochen direkt anliegt und mit den gleichen Zellen ausgestattet ist wie das Endost. Das Dickenwachstum eines Knochens geht vom Periost aus. Das Periost ist reich vaskularisiert, innerviert und sehr schmerzempfindlich.

8

Sehnenansatzzonen. Für die Befestigung einer Sehne (S. 168) am Knochen gibt es verschiedene Möglichkeiten: **Direkte Einstrahlung** der Kollagenfasern in den Knochen (z. B. Tuberositas deltoidea). **Periostal**: Dort, wo ein Periost existiert (z. B. an den Diaphysen der langen Knochen), dringen die Kollagenfasern der Sehne meist schräg in das Stratum fibrosum des Periostes ein und strahlen dann wie **Sharpey-Fasern** in die Knochenmatrix ein. **Chondral**: Dort wo ein Periost nicht vorkommt (z. B. an den Apophysen), tauchen die Sehnenfasern vor Erreichen des Knochens in eine Zone ein, in der **Faserknorpel** ausgebildet ist. Die Kollagenfasern der Sehne durchflechten sich in der Knorpelmatrix scherengitterartig, durchziehen eine Zone mineralisierten **Faserknorpels** und strahlen dann wie Sharpey-Fasern in die Knochenmatrix ein. Bei der chondralen Befestigung bewirkt die Knorpelmatrix eine *Dehnungsdämpfung*. Die Muskel-Sehnen-Verbindung wird im Kapitel 10 (S. 279) besprochen.

8.4.3 Histologische Architektur des Lamellenknochens

Gefäßversorgung des Knochens. Die Lamellen-Architektur der Kompakta hat enge Beziehung zu den Blutgefäßen, daher sollen diese zunächst besprochen werden. Die Arteria nutricia (s. Makroskopische Anatomie) dringt durch die Kortikalis in den Markraum ein und speist die Mikrogefäße des Knochenmarks. Vom Markraum wenden sich Gefäßäste zentrifugal zurück zur Kortikalis und speisen die Mikrogefäße der Kompakta (**Havers-Gefäße**), die mit dem Gefäßplexus des Periosts in Verbindung stehen. Die Havers-Gefäße liegen in **Havers-Kanälen**, die (bei Röhrenknochen) annähernd longitudinal in der Kortikalis verlaufen und miteinander anastomosieren. Querverbindungen (*nicht* mit konzentrischen Lamellen umgeben) werden als **Volkmann-Kanäle** bezeichnet. Die gesamte Kompakta ist also von einem gefäßführenden Kanalsystem (nicht zu verwechseln mit den Knochenkanälchen (S. 187) durchsetzt, das mit der Markhöhle kommuniziert (▶ Abb. 8.**25 a**).

Spongiosa

In der Spongiosa sind die Lamellen überwiegend parallel zur Trabekeloberfläche, also **flächig** angeordnet (▶ Abb. 8.**20 b, c**). Die Bälkchen sind **gefäßlos**, die Osteozyten werden aus den Gefäßen des Knochenmarks versorgt (▶ Abb. 8.**24**). Ein Trabekel ist in der Regel höchstens 300 µm (selten 400 µm) dick, somit ist die Diffusionsstrecke durch die Knochenkanälchen bis zu den innersten Osteozyten höchstens 150 – 200 µm lang.

Kompakta

Auf der engen räumlichen Beziehung zwischen Gefäßen und Knochenlamellen beruht das Bauprinzip des **Osteons**: Darunter versteht man ein System (**Havers-System**) aus etwa 5 – 20 Knochenlamellen, die konzentrisch um einen Havers-Kanal herum geschachtelt sind (▶ Abb. 8.**25**). Der **Havers-Kanal** (Durchmesser mindestens 20 µm) steht direkt oder indirekt mit der Markhöhle in Verbindung. Er enthält einzelne fenestrierte Kapillaren, einige Bindegewebszellen und -fasern, gelegentlich einzelne marklose Nervenfasern und ist mit **Endost** ausgekleidet, das sich von der Wand der Markhöhle in alle Kanäle hinein fortsetzt.

Die **Kollagenfibrillen** in den Osteon-Lamellen verlaufen in **Schraubentouren**, deren Drehrichtung von einer zur anderen Lamelle wechselt. Ein Osteon ist im Querschnitt kreisförmig oder oval und hat einen Durchmesser von 100 – 400 µm. Die Lamellen werden von Knochenkanälchen radiär durchzogen, über die alle Osteozyten vom Havers-Kanal aus erreichbar sind (Diffusionsstrecke < 200 µm). Die Grenze zu den Nachbarosteonen ist häufig durch eine stärker anfärbbare *Zementlinie* markiert (hier höherer Proteoglykan- und niedrigerer Kollagengehalt). In der Längsausdehnung sind Osteone etwa zylindrisch, lassen sich aber in Längsrichtung nicht klar als Baueinheiten abgrenzen, da sie sich entsprechend den Havers-Gefäßen U-förmig verzweigen können.

Die Lücken zwischen den Osteonen sind mit **Schaltlamellen** (**interstitielle Lamellen**) gefüllt (Entstehung s. ▶ Abb. 8.**26 a, b** und Remodeling) (S. 197). Schaltlamellen sind Reste von alten Osteonen und histologischer Ausdruck des stetigen Knochenumbaus. Im äußersten Bereich der Kompakta sind die Lamel-

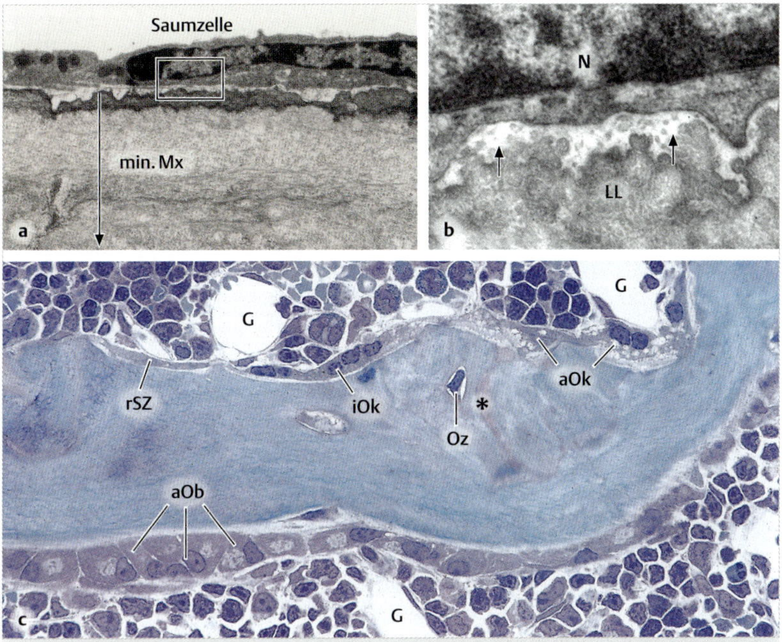

Abb. 8.24 a, b . Endostale Saumzelle, Humerus, erwachsene Maus. Entkalktes Präparat. Sehr flache Zelle, typisch für diese Zellpopulation. **min.Mx,** mineralisierte Matrix; die oberste Schicht ist stärker elektronendicht (Lamina limitans, **LL**) als die übrige Matrix. **b**, Ausschnitt aus a bei höherer Vergrößerung. Zwischen der Zelle und der mineralisierten Matrix eine schmale nicht-mineralisierte Zone, in der quergeschnittene Kollagenfibrillen erkennbar sind (Pfeile in b). **N**, Kern der Saumzelle. **c Endost** auf einem *primären* Knochenbälkchen (Tibia, junge Maus). **rSZ**, ruhende Saumzelle. **aOb**, aktive Osteoblasten. **aOk**, aktiver Osteoklast. **iOk**, inaktiver Osteoklast. **Oz**, Osteozyt. **G**, Blutgefäße des Knochenmarks. Das Bälkchen ist durch chondrale Osteogenese neu entstanden; es zeigt noch keine Lamellen und enthält noch Reste der Knorpelmatrix (*violett*). Die Osteoklasten und –blasten arbeiten nicht an einer gemeinsamen Oberfläche wie beim „Remodeling". Diese Situation ist ein Beispiel für **„Modeling"** (S. 196). a, b EM-Bilder. c Semidünnschnitt, Toluidinblau. Vergr. 7000fach (a), 35 000fach (b), 480fach (c).

len nicht in Osteonen organisiert, sondern umfassen kontinuierlich die ganze Zirkumferenz des Knochens. Diese heißen äußere **Generallamellen**, im Gegensatz zu den einzelnen Lamellen eines Osteons, die auch als **Speziallamellen** bezeichnet werden. In manchen Knochen weist die Kompakta auch zum Markraum hin innere Generallamellen auf.

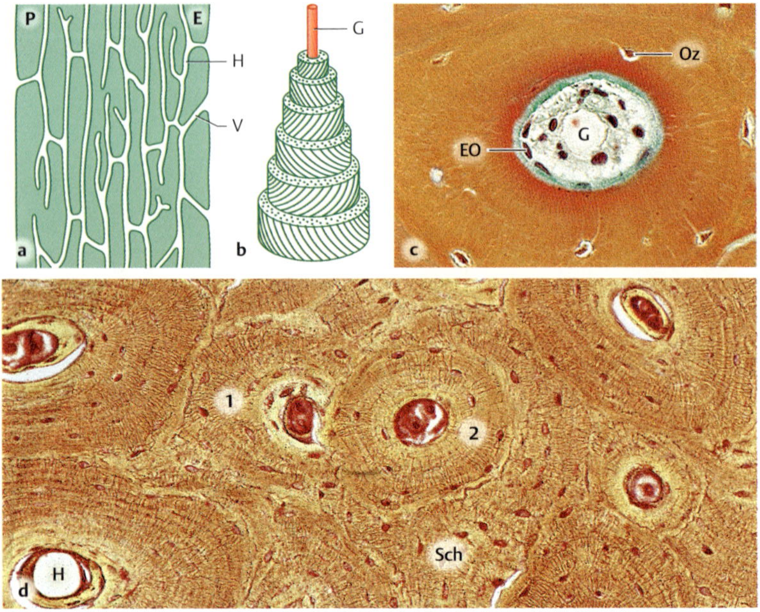

Abb. 8.25 Havers-Kanäle und Osteone. **a** **Kompakta längs** geschnitten (Schema). **E** und **P**, Endost- und Periostseite. Havers-Kanäle (**H**) längs und Volkmann-Kanäle (**V**) quer verlaufend. **b** **Havers-System = Osteon** (Schema) aus konzentrischen Lamellen, im Zentrum ein Havers-Gefäß (**G**) im Havers-Kanal. Lamellen auseinander gezogen gezeichnet zwecks Darstellung des schraubigen Verlaufs der Kollagenfibrillen. **c** **Havers-Kanal**, ausgekleidet von Endost (**EO**): schmale Osteoidschicht (*grün*) und Kerne der Saumzellen. Havers-Gefäß von mesenchymartigem Gewebe umgeben. **Oz**, Osteozyt. Goldner. **d** **Osteone** quer geschnitten (Tibia, Mensch), Schmorl-Färbung. Knochenlakunen und -kanälchen braun-rot angefärbt, Inhalt der Havers-Kanäle schlecht erhalten. **Sch**, Schaltlamellen. Osteon Nr. 1 ist eindeutig älter als Nr. 2. Es hat beim Bau von Nr. 2 seinen östlichen Quadranten eingebüßt (vgl. ► Abb. 8.**26b**). Vergr. 400fach (c), 150fach (d).

8.4.4 Knochenumbau

Der deutsche Begriff „Knochenumbau" ist unscharf. Im englischen Sprachgebrauch gibt es die Begriffe Modeling und Remodeling.

Modeling. Zelluläres Kennzeichen: Osteoklasten und Osteoblasten arbeiten unabhängig voneinander und nicht an einer gemeinsamen Knochenfläche, es besteht keine lokale Koordination (▶ Abb. 8.**24** c). Beispiele für Modeling: Vermehrung der Knochenmasse im noch wachsenen Skelett; Änderungen der Knochengestalt im Bereich der Metaphysen (▶ Abb. 8.**19 a**); Anpassung der Knochenform und Spongiosa-Architektur an dauerhaft geänderte Beanspruchung (**Funktionelle Anpassung**).

Remodeling. „Ausbesserungsarbeiten" mit folgendem Ziel: Materialaustausch zwecks Beseitigung der Folgen von Materialermüdung und sonstiger Mikrotraumen, wobei es idealerweise weder zu Materialzugewinn noch -verlust kommt (**Homöostase**). Remodeling läuft lebenslang. Beim Erwachsenen werden statistisch jährlich ca. 10 % der Skelettmasse ausgetauscht (in der Spongiosa mehr als in der Kompakta).

Die einzelnen Remodeling-Baustellen arbeiten unabhängig voneinander. Die Arbeit *innerhalb* einer Baustelle dagegen wird jeweils von einem **„Bautrupp"** (*basic* oder *bone multicellular units*, **BMU**) durchgeführt, in dem Osteoklasten und Osteoblasten zeitlich und räumlich koordiniert *nacheinander* tätig werden: auf eine relativ kurze **Resorptionsphase** (Wochen, Abräumung alter Matrix durch Osteoklasten) folgt – unter Zwischenschaltung einer Umkehrphase (s. u.) – eine 4–5 mal so lange **Neubildungsphase** (Monate), in welcher der zuvor gesetzte „Defekt" durch Osteoblasten ausgebessert wird. In der **Umkehrphase** (Wochen) tauchen einkernige Zellen auf, möglicherweise u. a. Makrophagen (Beseitigung von organisch-chemischen Resten, die die Osteoklasten hinterlassen haben).

8

Die Orte, an denen BMUs ihre Arbeit aufnehmen, werden von den **Osteozyten** bestimmt. Vermittels ihrer langen Fortsätzen und durch das lakuno-kanalikuläre Röhrensystem machen sie Meldung an die endostalen Saumzellen über Mikroschäden und apoptotisch abgestorbenen Osteozyten in der Tiefe des Knochengewebes. Zugleich steigern die überlebenden Osteozyten in der Nachbarschaft die Bildung von RANKL →Aktivierung von Osteoklasten(vorstufen). Jede Baumaßnahme im Sinne des Remodeling beginnt mit lokaler Vermehrung und Aktivierung von Osteoklasten. Die ohnehin komplexen Remodeling-Vorgänge werden durch das Zusammenspiel verschiedener teils parakrin von den Oasteozyten sezernierten Faktoren, teils systemisch zirkulierender Hormone (z. B. Parathormon aus der Nebenschilddrüse (S. 531), Sexualhormone) noch weiter verkompliziert.

Ablauf des Remodeling in der Kompakta. Ein Trupp von **Osteoklasten** frisst einen **Bohrkanal** (Durchmesser wie ein künftiges Osteon) in die Knochenmatrix, offenbar ohne Rücksicht auf bestehende Osteone. Bindegewebe sowie Gefäße und marklose Nervenfasern wachsen in den Kanal hinein. Dem Bohrkopf folgt eine Kolonne von **Osteoblasten**, die die **erste Osteoidlamelle an der Wand des Kanals** niederlegen. Die nächste Kolonne von Osteoblasten produziert die zweite Osteoidlamelle, während die erste mineralisiert wird und die

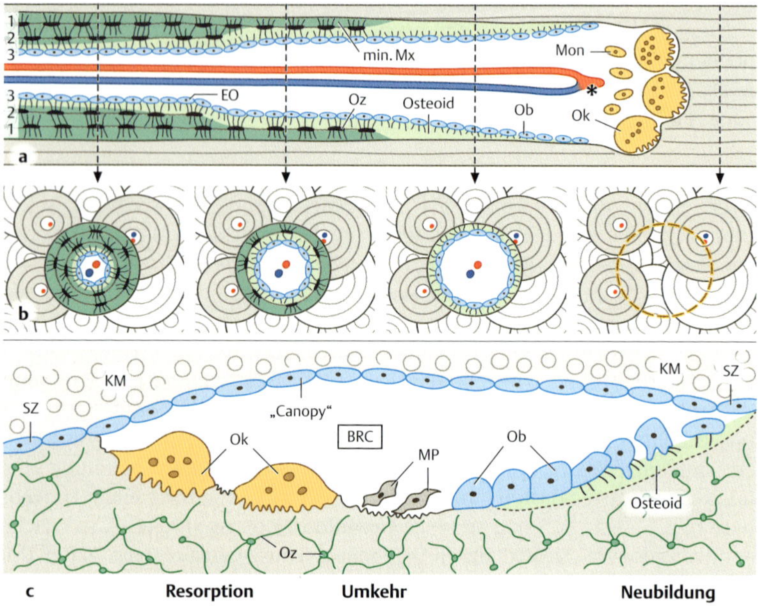

Abb. 8.26 Remodeling (Schema) (**a**, **b**) in der Kompakta: Bohrung eines Tunnels (von links nach rechts fortschreitend) durch Osteoklasten (**Ok**), Auffüllung mit neuen Knochenlamellen durch Osteoblasten (**Ob**). Die Ob werden zu Osteozyten (**Oz**), die jüngsten Ob werden zu endostalen Saumzellen (**EO**). Einzelheiten s. Text. a Längsschnitt. b Querschnitte durch die in a mit Pfeilen markierten Höhen. Nur diejenigen drei Osteone sind *grau* hervorgehoben, die vor Entstehung des Bohrtunnels vollständig waren; der *gelbe* Kreis im Teilbild ganz rechts deutet die Umrisse des herannahenden Bohrtunnels an. Blutgefäße *rot* und *blau*; bei * Migrationsfortsatz der auswachsenden Gefäßschlinge. **Mon**, mononukleäre Vorläufer der Osteoklasten. Osteoid *hellgrün*, mineralisierte Matrix *dunkelgrün* (**min. Mx**). **c** **Remodeling in der Spongiosa,** vereinfachte schematische Darstellung des *Bone remodeling compartement* (**BRC**). Die flachen Saumzellen (**SZ**) abseits des BRC liegen auf der Matrix, im Bereich der Baustelle erstellen sie ein **Zeltdach** (***canopy***), unter dem sich das Remodeling abspielt. Resorptionsphase: Osteoklasten (**Ok**) räumen Knochenmatrix ab, es entsteht eine Grube (Howship-Lakune). Umkehrphase: flache Zellen und Makrophagen. Neubildung : Aktive Osteoblasten (**Ob**, kubische Zellen), sie haben bereits mit der Herstellung einer neuen Osteoidschicht (*hellgrün*) begonnen. **Oz**, Ostozyten in der mineralisierten Matrix (*dunkelgrün*), die Mikroschäden in der Tiefe bemerken und den endostalen Saumzellen melden.

zugehörigen Zellen zu Osteozyten werden. So geht es weiter, bis der Bohrkanal mit ca. 20 Lamellen aufgefüllt ist und nur der Havers-Kanal frei bleibt. Die Osteoblasten der jüngsten Generation produzieren die innerste Lamelle, die nicht mineralisiert wird. Einige Zellen kehren in den Ruhezustand zurück und bilden zusammen mit unreifen Vorläuferzellen das Endost. Die meisten gehen durch Apoptose zugrunde.

Die äußeren Lamellen eines Osteons sind also älter als die weiter innen liegenden. Wie Mikro-Röntgenbilder von Knochenschliffen zeigen, haben die jüngeren Lamellen bei Fertigstellung des Osteons noch nicht die maximale Mineralisation erreicht. Dies geschieht erst allmählich (ca. 12 Monate) durch weiteres Wachstum der Apatit-Kristalle. Aus den Kristallen der jungen Lamellen lassen sich Calcium-Ionen leichter herauslösen als aus den älteren. Dies hat möglicherweise Bedeutung für die Calcium-Homöostase (Osteozyten-Osteolyse, s. u.). Die rücksichtslose Beseitigung von Teilen älterer Osteone zwecks Erstellung eines neuen Osteons erklärt das Zustandekommen der **Schaltlamellen**.

Ablauf des Remodeling in der Spongiosa. Durch den von den Osteozyten ausgehenden Stimulus heben sich die endostalen Saumzellen von der Unterlage ab und beginnen mit dem Bau eines Zeltdaches (engl. *canopy*) über der künftigen Baustelle. Darunter entsteht ein geschützter Raum (*Bone Remodeling Compartment*, **BRC**), in dem das Remodeling ungestört ablaufen kann. Das BRC muss vor allem gegen störende Einflüsse aus dem unmittelbar benachbarten Knochenmark geschützt werden. Das Remodeling wird von einer **BMU** (s. o.) durchgeführt. Der Vorgang besteht aus folgenden Teilschritten (▶ Abb. 8.**26 c**): **Resorptionsphase** (ca. 3 Wochen, Zeitangaben gelten für Spongiosa): Bildung und Aktivierung von Osteoklasten unter der Wirkung von M-CSF, RANKL und OPG aus Osteozyten (S. 192), Abbau von Knochenmatrix, Entstehung einer Grube von ca. 50 µm Tiefe. **Umkehrphase** (Wochen): s. o. **Neubildungsphase** (ca. 3 Monate): Herstellung von Knochenlamellen, bis die Grube aufgefüllt ist. Die aktiven Osteoblasten zeigen kubische Form als Zeichen ihrer sekretorischen Aktivität. Erforderliches „Personal": an der Resorptionsphase sind ca. **20 Osteoklasten** beteiligt, an der Neubildung ca. **2000 Osteoblasten**; Es ist nicht geklärt, wodurch die **Kopplung** zwischen Ende der Osteoklasten- und Beginn der Osteoblasten-Aktivität bestimmt wird. Es gibt viele Hypothesen. *Eine* der Möglichkeiten könnten Wachstumsfaktoren (z. B. **TGF-β**) sein, die ehemals in der Matrix niedergelegt und beim Abräumen der Matrix freigesetzt werden.

Knochen und Hormone

Knochen als Calcium-Speicher und die Mobilisierung von Calcium. Das Knochengewebe enthält fast das gesamte Calcium (99 %) des Körpers. Da Calcium-Ionen bei vielen Vorgängen eine Schlüsselrolle spielen, wird die Gesamt-Calcium-Konzentration im Extrazellulärmedium (2,5 mmol/l, davon die Hälfte ionisiert) in engen Grenzen konstant gehalten (**Calcium-Homöostase**). Hierfür ist akut die Nebenschilddrüse (S. 531) zuständig. Sie veranlasst bei Unterschreitung einer kritischen Calcium-Konzentration die Korrektur des Calcium-Spiegels durch Ausschüttung von **Parathormon (PTH)**; dies bewirkt die Mobilisierung von Calcium u. a. durch Abbau von Knochenmatrix. Beendigung der PTH-Sekretion sofort nach Erreichen des Calcium-Sollwertes. Der PTH-Effekt tritt rasch ein (< 1 h). Auf zellulärer Ebene sind wahrscheinlich zwei Mechanismen für diese **physiologische** Calcium-Mobilisierung verantwortlich, die beide von **Osteozyten** vermittelt werden; denn diese besitzen – im Gegensatz zu den Osteoklasten – **PTH-Rezeptoren**): **(a)** Akute RANK/RANKL-induzierte Osteoklasten-Aktivierung an Stellen, wo ohnehin gerade Remodeling stattfindet; **(b) Osteozyten-Osteolyse.** Darunter versteht man den Abbau von Knochenmatrix durch die **Osteozyten** (z. B. mittels Cathepsin K). Es gibt zahlreiche Hinweise darauf, dass die Osteozyten in der Lage sind, die Matrix um ihren Zellleib und ihre Fortsätze herum ein Stück weit abzubauen und später auch wieder aufzubauen. Die rasche Mobilisierung von Calcium aus den Wänden des lakuno-kanalikulären Systems ist vermutlich viel effektiver als der Matrixabbau an freien Oberflächen durch Osteoklasten, denn die Angriffsfläche des Kanälchensystems ist weitaus größer als die der Spongiosa und Kompakta, zumal ohnehin nur an ca. **10 % dieser freien Flächen** Bautätigkeit herrscht (S. 193). Im Übrigen kontrolliert PTH den extrazellulären Calcium-Spiegel auch durch Wirkung auf die **Niere**: Einsparung von Calcium durch Steigerung der tubulären Rückresorption, Stimulierung der Calcitriol-Synthese (s. u.) und dadurch indirekt verstärkte Calcium-Resorption im **Darm**.

Parathormon (PTH) hat weitere Wirkungen auf die Osteozyten, die über die physiologische Calcium-Mobilisierung hinausgehen: Es unterdrückt die **Sclerostin-Synthese** und begünstigt durch diesen anti-katabolen Effekt den Knochenaufbau. Zugleich steigert es aber auch die **RANKL-Synthese** und wirkt somit durch die allgemeine Osteoklasten-Aktivierung katabol. **Dauerhaft erhöhte** Blutspiegel (z. B. endokrin aktiver Tumor der Nebenschilddrüse und dauerhaft zu geringe Calcium-Zufuhr) führen aufgrund der Steigerung *beider* gegenläufigen PTH-Wirkungen zu verstärktem Knochen*umbau*, der aber nicht ausgeglichen ist. Die katabole Komponente ist stärker → Verlust an Knochenmasse. Bei **intermittierend** erhöhtem Hormonspiegel (eine tägliche Injektion) kommt vorwiegend die Unterdrückung der Sclerostin-Synthese zum Tragen → Gewinn an Knochenmasse.

8

Calcitriol (Vitamin-D-Hormon) hat für die Knochen-Homöostase vor allem deswegen Bedeutung, weil es für ausreichende Calcium-Zufuhr sorgt: Steigerung der Calcium-Resorption im Darm und der tubulären Rückresorption in der Niere (Calcium *plus* Phosphat). Der Gefahr, dass sich unerwünschte Calcium-Phosphat-Präzipitate außerhalb des Knochens bilden, wird durch gesteigerte renale Phosphat-Ausscheidung (PTH, FGF23) vorgebeugt.

Estrogene, Androgene: Die Sexualhormone bieten Schutz vor Verlust von Knochenmasse: Verminderung der Osteozyten-Apoptose, Unterdrückung der Osteoklasten-Entstehung und Osteoklasten-Aktivierung sowie Förderung der Osteoklasten-Apoptose. Das Fehlen dieser Hormone führt zum Verlust von Knochenmasse (→ Osteoporose, s. u.).

PTHrP (= PTH-related peptide) und Calcitonin. Am deutlichsten ist die **osteozytäre Osteolyse** (s. o.) im Zusammenhang mit der **Laktation (Milchproduktion)** (S. 662), bei der die Mutter während einer 6-monatigen Stillperiode bis zu 10 % ihrer Knochenmasse verlieren kann; es kommt zu messbarer Erweiterung (und nach der Laktation wieder zur Reduktion) des lakuno-kanalikulären Systems. In der Laktationsperiode stehen die Osteozyten unter dem Einfluss eines mit dem PTH verwandten Peptids, nämlich **PTHrP**, das von der laktierenden **Brustdrüse** endokrin sezerniert wird und an denselben Rezeptor auf dem Osteozyten bindet wie PTH. In den Osteozyten werden Gene aktiviert, die typisch für Osteoklasten sind (z. B. Cathepsin K, Protonenpumpe). Um die stillende Mutter vor zu großem Calcium- und Knochenverlust zu schützen, wird bei erhöhtem Calcium-Spiegel im Blut **Calcitonin** aus den C-Zellen der Schilddrüse ausgeschüttet (S. 531). Calcitonin legt die Osteoklasten lahm, welche Calcitonin-Rezeptoren besitzen (Störung des Zytoskeletts und der Matrixkontakte, Kollaps der aktiven Osteoklasten).

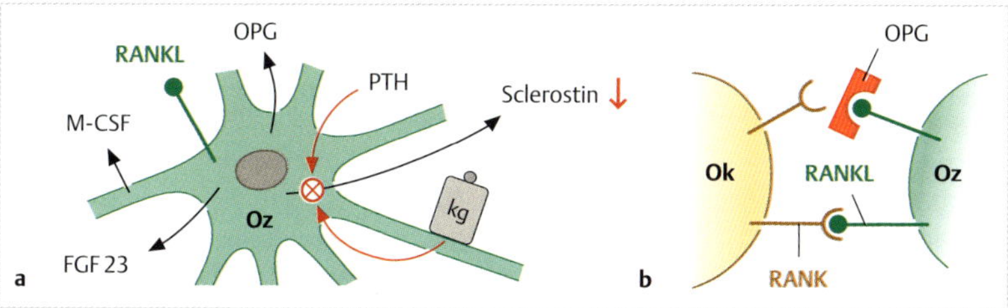

Abb. 8.27 Zusammenstellung einiger Faktoren mit Bedeutung für die Knochen-Homöostase. **a** **Osteozyt (Oz)** und einige seiner Syntheseprodukte, die als lösliche Moleküle sezerniert werden (schwarze Pfeile): **Sclerostin**, ein Osteozytens-pezifisches Protein; **OPG**, Osteoprotegerin; **M-CSF**, *Monozyte-colony stimulating* factor; **FGF23**, *fibroblast growth factor.* **RANKL**, Membran-gebundener Ligand für RANK (*receptor activator of NF-κB*). Hemmung (*rote Pfeile*) der Sclerostin-Produktion durch Parathormon (**PTH**) aus der Nebenschilddrüse und mechanische Belastung des Knochens (**kg**), dadurch wird die Sclerostin-bedingte Blockierung des Knochenaufbaus vermindert. **b** Interaktion zwischen **RANK**, zum Osteoklasten (**Ok**) gehörig, und **RANKL**, zum Osteozyten gehörig. Auch der Osteoblast kann RANKL synthetisieren (nicht gezeigt). **OPG** blockiert die RANK/RANKL-Interaktion und vermindert dadurch die Entstehung und Aktivität von Osteoklasten.

8

Die **Osteoporose** ist eine systemische Erkrankung des Skeletts, an der ältere Menschen und insbesondere Frauen leiden. Sie ist gekennzeichnet durch Verminderung der Knochenmasse, Veränderung der Spongiosa-Architektur und erhöhte Frakturhäufigkeit. Die Knochenmasse erreicht in der 3. Lebensdekade ihr Maximum. Danach verringert sie sich bei beiden Geschlechtern mit jedem Lebensjahr um durchschnittlich 0,7 %, weil die anabole Seite des Remodeling schwächer ist als die katabole. Bei der Frau kommt es ab dem Zeitpunkt der Menopause (S. 610) zu beschleunigter Reduktion der Knochenmasse, da bei Estrogenmangel der Knochenabbau generell erhöht ist (s.o). Weitere Ursachen der Osteoporose sind z. B. erhöhte Blutspiegel von **Glucocorticoiden** (z. B. Cushing-Syndrom) (S. 525) und völlig **fehlende mechanische Belastung** (Hochregulierung der Sclerostin-Synthese).

Osteolytische Tumoren und Tumormetastasen. Das **Multiple Myelom**, ein maligner Tumor der Plasmazellen im Knochenmark, führt zu gesteigerter Resorption von Knochenmatrix an multiplen Herden im Skelett. Ähnliche Läsionen werden durch gemischt osteoplastisch/osteolytische Knochenmetastasen einiger Karzinome (z. B. Prostata, Mamma) verursacht. Die osteolytischen Herde entstehen wahrscheinlich dadurch, dass die Tumorzellen in verschiedenen Zelltypen molekulare Kaskaden aktivieren, die zur Überexpression von RANKL und Verminderung von OPG führen. Manche malignen Tumoren können **PTHrP** sezernieren und dadurch ebenfalls die Bildung osteolytischer Herde verursachen.

8.4.5 Knochenentwicklung

Die Entstehung eines individuellen Knochens (**Osteogenese**) beginnt mit einer Mesenchymverdichtung. Für die weitere Entwicklung zum Knochen sind zwei Wege möglich:

- **Desmale Osteogenese:** Differenzierung der Mesenchymzellen direkt zu Osteoblasten, die für die Herstellung des Knochengewebes (Ossifikation) verantwortlich sind (▸ Abb. 8.**28**).
- **Chondrale Osteogenese:** Differenzierung der Mesenchymzellen zu Chondroblasten, die zunächst ein Modell des künftigen Knochens aus hyalinem Knorpel (*Primordialskelett*) erstellen. Das Knorpelmodell wird nach und nach zum Knochen umgebaut. Die Bildung von Knochengewebe (**Ossifikation**) findet an zwei Orten des Modells statt:

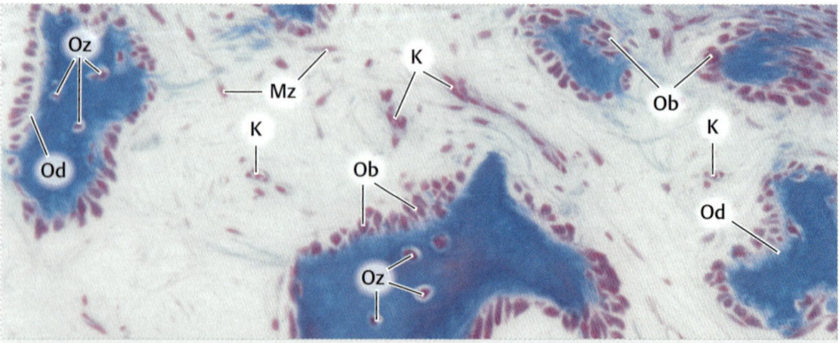

Abb. 8.28 Desmale Osteogenese (Os parietale, menschlicher Fetus, 10. Embryonalwoche). Mesenchymzellen (**Mz**) innerhalb des kapillarisierten Mesenchyms. **K**, Kapillaren. Osteoblasten (**Ob**) synthetisieren Osteoid (**Od**). So entstehen kleine Knocheninseln, die später zu Knochenplatten fusionieren. **Oz**, Osteozyten. Azan. Verg. 240fach.

- **Perichondrale Ossifikation:** um das Knorpelmodell herum. Ergebnis: eine perichondrale Knochenmanschette im Bereich der künftigen Diaphyse. Die zellulären Vorgänge entsprechen denen bei der **desmalen** Knochenentstehung.
- **Endochondrale (enchondrale) Ossifikation** (▸ Abb. 8.29): im Inneren des Knorpelmodells. Dieser Vorgang ist kompliziert, er erstreckt sich bei den langen Knochen über einen Zeitraum von fast zwei Jahrzehnten.

Desmale Osteogenese

Die Knochen des Schädeldachs und des Gesichtsschädels sowie das Schlüsselbein sind Beispiele für die desmale Osteogenese (▸ Abb. 8.28). Diese beginnt beispielsweise am Schädeldach um die 8. Embryonalwoche und verläuft folgendermaßen: Das Mesenchym an der künftigen Knochenbaustelle (**Ossifikationszentrum**) weist einen engmaschigen, flächigen Kapillarplexus auf. Mesenchymzellen in den Maschen des Plexus differenzieren sich zu Osteoblasten, die relativ weit auseinander liegen, sich aber mit Ausläufern berühren (Gap junctions). Sie lagern um Zellleib und Fortsätze herum Osteoid ab und werden durch Mineralisation der organischen Matrix zu Osteozyten. So entsteht ein kleines Knochenteilchen. Seine Peripherie ist mit zahlreichen Osteoblasten besetzt, die weiteres Knochengewebe anlagern (**appositionelles Wachstum**); zugleich kommen schon Osteoklasten vor, die überflüssig gewordenen Knochen wieder abbauen. Mehrere solcher Knochenteilchen fusionieren allmählich zur **primären Spongiosa**. Durch weiteres Wachstum wird daraus **Kompakta**, die zunächst aus Geflechtknochen besteht. Darin werden auch die Kapillaren eingeschlossen. Schon während seiner Entstehung wird der Knochen **umgebaut**. Beispiel Os parietale: Anbau an der konvexen Fläche, gleichzeitig Abbau an der konkaven Fläche, um für das wachsende Hirn Platz zu schaffen.

Chondrale Osteogenese

Die meisten Knochen entstehen chondral (▸ Abb. 8.29). Der **Zeitplan** für die einzelnen Knochen und Knochenteile ist sehr unterschiedlich. Bei den langen Knochen bildet sich die *perichondrale* Knochenmanschette schon gegen Ende der 8. Embryonalwoche, bald darauf erscheint mit Beginn der *endochondralen* Ossifikation der **primäre Knochenkern** in der **Diaphyse**. In den **Epiphysen** beginnt die endochondrale Ossifikation erst einige Zeit *nach* der Geburt (**sekundäre Knochenkerne**); Ausnahmen: In der distalen Femur-Epiphyse pränatal, in der proximalen Tibia-Epiphyse perinatal (Nachweis des sekundären Knochenkerns im Femur gilt als **Reifezeichen** des Neugeborenen). Viele kurze Knochen (z. B. die meisten Fußwurzel- und alle Handwurzelknochen) bestehen bei der Geburt noch ganz aus Knorpel und bilden erst Monate bis Jahre später einen Knochenkern aus. Schon lange vor diesem Zeitpunkt besitzen sie jedoch versorgende Gefäße, die in *Knorpelkanälen* verlaufen. Im Folgenden soll die chondrale Osteogenese am Beispiel der langen Knochen beschrieben werden.

8

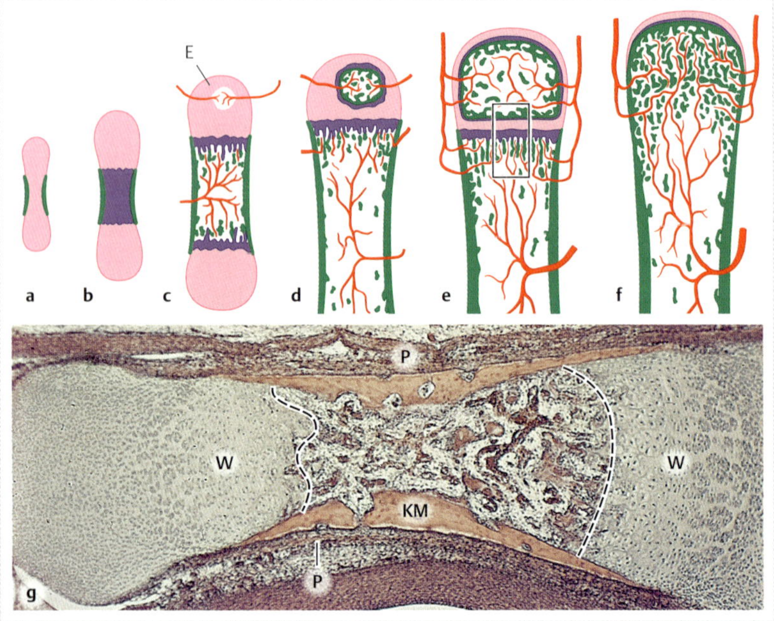

Abb. 8.29 Chondrale Osteogenese. **a**–**f** Schema: Abfolge der Stadien vom Knorpelmodell bis zum ausgewachsenen Knochen. Knorpel *rosa*. Knochen *grün*. Mineralisierte Knorpelmatrix *violett*. Blutgefäße *rot*. **a** Knorpelmodell mit perichondraler Knochenmanschette. **b** Mineralisierung der Knorpelmatrix in der Mitte der Diaphyse. **c** Gefäße sind in die Diaphyse eingedrungen, die primäre Markhöhle ist entstanden, die endochondrale Ossifikation hat proximal und distal schon zur Bildung von primärer Spongiosa geführt. Die Epiphyse (**E**) ist noch knorpelig, sie besitzt versorgende Blutgefäße. **d** Die Ossifikation ist in der Diaphyse nach proximal und distal fortgeschritten und hat auch in der proximalen Epiphyse begonnen. Dies entspricht etwa dem Zustand der menschlichen Tibia kurz nach der Geburt. **e** Zwischen Epi- und Diaphyse liegt eine klar begrenzte **knorpelige Wachstumsplatte**. Dies entspricht der Gliederung der proximalen Tibia für viele Jahre bis zum Abschluss des Wachstums. Markierter Ausschnitt s. ► Abb. 8.**30**. **f** Knochen im ausgewachsenen Zustand (knorpelige Wachstumsplatte verschwunden = Wachstumsfuge geschlossen). **g** **Mittelphalanx** (Finger, menschlicher Fetus), etwa dem Schema **c** entsprechend. **P**, Periost. **KM**, Knochenmanschette. **W**, Wachstumszone. Gestrichelte Linien deuten die Lage der Eröffnungszonen an. H.E. Vergr. 37fach.

Knorpelmodell und perichondrale Knochenmanschette. In den Extremitätenknospen entstehen in der 5. – 6. Embryonalwoche Mesenchymverdichtungen, in denen sich Chondroblasten differenzieren. Diese bauen das knorpelige **Modell**, das die Form des künftigen Knochens schon erkennen lässt. An der Peripherie entsteht ein Perichondrium. Die Dickenzunahme des Knorpelmodells erfolgt durch appositionelles Wachstum, die Längenzunahme durch interstitielles Wachstum (S. 175). Auf halber Höhe der künftigen Diaphyse differenzieren sich im Perichondrium Osteoblasten, die *nach Art der desmalen Osteogenese* eine kurze **Knochenmanschette** um die Diaphyse herum herstellen ▸ Abb. 8.**29 a**). Die Manschette wird in der Folgezeit nach proximal und distal verlängert. Das ehemalige Perichondrium wird zum Periost. Von ihm geht das weitere Dickenwachstum der Manschette aus.

Die **endochondrale Ossifikation der Diaphyse** kündigt sich dadurch an, dass sich die Knorpelzellen im Inneren des Modells auf Höhe der Knochenmanschette zu **hypertrophen Chondrozyten** differenzieren: Die Zellen vergrößern sich und veranlassen die **Mineralisation der interterritorialen Knorpelmatrix** (▸ Abb. 8.**29 b**). Nun dringen mit Hilfe von Osteoklasten Blutgefäße vom Periost aus durch die Knochenmanschette in die Knorpelmatrix. Mit ihnen wandert Mesenchym ein; es enthält Osteoprogenitor-Zellen, aus denen bald Osteoblasten hervorgehen.

Die **Chondroklasten**, die in Struktur und Arbeitsweise völlig den Osteoklasten gleichen, räumen einen Teil der mineralisierten Knorpelmatrix ab. Dadurch entsteht – immer im Schutz der stabilisierenden Knochenmanschette – die **primäre Markhöhle** (▸ Abb. 8.**29 c**). Ein Teil der mineralisierten Knorpelmatrix bleibt in Form von kleinen Spornen und Balken stehen und wird von Osteoblasten als Gerüst zur Ablagerung von Knochenmatrix benutzt (▸ Abb. 8.**30**). Dadurch entsteht die **primäre Spongiosa**. Die endochondrale Ossifikation der Diaphyse schreitet nach beiden Enden fort, die primäre Markhöhle wird nun proximal und distal je von einer quer stehenden Ossifikationsfront (= Zone der Ablagerung von Knochenmatrix auf mineralisierter Knorpelmatrix) begrenzt (▸ Abb. 8.**29 c, d, e**).

Die **Epiphyse** besitzt schon im knorpeligen Zustand versorgende Gefäße. Die endochondrale Ossifikation der Epiphyse beginnt jedoch, je nach Knochen, erst kurz vor oder sogar Monate bis Jahre *nach* der Geburt (s. o.). Sie verläuft grundsätzlich wie im Schaft, jedoch mit unterschiedlicher Geometrie (▸ Abb. 8.**29 d**): Die Ossifikation beginnt im Zentrum der Epiphyse und schreitet zentrifugal nach allen Seiten fort, bis der Knorpel fast ganz durch Knochen ersetzt ist. Davon ausgenommen sind nur der **Gelenkknorpel** und die zwischen Epi- und Diaphyse liegende knorpelige **Wachstumsplatte** (Epiphysenplatte, Epiphysenfuge) (▸ Abb. 8.**29 e**). Diese ist die wichtigste Voraussetzung für das weitere postnatale Längenwachstum der Knochen.

Epiphysenfuge, Wachstumsfuge sind Begriffe aus der Radiologie, die der mikroskopischen Anatomie dieses Bereiches eigentlich nicht gerecht werden. Da die Wachstumsplatte wegen der überwiegend unmineralisierten Knorpelmatrix nicht strahlendicht ist, erscheint sie im **Röntgenbild** als leere Zone oder Fuge (▶ Abb. 8.**19**).

Wachstumsplatte

Das **Längenwachstum** des Röhrenknochens beruht darauf, dass die Wachstumsplatten sich durch Proliferation der Chondrozyten mit derselben Geschwindigkeit in Richtung Epiphysen ausdehnen, mit der sie von der Markhöhle her abgebaut und durch Knochengewebe ersetzt werden (▶ Abb. 8.**30**). Die Proliferationsfronten des Knorpels fliehen gleichsam vor den Ossifikationsfronten in Richtung Epiphysen; daher bleiben die Wachstumsplatten lange erhalten, werden aber zunehmend „verlagert“ (bezogen auf die Diaphysenmitte; vgl.

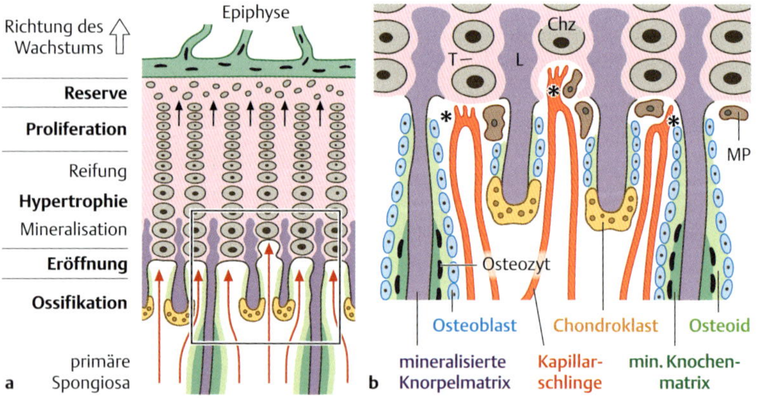

Abb. 8.30 Wachstumsplatte (Schema). **a** Übersicht. Knorpel *rosa*. Mineralisierte Knorpelmatrix *violett*. Osteoid *hellgrün*. Mineralisierte Knochenmatrix *dunkelgrün*. Nur jedes dritte Longitudinalseptum wird zu einem Knochenbälkchen, die übrigen werden von Chondroklasten (*gelb*) gekappt. **Rote Pfeile**, Richtung der Invasion der Blutgefäße und Makrophagen. **Schwarze Pfeile**, „Wanderungsrichtung“ der Proliferationsfront. **b** Ausschnitt aus **a**. **Chz**, hypertrophe Chondrozyten. **L**, **T**, Longitudinal- und Transversalsepten. Makrophagen (**MP**) *braun*. Osteoblasten *blau*. Blutgefäßschlingen *rot*, bei * Migrationsfortsätze.

▸ Abb. 8.**19 a**), während der Knochen sich verlängert. Erst wenn die Chondrozyten die Proliferation einstellen, werden sie von der Ossifikation eingeholt, die knorpeligen Wachstumsplatten werden verbraucht und ganz durch Knochen ersetzt (▸ Abb. 8.**29 f**), die „Epiphysenfugen schließen sich", das Längenwachstum kommt zum Stehen.

Gelenknahe Frakturen im Kindesalter sind sehr gefürchtet, weil dabei die Wachstumsplatte verletzt werden kann. Mögliche Folge: vorzeitige Beendigung des Längenwachstums des betroffenen Knochens.

Die **Zonen der Wachstumsplatte**, dargestellt am Beispiel der proximalen Tibia, sind von oben nach unten folgende (▸ Abb. 8.**30**): (1) Reservezone, (2) Zone der proliferierenden Chondrozyten (Proliferationszone, „Säulenknorpel"), (3) Zone der hypertrophen Chondrozyten („Blasenknorpel") und der provisorischen Mineralisation der interterritorialen Knorpelmatrix (hypertrophe Zone), (4) Zone der Invasion (Eröffnungszone) und der Ossifikation. Die Zonengliederung beruht darauf, dass Zellen, die in derselben Höhe liegen, sich in demselben Entwicklungsstadium befinden.

- In der **Reservezone** liegen undifferenzierte Chondrozytenvorläufer auf Vorrat. Sie teilen sich nur selten und liefern Nachschub für die folgende Zone.
- In der **Proliferationszone** liegen mitotisch aktive Chondrozyten (▸ Abb. 8.**31 a**). Isogene Zellen ordnen sich in longitudinal ausgerichteten *Säulen* an, die als jeweils ein Territorium gelten können. Die Chondrozyten reifen, werden allmählich größer und bilden Matrix um sich herum. Jede Zelle liegt in einer eigenen Lakune, von den isogenen Nachbarn durch ein **Transversalseptum** getrennt. Die Interterritorien zwischen den Säulen sind die **Longitudinalsepten**.
- In der **hypertrophen Zone** zeigen die Chondrozyten eine deutliche Volumenvergrößerung, die wesentlich zum Längenwachstum beiträgt. Im herkömmlichen histologischen Präparat sind die hypertrophen Chondrozyten immer zerfallen (früher irrtümlich als Zeichen der Degeneration gewertet). Bei Anwendung spezieller Fixiertechniken sind sie gut erhalten und füllen ihre Lakune völlig aus. Funktionelle Merkmale der hypertrophen Chondrozyten sind (a) die Synthese von Kollagen Typ X und (b) die Fähigkeit, im unteren Bereich dieser Zone die **Mineralisation der Longitudinalsepten** zu veranlassen (▸ Abb. 8.**31 b**). Die Transversalsepten bleiben dagegen unmineralisiert.
- In der **Eröffnungszone** werden die Transversalsepten beseitigt und damit die Knorpellakunen eröffnet. Aktive Teilnehmer dabei sind (a) die Chondrozyten selbst: Sekretion von abbauenden Enzymen (MMP) (S. 166) und von VEGF (*vascular endothelial growth factor*) zur Anlockung von Blutgefäßen;

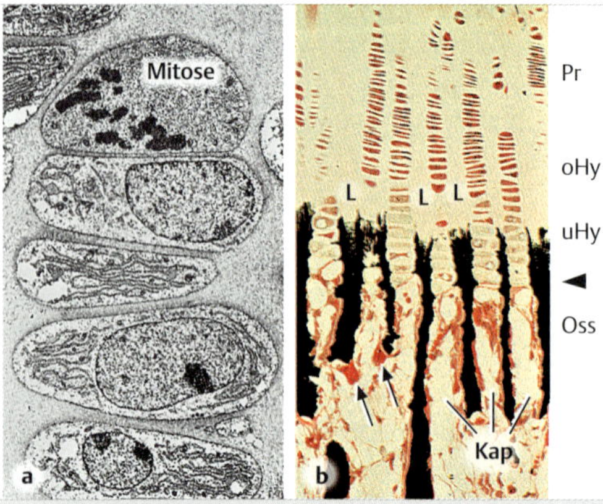

Abb. 8.31 Wachstumsplatte (Ratte und Schwein). **a** Proliferationszone. **b** Direkter Übergang der knorpeligen Longitudinalsepten (**L**) in die primären Knochenbälkchen. Ab uHy sind die longitudinalen Knorpelsepten mineralisiert. Nicht-entkalkter Knochen, mineralisierte Matrix **schwarz**. Zonen: Proliferationszone (**Pr**), obere und untere hypertrophe Zone (**o** und **u Hy**) und Ossifikationszone (**Oss**). **Pfeilkopf**: Eröffnungszone. **Kap**, Kapillaren. **Pfeile** weisen auf Osteo- oder Chondroklasten. v. Kossa-Färbung. Vergr. 1400fach (a), 40fach (b). (Aufnahme b: H. Claassen, Anat. Inst. Kiel)

(b) einwachsende Blutkapillarschlingen und Makrophagen, die die Transversalsepten von unten arrodieren und abbauen. Chondroklasten sind hier *nicht* nötig, weil es sich um nicht-mineralisierte Knorpelmatrix handelt. Die freigelegten Chondrozyten gehen durch Apoptose unter. **Resultat der Vorgänge in der Eröffnungszone:** Herausgemeißelte mineralisierte Longitudinalsepten als Grundlage für die Errichtung primärer Knochentrabekel.

- **Ossifikationszone**: Die freie Oberfläche der Longitudinalsepten wird alsbald von Osteoblasten besiedelt, die mit der Bildung von Osteoid beginnen.

Umbau unterhalb der Eröffnungszone. Im weiteren Verlauf bleibt nur jedes dritte Longitudinalseptum erhalten und wird zu einem primären Knochenbälkchen ausgebaut, die übrigen Septen werden kurz unterhalb der Eröffnungszone durch **Chondroklasten** gekappt. Andernfalls wäre die Markhöhle bald mit primärer Spongiosa überfüllt. **Weiterer Umbau** findet überall an den primären Knochenbälkchen statt, die sukzessive durch Sekundärtrabekel ersetzt werden. Unterscheidungsmerkmale: *Primärtrabekel zeigen immer einen Kern aus Knorpelmatrix* (► Abb. 8.**23 b**) und bestehen im Übrigen aus Geflechtknochen; Sekundärtrabekel bestehen aus Lamellenknochen und sind frei von Knorpelmatrix. Ein anderer Ort mit hoher Umbautätigkeit, an dem regelmäßig viele aktive Osteoklasten zu finden sind, ist die Außenfläche der **Metaphyse**, die im Verlaufe des Längenwachstums relativ „verschoben" wird (vgl. ► Abb. 8.**19**).

Regulierung des Knochenwachstums

Zahlreiche Hormone und Wirkstoffe beeinflussen die Vorgänge beim Knochenwachstum des kindlichen und jugendlichen Organismus; nur einige seien hier genannt: Das **Wachstumshormon** aus dem Hypophysenvorderlappen (S. 516) stimuliert indirekt die Proliferation von Chondrozyten und Osteoblastenvorläufern, indem es die Bildung von Wachstumsfaktoren (IGF = *insulin-like growth factors*) induziert. **Calcitriol** (Vitamin-D-Hormon) hat durch Gewährleistung ausreichender Calcium-Zufuhr (intestinale Resorption und renale Rückresorption von Calcium) (S. 200) Bedeutung für die Mineralisation der Knorpelmatrix und des Osteoids (Vitamin-D-Mangel verursacht **Rachitis**). Ferner beeinflussen **Schilddrüsenhormone**, **Sexualhormone** und **Nebennierenrindenhormone** die Vorgänge. Bemerkenswert ist, dass das weibliche Sexualhormon **Estradiol** bei *beiden* Geschlechtern für den Wachstumsschub während der Pubertät unentbehrlich und auch für das Sistieren des Längenwachstums (Schluss der Wachstumsfugen) verantwortlich ist.

Achondroplasie (früher Chondrodystrophie) ist eine genetisch bedingte Störung der endochondralen Ossifikation und die häufigste Ursache für den **dysproportionierten Minderwuchs**. Aufgrund gestörter Proliferation und Reifung der Chondrozyten in den Wachstumsplatten bleiben alle durch chondrale Osteogenese entstehenden Knochen zu kurz; die desmale Osteogenese verläuft normal (kurze Extremitäten, kurzer Rumpf und relativ zu großer Schädel).

Natürliche (= sekundäre) Frakturheilung. Wenn die Festigkeit des Knochengewebes einer einwirkenden Belastung nicht standhält, kommt es zum Knochenbruch. Die Frakturheilung führt über den Umweg einer Narbe aus Binde- und Knorpelgewebe innerhalb von Wochen zur Überbrückung des Bruchspalts durch eine tragfähige, knöcherne Narbe (knöcherner **Kallus**). Dieser besteht zunächst aus Bälkchen von **Geflechtknochen** und ist dick und klobig. Im Zuge des anschließenden Umbaus werden im Verlauf von vielen Monaten die ursprünglichen Konturen des Knochens sowie die Lamellen-Architektur wiederhergestellt.

Folgende Schritte werden durchlaufen: (a) Organisation des Blutgerinnsels zu Granulationsgewebe (vgl. Wundheilung) (S. 166). (b) Resorption von totem Knochengewebe an den Frakturenden durch Osteoklasten. Bildung einer Narbe aus straffem Bindegewebe und Knorpelgewebe (**fibrokartilaginärer Kallus**), wodurch die Frakturenden provisorisch verbunden werden. (c) Ersatz des Knorpelgewebes durch Geflechtknochen (**endochondrale Ossifikation**). – Einwirkung von Schubkräften stört die Knochenbildung und verhindert die Frakturheilung (Bildung eines Scheingelenks, **Pseudarthrose**).

Primäre Frakturheilung. Wenn durch **operative Osteosynthese** (mittels Platten und Schrauben) optimale Adaptation (Abstand < 1 mm) und stabile Fixation der Frakturenden erreicht werden, entsteht ohne Umwege *Lamellenknochen* im Frakturspalt. Die Lamellen sind zunächst parallel zum Spalt, d. h. quer zur Längsachse des Knochens ausgerichtet (*Spaltheilung*). Im Zuge des Umbaus durchbohren Osteoklasten die quer stehenden Lamellen, und die Frakturenden werden durch neue Osteone miteinander „verdübelt“.

9 Nervengewebe

Nervengewebe besteht aus Nervenzellen (**Neuronen**) und **Gliazellen** (**Neuroglia**). Die spezifischen Eigenschaften dieser Zellen sind Grundlage der Funktion des Nervensystems. Dieses ist (neben dem Blutkreislauf) das wichtigste Kommunikationssystem des Körpers. Es ist in Zentralnervensystem (ZNS: Gehirn, Rückenmark) und peripheres Nervensystem (PNS: Nerven, Ganglien) untergliedert.

Neurone zeichnen sich durch folgende Eigenschaften aus: (a) sie besitzen Fortsätze, die durch spezifische Zellkontakte (**Synapsen**) mit anderen Neuronen, Rezeptoren (Sensoren) und Effektoren („Befehlsempfängern") verbunden sind. So entstehen Netzwerke, in denen gerichtete Informationsübermittlung und -verarbeitung möglich ist; (b) die Neurone können auf chemische oder physikalische Reize mit **Änderung des elektrischen Membranpotenzials** reagieren; die so verschlüsselten Informationen werden als elektrische Impulse (**Aktionspotenziale**) entlang einem Fortsatz (**Axon**) über weite Strecken fortgeleitet und mittels der Synapsen an andere Zellen des Netzwerks weitergegeben. Dabei dienen als Informationsträger zumeist **chemische Überträgerstoffe** (**Neurotransmitter**), die an Synapsen freigesetzt werden.

Aufgabe der **Gliazellen** ist die Aufrechterhaltung der störungsfreien Tätigkeit der Neurone. Es gibt unterschiedliche Typen von Gliazellen (S. 232) mit jeweils spezifischen Funktionen. Von besonderer Bedeutung sind die von bestimmten Gliazellen gebildeten Membranhüllen um Axone herum, die **Myelinscheiden** (Markscheiden). Sie sind die Voraussetzung für eine besonders rasche Fortleitung von elektrischen Impulsen.

9

Vorbemerkung: In diesem Buch werden nur die **Zytologie** und die **allgemeine Histologie** des Nervengewebes ausführlich behandelt und ausgewählte histologische Aspekte des peripheren und zentralen Nervensystems besprochen. Einige Bemerkungen über die Gliederung und Entwicklung des Nervensystems sowie über die einfachsten elektrophysiologischen Grundlagen der Nervenleitung sind vorangestellt; sie können nur unvollständig und stark vereinfacht sein und dienen einzig dazu, den Rahmen anzudeuten, in den die histologischen Strukturen einzuordnen sind. Dieses Kapitel enthält **keine detaillierte Darstellung von neuroanatomischen Zusammenhängen** (Verschaltungen, Bahnen usw.), da das den Rahmen dieses Taschenbuches sprengen würde. Hierzu wird auf Bücher der Neuroanatomie verwiesen.

9.1 Grundlagen

9.1.1 Übersicht über das Neuron

Ein Neuron besteht aus dem Zellleib (**Soma, Perikaryon**) und zwei Typen von Fortsätzen, nämlich Dendriten (meist in Mehrzahl vorhanden) und *einem* Axon (▶ Abb. 9.1, ▶ Abb. 9.2). **Dendriten** sind die „Empfangsstationen" des Neurons. Sie verzweigen sich meist in der engeren Nachbarschaft des Perikaryons, ihre Oberfläche ist dicht besetzt mit den axonalen Boutons (s. u.) anderer Neurone. Das **Axon** (auch als Neurit bezeichnet) ist die „Ausgabeschiene" des Neurons, über diesen Fortsatz werden elektrische Impulse vom Perikaryon weggeleitet.

Die Axone können sehr unterschiedlich dick (bis 15 µm) und lang sein (bis über 1 m). Dicke Axone, die den Impuls rasch leiten, sind stets von einer **Mye-**

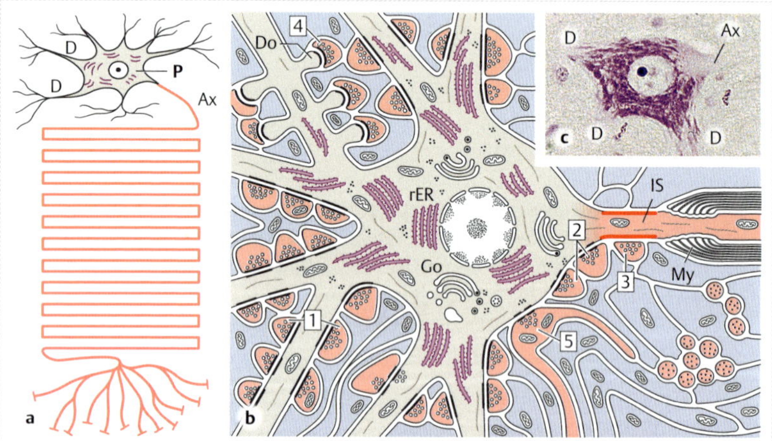

Abb. 9.1 Multipolare Neurone im ZNS. **a** **Schema:** Motorisches Neuron mit Perikaryon (**P**), Dendriten (**D**) und Axon (**Ax**, *rosa*). **b** **EM-Schema:** Perikaryon mit Fortsätzen und Synapsen, umgeben von Neuropil. Perikaryon und Dendriten *grau*, abgehendes Axon, quergeschnittene Axone und alle präsynaptischen Boutons *rosa*. Astrozytenfortsätze *blau*. Nissl-Schollen (= Felder von rauem ER, **rER**) *violett*. **Do**, Dorn. **Go**, Golgi-Apparat. **IS**, Initialsegment des Axons mit subaxolemmalen Verdichtungen (*rot*), distal davon Beginn der Myelinscheide (**My**). Gezeigte Synapsen (jeweils die präsynaptische Struktur ist bezeichnet): axodendritisch (1), axosomatisch (2), axoaxonal (3). Oben links Dornensynapsen (4), unten rechts eine Synapse *en passant* (5). Beachte die engen Interzellulärspalten im Neuropil. **c** Perikaryon eines motorischen Neurons (Rückenmark, Katze), Nissl-Färbung. Großer heller Kern mit deutlichem Nukleolus, Nissl-Schollen bis in die Dendriten reichend, im Ursprungskegel des Axons (**Ax**) dagegen fehlend. Vergr. 300fach (c).

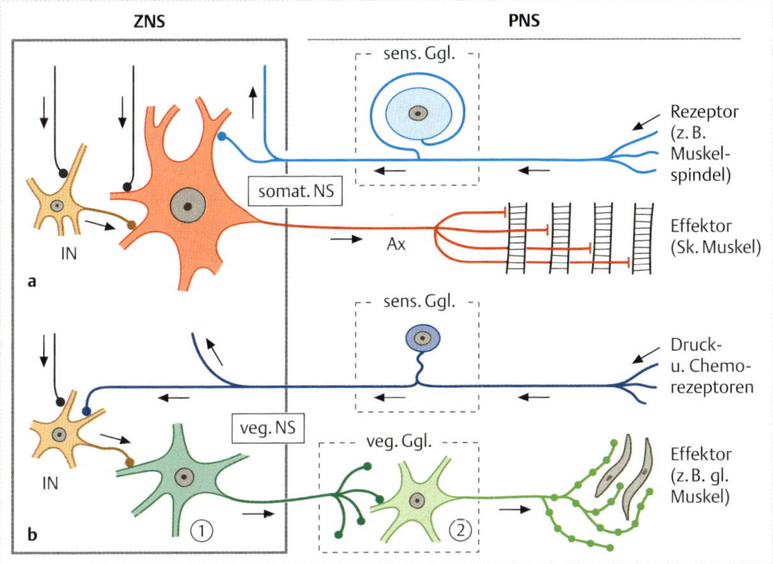

Abb. 9.2 Verbindung zwischen zentralem und peripherem Nervensystem (NS), Darstellung unterteilt in somatisches und vegetatives Nervensystem (Schema). Sensorische Neurone *blau*. Motorisches Neuron (Motoneuron) *rot*, die terminalen Zweige des Axons bilden Synapsen an Skelettmuskelfasern. 1. und 2. efferentes Neuron des vegetativen NS *dunkelgrün* bzw. *hellgrün*. Das Axon des 2. Neurons besitzt präterminale Erweiterungen (Varikositäten, *hellgrüne Punkte*), aus denen Transmitter freigesetzt wird. Interneurone (**IN**) *gelb*. Die **Pfeile** deuten die Richtung der Erregungsleitung an.

linscheide umhüllt (myelinisierte Axone). Myelin besteht aus Lipiden und Proteinen und ist Teil bestimmter Gliazellen (S. 232). Das Axon gibt in manchen Fällen schon proximal Kollateraläste ab. Präterminal verzweigt sich das Axon meist in mehrere Äste, die jeweils mit einer kolbenartigen Erweiterung (**Endknopf, Bouton terminal**) enden und oft schon im Verlauf zahlreiche kleine Anschwellungen (**Varikositäten, Boutons en passant**) aufweisen. Axone bilden im Bereich ihrer Boutons spezialisierte Kontakte, **Synapsen**, mit anderen Neuronen aus. Hier werden elektrische Impulse „in Chemie übersetzt" und an die Zielzellen übermittelt.

Ein Neuron kann an seinem Dendritenbaum Hunderte bis Hunderttausende Synapsen aufweisen und steht dadurch unter dem Einfluss zahlreicher vorgeschalteter Neurone. Seinerseits kann das Neuron aufgrund der **Aufzweigung**

seines Axons zahlreiche nachgeschaltete Neurone beeinflussen. Auf diese Weise entstehen neuronale Netzwerke.

9.1.2 Vorbemerkungen zu Gliederung, Entwicklung und Funktion des Nervensystems

Das Nervensystem (NS) kann nach verschiedenen anatomischen und funktionellen Kriterien untergliedert werden. Die Gliederungsmöglichkeiten werden hier nur soweit dargestellt wie für das Verständnis der Histologie nötig.

Zentralnervensystem (ZNS) und peripheres Nervensystem (PNS). Zum **ZNS** gehören Gehirn und Rückenmark. Beide zusammen sind von bindegewebigen Hüllen (harte und weiche Hirnhaut) und einem „Wassermantel" (Liquor cerebrospinalis) umschlossen (S. 251). Zum **PNS** gehören die Nerven sowie Nervenzell-Ansammlungen (*Ganglien*) außerhalb des ZNS. Nerven sind Bündel aus Nervenfasern (S. 237), die das ZNS mit den in der Peripherie liegenden Sinnesorganen und Effektoren (z. B. Muskeln, Drüsen) verbinden.

9

ZNS und PNS weisen histologische und funktionelle Unterschiede auf, dennoch gehören beide Abteilungen untrennbar zusammen. Dies wird schon dadurch deutlich, dass es Neurone gibt, deren Perikaryen im ZNS liegen, während ihre Axone ins PNS ziehen, und umgekehrt (▶ Abb. 9.**2**).

Weiße und graue Substanz. Dies sind primär Begriffe der makroskopischen Anatomie. Histologisch besteht **weiße Substanz** aus Ansammlungen von **myelinisierten Axonen** (▶ Abb. 9.**3**). Weiß ist die natürliche Eigenfarbe des lipidreichen Myelins. Dies gilt auch für periphere Nerven, sie erscheinen ebenfalls weiß. **Graue Substanz** ist reich an **Nervenzellperikaryen**. Grau ist die Eigenfarbe von ZNS-Gewebe dort, wo es relativ wenig Myelin, aber meist viele Perikaryen enthält. Der Raum zwischen den Perikaryen wird durch ein Gewirr von Dendriten, Axonen und Gliazellfortsätzen eingenommen (**Neuropil**; ▶ Abb. 9.**3** c).

In bestimmten **Hirngebieten** (Endhirn, Kleinhirn) (S. 244) bildet die graue Substanz eine schmale oberflächliche Rinde (*Cortex*). Der Cortex umgibt die innen liegende weiße Substanz (*Marklager*), in der myelinisierte Axone verlaufen. Graue Substanz gibt es außerdem im Inneren des Gehirns in Form von umschriebenen Nervenzell-Ansammlungen (Kerngebiete, *Nuclei*). Im **Rückenmark** bildet die graue Substanz longitudinal gestellte Säulen, sie erscheint in Querschnitten als schmetterlingsförmige Region und wird von weißer Substanz umgeben (▶ Abb. 9.**3 a**, ▶ Abb. 9.**18**). Axone gleicher Funktion verlaufen in der weißen Substanz des ZNS meist gebündelt in Bahnen (*Tractus, Fasciculi*). Im **PNS**

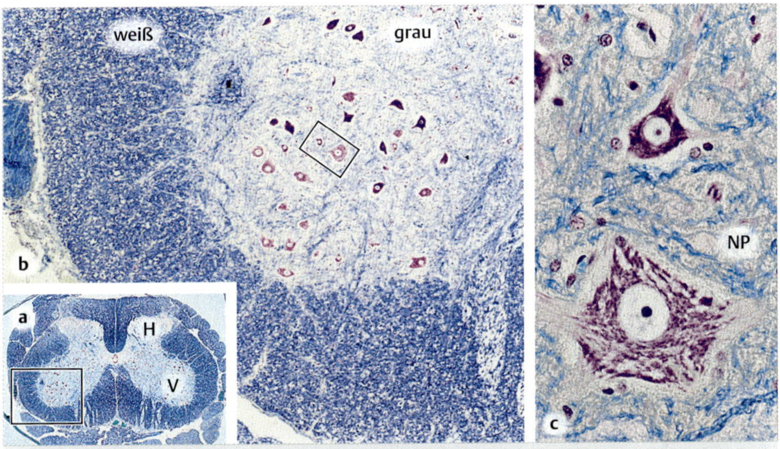

Abb. 9.3 Weiße und graue Substanz am Beispiel eines Querschnitts durch das Rückenmark (Katze). Klüver-Barrera-Färbung (S. 218). Die weiße Substanz ist hier kräftig blau gefärbt (dicht gepackte myelinisierte Axone), die graue Substanz erscheint heller. Sie enthält viele Perikaryen (violett gefärbt) aber relativ wenig myelinisierte Axone. **a Übersicht. H** und **V**, Hinter- und Vorderhorn. In der Umgebung des Rückenmarks sind Anschnitte von Spinalnervenwurzeln zu sehen. **b** Ausschnitt aus a. **c** Ausschnitt aus b. Zwei unterschiedlich große Perikaryen, dazwischen das Neuropil (**NP**) mit einigen myelinisierten Axonen. Das große Perikaryon gehört einem Motoneuron. Die kleinen Zellkerne gehören großenteils zu Gliazellen. Vergr. 5fach (a), 38fach (b), 300fach (c). Gliederung des Rückenmarks s. auch ▸ Abb. 9.**18**.

wird die graue Substanz durch makroskopisch sichtbare Ansammlungen von Nervenzellperikaryen (*Ganglien*) repräsentiert.

Somatisches (= animales) und vegetatives (= autonomes) NS. Das **somatische** NS befähigt den Organismus, sich mit der Umwelt auseinander zu setzen; das **vegetative** NS regelt das Innenleben des Körpers. Beide Abteilungen besitzen periphere und zentrale Anteile (▸ Abb. 9.**2**). Das somatische NS erhält aus den Sinnesorganen Informationen über die Außenwelt und vermittelt eine Beeinflussung der Umwelt durch Innervation der Skelettmuskeln. Das vegetative NS empfängt Nachrichten aus den inneren Organen, seine Effektoren sind glatte Muskeln, Herz und Drüsen.

Leitungsrichtung. Die Leitungsrichtung von Impulsen wird durch die Begriffe **afferent** und **efferent** beschrieben. Sie bezeichnen die Ausbreitung eines Im-

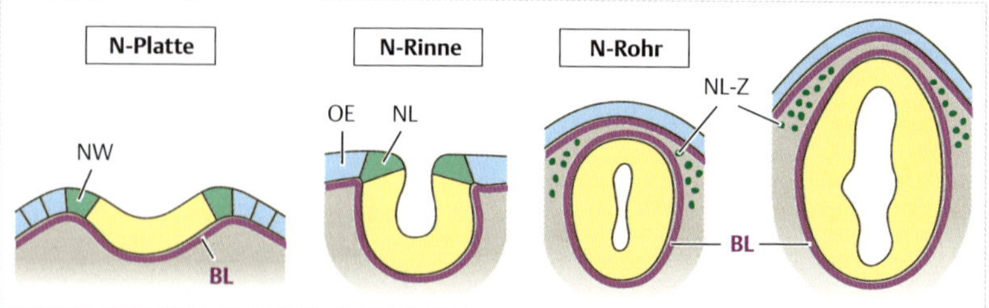

Abb. 9.4 Embryonalentwicklung des Nervensystems von der Neuralplatte zum Neuralrohr (*gelb*). Am Übergang zwischen Oberflächenektodem (**OE**, *blau*) und Neuralplatte bzw. Neuralrinne wird durch spezielle Epithelzellen beidseits ein Wulst und später eine Leiste (**NW**, **NL**, Neuralwulst bzw. Neuralleiste, *grün*) aufgeworfen. Bei Schluss der Rinne zum Neuralrohr verlassen die NL-Zellen (**NL-Z**) den Epithelverband, wandern ins umgebende Mesenchym (*grau*) aus und siedeln sich zunächst dorsolateral vom Neuralrohr an. Aus diesen Zellen entstehen alle NL-Abkömmlinge (s. Text). Das Neuralrohr (aus Neuroepithel bestehend) ist entsprechend seiner Entstehung von einer eigenen Basallamina (**BL**) umgeben, innerhalb derer sich das gesamte ZNS entwickeln wird.

pulses „hin zu" bzw. „ausgehend von" einem Nervenzellperikaryon oder einer bestimmten Region des NS. Entsprechend sind Dendriten die afferenten Fortsätze und das Axon der efferente Fortsatz eines Neurons. Im somatischen bzw. vegetativen NS werden die peripheren Anteile, die Informationen ins ZNS leiten, als *Somato-* bzw. *Viszeroafferenzen* (**Viscera = Eingeweide**) bezeichnet, diejenigen, die Impulse vom ZNS in die Peripherie transportieren, als *Somato-* bzw. *Viszeroefferenzen*.

Entwicklung des Nervensystems

Nervengewebe ist seiner Entstehung nach eigentlich ein Epithel. Die Entwicklung des Nervensystems ist viel komplizierter als die aller anderen Organsysteme. Entscheidend ist vor allem, (a) dass die jungen, noch unreifen Neurone durch genau geregelte **Migration** ihren endgültigen Platz finden, (b) dass das erst danach **auswachsende Axon** zu den richtigen Zielzellen gelenkt wird und mit diesen Synapsen bildet. Andernfalls sterben die Neurone ab. Sie sind im Überschuss angelegt, ca. 50 % fallen während der Entwicklung dem programmierten Zelltod (Apoptose) anheim und werden von Mikrogliazellen, den Gewebe-residenten Makrophagen des ZNS (S. 235), abgeräumt. Neurone sind **postmitotisch**.

Neuralrohr und Neuralleiste. Das Nervengewebe entwickelt sich aus dem Neuroektoderm (S. 625). Die Entwicklung beginnt mit der Bildung der Neuralplatte, die sich zur Neuralrinne faltet und dann zum **Neuralrohr** schließt (▶ Abb. 9.4). Aus diesem geht das **ZNS** hervor. Das Lumen des Rohres wird als **Ventrikel** bezeichnet. Das Zellmaterial an der Grenze zwischen Neuralplatte und Oberflächenektoderm bildet den Neuralwulst und später die **Neuralleiste.** Bei Schließung des Neuralrohres siedeln sich die Neuralleistenzellen ab, aus ihnen gehen die meisten Neurone und Gliazellen des **PNS** hervor, darüber hinaus aber auch verschiedene endokrine Zellen (z. B. Nebennierenmark) (S. 525) und Melanozyten (S. 640). Im Kopfbereich liefert die Neuralleiste außerdem Mesenchym (Kopfmesenchym), aus welchem u. a. Bindegewebe, Knorpel, Knochen und Dentin entstehen.

Werdegang der Zellen des ZNS. Die Wand des Neuralrohres besteht zunächst aus einem einfachen, später einem mehrreihigen und schließlich mehrschichtigen Epithel (**Neuroepithel**). Es enthält die teilungsaktiven Vorläufer (▶ Abb. 6.6) der Neurone und der zentralen Glia (außer Mikroglia). Bald entstehen **junge Neurone** (in der englischsprachigen Literatur als **Neuroblasten**, im deutschsprachigen Schrifttum als **Proneurone** bezeichnet). Diese jungen Neurone sind noch unreif, aber bereits **postmitotisch** und sehr wanderfreudig. Nach einem räumlich und zeitlich festgelegten Plan wandern sie zu ihren endgültigen Plätzen, erst danach lassen sie das Axon auswachsen und bilden den Dendritenapparat.

Teilungsfähigkeit. Gliazellen können zeitlebens unter bestimmten Umständen aus Vorläufern neu entstehen und sich vermehren. Für Nervenzellen gilt dies nicht ohne weiteres, eine Ausnahme bildet das regenerationsfähige 1. Neuron der Riechbahn (S. 672). Nach neuen Befunden gibt es postnatal in bestimmten Hirnregionen (z. B. Hippocampus, Subventrikulärzone in der Wand der Seitenventrikel) von Säugern einschließlich des Menschen **adulte neurale Stammzellen**, die sich in vitro zu jungen Neuronen entwickeln. In vivo können diese (zumindest bei der Maus) gezielt wandern und sich (z. B. im Hippocampus und Bulbus olfactorius) in die vorhandenen Neuronennetze einfügen.

An die Existenz von **adulten neuralen Stammzellen** knüpfen sich Hoffnungen auf die Möglichkeit einer nachhaltigen Therapie von neurodegenerativen Erkrankungen. Für die medizinische Praxis gilt zur Zeit aber immer noch, dass untergegangene Nervenzellen nicht durch neue ersetzt werden.

Ruhemembranpotenzial und Aktionspotenzial

Einige wenige elektrophysiologische Grundkenntnisse sind erforderlich für das Verständnis der Strukturen im Nervengewebe und sollen daher hier kurz und vereinfacht dargestellt werden. Näheres s. Bücher der Physiologie.

Über der Plasmamembran jeder Zelle liegt ein elektrisches Feld, das sich in einer Spannungsdifferenz zwischen Innen- und Außenseite äußert: *Ruhemembranpotenzial* (S. 30). Es ist bei Nervenzellen (und Muskelzellen) besonders hoch (ca. –80 mV innen gegenüber außen). Dieser **polarisierte Zustand** der Membran beruht (a) auf einer Ungleichverteilung von K^+-Ionen (Konzentration innen hoch) und Na^+-Ionen (Konzentration außen hoch), die durch Ionenpumpen (u. a. Na^+/K^+-ATPase) aufrechterhalten wird; (b) auf ungleicher Permeabilität der Plasmamembran für diese Ionen (die Leitfähigkeit der K^+-Kanäle in der ruhenden Membran ist viel höher als die der Na^+-Kanäle).

Aktionspotenzial. Eine Verminderung der Spannungsdifferenz zwischen innen und außen (**Depolarisation**), ausgelöst durch veränderte Leitfähigkeit von Ionenkanälen, führt nach Überschreiten einer Schwelle zur Öffnung von Na^+-Kanälen und damit zu einem völligen Zusammenbruch bis hin zu einer Umkehr des Membranpotenzials. Diese Depolarisation pflanzt sich entlang der Membran des Axons fort (**fortgeleitetes Aktionspotenzial**). Auf die Depolarisation folgt sofort (nach ca. 1 Millisekunde) die **Repolarisation**, d. h. die Wiederherstellung des Ausgangszustandes. Danach ist die Membran erneut erregbar (Voraussetzung für ein nächstes Aktionspotenzial). Diese elektrischen Phänomene sind die Grundlage für den raschen Informationsfluss im Nervensystem. Eine **Information** wird von einem Neuron in Form einer **Aktionspotenzial-Serie** (bis > 100 Aktionspotenziale pro Sekunde) über das Axon „verschickt“ und an den Synapsen (S. 223) auf andere Neurone übertragen.

Methodische Besonderheiten der Neurohistologie

Die mikroskopische Organisation des ZNS ist so komplex, dass das Bild völlig undurchschaubar wäre, wenn man alle Strukturen gleichzeitig darstellen wollte. Daher sind viele Spezialmethoden entwickelt worden, die jeweils nur eine oder einige wenige Strukturen sichtbar machen. Das Gesamtbild ergibt sich aus der Synthese der einzelnen Befunde.

Die Teile des Neurons sind im Routinepräparat nie alle gleichzeitig zu identifizieren. Die Perikaryen werden vorzugsweise durch die **Nissl-Färbung** sichtbar gemacht (▶ Abb. 9.1), bei der sich Kern und raues ER mittels kationischer Farbstoffe besonders deutlich darstellen lassen. Die Methode nach **Klüver-Barrera** (Kombination von Nissl-Methode und Färbung mit dem Farbstoff Luxol-Fast-Blue) macht Perikaryen und myelinisierte Fasern gleichzeitig sichtbar (▶ Abb. 9.3). Auch für die isolierte Darstellung der Myelinscheiden gibt es spezielle Techniken (**„Markscheidenfärbung“**). Durch Anfärbung des Zytoskeletts (**„Neurofibrillen“-Färbung**) können Perikaryon und Ausläufer sichtbar gemacht werden (▶ Abb. 9.23). Einzelne Neurone samt Perikaryon, Dendritenbaum und Axon-Anfang können durch eine besondere **Silberimprägnation (Golgi-Methode)** als „Schattenriss“ dargestellt werden (▶ Abb. 9.5, ▶ Abb. 9.6). Synapsen und einzelne Abschnitte von Neuronen (z. B. Axone, Dendriten) können durch **immunhistochemische Anfärbung** von Proteinen, die ausschließlich hier vorkommen, sichtbar gemacht werden. Die verschiedenen Arten von **Gliazellen** können durch spezielle Metallimprägnationen sowie durch immunhistochemische Anfärbungen von jeweils typischen Proteinen („Marker“) dargestellt werden.

9.2 Bauelemente des Nervengewebes

9.2.1 Neurone: Typeneinteilungen nach Bau und Funktion

Bautypen. Das oben skizzierte Bauprinzip des Neurons ist zwar immer gleich, aber bezüglich Form und Größe des Perikaryons (Durchmesser 4 bis > 100 µm) sowie Zahl, Länge und Verzweigungsmuster der Fortsätze gibt es sehr viele Variationen (▸ Abb. 9.5). Von den zahlreichen Bautypen werden hier nur einige aufgeführt. **Multipolar**: der weitaus häufigste Typ, mit zahlreichen Dendritenabgängen (z. B. motorische Neurone, Pyramidenzellen, Sternzellen). **Bipolar:** ein Dendrit und ein Axon entspringen an entgegengesetzten Polen des Perikaryons (z. B. Ganglienzellen des Innenohres, bestimmte Retina-Neurone). **Pseudounipolar**: die Abgänge von Dendrit und Axon eines ursprünglich bipolaren Neurons verschmelzen im Verlauf der Entwicklung zu einem gemeinsamen Stamm, der sich in einiger Entfernung vom Perikaryon T-förmig aufzweigt (primäre sensorische Neurone z. B. in den Spinalganglien) (S. 263).

9

Selten kommen multipolare Neurone ohne eindeutige Axone vor (anaxonale Neurone, z. B. amakrine Zellen der Retina). Weitere Spezifizierungen (z. B. *Pyramidenzelle*, *Sternzelle*, *Körner-*

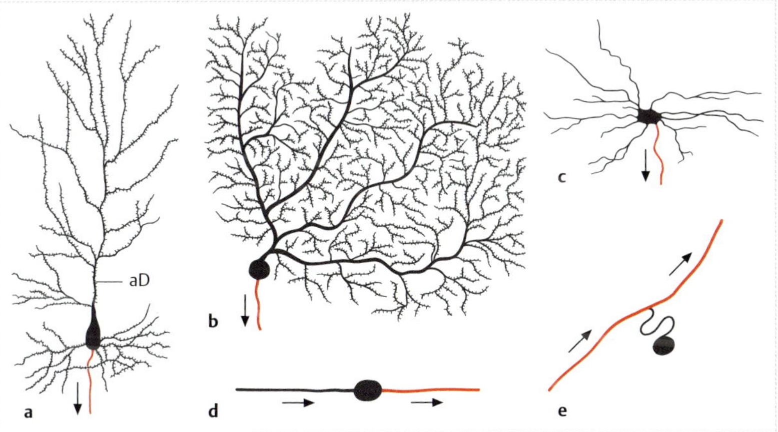

Abb. 9.5 Verschiedene Typen von Neuronen. Schematisierte Zeichnungen nach Golgi-Präparaten. Perikaryen und Dendriten *schwarz*, Axone *rot*. **a** **Pyramidenzelle** (Endhirnrinde) mit einem Apikaldendriten (**aD**) und Basaldendriten; alle Dendriten bedornt. **b** **Purkinje-Zelle** (Kleinhirnrinde). **c** **Multipolare Zelle** (Vorderhorn, Rückenmark). **d** **Bipolare Zelle.** **e** **Pseudounipolare Zelle.**

zelle, Korbzelle) beziehen sich auf die Form oder Größe des Perikaryons oder auf die Geometrie der Ausläufer. Ein bemerkenswerter Neurontyp ist die *Purkinje-Zelle* der Kleinhirnrinde: rundes Perikaryon mit 1 – 4 Dendritenstämmen und einem riesigen zweidimensionalen Dendritenbaum ähnlich einem Spalierbaum) (S. 248).

Funktionstypen. Neurone mit großem Perikaryon und langem Axon, das den Impuls von einer Region in eine andere, oftmals weit entfernte Gegend leitet, werden als **Projektionsneurone** (Golgi-Typ-I) bezeichnet. Solche mit meist kleinerem Perikaryon und kurzem Axon, das seine Region nicht verlässt, heißen **Interneurone** (Golgi-Typ-II). Sie verbinden andere Neurone oder Neuronengruppen innerhalb einer Region miteinander und haben große Bedeutung für die Informationsverarbeitung.

9.2.2 Teile des Neurons

Das **Perikaryon** (*Soma*) ist das trophische Zentrum des Neurons (▸ Abb. 9.**1**, ▸ Abb. 9.**3**), das alle Ausläufer mit den erforderlichen Syntheseprodukten versorgt. An zentraler Stelle liegt der *Zellkern*. Er ist meist groß und hell (= reich an Euchromatin) und besitzt einen deutlichen *Nukleolus* (▸ Abb. 6.**1 a**). Das Zytoplasma enthält zahlreiche **Nissl-Schollen**. Ultrastrukturell entspricht jede Nissl-Scholle einem Feld von *rauem ER*. Außerdem gibt es viele *freie Ribosomen*, mehrere *Golgi-Felder*, *Mitochondrien* sowie *Lysosomen*. Mit zunehmendem Alter häufen sich in manchen Neuronen Telolysosomen (S. 76) an, die lichtmikroskopisch als braune *Lipofuszingranula* imponieren. Einige Neurone, die die Neurotransmitter Dopamin oder Noradrenalin synthetisieren, enthalten *Neuromelanin* (unlösliches, pigmentiertes Polymer aus Catecholamin-Oxidationsprodukten), das zu einer schon makroskopisch sichtbaren Dunkelfärbung des entsprechenden Kerngebietes führt (Substantia nigra, Nucleus caeruleus). Das Zytoplasma ist vom *Zytoskelett* durchzogen (s. u.). Bis zu 25 % der Oberfläche des Perikaryons können mit präsynaptischen Boutons besetzt sein, die meisten Synapsen sitzen jedoch an den Dendriten.

Dendriten. Die Dendriten entspringen mit breitbasigem Kegel vom Perikaryon und verjüngen sich nach distal. Raues ER, freie Ribosomen und Golgi-Apparat erstrecken sich in die Dendriten (wichtiges Unterscheidungsmerkmal gegenüber dem Axon). Die Dendriten mancher Neurone (z. B. Pyramidenzellen der Endhirnrinde, Purkinje-Zellen der Kleinhirnrinde) sind dicht mit **Dornen** (*dendritic spines*) besetzt. Dies sind kurze (< 2 µm) Ausstülpungen der Plasmamembran, die die Oberfläche der Dendriten im Golgi-Präparat stachelig erscheinen lassen (▸ Abb. 9.**6**), und die mit synaptischen Boutons besetzt sind (**Dornensynapsen,** ▸ Abb. 9.**1 b**, ▸ Abb. 9.**6 b**). Form und Zahl der Dornen kön-

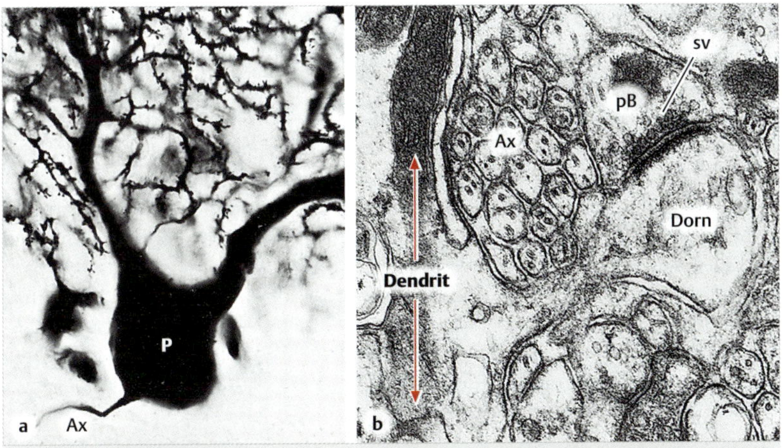

Abb. 9.6 Dendritische Dornen an Purkinje-Zellen (Kleinhirn). **a** Golgi-Präparat (Katze). Vom Perikaryon (**P**) gehen zwei Stammdendriten ab. Die kleineren Zweige sind bedornt. **Ax**, Axon. **b** EM (Ratte). Synapse zwischen präsynaptischen Bouton (**pB**) und einem dendritischen Dorn. **sv**, synaptische Vesikel. **Ax**, ein Bündel vorbeiziehender markloser Axone im Querschnitt. Vergr. 540fach (a), 31 000fach (b).

nen innerhalb kurzer Zeit (Minuten bis Stunden) verändert werden. Diese Veränderungen sind abhängig von der Aktivität der Dornensynapsen und gelten als ein strukturelles Substrat **synaptischer** bzw. **neuronaler Plastizität** (z. B. bei Lernvorgängen) (S. 231).

Axon. Das Axon beginnt mit einem schmalen Ursprungskegel (*Axonhügel*), in dem raues ER und Golgi-Apparat fehlen (LM: keine Nissl-Schollen, ► Abb. 9.1 c). Direkt distal vom Axonhügel liegt das **Initialsegment**. In diesem Bereich ist die Plasmamembran besonders reich an Na^+-Kanälen und besonders leicht erregbar, hier werden die fortgeleiteten **Aktionspotenziale** initiiert. Falls das Axon eine Myelinscheide (S. 239) besitzt, beginnt diese erst distal vom Initialsegment. Die Plasmamembran des Axons wird auch als **Axolemm**, das Zytoplasma als **Axoplasma** bezeichnet. Es enthält neben den Elementen des Zytoskeletts Mitochondrien sowie einzelne Vesikel und Lysosomen.

Das Axolemm des **Initialsegments** ist auf der Innenseite mit elektronendichtem Material behaftet. Dieses gilt als Äquivalentbild für den Proteinkomplex des **Membranskeletts** (u. a. Ankyrin, Spektrin), durch den die Na^+-Kanäle in dieser Region festgehalten werden.

Zytoskelett und axonaler Transport

Das **Zytoskelett** des Neurons (▸ Abb. 9.7) besteht aus **Aktinfilamenten, Intermediärfilamenten** (= **Neurofilamenten**), und **Mikrotubuli** (= **Neurotubuli**). Zu seinen Aufgaben gehören die *Stabilisierung* der neuronalen Form sowie deren funktionsangepasste Veränderung (z. B. im Rahmen neuronaler Plastizität (S. 231); außerdem ist es für *intrazelluläre Transportvorgänge* zuständig. Aktinfilamente bilden zusammen mit anderen Proteinen ein unter der Plasmamembran liegendes Stützgerüst (*Membranskelett*; u. a. Spektrine, Dystrophine und assoziierte Proteine) (S. 38). Längenveränderungen von Aktinfilamenten liegen u. a. der schnellen Aus- und Umbildung von dendritischen Dornen zugrunde. Neurofilamente sind besonders in Axonen zahlreich vorhanden; sie sind wichtig für die Aufrechterhaltung des axonalen Durchmessers. Mikrotubuli dienen u. a. als „Leitschienen" für den Transport von Organellen (▸ Abb. 3.7 **b**, ▸ Abb. 9.7) und Proteinen in den Fortsätzen.

9

Die Mikrotubuli (MT) in den Nervenzell-Fortsätzen sind nicht an das Zentrosom gebunden (nicht-zentrosomale MT) (S. 45). Im Axon sind alle MT gleichsinnig mit ihrem (+)-Ende nach distal orientiert, die Dendriten enthalten auch umgekehrt ausgerichtete MT. Durch **Mikrotubulus-assoziierte Proteine (MAPs)** werden die MT stabilisiert, versteift und miteinander sowie mit den Neuro- und Aktinfilamenten zu einem räumlichen Netz verknüpft. Außerdem regeln die MAPs den seitlichen Abstand zwischen den MT. Erwähnenswert ist, dass in den Ausläufern unterschiedliche MAPs vorherrschen: In den Dendriten u. a. MAP 2 (geeignet zur immunhistochemischen Identifizierung von Dendriten), in den Axonen u. a. die **τ(tau)-Proteine**, die auch in der Neuropathologie von Bedeutung sind.

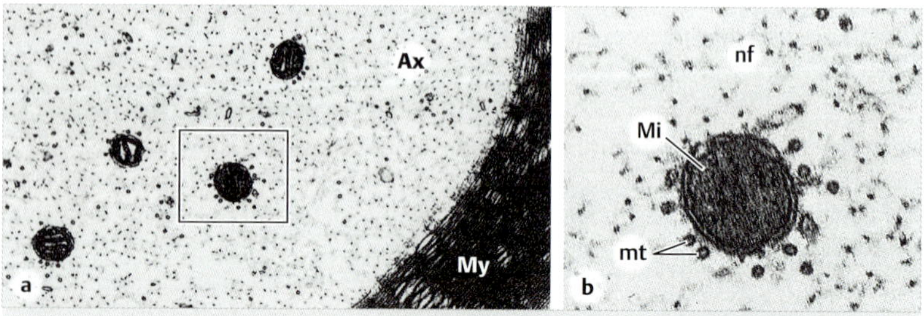

Abb. 9.7 Mikrotubuli und Neurofilamente im Axoplasma (**Ax**) einer peripheren Nervenfaser. **My**, Myelinscheide. Alle hier gezeigten Mitochondrien (**Mi**) sind von Mikrotubuli (**mt**) umgeben (morphologischer Ausdruck für den axonalen Transport entlang den Mikrotubuli). **nf**, Neurofilamente. b zeigt den markierten Ausschnitt aus a. Vergr. 20 000fach (a), 60 000fach (b).

Bei verschiedenen **neurodegenerativen Erkrankungen** häufen sich in den betroffenen Neuronen Proteinaggregate an, die abnorme fibrilläre Strukturen bilden. Diese Aggregate bestehen bei der Alzheimer-Krankheit aus hyperphosphorylierten τ-Proteinen („*neurofibrillary tangles*"), bei der amyotrophen Lateralsklerose (ALS) aus Neurofilamenten (möglicherweise ebenfalls fehlphosphoryliert).

Axonaler Transport. Da im ausgewachsenen Axon nur geringe Proteinsynthese stattfindet, ist ein ständiger Transport zwischen Perikaryon und Axonendigungen notwendig (▶ Abb. 3.7). Alle erforderlichen Zellorganellen, Strukturproteine, Enzyme, Membranen (z. B. für die Synthese und Verpackung von Überträgersubstanzen in axonalen Boutons) werden im Perikaryon zusammengebaut und durch den **anterograden Transport** nach distal verschickt: Mitochondrien, Vesikel und Membran-verpackte Stoffe über den *schnellen Transport* (bis 40 cm/Tag); im Axoplasma gelöste Proteine und Zytoskelett-Bestandteile über den *langsamen Transport* (bis 0,4 cm/Tag). Im Axonende werden abgenutzte Membranen und Organellen in autophagische Vakuolen verpackt und durch den **retrograden Transport** (bis 20 cm/Tag) zum Perikaryon zurückgeliefert, um dort abgebaut zu werden. Auf diese Weise gelangen auch Stoffe, die an axonalen Boutons durch Endozytose aufgenommen wurden, ins Perikaryon (S. 230). Für den schnellen anterograden sowie den retrograden Transport sind die **Mikrotubuli** samt den zugehörigen Motorproteinen *Kinesin* (Richtung (+)-Ende = nach distal) bzw. *Dynein* (Richtung (–)-Ende = nach proximal) verantwortlich (S. 42). Die Mechanismen des langsamen Transports sind noch unklar.

9

9.2.3 Synapse

Synapsen sind spezifische Zellkontakte, die der Informationsübermittlung zwischen Neuronen und ihren Zielzellen (Neuronen, Drüsenzellen, Muskelzellen u. a.) dienen. **Interneuronale Kommunikation** erfolgt über zwei Synapsen-Typen: bei den phylogenetisch älteren **elektrischen Synapsen** sind Neurone durch Gap junctions elektrotonisch gekoppelt, bei **chemischen Synapsen** ist die Kontinuität der „Leitung" unterbrochen – zwischen der Plasmamembran des präsynaptischen Boutons und des Empfängerneurons besteht ein Spalt, der von der elektrischen Erregung nicht übersprungen werden kann. Die Information wird durch Vermittlung eines chemischen Überträgerstoffes (**Neurotransmitter**) weitergegeben.

Elektrische Synapse

Die elektrische Synapse entspricht einem Zellkontakt vom Typ der **Gap junction** (meist Connexin 36) (S. 61), die Übertragung verläuft ohne Verzögerung und ist in beiden Richtungen möglich. Elektrische Synapsen kommen z. B. in der Retina und in der Kleinhirnrinde vor, sie sind im reifen ZNS von Säugern viel weniger häufig als die chemischen.

Chemische Synapse: Grundsätzliche Struktur und Funktion

Die chemische Synapse ist Angriffspunkt für **therapeutisch** eingesetzte Pharmaka (z. B. Psychopharmaka, Antiepileptika), manche **Rauschgifte** (z. B. Cocain), manche **Kampfgifte** (z. B. Organophosphate) sowie für einige **Neurotoxine**.

Im Folgenden wird nur die typische interneuronale Synapse besprochen. Die Bauweise anderer Synapsen (z. B. an Sinneszellen, an Muskelfasern) wird in anderen Kapiteln dargestellt. Die strukturellen Komponenten (► Abb. 9.**1**, ► Abb. 9.**6**, ► Abb. 9.**8**) der interneuronalen Synapse sind:

- **präsynaptische Membran**, die im typischen Fall einem **axonalen Bouton** gehört,
- **synaptische Vesikel** (Durchmesser meist ca. 40 nm; Inhalt: Neurotransmitter) im Zytoplasma der präsynaptischen Struktur,
- **synaptischer Spalt** (Breite meist 20 – 30 nm),
- **postsynaptische Membran** des Empfängerneurons.

Nach Depolarisation der Bouton-Membran durch ein über das Axon fortgeleitetes Aktionspotenzial entleert eine gewisse Zahl von synaptischen Vesikeln ihren Inhalt durch **Exozytose** in den synaptischen Spalt. Die Vesikelmembran wird durch **Endozytose** in den Bouton zurückgeholt und mehrfach wiederverwendet (Rezirkulation) (S. 230). Der freigesetzte Neurotransmitter diffundiert durch den Spalt und bindet an **Rezeptormoleküle** (S. 229) der postsynaptischen Membran. Dies ruft elektrophysiologische Veränderungen der Membran hervor. Unter bestimmten Bedingungen wird das Empfängerneuron hierdurch dazu veranlasst, seinerseits ein Aktionspotenzial zu generieren. Die Übertragung an der chemischen Synapse verläuft mit einer **Verzögerung** und sie ist nur in einer Richtung möglich („*Ventilfunktion*"). Schließlich ist die ungestörte Synapsenfunktion abhängig von der raschen **Beseitigung des Transmitters** aus dem synaptischen Spalt, hierfür gibt es verschiedene Mechanismen (S. 229).

Die genauen **Orte der Neurotransmission** sind ultrastrukturell durch umschriebene Verdichtungen an den prä- und postsynaptischen Membranen (Auflagerung von elektronendichtem Material auf der Innenseite) gekennzeichnet. Die präsynaptischen Verdichtungen samt den daran haftenden Vesikeln (insgesamt als **aktive Zonen** bezeichnet) markieren die Orte der Exozytose, die **postsynaptischen Verdichtungen** (*postsynaptic densities*) markieren den Sitz der Rezeptormoleküle (S. 230). Synapsen im ZNS sind häufig von Astrozytenfortsätzen bedeckt, die wichtige Funktion für die synaptische Transmission haben (S. 234). Von *Synapse en passant* spricht man, wenn Erweiterungen (Varikositäten) eines Axons „im Vorbeigehen“ (*Boutons en passant*) mit einem anderen Neuron eine Synapse bilden (▶ Abb. 9.**1 b**) In manchen Fällen ist der Abstand zwischen Varikosität und Zielzelle größer als bei klassischen chemischen Synapsen („*Synapse par distance*“) und es fehlen typische synaptische Membranverdichtungen. Der freigesetzte Transmitter diffundiert dann über längere Strecken durch den allgemeinen Extrazellulärraum, ehe er auf einen passenden Rezeptor trifft („**nicht-synaptische Transmission**“). Diese Art der Transmission kommt besonders im peripheren Teil des vegetativen Nervensystems (S. 265) (▶ Abb. 9.**2**) und im enterischen Nervensystem (S. 454), aber auch im ZNS vor.

Klassifizierung der chemischen Synapsen

Position. Nach der Position des präsynaptischen Boutons an der postsynaptischen Struktur sind zahlreiche Typen zu unterscheiden, von denen hier nur einige genannt werden (▶ Abb. 9.**1**):

- **axodendritische** Synapsen (häufigster Typ) zwischen präsynaptischem Bouton und einem Dendriten, hier entweder am Schaft oder an einem Dorn (**Dornensynapse**▶ Abb. 9.**6 b**);
- **axosomatische** Synapsen zwischen präsynaptischem Bouton und einem Perikaryon;
- **axoaxonale** Synapse zwischen präsynaptischem Bouton und dem Initialsegment oder dem unmittelbar präterminalen Abschnitt eines anderen Axons.

Auf weitere spezifische Synapsen-Typen (dendrodendritisch, somatosomatisch, synaptische Glomeruli usw.) soll hier nicht eingegangen werden (s. Bücher der Neuroanatomie).

Funktion. Nach der Funktion unterscheidet man

- **exzitatorische** (= erregende) Synapsen und
- **inhibitorische** (= hemmende) Synapsen.

Die Funktion einer Synapse ist abhängig vom Typ des Transmitters sowie vom Typ der Rezeptoren in der postsynaptischen Membran. Die **Summe** der Einflüsse, die durch die zahlreichen Synapsen akut auf ein Neuron einwirken, entscheidet darüber, ob das Neuron vorübergehend „ruhig gestellt" (inhibiert) wird oder ob am Initialsegment seines Axons ein neues Aktionspotenzial entsteht.

Die Struktur einer Synapse erlaubt keine sicheren Rückschlüsse auf ihre spezifische Funktion, hierfür sind besondere Methoden erforderlich (z. B. histochemischer Nachweis des Transmitters oder eines für die Transmittersynthese nötigen Enzyms). Folgende elektronenmikroskopische Merkmale können als Anhalt dienen (▸ Abb. 9.8 a, b): **Erregende Synapsen** enthalten runde Vesikel, die postsynaptische Verdichtung ist dicker als die präsynaptische (Gray-Typ-I, *asymmetrischer Typ*). Sie sind häufig an dendritischen Dornen und distalen Dendriten lokalisiert. **Hemmende Synapsen** enthalten eher ovale Vesikel, die prä- und postsynaptischen Verdichtungen sind etwa gleich breit (Gray-Typ-II, *symmetrischer Typ*). Sie sitzen u. a. an Zellleib und Axoninitialsegment eines Zielneurons.

Abb. 9.8 Synapsen-Typen. a – c Schemata (beachte die verschiedenen Vesikeltypen) (S. 226): a Asymmetrischer Typ (erregend). b Symmetrischer Typ (hemmend). c Peptiderge Synapse. d, e **Axodendritische Synapse** (asymmetrischer Typ, Hirnstamm, Ratte), Übersicht und Ausschnittsvergrößerung. **pB**, präsynaptischer Bouton. **D**, Dendrit. Der synaptische Spalt (**Pfeile**) enthält filamentöses Material. Eine Fraktion von synaptischen Vesikeln (**sv**) liegt nahe der präsynaptischen Membran (aktive Zonen), die übrigen liegen im Axoplasma verteilt (Reserve-Vorrat). **PSD**, postsynaptische Verdichtungen. **Mi**, Mitochondrium. Vergr. 19 000fach (d), 50 000fach (e). f **Anreicherung von Neurotransmitter** (N) (*hellgrün*, synthetisiert im Axoplasma) im synaptischen Vesikel durch einen vesikulären Neurotransmitter-Transporter (**vNT**) (Bergauf-Transport im Austausch gegen Protonen). Die treibende Kraft ist die vesikuläre H^+-ATPase.
g **Entleerung und Rezirkulation der synaptischen Vesikel.** **(1)** Die sofort verfügbaren Vesikel liegen der präsynaptischen Membran an (aktive Zone, **AZ**). **(2)** Das Aktionspotenzial (**AP**) induziert lokalen Einstrom von Ca^{2+}, Exozytose des Neurotransmitters. **(3)** Die Vesikelmembran (*blau*) wird vorübergehend Teil der präsynaptischen Membran. **(4)** Kompensatorische Clathrin-vermittelte Endozytose der Vesikelmembran und vorübergehende Integration in die Membran eines Endosoms (**E**). **(5)** Von dort Abschnürung eines neuen Vesikels; **(6)** dieses kann auch ohne den Umweg über das Endosom entstehen. **(7)** Auffüllung des Vesikels mit Transmitter und Rückkehr zur aktiven Zone. Vesikel des Reserve-Vorrats durch Aktinfilamente (**AF**) festgehalten. Beseitigung des Transmitters aus dem synaptischen Spalt: Rückaufnahme durch verschiedene plasmalemmale Neurotransmitter-Transporter (**pNT**) in den präsynaptischen Bouton und in Astrozytenfortsätze. h **Alternativer Mechanismus** („Kiss-and-run"): Ausschüttung des Transmitters durch eine kleine Fusionspore, sofort darauf Abschnürung des Vesikels zurück ins Axonende, Füllung mit Neurotransmitter und Wiederverwendung.

Neurotransmitter. Eine weitere Einteilung erfolgt nach dem Neurotransmitter, der an der Synapse freigesetzt wird. Die Synapsen und das zugehörige präsynaptische Neuron werden jeweils nach dem Transmitter benannt, mit dem sie „arbeiten“ (z. B. cholinerg, dopaminerg, GABAerg, glutamaterg usw.). Weit verbreitete Überträgerstoffe sind:

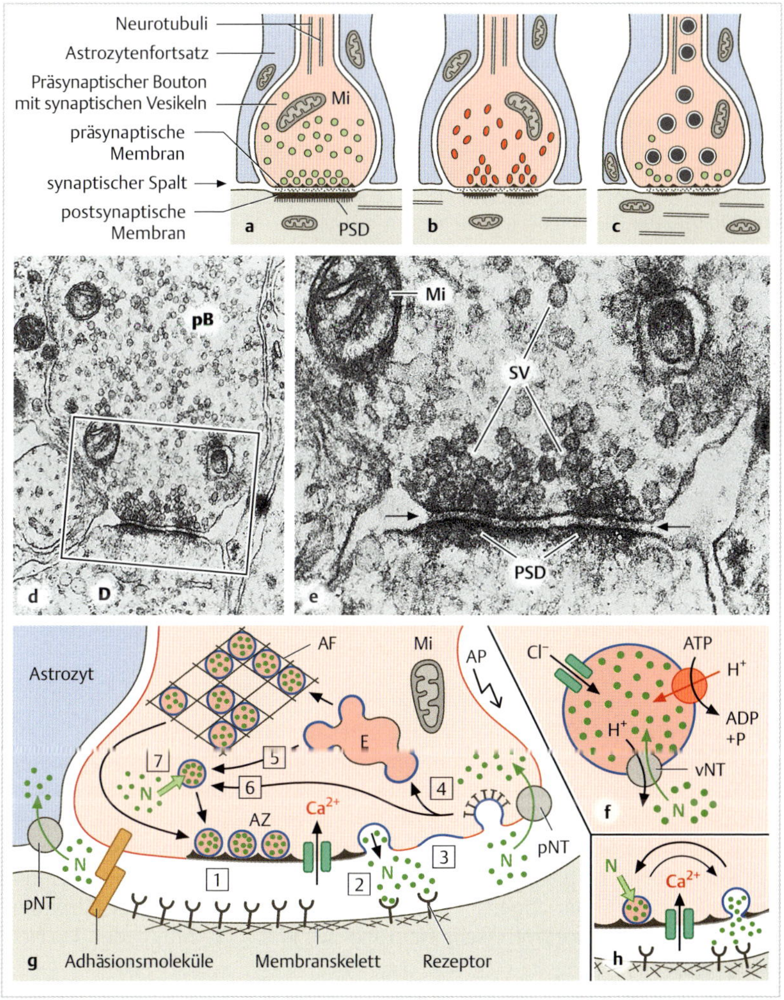

- **Acetylcholin (ACh):** erregend oder hemmend, je nach Rezeptor.
- **Monoamine:** z. B. *Catecholamine* (*Dopamin, Noradrenalin, Adrenalin*), *Serotonin, Histamin*. Wirkungen abhängig vom Rezeptor.
- **Aminosäuren:** z. B. *Glutamat* (wichtigster erregender Transmitter im ZNS), γ-Aminobuttersäure (= *GABA*, wichtigster hemmender Transmitter im ZNS), *Glycin* (meist hemmend).
- **Purine:** z. B. *ATP, Adenosin*
- **Peptide** (Neuropeptide): z. B. *Substanz P, Somatostatin, Cholezystokinin* (*CCK*), *vasoaktives intestinales Peptid* (*VIP*), *Neuropeptid Y (NPY), endogene Opioide.*

ACh, Monoamine und Aminosäuren sind **„klassische Neurotransmitter"**, die aus präsynaptischen Boutons freigesetzt werden und über spezifische Rezeptoren in postsynaptischen Neuronen bestimmte Effekte auslösen. Peptide, Purine und andere neuroaktive Substanzen (s. u.) wirken ebenfalls über spezifische Rezeptoren, fungieren aber oft weniger als Neurotransmitter denn als **Neuromodulatoren:** sie beeinflussen die Freisetzung und Wirkung anderer Transmitter. Neuromodulatoren können gemeinsam mit klassischen Transmittern in demselben präsynaptischen Bouton vorkommen (**Co-Lokalisation**) und mit ihnen zusammen freigesetzt werden (**Co-Transmission).**

9

Bei synaptischen Transmissionsvorgängen können aus den beteiligten Neuronen und aus umgebenden Gliazellen (S. 232) weitere **neuroaktive Substanzen** freigesetzt werden (z. B. Stickstoffmonoxid, Endocannabinoide; neurotrophe Faktoren (S. 231)). **Stickstoffmonoxid (NO)** ist im ZNS ein Neuromodulator, im PNS ein unkonventioneller Transmitter (auch als Co-Transmitter mit ACh in postganglionären Fasern des Parasympathikus). NO ist ein Gas und daher membrangängig. Es wird akut synthetisiert (Enzym: neuronale NO-Synthase) und kann sowohl post- als auch präsynaptisch (retrograd) wirken. Sein Angriffspunkt liegt im Intrazellulärraum der Erfolgszelle. Eine wichtige Wirkung von NO in der Peripherie besteht in der Erschlaffung der glatten Muskulatur (ENS (S. 454), Penis (S. 587)). NO wird auch vom Gefäßendothel gebildet (endotheliale NO-Synthase) und wirkt Gefäß-erweiternd. **Endocannabinoide** sind Lipide (Arachidonsäurederivate) (S. 377), die bei synaptischer Aktivierung aus der **postsynaptischen** Membran freigesetzt werden und retrograd hemmend auf die präsynaptische Transmitterfreisetzung wirken. Ihre Bezeichnung beruht darauf, dass diese Substanzen endogene Liganden der Rezeptoren für Tetrahydrocannabinol sind (Wirkstoff von Haschisch und Marihuana; Cannabinoid-Rezeptoren).

Neurosekretion. Dies bedeutet Abgabe eines biologisch aktiven Stoffes (meist eines Neuropeptids) aus dem axonalen Bouton ins Blut. In solchen Fällen liegt der Bouton nicht einem postsynaptischen Neuron an, sondern in enger Nähe zu einer Kapillare. Der ausgeschüttete Stoff erreicht seine Zielzellen auf dem Blutwege und erfüllt damit die klassische Definition eines **Hormons** (in diesem Fall **Neurohormon**). Beispiele: hypothalamische Steuerhormone und Hormone des Hypophysenhinterlappens (▸ Abb. 18.**4**). Abgesehen von dieser Besonderheit verhalten neurosekretorische Neurone sich wie echte Mitglieder des Nervensystems.

Rezeptoren. Hier hier seien zwei grundsätzlich unterschiedliche Typen von Rezeptoren der Neurotransmitter und Neuromodulatoren genannt:

(a) **Liganden-gesteuerte Ionenkanäle** (ionotrope Rezeptoren), die sich bei Bindung des Transmitters (= des Liganden) öffnen. Folge: Änderung des Membranpotenzials der Rezeptor-tragenden Zelle (bei Depolarisation: Erregung, bei Hyperpolarisation: Hemmung). Der gesamte Vorgang von der Freisetzung bis zum Effekt auf Seiten der Zielzelle dauert *Millisekunden*. Beispiele: ACh-Rezeptor vom Nikotin-Typ (Na^+-Kanal, exzitatorisch), z. B. an motorischen Endplatten und vegetativen Ganglienzellen; $GABA_A$-Rezeptor (Cl^--Kanal, inhibitorisch) im ZNS.

(b) **G-Protein-gekoppelte Rezeptoren** (metabotrope Rezeptoren): Bei Bindung des Transmitters wird durch Vermittlung eines innen an der postsynaptischen Membran sitzenden Guanylnucleotid-bindenden Proteins (G-Protein) eine intrazelluläre Signalkaskade ausgelöst, die schließlich zum Effekt führt. Der ganze Vorgang dauert *Sekunden*. Beispiele: ACh-Rezeptor vom Muskarin-Typ, u. a. an glatten Muskelzellen und im ZNS; Rezeptoren für Noradrenalin, Adrenalin, Dopamin, Peptide.

Es ist offensichtlich, dass ein Transmitter mit unterschiedlichen Rezeptoren interagieren kann. Für viele Transmitter gibt es zusätzlich verschiedene Rezeptor-Subtypen; dadurch ist es möglich, dass ein und derselbe Transmitter – je nach Rezeptor – hemmende oder aktivierende Effekte auf verschiedene Erfolgszellen haben kann. Näheres s. Bücher der Physiologie und Pharmakologie.

Beendigung der Transmission. Die rasche **Beseitigung des Transmitters** aus dem synaptischen Spalt ist Voraussetzung für die ungestörte Funktion der Synapse. In cholinergen Synapsen wird die Überträgersubstanz (Acetylcholin, ACh) durch die **Acetylcholinesterase** (AChE) gespalten. Cholin wird durch einen Transporter in den Bouton zurückgenommen und zur Neusynthese von ACh wiederverwendet. Das AChE-Protein befindet sich (außer bei der motorischen Endplatte) (S. 282) an der Außenseite der postsynaptischen Membran. Hier ist die AChE durch kovalente Bindung an einem Transmembranprotein verankert. In den meisten anderen Synapsen-Typen mit niedermolekularen Überträgerstoffen verschwinden diese durch Wiederaufnahme in die präsynaptischen Boutons, hierfür sind spezifische **plasmalemmale Transporter** (z. B. Serotonin-, Dopamintransporter) verantwortlich (▶ Abb. 9.**8 g**). Im Bouton werden die aufgenommenen Transmitter für die Füllung neuer synaptischer Vesikel wiederverwendet oder abgebaut. Außerdem sind die umliegenden **Astrozyten** (S. 233) durch Aufnahme und Abbau an der Beseitigung der Transmitter beteiligt. Im Falle von Glutamat und GABA werden die in den Astrozyten entstehenden Metaboliten den Boutons zur Transmitter-Neusynthese wieder zur Verfügung gestellt. Neuropeptide werden durch Proteasen im Extrazellulärraum abgebaut.

Weitere Struktur-Funktions-Beziehungen

Die **synaptischen Vesikel** erscheinen meist leer (*clear vesicles,* Durchmesser 30 – 60 nm). In noradrenergen Synapsen zeigen die Vesikel oft ein elektronendichtes Zentrum (*dense core vesicle,* 40 – 100 nm). Peptidhaltige Vesikel sind stets groß (ca. 100 nm) und mit elektronendichtem Inhalt gefüllt (▶ Abb. 9.**8 c**). Die **Synthese der Transmitter** (außer den Peptiden) findet überwiegend im **Axoplasma** des präsynaptischen Boutons statt. Eine vesikuläre **Protonen-ATPase** sorgt für einen sauren pH in den Vesikeln. Die Transmitter werden mittels eines **Transporters** (im Austausch gegen Protonen) in den Vesikeln angereichert (▶ Abb. 9.**8 f**). Peptide und die für die Transmittersynthese nötigen Enzyme werden vom Perikaryon geliefert. Sie gelangen durch den schnellen axonalen Transport in Vesikeln zu den Boutons (S. 223).

Entleerung und Rezirkulation der synaptischen Vesikel (▶ Abb. 9.**8 g**). Vorbedingung für die **Exozytose** des Neurotransmitters ist die Fusion der Vesikelmembran mit der präsynaptischen Membran. Die Fusion ist das Ergebnis einer Reaktionskette, an der zahlreiche Proteine beteiligt sind. Ein ultrastrukturelles Äquivalentbild für diese **„Proteinmaschinerie"** sind die **präsynaptischen Verdichtungen in den aktiven Zonen**. Ein wichtiger Schritt besteht darin, dass die **SNARE-Proteine** (S. 86) der Vesikelmembran und der Plasmamembran miteinander einen Komplex bilden und die Membranen dadurch so nah zusammenbringen, dass die Fusion zustande kommen kann. Die Vermittlung zwischen dem auslösenden Aktionspotenzial und dem Exozytose-Ereignis geschieht durch lokale Erhöhung der axoplasmatischen **Ca^{2+}-Ionenkonzentration** (Ca^{2+}-Einstrom nach Öffnung von spannungsabhängigen Ca^{2+}-Kanälen in der aktiven Zone).

Bei den synaptischen Vesikeln können mehrere Fraktionen unterschieden werden: Die Vesikel des **sofort verfügbaren Vorrats** liegen im Bereich der aktiven Zonen und sind bereits lose an der präsynaptischen Membran befestigt. Die Vesikel des **Reserve-Vorrats** werden in einiger Entfernung von der präsynaptischen Membran durch Bindung an das Aktin-Zytoskelett festgehalten. Auf diesen Vorrat wird bei erhöhter Aktivität der Neurotransmission zurückgegriffen.

Nach erfolgter Exozytose werden die Membranen der synaptischen Vesikel durch Clathrin-vermittelte **Endozytose** in den axonalen Bouton zurückgeholt und erneut mit Transmitter gefüllt. Eine Sonderform der Transmitterfreisetzung ist beschrieben (▶ Abb. 9.**8 h**), bei der sich nur eine kleine Fusionspore bildet. Danach zieht sich das Vesikel sofort zurück **(„Kiss-and-Run")**, wird erneut gefüllt und steht rascher als nach üblicher Exozytose wieder zur Verfügung. Unklar ist, wieviel dieser Modus zur synaptischen Übertragung beiträgt. – Bei den Endozytose-Vorgängen gelangen auch Stoffe aus dem Extrazellulärraum in den Bouton, z. B. neurotrophe Faktoren, einige Neurotoxine und neurotrope Viren (s. u.).

Die **postsynaptischen Verdichtungen** sind ein Äquivalentbild für den Komplex aus Rezeptormolekülen und Membranskelett-Elementen. Letztere sorgen dafür, dass die Rezeptoren in dieser Membranregion konzentriert bleiben. Die Rezeptordichte kann durch Endo- und Exozytose von Rezeptor-haltigen Arealen der postsynaptischen Membran reguliert werden. Aktive Zonen und postsynaptische Verdichtungen liegen sich immer genau gegenüber. Der

Zusammenhalt der beiden Membranen wird durch **Zelladhäsionsmoleküle** (z. B. N-Cadherin, Neuroligine) vermittelt, die den synaptischen Spalt durchspannen (Puncta adhaerentia außerhalb der aktiven Zone). Rezeptoren kommen in geringerer Dichte auch außerhalb der postsynaptischen Membran vor (extrasynaptische Rezeptoren). Bei starker synaptischer Aktivität oder genereller Erhöhung der Transmitterkonzentration (z. B. Dopamin, Serotonin) im Extrazellulärraum kann **nicht-synaptische Transmission** (S. 225) vermittels dieser Rezeptoren spezifische Effekte auslösen.

Synaptische Plastizität. Die Effizienz der Übertragung kann sich je nach Aktivität der Synapse kurz- oder langfristig verändern (synaptische *Potenzierung* oder das Gegenteil, *Depression*). Grundlage hierfür sind biochemische und strukturelle Anpassungsvorgänge („Plastizität“) der Synapse, z. B. Veränderungen von Anzahl und Verfügbarkeit synaptischer Vesikel, Funktionszustand und Menge postsynaptischer Rezeptoren, Vergrößerung oder Eliminierung synaptischer Kontaktzonen, Neu- oder Rückbildung von **dendritischen Dornen** (S. 220) mit den zugehörigen Synapsen. Synaptische Plastizität ist Voraussetzung für bedarfsgerechte Anpassung der Informationsverarbeitung sowie für Kurz- und Langzeitspeicherung von Informationen im ZNS („zelluläres Lernen“). **Neuronale Plastizität** umfasst alle strukturellen Veränderungen von Neuronen sowie die im erwachsenen NS nur in sehr begrenztem Ausmass stattfindende Nervenzellneubildung (**Neurogenese**).

Neurotrophe Faktoren (Neurotrophine, z. B. *Nerve growth factor*, NGF; *Brain-derived neurotrophic factor*, BDNF; Zytokine, z. B. *Ciliary neurotrophic factor*; CNTF) sind Proteine, die von Neuronen und Gliazellen produziert und freigesetzt werden (u. a. bei synaptischen Transmissionsvorgängen) (S. 228). Sie beeinflussen während der Entwicklung die Bildung und Differenzierung von Neuronen, im ausgereiften NS das Überleben, die Funktion und die Anpassung von Neuronen (z. B. im Rahmen von synaptischer und neuronaler Plastizität, s. o.).

Verschiedene bakterielle **Neurotoxine** aus Clostridien (z. B. Tetanustoxin, Botulinumtoxine) gelangen durch Endozytose in den axonalen Bouton und zerstören hier bestimmte SNARE-Proteine, sodass die Transmitter-Exozytose unmöglich wird. (Folge: Funktionsausfall der betroffenen Synapsen) (S. 284). – **Transneuronaler Transport.** Das physiologische Zusammenspiel von **Exozytose**, **Endozytose** und **axonalem Transport** macht es möglich, dass Stoffe von einem Neuron in das nächste weitergegeben werden, sowohl anterograd als auch retrograd. Das erklärt, wie **neurotrope Viren** (z. B. Erreger der Kinderlähmung = Poliomyelitis, Zerstörung der Virus-infizierten Motoneurone) und **Neurotoxine** (z. B. Tetanustoxin) Zugang zum ZNS gewinnen und sich in manchen Fällen auch von Neuron zu Neuron ausbreiten können. Bemerkenswert ist, dass das Tetanustoxin vor allem inhibitorische Interneurone im Rückenmark und Hirnstamm befällt, die normalerweise die Motoneurone hemmen (Folge: generalisierte Muskelkrämpfe, „Wundstarrkrampf“).

9.2.4 Glia

Gliazellen sind für die Funktion der Neurone unentbehrlich. Die **zentrale Glia** kann in Makro- und Mikroglia eingeteilt werden (▸ Abb. 9.9). Die **Makroglia** stammt aus dem Neuralrohr (S. 217), ist also ektodermaler Abkunft, die **Mikroglia** stammt aus dem Mesoderm. Die wichtigsten Zelltypen der Makroglia sind **Astrozyten** (mechanische und metabolische Aufgaben), **Oligodendrozyten** (Myelinscheidenbildung), und **Ependymzellen** (Auskleidung der inneren Liquorräume) (S. 254). Die **Mikrogliazellen** sind die Makrophagen des ZNS. Alle genannten Gliazellen (außer Ependym) besitzen zahlreiche Ausläufer, die man bei üblichen histologischen Färbungen nicht erkennt. Im Gegensatz zu Nervenzellen können Gliazellen proliferieren. Die Mehrzahl der Hirntumoren geht von Gliazellen aus.

Die **periphere Glia** stammt aus der Neuralleiste. Die wichtigsten Zelltypen sind **Schwann-Zellen** (S. 237) (Myelinscheidenbildung) und Mantel- oder **Satellitenzellen** (S. 264) (Umhüllung der peripheren Ganglienzellen).

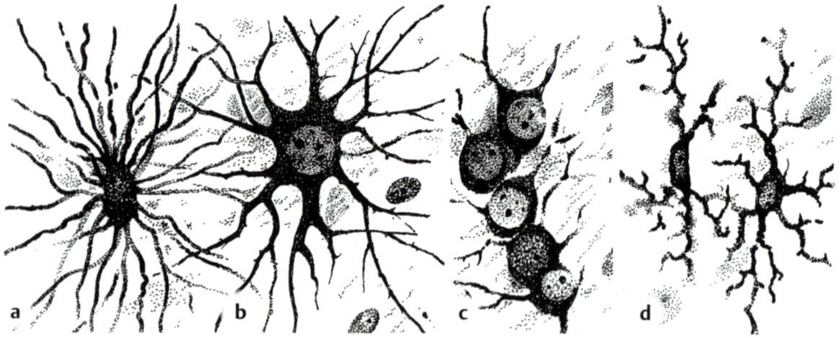

Abb. 9.9 Gliazellen des ZNS, halbschematische Zeichnungen nach Versilberungspräparaten. a, b **Astrozyten**, fibrillärer und protoplasmatischer Typ. c **Oligodendrozyten**. Die Myelin-bildenden Enden der Ausläufer sind nicht dargestellt. d **Mikrogliazellen** im ruhenden Zustand. (aus Kahle W. Taschenatlas der Anatomie, Bd. 3, Kahle W. et al. (Hrsg.), Thieme, 2018)

Astroglia

Astrozyten sind die häufigsten Gliazellen im ZNS. Mit Spezialmethoden (Metallimprägnationen, Immunhistochemie) können sie als sternförmige Zellen dargestellt werden, daher ihr Name. Bei der immunhistochemischen Anfärbung wird das Vorkommen eines Astrozyten-spezifischen Proteins ausgenutzt (**GFAP** = *glial fibrillary acidic protein*), aus dem die ultrastrukturell sichtbaren **Intermediärfilamente** bestehen (▸ Abb. 9.**10**). Die Filamente verleihen den Astrozyten-Ausläufern mechanische Stabilität, wodurch sie im zentralen Nervengewebe die Stützfunktion übernehmen können, die in anderen Organen vom bindegewebigen Stroma erfüllt wird; dieses fehlt im ZNS. Nach der Zellform unterscheidet man **protoplasmatische** und **fibrilläre** Astrozyten. Der pro-

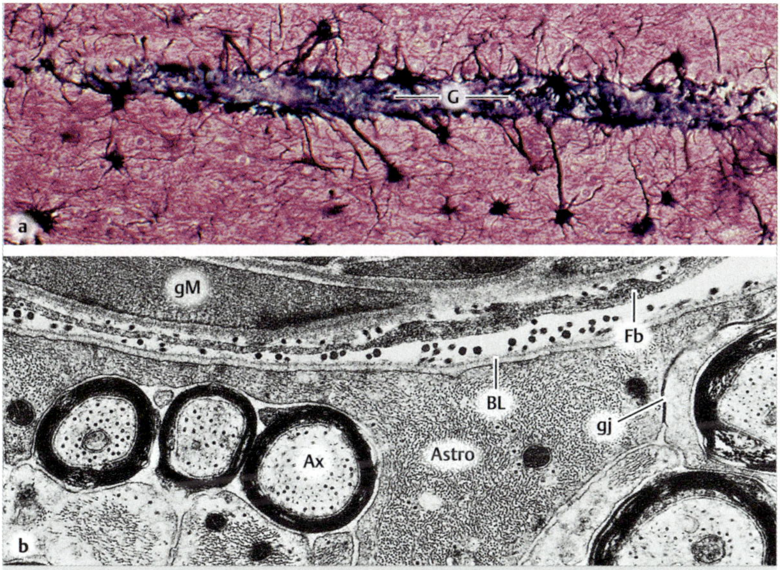

Abb. 9.10 Gliagrenzmembran am Beispiel der Membrana limitans glialis perivascularis. **a** **Astrozyten** (*schwarz* gefärbt durch Goldsublimat-Technik) in der weißen Substanz (Endhirn, Hund). Viele Astrozytenfortsätze enden in enger Nachbarschaft zu einem hier längs geschnittenen Gefäßkanal (G). **b** **Astrozyten-Endfuß (Astro)**, der an den perivaskulären Raum grenzt (EM-Bild, N. opticus, Maus); im Zytoplasma zahlreiche quergeschnittene Intermediärfilamente. **BL**, Basallamina der Gliazelle. Im perivaskulären Raum quergeschnittene Kollagenfibrillen und Fortsatz eines pialen Fibroblasten **Fb. gM**, glatte Muskelzelle der Arteriole. **Ax**, myelinisierte Axone. **gj**, Gap junction. Beachte die engen Interzellulärspalten im Nervengewebe. Vergr. 200fach (a), 11 000fach (b).

toplasmatische Typ liegt vorwiegend in der grauen Substanz, der fibrilläre Typ ist in der weißen Substanz und an der Oberfläche des Gehirns vorherrschend.

Die Astrozyten sind untereinander und mit den Oligodendrozyten durch **Gap junctions** zu einem funktionellen Netz gekoppelt, welches das ganze ZNS durchzieht. Astrozyten-Ausläufer füllen überall die Lücken zwischen Nervenzellperikaryen, Dendriten, Axonen und Gefäßen. Lamellenförmige Astrozytenfortsätze bedecken Synapsen und umhüllen Bündel von dünnen marklosen Axonen (▸ Abb. 9.**1**). An der Grenze zu nicht-neuronalen Geweben (an der Oberfläche des ZNS und um Blutgefäße herum) bilden Astrozyten-Ausläufer mit flächigen Endfüßen eine durchgehende Grenzschicht. Diese erscheint lichtmikroskopisch wie eine Membran und wird daher als **Gliagrenzmembran** (*Membrana limitans glialis superficialis* bzw. *perivascularis*) bezeichnet. Sie ist auf der Außenseite mit einer durchgehenden **Basallamina** bedeckt, die von den Astrozyten gebildet wird (▸ Abb. 9.**10**, ▸ Abb. 9.**19**).

Anmerkung zur Basallamina. *Innerhalb* des ZNS-Kompartimentes gibt es keine Basallamina. Dies wird verständlich, wenn man sich die Entstehung des ZNS aus dem Neuralrohr (▸ Abb. 9.**4**) in Erinnerung ruft: ein Rohr aus Neuroepithel, eingehüllt in einen Basallaminaschlauch. Das gesamte Nervengewebe des ZNS ist Nachfolger des Neuroepithels und entwickelt sich innerhalb dieses „Schlauches".

Extrazellulärraum des ZNS. Dieser nimmt immerhin etwa 20 % des Hirnvolumens ein, die Spalten zwischen den vielen Zellfortsätzen sind aber außerordentlich eng (meist etwa 40 – 60 nm) und gewunden. Ein großer Anteil dieses Extrazellulärraum-Labyrinths wird von den Plasmamembranen der Astrozyten gesäumt. Durch die Enge der Interzellulärräume wird die freie Diffusion von Stoffen erschwert. **Extrazellulärmatrix** (EZM) ist nur wenig vorhanden, z. B. in Form so genannter **perineuronaler Netze**, die u. a. Hyaluronan und spezielle Proteoglykane enthalten. Die EZM wird von Astrozyten und Neuronen produziert.

Funktion der Astrozyten. Die Bedeutung der Astrozyten für die strukturelle Organisation des ZNS (**Stützfunktion, EZM-Produktion**) wurde schon erwähnt. Mit Transportmechanismen und Ionenkanälen in ihrer riesigen Membranoberfläche kontrollieren sie die **Zusammensetzung der Extrazellulärflüssigkeit** (z. B. Konstanthaltung der extrazellulären K^+-Konzentration, die durch neuronale Aktivität stark ansteigen kann). Synapsen-bedeckende Astrozytenfortsätze werden heute als **integrale funktionelle Bestandteile der Synapsen** betrachtet: sie isolieren den synaptischen Spalt gegen die Umgebung und beeinflussen durch Beseitigung (Aufnahme und Metabolisierung) des Transmitters die synaptische Transmission (S. 229). Astrozyten können auch als „Dritter im Bunde“ auf die neuro-neuronale Transmission einwirken („*tripartite synapse*“), indem sie „Gliotransmitter“ (z. B. Glutamat, ATP) in den synaptischen Spalt freisetzen und dadurch die synaptische Übertragung modulieren (**Gliotransmission**). Außerdem enthalten Astrozyten Glykogen und können den Neuronen für kurzfristigen Bedarf energiereiche Metabolite zur Verfügung stellen. In den Endothelien der Hirnkapillaren induzieren die Astrozyten die Ausbildung von Barriere-Eigenschaften (**Blut-Hirn-Schranke**) (S. 257). Bei Zerstörung von zentralem Nervengewebe (z. B. infolge von Verletzungen, Gefäßverschlüssen oder neurodegenerativen Erkrankungen) proliferieren die Astrozyten, vergrößern sich, exprimieren vermehrt GFAP und bilden eine **Glianarbe.** Darüber hinaus produzieren Astrozyten neurotrophe Faktoren (z. B. CNTF), die für Differenzierung und Überleben von Neuronen Bedeutung haben (S. 231).

Sonderformen der Astroglia. Eine Frühform der Astroglia sind lange Zellen, die die ganze Wand des Neuralrohres radiär durchspannen (*radiale Glia*). Sie dienen den jungen Neuronen bei der Wanderung als Leitschienen. Radialgliazellen gelten außerdem als neurale Vorläuferzellen, aus denen Astrozyten und Neurone hervorgehen können. Postnatal kommt GFAP-positive radiale Glia noch in Form der *Bergmann-Glia* (Kleinhirn) (S. 250) und der *Müller-Zellen* (Retina) (S. 710) vor. Eine weitere Sonderform sind die *Pituizyten* des Hypophysenhinterlappens (S. 512).

Oligodendroglia

Oligodendrozyten (▸ Abb. 9.**11**, ▸ Abb. 9.**14**) bilden die **Myelinscheiden des ZNS** (S. 242) und sind daher in der weißen Substanz besonders reichlich vertreten. Ihre Zellkörper liegen in Reihen zwischen den Fasern der Hirn- und Rückenmarksbahnen. In Übersichtsfärbungen ist nur ihr dichter Zellkern zu erkennen. Ultrastrukturelle Merkmale ihres Zellkörpers sind das relativ elektronendichte Zytoplasma und der Reichtum an Mikrotubuli. Neue Oligodendrozyten können aus teilungsfähigen Vorläufern entstehen (**Polydendrozyten,** auch als **NG2-Zellen** bezeichnet).

Mikroglia

Mikrogliazellen (ca. 10 % der zentralen Gliazellen) sind die **Gewebe-residenten Makrophagen** des ZNS. Ihre Vorläufer stammen aus dem Dottersack und wandern während der Embryonalentwicklung ins ZNS ein, lange bevor die Blutbildung im Knochenmark beginnt (S. 346). Die Mikrogliazellen sind langlebig, erhalten ihre Population durch Proliferation aufrecht und benötigen unter Normalbedingungen keinen Nachschub durch Knochenmark-abhängige Monozyten/Makrophagen.

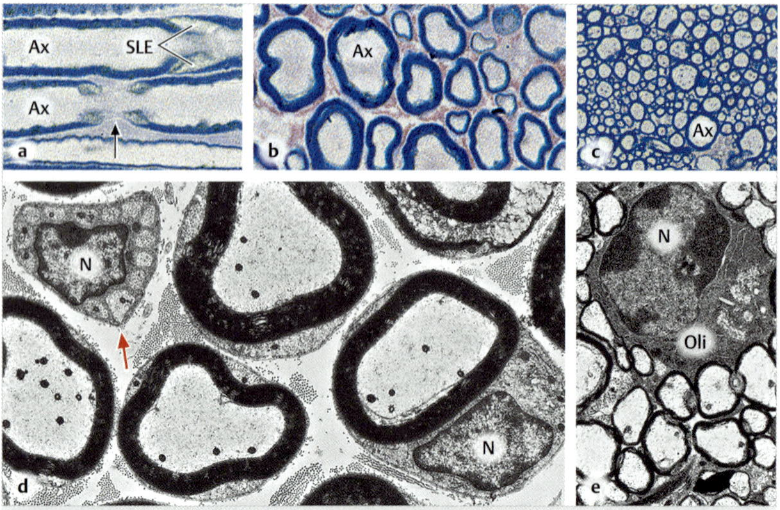

Abb. 9.11 Periphere und zentrale Nervenfasern. (a, b, c Semidünnschnitte; d, e, EM). **a**, **b** Periphere Fasern längs und quer geschnitten (Ratte). **Ax**, Axon, von dunkel gefärbter Myelinscheide umgeben. **Pfeil** in a zeigt auf Ranvier-Schnürring. **SLE**, Schmidt-Lanterman-Einkerbung. In b ist zwischen den Nervenfasern rot gefärbtes Bindegewebe (Endoneurium) zu sehen. **c** Zentrale Fasern (weiße Substanz im Hirnstamm, Maus). Beachte die dichte Packung der Fasern im Vergleich zu b. Der Faserdurchmesser ist durchweg kleiner als in b. **d** Periphere Fasern (N. phrenicus, Maus). Man sieht 5 myelinisierte Fasern und oben links ein Bündel aus 13 Axonen (marklosen = nicht-myelinisierten Nervenfasern), die in eine gemeinsame Schwann-Zelle eingebettet sind (**Pfeil**). In zwei Fällen ist der Kern (**N**) der Schwann-Zelle angeschnitten. Zwischen den Nervenfasern Kollagenfibrillen. **e** Zentrale Fasern wie in c. **Oli**, Zellleib eines Oligodendrozyten. Färbung Toluidinblau (a, c) oder basisches Fuchsin-Methylenblau (b). Vergr. 800fach (a, b, c), 4500fach (d, e).

Die Mikrogliazellen sind gleichmäßig verteilt und bilden ein lückenloses Überwachungsnetz im ZNS. Die Form der Zellen (nur durch Spezialfärbungen darstellbar) ist abhängig vom Funktionszustand. **Ruhende Mikrogliazellen** sind ramifiziert, d. h. sie besitzen reich verzweigte, zarte Ausläufer (▶ Abb. 9.**9**). **Aktivierte Mikrogliazellen** ziehen ihre Ausläufer ein. Wenn sie mit der Phagozytose von Zelltrümmern o. Ä. beginnen, werden sie zu plumpen, **amöboiden Zellen.**

Funktion. Die Mikroglia reagiert bei jeglicher Schädigung von zentralen Neuronen und Gliazellen, indem sie lokal oder generalisiert in den aktivierten Zustand übergeht und proliferiert. Unter bestimmten Bedingungen sezernieren aktivierte Mikrogliazellen Zytokine und andere Substanzen (z. B. NO), die einerseits **zytotoxische Wirkung** (auf Erreger, aber auch auf Neuralzellen) ausüben, andererseits Bedeutung für reparative Vorgänge haben. Außerdem können sie als **Antigen-präsentierende Zellen** fungieren (MHC-II-positiv) (S. 366). Bei vielen **Erkrankungen des ZNS** (z. B. Multiple Sklerose, Parkinson-Krankheit, Alzheimer-Krankheit) sind sie vermehrt und phagozytotisch tätig. Über ihre Bedeutung für die Entstehung und den Verlauf dieser Erkrankungen gibt es verschiedene Hypothesen. – Im Verlauf von Erkrankungen, bei denen die Blut-Hirn-Schranke beeinträchtigt ist (z. B. Entzündungen, Ischämie, Tumoren), können Monozyten/Makrophagen aus dem Blut in das ZNS rekrutiert werden, die nach Abklingen der Krankheit wieder verschwinden.

9.2.5 Nervenfasern, Myelinscheiden

Axone werden von spezialisierten Gliazellen umhüllt. Die Ausgestaltung solcher Gliahüllen ist abhängig vom Kaliber des Axons: dünne Axone sind meist zu mehreren als Bündel von einer sehr einfach gebauten glialen Bedeckung umgeben. Von einem bestimmten Kaliber an besitzt jedes Axon eine individuelle Hülle, die **Myelinscheide (Markscheide)**. Diese besteht aus spiraligen Wicklungen von Biomembranen mit hohem Lipidgehalt. Im PNS wird die Myelinscheide von **Schwann-Zellen**, im ZNS von **Oligodendrozyten** gebildet und unterhalten. Sie bleibt integraler Bestandteil der jeweiligen Gliazelle. Ein Axon samt seiner Myelinscheide ist eine **markhaltige (myelinisierte) Nervenfaser.** Ein Axon ohne Myelinscheide wird als **marklose (nicht-myelinisierte) Nervenfaser** bezeichnet. Im PNS sind Nervenfasern durch Bindegewebshüllen zu **Nerven** gebündelt, im ZNS werden größere Bündel aus Fasern gleicher Funktion als Faserbahnen oder -bündel **(Tractus, Fasciculus)** bezeichnet.

Entlang einer markhaltigen Nervenfaser besteht die Umscheidung aus einer Kette von Myelin-Segmenten, die in regelmäßigen Abständen durch kurze myelinfreie Zonen unterbrochen sind (**Ranvier-Schnürringe**). Die Strecke zwischen zwei Schnürringen ist das **Internodium**. Das internodale Axolemm ist gegenüber der Umgebung isoliert, im Bereich der Schnürringe fehlt die Isolierung. Die Myelinscheide liefert die physikalische Voraussetzung für die rasche Erregungsleitung entlang einem Axon. Die elektrische Erregung springt gleichsam von einem Schürring zum nächsten (**saltatorische Erregungsleitung**) und pflanzt sich daher auf myelinisierten Axonen mit viel höherer Geschwindigkeit fort als auf nicht-myelinisierten Axonen. Die dicksten myelinisierten Nervenfasern im PNS haben einen **Durchmesser** von ca. 20 µm, die dünnsten < 4 µm. Im ZNS sind die Nervenfasern generell wesentlich dünner als im PNS.

Marklose (nicht-myelinisierte) Nervenfasern

Nicht myelinisierte Axone sind generell dünn (im ZNS < 1 µm, im PNS < 2 µm). Im **ZNS** liegen sie entweder ohne spezielle Gliahülle im Neuropil, oder sie sind bündelweise von Astrozytenfortsätzen umgeben. Im **PNS** werden mehrere dünne Axone von einer gemeinsamen Schwann-Zelle begleitet. Jedes Axon liegt in einer rinnenförmigen Einbuchtung der Schwann-Zelle, die einzelnen Axone sind meist durch Schwann-Zell-Ausläufer voneinander getrennt. Die Schwann-Zelle begleitet „ihre" Axone über eine Länge von maximal 500 µm. An den Enden ist sie durch fingerförmige Fortsätze mit der angrenzenden Schwann-Zelle verzahnt. Der Gesamtkomplex aus Axonen und Schwann-Zelle (**Remak-Bündel**) (► Abb. 9.**11**, ► Abb. 9.**12**) wird von einer kontinuierlichen Basallamina (gebildet von den Schwann-Zellen) und von retikulären Fasern umgeben.

9

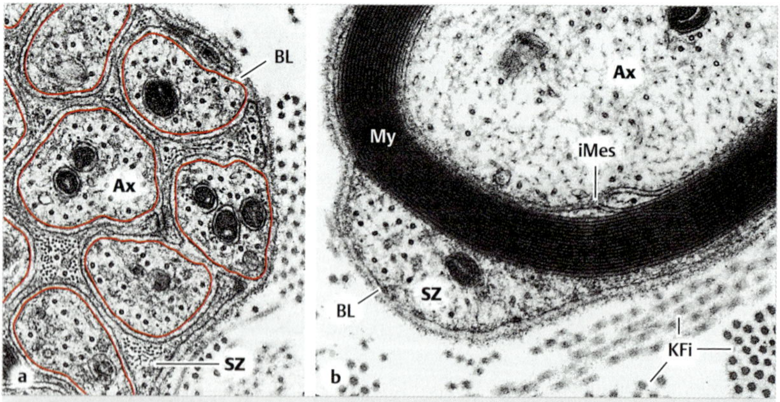

Abb. 9.12 Marklose (a) und myelinisierte (b) periphere Nervenfasern (N. phrenicus, Maus). **Ax**, Axon. **SZ**, Zytoplasma der Schwann-Zelle. **BL**, Basallamina. **KFi**, Kollagenfibrillen des Endoneuriums. **My**, Myelinscheide. **iMes**, inneres Mesaxon. In **a** sind alle Axonprofile rot markiert, dazwischen liegen dünne Fortsätze der Schwann-Zelle, getrennt von den Axonen durch den periaxonalen Spalt (nicht bezeichnet). Beachte die quer geschnittenen Zytoskelett-Elemente in Axonen und Schwann-Zellen. Vergr. 27 000fach (a), 30 000fach (b).

Markhaltige (myelinisierte) Nervenfasern

Jedes myelinisierte Axon im ZNS und PNS besitzt eine *individuelle* Gliahülle. In licht- und elektronenmikroskopischen Präparaten erkennt man eine quergeschnittene markhaltige Faser, falls sie optimal fixiert ist, an dem hellen Axon, das von einem stark gefärbten Ring, der **Myelinscheide**, umgeben ist (▶ Abb. 9.**11** bis ▶ Abb. 9.**14**). In einem idealen Längsschnitt (besser noch am Zupfpräparat von Einzelfasern eines peripheren Nerven) zeigen sich in regelmäßigen Abständen taillenförmige Einschnürungen (▶ Abb. 9.**11 a**), die den Lücken zwischen den aufeinander folgenden Myelin-Segmenten entsprechen: **Ranvier-Schnürringe** (Ranvier-Knoten, *Nodus*). Die Strecke zwischen zwei Schnürringen (**Internodium**) entspricht dem Zuständigkeitsbereich *einer* Myelin-bildenden Gliazelle. Die Länge des Internodiums (**200 – 1500 µm**) ist direkt mit der Dicke der Myelinscheide und dem Durchmesser des Axons korreliert (S. 242).

Das **nodale Axolemm** (▶ Abb. 9.**13**) unterscheidet sich vom übrigen Axolemm durch einen dichten Besatz mit **Na^+-Kanälen** (entscheidend für die **saltatorische Erregungsleitung**). Ein elektronendichtes Material an der Innenseite des nodalen Axolemm gilt – wie beim Initialsegment des Axons (S. 221) – als Äquivalentbild des Membranskeletts, durch das die Na^+-Kanäle hier gefesselt werden. Im PNS ist das nodale Axolemm außen von Mikrovilli der Schwann-Zelle bedeckt, was Bedeutung für die Konzentrierung der Na^+-Kanäle hat (S. 242). Im ZNS bedecken Astrozyten-Ausläufer die nodale Membran.

Zwei wichtige **Unterschiede zwischen PNS und ZNS** bezüglich des Feinbaus der myelinisierten Faser seien schon hier genannt: (**a**) Im PNS ist *eine* Schwann-Zelle für *ein* Myelin-Segment *eines* Axons zuständig, im ZNS werden meist *mehrere* Axone (bis zu 50) von jeweils *einem* individuellen Fortsatz *eines* Oligodendrozyten mit einem individuellen Myelin-Segment versehen (▶ Abb. 9.**14**). (**b**) Die periphere Nervenfaser (Axon plus Myelinscheide) ist immer von einer durchgehenden **Basallamina** umgeben, die zentrale Faser besitzt keine Basallamina (S. 234).

Chemische Bestandteile des Myelins. Da Myelin aus der Plasmamembran von Gliazellen hervorgeht (s. u.), gleicht seine molekulare Zusammensetzung im Prinzip derjenigen von Biomembranen, allerdings mit einem außergewöhnlich hohen Lipidanteil. Etwa 70 % des Trockengewichts sind Lipide (Phospholipide, Glykolipide, Cholesterin), ca. 30 % sind Proteine. In Einzelheiten unterscheidet sich das Lipidmuster von peripherem und zentralem Myelin. Bedeutende Unterschiede bestehen vor allem im Proteinmuster: Einige Myelinproteine kommen ubiquitär vor (z. B. Myelin-basisches Protein = MBP), andere sind jeweils spezifisch für das PNS (Protein Null = P0, Peripheres Myelinprotein 22 = PMP22) oder für zentrales Myelin (z. B. Proteolipid Protein = PLP). Die Proteine sind, obwohl sie nur einen kleinen Anteil am Myelin ausmachen, unentbehrlich für die Organisation der Myelinlamellen (s. u.).

Das **mikroskopische Aussehen der Myelinscheide** hängt davon ab, ob die Lipide durch geeignete Fixierung erhalten oder bei der histologischen Aufbereitung extrahiert wurden. Im letzteren Fall bleiben nur die Proteine des Myelins als netzartige Struktur übrig („Neurokeratin"), dies ist ein regelmäßiges Artefakt in den üblichen Paraffinschnitten. Hinweise zur histologischen Erkennung von Nerven in Routinepräparaten am Ende des Kapitels (S. 266). Die in diesem Kapitel gezeigten „schönen" Myelinscheiden sind alle mit Osmium-Tetroxid fixiert, daher ist das Myelin erhalten geblieben.

Myelinscheide der peripheren Nervenfaser

Der Feinbau der peripheren Myelinscheide wird aus der **Entwicklung** verständlich (▸ Abb. 9.**13**). Die Schwann-Zelle umfängt das Axon zunächst wie bei der marklosen Faser mit einer Rinne, deren Lippen sich unter Bildung eines Mesaxons treffen (Begriff *Mesaxon* in Analogie zum makroskopischen **Meso** des Darms, vgl. ▸ Abb. 16.**1**). Die eine (künftige innere) Lippe wächst nun unter die andere und beginnt, sich um das Axon herumzuwickeln. Im weiteren Verlauf verschwindet ein Großteil des Zytoplasmas aus den Wicklungen, die Plasmamembranen kommen aneinander zu liegen und werden durch verschiedene Myelin-spezifische Proteine miteinander verklammert (**Kompaktierung des Myelins**).

Das **kompakte Myelin** zeigt ein periodisches Muster aus elektronendichten Linien, die durch helle Banden getrennt sind (▸ Abb. 9.**13 c**). Die breite **Hauptlinie** (*major dense line*) und die weniger dichte **Zwischenlinie** (*intermediate line*) entsprechen den Bereichen, in denen sich während der Entwicklung die zytoplasmatischen bzw. die nach extrazellulär orientierten Anteile der Plasmamembranen nach Verschwinden des Zytoplasmas aneinander gelegt haben. Dicke Axone besitzen Myelinscheiden mit mehreren hundert Perioden.

Als **nicht-kompaktes Myelin** werden die Bereiche zusammengefasst, in denen das Zytoplasma der Schwann-Zelle bestehen bleibt (▸ Abb. 9.**13**). Dies sind innere Zytoplasmazone, **paranodale Zungen**, und Myelin-Inzisuren (= **Schmidt-Lanterman-Einkerbungen**, SLE) sowie die äußere Zytoplasmazone, in welcher der Kern und die meisten Zellorganellen der Schwann-Zelle lokalisiert sind.

Die paranodalen Zungen und die SLE stellen **intrazelluläre Verkehrswege** zwischen innerer und äußerer Zytoplasmazone dar. Im Bereich der Zungen und der SLE bildet die Schwann-Zelle **Gap junctions** (CX 32) mit sich selbst. Diese Gap junctions wirken als Kurzschlüsse und verkürzen die Versorgungswege zwischen dem äußeren und inneren Zytoplasma der Schwann-Zelle um das 1000fache (von mehreren mm, wenn der Weg *zirkulär* durch alle spiraligen Wicklungen ginge, auf wenige µm, da der Weg nun radiär oder schräg *durch* die Markscheide führt). Außerdem sind die Plasmamembranen im Bereich des nicht-kompakten Myelins durch **Adhärens-Kontakte** verbunden. Die paranodalen Zungen stehen überdies durch besondere Zelladhäsionsmoleküle mit dem Axolemm in Verbindung.

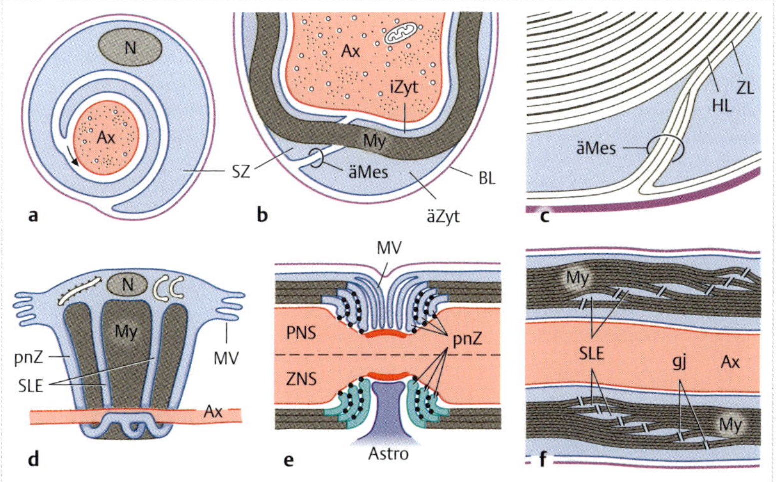

Abb. 9.13 Myelinscheide und **Ranvier-Schnürring** (schematisch). **Ax**, Axon (*rosa*). **BL**, Basallamina (*violett*). **My**, kompaktes Myelin (*grau*). **N**, Zellkern. **SZ**, Schwann-Zelle (Zytoplasma *hellblau*). Einzelheiten siehe Text. **a** **Entstehung der Myelinscheide** im PNS. Der **Pfeil** deutet die Wachstumsrichtung der inneren Lippe an. **b** **Zytoplasmazonen** der SZ (innere bzw. äußere Zytoplasmazone, **iZyt**, **äZyt**). **äMes**, äußeres Mesaxon; darüber inneres Mesaxon, nicht bezeichnet. **c** **Substruktur des kompakten Myelins**, Entstehung der Hauptlinien (**HL**) und Zwischenlinien (**ZL**). **d** **SZ „abgewickelt"** gezeichnet, dadurch soll die Kontinuität der SZ durch die ganze Myelinscheide hindurch verdeutlicht werden. Stellenweise ist die SZ-Plasmamembran nicht zu Myelin kompaktiert, sodass Zytoplasma-haltige Kanäle bestehen bleiben, diese entsprechen im „aufgewickelten" Zustand (vgl. e und f) den paranodalen Zungen (**pnZ**) und den Schmidt-Lanterman-Einkerbungen (**SLE**). **MV**, Mikrovilli der SZ. **e** **Ranvier-Schnürring**, oben im PNS, unten im ZNS. Die MV und pnZ der Schwann-Zelle *hellblau*, die pnZ des Oligodendrozyten *blaugrün*. **Schwarze Punkte**, Zellkontakte (s. Text). Dem nodalen Axolemm haftet innen elektronendichtes Material (*rot*) an (Membranskelett und Na^+-Kanäle). Außen ist das nodale Axolemm von MV der SZ bzw. von einem Astrozyten-Ausläufer (**Astro**) bedeckt. **f** **Schmidt-Lanterman-Einkerbung.** Die aufeinanderliegenden Abschnitte des Zytoplasma-haltigen Kanals, der sich in „aufgewickelter Form" als SLE darstellt, sind durch Gap junctions (**gj**) miteinander verbunden.

Veränderungen in Myelinprotein-Genen (u. a. Duplikation des PMP22-Gens, Mutation des Connexin-32-Gens) sind Ursachen von Myelindegeneration bei erblichen **Neuropathien** vom Typ Charcot-Marie-Tooth (CMT) mit mehreren Unterformen.

Beziehungen zwischen Axon und Schwann-Zelle. Beide beeinflussen sich durch engen Kontakt gegenseitig. Die **Myelinisierung** und die **Dicke der Myelinscheide** werden vom Axon diktiert. Entscheidend ist hierbei ein axonales Membranprotein (*Neuregulin*), das über einen Rezeptor auf der Schwann-Zelle die Myelinisierung steuert. Umgekehrt wird die **Konzentrierung der Na^+-Kanäle** im nodalen Axolemm durch die Schwann-Zelle induziert. Hierfür ist wahrscheinlich die Interaktion zwischen bestimmten Proteinen der Schwann-Zell-Mikrovilli (z. B. *Gliomedin*, ▸ Abb. 9.**13 e**) und axolemmalen Proteinen verantwortlich. Letztere haben Verbindung zum Membranskelett (Ankyrin, Spektrin), das seinerseits die Na^+-Kanäle festhält. Auch die Erhaltung der Myelinscheide hängt vom Kontakt zwischen Schwann-Zelle und Axon ab. Wenn das Axon untergeht, dedifferenziert die Schwann-Zelle und baut ihr eigenes Myelin ab (S. 262). Bemerkenswert ist, dass die **Zahl der Internodien** entlang einer gesunden peripheren Nervenfaser lebenslang konstant bleibt, die Internodien müssen sich also im Rahmen des Körperwachstums verlängern. (Über Veränderungen der Internodienlänge und Myelinscheidendicke nach Remyelinsierung siehe unten) (S. 262).

Faserkaliber und Leitungsgeschwindigkeit. Das Verhältnis von Axondurchmesser zu Durchmesser der Gesamtfaser (Axon plus Myelinscheide) ist recht konstant und beträgt ca. 0,7 (**g-Wert**, wichtig in der Neuropathologie bei der Interpretation morphometrischer Befunde an peripheren Nerven). Die Länge der Internodien bestimmt die Geschwindigkeit der saltatorischen Erregungsleitung. Da Internodium-Länge, Axondurchmesser, Myelinscheidendicke und daher auch **Faserdurchmesser** direkt miteinander korreliert sind, wird letzterer für die Klassifizierung von peripheren Nervenfasern herangezogen. Als Faustregel gilt: *Je dicker die myelinisierte Faser, desto höher die Leitungsgeschwindigkeit.* Grundsätzlich trifft dies auch für die Nervenfasern des ZNS zu.

Nach einer in der Physiologie üblichen **Klassifizierung** werden die peripheren Nervenfasern in folgende Gruppen eingeteilt: **A**: markhaltig, Faserdurchmesser (Axon plus Myelinscheide) 20 – 2 µm, Leitungsgeschwindigkeit 80 – 15 m/s, mit den Untergruppen Aα, Aβ, Aδ; der häufig zitierte Wert von 120 m/s beruht auf Messungen an Katzen. Bei gesunden Menschen werden nur Werte bis maximal 80 m/s gemessen. **B:** schwach myelinisiert, Durchmesser < 3 µm, Leitungsgeschwindigkeit 15 – 3 m/s; **C:** marklos, Axondurchmesser 0,2 – 1,2 µm, Leitungsgeschwindigkeit 1 – 0,5 m/s). Eine andere Klassifizierung, die für afferente Fasern gebräuchlich ist, teilt die Fasern nach denselben Kriterien in Gruppen von I bis IV ein. Die schnellsten Fasern sind primäre Muskelspindelafferenzen (Ia) (S. 669) und motorische Fasern zu den Skelettmuskeln (Aα). Die Schmerz-vermittelnden Fasern (S. 670) gehören den Gruppen Aδ und C an.

Zentrale Myelinscheide

Das Bauprinzip des zentralen Myelins gleicht dem in der Peripherie, mit dem Unterschied, dass ein Oligodendrozyt meist für die Umhüllung mehrerer Axone zuständig ist (▸ Abb. 9.**14**). Er entsendet mehrere Arme (bis zu 50), die jeweils

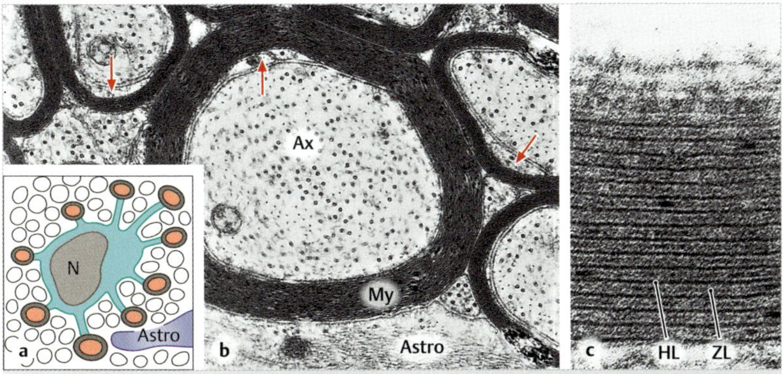

Abb. 9.14 Zentrale Nervenfasern. a Oligodendrozyt (Schema) und 9 Axone, die von seinen Ausläufern je ein Myelin-Segment gestellt bekommen. Dazwischen Axone, die anderen Oligodendrozyten zugeordnet sind, und ein Astrozytenfortsatz (**Astro**). **N**, Zellkern. b, c EM-Bilder, N. opticus (Maus). **Ax**, Axon. **My**, Myelinscheide. Stellenweise sind die innere Zytoplasmazone der Oligodendrozytenfortsätze (**Pfeile**) und der periaxonale Spalt zu erkennen. Bei hoher Auflösung sind im Myelin die Hauptlinien (**HL**) und Zwischenlinien (**ZL**) erkennbar. Vergr. 20 000fach (b), 170 000fach (c).

in einen breitflächigen Fortsatz übergehen. Dieser bildet die Myelin-Wicklungen für jeweils ein Internodium. Ein Oligodendrozyt liefert für ein gegebenes Axon jeweils nur *ein* Myelin-Segment. Die Axone und Myelinscheiden im ZNS sind generell dünner als im PNS, außerdem fehlen Schmidt-Lanterman Einkerbungen. Die axo-glialen Induktionsvorgänge sind weniger klar als bei der peripheren Nervenfaser.

Zeitplan der Myelogenese im ZNS. Im Gegensatz zu den Verhältnissen im PNS, wo Schwann-Zellen und auswachsende Axone vergesellschaftet sind, nehmen die Oligodendrozyten die Myelinisierung erst auf, nachdem die Axone zu ihren Zielzellen ausgewachsen sind. Die Myelogenese im ZNS beginnt in der Fetalzeit und hält etwa 2 Jahrzehnte (!) an. Bis zum *Ende des 2. Lebensjahres* verläuft der Zugewinn an Myelin rapide, später zunehmend langsamer. Bei der Geburt sind viele Faserzüge noch unreif oder gar nicht-myelinisiert. Die Markscheidenbildung im ZNS beginnt in den kaudalen Regionen und schreitet nach festem Muster rostralwärts fort. Die Markscheiden entlang einem langen Axon sind proximal früher fertig als distal. Die Mechanismen, die Ort und Zeit der Myelinisierung regeln, sind im Einzelnen nicht geklärt.

Die **Multiple Sklerose** (*Encephalomyelitis disseminata*) ist die häufigste **Entmarkungserkrankung** des ZNS. Sie ist gekennzeichnet durch unsystematisch verteilte Herde, in denen die Axone ihre Myelinscheide verloren haben und schließlich selbst untergehen. Dies führt zu einem breiten Spektrum von neurologischen Störungen. Die Ursachen und Entstehungsmechanismen sind nicht völlig geklärt; u. a. werden Autoimmunprozesse (S. 377) gegen Myelin-spezifische Proteine verantwortlich gemacht.

9.3 Zentralnervensystem

9.3.1 Graue Substanz: Ausgewählte Beispiele

Die Gliederung des ZNS in graue und weiße Substanz (Definition, S. 214) ist makroskopischer Ausdruck der geordneten Verteilung von neuronalen Perikaryen und myelinisierten Fasern. Die mikroskopische Betrachtung insbesondere der grauen Substanz lässt eine noch viel weiter reichende Ordnung erkennen. Dies soll am Beispiel von **End-** und **Kleinhirnrinde** sowie **Rückenmark** kurz erläutert werden, ohne dass auf neuronale Verschaltungen und funktionelle Aspekte ausführlich eingegangen werden kann; hierfür sei nochmals auf **Bücher der Neuroanatomie** verwiesen.

Die graue Substanz von Endhirn und Kleinhirn liegt überwiegend als **Rinde** (*Cortex*) an der Oberfläche, ein kleinerer Teil liegt in Form von **Kerngebieten** (*Nuclei*) in der Tiefe, umgeben von weißer Substanz. Charakteristisch für die Rinden ist die Anordnung der neuronalen Perikaryen in Schichten (*Laminae*). Dies ist das Ergebnis der nach festem Plan ablaufenden Migration der jungen Neurone während der Entwicklung.

Endhirnrinde

Die Endhirnrinde ist wesentlich an den intellektuellen und psychischen Leistungen des Menschen beteiligt, allerdings sind die somatischen Korrelate für viele Leistungen und für das Bewusstsein bis heute nicht aufgeklärt. Die Gesamtfläche der Endhirnrinde ist durch Windungen und Furchen stark vergrößert. Der überwiegende Teil weist histologisch ein einheitliches Schichtenmuster auf und wird daher als **Isokortex** bezeichnet. Er ist der phylogenetisch jüngste Teil der Rinde (daher auch Neokortex). Die phylogenetisch älteren (Archikortex) und ältesten (Palaeokortex) Rindenareale weisen andere Schichtenmuster auf (zusammenfassende Bezeichnung: **Allokortex**).

Der **Isokortex** hat eine Dicke von 2 – 5 mm. Aufgrund der unterschiedlichen Größe, Form und Packungsdichte der *Perikaryen*, wie das *Nissl-Präparat* sie zeigt (**Zytoarchitektonik**), sind im Isokortex grundsätzlich sechs horizontale

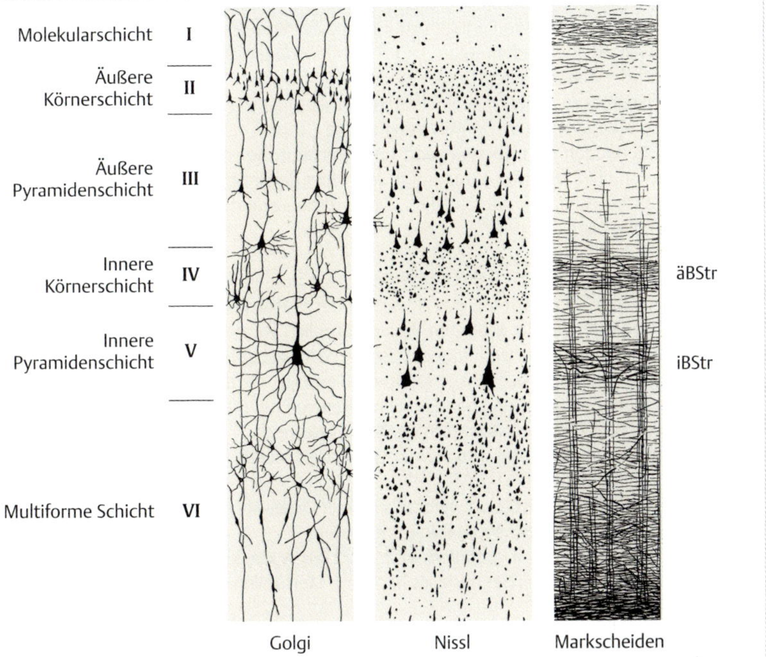

Abb. 9.15 Schichten des Isokortex. Links: Darstellung ganzer Neurone (Golgi-Versilberung). **Mitte**: Darstellung nur der Perikaryen (Nissl-Färbung). **Rechts**: Darstellung der myelinisierten Fasern (Markscheidenfärbung). **äBStr**, **iBStr**, äußerer und innerer Baillarger-Streifen.

Schichten zu unterscheiden (▶ Abb. 9.15), allerdings mit regionalen Differenzen. Die Abgrenzung einzelner Rindenfelder aufgrund zytoarchitektonischer Unterschiede ist Grundlage der von Brodmann schon 1909 erstellten Hirnkarte. Jedes Rindenfeld ist in vertikale Säulen (Kolumnen, Durchmesser ca. 300 µm) gegliedert. Jede Säule bildet eine funktionelle Einheit.

Die **Neurone des Isokortex** können bezüglich ihrer Form (am besten erkennbar im **Golgi-Präparat**; ▶ Abb. 9.15) sowie bezüglich ihrer *Funktion* und der *Länge des Axons* in zwei Gruppen eingeteilt werden: (a) Pyramidenzellen einschließlich der modifizierten Pyramidenzellen; (b) Nicht-Pyramidenzellen. Die **Pyramidenzellen** sind efferente Neurone (**Projektionsneurone**, Golgi-Typ-I-Neurone). Sie können zwar sehr unterschiedlich groß sein, haben aber folgende Merkmale gemeinsam (▶ Abb. 9.5 a): Im Schnitt dreieckiger Zellleib mit zur Hirnoberfläche orientierter Spitze; ein Apikaldendrit, der bis in die oberflächlichste Schicht aufsteigen kann; Basaldendriten von den basalen Ecken abgehend; alle Dendriten mit tausenden Dornen versehen. Das Axon entspringt von der Zellbasis, verlässt nach Abgabe von Kollateralen die heimatliche Rindenregion, tritt in das Marklager ein und endet in anderen Rindenbereichen oder subkortikalen Gebieten. Die modifizierten Pyramidenzellen zeigen zwar eine andere Geometrie, entsprechen aber den Pyramidenzellen, was das Verhalten des Axons sowie die dendritischen Dornen angeht. Die Gruppe der **Nicht-Pyramidenzellen** ist vielgestaltig. Es handelt sich überwiegend um **Interneurone** (Golgi-Typ-II-Neurone), deren Axone die Region nicht verlassen. Nur einige seien hier genannt: Korbzellen, Kandelaber-Zellen, Doppelbusch-Zellen, Martinotti-Zellen. Die Interneurone dienen der intrakortikalen Informationsverarbeitung, die meisten wirken inhibierend.

Schichten des Isokortex. Die Benennung der unten aufgeführten Schichten (Pyramiden- und Körnerschichten), die sich auf das Aussehen der Perikaryen im **Nissl-Präparat** bezieht, ist historisch bedingt: Nur die größeren Pyramidenzellen werden in dieser Nomenklatur als solche bezeichnet, „Körnerzellen" dagegen ist ein Sammelbegriff für alle Neurone mit kleinen Perikaryen, egal ob es sich um Pyramidenzellen oder Nicht-Pyramidenzellen im Sinne der oben angegebenen Definition handelt. Schichten von der pialen Oberfläche nach innen:

I. **Molekularschicht** (*Lamina molecularis*): zellarm, faserreich.
II. **Äußere Körnerschicht** (*Lam. granularis ext.*): dicht gepackte, kleine Pyramidenzellen und Nicht-Pyramidenzellen.
III. **Äußere Pyramidenschicht** (*Lam. pyramidalis ext.*): locker angeordnete, kleine bis mittelgroße Pyramidenzellen und Nicht-Pyramidenzellen.
IV. **Innere Körnerschicht** (*Lam. granularis int.*): dicht gepackte, kleine modifizierte Pyramidenzellen (in der primären Sehrinde als bedornte Sternzellen bezeichnet) und Nicht-Pyramidenzellen.
V. **Innere Pyramidenschicht** (*Lam. pyramidalis int.*): locker gepackte Pyramidenzellen aller Größen und wenige Nicht-Pyramidenzellen.
VI. **Multiforme Schicht** (*Lam. multiformis*): Diverse modifizierte Pyramidenzellen und Nicht-Pyramidenzellen. Übergang zum Marklager oft unscharf.

Bei **Markscheidenfärbung** zeigt sich ebenfalls eine Schichtung des Isokortex (▶ Abb. 9.15). Am auffälligsten sind zwei Schichten mit tangential verlaufenden myelinisierten Fasern in den Laminae IV und V: äußerer und innerer **Baillarger-Streifen** (**BStr.**). Äußerer BStr. (vor allem in sensorischen Rindenarealen): Aufzweigung thalamo-kortikaler Afferenzen. Innerer BStr.: Axonkollateralen der Pyramidenzellen.

Typen des Isokortex (▶ Abb. 9.16). Wenn das beschriebene Schichtenmuster klar erkennbar ist, handelt es sich um *homotypischen* Isokortex; *heterotypische* Areale zeigen Abweichungen. So sind in den **motorischen Rindenarealen** (z. B. Brodmann-Area 4) die Pyramidenzellen vorherrschend, eine deutlich erkennbare Lamina IV ist während der Entwicklung verloren gegangen (*agranulärer Kortex*). Die Schicht V der Area 4 enthält die *Betz-Riesenpyramidenzellen*, deren Axone zusammen mit den Axonen zahlreicher weiterer Pyramidenzellen des motorischen Gebietes einen wichtigen Teil der Pyramidenbahn bilden. Das andere Extrem der Abweichung vom Grundmuster ist an den **Endstationen der aufsteigenden Sinnesbahnen** (primäre Seh- und Hörrinde sowie somatosensorische Rinde) zu finden: Die Lamina IV ist besonders breit (*granulärer Rindentyp*), hier enden die Fasern aus den Projektionskernen des Thalamus. In der **primären Sehrinde** (Brodmann-Area 17) ist die Lamina IV sogar in drei Un-

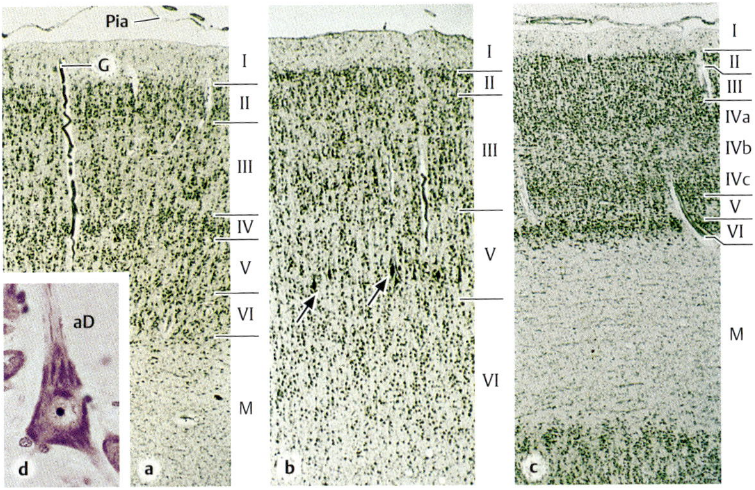

Abb. 9.16 Schichten in verschiedenen Arealen des menschlichen Isokortex, Anfärbung nur der Perikaryen (entsprechend der Nissl-Methode, modifizierte Färbung nach Gallyas). Nummerierung der Schichten wie in ▸ Abb. 9.**15**. **M**, Marklager. **a Homotypischer Isokortex. G**, Blutgefäß. An der Oberfläche Reste der Pia mater. **b Primäre motorische Rinde** (Brodmann-Area 4). Lamina IV nicht ausgebildet (agranulärer Cortex). *Pfeile* weisen auf einige Betz-Riesenpyramiden. **c Primäre Sehrinde** (Brodmann-Area 17). Lamina IV in drei Unterschichten gegliedert (granulärer Cortex). In IVb wäre bei Markscheidenfärbung der Gennari-Streifen zu sehen. **d** Eine große Pyramidenzelle (Hund) in der klassischen Nissl-Färbung. **aD**, Abgang des Apikaldendriten. Vergr. 19fach (a, b, c), 300fach (d). (Präparate a – c: K. Zilles, Hirnforsch.-Inst., Düsseldorf)

terschichten gegliedert (▸ Abb. 9.**16 c**). In der zellarmen Unterschicht IVb liegt ein schon **makroskopisch** sichtbarer weißer Streifen (**Gennari-Streifen**), nach dem die Area 17 auch **Area striata** heißt. Er entsteht durch ein Geflecht stark myelinisierter Axone.

Im **Allokortex** ist das Schichtenmuster variabel. Häufig enthält er 3 Schichten, die oft noch in Unterschichten gegliedert sind. Einen typischen Allocortex weist der **Hippocampus** auf. Dies ist ein archikortikales Hirnareal im Temporallappen, das wichtige Bedeutung für Lernen und Gedächtnis hat. Der Hippocampus besteht aus zwei Regionen (Gyrus dentatus, GD und Cornu ammonis, CA). Beide besitzen einen dreischichtigen Allokortex mit zwei zellarmen und einer dazwischen liegenden zellreichen Schicht (Pyramidenzellen in der CA-Region und Körnerzellen mit kleinen, rundlichen Perikarya im GD).

Kleinhirnrinde

Das Kleinhirn dient u.a. der Koordination und Feinabstimmung der Körpermotorik. Die Hauptquelle der Efferenzen aus dem Kleinhirn sind die im Marklager lokalisierten **Kleinhirnkerne**, die auch über alle Kleinhirnafferenzen informiert werden. Die Reaktion der Kleinhirnkerne auf eingehende erregende Afferenzen wird durch den hemmenden Einfluss der **Kleinhirnrinde** moduliert. Hierfür sind die **Purkinje-Zellen** verantwortlich. Sie sind die einzigen Projektionsneurone der Rinde, alle übrigen Nervenzellen sind intrinsische Neurone der Kleinhirnrinde.

Die Oberfläche des Kleinhirns ist durch Windungen (*Folien*), die alle in der Frontalebene ausgerichtet sind, stark vergrößert. Die Kleinhirnrinde (Dicke ca. 1 mm) ist überall einheitlich in **drei Schichten** gegliedert (▸ Abb. 9.**17**):

- **Molekularschicht** (*Stratum moleculare*) enthält die sämtlich quer zur Längsachse des Foliums ausgerichteten, flächigen Dendritenbäume („Spalierbäume") der Purkinje-Zellen sowie die **Stern-** und **Korbzellen.**
- **Purkinje-Zellschicht** (*Str. purkinjense*) enthält die Perikaryen der Purkinje-Zellen und der Kleinhirn-spezifischen Astrogliazellen (Bergmann-Glia).
- **Körnerzellschicht** (*Str. granulosum*) enthält die riesige Zahl der sehr kleinen Körnerzellen sowie die Golgi-Zellen.

9

Übersicht über die Organisation (▸ Abb. 9.**17** **e, f**). Die Purkinje-Zellen werden direkt oder indirekt von zwei **afferenten Fasersystemen** erregt, die vorher schon Kollateralen zu den Kleinhirnkernen abgegeben haben: (**a**) die **Kletterfasern** (Herkunft: untere Olive) enden an den proximalen Abschnitten der Purkinjezell-Dendriten; (**b**) die **Moosfasern** (Herkunft: u. a.

Abb. 9.17 Kleinhirnrinde. **a**, **b** Menschliches Kleinhirn, dasselbe Präparat wie in ▸ Abb. 9.**16** **c**. Nur die Perikaryen sind angefärbt. Übersicht über Rinde und Marklager (**M**). **Mol**, Molekularschicht. **P**, Purkinje-Zellschicht. **Kö**, Körnerzellschicht. Die **Pia** folgt genau den Konturen der Oberfläche. **c**, **d** Katze. Färbung Goldner-Luxol Fast Blue bzw. Golgi-Versilberung. In **c** sind die Perikaryen und größeren Dendritenäste der Purkinje-Zellen sowie Zellkerne der Körnerzellen zu identifizieren. In **d** ist eine Purkinje-Zelle mit Dendritenbaum und Axon-Anfang (**Ax**) gezeigt. **e** **Verschaltung der Kleinhirnneurone** (vereinfachtes Schema, Einzelheiten s. Text). **KF** und **MF**, Kletter- und Moosfasern. Die Herkunft der Fasern ist angegeben. **RM**, Rückenmark. **Vest**, Fasern aus Vestibularapparat und Vestibularis-Kernen. **G**, Golgi-Zelle. **Gc**, Glomerulus cerebellaris. **KK**, Neuron der Kleinhirnkerne. **Ko**, Korbzelle. **Kö**, Körnerzelle. **P**, Purkinjezelle. **PF**, Parallelfaser. **S**, Sternzelle. **SG, SP, SM**, Stratum glomerulosum, purkinjense, moleculare (+) und (-), erregende und inhibitorische Innervation. **f** **Parallelfasern** durch die Purkinje-Dendritenbäume ziehend. Vergr. 5fach (a), 38fach (b), 150fach (c, d). Abb. **e** modifiziert nach Kahle u. Frotscher, Taschenatlas der Anatomie, Band 3, Thieme, 2005; Abb. **f** aus Leonhardt, H. Histologie, Zytologie und Mikroskopische Anatomie des Menschen, Thieme, 1990. ▸

Rückenmark, Pons, Vestibularis-Kerne) bilden im Stratum granulosum mit den **Dendriten der Körnerzellen** komplex gebaute, exzitatorische Synapsen (Bautyp: Glomerulus-Synapse; *Glomeruli cerebellares*). Die Körnerzell-Axone steigen in die Molekularschicht auf, verzweigen sich T-förmig und verlaufen als **Parallelfasern** (parallel zur Längsachse der Kleinhirnwindung) durch das Geäst der Purkinje-Dendritenbäume. Jede Parallelfaser bildet mit ca. 350 Purkinje-Dendritenbäumen Dornensynapsen (▶ Abb. 9.6 **b**). **Stern- und Korbzellen** sind Interneurone im Stratum moleculare. Sie werden durch Parallelfasern erregt und bilden inhibitorische (GABAerge) Synapsen an Dendritenbäumen (Sternzellen) bzw. am Zellkörper und Axoninitialsegment (Korbzellen) von Purkinjezellen. **Golgi-Zellen** sind Neurone im Stratum granulosum, deren Denditen sich hauptsächlich im Stratum moleculare verzweigen. Sie werden ebenfalls von Parallelfasern erregt, ihre Axone ziehen in die Glomeruli cerebellares und bilden inhibitorische Synapsen an Körnerzelldendriten. Das Ergebnis der neuronalen Verschaltungen in der Kleinhirnrinde ist ein räumlich und zeitlich exakt koordiniertes Erregungs-

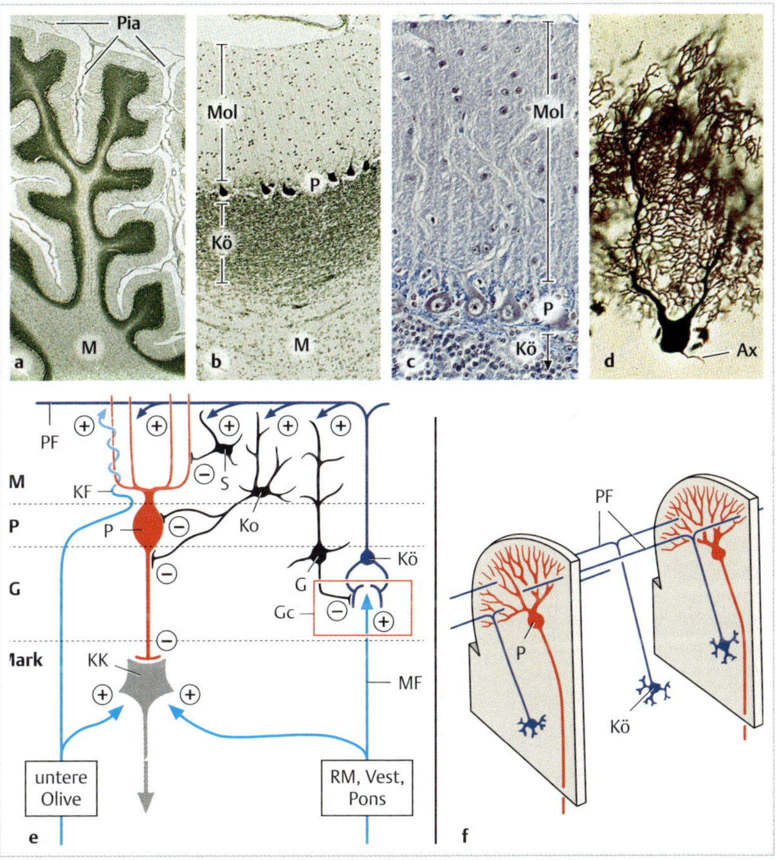

muster von Purkinjezellen, die ihrerseits die Neurone der Kleinhirnkerne inhibitorisch (GABA-erg) innervieren.

Glia. Neben den ubiquitären Glia-Zelltypen besitzt die Kleinhirnrinde einen Sondertyp der Astroglia, die *Bergmann-Gliazellen* (S. 235). Ihre Zellkörper liegen zwischen den Purkinje-Perikaryen, mit mehreren langen Ausläufern durchspannen sie die Molekularschicht und bilden mit Endfüßen die Gliagrenzmembran.

Rückenmark (Medulla spinalis)

Die graue Substanz durchzieht das ganze Rückenmark in Längsrichtung und ist vollständig von einem Mantel aus weißer Substanz umgeben (▸ Abb. 9.**18**, ▸ Abb. 9.**3**). Letztere enthält die **Rückenmarksbahnen**, die in Längsrichtung

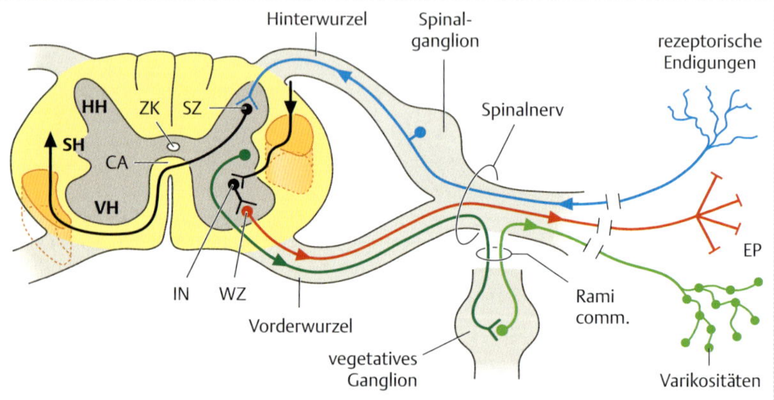

Abb. 9.18 Rückenmark und Spinalnerv (vereinfachtes Schema). Weiße Substanz *gelb*, je eine aufsteigende und absteigende Bahn ist (*dunkelgelb*; stellvertretend für zahlreiche Bahnen) angedeutet. Graue Substanz gegliedert in Vorder-, Hinter- und Seitenhorn (**VH**, **HH**, **SH**). Neurontypen: Wurzelzellen (**WZ**, motorische Vorderhornzelle = Motoneuron *rot* und präganglionäres sympathisches Neuron *grün*); Interneuron (**IN**), hier gezeigt als Vermittler zwischen einer absteigenden motorischen Bahn und Motoneuron; Strangzellen (**SZ**), hier gezeigt am Beispiel eines 2. Neurons der „Schmerzleitung", dessen Axon durch die Commissura alba anterior (**CA**) zur Gegenseite und dann im Seitenstrang (Tractus spinothalamicus lat.) aufwärts zieht. **ZK**, Zentralkanal. Der **Spinalnerv** samt seinen Wurzeln gehört zum PNS (*hellgrau*). Leitungsrichtung durch *Pfeile* angedeutet. In die Hinterwurzel ist das Spinalganglion eingelagert, in dem die Perikaryen der pseudounipolaren sensorischen Ganglienzellen liegen. Aufzweigungen des Spinalnerven sind nicht gezeigt. Verbindung zum sympathischen Ganglion (hier: Grenzstrangganglion) durch Rami communicantes. Die zu den prävertebralen Ganglien durchziehenden sympathischen Fasern sind nicht gezeigt. **EP**, motorische Endplatten.

(meist zu oder von supraspinalen Regionen) auf- oder absteigen, z. B. aufsteigende sensorische Vorderseitenstrang- und Hinterstrangbahnen, absteigende motorische Bahnen. Die graue Substanz stellt sich im Querschnitt als schmetterlingsförmige Figur dar. Die anterioren Abschnitte der „Schmetterlingsflügel" werden als **Vorderhörner**, die posterioren als **Hinterhörner** bezeichnet, in bestimmten Abschnitten (Segmente C8 bis L3) gibt es außerdem Seitenhörner. In der Längsausdehnung entsprechen den Hörnern **Säulen** (z. B. Vorder- und Hintersäule). Das Grau ist vom **Zentralkanal** (Auskleidung mit Ependym) durchzogen, dies ist die mit Liquor gefüllte Fortsetzung des Hirn-Ventrikelsystems (S. 254).

Neurontypen. Die graue Substanz des Rückenmarks besitzt prinzipiell folgende Typen von Nervenzellen:
- **Wurzelzellen**, efferente (motorische) Neurone im **Vorder- und Seitenhorn**, deren Axone das Rückenmark mit der Vorderwurzel verlassen.
- **Interneurone**, überall vorkommend, die mit kurzen Axonen andere Rückenmarksneurone untereinander oder mit Axonen absteigender Bahnen verbinden.
- **Strangzellen**, vor allem im **Hinterhorn**, deren Axone ins Weiß ziehen, sich dort zu Bahnen zusammentun und im Grau anderer Rückenmarksegmente oder supraspinaler Zentren enden.

Rückenmarksegment. Aus dem Rückenmark treten in regelmäßigen Abständen beidseits auf der Vorderseite Bündel von efferenten (motorischen) Nervenfasern aus (**Vorderwurzel**, *Radix anterior*) und auf der Rückseite afferente (sensorische) Fasern ein (**Hinterwurzel**, *Radix posterior*). In die Hinterwurzel ist das **Spinalganglion** mit den Perikarya der sensorischen Neurone eingelagert (S. 263). Nach peripher vereinen sich Vorder- und Hinterwurzel beidseits zum **Spinalnerven** (S. 259), davon gibt es 31 Paare. Das Rückenmark wird (unter funktionellen Gesichtspunkten) in 31 Segmente eingeteilt. Ein **Segment** ist derjenige Bereich, der mit einem bestimmten Spinalnervenpaar verbunden ist.

9.3.2 Hüllen und Liquorräume des ZNS

Hirn und Rückenmark sind gemeinsam von den Hirnhäuten (*Meninges*) umgeben. Diese gliedern sich – von außen nach innen – in
- **Pachymeninx** = *Dura mater* (harte Hirnhaut) und
- **Leptomeninx** (weiche Hirnhaut).

Die Leptomeninx besteht aus zwei Blättern: *Arachnoidea mater* und *Pia mater*. Zwischen beiden liegt ein Spalt (**Subarachnoidalraum**), der mit **Liquor cerebrospinalis** (Hirnwasser) gefüllt ist (äußerer Liquorraum). Das Hirn ist entsprechend seiner Entstehung aus dem Neuralrohr auch im ausdifferenzierten Zustand ein „Hohlorgan". Die Binnenräume des Gehirns heißen **Ventrikel** und enthalten ebenfalls Liquor (innere Liquorräume, Einzelheiten s. Bücher der Makroskopischen Anatomie). Der Liquor wird kontinuierlich von den **Plexus choroidei** in den Ventrikeln gebildet, gelangt vom 4. Ventrikel aus in den Subarachnoidalraum und wird von hier ständig ins Blut abgeführt. Gesamtes **Liquor-Volumen** ca. **135 ml**, davon 25 ml in den inneren Liquorräumen. Tägliche Produktion ca. 500 ml, Erneuerung des Liquors drei- bis viermal täglich.

Hirnhäute

Die Hirnhäute bestehen aus Bindegewebe (▶ Abb. 9.19). Stellenweise kommen lamellenförmige epitheloide Zellverbände (auch als **Neurothel** bezeichnet) aus modifizierten Fibroblasten vor. Für die Fibroblasten der Leptomeninx sind mehrere Bezeichnungen gebräuchlich: **Meningealzellen**, Arachnoidalzellen, Meningothelzellen. Aus ihnen kann ein meist gutartiger aber raumfordernder Tumor, das **Meningeom**, hervorgehen. Die Hirnhäute besitzen eigene Blutgefäße und sind innerviert, u. a. mit Nervenfasern, die Schmerzempfindungen vermitteln („Kopfschmerzen").

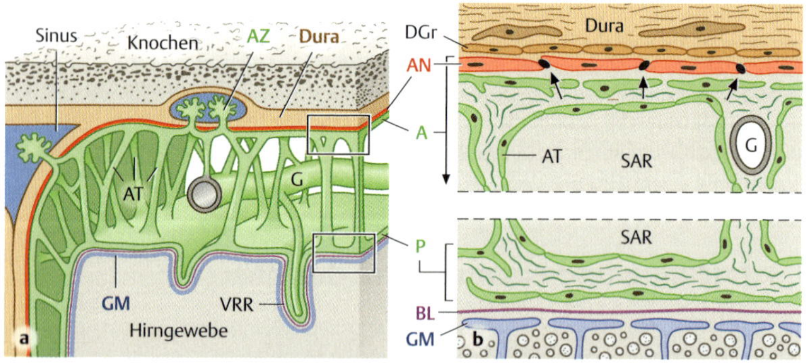

Abb. 9.19 Hirnhäute und äußerer Liquorraum (Schema). Übersicht und Ausschnitte. **SAR**, Subarachnoidalraum. **Dura** *braun*. **A** und **P**, Arachnoidea und Pia (bestehend aus Kollagenfibrillen und Meningealzellen, *grün*). **AN**, Arachnoidea-Neurothel (*rot*) mit Tight junctions (**Pfeile**), Neurothel stark vereinfacht gezeichnet. **AT**, Arachnoidaltrabekel. **AZ**, Arachnoidalzotten, in venöse Blutleiter (Sinus) hineinragend. **DGr**, Duragrenzschicht, stark vereinfacht gezeichnet. **G**, Blutgefäß. **BL**, Basallamina. **GM**, Gliagrenzmembran aus Astrozyten-Endfüßen (*hellblau*). **VRR**, Virchow-Robin-Raum. Im SAR und allen Interzellularspalten unterhalb des Neurothels herrscht Liquormilieu (**grau** in b).

Dura mater. Die harte Hirnhaut ist eine derbe Platte aus straffem geflechtartigem Bindegewebe. Zur Arachnoidea hin ist eine Grenzschicht (Dura-Neurothel) aus mehreren Lagen flacher Fibroblasten ausgebildet (**Duragrenzschicht**, *Lamina neurothelialis* der Dura). Die Dura im Schädel (*Dura mater cranialis*) ist fest mit dem Periost verwachsen. Dagegen ist die Haftung zwischen Dura/Periost und Knochen nicht sehr fest (s. u. Epiduralblutung). Die **Sinus durae matris** (▸ Abb. 9.**19**) sind venöse Blutleiter, die das Blut aus den Hirnvenen aufnehmen, ihre Wand besteht nur aus Endothel und Dura-Bindegewebe. Im Wirbelkanal (*Dura mater spinalis*) liegt zwischen Dura und Periost ein breiter **Epiduralraum**, der mit Fettgewebe und einem Venengeflecht gefüllt ist.

Leptomeninx. Die Leptomeninx stellt ein kompliziertes System aus Meningealzellen und zarten Kollagenfasern dar. Im Laufe der Entwicklung bildet sich in der Leptomeninx ein Spaltraum. Dadurch kommt es zur Untergliederung der Leptomeninx in zwei Blätter, die aber weiterhin durch Trabekel miteinander in Verbindung stehen.

Das innere Blatt ist die **Pia mater**, das äußere die **Arachnoidea mater**, der Spalt dazwischen ist der mit Liquor gefüllte **Subarachnoidalraum**. Er wird von **Arachnoidaltrabekeln** durchzogen. Die Pia liegt dem Hirngewebe an und folgt allen Furchen und Buchten der Hirnoberfläche. Die Arachnoidea dagegen haftet an der Dura und zieht über alle Furchen und sonstigen Unebenheiten gerade hinweg. An der Grenze zur Dura weist die Arachnoidea mehrere Lamellen von flachen Zellen auf, die einen geschlossenen Verband darstellen und durch Tight junctions verbunden sind. Dieses Gewebe wird als **Arachnoidea-Neurothel** (*Lamina neurothelialis* der Arachnoidea, gelegentlich auch als subdurales Neurothel oder „Dura-Arachnoidea-Interface“) bezeichnet. Es hat die Funktion einer **Diffusionsbarriere** zwischen dem Blut-bestimmten Milieu der Dura und dem Liquor (S. 258), daher auch „**Arachnoidea-Barriereschicht**“.

Der Subarachnoidalraum wird überall von Meningealzellen ausgekleidet. Auch die Trabekel und alle **Blutgefäße**, die auf ihrem Weg in die Hirnsubstanz eine Strecke weit durch den äußeren Liquorraum ziehen, tragen eine Bedeckung aus Meningealzellen. Das piale Bindegewebe begleitet die Arterien bei Eintritt in die Hirnsubstanz noch bis in den präkapillären Bereich; der sich dabei allmählich trichterförmig verengende perivaskuläre Raum wird als **Virchow-Robin-Raum** bezeichnet.

Die **Räume im Bereich der Hirnhäute** haben wegen der Lokalisation von **intrakraniellen Blutungen** klinische Bedeutung. Nach Zerreißung einer im Subarachnoidalraum verlaufenden Hirnarterie (meist Ruptur eines Aneurysmas an der Hirnbasis) ergießt sich das Blut in den äußeren Liquorraum (**Subarachnoidalblutung**). Subdural- und Epiduralraum sind zwar keine anatomisch existierenden Räume, können aber wegen der relativ schwachen Haftung zwischen den Grenzflächen leicht durch eine raumfordernde Blutung geschaffen werden: **Subdurales Hämatom**, Blutansammlung zwischen der Duragrenzschicht und dem Arachnoidea-Neurothel, verursacht durch Blutung aus einer Hirnvene, die unmittelbar vor ihrer Einmündung (*Brückenvene*) in einen Sinus (meist *Sinus sagittalis superior*) abgerissen ist. **Epidurales Hämatom** zwischen Dura/Periost und Schädelknochen, verursacht durch Blutung aus einer im Periost verlaufenden Arterie (meist *A. meningea media*), die durch Schädelfraktur zerrissen wurde.

Ventrikel, Liquorbildung und Liquorabfluss

Im Endhirn befinden sich zwei Seitenventrikel, im Zwischen- und Rautenhirn der III. bzw. IV. Ventrikel, im Rückenmark der Zentralkanal. Alle stehen miteinander in Verbindung. Drei Aperturen in den Wänden des IV. Ventrikels führen in den Subarachnoidalraum.

Alle inneren Liquorräume werden von **Ependym** ausgekleidet, einem speziellen Typ der Makroglia (▶ Abb. 9.**20 b**). Das übliche Ependym besteht aus einer einfachen Schicht kubischer bis zylindrischer Zellen mit Mikrovilli und reichem **Kinozilien-Besatz**. Eine Basallamina fehlt (S. 234). Die Zellen sind durch Gap junctions und mechanische Haftkontakte, nicht jedoch durch Tight junctions verbunden. Daher stellen die Liquorräume und der allgemeine Extrazellulärraum des ZNS *einen* gemeinsamen Verteilungsraum dar (S. 257). An umschriebenen Stellen gibt es speziell differenzierte Ependymzellen (Plexusepithel, Tanyzyten) (S. 259).

Plexus choroidei. Diese Plexus (▶ Abb. 9.**20**) sind zarte, zottenreiche Gebilde, die in jeden der vier Ventrikel hineinhängen und den Liquor bilden. Sie entwickeln sich dadurch, dass die mediale Wand der Endhirnbläschen bzw. das Dach des 3. und 4. Ventrikels sich bis auf das Ependym zurückbilden. Dieses wird von einwachsenden Blutgefäßschlingen und pialem Bindegewebe zottenartig in die Ventrikel vorgestülpt. Ein Plexus choroideus besteht daher aus kapillarreichem Bindegewebe (Fortsetzung des Pia-Bindegewebes) und einem speziellen Epithel (Fortsetzung des Ependyms). Funktionell wichtige Strukturmerkmale des Plexus sind

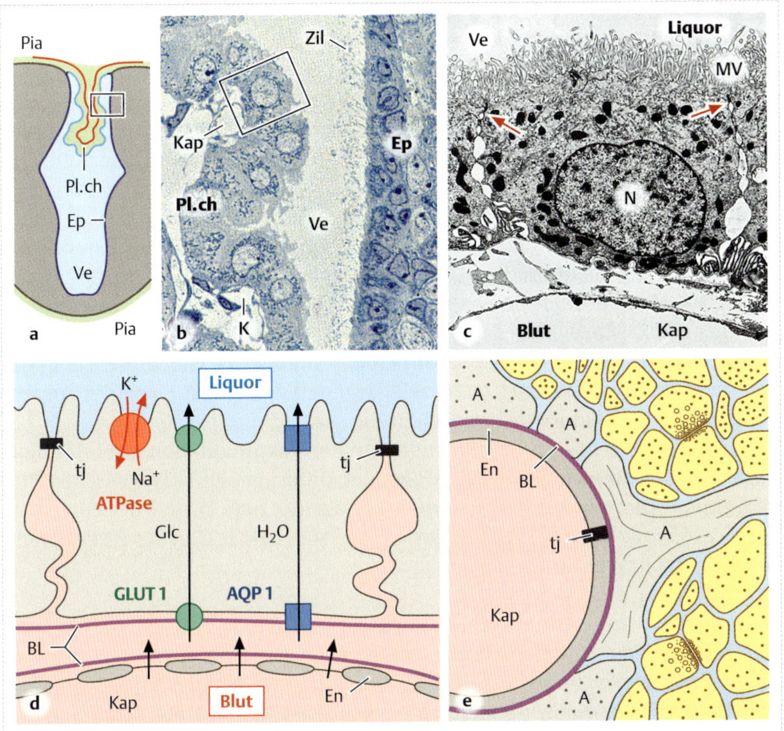

Abb. 9.20 **a – c** **Ependym und Plexus choroideus** (Maus, 3. Ventrikel. **a**, **b** Schema und Semidünnschnitt. Der Ventrikel (**Ve**) ist von Ependym (**Ep**, *dunkelblau*) ausgekleidet, das Kinozilien (**Zil**) trägt. Der Plexus choroideus (**Pl. ch**) besteht aus Stroma (Fortsetzung des pialen Bindegewebes, *grün*) mit gefensterten Kapillaren (*rot*; **Kap**) und Plexusepithel (*hellblau*). *Dunkelgrau:* Gliagrenzmembran **c** **Plexusepithel** (EM-Bild). **MV**, Mikrovilli. **N**, Zellkern. **Pfeile** weisen auf Tight junctions. **d** **Plexusepithel und Blut-Liquor-Schranke.** Das Blut-bestimmte Milieu (*rosa*) reicht bis zu den Tight junctions (**tj**). Liquor *blau*. Liquor-Produktion (stark vereinfachtes Schema). Treibende Kraft für die Wassersekretion ist die Na^+/K^+-ATPase in der apikalen Membran (s. Text). **AQP 1**, Aquaporin 1. **BL**, Basallamina. **Glc**, Glucose. **GLUT 1**, Glucose-Transporter 1. **e** **Blut-Hirn-Schranke** (Schema). Geschlossenes Kapillarendothel (**En**) mit Tight junctions. Neuropil *gelb*, Interzellulärspalten *blau*. Die Gliagrenzmembran aus Astrozytenfortsätzen (**A**, *grau*) ist nicht Bestandteil der Diffusionsschranke, die Astrozyten induzieren aber die Barriere-Eigenschaften des Endothels. Die Basallamina (*violett*) gehört den Astrozyten und dem Kapillarendothel gemeinsam. Semidünnschnitt, Toluidinblau (b). Vergr. 480fach (b), 2400fach (c)

- **Plexusepithel** (einschichtig, kubisch) mit reichem *Mikrovilli-Besatz* und *Tight junctions* (Blut-Liquor-Schranke) (S. 258),
- **Kapillaren** mit gefenstertem Endothel.

Liquor cerebrospinalis. Der Liquor cerebrospinalis ist eine nahezu zellfreie, klare Flüssigkeit, die die Ventrikel und den Subarachnoidalraum ausfüllt. Das Gesamtvolumen beträgt beim Erwachsenen ca. **135 ml** (davon ca. 25 ml in den Ventrikeln). Die Tagesproduktion beläuft sich auf ca. 500 ml, d. h. der Liquor wird **drei- bis viermal täglich erneuert**. Verantwortlich für die **Liquor-Produktion** ist das Plexusepithel. Die *apikale* Plasmamembran ist reich an Na^+/K^+-ATPase. Diese Lokalisation ist ungewöhnlich; in den anderen Wasser-sezernierenden Epithelien sitzt diese Ionenpumpe in der basolateralen Membran (▶ Abb. 7.**4**). Die Na^+/K^+-ATPase schafft einen osmotischen Gradienten, dem das Wasser in den Ventrikel folgt (transzellulär durch Aquaporin 1). An der **Zusammensetzung des Liquors** ist vor allem die *niedrige Protein-Konzentration* bemerkenswert: Sie liegt mit ca. **35 mg/dl** um den Faktor 200 unter der des Blutplasmas (ca. **7 000 mg/dl**); dies ist Folge der Diffusionsschranke zwischen Blut und Liquor. Die *Glucose-Konzentration* beträgt ca. zwei Drittel derjenigen im Blut (ca. 65 mg/dl gegenüber mindestens ca. 100 mg/dl). Glucose ist der wichtigste Energieträger für das ZNS.

9

Liquorabfluss. Er erfolgt nach allgemeiner Ansicht hauptsächlich über die *Arachnoidalzotten* in die venösen Sinus der Dura (▶ Abb. 9.**19**). Ein gewisser Anteil fließt vielleicht auch über die Endoneuralräume der Hirn- und Spinalnerven (S. 261) in die Lymphbahnen ab. Die Einzelheiten sind nicht endgültig geklärt. Gesichert ist aber, dass der Liquorabfluss nur von den äußeren Räumen aus möglich ist, da die Verlegung der Ausgänge aus dem Ventrikelsystem einen Liquorstau verursacht (Folge: erhöhter Hirndruck; bei noch offenen Schädelnähten Hydrocephalus).

Arachnoidalzotten (*Pacchioni-Granulationen*) sind Ausläufer der Arachnoidea, die sich durch die Dura hindurch in den Sinus sagittalis und andere Sinus vorstülpen und hier vom Sinusendothel überkleidet sind. Der Bindegewebskern der Arachnoidalzotten ist von Kanälen durchzogen, die mit dem Subarachnoidalraum kommunizieren. Man nimmt an, dass der Liquor von den Arachnoidalzotten aus mittels Transzytose durch das Sinusendothel in die Blutbahn verbracht wird.

9.3.3 Schranken und Verteilungsräume im ZNS

Der Extrazellulärraum des ZNS ist durch die **Blut-Hirn-Schranke** und die **Blut-Liquor-Schranke** vom Blut-bestimmten Milieu des Organismus getrennt. Die wichtigsten strukturellen Korrelate hierfür sind das Endothel der Hirnkapillaren und das Epithel der Plexus choroidei, die aufgrund von Tight junctions „dicht" sind.

Die Schranken verwehren vor allem **hydrophilen Substanzen** das Eindringen ins ZNS. Es sei daran erinnert, dass Moleküle mit ausschließlich hydrophilem Charakter Plasmamembranen nicht passiv durchdringen können, es sei denn, es gibt für sie einen physiologischen Transportmechanismus. Die Barrieren gelten *nicht* für Gase und andere Moleküle, die aufgrund ihrer physikochemischen Eigenschaften „membrangängig" sind.

Die **biologische Bedeutung** der Schranken besteht u. a. darin, dass sie das unkontrollierte Eindringen solcher Wirkstoffe verhindern, die im ZNS als streng lokal wirkende Neurotransmitter fungieren, z. B. die „banalen" Aminosäuren Glycin und Glutamat oder die Hormone Adrenalin und Noradrenalin. Eine Überflutung des ZNS mit solchen Stoffen, die ja physiologisch im Blut zirkulieren, würde in dem fein abgestimmten System der Neurotransmission ein Chaos auslösen. Der allgemeine EZR des ZNS und die Liquorräume stellen einen **gemeinsamen Verteilungsraum** dar, ohne eine Diffusionsschranke dazwischen. Hydrophile Moleküle, die in den Liquor gelangen (z. B. durch Injektion), erreichen auch die Interzellulärspalten des ZNS und damit die Neurone.

9

Blut-Hirn-Schranke. Die anatomischen Trennschichten zwischen dem Blutraum und dem EZR des ZNS sind das Kapillarendothel, die Basallaminae von Kapillaren und Gliagrenzmembran sowie die aus Astrozytenendfüßen gebildete Gliagrenzmembran selbst (▶ Abb. 9.**20** ; ▶ Abb. 9.**10 b**). Die eigentliche **Diffusionsbarriere** ist das **Kapillarendothel** (S. 315), seine Permeabilität ist 100fach niedriger als die von Kapillarendothelien in nicht-neuronalen Geweben. Die Endothelzellen sind durch wirklich „dichte" Tight junctions verbunden und betreiben kaum Transzytose. Daher ist im ZNS weder der parazelluläre noch der transzelluläre Durchtritt von hydrophilen Stoffen möglich. Die Gliagrenzmembran ist zwar nicht Bestandteil der Diffusionsschranke; aber die **Astrozyten**, die mit ihren Endfüßen die Kapillaren umgeben, sind dennoch von entscheidender Bedeutung, weil sie die Ausbildung und Erhaltung der spezifischen Barriere-Eigenschaften des Kapillarendothels induzieren.

In malignen **Hirntumoren** fehlt oftmals die Blut-Hirn-Schranke. Hierauf beruht die Darstellbarkeit solcher Tumoren durch bildgebende Verfahren, bei denen ein schrankenpflichtiges Kontrastmittel in die Blutbahn injiziert wird. Die Kapillaren im Tumorgewebe lassen das Kontrastmittel austreten, der Tumor wird sichtbar; das normale Hirngewebe bleibt „ungefärbt".

Blut-Liquor-Schranke. Diese Schranke ist erforderlich, weil Liquor und EZR miteinander kommunizieren (s. o.). Im Bereich der *Ventrikel* bildet das Plexusepithel die Schranke, im Bereich der *äußeren* Liquorräume das **Arachnoidea-Neurothel**. Beide Strukturen besitzen dichte Tight junctions.

Transportmechanismen im Endothel und Plexusepithel. Lebenswichtige hydrophile Stoffe (u. a. Glucose, Aminosäuren) werden mittels spezifischer Transporter durch die Schranken geschleust (z. B. Glucose mittels des Insulin-unabhängigen Transporters GLUT 1). Als zusätzliche Sicherung der Barriere verfügen Endothel und Plexusepithel über Enzyme, die Neurotransmitter und diverse Arzneistoffe abbauen und dadurch vom EZR des ZNS fernhalten. Außerdem besitzen sie ATP-verbrauchende membranständige Pumpen (z. B. den ABC-Transporter *MDR-1*), die manche *hydrophoben Moleküle*, welche das ZNS ja ungehindert erreichen könnten, aktiv wieder heraustransportieren. Das erklärt, warum manche Arzneistoffe sich wider Erwarten nicht im ZNS anreichern, obgleich sie eigentlich die Diffusionsschranken durchdringen können.

Neurohämale Regionen. Diese Regionen sind eng umschriebene Hirnbezirke, in denen Blut-bestimmtes Milieu herrscht, da hier keine Blut-Hirn-Schranke existiert. Die Kapillaren besitzen **fenestriertes Endothel** und sind von weiten perivaskulären Räumen umgeben. Die Diffusion hydrophiler Moleküle vom Blut zum EZR des Hirns und umgekehrt ist nicht behindert. Zu den neurohämalen Regionen gehören die *Eminentia mediana* im Infundibulum der Neurohypophyse (S. 518), der *Hypophysenhinterlappen* (S. 512), die *Area postrema* in der Wand des IV. Ventrikels und einige Bezirke in der Wand des III. Ventrikels. Die funktionelle Bedeutung dieser Konstruktion ist in einigen Fällen bekannt: Übertritt von Neurohormonen, die aus axonalen Boutons freigesetzt werden, ins Blut (Eminentia mediana, Hypophysenhinterlappen); Zugang für hydrophile Stoffe, die im Blut zirkulieren, zu den Neuronen (Area postrema: „Triggerzone" für den Brechreflex z. B. bei Vergiftungen).

Das Fehlen der Blut-Hirn-Schranke macht eine Barriere zwischen dem EZR der neurohämalen Regionen und dem Liquor erforderlich. Diese Barriere wird durch ein spezielles kinozilienarmes Ependym, das Tight junctions besitzt, gebildet. In einigen Regionen (z. B. Eminentia mediana, s. o.) sind dies schlanke, lang gestreckte Zellen, die als **Tanyzyten** bezeichnet werden. Die neurohämalen Regionen werden wegen ihrer topographischen Lage auch als **zirkumventrikuläre Organe** zusammengefasst.

9.4 Peripheres Nervensystem

Die Hauptbestandteile des PNS sind die Nerven, die sensorischen und motorischen Nervenendigungen und die Ganglien. **Ein Nerv ist ein Bündel von Nervenfasern in einer Bindegewebshülle.** Die Leitungsrichtung ist den Fasern nicht anzusehen. **Ganglien** sind Anhäufungen von Nervenzellperikaryen. Die Ganglien sind gleichfalls in bindegewebigen Hüllen verpackt. Die Nervenendigungen werden in anderen Kapiteln besprochen.

Zum PNS gehören die Spinalnerven samt ihren Wurzeln (▸ Abb. 9.**18**) und die Hirnnerven III – XII. Alle **Spinalnerven** enthalten (a) *afferente* Fasern, deren Perikaryen in den sensorischen Ganglien (Spinalganglien), also im PNS, liegen; (b) *efferente* Fasern, deren Perikaryen in der grauen Substanz des Rückenmarks oder in vegetativen Ganglien (PNS) lokalisiert sind (▸ Abb. 9.**2**). Unter den Ganglien gibt es zwei grundsätzlich verschiedene Arten: **Sensorische (sensible) Ganglien** gehören zur afferenten Wegstrecke des somatischen und vegetativen NS. Sie enthalten pseudounipolare Nervenzellen, Synapsen kommen hier **nicht** vor. **Vegetative Ganglien** gehören zur viszeroefferenten Wegstrecke. Sie enthalten multipolare Neurone, hier findet synaptische Umschaltung statt.

9.4.1 Peripherer Nerv

Bindegewebshüllen des Nerven

Größere Nerven sind als Ganzes von bindegewebigem **Epineurium** umgeben, die Nervenfasern sind zu *Faszikeln* zusammengefasst (▸ Abb. 9.**21**). Jeder Faszikel steckt in einer eigenen Hülle, dem **Perineurium**. Innerhalb des Faszikels liegt zwischen den Nervenfasern zartes Bindegewebe, das **Endoneurium**. Die Bindegewebshüllen dienen u. a. dem mechanischen Schutz der Nervenfasern (Polsterung durch Fettzellen, Aufnahme von Zugkräften durch Kollagenfibrillen).

Das **Epineurium** ist die Fortsetzung der Dura. Es besteht aus kollagenem Bindegewebe und enthält Fettzellen, es führt die größeren Blutgefäße zur Versorgung des Nerven und integriert ihn in die Umgebung. Bei kleineren Nerven verschwindet das Epineurium allmählich.

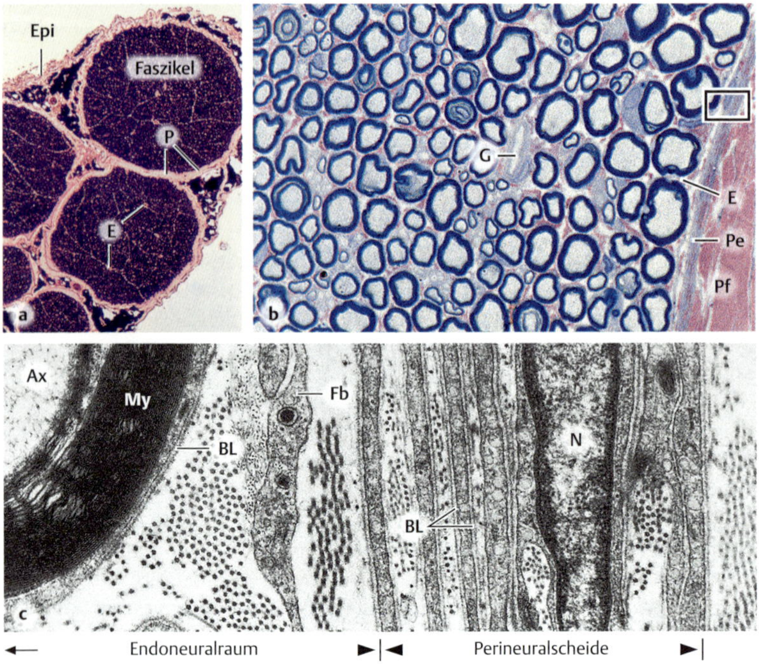

Abb. 9.21 Peripherer Nerv. **a** Lipidfärbung mit Sudanschwarz (Gegenfärbung Kernechtrot), daher alle Myelinscheiden und Fettzellen *schwarz*. Epineurium (**Epi**) mit Fettzellen. Die einzelnen Faszikel sind von Perineurium (**P**) umgeben. Innerhalb der Faszikel Endoneurium (**E**). **b** Semidünnschnitt, basisches Fuchsin-Methylenblau: Kollagenfibrillen von Peri- und Endoneurium *rot*. **Pe**, **Pf**, Perineurium, epitheloider bzw. fibröser Teil. **G**, Blutgefäß. Beachte die unterschiedlichen Nervenfaserkaliber. **c** EM-Bild entsprechend der in b markierten Region. Mehrere Lamellen aus epitheloiden Perineuralzellen, alternierend mit Schichten aus Kollagenfibrillen. **Ax**, Axon. **BL**, Basallamina. **Fb**, Fibroblastenausläufer. **My**, Myelinscheide. **N**, Zellkern. Vergr. 75fach (a), 530fach (b), 21 000fach (c).

Das **Perineurium** setzt sich aus einer äußeren *Pars fibrosa* (mit mechanischer Funktion) und einer inneren *Pars epitheloidea* zusammen. Letztere hat die Funktion einer Diffusionsbarriere (**Perineuralscheide**). Sie besteht aus mehreren (bis zu 20) Lamellen flacher epitheloider Zellen, die sich mit Lagen von Kollagenfibrillen abwechseln. Diese **Perineuralzellen** gelten als modifizierte Fibroblasten, ihre Herkunft ist allerdings nicht vollständig geklärt. Jede Lamelle ist außen und innen von einer Basallamina bedeckt. Die Zellen sind durch ausgedehnte **Tight junctions** verbunden. Die Pars fibrosa verschwindet bei kleineren Nerven allmählich. Die Perineuralscheide dagegen begleitet die Nerven bis in die letzten Aufteilungen. Selbst ein Nerv, der nur noch aus einer einzelnen Faser besteht, ist fast bis zu seinem Ende von einer Schicht aus Perineuralzellen umgeben.

Der vom Perineurium umschlossene Raum wird als **Endoneuralraum**, das Bindegewebe darin als **Endoneurium** bezeichnet. Es besteht aus einzelnen Fibroblasten und Kollagenfibrillen, die meist parallel zu den Nervenfasern verlaufen. Jede myelinisierte Nervenfaser und jedes Remak-Bündel (S. 238) steckt in einem eigenen Basalmembran-Schlauch. Der Endoneuralraum enthält außerdem Kapillaren sowie einzelne Makrophagen und Mastzellen.

Diffusionsbarrieren des peripheren Nerven. Der Endoneuralraum ist ähnlich wie das ZNS durch Diffusionsbarrieren gegenüber dem allgemeinen Extrazellulärmilieu abgeschirmt: Die epitheloiden **Perineuralzellen** trennen aufgrund ihrer Tight junctions den Endoneuralraum vom Interstitium. Das **Endothel** der endoneuralen Kapillaren fungiert durch seine Tight junctions als Blut-Nerven-Schranke.

In der **Übergangszone zwischen ZNS und PNS** setzt sich das Arachnoidea-Neurothel in die Perineuralscheide fort. Das **zentrale Myelin** wird abrupt, jeweils an einem Schnürring, durch **peripheres Myelin** abgelöst. Dies geschieht häufig ein Stück distal von der makroskopischen Grenze des ZNS (zentrales Segment: bei den Spinalnervenwurzeln kurz, bei den Wurzeln einiger Hirnnerven bis zu mehreren mm lang). Bis dahin erstreckt sich auch die Gliagrenzmembran. Die Basallamina der Gliagrenzmembran geht kontinuierlich in die Basallamina der einzelnen Nervenfasern über.

Axonregeneration

Wenn das Axon von seinem Perikaryon abgetrennt wird, zerfällt es *distal* von der Läsion. Im **ZNS** ist es nicht möglich, dass der proximale Axonstumpf (trotz einiger Aussprossungsversuche) *erfolgreich* wieder auswächst und sein Zielgebiet reinnerviert. Begründet ist dies wahrscheinlich durch die Ausbildung einer undurchlässigen Astroglia-Narbe und durch die Produktion von Axonwachstums-hemmenden Molekülen durch Oligodendrozyten der verletzten Region. Die intensive Forschung zu Möglichkeiten, die Regeneration zentraler Axone zu fördern, hat viele Hypothesen, aber bisher kein praktisch anwendbares Behandlungskonzept hervorgebracht. Anders im **PNS**, hier gibt es natürliche Mechanismen, die unter günstigen Bedingungen den proximalen Stumpf wieder auswachsen lassen; Reinnervation des Zielgebietes geschieht innerhalb von Wochen bis Monaten. Die Bedingungen sind am günstigsten, wenn die Kontinuität der **Bindegewebshüllen**, insbesondere des Perineuriums, erhalten ist oder mikrochirurgisch wiederhergestellt wird („Nervennaht"). Voraussetzung ist natürlich, dass das Perikaryon die Amputation seines Axons überlebt.

Degeneration und Regeneration peripherer Nervenfasern. Nach Verletzung eines Nerven degenerieren die Fasern **distal** der Läsion (**Waller-Degeneration**). Folgende Ereignisse laufen ab: *Zerfall der Axone* und Axonenden innerhalb von Stunden. 1 – 2 Tage darauf *Degeneration des Myelins*, obgleich die Schwann-Zellen vital bleiben. Abbau einiger Myelinfragmente innerhalb der Schwann-Zellen sowie Abräumung der meisten Myelintrümmer durch in den Endoneuralraum eingewanderte *Makrophagen*. Dann beginnen die Vorbereitungen für die **Regeneration**: *Proliferation der Schwann-Zellen* (unter Einfluss von mitogenen Zytokinen aus den Makrophagen) im ganzen distalen Stumpf und an der Spitze des proximalen Nervenstumpfes, Zusammenlagerung der Schwann-Zellen zu langen Ketten (*Büngner-Bänder*), die sich mit neuer **Basallamina** umgeben. Zahlreiche *Axon-Aussprossungen* aus dem **proximalen Stumpf**. Die Sprosse wachsen zwar zunächst nach allen Seiten, verlängern sich aber bevorzugt in Richtung auf den distalen Nervenstumpf (angezogen durch neurotrophe Faktoren aus den Schwann-Zellen), dringen in die Büngner-Bänder ein und benutzen sie als Leitschienen, um an ihnen entlang nach distal zu wachsen (ca. **1 – 4 mm/Tag**). Von den vielen Sprossen eines Axons „gewinnt" jeweils derjenige, der als erster synaptischen Anschluss in der Peripherie gewinnt, die anderen gehen ein. Danach erfolgt die Remyelinisierung von proximal nach distal, Markscheidendicke und Länge der Internodien erreichen allerdings nie wieder ihre früheren Maße.

Auch für das **Perikaryon** hat die Axonläsion Folgen. Ist die Entfernung zum Perikaryon gering, kann das ganze Neuron absterben. Andernfalls zeigt das Perikaryon charakteristische lichtmikroskopische Veränderungen („Chromatolyse"), die insgesamt Ausdruck einer *Hypertrophie* sind, entsprechend der erhöhten Syntheseleistung für die auswachsenden Axonsprosse.

9.4.2 Sensorische (sensible) Ganglien

Die Spinalganglien und die sensorischen Hirnnerven-Ganglien sind makroskopisch sichtbare Auftreibungen. Sie beherbergen die Perikaryen der primären afferenten Neurone (beim Menschen einige Zehntausend pro Ganglion). Die Nervenzellen sind in der Regel **pseudounipolar** (▸ Abb. 9.**2**, ▸ Abb. 9.**5**, ▸ Abb. 9.**18**, ▸ Abb. 9.**22**). Das Perikaryon entsendet einen stark geschlängelten Stammfortsatz, der sich bald T-förmig aufzweigt (nur mit Spezialmethoden darstellbar): Der eine Zweig läuft im Spinal- oder Hirnnerven nach *peripher* und endet meist mit einer **rezeptorischen Endigung** (S. 665), seltener an einer Sinneszelle (z. B. Geschmacksorgan (S. 665), Innenohr (S. 685)). Der *zentralwärts* gerichtete Zweig endet im ZNS, im Falle des Spinalnerven tritt er durch die Hinterwurzel ins Hinterhorn des Rückenmarks ein.

Das Aktionspotenzial wird nahe der rezeptorischen Endigung initiiert, auf dem peripheren Zweig fortgeleitet und geht direkt auf den zentralen Zweig über. Das primäre sensorische Neuron unterscheidet sich von anderen Neuronen dadurch, dass das Perikaryon auf einem „Nebengleis" liegt und keinerlei Synapsen empfängt. Es ist aber durch die vorbeilaufenden Aktionspotenziale elektrisch erregbar. Das Perikaryon hat besonders Versorgungsfunktion für seine beiden Fortsätze. Nach der Leitungsrichtung ist der distale Zweig ein **Dendrit**. Er hat aber sonst viele Eigenschaften mit Axonen gemeinsam (u. a. Myelinisierung und die Fähigkeit, Aktionspotenziale fortzuleiten) und wird daher ebenfalls als **Axon** bezeichnet (**„dendritisches Axon"**).

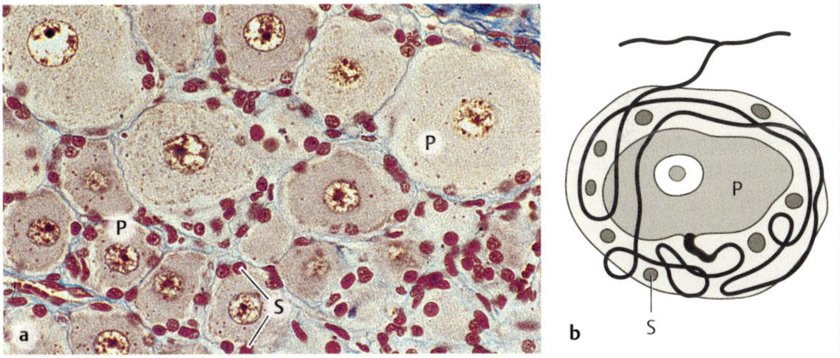

Abb. 9.22 Sensorisches Ganglion **a** Spinalganglion, Katze. Unterschiedlich große Perikaryen (**P**). Die runden Kerne zwischen den Perikaryen gehören zum Teil zu Satellitenzellen (**S**), andere dürften zu Fibroblasten, Endothelzellen und Schwann-Zellen gehören. Azan. **b** Große sensorische Ganglienzelle mit stark gewundenem Stammfortsatz, der sich nach Verlassen des Gliamantels T-förmig verzweigt. Zeichnung nach Originalabbildung (Silberimprägnation) von Ramon y Cajal (1906). Vergr. 300fach (a).

Bei zwei Hirnnerven gibt es Abweichungen vom beschriebenen Muster: (a) Die für die Propriozeption des Kauapparates zuständigen pseudounipolaren Neurone des N. trigeminus sind ins ZNS verlagert (*Nucl. mesencephalicus n. trigemini*). (b) Die sensorischen Ganglienzellen des N. vestibulocochlearis sind bipolar gebaut (S. 685).

Histologie der sensorischen Ganglien. Das sensorische Ganglion ist von einer Bindegewebshülle umgeben, die sich nach zentral in die Dura, nach distal ins Epineurium des Nerven fortsetzt. Das Ganglion ist außerdem von Perineurium umschlossen und enthält endoneurales Bindegewebe. Die Kapillaren sind zum Teil fenestriert (Schranke daher weniger strikt als im ZNS und im peripheren Nerven). Die Mehrzahl der Perikaryen ist rund (▶ Abb. 9.22) mit Durchmessern (beim Menschen) zwischen 15 und 110 µm. Sehr charakteristisch für die Ganglienzellen ist der große Kern und der deutliche Nukleolus. Jedes Perikaryon ist mit einer Gliahülle aus **Satellitenzellen** (Mantelzellen) umgeben, die ihrerseits von einer Basallamina bedeckt sind.

Ein Perikaryon und seine Satellitenzellen stellen jeweils eine Funktionseinheit dar. Die Satellitenzellen einer Einheit sind durch **Gap Junctions** miteinander verbunden. Zu ihren Aufgaben gehört es, das Mikromilieu im perineuralen Spalt konstant zu halten und die Erregbarkeit des Perikaryons zu modulieren. Die größeren, hellen Perikaryen (**A-Zellen**) besitzen dick *myelinisierte* Fortsätze (I- und II-Fasern), sie stehen im Dienste der *Proprio-* und *Mechanorezeption*. Die Myelinscheide beginnt nach Austritt des Stammfortsatzes aus der Satelliten-Zellhülle. Die Fortsätze der kleinen, dunkleren Perikaryen (**B-Zellen**) sind entweder dünn myelinisiert oder marklos (Aδ oder C-Fasern) (S. 242). Funktion: Die meisten B-Zellen gehören zur *Nozizeption* (Vermittlung von Schmerzempfindungen) (S. 670) kleinere Fraktionen zu Thermorezeptoren und zur *Viszerosensorik* (Informationen aus den Eingeweiden). Von den nozizeptiven Neuronen ist bekannt, dass sie bei Reizung verschiedene **Neuropeptide** (u. a. Substanz P) freisetzen; und zwar nicht nur als Transmitter am synaptischen Ende des zentralen Fortsatzes, sondern auch am Ende des dendritischen Axons in der Peripherie, wo die Neuropeptide dann verschiedene Folgereaktionen (z. B. Stimulation von Mastzellen (S. 375) im Gewebe auslösen (**neurogene Entzündung**, s. Physiologie-Bücher).

Im Zuge einer Infektion mit **Herpes-simplex-Virus** (HSV) oder **Varizella-Herpes-Zoster-Virus** (VZV) (Windpocken) können die Viren von der Haut aus in den dendritischen Axonen zu den Perikaryen der Spinal- oder Hirnnerven-Ganglien transportiert werden und hier lebenslang „stumm“ verbleiben. Nach Reaktivierung gelangen sie auf demselben Weg wieder zur Haut und verursachen hier einen brennenden, durch Bläschen gekennzeichneten Hautausschlag in dem Versorgungsgebiet desjenigen sensorischen Ganglions, in dem die Reaktivierung stattgefunden hat: z. B. **Herpes labialis** (durch HSV); **Gürtelrose** = Herpes zoster (durch VZV).

9.4.3 Periphere Anteile des vegetativen Nervensystems

Die **Afferenzen** des vegetativen NS (Viszerosensorik) sind anatomisch wie die des somatischen NS organisiert (▶ Abb. 9.**2**). Der **efferente Schenkel** (Viszeromotorik) jedoch unterscheidet sich vom somatischen System grundsätzlich dadurch, dass die Verbindung zwischen ZNS und Effektor nicht durch *ein* Neuron, sondern durch eine **zweigliedrige Neuronenkette** hergestellt wird (▶ Abb. 9.**2**, ▶ Abb. 9.**18**).

Das Perikaryon des 1. Neurons dieser Kette liegt im Rückenmark oder Hirnstamm, sein Axon erreicht *nicht* den Effektor, sondern endet in einem **vegetativen Ganglion** und bildet dort Synapsen mit dem 2. Neuron. Dessen Axon erreicht die Effektoren (z. B. glatte Muskeln, Drüsen, braune Fettzellen). Entsprechend seiner Lage relativ zur ganglionären Umschaltstelle wird das 1. Neuron auch als **präganglionär**, das 2. Neuron als **postganglionär** bezeichnet. Eine weitere Besonderheit des vegetativen NS ist die Gliederung seines **efferenten** Schenkels in zwei Abteilungen (**Sympathikus** und **Parasympathikus**). Die Perikaryen der präganglionären Neurone des Sympathikus liegen im Rückenmark (Seitenhorn der Segmente C 8 – L 3), die der postganglionären Neurone in makroskopisch sichtbaren Ganglien neben und vor der Wirbelsäule. Die Perikaryen der präganglionären Neurone des Parasympathikus sind im Hirnstamm und im Sakralmark (S 2 – S 4) lokalisiert, die postganglionären Neurone liegen in oder nahe den Erfolgsorganen. – Die dritte Abteilung des vegetativen NS, das **intramurale** und speziell das **enterische Nervensystem**, wird im Zusammenhang mit dem Magen-Darm-Trakt besprochen (S. 454).

Nervenfasern und Ganglien des vegetativen Nervensystems

Die **Axone** der präganglionären Neurone sind *dünn myelinisiert* (B-Fasern), die der postganglionären Neurone sind *marklos* (C-Fasern). Die Endstrecke des postganglionären Neurons und seine Beziehung zu den Effektoren wird im Kapitel „glatte Muskulatur“ (S. 296) besprochen. Hier sei nur erwähnt, dass die Transmitterfreisetzung hauptsächlich aus **axonalen Varikositäten** erfolgt. Häufig sind keine typischen synaptischen Verdichtungen an Varikositäten (S. 225) und Zielzellen ausgebildet (▶ Abb. 9.**2**, ▶ Abb. 10.**15**).

Die Perikaryen der **vegetativen Ganglien** sind von Satellitenzellen umhüllt und ähneln, abgesehen von ihrem geringeren Durchmesser, im histologischen Routinepräparat *scheinbar* denen der sensorischen Ganglien. Die Organisation ist jedoch grundsätzlich anders. Spezialfärbungen zeigen, dass es sich um **multipolare Nervenzellen** handelt, zwischen denen ein regelrechtes Neuropil liegt (▶ Abb. 9.**23**). Die Dendriten der Ganglienzellen tragen Synapsen, die von den Satellitenzellen abgedeckt sind.

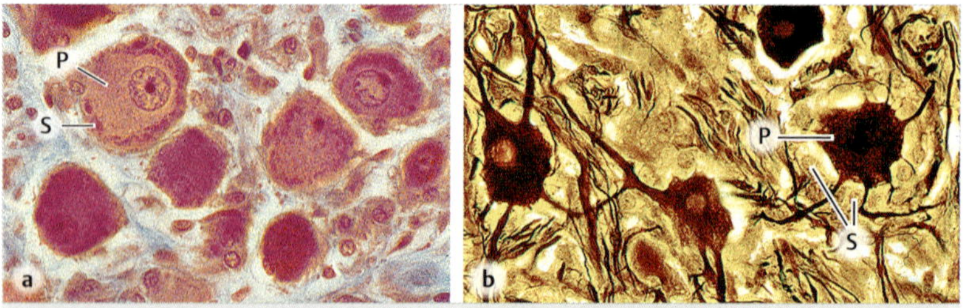

Abb. 9.23 Vegetative Ganglien. **a** Sympathisches Ganglion, Katze. Perikaryen (**P**) mit Satellitenzellen (**S**). Die Nervenzell-Fortsätze sind nicht zu identifizieren. Azan. **b** Sympathisches Ganglion, Mensch. Versilberung („Neurofibrillenfärbung" nach Bielschowsky) zur Darstellung der Ganglienzellfortsätze: multipolare Neurone. Zwischen den Perikaryen liegt das Neuropil. Vergr. 300fach.

Der **Neurotransmitter** der präganglionären Neurone ist sowohl in sympathischen als auch parasympathischen Ganglien *Acetylcholin*. Der funktionelle Unterschied zwischen den beiden Systemen manifestiert sich erst durch die Transmitter der postganglionären Neurone: **Noradrenalin (Sympathikus)** und **Acetylcholin (Parasympathikus)**.

Mikroskopierhilfe Nervengewebe

(1) **Neuronale Somata** fallen in Routinepräparaten häufig durch ihren großen, hellen Zellkern und deutlichen Nukleolus sowie ihr basophiles Zytoplasma auf.
(2) Das Erkennen von **kleinen peripheren Nerven** (insbesondere wenn marklos) in Routinepräparaten macht erfahrungsgemäß Schwierigkeiten (▸ Abb. 9.**24**). Zuverlässigste Merkmale sind das *Perineurium* und das *Endoneurium*. Die Nervenfasern selbst sind wegen der schlechten Erhaltung der Myelinscheiden (S. 240) oder wegen des geringen Kalibers markloser Fasern oft nur schwer zu identifizieren.
(3) Bei gut erhaltenen peripheren Nervenfasern im Längsschnitt dürfen die Schmidt-Lanterman-Einkerbungen (▸ Abb. 9.**11 a**) (schräg verlaufende *scheinbare* Unterbrechungen der Myelinscheide, jeweils mehrere pro Myelin-Segment) nicht mit den Ranvier-Schnürringen (▸ Abb. 9.**13** verwechselt werden, die viel seltener sind.

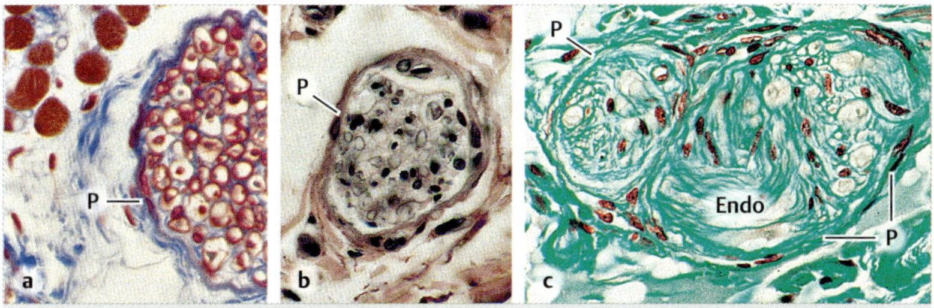

Abb. 9.24 Periphere Nerven in Routinepräparaten. a Nerv mit myelinisierten Fasern (Azan). Das Myelin ist herausgelöst. Axone und Zellkerne rot gefärbt. Endoneurium und Perineurium (**P**) blau. b Nerv mit marklosen Fasern (H.E.). Die Zellkerne gehören zu Schwann-Zellen und Fibroblasten. c Nerv mit überwiegend marklosen Fasern (Goldner). Das Endoneurium (**Endo**) zeigt indirekt die Verlaufsrichtung der Nervenfasern an. Vergr. 300fach.

10 Muskelgewebe

Muskelgewebe ist zu aktiver Verkürzung (**Kontraktion**) fähig. Die hierfür verantwortlichen Strukturen sind **Myofilamente** aus Aktin und dem Motorprotein Myosin II.

Es gibt drei Arten von Muskelgeweben: Skelett- und Herzmuskulatur sowie glatte Muskulatur. **Skelett**- und **Herzmuskulatur** zeigen eine lichtmikroskopisch sichtbare Querstreifung. Obwohl sie sich sonst in vielen Eigenschaften unterscheiden, werden sie als **quergestreifte Muskulatur** zusammengefasst und der nicht quergestreiften, daher **glatten Muskulatur**, gegenübergestellt. Die Querstreifung beruht auf der regelmäßigen Anordnung der Aktin- und Myosinfilamente zu **Sarkomeren**. Das Sarkomer ist das kontraktile Bauelement der quergestreiften Muskulatur. Die (isotonische) Kontraktion beruht auf der Verkürzung der Sarkomere.

10.1 Skelettmuskulatur

Die Skelettmuskulatur besteht aus langen, vielkernigen Zellelementen (**Muskelfasern**), die durch Fusion einkerniger Zellen (Myoblasten) entstanden sind. Es ist die Muskulatur des Bewegungsapparates, sie kommt außerdem z. B. in Gesicht, Zunge, Schlund, Speiseröhre und Kehlkopf vor. Muskelfasern können bis zu mehreren **Zentimetern** lang sein, der Durchmesser beträgt meist **40 – 80 µm**. Der Muskelkontraktion liegt auf molekularer Ebene eine zyklisch wiederholte Interaktion zwischen Aktin und Myosin zugrunde, die nur bei erhöhter zytosolischer **Ca^{2+}-Konzentration** zustande kommt. Diese Erhöhung wird durch ein **Aktionspotenzial** induziert, welches an einer neuromuskulären Synapse (**motorische Endplatte**) generiert wird. Für die Innervation sind die motorischen Neurone (**Motoneurone**) zuständig, deren Perikaryen im Vorderhorn des Rückenmarks bzw. in den Kerngebieten der Hirnnerven liegen. Folgende Elemente aus drei verschiedenen Dimensionsbereichen sind wichtig für die mikroskopische Organisation der Skelettmuskulatur:

- **Muskelfaser** (Lupe): Zellindividuum der Skelettmuskulatur;
- **Myofibrille** (Lichtmikroskop): Bau- und Funktionseinheit der Muskelfaser, zusammengesetzt aus Myofilamenten;
- **Myofilamente** (Elektronenmikroskop): Filamente aus Aktin- bzw. Myosin-Molekülen.

10.1.1 Bindegewebe der Skelettmuskulatur

Ein Muskel ist meist von einer **Faszie** aus straffem Bindegewebe und dem darunter gelegenen **Epimysium** aus lockerem Bindegewebe umgeben. Vom Epimysium strahlen Bindegewebssepten in den Muskel ein, die insgesamt als **Perimysium** bezeichnet werden. Das Perimysium unterteilt den Muskel in gröbere Sekundärbündel und weiter in feinere Primärbündel (Durchmesser ca. 1 mm; ca. 200 Muskelfasern). In den Bindegewebsstraßen verlaufen die **Leitungsbahnen** (Gefäße, Nervenfasern) des Muskels. Das Bindegewebe innerhalb eines Primärbündels ist das **Endomysium**. Es umgibt jede einzelne Muskelfaser mit retikulären Fasern und ist u. a. wichtig für die **Reißfestigkeit** der Muskelfaser. Das Endomysium beherbergt die Gefäße der Mikrozirkulation: Jede Muskelfaser wird von geschlängelten Kapillaren begleitet.

10.1.2 Skelettmuskelfaser

Das Zellindividuum der Skelettmuskulatur ist die Muskelfaser (► Abb. 10.1), ein lang gestrecktes, zylindrisches Gebilde mit vielen Zellkernen (Synzytium (S. 111); ca. 50 Kerne/mm Muskelfaserstrecke). Die ovalen Kerne liegen longitudinal ausgerichtet dicht unter der Plasmamembran (= **Sarkolemm**). Die einzelne Muskelfaser kann mehrere *Zentimeter* lang sein, der Durchmesser liegt meist zwischen 40 µm und 80 µm. Die Enden der Muskelfaser sind an Kollagenfibrillen befestigt (Zugübertragung, Muskel-Sehnen-Übergang) (S. 279). Die beherrschenden Strukturen im Zytoplasma (= **Sarkoplasma**) der Muskelfaser sind **Myofibrillen**, Mitochondrien und ein Hohlraumsystem (**sarkoplasmatisches Retikulum**). Jede Muskelfaser ist von einer **Basalmembran** (Basallamina plus Kollagenfibrillen des Endomysiums) umgeben.

Die Zellkerne der Muskelfaser sind nicht mehr teilungsfähig. Zusätzliche Kerne werden der Muskelfaser bei Bedarf (z. B. im Rahmen des Wachstums oder bei Regeneration nach Verletzung) von teilungsfähigen **Satellitenzellen** (S. 285) geliefert, indem diese mit der Muskelfaser fusionieren.

Querstreifung

Die einzelne Muskelfaser zeigt im *Polarisationsmikroskop* (S. 730) ein periodisches Muster aus aufleuchtenden (= anisotropen) **A-Banden** und nicht aufleuchtenden (= isotropen) **I-Banden**. Im *gefärbten Schnitt* stellt sich die A-Bande dunkel, die I-Bande hell dar. Weitere Einzelheiten sind bei mäßiger Vergrößerung in Routinepräparaten meist nicht zu erkennen. Wurden die Muskelfasern unter Dehnung fixiert, so ist bei hoher lichtmikroskopischer Vergrößerung eine zusätzliche Zwischenlinie (**Z-Linie**) sichtbar, welche die I-Ban-

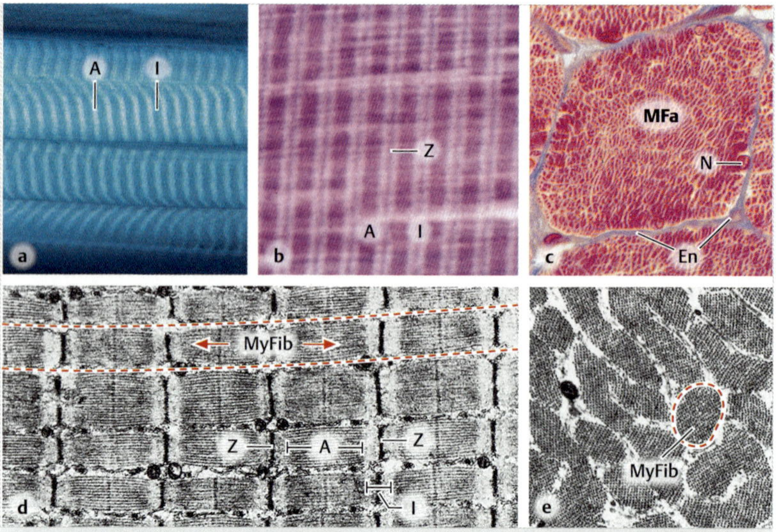

Abb. 10.1 Skelettmuskulatur. **a Polarisationsmikroskopisches Bild.** Muskelfasern (Zupfpräparat). Hell aufleuchtende Banden (**A**) und nicht leuchtende Banden (**I**). **b**, **c Histologische Schnitte**, Azan-Färbung. In der längs geschnittenen Muskelfaser (b) sind dunkle **A**- und helle **I**-Banden sowie **Z**-Linien zu erkennen. Die Myofibrillen verursachen eine undeutliche Längsstreifung. Im Bild der quer geschnittenen Muskelfaser (c, **Mfa**) erscheinen die Myofibrillen als Pünktchen. **En**, Endomysium. **N**, Zellkern. **d**, **e Niedrige EM-Vergrößerung**, Längs- und Querschnitt durch mitochondrienarme Fasern. Eine Myofibrille (**MyFib**) ist markiert. Vergr. 500fach (a), 1400fach (b), 500fach (c), 6600fach (d), 9000fach (e).

de halbiert. Die Strecke zwischen zwei Z-Linien wird als **Sarkomer** bezeichnet. Ein Sarkomer umfasst also die Banden **$^1/_2$I – A – $^1/_2$I.** Die Länge des Sarkomers ist variabel (s. u.). Für die menschliche Muskelfaser gilt, dass eine **Sarkomerlänge von ca. 2,5 µm** optimal ist, um bei isometrischer Kontraktion das Maximum an Kraftentwicklung zu erreichen (bei der meist zitierten Frosch-Muskelfaser sind es 2,0 bis 2,2 µm).

Myofibrillen

Der kontraktile Apparat einer Muskelfaser ist in Hunderte von **Myofibrillen** gegliedert (► Abb. 10.1, ► Abb. 10.2). Dies sind lange Säulen (Durchmesser ca. 1 µm) mit polygonalem Umriss, die aus **Ketten von Sarkomeren** bestehen. Die Myofibrillen sind die eigentlichen Träger des Querstreifungsmusters. Sie durch-

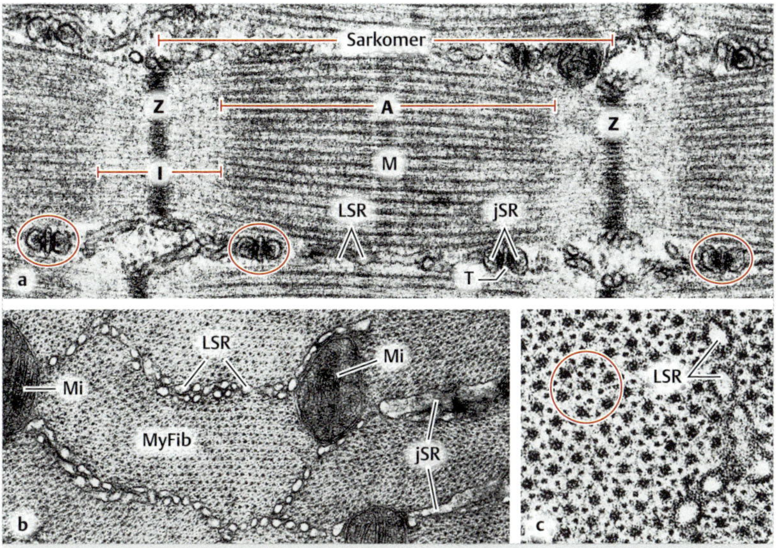

Abb. 10.2 Skelettmuskulatur. Längs- (a) und Querschnitte (b, c). **a** **Sarkomer** in einer Myofibrille, Bezeichnung der Banden wie in ▶ Abb. 10.1. **M**, M-Bande. Zwischen den benachbarten Myofibrillen liegen u. a. Längsschläuche des sarkoplasmatischen Retikulum (**LSR**) und Triaden (**Kreise**) aus junktionalem SR und T-Tubulus (**jSR, T**). **b** **Myofibrillen** (**MyFib**), umgeben von LSR bzw. jSR. **Mi**, Mitochondrium. **c** **Dicke Myosin-** und **dünne Aktinfilamente** in hexagonaler Anordnung; Querschnitt durch die Überlappungszone der A-Bande. Vergr. 38 000fach (a), 29 000fach (b), 88 000fach (c).

ziehen die ganze Länge der Muskelfaser und sind mit beiden Enden am Sarkolemm verankert. Dadurch wird die Verkürzung der Myofibrillen auf das Sarkolemm und von dort auf die Kollagenfibrillen der Sehne übertragen (Muskel-Sehnen-Übergang) (S. 279). Zwischen den Myofibrillen liegen die Zellorganellen der Muskelfaser, insbesondere die Mitochondrien und das sarkoplasmatische Retikulum (S. 277).

Obgleich das Querstreifungsmuster auf der Bauweise der einzelnen Myofibrillen beruht, scheint es sich doch im lichtmikroskopischen Bild über die gesamte Breite der Muskelfaser zu erstrecken. Dieser Eindruck kommt dadurch zustande, dass die Sarkomere der Myofibrillen in einer Muskelfaser nahezu ohne Versetzung „in Linie“ liegen (▶ Abb. 10.**1 d**). Hierfür sind die **Intermediärfilamente** (**Desmin**) des Zytoskeletts verantwortlich. Sie umspinnen die Myofibrillen jeweils in Höhe der Z-Scheiben und fixieren sie untereinander (vergleichbar den Balken eines Floßes), sodass die Myofibrillen sich kaum gegeneinander verschieben können. Die Desminfilamente selbst sind (mittels **Plektin** als Adaptor) in Höhe jeder Z-Scheibe am Sarkolemm befestigt (**Costamere**) (S. 279). Das Sarkolemm seinerseits ist durch Zell-Matrix-Kontakte an der Extrazellulärmatrix (EZM) verankert (S. 279).

Bei optimaler Strukturerhaltung sind die einzelnen **Myofibrillen** lichtmikroskopisch kaum zu erkennen, weil die Abstände zwischen ihnen sehr eng sind. In Routinepräparaten, in denen die Strukturerhaltung der Muskelfasern meist nur mäßig ist, werden die Fibrillen aufgrund artifizieller Erweiterung der Abstände sichtbar (▶ Abb. 10.**1 c, e**). Im *Längsschnitt* zeigt sich dann, zusätzlich zur Querstreifung, ein mehr oder weniger deutliches Längsstreifungsmuster. Im *Querschnitt* ergeben die Fibrillen Muster aus kleinen Punkten oder gröberen Feldern. Dieses Bild der **Cohnheim-Felderung** ist zwar ein Artefakt, hat aber eine biologische Grundlage, eben die Existenz von Myofibrillen.

Muskeldystrophie und **Myopathie:** Es gibt zahlreiche Typen von erblichen Muskelerkrankungen, die auf Defekten u. a. des Zytoskeletts oder sarkomerischer Proteine beruhen. Je nach Defekt kann auch die Herzmuskulatur betroffen sein (**Kardiomyopathie**) (S. 276). **Muskeldystrophien** (S. 280) bestehen in unaufhaltsam fortschreitendem Untergang der Muskelfasern. Die **Myopathien** gehen mit einer langsam fortscheitenden Muskelschwäche und histologischen Veränderungen einher (S. 286), der Krankheitsverlauf ist indes weniger aggressiv und der Gewebsschaden geringer als im Falle der Muskeldystrophien.

Anordnung der Myofilamente im Sarkomer

Das Sarkomer enthält die **Myofilamente**, nämlich dünne Aktin- und dicke Myosinfilamente. Diese sind so regelmäßig angeordnet, dass sich daraus das Querstreifungsmuster ergibt (▶ Abb. 10.**2**, ▶ Abb. 10.**3**). Die **I-Bande** enthält nur **Aktinfilamente**, in der **A-Bande** sind die **Myosinfilamente** vorherrschend. Die freien Enden der Aktinfilamente reichen ein Stück weit in die A-Bande hinein (**Überlappung von Aktin- und Myosinfilamenten**). Der Aktin-freie Bereich ist die **H-Zone**; deutlich sichtbar ist sie nur, wenn der Muskel in gedehntem Zustand fixiert wurde.

Die strenge Ordnung im Sarkomer kommt dadurch zustande, dass beide Filament-Typen durch molekulare Verankerungen in Position gehalten werden: Die (+)-Enden der Aktinfilamente von zwei benachbarten Sarkomeren sind im Bereich der Z-Linie (**Z-Scheibe**) miteinander verknüpft (u. a. durch das Protein **α-Actinin**); durch die molekularen Bestandteile dieser Befestigungszone

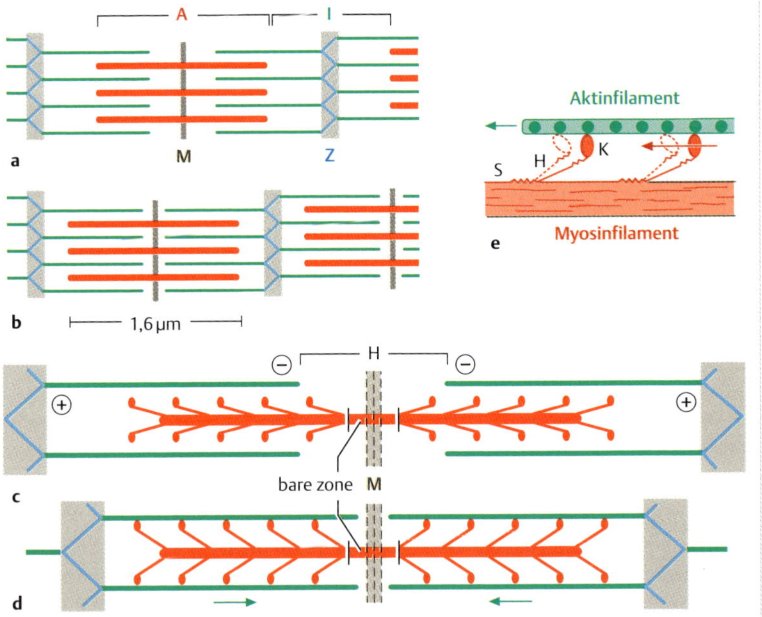

Abb. 10.3 Anordnung der Myofilamente (Schema). **a**, **b** **Ruhe- und Kontraktionszustand.** Aktinfilamente *grün*, Myosinfilamente *rot*, α-Actinin in der Z-Scheibe *blau*. **c**, **d** **Position der Myosinköpfe** im ruhenden und kontrahierten Muskel (vereinfachtes Schema). Wichtig ist der bipolare Bau des Myosinfilaments. **H**, H-Bande. **M**, M-Bande. **e** Interaktion zwischen Myosinköpfen und Aktin. Der *rote Pfeil* deutet die Richtung des Kraftschlages der Myosinköpfe an, der *grüne Pfeil* zeigt die Richtung, in der das Aktinfilament bewegt wird. **K**, **H**, **S**, Kopf, Hals, Schwanz eines Myosin-Moleküls.

kommt die Z-Scheibe zustande. Die Myosinfilamente sind in der **M-Bande** durch verschiedene Proteine (u. a. **Myomesine**) miteinander vernetzt und werden außerdem durch **Titin** (s. u.) in Position gehalten.

In *Querschnitten* durch das Sarkomer wird deutlich, dass die Myosinfilamente (aufgrund ihrer Vernetzung in der M-Bande) in regelmäßigem, hexagonalem Muster angeordnet sind. Im Überlappungsbereich ist jedes Myosinfilament von sechs Aktinfilamenten umgeben (▶ Abb. 10.2 **c**).

Aktinfilamente, Myosinfilamente, Titin, Nebulin

Das Bauprinzip der Aktin-Moleküle (S. 37) und Myosin-Moleküle (S. 41) sowie ihre Fähigkeit, sich zu Filamenten zu aggregieren, wurden im Kapitel „Zytoskelett" besprochen. Einige Eigenschaften seien hier wiederholt und um Muskel-spezifische Merkmale ergänzt (▶ Abb. 10.4).

Die **Aktinfilamente** des Sarkomers bestehen aus globulären **α-Aktin-Molekülen**. Die Filamente sind **7 nm dick** und je nach Muskelfasertyp **1,2 – 1,4 µm lang**. Langsame Zuckungsfasern (S. 281) besitzen die längsten Aktinfilamente. Die wichtigsten Begleitproteine sind **Tropomyosin** und der **Troponin-Komplex**. Letzterer besteht aus drei Untereinheiten (C, I, T). Tropomyosin blockiert die Myosin-Bindungsstellen beim ruhenden Muskel, Troponin dient als Regulator des Kontraktionsvorganges.

Das Aktinfilament ist an beiden Enden mit **Kappenproteinen** versehen: **CapZ** in der Z-Scheibe, **Tropomodulin** am freien Ende. Diese stellen sicher, dass trotz des kontinuierlichen Austausches der Aktinbausteine die vorgegebene Länge des Filaments konstant bleibt.

10

Die Herz-spezifischen Isoformen des Troponin-Komplexes erscheinen beim Absterben von Herzmuskelzellen im Blut des Patienten. Der Nachweis der **kardialen Troponine I** und **T** im Blut gilt heute als eines der sichersten Kriterien bei der Früherkennung eines **Herzinfarktes**.

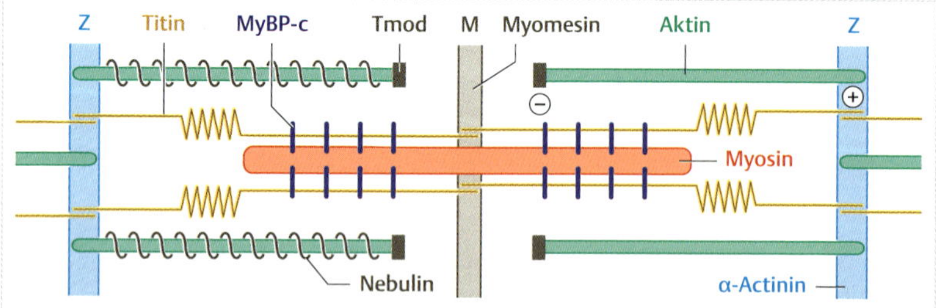

Abb. 10.4 Titin und Nebulin im Skelettmuskel-Sarkomer. Die in der A-Bande liegenden Domänen von Titin sind durch das Myosin-bindende Protein C (**MyBP-C**) mit dem Myosinfilament verbunden. Im Bereich der I-Bande liegen Titin-Domänen, die wie elastische Federn wirken. Verankerung des Titin-Moleküls in der Z-Scheibe und M-Bande. **Nebulin** begleitet das Aktinfilament nicht ganz bis zum freien Ende. **Tmod**, Tropomodulin als Kappenprotein.

Das **Myosinfilament** (aus Myosin II, in verschiedenen Isoformen vorkommend) ist **15 nm dick** und in allen quergestreiften Muskelgeweben konstant **1,6 µm lang** (= Breite der A-Bande). Es entsteht durch Aggregation der **Schwanzdomänen** der Myosin-Moleküle, während die Köpfe und ein Teil der Halsabschnitte seitlich aus dem Filament herausragen. Das Myosinfilament der quergestreiften Muskulatur ist bipolar gebaut, d. h. innerhalb einer Filamenthälfte sind alle Köpfe gleichsinnig angeordnet aber gegensinnig zur anderen Hälfte ausgerichtet. In der M-Bande und unmittelbar beidseits davon fehlen die Köpfe (***bare zone***, nackte Zone), hier überlagern sich die Schwanzdomänen von Myosin-Molekülen der beiden Filamenthälften. Die **Köpfe** sind für die **Interaktion mit dem Aktinfilament** und für die **ATPase-Aktivitätdes Myosins** verantwortlich. Zwei „Gelenke" ermöglichen das Kippen des Kopfes bei der Kontraktion.

Titin. Dieses Protein kommt in zahlreichen Isoformen vor. Es ist ein riesiges Molekül (ca. 3 500 kDa), das sich als sehr dünnes Filament durch das halbe Sarkomer erstreckt („Rückgrad des Sarkomers"). Seine beiden Enden sind in der Z-Scheibe und M-Bande verankert (▶ Abb. 10.**4**). Im Bereich der A-Bande ist es durch das Myosin-bindende Protein C (**MyBP-C**) mit dem Myosinfilament verbunden. Titin sorgt gemeinsam mit den M-Bande-Proteinen dafür, dass die Myosinfilamente exakt in der Mitte des Sarkomers bleiben, selbst wenn sie sich bei der Kontraktion leicht gegeneinander verschieben mögen. Die in den I-Banden gelegenen Domänen der Titin-Moleküle haben Eigenschaften von **elastischen Federn**. Diese sind maßgebend für die Steifigkeit bzw. reversible Dehnbarkeit des Sarkomers und damit des ganzen Muskels. Die passive Dehnbarkeit ist besonders wichtig für die **Herzmuskulatur** bei der diastolischen Füllung der Herzkammern (s. ▶ Abb. 11.**10 a**) Außerdem wird verschiedenen Domänen des Titin-Moleküls eine **Mechanosensor-Funktion** zugeschrieben. Hierdurch können, als Reaktion auf dauerhaft veränderte mechanische Beanspruchung, Signalkaskaden aktiviert werden, die zu Änderungen des Proteinumsatzes und der Genexpression und damit z. B. zur Atrophie oder Hypertrophie führen (S. 285).

Nebulin. Ein weiteres Protein, das für Ordnung im Sarkomer sorgt, ist Nebulin. Es begleitet das Aktinfilament und hat zahlreiche Funktionen; sein Fehlen führt u. a. zu verkürzten Aktinfilamenten, Verbreiterung und Verunstaltung der Z-Scheiben und des Sarkomers sowie unordentlichem Arrangement der Myofibrillen.

Genetisch bedingte Fehler im **Titin** führen zu einer Myopathie oder Muskeldystrophie (S. 280). Mutationen in den Genen der **kardialen Titin-Isoformen** und der **kardialen MyBP-C-Isoformen** verursachen eine dilatative Kardiomypathie. Bei Fehlern im **Nebulin** kommt es beim Menschen zur „Nemalinen Myopathie" (stabförmige zytoplasmatische Einschlüsse: Konglomerate aus Z-Scheibenproteinen und Aktin). Das Fehlen von **Nebulette**, einem kardialen Gegenstück zu Nebulin, verursacht eine dilatative Kardiomyopathie.

Kontraktionsvorgang und elektromechanische Kopplung

Bei der isotonischen Kontraktion verkürzen sich alle Sarkomere einer Muskelfaser zugleich. Dabei bleiben die Längen der Aktin- und Myosinfilamente unverändert (► Abb. 10.3). Die Verkürzung des Sarkomers (maximal *auf* 70 % der Ruhelänge) kommt dadurch zustande, dass die Aktinfilamente beider Sarkomerhälften tiefer zwischen die Myosinfilamente gezogen werden („gleiten"). Die I-Bande wird schmäler und kann bei maximaler Verkürzung ganz verschwinden; die H-Bande ist schon vorher aufgehoben. Bei passiver Dehnung werden I- und H-Bande breiter. Die A-Bande (1,6 µm) bleibt konstant.

Beim **Gleiten der Filamente** ist Myosin als Motorprotein der aktive Teil: Die Myosinköpfe beider Filamenthälften „wandern" an den Aktinfilamenten entlang in Richtung auf deren (+)-Ende, d. h. in Richtung Z-Scheiben. Da die Myosinköpfe aber „auf der Stelle treten", ergibt sich daraus ein passives Gleiten der Aktinfilamente in Richtung Sarkomer-Mitte.

Auf **molekularer Ebene** liegt dem Gleitmechanismus eine *rasche Folge von Reaktionszyklen* zugrunde, bei denen zwischen Myosinköpfen und Aktinfilamenten Querbrücken geknüpft und wieder gelöst werden; dies ist verbunden (a) mit dem zyklischen Wechsel des Myosinkopf-Winkels (dadurch „Weiterschieben" des Aktinfilaments um jeweils ca. 10 nm und „Nachfassen" an einer neuen Bindungsstelle), (b) mit der Bindung und Spaltung von ATP (Energiequelle; Enzym: Myosinkopf-ATPase) (Näheres s. Bücher der Physiologie).

Vorbedingung für die Aktin-Myosin-Interaktion ist eine **Erhöhung der zytosolischen Ca^{2+}-Konzentration.** Im Zytosol der ruhenden Muskelfaser ist die freie Ca^{2+}-Konzentration niedrig ($< 10^{-7}$ mol/l). Eine effiziente Aktin-Myosin-Interaktion ist nicht möglich, weil die wichtigsten Bindungsstellen für die Myosinköpfe am Aktinfilament durch Tropomyosin verdeckt sind. Erhöhte Ca^{2+}-Konzentrationen ($> 10^{-6}$ mol/l) führen eine Konformationsänderung der Aktin-Begleitproteine herbei, wodurch die Bindungsstellen freigelegt und für die Myosinköpfe zugängig gemacht werden. Direkter Angriffsort der Ca^{2+}-Ionen ist **Troponin C**.

Elektromechanische Kopplung. Die Erhöhung der zytosolischen Ca^{2+}-Konzentration ist Folge eines **Aktionspotenzials** (Depolarisation der Membran) (S. 217), das an der neuromuskulären Synapse (S. 282) generiert und über die ganze Muskelfaser fortgeleitet wird. Die Depolarisation führt innerhalb von Millisekunden zur simultanen Verkürzung sämtlicher Sarkomere in einer Muskelfaser. Die Übersetzung des elektrischen Ereignisses in ein mechanisches Ereignis wird als elektromechanische Kopplung bezeichnet. Der Vermittler sind die Ca^{2+}-Ionen.

Strukturen mit zentraler Bedeutung für die elektromechanische Kopplung sind die Transversal-Tubuli (T-Tubuli) und das sarkoplasmatische Retikulum (▶ Abb. 10.5). Die **T-Tubuli** sind quer zur Längsachse der Muskelfaser ausgerichtete Plasmamembran-Einstülpungen, ihr Lumen ist eine tief in die Faser hineinreichende Verlängerung des Extrazellulärraumes. Jede Myofibrille wird in regelmäßigen Abständen von T-Tubuli umrundet. Über die „verlängerte Plasmamembran" der T-Tubuli erreicht die elektrische Erregung so alle Bereiche der Muskelfaser. Das **sarkoplasmatische Retikulum (SR)**, besteht aus membranbegrenzten intrazellulären Hohlräume, in denen Ca^{2+}-Ionen gespeichert werden. Jede Myofibrille ist manschettenartig von SR umgeben. Entlang einer Myofibrille ist das SR in Segmente gegliedert: jedes Segment besteht aus longitudinal orientierten Schläuchen (in den Physiologie-Büchern meist als „L-System" bezeichnet) sowie terminalen Zisternen (▶ Abb. 10.5 **a**), die in enger räumlicher Beziehung zu den T-Tubuli „ihre" Myofibrillen zirkulär umfassen (**junktionale SR-Zisternen**). Jeder T-Tubulus wird von zwei junktionalen SR-Zisternen flankiert. Dieses Trio wird als **Triade** bezeichnet (▶ Abb. 10.5 **a–c**). Die Triaden – zwei pro Sarkomer – liegen ganz regelmäßig am Beginn der Aktin-Myosin-Überlappungsregion (Übergang I-A-Bande). Die benachbarten Membranen der Triaden stehen durch **Triadenfüßchen** miteinander in Kontakt. Diese bestehen aus zwei Transmembranproteinen: Dihydropyridin-Rezeptor (DHPR, zur T-Tubulus-Membran gehörig) und Ryanodin-Rezeptor (RyR, ein Ca^{2+}-Kanal, zum SR gehörig). Bei Depolarisierung der T-Tubulus-Membran wird durch Vermittlung des DHPR-Proteins der Ca^{2+}-Kanal (RyR) des SR geöffnet und Ca^{2+}-Ionen („Kopplungscalcium") strömen aus den junktionalen SR-Zisternen ins Zytosol, es kommt zur Kontraktion. Wenn kein Aktionspotenzial mehr folgt, schließen sich die Kanäle, die Ca^{2+}-Ionen werden sehr rasch durch die SR/ER-Ca^{2+}-ATPase (**SERCA**) in die longitudinalen Anteile des SR zurückgepumpt; der Muskel erschlafft.

Hier sei erwähnt, dass die übliche Verkürzung eines Muskels nicht auf einer Einzelzuckung beruht. Vielmehr folgen die Nervenreize so schnell aufeinander (je nach Fasertyp 20 – 100 Hz), dass den Muskelfasern gar keine Zeit bleibt, die Ca^{2+}-Konzentration zu senken und zu erschlaffen; es kommt durch Summation der Zuckungen zum **Tetanus**, einer Kontraktion, die kraftvoller ist als die Einzelzuckung (s. Physiologie-Bücher).

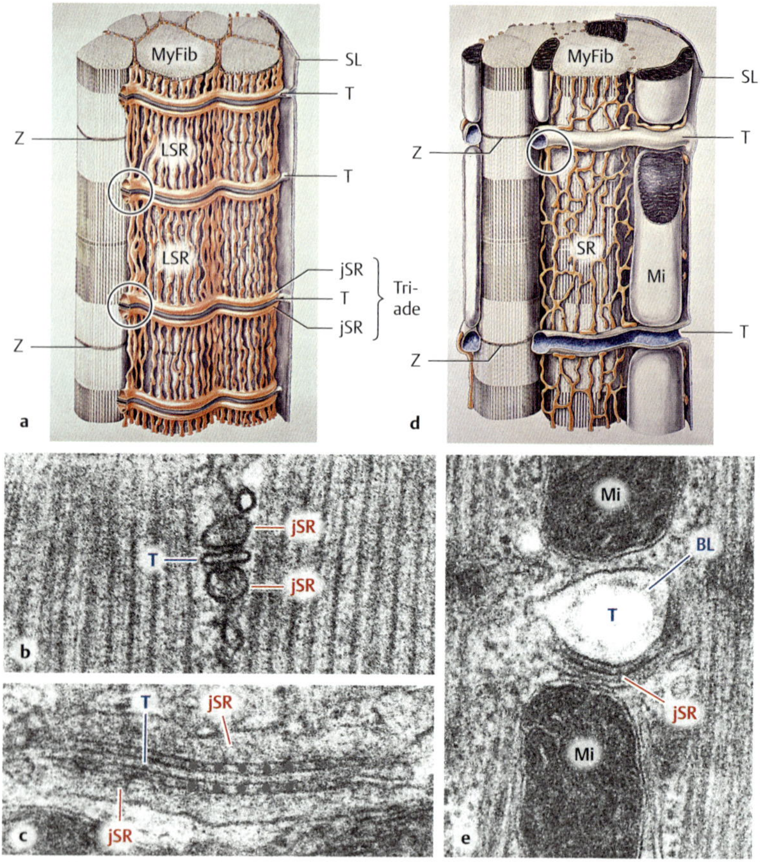

Abb. 10.5 Sarkoplasmatisches Retikulum (SR, *rot*) und **Transversal-Tubuli** (T, *blau*). a, b, c **Skelettmuskulatur,** d, e **Herzmuskulatur. a** Jede Myofibrille (**MyFib**) ist von SR und T umgeben. Das SR besteht aus longitudinal verlaufenden Schläuchen (**LSR**) und zirkulär verlaufenden terminalen Zisternen (= junktionales SR, **jSR**). Ein T-Tubulus und die ihn flankierenden jSR-Zisternen bilden jeweils eine Triade (**Kreis**). Die Triaden liegen an den A/I-Übergängen. **SL**, Sarkolemm. **b**, **c** , **Triaden** quer und tangential getroffen (EM-Bilder, M. lumbricalis, Ratte). Einige Triadenfüßchen zwischen SR und T sind zwecks Verdeutlichung nachgezeichnet. **d Herzmuskulatur.** Das SR ist sparsam ausgebildet, die T-Tubuli sind weit und liegen in Höhe der Z-Scheiben. Der **Kreis** markiert eine Dyade. **Mi**, Mitochondrium. **e Dyade** im Querschnitt (EM-Bild, Papillarmuskel, Meerschweinchen). Beachte die Basallamina (**BL**) im T-Tubulus. Vergr. 60 000fach (b, e), 90 000fach (c).

10.1.3 Zugübertragung

Die Zugkraft eines Muskels wird durch Sehnen (S. 168) auf das Skelett übertragen (S. 193). Voraussetzung sind belastbare mechanische Kontakte zwischen Muskelfaser und Extrazellulärmatrix (EZM). Das Bauprinzip dieser Verbindung ähnelt dem von **Fokalkontakten** (▶ Abb. 4.2, ▶ Abb. 8.9) und besteht aus einer Kette folgender Moleküle: Aktinfilamente der endständigen Sarkomere und des subsarkolemmalen Zytoskeletts → Adaptor-Proteine → Transmembranprotein → Basallamina → Kollagenfibrillen (▶ Abb. 10.6). Die Zugübertragung findet sowohl an den Enden der Muskelfaser (Muskel-Sehnen-Übergang) als auch am seitlichen Sarkolemm statt.

Muskel-Sehnen-Übergang

Myotendinöse Verbindungen liegen jeweils an den Enden der Muskelfaser. Hier ist die Oberfläche des Sarkolemm samt der Basallamina durch tiefe Einfaltungen und röhrenförmige Formationen stark vergrößert. Kollagenfibrillen ragen in diese Einfaltungen hinein und enden an der Basallamina, an der sie verankert sind. An der Brücke zwischen Aktinfilamenten (innen) und Kollagenfibrillen (außen) sind zwei Transmembranmoleküle samt passenden Adaptor-Proteinen beteiligt (▶ Abb. 10.6): **(1)** Dystroglycane mit Dystrophin als Adaptor (zusammen mit weiteren Proteinen auch als **Dystrophin-Glykoprotein-Komplex, DGC**, bezeichnet, s. u.). **(2)** **Integrin** als Transmembranprotein, mit Vinculin und Talin als Adaptoren. Die extrazelluläre Domäne des Integrins und die extrazelluläre Komponente des DGC interagieren mit **Laminin 2** (nach neuer Nomenklatur LM-211, früher als Merosin bezeichnet) und sind dadurch an der **Basallamina** befestigt. Diese ihrerseits hat Verbindung zu **Kollagenfibrillen** des Endomysiums.

Laterale Verankerung

Das molekulare Bauprinzip der seitlichen Befestigung entspricht dem der myotendinösen Verbindung. Unterschiedlich ist allerdings die Geometrie. Die lateralen DGC- und Integrin-vermittelten Zell-Matrix-Kontakte umziehen die Muskelfaser wie „Rippen“ (daher „Costamere“ (S. 272)) in der ganzen Länge jeweils in Höhe der Z-Scheiben. Durch immunhistochemische Färbungen zeigen sich die Costamere als Anhäufung von Proteinen, die alle an der Muskelfaser-EZM-Anbindung beteiligt sind. Es kommt noch hinzu – in ▶ Abb. 10.6 nicht gezeigt – dass jede einzelne Myofibrille, nicht nur die Sarkolemm-nahen sondern auch die weitab tief in der Muskelfaser liegenden, von **Desminfilamenten** umsponnen werden, welche ihrerseits durch **Plektin** in den Costameren verankert sind (S. 272). Auf diese Weise werden sämtliche Myofibrillen indirekt an die Zell-Matrix-Kontakte angeschlossen. – Das beschriebene molekulare Verbundsys-

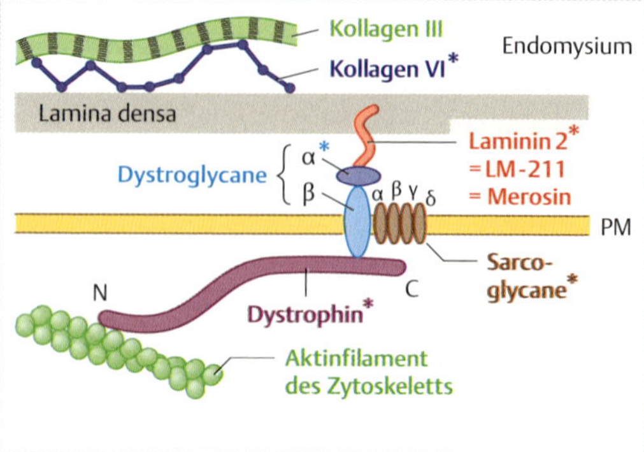

Abb. 10.6 Dystrophin-Glykoprotein-Komplex (DGC) als Vermittler zwischen dem subsarkolemmalen Aktin-Zytoskelett und der Extrazellulärmatrix (vereinfacht). Komponenten nicht maßstabsgerecht gezeichnet. Erblich bedingte Fehler in den markierten Proteinen* verursachen verschiedene Typen von Muskeldystrophien.

tem, insbesondere das von **Dystrophin** abhängige, ist für die Integrität des Sarkolemm von entscheidender Bedeutung. Fällt auch nur ein Glied dieser Kette aus, so verursachen schon physiologische Scherkräfte (z. B. bei exzentrischer Kontraktion) Zerreißungen des Sarkolemm ► Abb. 10.6.

10

Muskeldystrophien (Definition) (S. 272) gehören zu den häufigsten Erbkrankheiten. Die molekularen Entstehungsmechanismen sind vielfältig, z. B. Gendefekte für Desmin/Plektin (S. 272), Titin, Nebulin (S. 275), Dysferlin (s. u.), Laminin 2, Kollagen Typ VI (► Abb. 10.6). Besonders häufige Ursachen sind Defekte im DGC. Den schwersten Verlauf nimmt die **Duchenne-Muskeldystrophie** (Erbgang X-chromosomal rezessiv; 1 von 3 500 neugeborenen Knaben; letaler Ausgang meist in der 2. Lebensdekade). Sie beruht auf dem Fehlen des **Dystrophin.** Dieser und andere Funktionsverluste im molekularen Verbundsystem zwischen Zytoskelett und EZM führen immer wieder zu lokalen Rissen im Sarkolemm und dadurch zu rezidivierenden segmentalen Nekrosen der Muskelfasern. Diese gehen trotz vieler Regenerationsversuche (Satellitenzellen) (S. 286) schließlich unter, ihr Platz wird von Binde- und Fettgewebe übernommen.

Physiologische Reparatur des Sarkolemm. Auch beim Gesunden kommt es durch Scherkräfte (besonders bei exzentrischer Muskelkontraktion) zu kleinen Zerreißungen des Sarkolemm, die eine Entzündung auslösen (Grundlage des **„Muskelkaters“**). Die Sarkolemm-Defekte bleiben aber ohne nachhaltige Folgen, weil sie bald wieder geflickt werden: Zytoplasmatische Vesikel, die unter dem Sarkolemm bereit liegen, fusionieren nach Einfluten von Ca^{2+} ins Zytosol zu einer größeren Vakuole. Deren Membran wird nach Art der Exozytose in das Sarkolemm eingefügt, damit wird das Loch versiegelt. Für die dabei ablaufenden Membranfusionen ist u. a. das membranständige Protein, **Dysferlin**, nötig. Ein defekter Reparaturmechanismus infolge genetisch bedingten Fehlens von Dysferlin (**Dysferlinopathie**) führt zu einer Form der Muskeldystrophie.

10.1.4 Fasertypen

Zuckungsfasern und Tonusfasern

Die meisten Muskelfasern des Warmblüters sind **Zuckungsfasern** (*twitch fibres*). Sie reagieren auf einen einzelnen Reiz des innervierenden Axons mit einer kurzen Einzelzuckung, deren Ausmaß immer gleich ist (Alles-oder-Nichts-Regel). Die Zuckungsfasern besitzen *eine* neuromuskuläre Synapse (**fokale Innervation**, s. u.). Die Plasmamembran ist fähig, ein Aktionspotenzial fortzuleiten.

An wenigen, speziellen Stellen kommen dünne (ca. 5 – 20 µm) **Tonusfasern** vor. Jede Tonusfaser besitzt mehrere, primitiv gebaute neuromuskuläre Synapsen (**multiple Innervation**). Die Plasmamembran trägt überall Acetylcholin-Rezeptoren. Sie kann kein Aktionspotenzial fortleiten, vielmehr führen Nervenreize zu lokalen, abgestuften Depolarisationen und zu entsprechend abgestuften Verkürzungen oder Spannungsentwicklungen. Tonusfasern gibt es in den *Muskelspindeln* (S. 668), außerdem stellen sie einen kleinen Anteil in den äußeren Augenmuskeln.

Verschiedene Typen von Zuckungsfasern. Es gibt **langsame (Typ 1)** und **schnelle (Typ 2)** Zuckungsfasern. **Typ-1-Fasern** sind makroskopisch rot (hoher Myoglobingehalt), Mitochondrien-reich (▶ Abb. 10.7), oxidativ arbeitend, ermüdungsresistent. Sie sind für Dauerleistungen angelegt (z. B. Rückenmuskulatur). Die schnellen **Typ-2-Fasern** lassen sich noch untergliedern in mehrere Untertypen: Typ 2B makroskopisch weiß, mitochondrienarm, glykolytisch arbeitend, sehr rasch ermüdbar; Typen 2A, 2X, 2D ähnlich wie 2B aber mit mehr Mitochondrien und weniger rasch ermüdbar. Kriterien für die Typen-Zuordnung sind, außer den oben genannten und weiteren morphologischen und funktionellen Merkmalen, biochemische Eigenschaften der **Myosin-Schwerketten (MHC)** (S. 40). Die Muskeln des Menschen enthalten grundsätzlich ein **Gemisch**

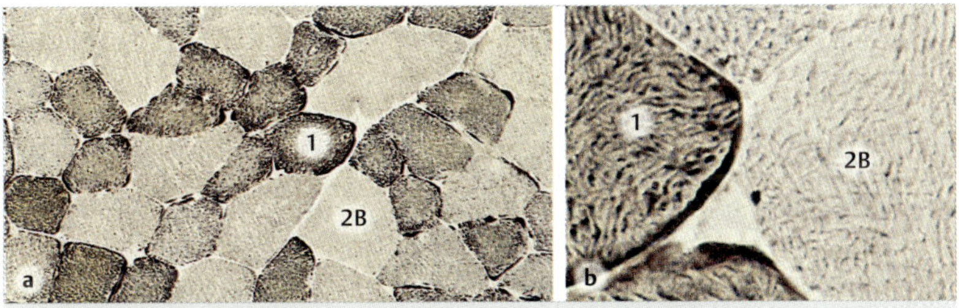

Abb. 10.7 Muskelfasertypen. Histochemischer Nachweis (*schwarz*) des mitochondrialen Enzyms Succinat-Dehydrogenase (M. tibialis ant., Ratte). **1**, eine Typ-1-Faser; zahlreiche Mitochondrien liegen zwischen den Myofibrillen und unter dem Sarkolemm. **2B**, eine Typ-2B-Faser, mitochondrienarm. Vergr. 150fach (a), 800fach (b).

aus verschiedenen Fasertypen. Der relative Anteil der einzelnen Typen ist vom Muskel und von der Körperregion abhängig und zeigt auch interindividuelle Unterschiede (z. B. Sprinter versus Marathon-Läufer). Der Fasertyp wird vom **innervierenden Neuron** bestimmt. Daher gehören alle Muskelfasern einer motorischen Einheit (s. u.) zu demselben Typ.

10.1.5 Innervation der Muskelfaser

Die **motorische Einheit** besteht aus dem motorischen Neuron (**α-Motoneuron**) und den von ihm innervierten Muskelfasern. Die aktuelle Kraft eines Muskels kann über die Rekrutierung unterschiedlich vieler motorischer Einheiten abgestuft werden. Je nachdem ob ein Muskel Präzisionsaufgaben oder groben Bewegungsabläufen dient, kann eine motorische Einheit < 100 (z. B. mimische Muskulatur, Handmuskeln) oder > 1000 Fasern (z. B. Oberschenkel-, Rückenmuskulatur) umfassen. In ebenso viele Zweige muss sich die motorische Nervenfaser auf ihrer präterminalen Strecke aufspalten (► Abb. 10.**8 a**), um mit jeder Muskelfaser der motorischen Einheit jeweils *eine* Synapse zu bilden. Die Muskelfasern einer motorischen Einheit liegen nicht gruppenweise zusammen, sondern sind über eine größere Querschnittsfläche des Muskels verstreut und mit Fasern anderer motorischer Einheiten vermischt, hierauf beruht die „schachbrettartige" Verteilung der Fasertypen (► Abb. 10.**7**).

Neuromuskuläre Synapse (motorische Endplatte)

Die Funktionsweise der neuromuskulären Synapse entspricht grundsätzlich der von anderen chemischen Synapsen (S. 224), ihre Bauweise aber zeigt gegenüber interneuronalen Synapsen einige wichtige Besonderheiten (s. u.). Jeder Zweig des motorischen Axons endet in einem System von Endfüßchen (► Abb. 10.**8 b**), das in komplementäre Mulden „seiner" Muskelfaser eingebettet ist und sich über eine Strecke von 10 – 20 Sarkomeren hinzieht. Die Myelinscheide des Axonzweigs endet unmittelbar vor dem Endfüßchen-System; dieses ist von einer nicht-myelinisierenden Schwann-Zelle bedeckt. Das Axoplasma der Endfüßchen enthält vor allem synaptische Vesikel (Neurotransmitter: **Acetylcholin**, ACh) und Mitochondrien. Der synaptische Spalt ist knapp 100 nm breit.

Besonderheiten der motorischen Endplatte. (1) Die postsynaptische Membran ist durch Einfaltungen stark vergrößert (**subneuraler Faltenapparat**). (2) Im gesamten synaptischen Spaltensystem liegt eine **Basallamina**, die sich außerhalb der Synapsenregion in die Basallamina der Muskelfaser bzw. der Schwann-Zellen fortsetzt. An der Basallamina des synaptischen Spaltes ist die

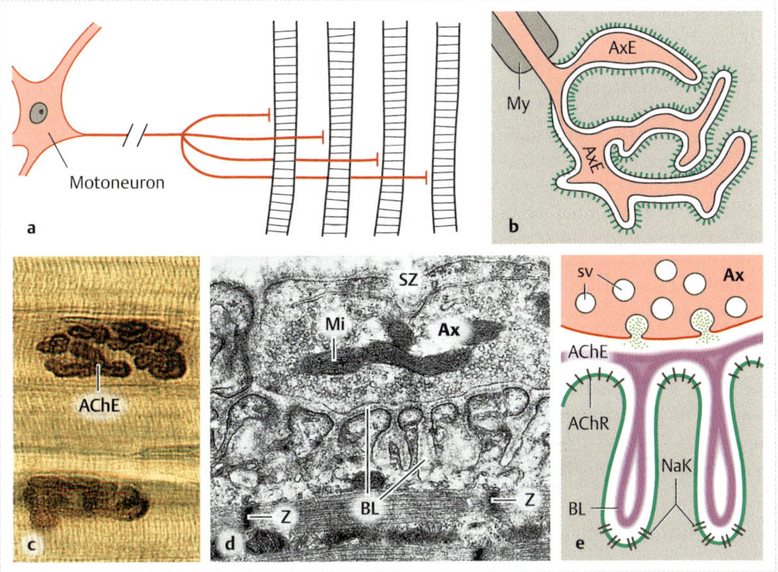

Abb. 10.8 Innervation der Skelettmuskulatur, neuromuskuläre Synapse, motorische Endplatte. a Motorische Einheit von Motoneuron und (hier) 4 Muskelfasern (Schema). **b Synapsenregion** (Flachschnitt im Schema), LM-Dimension. **AxE**, Endfüßchen-System (*rot*) eines Axonzweiges. Postsynaptische Membran *grün*. **My**, letzte Myelinscheide. Die bedeckende Schwann-Zelle ist nicht dargestellt. **c** Histochemischer Nachweis der **Acetylcholinesterase (AChE**, *braunes* Reaktionsprodukt), Aufsicht auf Totalpräparat vom Zwerchfell (Ratte). **d**, **e EM-Bild und Schema**, Schnitt durch ein synaptisches Endfüßchen und den subneuralen Faltenapparat. **Ax**, Axoplasma mit synaptischen Vesikeln und Mitochondrien (**Mi**). **SZ**, bedeckende Schwann-Zelle. **Z**, Z-Scheibe. **BL**, Basallamina (*violett*) im synaptischen Spalt als Sitz der AChE. *Rot* und *grün*, prä- bzw. postsynaptische Membran. **AChR**, ACh-Rezeptoren, dichteste Aggregation auf den Kämmen der Falten. **NaK**, Na^+-Kanäle, dichteste Aggregation in den Tälern. Vergr. 500fach (c), 19 000fach (d).

Acetylcholinesterase verankert. Sie ist für die rasche Beseitigung des neuronal freigesetzten ACh verantwortlich und damit für die störungsfreie Reizübertragung unentbehrlich (S. 229).

Der **Funktionsablauf** an der motorischen Endplatte gleicht grundsätzlich dem an anderen Synapsen. Bei der normalen Zuckungsfaser sind die **ACh-Rezeptoren** auf das Sarkolemm des subneuralen Faltenapparates beschränkt, am dichtesten liegen sie auf den Kämmen der Falten. In den Tälern ist das Sarkolemm besonders reich an spannungsabhängigen **Na^+-Kanälen** (s. u.).

Einige funktionell wichtige Bestandteile der motorischen Endplatte.

- **Präsynaptisch:** Cholin-Acetyl-Transferase (ACh-Synthese) im Axoplasma. Synaptische Vesikel mit H^+-ATPase und Membrantransporter für ACh-Anreicherung (vgl. ▶ Abb. 9.**8 f**). Spannungsabhängiger Ca^{2+}-Kanal in der präsynaptischen Membran. „Proteinmaschinerie" für die Exozytose (S. 230). Transportmechanismus für Cholin.
- **Im synaptischen Spalt: Basallamina**, hieran sind zwei wichtige Proteine befestigt. (1) **ACh-Esterase (AChE)**: Das Enzym wird von der Muskelfaser synthetisiert, intrazellulär mit einem kollagenartigen Schwanz (ColQ) verbunden und so sezerniert. Mittels des ColQ wird die AChE in der Lamina densa fixiert. AChE spaltet ACh in Acetat und Cholin. Letzteres wird zwecks Wiederverwendung in das Axonende zürücktransportiert. Durch histochemische Darstellung der AChE kann der postsynaptische Teil der Endplatte lichtmikroskopisch sichtbar gemacht werden (▶ Abb. 10.**8 c**). (2) **Agrin** (ein Proteoglykan) wird vom Axonende sezerniert und lagert sich in der Basallamina ab. Es induziert die Aggregation der AChR in der postsynaptischen Membran.
- **Postsynaptisch: AChR** (Bindung von ACh, Entstehung des lokalen Endplattenpotenzials) und **Na^+-Kanäle** (Initiierung des fortgeleiteten Aktionspotenzials). Ein komplexes System aus mehreren Transmembranproteinen, einem Lipidankerprotein (Rapsyn) und Membranskelett (u. a. Utrophin und Dystrophin samt assoziierten Molekülen) sorgt dafür, dass der Faltenapparat sowie die hohe Dichte und topographische Verteilung der AChR und Na^+-Kanäle erhalten bleiben.

Die **trophische Bedeutung der Innervation** wird nach Denervation deutlich. Denervierte Muskelfasern sind nicht nur gelähmt, sondern verändern sich auch grundlegend: Auf der gesamten Faseroberfläche erscheinen ACh-Rezeptoren, die Faser wird dünn (**atrophisch**), die Querstreifung gerät in Unordnung und geht später ganz verloren, schließlich (nach Monaten) degeneriert die Faser völlig. Die Veränderungen sind reversibel, sofern die Fasern vor ihrem Untergang reinnerviert werden.

Die neuromuskuläre Synapse ist Angriffsort zahlreicher Wirkstoffe, die die synaptische Übertragung stören (Folge: **Lähmung der Muskulatur**): **Muskel-relaxierende Arzneistoffe** in der Anästhesiologie (postsynaptisch); manche **Bakterientoxine** (Botulinumtoxine: präsynaptische Exozytosemaschine); manche **Schlangengifte** (z. B. α-Bungarotoxin: postsynaptisch; β-Bungarotoxin: präsynaptisch); Insektenvertilgungsmittel und **Kampfgifte** (Organophosphate: ACh-Esterase).

Myasthenia gravis: abnorme Ermüdbarkeit der Skelettmuskulatur. Ursache sind zirkulierende Autoantikörper gegen AChR. Ein anderer Typ von Myasthenie beruht auf Autoantikörpern gegen den Ca^{2+}-Kanal in der präsynaptischen Membran (Lambert-Eaton-Syndrom) (Folge: Verminderung der ACh-Ausschüttung). Daneben gibt es auch genetisch bedingte Myasthenie-Syndrome (Fehler, die die ACh-Synthese, die AChE oder die AChR betreffen).

10.1.6 Entwicklung, Wachstum, Regeneration, Sarkopenie

Entwicklung. Aus mesenchymalen Muskel-Progenitorzellen gehen unreife, mitotisch aktive **Myoblasten** hervor. Durch Fusion reifer Myoblasten entstehen lange, dünne **Myotuben** mit zentral gelegenen Kernketten. Die Myotuben bilden die ersten quergestreiften Myofibrillen und eine Basalmembran, in die auch einige teilungsfähige Myoblasten mit eingeschlossen werden. Diese liefern dem Myotubus später durch Fusion weitere Zellkerne. Die Myotuben reifen zu **Muskelfasern**.

Satellitenzellen. Dies (▸ Abb. 10.9) sind ruhende Myoblasten und Stammzellen, die der reifen Muskelfaser innerhalb des Basalmembran-Schlauches eng anliegen. Sie stellen in ihrer Gesamtheit einen Zellvorrat dar, aus dem die reifen Muskelfasern, deren Kerne sich nicht mehr teilen, bei Bedarf zusätzliche Kerne erhalten. Die Satellitenzellen werden durch diverse Wachstumsfaktoren (z. B. IGF-1) (S. 516) zur Proliferation angeregt, einige Tochterzellen fusionieren mit der Muskelfaser, einige kehren in den ruhenden Zustand zurück. Dieser Zugewinn an Kernen ist erforderlich, wenn die Muskelfaser sich vergrößert, sowohl beim normalen **Wachstum** als auch bei der durch Training bedingten Zunahme der Faserdicke (**Hypertrophie**). Wird ein Muskel nicht benutzt, so nimmt die Faserdicke aufgrund beschleunigten Proteinabbaus rasch ab (**Inaktivitätsatrophie**), die Zahl der Satellitenzellen sinkt. Im Alter kommt es unweigerlich zu einem kontinuierlichen – individuell unterschiedlich starken – Verlust von Muskelmasse und Kraft (**Sarkopenie**). Die Pathogenese der Sarkopenie ist „multifaktoriell".

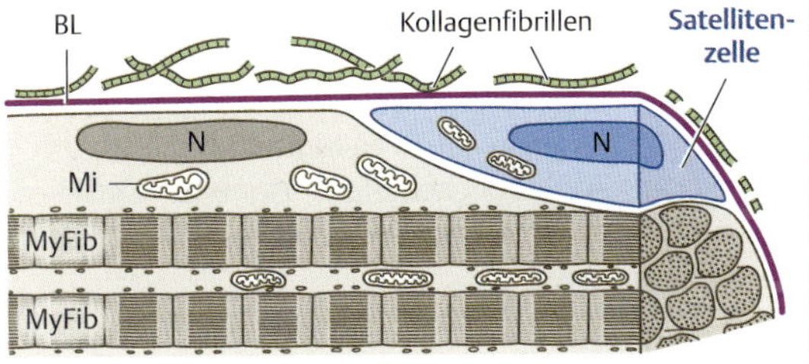

Abb. 10.9 Satellitenzelle (schematische Darstellung eines Anschnitts). Satellitenzelle und Skelettmuskelfaser sind von einer gemeinsamen Basallamina (**BL**) bedeckt, außerhalb der BL liegen Kollagenfibrillen des Endomysiums. **Mi**, Mitochondrium. **MyFib**, Myofibrille. **N**, Nukleus.

Für die **Regeneration** sind die Satellitenzellen erforderlich. Wenn die Muskelfaser in einem umschriebenen Bereich geschädigt wird (**segmentale Nekrose**), ohne dass dabei die Basalmembran unterbrochen wurde (z. B. Mikrotraumen, Quetschung, Arzneimittel-induzierte Läsionen, Muskeldystrophien), kommt es *innerhalb des Basalmembran-Schlauches* zur Regeneration. Eingewanderte **Makrophagen** räumen die Trümmer ab und regen durch Sekretion diverser Zytokine die **Satellitenzellen** zur Proliferation an. Es bilden sich mehrere Myotuben, die Anschluss an die intakten Partien der Muskelfaser gewinnen und sich später seitlich miteinander vereinigen können. Die Zellkerne gerade reparierter Muskelfasern liegen zunächst *zentral*. Im Falle der **Muskeldystrophien** sind die Regenerationsversuche auf die Dauer frustran, da der Satellitenzellvorrat sich schließlich erschöpft.

Eine Wunde, durch die die Kontinuität der Basalmembranschläuche zerstört wird, heilt mit einer **bindegewebigen Narbe**, an der die durchtrennten Muskelfasern nach Regeneration neue myotendinöse Anheftungen bilden.

10.2 Herzmuskulatur

Die Organisation des kontraktilen Apparates und der Kontraktionsmechanismus sind grundsätzlich gleich wie in der Skelettmuskulatur. Folgende Unterschiede, die für die Morphologie von Bedeutung sind, seien hervorgehoben: (1) Herzmuskulatur besteht aus verzweigten, meist **einkernigen Herzmuskelzellen** (**Kardiomyozyten**) von ca. **100 µm** Länge und ca. **15 µm** Durchmesser (Ventrikelmyokard). (2) Sie sind an ihren Enden durch **Haftkontakte** und **Gap junctions** miteinander verbunden (**Glanzstreifen**). (3) Das sarkoplasmatische Retikulum ist sparsamer ausgebildet als im Skelettmuskel, die T-Tubuli sind weitlumig. (4) Das Aktionspotenzial, das die Kontraktion induziert, wird nicht durch Nervenimpulse ausgelöst, sondern in einem **herzeigenen Erregungsbildungszentrum** generiert und über herzeigene **Erregungsleitungsbahnen** fortgeleitet. Dieses gesamte System besteht aus **modifizierten Herzmuskelzellen** und wird im Kapitel „Kreislauforgane“ (S. 325) besprochen.

10.2.1 Herzmuskelzelle

Die Muskelzellen der Herzkammern sind zylindrische Gebilde von ca. **100 µm** Länge und einem Durchmesser von ca. **15 µm**. Der Kern liegt im Zentrum der Zelle (▶ Abb. 10.**10**). Das Zytoplasma nahe den Kernpolen ist frei von Myofibrillen und beherbergt Zellorganellen wie z. B. Golgi-Apparat, Lysosomen, Lipofuszingranula. Die **Mitochondrien** sind zahlreich, sie liegen in Reihen zwischen den Myofibrillen. Die Muskelzellen bilden durch End-zu-End-Kontakte lange Ketten („Fasern"), die jeweils von einer gemeinsamen **Basalmembran** umgeben sind. Aufgrund spitzwinkliger Verzweigungen kann eine Zelle mit mehreren Nachbarzellen Kontakte unterhalten. **Kontraktiler Apparat** und **Zytoskelett** der Herzmuskelzellen sind in derselben Weise mit der EZM verbunden wie für die Skelettmuskulatur beschrieben (S. 279), also durch **Costamere** mit dem Vinculin-Talin-Integrinsystem und Dystrophin-Glykoprotein-Komplexen. Die Sehnen des Segelklappen-Apparates (S. 324) sind durch regelrechte myotendinöse Verbindungen (S. 279) an Herzmuskelzellen angeschlossen.

Kardiales Sarkomer. Das kardiale Sarkomer ist grundsätzlich gleich konstruiert wie das des Skelettmuskels, aber einige Besonderheiten sind erwähnenswert: Die **Aktinfilamente** innerhalb des einzelnen Sarkomers sind unterschiedlich lang. Sie besitzen kein Nebulin, sondern nur ein verwandtes, kleine-

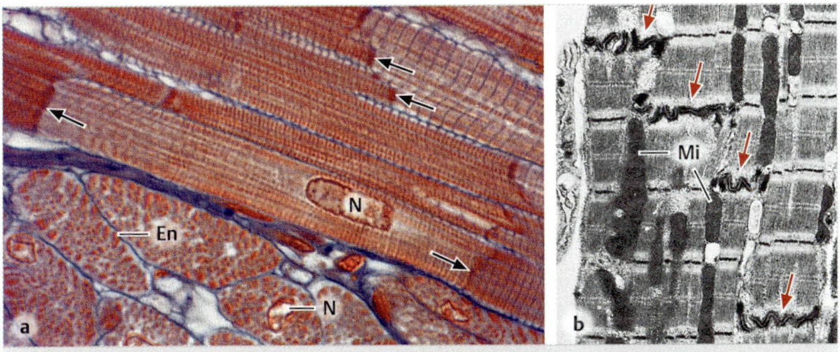

Abb. 10.10 Herzmuskulatur. **a** **Kardiomyozyten** (Ventrikel, Rind) im Längs- und Querschnitt, Azan. **Pfeile** weisen auf einige Glanzstreifen. Im Querschnitt (unten) ist das Myofibrillenmuster zu erkennen. **En**, Endomysium. **N**, Zellkern, zentral gelegen. **b** Ein **Glanzstreifen** (*Pfeile*), niedrige EM-Vergrößerung (Ventrikel, Meerschweinchen). Die roten Pfeile weisen auf die mechanischen Kontakte dieses Glanzstreifens. **Mi**, Mitochondrien. Vergr. 780fach (a), 5 900fach (b). (Aufnahme a: K.H. Andres in Bargmann, Dörr (Hrsg.) Das Herz des Menschen. Bd. 1, Thieme, 1963)

res Protein, **Nebulette**, das nahe der Z-Scheibe sitzt. Es scheint stabilisierende Wirkung auf das Aktinfilament zu haben, sein genetisch bedingtes Fehlen führt zu einer Kardiomyopathie. Die Bedeutung des **Titins** (es gibt spezielle kardiale Isoformen) für den Herzmuskel wurde in Kapitel 10 erwähnt (S. 276).

Glanzstreifen

Am Glanzstreifen (*Discus intercalaris*) stoßen zwei Herzmuskelzellen mit ihren Enden zusammen und bilden **Haft**- und **Kommunikationskontakte** aus. Lichtmikroskopisch fallen Glanzstreifen als stark färbbare Linien auf, die quer, meist treppenförmig, eine Kette von Herzmuskelzellen durchziehen (► Abb. 10.**10**, ► Abb. 10.**11**).

Die mechanischen Kontakte dienen der Übertragung von Zugkräften. Sie liegen überwiegend in denjenigen Abschnitten der „Treppen", die transversal zur Längsachse der Zelle orientiert sind. Es handelt sich überwiegend um **Adhärens-Kontakte** (S. 56), an denen auf den Innenseiten Aktinfilamente inserieren (*Fascia adhaerens*), zum kleineren Teil um **Desmosomen** (S. 55), an denen Intermediärfilamente (aus Desmin) ansetzen.

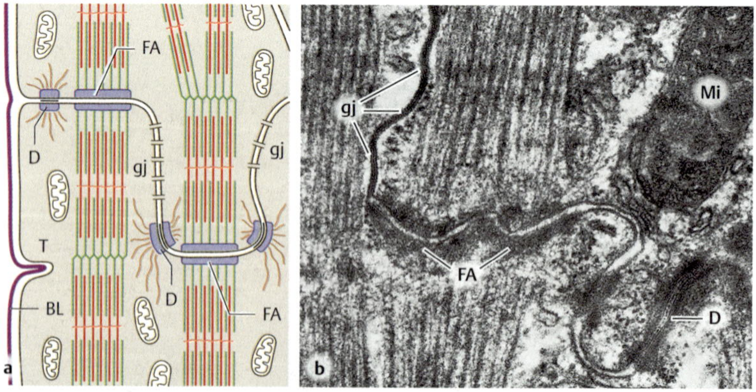

Abb. 10.11 Glanzstreifen. **a** **EM-Schema. D,** Desmosom. Insertion der Desminfilamente (*braun*). **FA,** Fascia adhaerens. Insertion der Aktinfilamente (*grün*) der endständigen Sarkomere. **gj,** Gap junctions. **BL,** Basallamina. **T,** Mündung eines T-Tubulus. **b** **EM-Bild** (Meerschweinchen). Sarkomere stark kontrahiert, daher sind die I-Banden verstrichen und die in der FA verankerten Aktinfilamente kaum zu erkennen. **Mi,** Mitochondrium. Vergr. 41 000fach.

Die **Gap junctions** (im Ventrikelmyokard aus Connexin 43 bestehend) liegen in den longitudinal orientierten Abschnitten der Treppen; durch die Gap junctions werden die Kardiomyozyten elektrophysiologisch zu einem „Kabel" vereint, sodass ein Aktionspotenzial über den gesamten Zellverband fortgeleitet wird.

Die **Proteinausstattung der Haftkontakte** im Glanzstreifen ist bemerkenswert: Adhärens-Kontakt-Proteine (u. a. N-Cadherin) und desmosomale Proteine (▶ Abb. 4.**2 a, b**) kommen überlappend in beiden Kontakt-Typen vor (daher insgesamt auch als **Area composita** bezeichnet). Genetisch bedingte Defekte verschiedener desmosomaler Cadherine und Adaptor-Proteine (z. B. Plakophilin) gehen mit schweren **Herzrhythmusstörungen** und **Kardiomyopathien** einher (Folge: erhöhtes Risiko für plötzlichen Herztod schon in jungen Jahren).

Sarkoplasmatisches Retikulum (SR) und T-Tubuli

SR und T-Tubuli der Kardiomyozyten weisen einige Unterschiede gegenüber denen des Skelettmuskels auf: Das **SR** ist sparsamer ausgebildet. Es ist nicht in Segmente gegliedert sondern rankt sich als ein kontinuierliches Netz dünner Schläuche um jede Myofibrille. Die **T-Tubuli** sind wesentlich weiter; so weit, dass sogar die Basallamina darin Platz hat (▶ Abb. 10.**5 e**). Die T-Tubuli umrunden jede Myofibrille in Höhe der Z-Linien. Die Kontakte zwischen SR und T-Tubuli sind überwiegend als kurze **Dyaden** ausgebildet, d. h. es liegt meist nur jeweils *ein* SR-Element einem T-Tubulus-Profil über eine kurze Strecke an. Daneben gibt es Kontaktstellen zwischen SR und lateralem Sarkolemm. Die für die elektromechanische Kopplung nötigen **Ca^{2+}-Ionen** kommen zum Teil aus dem **SR,** zum Teil aus dem **Extrazellulärraum**, und zwar über spannungsgesteuerte sarkolemmale Ca^{2+}-Kanäle, die vorwiegend in den T-Tubulus-Membranen konzentriert sind. Hier sei an den enormen Konzentrationsgradienten für Ca^{2+}-Ionen erinnert (ca. 10^{-3} mol/l außen gegenüber $< 10^{-7}$ mol/l innen).

Die Kopplungsvorgänge im Herzmuskel ähneln denen im Skelettmuskel, unterscheiden sich aber in einigen Details (s. Physiologie-Bücher). Die für die Erschlaffung der Herzmuskulatur nötige [Ca^{2+}]-Absenkung geschieht teils durch Zurückpumpen in das SR, teils durch Heraustransport über das Sarkolemm (Na^+/Ca^{2+}-Austauscher und Ca^{2+}-ATPase).

Es gibt erhebliche **Spezies-Unterschiede**: Bei Ratte und Maus besitzen die Kardiomyozyten überwiegend enge T-Tubuli und ein relativ gut ausgebildetes SR. Dagegen zeigen Meerschweinchen, Katze, Rind eine ähnliche Bauweise der Herzmuskelzelle wie der Mensch.

Hypertrophie. Bei andauernder Mehrbelastung des Herzmuskels (z. B. der linken Kammer bei Klappenfehlern oder Bluthochdruck) nimmt die Muskelmasse der betroffenen Kammer zu. Dies beruht nach allgemeiner Ansicht auf Vergrößerung (**Hypertrophie**) der vorhandenen Kardiomyozyten durch gesteigerte Proteinsynthese, nicht auf Vermehrung der Zellzahl (Hyperplasie). Die Kardiomyozyten gelten als terminal differenzierte, postmitotische Zellen, sodass ihre Vermehrung allgemein für unmöglich gehalten wird; ebenso die Regeneration geschädigter Herzmuskelzellen, zumal es in der Herzmuskulatur im Gegensatz zur Skelettmuskulatur keine Satellitenzellen gibt. Die Erfahrung lehrt, dass abgestorbene Herzmuskulatur (z. B. nach Herzinfarkt) immer durch eine bindegewebige Narbe ersetzt wird.

Zellumsatz, Zahl und Ploidie der Zellkerne. Pränatal findet eine mitotische Vermehrung der Kardiomyozyten statt, postnatal geht diese Fähigkeit sehr rasch verloren. Gleichwohl gibt es Befunde, wonach die menschlichen Kardiomyozyten einem sehr langsamen Umsatz unterliegen: ca. 1 % Auswechslung pro Jahr, mit dem Alter abnehmend, pro normale Lebensspanne < 50 %. Außerdem werden **adulte Stammzellen** oder Progenitorzellen im Bindegewebe des Myokards vermutet, aus denen vielleicht neue Herzmuskelzellen entstehen könnten.

Bei Geburt besitzen 25 % der ventrikulären Kardiomyozyten zwei diploide Zellkerne (azytokinetische Mitose) (S. 112). Wenn das Herz während der Kindheit wächst, vergrößern sich die Zellen, ihre Zahl bleibt unverändert. Dabei werden in vielen Kernen die DNA verdoppelt → tetraploide oder gar oktoploide Zellkerne (Endomitose) (S. 112). Diese Befunde zeigen, dass postnatale Kardiomyozyten durchaus noch wieder in den Zellzyklus eintreten können, aber die Mitose nicht zu Ende führen. Welchen funktionellen Vorteil die Polyploidisierung und Vermehrung der Kerne bringt, ist unklar.

Die **Vorhof-Myozyten** sind dünner (5 – 6 µm) als die der Kammern und besitzen nur wenige T-Tubuli. Das junktionale SR besteht aus spärlichen Zisternen, die direkt unter dem seitlichen Sarkolemm liegen. Sarkomer-Architektur und Zellkontakte sind wie in der Kammermuskulatur organisiert, Zellkontakte können außer in den Glanzstreifen auch im lateralen Sarkolemm vorkommen. Eine Besonderheit mancher Vorhofzellen ist, dass sie einen Wirkstoff (**atriales natriuretisches Peptid, ANP**) sezernieren (S. 327).

10.3 Glatte Muskulatur

Glatte Muskulatur besteht aus **dünnen Muskelzellen**, in denen die Aktin- und Myosinfilamente *nicht* zu Sarkomeren angeordnet sind. Glatte Muskulatur kommt in den **inneren Organen**, also in den Wänden aller Hohlorgane (außer Herz) vor, die ihre lichte Weite aktiv verändern können (z. B. Blutgefäße, Verdauungskanal, Urogenitaltrakt, Atemwege) sowie an verschiedenen anderen Stellen. Glatte Muskulatur verkürzt sich **langsamer** als die quergestreifte Muskulatur und viel ausgiebiger (maximal **bis auf ca. ein Drittel** ihrer Ausgangslänge). Viele glatte Muskeln können ohne großen Energieaufwand **lange** im kontrahierten Zustand verharren (**Tonus**). Für die Innervation sind vegetatives bzw. enterisches Nervensystem verantwortlich. Die glatte Muskulatur der einzelnen Organe und Organsysteme zeigt eine enorme Vielfalt bezüglich morphologischer und funktioneller Eigenschaften.

Die glatte Muskulatur ist diejenige Muskelart, mit der man in der **praktischen Medizin** am häufigsten zu tun hat. Viele Krankheiten oder krankhafte Zustände kommen durch Fehlfunktionen der glatten Muskulatur zustande (z. B. Bluthochdruck, Asthma bronchiale, Koliken im Verdauungs- und Harntrakt, Wehenschwäche des Uterus).

10.3.1 Glatte Muskelzelle

Die einzelne glatte Muskelzelle (▶ Abb. 10.**12**) ist spindelförmig, an der dicksten Stelle hat sie einen Durchmesser von nur **5 – 8 µm**, die Länge variiert zwischen ca. 20 µm (in Arterienwänden) und 800 µm (im graviden Uterus). Der längliche Zellkern (einer pro Zelle) liegt zentral, in Querschnitten ist er häufig nicht getroffen.

Wo glatte Muskelzellen in großer Zahl vorkommen, liegen sie dicht gepackt und bilden (je nach Organ) Schichten, Stränge oder scherengitterartige Systeme. Jede glatte Muskelzelle ist von einer **Basalmembran** umgeben. Die Befestigung aller Zellen an der Extrazellulärmatrix gewährleistet die Übertragung von Zugkräften durch den ganzen Zellverband hindurch. Manche glatten Muskeln inserieren über mikroskopisch kleine Sehnen aus elastischen oder kollagenen Fasern an Bindegewebsstrukturen.

Ultrastrukturell sind folgende Strukturen auffällig (▶ Abb. 10.**13**): Annähernd längs orientierte **Filamente**; zahlreiche kleine **Verdichtungszonen** im

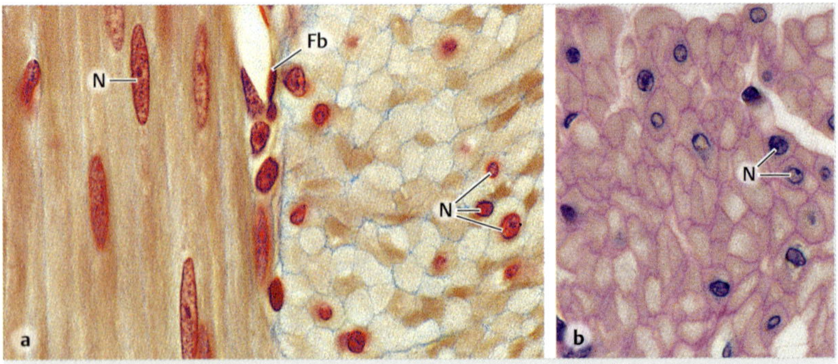

Abb. 10.12 Glatte Muskulatur, längs- und quergeschnitten. **a** Dünndarm (Katze); Azan-Färbung. Jede Muskelzelle ist von Extrazellulärmatrix (*blau*) umrahmt. **N**, Zellkerne der Muskelzellen. **Fb**, Zellkern eines Fibroblasten. **b** Harnblase (Maus). Durch die PAS-Färbung (*purpur*) wird die Extrazellulärmatrix deutlich sichtbar. In den meisten Zellen ist der Kern nicht angeschnitten. PAS-Hämatoxylin. Vergr. 640fach.

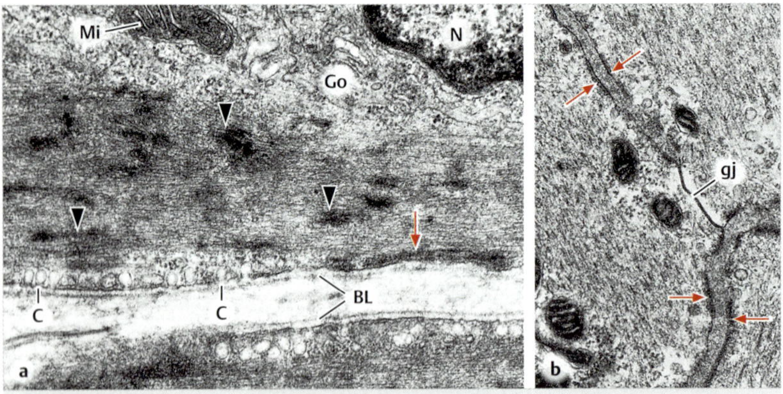

Abb. 10.13 Glatte Muskelzellen (Ausschnitte, EM). **a** Längsschnitt. Longitudinal ausgerichtete Filamente. **Pfeilköpfe** weisen auf einige zytoplasmatische Verdichtungen, **Pfeil** auf eine Anheftungsplaque. **BL**, Basallamina. **C**, Caveolae. **Go**, Golgi-Apparat. **Mi**, Mitochondrium. **N**, Zellkern. **b** Schrägschnitt. Dicke und dünne Filamente. **Pfeile** weisen auf Anheftungsplaques der benachbarten Muskelzellen, dazwischen die BL. **gj**, Gap junction (hier fehlt die BL). Vergr. 31 000fach (a), 20 000fach (b).

Zytoplasma und an der Plasmamembran; zahlreiche Ω-förmige Grübchen (**Caveolae**) (S. 83) der Plasmamembran (Funktion der Caveolae: möglicherweise Beteiligung an der Stimulus-Kontraktions-Kopplung). Die meisten Zellorganellen sind in Nähe der Kernpole versammelt. In manchen glatten Muskeln besitzen die Zellen ein System glatter Schläuche (Äquivalent des **sarkoplasmatischen Retikulum**), die in enger Nachbarschaft zu den Caveolae liegen. In anderen Muskeln ist ein solches Schlauchsystem nur spärlich ausgeprägt. In vielen Organen sind die glatten Muskelzellen durch **Gap junctions** funktionell gekoppelt.

Glatte Muskelzellen sind durch Einfluss von Wachstumsfaktoren oder Hormonen unter bestimmten Bedingungen zur **Proliferation** fähig, z. B. beim Ausbau von Arteriolen zu Kollateralarterien (Arteriogenese) (S. 317) oder im Myometrium (Uterus-Muskulatur) während der Frühschwangerschaft (S. 609). Die weitere Zunahme des Myometriums im Verlauf der Schwangerschaft oder die Vergrößerung der Muskelmasse in der Wand von Hohlorganen oberhalb einer Stenose beruht aber wahrscheinlich in erster Linie auf **Hypertrophie**, z. B. Harnblasenmuskulatur („Balkenblase") bei verengter Harnröhre infolge Prostatavergrößerung (S. 585).

Kontraktiler Apparat

Auch in der glatten Muskelzelle kommt die Kontraktion durch das **Gleiten der Aktinfilamente** zustande. Die Organisation des kontraktilen Apparates (▸ Abb. 10.**14**) ist allerdings weniger klar ersichtlich als in der quergestreiften Muskulatur. Die glatte Muskelzelle besitzt zwei Filamentsysteme, die miteinander in Verbindung stehen: das Netz des Zytoskeletts und die Myofilamente aus Aktin und Myosin.

Zytoskelett. Ein Netz aus **Intermediärfilamenten** (*Desmin*, in der Gefäßmuskulatur auch *Vimentin*) und nicht-muskulärem Aktin durchzieht die Zelle. Es ist in **Verdichtungszonen** verankert, die im Zytoplasma (*cytoplasmic dense bodies*) und an der Innenseite der Plasmamembran liegen (**Anheftungsplaques**, *attachment plaques* oder *dense plaques*) und α-Actinin und Plektin enthalten.

Kontraktiler Apparat. Dieser besteht aus glattmuskulären α-Aktin- und Myosin-Isotypen. Die Myofilamente sind wahrscheinlich in schräg verlaufenden Bündeln angeordnet (▸ Abb. 10.**14**). Die **Aktinfilamente** sind in den zytoplasmatischen Verdichtungen (**Äquivalente der Z-Scheiben**) und den plasmalemmalen Anheftungsplaques verankert. Sie sind wesentlich länger als im Sarkomer des quergestreiften Muskels. Auch die Organisation der **Myosinfilamente** unterscheidet sich von der im Sarkomer. Die in ▸ Abb. 10.**14** dargestellte Konstruktion des kontraktilen Apparates erlaubt der glatten Muskulatur eine im

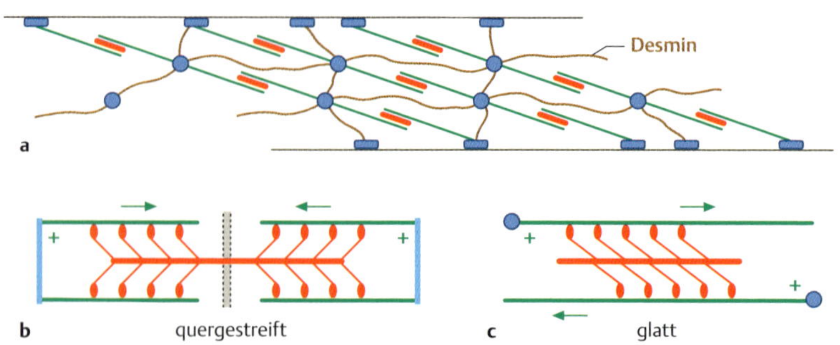

Abb. 10.14 Mögliche Organisation des kontraktilen Apparates der glatten Muskelzelle (Schema). **a Aktin- und Myosinfilamente** (*grün* bzw. *rot*) sind in schräg verlaufenden Bündeln angeordnet (nur *eine* Richtung ist gezeigt). Die Aktinfilamente sind mit ihrem (+)-Ende in den zytoplasmatischen Verdichtungen (*blaue Punkte*) und membranständigen Anheftungsplaques (*blaue Kästen*) verankert. An denselben Stellen sind auch die Intermediärfilamente aus Desmin (*braun*) befestigt. **b**, **c Ausrichtung der Myosinköpfe:** Im quergestreiften Muskel *bipolar* (in den beiden Filamenthälften gegensinnig); im glatten Muskel sind ganze *Reihen* von Myosinköpfen gegensinnig orientiert. *Pfeile*: Gleitrichtung der Aktinfilamente.

Vergleich zur quergestreiften Muskulatur (S. 276) viel ausgiebigere Verkürzung (bis *auf* ca. 30 % der Ruhelänge), die allerdings viel langsamer verläuft.

Ein **Anstieg der zytosolischen Ca^{2+}-Ionenkonzentration** (durch Einstrom von außen und/oder Freisetzung aus intrazellulären Speichern) ist auch in der glatten Muskulatur Vorbedingung für die **Kontraktion**. Die Wirkung der Ca^{2+}-Ionen ist überwiegend auf das Myosinfilament gerichtet und wird durch das Ca^{2+}-bindende Protein **Calmodulin** vermittelt: Der $(Ca^{2+})_4$-Calmodulin-Komplex aktiviert eine Kinase, die die **Myosin-Leichtketten** (S. 40) phosphoryliert. Erst dann ist die Kontraktion möglich (s. Physiologie-Bücher).

Die **mechanische Verbindung zwischen den Muskelzellen** wird durch die Extrazellulärmatrix (EZM) hergestellt. Die Aktinfilamente sind im Bereich der Anheftungsplaques durch Vermittlung von Adaptor-Proteinen an **Integrine** (S. 58) gekoppelt, die die Plasmamembran durchspannen. Außen binden die Integrine sich an verschiedene EZM-Komponenten. Mittels dieser Molekülkette wird die erzeugte Spannung über das Sarkolemm und die EZM auf benachbarte Muskelzellen übertragen. Die Anheftungsplaques benachbarter glatter Muskelzellen liegen sich oft gegenüber, die Plasmamembranen sind aber (anders als bei echten Zellkontakten) durch die Basallamina getrennt.

Funktionelle Koppelung. Bei einem größeren, nur spärlich innervierten Zellverband sind **Gap junctions** für die funktionelle Koppelung verantwortlich. Die Häufigkeit der Gap junctions ist in den glatten Muskeln der einzelnen Organe sehr unterschiedlich und kann sich innerhalb eines Organs noch verändern (z. B. durch hormonelle Einflüsse: deutliche Zunahme in der Muskulatur des graviden Uterus, Vorbereitung auf die Wehentätigkeit).

10.3.2 Regulation der glatten Muskulatur

Die glatte Muskulatur der meisten Organe befindet sich, anders als die quergestreifte Muskulatur, ständig in einem gewissen Kontraktionszustand (**Tonus**), der erhöht oder gesenkt werden kann. Gerade die Fähigkeit zur Tonusminderung ist für manche Organfunktionen besonders wichtig, denn ein zu hoher Tonus trägt wesentlich zu krankhaften Zuständen bei (z. B. Bluthochdruck, Koliken). Die Steuerungsmechanismen sind vielfältig und von Organ zu Organ unterschiedlich, was den Umgang mit der glatten Muskulatur so kompliziert macht und Pauschalaussagen gar nicht zulässt. Grundsätzlich kann die **Tonusregulierung** durch muskeleigene Mechanismen (**myogen**), Innervation (**neurogen**) oder **Hormone und lokale Gewebsfaktoren** erfolgen. In den meisten Organen wird die glatte Muskulatur durch eine Kombination *mehrerer* Mechanismen gesteuert.

Die **myogene Regulation** spielt in den meisten Hohlorganen (z. B. Verdauungskanal, Harntrakt) eine bedeutende Rolle. Hier gibt es glatte Muskelzellen oder auch spezielle fibroblastenähnliche Zellen (S. 454), die elektrisch spontanaktiv sind (**Schrittmacherzellen**). Sie erzeugen langsame Depolarisationswellen, auf die sich Aktionspotenziale aufpflanzen können (Folge: Kontraktionswellen). Dies kann durch **Dehnung** gefördert werden. Solche glatten Muskeln sind reich an **Gap junctions**, mittels derer jeweils eine größere Zahl von Muskelzellen gleichgeschaltet wird. Die Innervation hat hier einen modulierenden Einfluss.

Die vorwiegend **neurogene Regulation** setzt eine dichte Innervation voraus, nahezu jede Zelle ist innerviert (Struktur s. u.). Gap junctions sind rar, da kaum erforderlich. Beispiele: innere Augenmuskeln (S. 704), Mm. arrectores pilorum (S. 649), Ductus deferens (S. 581).

Hormone und lokale Gewebsfaktoren. Für manche glatte Muskeln sind Hormone die wichtigsten Stimulatoren (z. B. Oxytocin für die Uterus-Muskulatur am Geburtstermin) (S. 609). In vielen anderen Organsystemen sind Hormone und lokale Faktoren *zusätzlich* zu den myogenen Mechanismen und neuronalen Einflüssen von Bedeutung. **Hormone** mit Wirkung auf glatte Muskelzellen (je nach Organ und Rezeptoren Tonus-steigernd oder -senkend) sind z. B. Adrenalin (S. 525), Histamin (S. 376), Darmhormone (S. 456). Zu den **lokalen Gewebsfaktoren** gehören z. B. Adenosin, Arachidonsäurederivate (S. 377) und Stickstoffmonoxid (**NO**). Letzteres wirkt inhibitorisch (Tonus-senkend) auf glatte Muskulatur (S. 305).

Neuromuskuläre Verbindungen in der glatten Muskulatur

Für die Innervation ist das **vegetative Nervensystem** (S. 265) bzw. das enterische Nervensystem (S. 454) zuständig. Der Neurotransmitter des Sympathikus ist **Noradrenalin,** der des Parasympathikus **Acetylcholin.** Das Axon des postganglionären vegetativen Neurons verzweigt sich präterminal (► Abb. 9.2). Die Freisetzung des Neurotransmitters findet nicht nur am Axonende statt (wie bei der neuromuskulären Synapse in der Skelettmuskulatur), sondern schon weit präterminal: Die Axonäste, die sich zwischen den glatten Muskelzellen hindurchschlängeln, weisen zahlreiche **Varikositäten** (umschriebene Erweiterungen) auf, in denen synaptische Vesikel lokalisiert sind (► Abb. 10.15). Zwischen den Varikositäten liegen Axonstrecken, die nach Art der marklosen Nervenfaser von einer Schwann-Zelle umgeben sind. Man schätzt einige Zehntausend

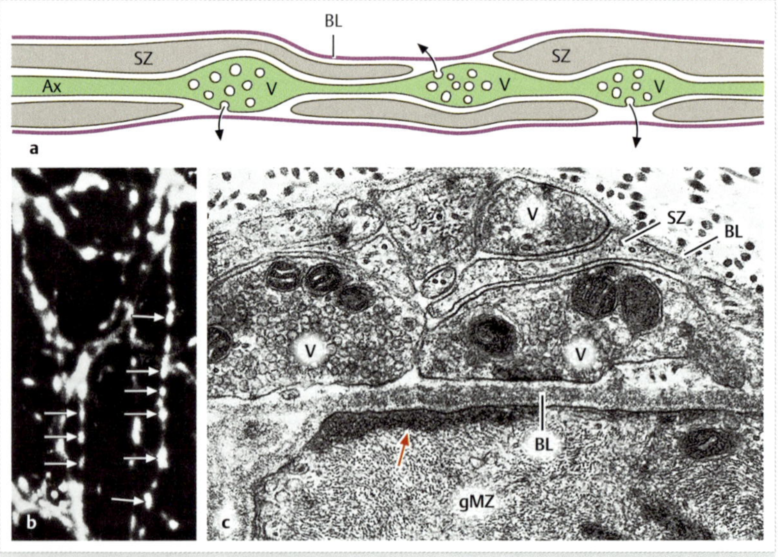

Abb. 10.15 Innervation der glatten Muskulatur. **a** **Axonvarikositäten (V)** als Orte der präterminalen Neurotransmitter-Freisetzung (EM-Schema). Axoplasma (**Ax**) *grün*. Ausläufer von Schwann-Zellen (**SZ**) *grau*. **BL**, Basallamina. **b** **Noradrenerge Axone** (LM-Bild) in der Iris (Ratte). Aufgrund des fluoreszenzmikroskopischen Nachweises von Noradrenalin (Glyoxylsäure-Methode) leuchten die Axone, insbesondere die Axonvarikositäten (**Pfeile**) auf. **c** **Axonvarikositäten (Ax)** mit synaptischen Vesikeln und Mitochondrien (EM-Bild) nahe der äußersten glatten Muskelzelle (**gMZ**) in einer Arterienwand (Ratte). **Pfeil** weist auf Anheftungsplaque. **BL**, Basallamina. Vergr. 1000fach (a), 32 000fach (b).

Varikositäten pro Axon, also ebenso viele Orte der Transmitterfreisetzung. Dadurch kann ein postganglionäres Neuron sehr viele glatte Muskelzellen versorgen.

Die **neuromuskuläre Verbindung** ist sehr einfach gebaut. Die Membran der glatten Muskelzellen ist nicht durch besondere Strukturmerkmale als postsynaptische Membran gekennzeichnet. Der Abstand zwischen Varikosität und der nächsten glatten Muskelzelle ist bei glatten Muskeln mit neurogener Regulation eng (20 – 30 nm, z. B. Ductus deferens), in Muskeln mit überwiegend myogener Regulation kann der Abstand bis zu mehreren 100 nm betragen (nicht-synaptische Transmission) (S. 225).

Die glatte Muskulatur des Verdauungskanals ist in erster Instanz dem **enterischen Nervensystem** (S. 454) unterstellt, dessen Neurone diverse Überträgerstoffe benutzen. Das enterische Nervensystem seinerseits wird durch Sympathikus und Parasympathikus moduliert.

10.3.3 Glatte Muskelzelle und Myofibroblast

In manchen Organen (z. B. Blutgefäßwände) wird die gesamte EZM des glattmuskulären Gewebes von den glatten Muskelzellen selbst hergestellt. Je nachdem ob die kontraktile oder synthetische Aktivität einer Muskelzelle überwiegt, sind die Myofilamente oder raues ER und Golgi-Apparat stärker ausgeprägt. Die Erkenntnisse über die EZM-Produktion durch glatte Muskelzellen sind u. a. für die Pathohistologie der Blutgefäßwände wichtig (S. 309). Umgekehrt können Fibroblasten, die aktiv EZM produzieren, zugleich Eigenschaften von glatten Muskelzellen annehmen (**Myofibroblasten**): Kontraktilität, Myofilamente, glattmuskuläres α-Aktin, Basallamina (diskontinuierlich), Gap junctions. Myofibroblasten treten entweder vorübergehend auf (z. B. bei der **Wundheilung**) (S. 166), oder sie nehmen dauerhaft diese Zwischenstellung ein (z. B. Myofibroblasten um die Hodenkanälchen herum) (S. 570). Beispiele für pathologische Aktivitäten von Myofibroblasten werden in Kapitel 8 (S. 167) erwähnt.

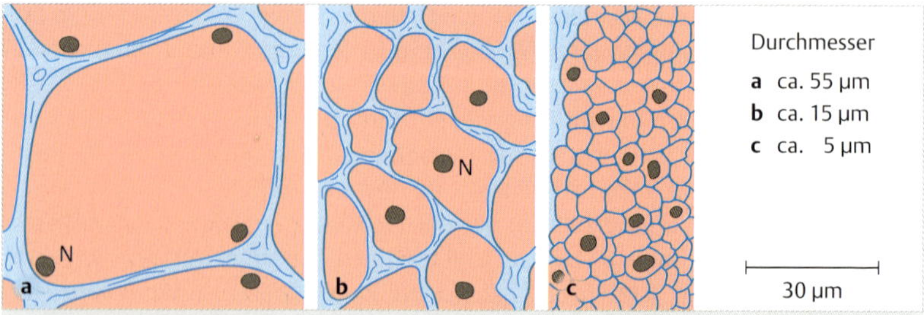

Abb. 10.16 Vergleich der drei Muskelarten in Querschnitten *bei gleicher Vergrößerung* (Zeichnung nach histologischen Präparaten). **a** Skelettmuskelfaser. **b** Herzmuskelzellen. **c** Glatte Muskelzellen. Extrazellulärmatrix *blau*. Vergr. 500fach.

Mikroskopierhilfe Muskelgewebe

Skelettmuskulatur ist mit nichts zu verwechseln, wenn man die enormen Kaliber von Länge und Durchmesser der Muskelfasern beachtet (▸ Abb. 10.**16**). Querstreifung (Längsschnitt) und Fibrillenarchitektur (Querschnitt) sind unzuverlässige Merkmale, da sie nicht immer zu erkennen sind. Achtung: bei Myopathien und aktiv regenerierenden Muskelfasern liegen die Kerne häufig zentral.

Für **Herzmuskulatur** gilt ebenfalls, dass die Querstreifung und auch die Glanzstreifen häufig nicht zu erkennen sind. Konstante histologische Merkmale sind das Kaliber, die zentralständigen Zellkerne und die *Histoarchitektur* des Myokards (s. Kapitel Kreislauforgane) (S. 322). Das *Vorkommen* von Herzmuskulatur ist auf das Myokard und die herznahen Abschnitte der Vv. pulmonales und Vv. cavae beschränkt.

Glatte Muskulatur (gl. M.) ist gut von den anderen Muskelarten zu unterscheiden (geringer Zelldurchmesser, Vorkommen), kann jedoch im H.E.-Präparat leicht mit **kollagenem Bindegewebe** verwechselt werden. *Anfärbung*: gl. M. meist stärker eosinophil als Kollagenfasern. *Zellkerne* der gl. M.: lockeres Chromatin, Enden oft abgerundet. Kerne der Fibroblasten: meist dichtes Chromatin, Enden oft spitz.

Teil 3

Mikroskopische Anatomie

11 Kreislauforgane

Blut ist das wichtigste Transportmittel, mit dem Wärme, Gase, Nährstoffe, Stoffwechselprodukte, Hormone usw. sowie Zellen der Abwehr rasch im Körper verteilt werden können. Dabei fungieren die **Blutgefäße** als Transportröhren, das **Herz** als Umlaufpumpe, und zwar der linke Ventrikel für den **Körperkreislauf** (Versorgung der einzelnen Organe), der rechte für den **Lungenkreislauf** (Abgabe von CO_2, Aufnahme von O_2). ▶ Abb. 11.1 zeigt ein stark vereinfachtes Schema der Kreisläufe; für Einzelheiten sei auf Bücher der Makroskopischen Anatomie und Physiologie verwiesen.

Das Blut verlässt die Ventrikel durch je eine **Arterie** (Aorta bzw. Truncus pulmonalis). Durch fortgesetzte Verzweigung entsteht eine zunehmende Zahl von immer kleineren Arterien, kleinsten Arterien und schließlich **Arteriolen**. Von hier erreicht das Blut das **Kapillarnetz**, wo der Stoff- und Gasaustausch zwischen Blut und Geweben stattfindet. Der Rückweg zum Herzen beginnt mit den **Venolen**, die zu immer größeren **Venen** konvergieren. Aus dem großen Kreislauf gelangt das Blut schließlich über die untere und obere V. cava in das rechte Atrium, aus dem Lungenkreislauf über die Vv. pulmonales in das linke Atrium. Arteriolen, Kapillaren und Venolen werden als Gebiet der **Mikrozirkulation** zusammengefasst. Diese Gefäße haben aufgrund ihrer ungeheuren Anzahl den größten Anteil an der Gesamtquerschnittsfläche des Gefäßsystems.

Im Nebenschluss zum Körperkreislauf liegt das blind beginnende System der **Lymphgefäße**. Es nimmt überschüssige Flüssigkeit auf, die aus den Kapillaren

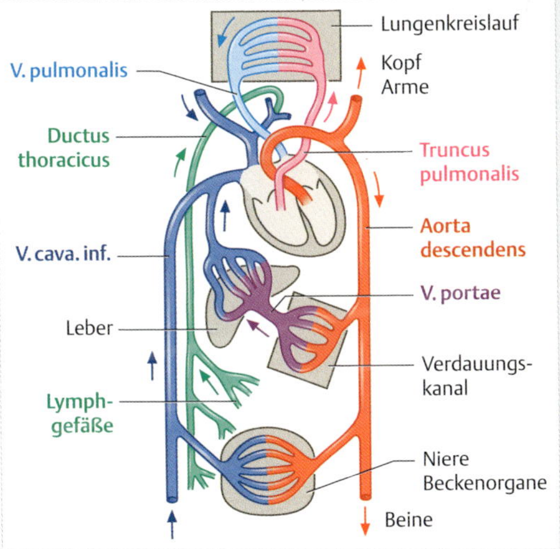

Abb. 11.1 Blutkreislauf (Schema). **Körperkreislauf:** Arterien *rot*, Venen *blau*, mit Ausnahme der V. portae. **Lungenkreislauf:** Arterie *rosa*, Vene *hellblau*. Das System der **Lymphgefäße** (*grün*) liegt im Nebenschluss zum Körperkreislauf und mündet am Venenwinkel in die Blutbahn.

ins Interstitium ausgetreten ist, und führt sie dem venösen Schenkel des Körperkreislaufs wieder zu.

11.1 Blutgefäße

Die wichtigsten histologischen Komponenten der Gefäßwände sind:
- **Endothel** (eine einzelne Lage aus platten Zellen), das alle Gefäße auskleidet und die entscheidende Barriere zwischen Intra- und Extravasalraum darstellt;
- **glatte Muskulatur**, die für die Einstellung der Wandspannung und der Gefäßweite verantwortlich ist und Extrazellulärmatrix produziert;
- **Extrazellulärmatrix** (EZM, kollagene und elastische Fasern, Proteoglykane), die die mechanischen Eigenschaften der Gefäßwand mitbestimmen.

Die Wände der meisten Gefäße (außer einigen Segmenten der Mikrozirkulation) lassen **drei Schichten** erkennen (► Abb. 11.2):
- **Intima** (*Tunica intima*): Endothel und subendotheliale Schicht,
- **Media** (*Tunica media*): glatte Muskulatur,
- **Adventitia** (*Tunica adventitia* oder *externa*): Bindegewebe.

An der Grenze zwischen Intima und Media bzw. Media und Adventitia kann je eine elastische Lamelle (*Membrana elastica interna* bzw. *externa*) liegen.

Kapillaren (Ort des Stoff- und Gasaustauschs) bestehen nur aus Endothel plus Basallamina und einigen Perizyten.

11

Variationen des Bauprinzips. Je nach den physiologischen Bedingungen in den einzelnen Gefäßsegmenten ist der Schichtenbau der Wände regional unterschiedlich klar ausgebildet. Je höher der mittlere Druck in einem Gefäß, desto dicker und muskelreicher die Media. In den Arterien des Körperkreislaufs beträgt der *mittlere Blutdruck* ca. 100 mmHg, in den Arteriolen fällt er steil ab und beträgt in den Kapillaren im Mittel 25 mmHg. In den peripheren

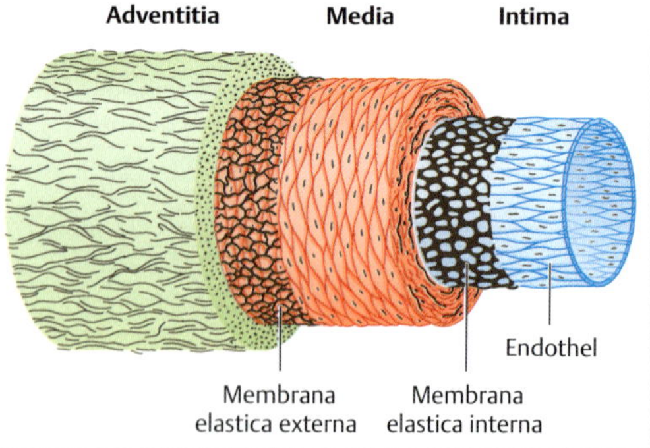

Abb. 11.2 Wandschichten der Arterien vom muskulären Typ (Schema). Intima *blau*. Media *rot*. Adventitia *grün*. Elastische Membranen und Fasern *schwarz*.

Venen herrscht im Liegen ein Druck von ca. 5 mmHg, in der V. cava inf. oberhalb des Zwerchfells ca. 3 mmHg. Im Stand ist außerdem der *hydrostatische Druck der Blutsäule* zu berücksichtigen. Dies bedeutet z. B. für die Unterschenkelgefäße bei ruhigem Stehen einen Zuwachs von ca. 90 mmHg, d. h. für die Arterien eine Druckerhöhung lediglich um knapp das Doppelte, für die Venen um mehr als das 10fache. In den Venen oberhalb des Herzens dagegen erhöht sich der Druck im Stehen nicht oder wird sogar negativ. Diese Zusammenhänge machen verständlich, warum (a) Arterienwände in der Regel recht einheitlich gebaut sind und eine dicke Media besitzen, (b) Venenwände dagegen regional sehr unterschiedlich organisiert sind und in der Regel eine dünnere Media besitzen als die entsprechende Arterie. Die Wand der V. jugularis interna beispielsweise, die das meiste Blut aus dem Kopf-Hals-Bereich aufnimmt, ist papierdünn.

11.1.1 Arterien

Nach dem in der Media vorherrschenden Baumaterial werden zwei Typen von Arterien unterschieden:
- Arterien vom **elastischen Typ**,
- Arterien vom **muskulären Typ**.

Zum elastischen Typ gehören die großen herznahen Arterien (Aorta und Truncus pulmonalis samt ihren großen Abgängen). Die daran anschließenden Arteriensegmente sind vom muskulären Typ. Da ihre Wand den oben erwähnten Schichtenbau am deutlichsten erkennen lässt, sollen sie zuerst besprochen werden.

11

Arterien vom muskulären Typ

In diese Gruppe gehören die allermeisten Arterien, also die mittelgroßen, die zu den einzelnen Regionen und Organen ziehen (z. B. Aa. brachialis, femoralis, facialis) sowie die namenlosen kleinen und kleinsten Arterien (▸ Abb. 11.3). Arterielle Gefäße mit nur *einer* Muskelschicht und einem inneren Durchmesser von 10 – 30 µm sind **Arteriolen**. Es sei darauf hingewiesen, dass – abweichend von dem Schema in ▸ Abb. 11.2 in menschlichem Untersuchungsgut die Intima und Membrana elastica interna meist stark gewellt sind. Dieses **Artefakt** kommt durch postmortale Verkürzung der Media-Muskulatur zustande und entspricht *nicht* dem lebenden Zustand.

Intima

Die Intima besteht aus dem **Endothel** und einer schmalen **subendothelialen Schicht**, die vorwiegend Extrazellulärmatrix (EZM) und kaum Zellen enthält. Die Membrana elastica interna zählt formal auch zur Intima, wird aber zusammen mit der Media besprochen (S. 306).

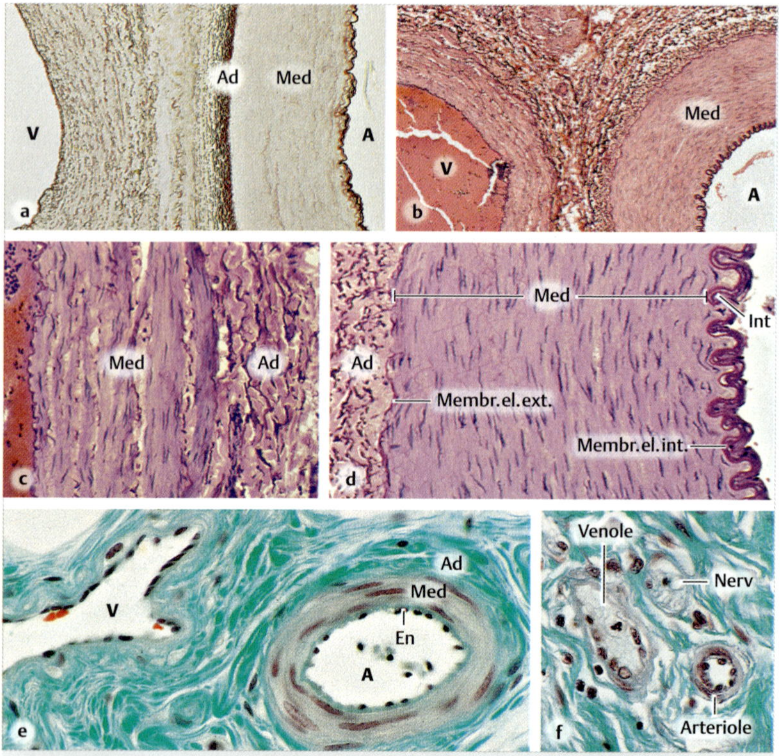

Abb. 11.3 Arterien und Venen. a A. und V. femoralis, Elastica-Färbung (Resorcin-Fuchsin). **Ad**, Adventitia der Arterie. **Med**, Media. b A. und V. tibialis posterior von einem 13-Jährigen. In der Vene geronnenes Blut. c, d Ausschnitte aus b. Die Media der Arterie (d) ist dicker und kompakter als die der Vene (c). Die Intima (**Int**) ist wegen ihrer geringen Dicke kaum zu erkennen. **Membr. el. int.** bzw. **ext.**, Membrana elastica interna bzw. externa. H.E.-Resorcin-Fuchsin. e Kleine Arterie und Vene (Mundschleimhaut). **En**, Endothelzellkerne. Goldner. f Arteriole und Venole (Wange). Goldner. Vergr. 30fach (a, b), 100fach (c, d), 300fach (e, f).

Endothel. Das Endothel ist ein einschichtiger, lückenloser Belag aus platten, polygonalen Zellen, die mit ihrer Längsachse parallel zum Blutstrom ausgerichtet sind und auf einer **Basallamina** sitzen. Die Ultrastruktur der Endothelzellen entspricht in den meisten Abschnitten des Gefäßsystems dem, was für das kontinuierliche Endothel der Kapillaren (S. 315) beschrieben wird. Die Endothelzellen sind durch **Adhärens-Kontakte**, **Tight junctions** und **Gap junctions**

untereinander verbunden (keine Desmosomen). Das Endothel trennt den Intravasalraum von tieferen Wandschichten, kontrolliert den Durchtritt von Plasmabestandteilen und verhindert den Kontakt zwischen Blutzellen und EZM. Die apikale Oberfläche ist mit einer bis zu 500 nm dicken **Glykokalyx** versehen (im üblichen Präparat nicht zu erkennen). Die Glykokalyx verleiht dem Endothel reichlich Negativladungen, was für die selektive Permeabilität des Endothels Bedeutung hat (z. B. glomeruläre Kapillaren) (S. 553). Sie dient außerdem der Bindung und lokalen Konzentrierung diverser Moleküle (z. B. antithrombotische Stoffe, Wachstumsfaktoren, Zytokine, Chemokine, Enzyme), die insgesamt das intravaskuläre Geschehen beeinflussen.

Die Endothelzellen der Arterien bilden an ihrer basalen Plasmamembran **Fokalkontakte** mit der EZM; auf der zytosolischen Seite dieser Kontaktstellen inserieren kontraktile Bündel von Aktinfilamenten, die parallel zur Blutstromrichtung orientiert sind (**Stressfasern**) (S. 38). Durch diese Konstruktion können die Zellen den hier herrschenden starken Scherkräften standhalten. Die **Adhärens-Kontakte** zwischen den Endothelzellen sind ähnlich wie die der Epithelien konstruiert (▶ Abb. 4.2), allerdings nicht mit E-Cadherin sondern mit VE-Cadherin (*vascular endothelial cadherin*) als Transmembranprotein. Die Haltbarkeit der Adhärens-Kontakte ist Voraussetzung für die Aufrechterhaltung der Tight junctions und hat somit indirekt Einfluss auf die **Endothel-Permeabilität** (S. 317).

Die **Funktionen des Endothels** sind vielfältig und im Einzelnen je nach Gefäßsegment unterschiedlich. Nur einige werden hier aufgeführt (ohne Beschränkung auf Arterien): **(1) Diffusionsbarriere**: In vielen Gefäßsegmenten erschweren oder verhindern Tight junctions den passiven Durchtritt von makromolekularen Plasmabestandteilen in die subendotheliale Schicht (Näheres s. „Kapillaren“). **(2) Adhäsion**: Die lumenwärtige Oberfläche des normalen Endothels verhindert durch die Glykokalyx die Anheftung von Blutzellen. Nach entsprechender Stimulation jedoch wird das Endothel (der postkapillären Venolen) durch Oberflächenexpression von *Selektinen* und anderen *Adhäsionsmolekülen* zu einem wichtigen Regulator der **Leukozytenemigration** (▶ Abb. 12.6). **(3) Blutgerinnung**: Aufgrund der Oberflächenexpression und Sekretion diverser Proteine, Proteoglykane und Gerinnungsfaktoren hat das Endothel Anteil an den Mechanismen, die die Bildung von Blutgerinnseln normalerweise *verhindern* und nach Gefäßverletzung *fördern* (S. 335). Dazu gehört u. a. die Sekretion von *Prostacyclin* (Hemmung der Thrombozytenaggregation) sowie des *von Willebrand-Faktors* (*vWF*, Förderung der Thrombozytenadhäsion). Der vWF liegt in Endothel-spezifischen Organellen (*Weibel-Palade-Granula*) gespeichert. In den Membranen dieser Granula sitzen außerdem *P-Selektinmoleküle*, die bei der Exozytose des Granulum-Inhalts an der Zelloberfläche exponiert werden (▶ Abb. 12.6). **(4) Gefäßweite**: Die Endothelzellen sind mit den innersten Media-Muskelzellen durch *myoendotheliale Kontakte* verbunden; diese haben den Charakter von Gap junctions und vermitteln vermutlich einen Gefäß-erweiternden Einfluss auf die Muskulatur. Außerdem sezerniert das Endothel Gefäß-erweiternde (z. B. **Stickstoffmonoxid = NO**, *Prostacyclin*) und gefäßverengende Stoffe (z. B. das Peptid *Endothelin*). NO wird von der endothelialen NO-Synthase (eNOS) gebildet, sein Angriffsort liegt im Intrazellulärraum der glatten Muskelzellen (S. 295). Stimuli für die Aktivierung der eNOS sind Scherkräfte, die auf das Endothel einwirken, sowie Gefäß-erweiternde Wirkstoffe, für die das Endothel Rezeptoren besitzt. **(5)** Synthese von **EZM-Bestandteilen** der subendothelialen Schicht und konstitutive, nach basal gerichtete Sekretion des vWF als Vermittler der Adhäsion zwischen Endothel und der subendothelialen EZM.

Die **subendotheliale Schicht** weist altersabhängige Unterschiede auf. Bei Kindern und Jugendlichen ist sie so schmal, dass das Endothel im lichtmikroskopischen Bild fast der Membrana elastica interna anzuliegen scheint (▶ Abb. 10.**3**). Die Schicht enthält kaum Zellen und nur wenig **Extrazellulärmatrix**. Später (schon im Laufe der 3. Lebensdekade) können hier stellenweise **glatte Muskelzellen** auftauchen, die wahrscheinlich aus der Media einwandern. Sie sind weniger auf Kontraktion als auf Proliferation und Produktion von EZM ausgerichtet, was langfristig zu individuell und regional sehr unterschiedlich starken Intimaverdickungen führt. Die subendotheliale Schicht ist auch der Schauplatz von **atherosklerotischen Gefäßwandveränderungen** (S. 309). Die Grenze zwischen altersbedingter „normaler" und krankhafter Intimaverdickung ist fließend.

Zur **Extrazellulärmatrix** der normalen subendothelialen Schicht gehören Hyaluronan, verschiedene Proteoglykane, kollagene und elastische Fasern sowie Mikrofibrillen aus Fibrillin und aus Kollagen Typ VI. Die Mikrofibrillen sind Bindungspartner für den von Willebrand-Faktor (s. o.), der nach Endothelverletzung die feste Adhäsion der Thrombozyten an der EZM vermittelt (▶ Abb. 12.**4**).

Media

Die Media ist die breiteste Schicht der Arterienwand. Sie besteht aus **glatten Muskelzellen** und Extrazellulärmatrix. Der Tonus der glatten Muskulatur ist für die Gefäßweite maßgebend. Die **Extrazellulärmatrix** (elastische und kollagene Fasern, Proteoglykane) wird von den glatten **Muskelzellen** hergestellt (Fibroblasten kommen hier nicht vor). Die Muskelzellen sind zirkulär oder in flachen Spiralen angeordnet und durch zahlreiche *Gap junctions* funktionell gekoppelt. Die **Membrana elastica interna** ist ein zweidimensionales Flechtwerk aus elastischen Fasern (synthetisiert von den Media-Muskelzellen). Die Membran ist von Öffnungen durchsetzt, was die Diffusion von Stoffen durch die Gefäßwand begünstigt. Hier und da reichen Endothelzellfortsätze durch die Öffnungen und bilden mit der Media-Muskulatur myoendotheliale Kontakte (s. o.). Eine **Membrana elastica externa** ist nur bei den größeren Arterien deutlich zu erkennen.

Adventitia

Die Adventitia ist eine **Bindegewebsschicht**, die das Gefäß in der Umgebung verankert. Sie enthält Fibroblasten, Proteoglykane, elastische Fasern (vorwiegend längs orientiert) und Kollagenfasern. Außerdem beherbergt die Adventitia die Versorgungseinrichtungen (Blut- und Lymphgefäße, Nerven) für die Gefäßwand. Die Adventitia ist nach neuen Erkenntnissen eine Zone, in der sich **Immunzellen** (z. B. Makrophagen, dendritische Zellen, Mastzellen), multipotente **Stammzellen** (sogar hämatopoietische Stammzellen) und diverse **Progenitorzellen** aufhalten können. Aus Letzteren können u. a. glatte Muskelzellen und Endothelzellen hervorgehen (z. B. bei der Bildung von Kollateralarterien) (S. 318).

Vasa vasorum. Diese „Blutgefäße der Gefäße" versorgen die äußeren Mediaschichten, während die inneren Schichten vom Lumen der Arterie aus ernährt werden. Die Vasa vasorum bilden an der Grenze zwischen Media und Adventitia ein Geflecht von Arteriolen, Kapillaren und Venolen, sie dringen bei größeren Gefäßen auch in die Media ein.

Innervation. Für die Innervation der Arterien sind hauptsächlich die postganglionären Neurone des **Sympathikus** zuständig, die meist eine **Vasokonstriktion** bewirken. Ein dichtes Netz von noradrenergen Fasern rankt sich um die Arterien, meist jedoch ohne in die Media vorzudringen (▶ Abb. 11.**4 a, b**). Daher liegen nur die äußersten Muskelzellen den Axonvarikositäten benachbart (▶ Abb. 10.**15 c**), die übrigen werden indirekt über Gap junctions oder durch Diffusion des Transmitters erreicht. Die dichteste Innervation ist an den kleinen und kleinsten Arterien zu finden.

In manchen Organen, z. B. Speicheldrüsen (S. 434) und äußere Genitalien (S. 587) gibt es auch eine **vasodilatatorische parasympathische Innervation** der Arterien. Hier kommt die Gefäßerweiterung entweder durch gleichzeitig mit Acetylcholin (ACh) freigesetzte Co-Transmitter (z. B. NO, Vasoaktives intestinales Peptid = VIP) zustande; oder dadurch, dass ACh die endotheliale NO-Synthese (S. 305) aktiviert.

Arterien mit atypischer Muskelarchitektur sind z. B. die Aa. coronariae sowie die Arterien von Uterus, Ovar und Corpus cavernosum penis. Die Muskelzellen der inneren Media erscheinen longitudinal, die weiter außen liegenden zirkulär orientiert. Dieses Bild kommt dadurch zustande, dass die Muskelzellen in einer *Spirale* mit wechselnd steilem Steigungswinkel verlaufen.

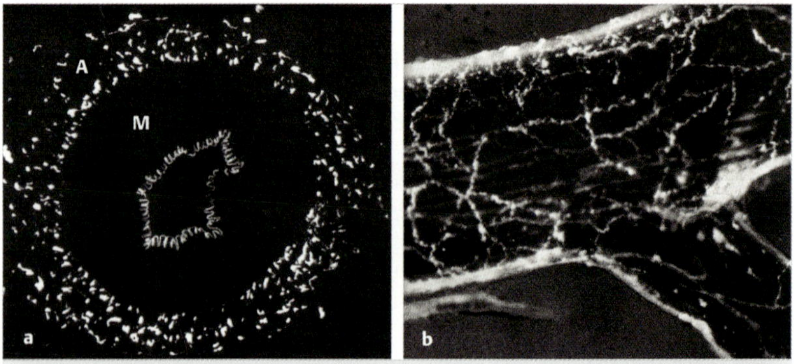

Abb. 11.4 Noradrenerge Innervation von muskulären Arterien. Die fluoreszierenden Strukturen sind Nervenfasern, die (vor allem in den Varikositäten) Noradrenalin enthalten (Glyoxylsäure-Methode). a Querschnitt, die Adventitia (**A**) enthält zahlreiche noradrenerge Nervenfasern. Die Media (**M**) ist frei von Nervenfasern. Die Membrana elastica interna zeigt eine Eigenfluoreszenz. b Aufsicht auf die Adventitia. Die Arterie ist umsponnen von noradrenergen Fasern. (Aus Bevan, JA, Bevan, DR, Duckles, SP. Adreneric regulation of vascular smooth muscle. In Handbook of Physiology. The Cardiovascular System, Vascular Smooth Muscle. Bethesda, MD: Am Physiol.Soc., 1980, sect. 2, vol. II, chpt.18, p. 515–566)

Arterien vom elastischen Typ

Die Aorta und die großen herznahen Arterien (S. 303) erfüllen **Windkesselfunktion** (Abschwächung der Blutstrom-Pulsationen, die durch die stoßweise verlaufende Auswurftätigkeit des Herzens bedingt sind, s. Physiologie-Bücher). Dazu ist eine reversibel dehnbare Wand erforderlich. Weiter peripher geht der Wandaufbau allmählich in den muskulären Typ über.

Die **Intima** besitzt eine deutliche subendotheliale Schicht, diese enthält longitudinal ausgerichtete glatte Muskelzellen und Extrazellulärmatrix (u. a. das Proteoglykan *Versican*) (S. 160). Die gesamte **Media** (▸ Abb. 11.5) besteht aus konzentrischen elastischen Lamellen und jeweils dazwischengelagerten Schichten von glatten Muskelzellen (z. B. in der Aorta thoracica des Erwachsenen ca. 50 Schichten). Die glatten Muskelzellen inserieren über Fibrillin-Mikrofibrillen an den Lamellen und verbinden diese in schrägem Verlauf miteinander. Je nach Kontraktionszustand verleihen die Muskelzellen dem elastischen Lamellensystem eine bestimmte Vorspannung. Das Ganze wird durch Kollagenfibrillen stabilisiert und ist in eine Proteoglykan-reiche Grundsubstanz eingebettet. Membrana elastica interna und externa sind nicht klar von den übri-

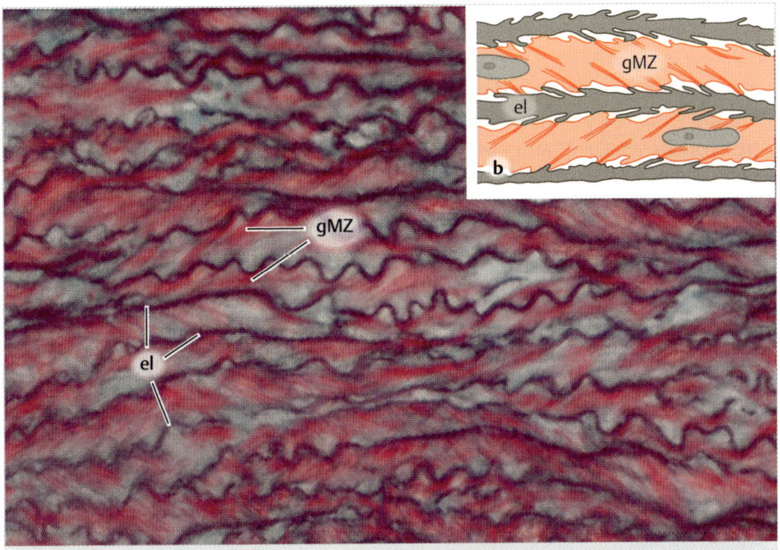

Abb. 11.5 Aorta. **a** Querschnitt durch die Media (Schwein, Goldner-Resorcin-Fuchsin). Die zahlreichen zirkulär angeordneten elastischen Lamellen (**el**, *dunkel-violett*) sind stark geschlängelt aufgrund postmortaler Verkürzung der glatten Muskelzellen (**gMZ**, *rot*). Letztere verbinden die elastischen Lamellen in schrägem Verlauf miteinander. Der schwach-grüne Hintergrund beruht auf den Kollagenfibrillen zwischen den gMZ. **b** EM-Schema. Die gMZ inserieren an zahlreichen Vorsprüngen der elastischen Lamellen. a: Vergr. 250fach.

gen elastischen Lamellen zu unterscheiden. Die **Adventitia** ist reich an Vasa vasorum, die auch in die äußere Hälfte der Media eindringen.

Unter dem Begriff **Arteriosklerose** werden krankhafte Wandveränderungen zusammengefasst, die zur Versteifung und Einengung von Arterien führen. Die häufigste Form ist die **Atherosklerose**. Sie betrifft vor allem die elastischen und die größeren und mittelgroßen muskulären Arterien und spielt sich primär in der **Intima** ab. Wahrscheinlich als Folge eines Endothelschadens bilden sich in der subendothelialen Schicht **atheromatöse Plaques**: zunehmende Anhäufung von aus dem Blut eingedrungenen Lipiden, Cholesterin und „Schaumzellen“ (mit Lipiden vollgefressene Makrophagen) sowie von glatten Muskelzellen, die aus der Media einwandern, proliferieren und Extrazellulärmatrix produzieren.

Folge: Einengung des Lumens (**Stenose**) und Minderdurchblutung (**Ischämie**) des abhängigen Gewebes. Wenn sich aufgrund einer Endothelläsion über der Plaque zusätzlich noch ein Thrombus bildet (S. 336), der das Gefäß verschließt, kommt es zur Nekrose des abhängigen Gewebes **(Infarkt)**.. Erste Anfänge von atheromatösen Gefäßveränderungen (makroskopisch sichtbare Lipidflecken, „*fatty streaks*") sind schon bei jungen Erwachsenen (meist an den Teilungsstellen von Arterien) nachweisbar. Durch diverse Risikofaktoren (z. B. Bluthochdruck, Diabetes mellitus, Hypercholesterinämie, Nikotinabusus, genetische Disposition) wird das Fortschreiten der Atherosklerose beschleunigt. – In der Media der Aortenwand können sich Schwachstellen bilden, aus denen sich ein **Aortenaneurysma** (lokale Aussackung der Wand) entwickelt (vgl. Marfan-Syndrom) (S. 158); Gefahr der **Ruptur** (Zerreißung) und der inneren Verblutung.

11.1.2 Venen

Die Venenwände zeigen eine weniger deutliche Schichtengliederung und sind in der Regel dünner als die Wände der entsprechenden Arterien (▶ Abb. 10.3). Die **Intima** ist grundsätzlich ähnlich gebaut wie in den Arterien. Eine *Membrana elastica interna* kann ausgebildet sein, ist aber oft diskontinuierlich. Die **Media** weist große regionale Unterschiede auf. Sie kann sehr dünn und muskelschwach sein (z. B. bei den Venen des Bauchraumes und des Halses), in den Bein- und Armvenen ist sie dicker als in den Rumpfvenen. Die Muskelarchitektur ist sehr variabel. Manche Venen besitzen mehr longitudinale als zirkuläre Muskelzellen. Die zirkuläre Muskulatur ist nie so dicht gepackt wie in Arterienwänden, sondern mit reichlich elastischen und kollagenen Fasern durchsetzt. Die **Adventitia**, die oftmals nicht klar von der Media abzugrenzen ist, kann longitudinale glatte Muskulatur enthalten. Dies gilt besonders für die Venen des Bauchraumes (z. B. V. cava inf., V. portae), bei denen die Adventitia die dickste Schicht überhaupt ist. Die Venen sind reichlicher als die Arterien mit **Vasa vasorum** versorgt, diese können bis weit in die Media vordringen. Die **Innervation** der Venen mit vasokonstriktorischen sympathischen Fasern ist je nach Region sehr unterschiedlich: z. B. sind die Venen des Bauchraumes und der Haut viel reicher innerviert als die der Skelettmuskulatur.

Viele Venen, besonders die der Extremitäten, besitzen in regelmäßigen Abständen Ventile (**Venenklappen**). Dies sind *Intimaduplikaturen* nach Art der Taschenklappen des Herzens (S. 324), meist bilden zwei Taschen ein Ventil: Die Taschen sind so gestellt, dass sie den Blutstrom zum Herzen freigeben, sich aber bei Strömungsumkehr entfalten (Ventil geschlossen).

Besonderheiten. Einige intrakranielle venöse Blutleiter (z. B. die Sinus der harten Hirnhaut (S. 253) und die Trabekelvenen der Milz (S. 391), besitzen *gar keine Muskulatur.* In den Wänden der größeren Nebennierenmark-Venen (*Drosselvenen*) kommen dicke subintimale, longitudinale Muskelpolster vor, die als Drosseleinrichtungen gelten.

Die herznahen Segmente der Vv. pulmonales und der V. cava superior besitzen in der Adventitia **Herzmuskelzellen.** Diese können, wenn sie elektrisch spontanaktiv sind, zur Quelle von **Herzrhythmusstörungen** (u. a. Vorhofflimmern) werden.

11.1.3 Gefäße der Mikrozirkulation

Die wichtigsten Gefäßsegmente der Mikrozirkulation sind Arteriolen, Kapillaren und postkapilläre Venolen sowie die initialen Lymphgefäße (S. 318).

- **Arteriolen** sind arterielle Gefäße mit einem Innendurchmesser von 10 – 30 µm und *einer* geschlossenen Schicht glatter Muskulatur (▶ Abb. 11.**3 f**, ▶ Abb. 11.**6**). Eine Membrana elastica interna fehlt meist. Die Weite der Arteriolen, zusammen mit derjenigen der kleinsten Arterien, ist bestimmend für den peripheren Widerstand im Gefäßsystem (**„Widerstandsgefäße"**).
- **Kapillaren** (mittlere lichte Weite ca. 7 µm, Länge 500 – 1000 µm) sind Endothelrohre, die nur von der Basallamina und einzelnen Perizyten (s. u.) umgeben sind. Kapillaren mit größerem Durchmesser (> 10 µm) werden als **Sinusoide** bezeichnet. Das Kapillarnetz ist in vielen Geweben so dicht, dass die meisten Zellen höchstens 10 – 20 µm, in manchen Geweben noch weniger (▶ Abb. 11.**7 a**) von der nächsten Kapillare entfernt liegen.
- **Postkapilläre Venolen** (Innendurchmesser ca. 30 µm). Die Wand besteht aus Endothel, Basallamina und Perizyten.
- **Sammelvenolen** (Innendurchmesser ca. 50 µm) besitzen Perizyten und einzelne glatte Muskelzellen. Sie konvergieren zu muskulären Venolen und kleinsten Venen.

Die **Organisation der Mikrozirkulation** in den einzelnen Organen weist je nach den Erfordernissen erhebliche Unterschiede auf. In manchen Organen (z. B. Skelettmuskeln, Haut) wird das Kapillarbett unter bestimmten Bedingungen nur zu einem kleinen Teil durchflossen, kann aber je nach Bedarf abgestuft geöffnet werden; in anderen Organen (z. B. Herz) ist ein größerer Teil des Kapillarbettes ständig durchströmt. Die Zahl der durchbluteten Kapillaren in einem Gebiet ist vor allem vom Tonus und somit der Weite der **terminalen Arteriolen** abhängig. Diese werden hauptsächlich durch noradrenerge Innervation und lokale Faktoren reguliert.

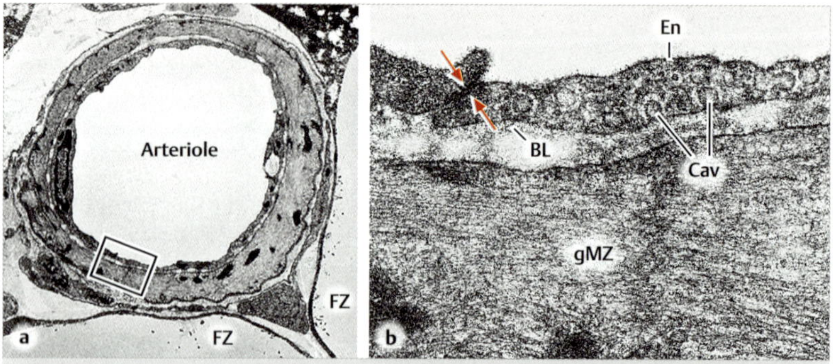

Abb. 11.6 Arteriole im Fettgewebe (Maus). **a** Übersicht. **b** Ausschnitt aus a. Die Wand besteht aus Endothel (**En**) und einer Schicht von glatten Muskelzellen (**gMZ**). **BL**, Basallamina. **Cav**, Caveolae. Die roten **Pfeile** weisen auf einen Zellkontakt. **FZ**, Fettzellen. Vergr. 3000fach (a), 36 000fach (b).

Arteriovenöse Anastomosen sind regulierbare Kurzschlüsse zwischen einer kleinsten Arterie und Vene zwecks Umgehung des Kapillargebietes. Sie können als eine einfache, gerade Gefäßstrecke (z. B. in der Haut von Nase, Lippen, Ohrmuscheln) oder als **Glomusanastomosen** ausgebildet sein. Letztere bestehen aus verzweigten, aufgeknäuelten Gefäßen, sind von einer eigenen Bindegewebskapsel umgeben und reich innerviert. Die Media der Anastomosenstrecke enthält glatte Muskelzellen, die hell und geschwollen erscheinen und wahrscheinlich für den regulierten Verschluss der Anastomose verantwortlich sind. Glomusanastomosen kommen z. B. in der Haut der Finger und Zehen vor, wo sie im Dienste der Thermoregulation stehen.

Kapillaren

Eine **typische** Kapillare mit kontinuierlichem Endothel (s. u.) (▸ Abb. 11.**8**) ist meist gerade so weit, dass ein Erythrozyt, manchmal unter vorübergehender Verformung, hindurchpasst (▸ Abb. 12.**2**). Die Bestandteile der Wand sind **Endothel**, **Basallamina** und **Perizyten**. Das Endothel kann (außer in der Kernregion) 0,2 µm dünn sein. Die Zellen sind durch *Adhärens-Kontakte, Tight junctions* und *Gap junctions* verbunden. Außen sitzen den Kapillaren Perizyten auf. Dies sind Zellen mit eigener Basallamina, die mit zahlreichen Ausläufern das Gefäßrohr teilweise umfassen.

Die **Perizyten** haben in Abhängigkeit vom Gefäßsegment, dem Organ und der Körperregion unterschiedliche Eigenschaften und Funktionen. Am Beginn und Ende der Kapillarstrecke sind sie kontraktil. Außerdem stabilisieren die Perizyten die Kapillarwand, fördern die Differenzierung des Endothels und verhindern die überschießende Neubildung von Kapillaren (Angiogenese) (S. 317).

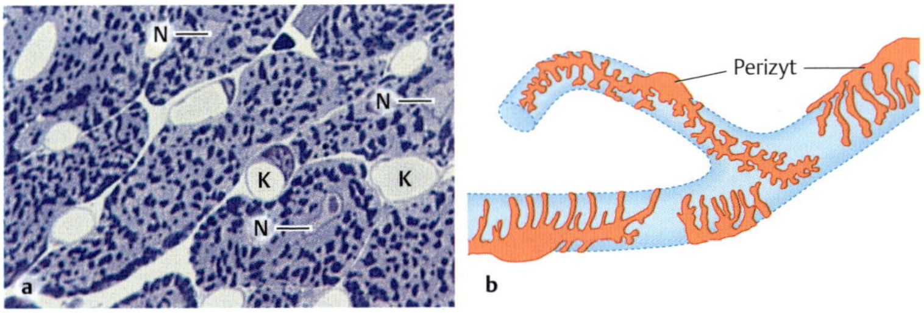

Abb. 11.7 Kapillaren. **a** Herzmuskulatur (Maus). Die Kapillaren (**K**) sind in diesem Präparat gut sichtbar, weil sie leer und nicht kollabiert sind (Durchspülung mit der Fixierlösung). Die dunklen Punkte in den Kardiomyozyten sind *Mitochondrien*. **N**, Zellkern. Semidünnschnitt, Toluidinblau. **b** **Perizyten** (*rot*) auf Kapillaren sitzend (halbschematisch). Vergr. 600fach (a), ca. 800fach (b).

Endothel und transendothelialer Stoffaustausch

Die Kapillaren sind der Hauptort für den **Gas- und Stoffaustausch**. Dieser wird durch die geringe Schichtdicke und die riesige Gesamtoberfläche des Kapillarendothels sowie die langsame Strömung des Blutes (ca. 0,5 mm/sec) begünstigt. Gase und Stoffe mit ausschließlich hydrophoben Eigenschaften können, dem Konzentrationsgefälle folgend, ohne Hindernis durch das Endothel diffundieren. Die folgenden Ausführungen betreffen daher den Austausch von **Wasser** und **hydrophilen Stoffen**, die nicht passiv durch Membranen dringen können.

Grundsätzlich sind zwei Routen für den Durchtritt denkbar: (a) **transzellulärer** Weg (durch die Endothelzellen hindurch, wobei diese über spezielle Durchtrittsstellen oder Transportmechanismen verfügen müssen); (b) **parazellulärer** Weg (zwischen den Endothelzellen hindurch, wobei die Beschaffenheit der Tight junctions entscheidend ist). Der Grad der **Endothelpermeablilität** ist je nach Organ so verschieden, dass eine pauschale Beschreibung nicht möglich ist. Diese Unterschiede sind vor allem durch die unterschiedliche Bauweise der Endothelien bedingt. Es gibt mehrere Grundtypen von Endothel (▶ Abb. 11.8).

Systematik der Kapillarendothelien. (Formale Einteilung nach [9], Begriffe überwiegend nach Terminologia histologica, 2008):

- **Kontinuierliches (geschlossenes) Endothel**, *E. continuum*, weit verbreitet (z. B. Muskel-, Binde-, Nervengewebe, Haut, Lunge), Permeabilität je nach Organ unterschiedlich.

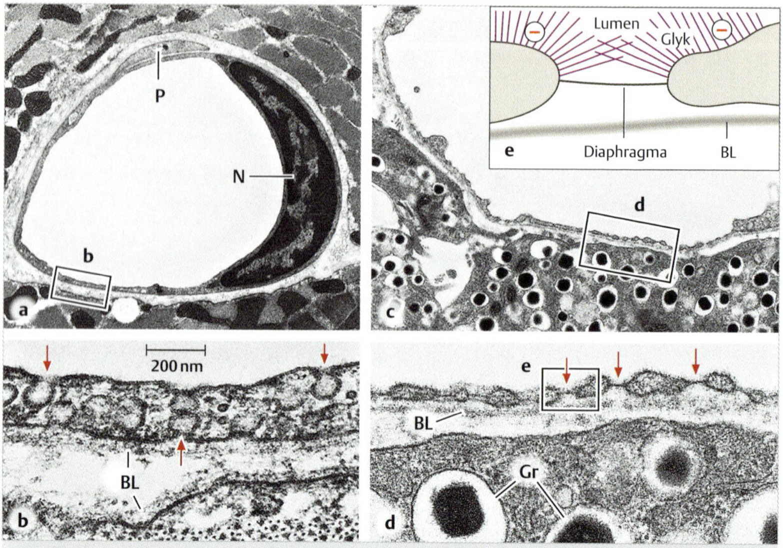

Abb. 11.8 Kapillaren, Ultrastruktur. **a**, **b** **Geschlossener Bautyp** (in Skelettmuskulatur). **N**, Endothelzellkern. **P**, Perizytenfortsatz. Eine dem Kasten entsprechende Region ist in **b** abgebildet. Das Endothel zeigt Caveolae (**Pfeile**) und Vesikel. **BL**, Basallamina. **c**–**e** **Fenestrierter Typ** (in Pankreas-Insel, Ratte). Der in **c** markierte Ausschnitt ist in **d** gezeigt. Die **Pfeile** weisen auf Fenster mit Diaphragma. **Gr**, Insulin-Speichergranulum. **e** **Fenster** (Schema entsprechend dem Ausschnitt aus d). Die chemische Beschaffenheit des Diaphragmas ist nicht geklärt. Das Endothel trägt – wie alle Endothelien – eine dicke Glykokalyx (**Glyk**), die mit ihren langen Molekülen auch das Fenster überdeckt. (–) soll auf die vielen negativ geladenen Bestandteile der Glykokalyx hinweisen. Vergr. 7000fach (a, c), 36 000fach (b, d).

- **Fenestriertes Endothel**, *E. fenestratum*, (z. B. endokrine Organe), **Fenster mit Diaphragma**. Ausnahme: glomeruläre Kapillaren der Niere. Hohe Permeabilität für Wasser und kleine hydrophile Moleküle.
- **Diskontinuierliches Endothel**, *E. discontinuum*, völlige Permeabilität für alle molekularen Bestandteile des Blutplasmas; keine durchgehende oder gar **keine Basallamina**.
  - **Perforiertes Endothel**, *E. perforatum*, **offene Poren ohne Diaphragma**. Basallamina elektronenmikroskopisch gar nicht oder in Form einzelner kleiner Flecken anzutreffen. Vorkommen: Leber und Knochenmark.
  - **Disjunktes Endothel**, *E. disjunctum*, **echte Spalten** zwischen den Endothelzellen. Vorkommen: Milz.

Kontinuierliches Endothel. Dieser Endotheltyp ist am häufigsten anzutreffen, nicht nur im Bereich der Mikrozirkulation sondern auch in den meisten anderen Segmenten des Gefäßsystems (▶ Abb. 11.**6**). Der Wandaufbau (einschließlich der Basallamina und der Zellkontakte) wurde weiter oben (S. 312) kurz dargestellt. Ein ultrastrukturelles Merkmal des kontinuierlichen Endothels (Ausnahme ZNS-Kapillaren) sind die zahlreichen zytoplasmatischen **Vesikel** sowie adluminale und basale **Caveolae**, die allgemein mit dem transzellulären Durchtritt großer Moleküle in Verbindung gebracht werden. Dies kann entweder nach Art der **Transzytose** (S. 83) geschehen oder Caveolae und Vesikel können vorübergehend zu einem **transzellulären Kanal** fusionieren, der Makromolekülen den Durchtritt erlaubt. Die Caveolae haben aber wahrscheinlich noch andere Funktionen (S. 83). Die **Tight junctions** bestehen meist aus wenigen Verschlussleisten (S. 59), die unregelmäßige **Lücken** (4 – 8 nm) aufweisen. Daher ist für Wasser und kleinere hydrophile Moleküle, in beschränktem Maße auch für Albumin (Molekülradius 3,6 nm) aus dem Blutplasma der **parazelluläre** Weg möglich. Der relative Beitrag der einzelnen Durchtrittsmechanismen ist nicht endgültig geklärt.

Ein Sonderfall ist das kontinuierliche Endothel der **ZNS-Kapillaren**, deren Permeabilität um ein Vielfaches niedriger ist als die anderer Kapillaren (▶ Abb. 9.**20 e**). Der parazelluläre Weg ist durch **wirklich dichte Tight junctions** verschlossen. Transzytose findet nur geringfügig statt. Der transzelluläre Weg steht nur wenigen ausgewählten Stoffen (z. B. Glucose, Aminosäuren) zur Verfügung, die mittels selektiver Transporter durchgeschleust werden. Diese Eigenschaften des Endothels tragen wesentlich zur Blut-Hirn-Schranke bei (S. 257).

Fenestriertes Endothel. Dieses Endothel ist mit den gleichen Zellkontakten, Vesikeln, Caveolae und einer Basallamina ausgestattet wie das kontinuierliche Endothel. Zusätzlich weist es Siebplatten-artige Ansammlungen von **Fenstern** auf (Durchmesser 60 – 80 nm). Jedes Fenster (Ausnahme s. u.) ist mit einem **Diaphragma** versehen, dessen chemische Zusammensetzung bis heute nicht abschließend geklärt ist. Sicher ist nur, dass die Fenster mit vielen Negativladungen versehen sind (wahrscheinlich weil die langen, negativ geladenen Molekülketten der Glykokalyx die Fenster überdecken, ▶ Abb. 11.**8 e**). Die Fenster sind Stellen, an denen **Wasser** und **kleine hydrophile Moleküle rasch durchtreten** können, Plasmaproteine wegen ihrer negativen Ladung (und Größe) jedoch kaum. Typisches Vorkommen von fenestrierten Kapillaren: z. B. endokrine Organe, Darmschleimhaut, peritubuläre Kapillaren der der Niere.

Das fenestrierte Endothel der **glomerulären Kapillaren in der Niere** nimmt eine Zwischenstellung zwischen „gefenstert“ und „perforiert“ ein: Die Fenster sind von ähnlicher Größenordnung (70–100 nm) wie die im „regelrecht“ fenestrierten Endothel, weisen jedoch **kein Diaphragma** auf („Fenster ohne Fensterscheibe") und werden daher gelegentlich als offene Poren bezeichnet. Rein deskriptiv erscheinen sie offen, *funktionell* sind sie wahrscheinlich ebenso wenig „offen" wie die Fenestrae mit Diaphragma, denn hier wie dort hängt die Glykokalyx über den Poren und behindert den Durchtritt von anionischen Makromolekülen. Das Endothel sitzt auf einer sehr kräftigen **Basallamina**, was eher eine Gemeinsamkeit mit dem gefensterten als mit dem perforierten Endothel darstellt.

Diskontinuierliches Endothel. Diese Endotheltypen weisen einige Gemeinsamkeiten auf: Sie kleiden Sinusoide aus (S. 311), also Gefäße, die weiter sind als übliche Kapillaren. Die Öffnungen in den Wänden zeigen **kein Diaphragma**. Es gibt keine durchgehende oder überhaupt keine Basallamina.

Perforiertes Endothel. Dieses begrenzt die Sinusoide der Leber und des Knochenmarks. Die transzellulären Durchgänge werden hier allgemein als **offene Poren** bezeichnet. Durchmesser im Mittel 100 – 200 nm (bis zu 500 nm) in der Leber, bis 3 µm im Knochenmark. In der Leber dienen die Poren dem ungehinderten Durchtritt sämtlicher molekularer Plasma-Bestandteile. Im Knochenmark eröffnen sie den reifen Blutzellen den Weg vom Extravasalraum, wo sie entstehen, ins strömende Blut. Ob die Poren im Knochenmark dauerhaft sind oder nur vorübergehend bei der Transmigration der Blutzellen entstehen, ist nicht völlig geklärt.

Disjunktes Endothel (disjunctus = unverbunden). Dieses Endothel kommt nur in den venösen Sinusoiden der Milz vor. Zwischen den Endothelzellen bestehen **echte Spalten**. Hier müssen sämtliche Blutzellen hindurch, um nach Passage einer Transitstrecke im Extravasalraum wieder Anschluss an das Blutgefäßsystem zu gewinnen. Die Basallamina ist auf Reifen reduziert, die ähnlich wie Fassreifen die Sinusoide umgreifen.

Postkapilläre Venolen

Die Kapillaren münden in postkapilläre Venolen. Dies ist derjenige Gefäßabschnitt, in dem die **Permeabilität** des Endothels aufgrund **undichter Zellkontakte** besonders hoch ist und bei akut-entzündlichen Vorgängen noch enorm gesteigert werden kann, sodass Flüssigkeit und Plasmaproteine leicht austreten. Außerdem ist hier der Ort der **Leukozytenemigration** (S. 344).

Die **akute Entzündung** ist eine lokal und zeitlich (Stunden bis Tage) begrenzte Schutzreaktion, die *nicht* notwendigerweise durch eine Infektion mit pathogenen Keimen verursacht sein muss. Es gibt auch sterile Entzündungen, verursacht durch das Absterben von Zellen infolge physikalischer oder ischämischer Schädigungen. Die Entzündung spielt sich vor allem im Bereich der **postkapillären Venolen** ab. Sie hat zum Ziel, an einem Krankheitsherd eine Noxe (Schädlichkeit) wie z. B. tote Körperzellen und pathogene Keime zu beseitigen. Stoffe aus nekrotischen Zellen, Bakterienbestandteile usw. induzieren die lokale Entstehung und Freisetzung diverser Faktoren (**Entzündungsmediatoren, Zytokine** (S. 379), die die folgenden Teilschritte der Entzündungsreaktion in Gang setzen: **(a)** Gefäßerweiterung, dadurch **Hyperämie** (regional vermehrte Blutfülle, daher Rötung); **(b)** Erhöhung der Endothel-Permeabilität, dadurch vermehrter Austritt (**Exsudation**) von Flüssigkeit und Plasmaproteinen ins Interstitium (Folge: entzündliches Ödem); **(c) Auswanderung von Leukozyten** (S. 344), dadurch Infiltration des Interstitiums mit Leukozyten.

Die **Permeabilitätssteigerung** des Endothels findet vor allem in den postkapillären Venolen statt und kommt durch vorübergehende Lösung der Zellkontakte zustande. Verschiedene Entzündungsmediatoren (z. B. Histamin, Bradykinin) verursachen durch Störung der VE-Cadherin-vermittelten Haftung die Öffnung der Adhärens-Kontakte (mögliche molekulare Mechanismen siehe Kapitel 4) (S. 59). Danach halten auch die Tight junctions nicht mehr, zwischen den Endothelzellen entstehen weite Lücken, durch die Wasser und Plasmaproteine aller Art austreten.

11.1.4 Bildung neuer Kapillaren und Kollateralarterien

Unter **Angiogenese** versteht man die Bildung neuer Kapillaren von einem vorhandenen Kapillarnetz aus: Vom Endothel sprosst (nach lokaler Auflösung der Basallamina) ein solider Gewebszapfen seitwärts aus und fusioniert mit anderen Sprossen zu einer Schlinge. Durch Ausbildung eines durchgehenden Lumens und einer Basallamina sowie Besetzung mit Perizyten entsteht eine neue Kapillarschlinge. Angiogenese geht immer mit dem lokalen Umbau der EZM einher (z. B. durch Matrixmetalloproteinasen, MMPs) (S. 166). Die Angiogenese wird durch Faktoren stimuliert, die von minderversorgten und von schnell wachsenden Geweben abgegeben werden, der wichtigste proangiogenetische Faktor ist **VEGF** (*vascular endothelial growth factor*). Die Angiogenese ist für viele **physiologische Vorgänge** unerlässlich, z. B. Wachstum, endochondrale

Ossifikation (S. 208), Wundheilung (S. 166), aber auch **maligne Tumoren** beschaffen sich durch Sekretion von VEGF und anderen Faktoren ihre Gefäßversorgung. Kapillaren in malignen Tumoren haben eine stark erhöhte Permeabilität.

Kollateralarterien. Die Bildung von Kollateralarterien (Arteriogenese) ist wichtig für die Umgehung von Verschlüssen einer größeren Arterie. Kollateralarterien entstehen durch Ausbau von bereits vorhandenen *kollateralen Arteriolen*, Auslöser ist die verstärkte Strömung in den kleinen Kollateralen. Sie induziert die Freisetzung diverser Wachstums- und Differenzierungsfaktoren sowie MMPs, wodurch die Proliferation von Endothel und Media-Muskulatur sowie der notwendige Umbau der Gefäßwand gesteuert werden. In der Praxis gelingt dies nur, wenn der Arterienverschluss langsam entsteht, sodass für die Entwicklung effizienter Kollateralen genug Zeit zur Verfügung steht.

11.1.5 Chemorezeptoren (Glomusorgane) im Kreislaufsystem

Glomera (Einzahl: Glomus) sind bis 5 mm große Gebilde mit **Chemorezeptor-Funktion**, die in den Kreislauf eingebaut sind und eine reichhaltige Innervation besitzen. Die Rezeptoren (Sensoren) sprechen auf Abfall des pO_2 sowie Anstieg des pCO_2 und der Protonenkonzentration im Blut an. Die zum ZNS ziehenden Afferenzen beeinflussen Kreislauf- und Atemzentrum (Steigerung von Blutdruck, Pulsfrequenz und Atmung). Regelmäßig vorkommende Organe sind z. B. das **Glomus caroticum** nahe der Teilungsstelle der A. carotis communis und die **Glomera aortica** am Aortenbogen. Die Glomera werden zu den **Paraganglien** (S. 526) gerechnet, sie leiten sich entwicklungsgeschichtlich von Sympathikoblasten ab.

11.2 Lymphgefäße

Lymphe ist eine Flüssigkeit, die u. a. Plasmaproteine und Zellen der Abwehr (vor allem Lymphozyten) enthält. Das Wasser und die meisten darin gelösten Bestandteile der Lymphe stammen aus dem Blut. Sie sind aus der Endstrombahn ins Interstitium ausgetreten und werden über die Lymphgefäße in den Blutkreislauf zurücktransportiert (▶ Abb. 11.1. Das System beginnt mit **Lymphkapillaren**, in die die interstitielle Flüssigkeit hineinsickert. Über etwas größere Zwischensegmente (Präkollektoren) gelangt die Lymphe in **Sammelgefäße** (Kollektoren), die die Lymphe einem regionalen Lymphknoten zuführen (S. 387). Nach Passage mehrerer hintereinander geschalteter Lymphknoten gelangt die Lymphe über Lymphstämme und **Lymphgänge** (*Ductus lymphatici*) schließlich in große Venen des Körperkreislaufes. Der Lymphfluss kommt durch **rhythmische Kontraktionen** der glatten Muskulatur in den Lymphgefäßwänden sowie durch Bewegungen in der Umgebung zustande. Die Lymphgefäße besitzen **Klappen**, die dem Lymphstrom die Richtung vorgeben.

Bildung der Lymphe. Aus den Kapillaren werden, bezogen auf den gesamten Organismus, täglich mehrere Liter Flüssigkeit abfiltriert. Davon wird der größere Teil bereits im Bereich der Mikrozirkulation wieder ins Blut aufgenommen, der Rest wird über das Lymphgefäßsystem abgeführt. Für diesen stetigen Flüssigkeitsstrom sind Druckgradienten maßgebend, die sich aus den *hydrostatischen Drücken* in den Kapillaren und im Interstitium sowie den *kolloidosmotischen Drücken* (Wasserbindungsvermögen der gelösten Proteine in Kapillaren bzw. Interstitium) ergeben (Näheres s. Bücher der Physiologie).

Die **Zusammensetzung** der Lymphe ähnelt zunächst derjenigen der interstitiellen Flüssigkeit in der Umgebung, bei Passage durch die Lymphknoten ändert sie sich. Über den Zellgehalt s. Kapitel 13 (S. 387). Der Proteingehalt der Lymphe hängt von der Herkunftsregion ab (durchschnittlich etwa halb so hoch wie im Blutplasma), die aus der Leber kommende Lymphe ist besonders proteinreich. Die Lymphe aus der Darm-Mukosa wird als **Chylus** bezeichnet, sie enthält **Chylomikronen**, die bei der Fettresorption entstehen (S. 472).

Die **initialen Lymphgefäße** sind die **Lymphkapillaren.** Sie beginnen blind und bilden ein dichtes Netz im interstitiellen Bindegewebe der Organe und in der Dermis. Sie besitzen ein größeres Lumen (ca. 50 µm) und unregelmäßigere Konturen als Blutkapillaren sowie ein extrem dünnes Endothel. Die Endothelzellen sind zwar durch knopfförmige Haftkontakte verbunden, dazwischen liegen aber ventilartig gestaltete Lücken, durch die Flüssigkeit, Proteine, Chylomikronen, sonstige Partikel und Zellen ungehindert in das Lumen eintreten können (▶ Abb. 11.**9**). Perizyten fehlen. Auch eine kontinuierliche Basallamina fehlt, statt dessen findet man an der Außenseite der Endothelzellen hier und da fleckförmig verteiltes Material, das einer Basallamina ähnelt. Hier inserieren wahrscheinlich Mikrofibrillen (**Ankerfilamente**) aus Fibrillin, die an elastischen Fasern des interstitiellen Bindegewebes befestigt sind. Durch diese Verspannung werden die Lymphkapillaren gleichsam wie Drainageröhren offen gehalten.

Sammelgefäße und größere Lymphgefäße. Diese Gefäße zeigen einen Wandaufbau, der dem von kleinen Venen ähnelt: Endothel mit Basallamina, dünne Muskelschicht, Adventitia. Die glatte Muskulatur wirkt durch **rhythmische Kontraktionen** als Pumpe, **Klappen** sorgen für die Ausrichtung der Strömung. Die **Ductus lymphatici** (darunter der *Ductus thoracicus* als der größte) ähneln histologisch mittelgroßen Venen.

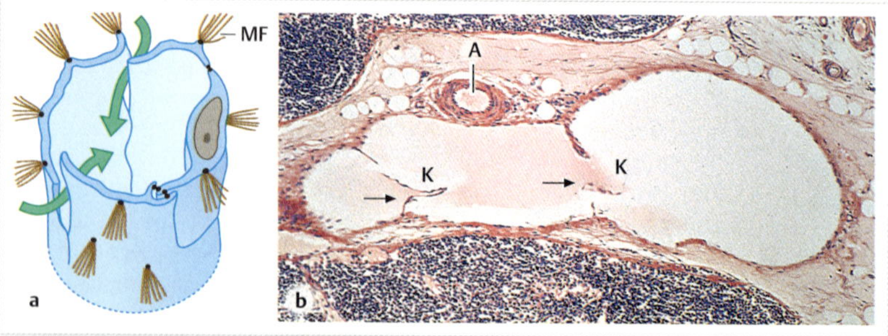

Abb. 11.9 Lymphgefäße. **a** **Lymphkapillare** (Schema, Ultrastruktur). Das Endothel (*blau*) ist durch Mikrofibrillen (**MF**) ausgespannt, die Basallamina-Flecken sind nicht gezeigt. Das Endothel weist Lücken auf, durch die interstitielle Flüssigkeit (**Pfeile**) eintreten kann. **b** **Kleines Sammellymphgefäß** (Vas efferens eines Lymphknotens). **K**, Klappen. Die **Pfeile** deuten die Stromrichtung der Lymphe an. **A**, kleine Arterie. Giemsa. Vergr. 65fach.

11

Ein **Ödem** ist eine Schwellung aufgrund krankhafter Vermehrung der interstitiellen Flüssigkeit. Das Ödem beruht auf einem Missverhältnis zwischen Austritt von Flüssigkeit aus der terminalen Strombahn (relativ zu groß), Wiederaufnahme in die Strombahn (zu gering) sowie Abtransport durch den Lymphabfluß (relativ zu klein). Hierfür können verschiedene Pathomechanismen verantwortlich sein: z. B. erhöhter Druck in der terminalen Strombahn bei venösem Rückstau (z. B. kardiale Ödeme), verminderter kolloidosmotischer Druck in den Gefäßen durch verminderte Plasmaproteinkonzentration (z. B. Hungerödem, renale Ödeme), erhöhte Endothel-Permeabilität (z. B. entzündliches Ödem), gestörter Lymphabfluss (Lymphödem). – **Lymphogene Metastasen** entstehen dadurch, dass Zellen sich aus dem malignen Primärtumor lösen, in Lymphgefäße einwandern, mit dem Lymphstrom verschleppt werden und an anderem Ort (meist in den regionären Lymphknoten) Tochtertumoren bilden. Die lymphogene Aussaat der Tumorzellen wird dadurch begünstigt, dass der Tumor durch Sekretion von VEGF (S. 317) ein reges Einwachsen von Lymphkapillaren (**Lymphangiogenese**) herbeiführt.

Mikroskopierhilfe Blut- und Lymphgefäße

In menschlichem, postmortal gewonnenem Untersuchungsgut ist die Lichtung von Blutgefäßen, insbesondere von Venen, oft mit Erythrozyten ausgefüllt (▶ Abb. 11.**3 b**).

Große Arterien und Venen sind leicht zu unterscheiden, wenn man die Wandschichtung beachtet. Bei **kleinen Gefäßen** ist der *Vergleich* hilfreich: Meist besteht Gelegenheit, in *einem* Gesichtsfeld kleine Arterien direkt mit kleinen Venen zu vergleichen (▶ Abb. 11.**3 e**, ▶ Abb. 10.**3**▶ Abb. 11.**3**▶ Abb. 10.**3 f**). Blut- und Lymphkapillaren sind in Routineschnitten meist nicht zu erkennen, weil sie kollabiert sind. Etwas größere **Lymphgefäße** sind an folgenden Merkmalen zu erkennen: Weites Lumen, dünne Wand (Endothel wichtig zur Unterscheidung gegenüber artifiziellen oder pathologischen Spalträumen), überwiegend homogen gefärbter Inhalt mit wenigen weißen Blutzellen; Klappen.

11.3 Herz

Das Herz ist die muskuläre Pumpe des Blutkreislaufs (▶ Abb. 11.**1**). Für die Darstellung der makroskopischen Anatomie und Funktion des Herzens sei auf die einschlägigen Bücher der Anatomie und Physiologie verwiesen. Die Wand des Herzens setzt sich im Wesentlichen aus drei Schichten zusammen:

- **Endokard:** Endothel und Bindegewebe;
- **Myokard:** Herzmuskulatur (S. 286) und Bindegewebe;
- **Epikard:** Bindegewebe und Mesothel.

Die Öffnungen sind mit **Klappen** (*Valvae*) versehen, die als Ventile wirken. Das Herz besitzt ein System aus spezialisierten Herzmuskelzellen, das für die Bildung und Fortleitung elektrischer Erregungen verantwortlich ist (**Erregungsbildungszentren, Erregungsleitungsbahnen**). Die elektrische Erregung des Myokards ist Voraussetzung für die Kontraktion.

11.3.1 Wandschichten des Herzens

Größe und Gewicht des normalen Herzens sind abhängig von der Größe des Menschen (durchschnittliches Gewicht beim Erwachsenen etwa 300 g). Die freien Wände der Atrien sind sehr dünn, die des rechten Ventrikels sind bis 4 mm, die des linken Ventrikels bis 14 mm dick.

Endokard. Das Endokard kleidet die Herzhöhlen aus, überzieht alle Strukturen, die ins Lumen vorspringen (Papillarmuskeln, Sehnenfäden usw.) und bildet die Segel und Taschen des Klappenapparates (▸ Abb. 11.**10**). Das Endokard besteht aus kontinuierlichem **Endothel** und einer **subendothelialen Schicht**, die kollagene und elastische Fasern sowie einige glatte Muskelzellen enthält. Diese beiden Lagen setzen sich in die Intima der angeschlossenen Gefäße fort. Darunter liegt eine regional unterschiedlich dicke Schicht von lockerem **subendokardialem Bindegewebe**; es steht direkt mit dem interstitiellen Bindegewebe (Endomysium) des Myokards in Verbindung. Die subendokardiale Schicht enthält Nerven und kleine Blutgefäße sowie Strukturen des Erregungsleitungssystems (s. u.).

Myokard. Das Myokard ist die stärkste Wandschicht. Der Hauptbestandteil ist Herzmuskulatur (*Arbeitsmyokard*), die in Kapitel 10.2 (S. 286) besprochen wurde. Es sei daran erinnert, dass die **Kardiomyozyten** durch Vermittlung von Zellkontakten (im Bereich der **Glanzstreifen**) lange, verzweigte Ketten bilden.

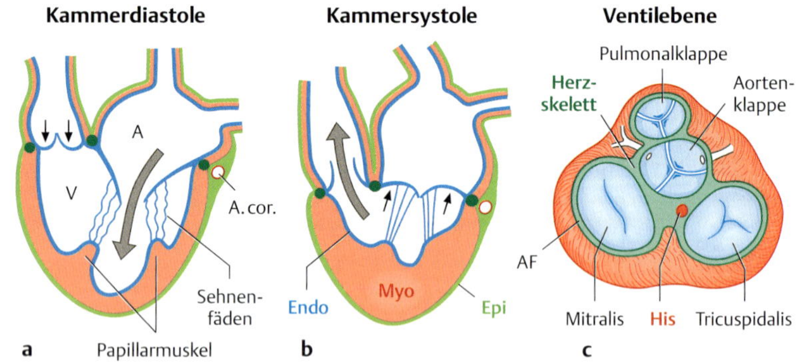

Abb. 11.10 Herzwand und Herzklappen. **a**, **b** Stellung der Segel- und Taschenklappen in Abhängigkeit von der Herzphase (schematisch). **A**, Atrium. **V**, Ventrikel. **Endo**, Endokard (*blau*). **Myo**, Myokard (*rot*). **Epi**, Epikard (*hellgrün*). Herzskelett (*dunkelgrün*). Die Schichten setzen sich in die Intima, Media und Adventitia der angeschlossenen Gefäße fort. **A. cor.**, großer Ast einer A. coronaria. Die Segel der AV-Klappe sind mittels Sehnenfäden an Papillarmuskeln befestigt. **Große Pfeile**, Richtung des Blutstroms. Die **kleinen Pfeile** deuten die Krafteinwirkung an, durch die die Sehnenfäden und die Kollagenfasern der Segel im geschlossenen Zustand auf Zug beansprucht werden. **c** *Aufsicht* auf Ventilebene. Alle Klappen im geschlossenen Zustand dargestellt. Das Herzskelett wird vom His-Bündel (AV-Bündel) durchzogen. **AF**, Anulus fibrosus. Orientierung: *ventral* am oberen, *dorsal* am unteren Bildrand. Direkt oberhalb der linken und rechten Tasche der Aortenklappe entspringen die Koronararterien (weiß, nicht bezeichnet).

Diese werden häufig als „Fasern“ bezeichnet, es handelt sich jedoch bei den Herzmuskel-„Fasern“ um Ketten aus ca. 100 µm langen **Einzelzellen**. Zartes **Bindegewebe**, das mit dem Bindegewebe von Endo- und Epikard in Verbindung steht, gliedert das Myokard in Bündel. Es beherbergt die Mikrogefäße des Myokards und begleitet als *Endomysium* jede Kardiomyozytenkette. Der Herzmuskel besitzt ein dichtes System von **Kapillaren** (kontinuierliches Endothel), die parallel zu den Myozyten verlaufen (▸ Abb. 11.**7 a**). Auf Querschnitten beträgt das Zahlenverhältnis von Myozyten zu Kapillaren etwa 1 : 1.

Vorhof- und Kammermyokard sind vollständig durch eine Platte aus straffem Bindegewebe (**Herzskelett**) getrennt (▸ Abb. 11.**10**, ▸ Abb. 11.**11**, ▸ Abb. 11.**12**). Das Skelett hat verschiedene Funktionen: Es dient einem Teil der Vorhof- und Kammermuskulatur als Ursprung; es bildet um jede Klappenöffnung einen Faserring (**Anulus fibrosus**), an dem die Segel bzw. Taschen befestigt sind; es bewirkt eine elektrische Isolierung zwischen Vorhof- und Kammermuskulatur.

Innerhalb eines Präparates vom Ventrikelmyokard sieht man Kardiomyozyten in unterschiedlichen Schnittrichtungen. Dieses Bild beruht auf einer komplizierten räumlichen Anordnung der „Fasern“ in steilen und weniger steilen Schraubentouren. Von der inneren Schicht des Myokards aus ragen zahlreiche Muskelbalken und Vorsprünge in das Lumen vor (*Mm. pectinati* in den Herzohren der Atrien, *Trabeculae carneae* sowie **Papillarmuskeln** in den Ventrikeln).

Herzbeutel (Perikard). Das Herz ist vom Herzbeutel (**Perikard**) umgeben. Dieser besteht aus zwei Anteilen: **Pericardium fibrosum** und **Pericardium serosum**, verborgen unter dem P. fibrosum. Das P. fibrosum ist eine derbe, geringfügig dehnbare Matte aus geflechtartigem straffem Bindegewebe. Das P. serosum ist einem geschlossenen doppelwandigen Beutel vergleichbar, der sich um das Herz herumlegt. Das Innere dieses Beutels ist die **seröse Höhle (Perikardhöhle).** Diese „ Höhle“ ist eigentlich ein kapillärer Spalt, der durch die Wände des Beutels („Blätter“ des P. serosum) begrenzt wird und einen Flüssigkeitsfilm enthält. Die äußere Wand (*parietales* Blatt des P. serosum) ist fest mit dem P. fibrosum, die innere Wand (*viszerales* Blatt) ist fest mit der Herzoberfläche verwachsen und wird meist als **Epikard** bezeichnet. Die einander zugewandten Oberflächen von parietalem und viszeralem Blatt sind mit **Mesothel** (S. 129) bedeckt. Der Hyaluronan-reiche Flüssigkeitsfilm erlaubt den beiden Blättern eine reibungslose Verschieblichkeit gegeneinander (wichtig für die unbehinderten Bewegungen des Herzens). **Histologisch** bestehen beide Blätter des P. serosum aus Tunica serosa (= Mesothel + Lamina propria) und subserösem Bindegewebe. Dieses hängt – im Falle des Epikards – eng mit den Bindegewebsstraßen des Myokards zusammen. Dort wo die Myokardoberfläche Sulci und Furchen aufweist, liegt subepikardial Fettgewebe (Baufett), in das die Koronargefäße und ihre großen Äste eingebettet sind.

Eine Herzbeutelentzündung (**Perikarditis**) geht mit einer Flüssigkeitsansammlung im P. serosum **(Perikarderguss)** einher. Dann erst zeigt sich (mittels bildgebender diagnostischer Verfahren) aufgrund der Erweiterung des ehemals kapillären Spaltes der „Höhlencharakter“ dieses Raumes.

11.3.2 Herzklappen

Makroskopische Anatomie (▶ Abb. 11.**10**). An den Öffnungen zwischen Vorhöfen und Kammern liegen die Atrioventrikularklappen, nach ihrer Bauweise **Segelklappen**: links die Mitralklappe (Bikuspidalklappe) mit zwei Segeln, rechts die Trikuspidalklappe mit drei Segeln. Am Beginn der Ausflussbahnen liegen die **Taschenklappen** mit je drei Taschen: ventral die Pulmonalklappe, dahinter die Aortenklappe. Alle vier Öffnungen befinden sich in einer gemeinsamen Ebene (**Ventilebene**), in der auch das Herzskelett liegt.
Die *Eröffnung* der Klappen wird durch Druckgradienten bewirkt. Für die *Schließung* müssen sich die freien Ränder der Segel bzw. Taschen flächig aneinander legen können. Die Segelklappen besitzen als besonderes Merkmal einen **Halteapparat** (Papillarmuskeln und Sehnenfäden), der verhindert, dass die Segel während der Kammersystole in den Vorhof durchschlagen. Die **Papillarmuskeln** sind kegelförmig in die Kammern hineinragende Ausläufer des Myokards, an deren Spitzen **Sehnenfäden** (*Chordae tendineae*) befestigt sind. Diese inserieren an den freien Rändern und an der Unterseite der Segel. Die Sehnen und myotendinösen Verbindungen zeigen dasselbe Bauprinzip wie im Skelettmuskel (S. 279).

Mikrokopische Anatomie. Der mikroskopische Bau (▶ Abb. 11.**11**) der Segel und Taschen ist grundsätzlich gleich; alle sind Teile des **Endokards.** Sie sind vollständig von **Endothel** überzogen. Der **bindegewebige Grundstock** besteht im Wesentlichen aus zwei Schichten: (a) Eine derbe Matte aus straffem kollagenem Bindegewebe (**Fibrosa**), die mit dem Anulus fibrosus in Verbindung

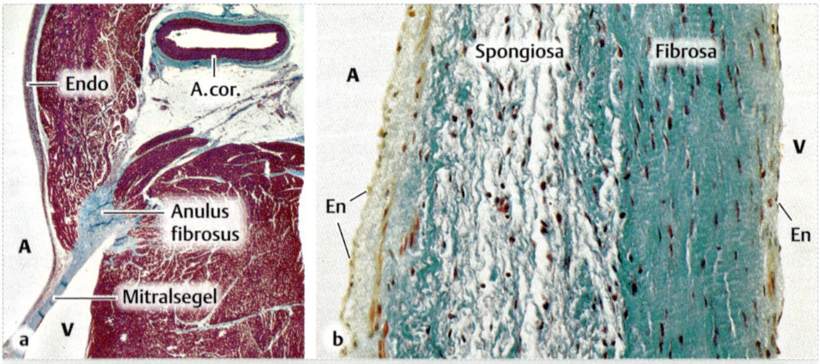

Abb. 11.11 Mitralklappe, hinteres Segel (Schwein). **a Übersicht**. **A**, Atrium. **V**, Ventrikel. **Endo**, Endokard (im Atrium viel dicker als im Ventrikel). Am Anulus fibrosus inserieren das Segel und Myozyten von Atrium und Ventrikel. **A. cor**, A. coronaria sinistra (R. circumflexus) in dem mit subepikardialem Fettgewebe ausgefüllten Sulcus coronarius. **b Schichten des Mitralsegels.** Spongiosa auf der atrialen Seite (dem Blutstrom zugewandt), Fibrosa auf der ventrikulären Seite (bei geschlossener Klappe auf Zug beansprucht, s. ▶ Abb. 11.**10**). **En**, Endothel. Goldner. Vergr. 5,5fach (a), 150fach (b).

steht; (b) eine locker strukturierte Schicht (**Spongiosa**). Diese enthält neben Fibroblasten auch Makrophagen und zeichnet sich durch einen hohen Gehalt an *Hyaluronan* und *Proteoglykanen* aus. Die Segel und Taschen sind (außer an der Basis) gefäßfrei. Die Segel können einige glatte Muskelzellen enthalten.

Die **Fibrosa** liegt jeweils auf derjenigen Seite, die bei geschlossener Klappe auf Zug beansprucht wird, d. h. bei den Segelklappen auf der Ventrikelseite, bei den Taschenklappen auf der zum Gefäß (Aorta, Truncus pulmonalis) weisenden Seite. Die **Spongiosa** liegt auf der Seite, die bei geöffneter Klappe den Scherkräften des Blutstroms ausgesetzt ist.

Erworbene **Herzklappenfehler** betreffen meist das linke Herz. Sie bestehen entweder in einer Verengung des Durchgangs (**Stenose**; Folge: Behinderung des Blutstroms) oder einer Unvollständigkeit des Ventilschlusses (**Insuffizienz**; Folge: Rückfluss von Blut) oder einer Kombination aus beidem. Am häufigsten ist die Aortenklappenstenose infolge massiver Kalzifizierung des Gewebes bei älteren Menschen. Klappenfehler können auch entstehen durch Schrumpfung oder Verklebung der Klappenränder im Rahmen einer Entzündung des Endokards (**Endokarditis**), von der die Klappen als Teil des Endokards mitbetroffen sein können.

11.3.3 System der Erregungsbildung und Erregungsleitung

Es sei daran erinnert, dass Kardiomyozyten an den Glanzstreifen durch **Gap junctions** verbunden sind (S. 289). Dies sind aus **Connexinen** aufgebaute Kanäle zwischen benachbarten Zellen. Funktion: elektrische Kopplung der Kardiomyozyten zwecks Fortleitung von Aktionspotenzialen (S. 61). Die wichtigsten Connexin-Typen im menschlichen Herzen sind (geordnet nach zunehmender Leitfähigkeit) Cx 45 < Cx 43 < Cx 40.

Das Herz besitzt ein System von speziellen Myozyten, die für die Entstehung sowie die zeitlich und räumlich geordnete Verteilung von elektrischen Impulsen verantwortlich sind (Voraussetzung für die normale Kontraktion des Herzmuskels). Das System besteht aus folgenden Teilen (▶ Abb. 11.**12**):

- **Sinusknoten**, primärer Schrittmacher, an der Einmündung der V. cava superior in das rechte Atrium gelegen.
- **Atrioventrikularknoten** (AV-Knoten), sekundärer Schrittmacher, in der septalen Wand des rechten Atriums gelegen.
- **Atrioventrikularbündel** (AV-Bündel, *His-Bündel*), es durchbricht das Herzskelett und ist die *einzige muskuläre Verbindung zwischen Vorhof und Kammer.* In der Pars membranacea (dem bindegewebigen Teil) des Ventrikelseptums teilt es sich in die beiden

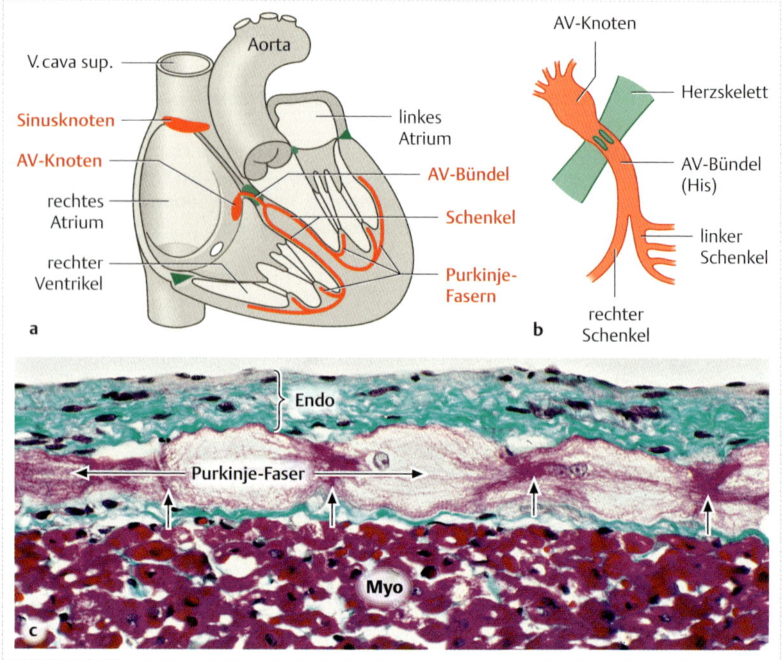

Abb. 11.12 Erregungsbildungs- und Erregungsleitungssystem. **a**, **b** Übersicht und vergrößerte Darstellung (Schemata). Das AV-Bündel (His-Bündel) durchbricht das Herzskelett und teilt sich in die Schenkel auf. Beachte die individuelle Leitung zu jedem Papillarmuskel. **c** **Purkinje-Faser** (Längsschnitt) in der subendokardialen Schicht des linken Ventrikels (Schwein). Blasse Anfärbung wegen des hohen Glykogengehalts. **Kleine Pfeile** weisen auf Zellgrenzen. **Endo**, Endokard. **Myo**, Arbeitsmyokard. *Anmerkung*: Die Purkinje-Fasern des Schweineherzens sind besonders dick; die des menschlichen Herzens wären etwas dünner aber immer noch deutlich vom Arbeitsmyokard zu unterscheiden. Goldner. Verg. 300fach.

- **Kammerschenkel**, die im Septum abwärts ziehen, sich aufspalten und in die terminalen Verzweigungen übergehen:
- **Purkinje-Fasern**. Diese laufen subendokardial zu den Papillarmuskeln (frühzeitige Kontraktion zwecks Zügelung der Segel, s. o.) und zum Wandmyokard. Der Anschluss an die Arbeitsmyozyten wird durch Übergangszellen vermittelt.

Zellen des Systems der Erregungsbildung und -leitung. Gemeinsame morphologische Unterschiede gegenüber den ventrikulären Arbeitsmyozyten: Myofibrillen weniger zahlreich; viele Glykogenfelder (daher blasses Zytoplasma in Routinepräparaten); Gap junctions nicht nur an den Enden in unregelmäßig gebauten Glanzstreifen sondern zusätzlich auch an den lateralen Zellflächen; Einbettung der Zellketten („Fasern") in Bindegewebe (Isolierung gegenüber dem Arbeitsmyokard). Unterschiede zwischen den Zellen *innerhalb des Systems*: Sinusknoten und AV-Knoten bestehen aus dünnen spindelförmigen Zellen (Durchmesser ca. 5 µm an der dicksten Stelle), zwischen denen es nur spärliche, kleinflächige Gap junctions gibt. Die Zellen der Kammerschenkel und Purkinje-Fasern sind dicker (10 – 20 µm) und durch großflächige Gap junctions verbunden.

Funktion und Struktur. Die Zellen des **Sinusknotens** erleben ca. 70-mal pro Minute eine spontane Depolarisation, die jeweils zu einem neuen Aktionspotenzial führt. Dieses wird mit mäßiger Geschwindigkeit (ca. 0,5 m/sec) über das Vorhofmyokard zum AV-Knoten geleitet. Nach elektrophysiologischen Befunden gibt es in der Vorhofwand bevorzugte Bahnen für die Erregungsleitung, die jedoch bisher histologisch nicht eindeutig identifiziert worden sind. Im **AV-Knoten** verlangsamt sich die Fortleitung erheblich (ca. 0,05 m/sec; Verzögerung zwecks Zeitgewinn für die Füllung der Kammern), im **His-Bündel** und im Anfangsteil der **Schenkel** verläuft sie schneller (1 m/sec), in den **Purkinje-Fasern** am schnellsten (3 m/sec), im Arbeitsmyokard wieder langsamer (0,5 m/sec). Die Erregungsausbreitung in den Ventrikelwänden erfolgt von inneren zu äußeren Schichten und von der Herzspitze zur Herzbasis. Morphologisch fassbare Erklärungen für die enormen Unterschiede in den Leitungsgeschwindigkeiten sind u. a. die unterschiedlichen **Kaliber der Zellen**, die unterschiedliche Flächenausdehnung der **Gap junctions** und deren Zusammensetzung aus unterschiedlich gut leitenden **Connexin-Typen** (z. B. AV-Knoten nur Cx 45; Kammerschenkel und Purkinje-Fasern reich an Cx 40). Die Schrittmacherfrequenz und die Fortleitungsgeschwindigkeit können ausserdem durch Einfluss des vegetativen Nervensystems erhöht (Sympathikus) oder vermindert (Parasympathikus) werden.

11.3.4 Hormone des Herzens

Manche Vorhof-Myozyten sezernieren ein Peptidhormon, das neben einer Vasodilatation eine Natriurese (vermehrte renale Ausscheidung von Na^+-Ionen und folglich von Wasser) bewirkt und daher als **atriales natriuretisches Peptid** (**ANP**, Atriopeptin) bezeichnet wird. Es liegt in elektronendichten Granula (► Abb. 11.13) gespeichert und wird bei Stimulation (z. B. Dehnung der Vorhöfe) durch Exozytose freigesetzt (Wirkung: renale Na^+-Ausscheidung ↑, Blutvolumen ↓, Gefäßwiderstand ↓, Entlastung des Herzens). Ein chemisch verwandtes Peptid mit ähnlicher Wirkung (**BNP**, *brain natriuretic peptide*) kann vom Ventrikelmyokard sezerniert werden. Seine Plasmakonzentration ist bei Herzmuskelinsuffizienz erhöht, es hat daher gewisse diagnostische Bedeutung.

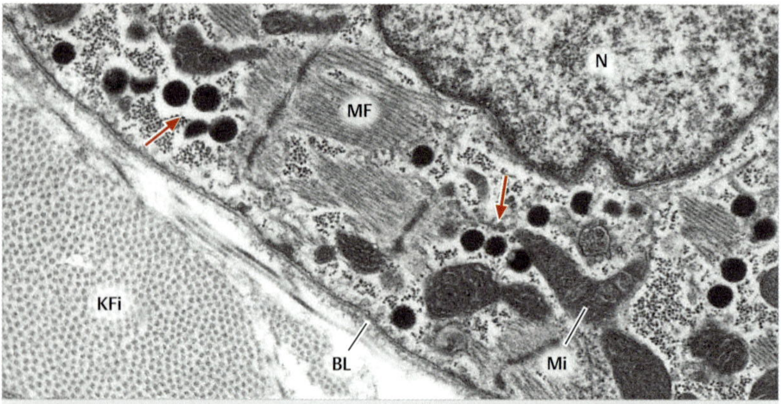

Abb. 11.13 Hormonbildung im Herzvorhof (Meerschweinchen). Vorhof-Myozyt mit elektronendichten Granula (**Pfeile**), die ANP enthalten. **BL**, Basallamina. **KFi**, Kollagenfibrillen. **Mi**, Mitochondrium. **MF**, Myofilamente. **N**, Nukleus. Vergr. 18 000fach.

12 Blut und Blutbildung

Blut (gr.: *haima*, daher „Hämatologie“) ist eine Suspension von Zellen in einer proteinhaltigen Elektrolytlösung (**Blutplasma**). Es dient als Transportmittel für Zellen, Gase, Wirkstoffe, Nähr- und Abfallstoffe sowie Wärme. Das Blutvolumen des Erwachsenen beträgt ca. 4 – 6 Liter, knapp die Hälfte (ca. 44 %) wird von den Zellen eingenommen. Die **Erythrozyten** (roten Blutzellen) dienen dem O_2-Transport. Ihr Aufenthaltsort ist der Intravasalraum. Die **Thrombozyten** (Blutplättchen) sind an der Blutgerinnung beteiligt, auch sie halten sich normalerweise nur im Intravasalraum auf. Als **Leukozyten** (weiße Blutzellen) werden alle kernhaltigen Zellen des strömenden Blutes zusammengefasst. Dahinter verbergen sich fünf verschiedene Zelltypen (drei Arten von *Granulozyten* sowie *Monozyten* und *Lymphozyten*). Sie dienen alle der **Abwehr** und benutzen das Blut nur als Transportmittel, um an ihren **Einsatzort im Extravasalraum (Interstitium)** zu gelangen. Alle Leukozyten können sich – im Gegensatz zu Erythrozyten – amöbenartig fortbewegen.

Die Blutzellen haben eine begrenzte Lebensdauer (je nach Zelltyp zwischen ca. 1 und 120 Tagen). Sie leiten sich alle aus einer Population von **multipotenten hämatopoietischen Stammzellen** ab, die im **Knochenmark** ansässig sind. Zur Aufrechterhaltung des normalen Zellbestandes ist die kontinuierliche Neubildung (**Hämatopoiese**) nötig. Zahlreiche Wirkstoffe (**Zytokine***) regulieren die Neubildung, die dem Bedarf in der Peripherie angepasst wird. Die Lymphozyten entstammen zwar auch dem Knochenmark, ihre Vermehrung und Differenzierung finden aber vor allem in den lymphatischen Organen statt (S. 363) und ihre Lebensdauer ist sehr variabel (Tage bis Jahre).

Begriffe, die bei der ersten Nennung mit * markiert sind, werden im Glossar (S. 376) erklärt.
Abkürzungen für einige Zytokine und Wachstumsfaktoren unter „Zytokine“ (S. 376).

12.1 Blut

12.1.1 Allgemeines

„Makroskopische“ Zusammensetzung des Blutes

Eine zentrifugierte Probe ungerinnbar gemachten Blutes gibt einen groben Überblick über die Bestandteile: Das Sediment (ca. **44 %** des Gesamtvolumens = **Hämatokrit-Wert**) enthält die Blutzellen; der Überstand, eine durchsichtige, leicht gelbliche Flüssigkeit, ist das **Blutplasma** (**Plasma**). Das Sediment besteht überwiegend aus Erythrozyten; ihm liegt eine hauchdünne, weiße Schicht auf, die die Leukozyten (gr.: *leukos*, weiß) und Thrombozyten enthält. Diese ungleiche Verteilung der Zellvolumina spiegelt die Zahlenverhältnisse im strömenden Blut wider: Auf 1000 Erythrozyten kommt 1 Leukozyt. Die Zellzahlen pro Volumeneinheit Blut sind in ▸Tab. 12.**1** zusammengestellt. Das **Plasma** ist eine wässrige Elektrolytlösung mit einem Proteingehalt von ca. 7 g/dl. Davon sind ca. 65 % Albumin (hauptverantwortlich für den kolloidosmotischen Druck des Plasmas) (S. 319), der Rest sind Globuline, eine sehr heterogene Kollektion von Proteinen, zu denen z. B. Fibrinogen und andere Gerinnungsfaktoren sowie die Immunglobuline (S. 360) gehören. **Blutserum** (**Serum**) ist die Flüssigkeit, die nach Gerinnung einer Blutprobe als Überstand verbleibt. Im Vergleich zum Plasma fehlen dem Serum diejenigen Stoffe, die bei der Gerinnung verbraucht worden sind, vor allem das Fibrinogen (S. 334).

Morphologische Untersuchung der Blutzellen

Zu den hämatologischen Standarduntersuchungen gehören die Bestimmung der **Zellzahlen** pro Volumeneinheit Blut (▸Tab. 12.**1**) sowie die lichtmikroskopische Betrachtung der Zellen im **Blutausstrich** (▸Abb. 12.**1**). Dieser dient vor allem der morphologischen Beurteilung und quantitativen Bestimmung der einzelnen Leukozytentypen („Differenzialblutbild“) sowie in manchen Fällen

Tab. 12.1 Blut: Zellzahlen und einige laborchemische Werte

Zellart	Zahl/µl Blut*	Normbereich**
Erythrozyten	5 Millionen	4,5 – 6 Mio. (davon 0,5 – 2 % Retikulozyten)
Thrombozyten	250 Tsd.	150 – 400 Tsd.
Leukozyten	5 Tsd.	4 – 10 Tsd.
	Aufteilung der Leukozyten in%	
Neutrophile Granulozyten	60 (55 Segment-, 5 Stabkernige)	
Eosinophile Granulozyten	3	
Basophile Granulozyten	< 1	• Hämoglobin 12 – 16 g/dl Blut • Gesamtproteine 6 – 8 g/dl Plasma, (davon ca. 65 % Albumin) • Bilirubin < 1,1 mg/dl Plasma
Monozyten	6	
Lymphozyten	30	

* abgerundete Werte
** Angaben über geschlechts- und altersabhängige Unterschiede s. Bücher der (Patho) physiologie.

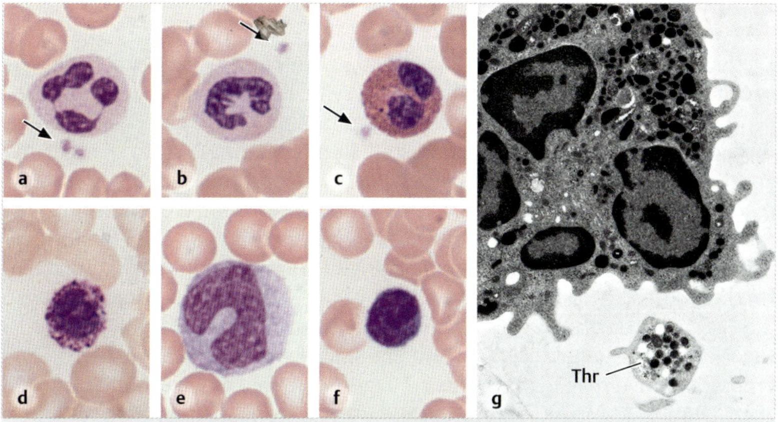

Abb. 12.1 a – f. Blutausstrich (Mensch, Pappenheim-Färbung). Erythrozyten (rot), Thrombozyten (Pfeile) und verschiedene Leukozyten: a segmentkerniger neutrophiler Granulozyt, b stabkerniger neutrophiler Granulozyt, c eosinophiler Granulozyt; d basophiler Granulozyt; e Monozyt; f kleiner Lymphozyt. g **Neutrophiler Granulozyt und Thrombozyt** (**Thr**, Mensch) im EM-Bild. In beiden Zellen sind Granula zu erkennen. Der Kern des Neutrophilen ist mehrfach angeschnitten. Vergr. ca. 1000fach (a–f), 4500fach (g).

12

der Beurteilung von Form, Größe und Färbeverhalten der Erythrozyten und Thrombozyten.

Zur Herstellung eines **Blutausstrichs** wird ein Tropfen Blut auf einem Objektträger zu einem dünnen Film ausgestrichen, der aus *einer* Lage von Zellen besteht. Die Färbung erfolgt standardmäßig nach **Pappenheim** (Kombination aus zwei sequenziellen Färbungen: 1. *May-Grünwald*, 2. *Giemsa*). Die Farbgemische bestehen aus dem roten **anionischen** (**„sauren"**) **Farbstoff Eosin** und **kationischen** (**„basischen"**) **Farbstoffen** (Azur, Methylenblau). Der Färbemechanismus beruht auf elektrostatischer Interaktion zwischen den Farbstoffmolekülen und gegensinnig geladenen Zellbestandteilen. Demnach haben Zellstrukturen, die mit Eosin gut anfärbbar sind (**„eosinophil"** = „azidophil"), einen hohen Gehalt an kationischen Verbindungen; mit Azur und Methylenblau gut färbbare (**„basophile"**) Zellstrukturen sind reich an anionischen Inhaltsstoffen. Die Pappenheim-Färbung wird routinemäßig auch für Knochenmarkausstriche angewandt.

12.1.2 Erythrozyten

Erythrozyten (ca. 5 Millionen/µl Blut) sind Zellen ohne Kern oder sonstige Organellen, die aus kernhaltigen Vorstufen hervorgehen. Es sind bikonkave Scheiben mit einem Durchmesser von ca. **7,5 µm** (▶ Abb. 12.**1**, ▶ Abb. 12.**2**). Das Zytoplasma enthält den roten Blutfarbstoff **Hämoglobin (Hb)**, der sich gut mit Eosin (rot) anfärbt. Hb macht über 95 % des Gesamtproteins in den Erythrozyten aus. Es befähigt die Erythrozyten zum höchst effizienten O_2-Transport. Die *Protein*komponente des Hb ist ein Tetramer aus zwei α- und zwei β-Untereinheiten, von denen jede eine *Eisen(II)*-haltige *Häm*gruppe (Farbstoffkomponente) trägt. Eisen(II) ist für die O_2-Bindung verantwortlich. Außerdem befähigen die Erythrozyten das Blut, CO_2 zu transportieren (s. Bücher der Physiologie). – Die Neubildung eines Erythrozyten im Knochenmark (S. 351) dauert (vom Proerythroblasten an gezählt) etwa 8 Tage. Seine Lebensdauer beträgt ca. 120 Tage (▶ Tab. 12.**2**). Alte Erythrozyten werden von Makrophagen der Milz (S. 396), der Leber und des Knochenmarks erkannt und gezielt aussortiert.

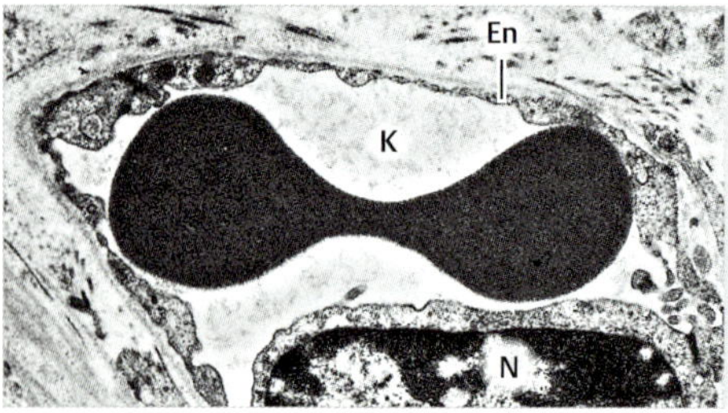

Abb. 12.2 Erythrozyt in einer Kapillare (Maus). **En**, Endothel. **K**, Kapillarlumen. **N**, Kern der Endothelzelle. Vergr. 6000fach.

12

Tab. 12.2 Lebensdaten einiger Blutzellen

Zellart	Verweildauer im Blut	Lebensdauer im Interstitium	Neubildung im Knochenmark
Erythrozyt	120 Tage	–	ca. 8 Tage*
Thrombozyt	10 Tage, wenn nicht vorher verbraucht	–	ca. 8 Tage
Neutrophiler Granulozyt	< 1 Tag	1 – 2 Tage	ca. 8 Tage*
Monozyt	ca. 1Tag	Tage bis Wochen (als Makrophage)	ca. 6 Tage

* Zeitangaben ausgehend von dem ersten morphologisch erkennbaren Entwicklungsstadium (Kolumne 5 in ▶ Abb. 12.**9**). Im Notfall wird die Neubildung beschleunigt, und die Ausreifung der postmitotischen Stufen wird nicht abgewartet; dann erscheinen vermehrt unreife Zellen im Blut.

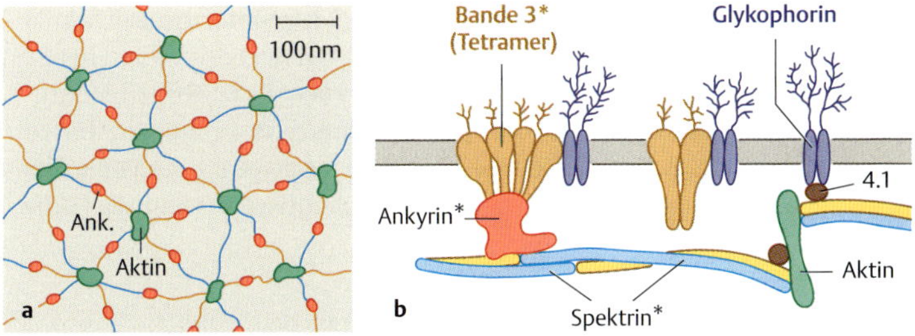

Abb. 12.3 Membranskelett des Erythrozyten (vereinfachtes Schema). **a** Aufsicht von innen, **b** im Schnitt. Spektrin-Filamente (*blau/gelb*, Tetramer aus zwei Spektrin-Typen) sind durch Aktinfilamente (*grün*) speichenförmig zu einem Netz verbunden. Dieses ist durch Ankyrin (*rot*) bzw. Protein 4.1 an Transmembranproteinen befestigt, nämlich am Bande-3-Protein, einem Bikarbonat/Chlorid-Anionenaustauscher, sowie an Glykophorinen. Weitere beteiligte Proteine sind nicht gezeigt. Beachte die Glykokonjugat-Ketten auf der Außenseite, die die Glykokalyx ausmachen. **E** und **I**, Extra- und Intrazellulärraum. **PM**, Plasmamembran. *Proteine, deren genetisch bedingter Funktionsverlust zur Kugelzellanämie führt.

Die bemerkenswerte **Scheibenform** verdankt der Erythrozyt seiner Kernlosigkeit und seinem **Membranskelett** (► Abb. 12.3). Dieses besteht aus einem flächigen Netz aus **Spektrin-Filamenten**, die durch kurze Aktinfilamente zusammengehalten werden. Durch Vermittlung von Adaptor-Proteinen ist das Netz an integralen Proteinen der Plasmamembran verankert. Erythrozyten können sich nicht aktiv bewegen, sind aber **passiv verformbar** (junge Zellen besser als alte) und kehren, sobald die verformende Kraft entfällt, in den Originalzustand zurück. Diese **reversible Verformbarkeit**, die auf dem Membranskelett beruht, ist wichtig für die Passage durch enge Kapillaren (Durchmesser stellenweise < 7 µm) sowie durch Endothelspalten in der Milz (S. 395). Oligosaccharide von Glykoproteinen und Glykolipiden in der Plasmamembran des Erythrozyten bilden eine dicke **Glykokalyx**; hierin befinden sich auch die Oligosaccharid-Ketten, die Grundlage des *ABO-Blutgruppensystems* sind. Weitere wichtige Membranproteine sind Aquaporin 1 (S. 28), das den Wasseraustausch zwischen Erythrozyt und Plasma ermöglicht, sowie die Proteine des *Rhesus-(Rh-)Komplexes*, die u. a. der Verankerung des Membranzytoskeletts dienen. „Rhesus-negativen“ Personen fehlt meist das RhD-Protein (Näheres siehe Lehrbücher der Biochemie).

Die **Anämie** (Blutarmut) ist eine häufige, die Erythrozyten betreffende Veränderung des Blutes. Man versteht darunter eine **Verminderung des Hb-Gehalts** im Blut, die Pathogenese (Entstehungsmechanismus) ist vielfältig: Verminderung der Erythrozytenzahl (z. B. gestörte Bildung, verkürzte Lebensdauer, Blutverlust), Verminderung des Hb im einzelnen Erythrozyten (*hypochrome Anämie,*

z. B. gestörte Hb-Synthese, Eisenmangel). Typische **Symptome**: u. a. Kurzatmigkeit, verminderte körperliche Leistungsfähigkeit, Blässe. Bei bestimmten genetisch bedingten Defekten des Membranskeletts nehmen die Erythrozyten Kugelform an, ihre mechanische und osmotische Resistenz ist vermindert, ihre Lebensdauer verkürzt (z. B. *Kugelzellanämie*) (S. 396). Eine andere zur Anämie führende Formabweichung beruht auf einer erblich bedingten Hb-Anomalie (*Sichelzellanämie*).

12.1.3 Thrombozyten

Die Thrombozyten (TZ) (ca. 250 Tsd./µl) spielen eine zentrale Rolle bei der **Hämostase** (Beendigung einer Blutung nach Gefäßverletzung). Es sind kernlose Fragmente (▶ Abb. 12.**1**, ▶ Abb. 12.**4**) der Megakaryozyten (S. 353). Die in ein Hämostase-Geschehen verwickelten TZ werden dabei verbraucht. Andernfalls zirkulieren sie etwa 10 Tage im Blut, werden dann von Makrophagen der Milz und Leber beseitigt und durch neue ersetzt.

Solange die TZ im Blut frei flottieren, haben sie die Form einer bikonvexen Scheibe mit einem Durchmesser von ca. 2,5 µm. Die Scheibenform wird durch ein Bündel von Mikrotubuli gestützt, das als Ring im organellenfreien peripheren Zytoplasma (*Hyalomer*) ausgespannt ist. Das zentral gelegene Zytoplasma (*Granulomer*) enthält einzelne Mitochondrien, Lysosomen, glattes ER, Glykogenpartikel und verschiedene Typen von **Speichergranula**, deren Inhaltsstoffe bei der Hämostase sezerniert werden (▶ Tab. 12.**3**). In der Plasmamembran befinden sich Rezeptoren für die Anheftung und Vernetzung der TZ bei der Hämostase, sowie Rezeptoren für lösliche Aktivierungsfaktoren (s. u.). Die Plasmamembran ist an vielen Stellen schlauchartig in den Zellleib eingestülpt: **„offenes Kanälchensystem"**. Der TZ verfügt über ein dreidimensionales Aktin-Netz, das in Kombination mit Myosin dem aktivierten TZ (s. u.) **Kontraktilität** verleiht.

Funktion. Nach Verletzung eines nicht zu großen Blutgefäßes bildet sich in 2 – 4 Minuten ein **Plättchenpfropf** (primäre Hämostase) aus aggregierten TZ und anschließend ein mechanisch stabiles **Blutgerinnsel** (sekundäre Hämostase) aus einem Gespinnst von unlöslichen **Fibrinfäden**. Diese entstehen aus dem im Blutplasma zirkulierenden löslichen Vorläuferprotein Fibrinogen. Sie sind das Endergebnis einer lawinenartigen Reaktionskette (**Gerinnungskaskade**), deren Einzelschritte zum Teil an der Phospholipid-Oberfläche aktivierter TZ stattfinden. Im Folgenden sollen nur die den TZ betreffenden Aspekte kurz dargestellt werden.

Tab. 12.3 Größe einiger Blutzellen und Inhaltsstoffe der Granula

Zellart	Durchmesser der Zelle im Ausstrich	Einige Inhaltsstoffe der Granula und einige Funktionen
Neutrophiler Granulozyt	10 – 12 µm	**Azurophile Granula:** Myeloperoxidase, Elastase, Lysozym, diverse lysosomale Enzyme, Defensine. **Spezifische Granula:** Kollagenasen, Lactoferrin, Lysozym, Cathelicidin → Abtötung von Bakterien, Abbau von Zelltrümmern und Extrazellulärmatrix. PDGF (S. 115)→ Wundheilung
Eosinophiler Granulozyt	12 µm	MBP = major basic protein, Eosinophilen-Peroxidase, ECP = eosinophil cationic protein, EDN = eosinophil-derived neurotoxin → Abtötung von Wurmparasiten; bakterizide und antivirale Wirkungen (zytotoxisch für den Wirtsorganismus)
Basophiler Granulozyt	10 µm	Heparin, Chondroitin-Sulfat, Histamin, verschiedene Enzyme → Gefäßerweiterung und -permeabilitätserhöhung
Thrombozyten	2 – 3 µm	**α-Granula:** von Willebrand-Faktor, Fibrinogen, Fibronektin → Adhäsion und Aggregation → primäre Hämostase; PDGF → Wundheilung. **Dichte (δ) Granula:** ADP → Aktivierung von Integrinen → Aggregation. Serotonin → Gefäßverengung

12

Die Konfrontation des TZ mit der subendothelialen Extrazellulärmatrix (EZM; vor allem Kollagen), die durch einen Endotheldefekt freigelegte wurde, löst eine zunächst lockere **Adhäsion** des TZ an der EZM aus (▶ Abb. 12.4). Dies führt zur **Aktivierung** des TZ. Er ändert durch Umordnung des Zytoskeletts seine Form, bildet Pseudopodien aus und vergrößert seine Oberfläche durch Ausstülpung der offenen Kanälchen. Zugleich sezerniert er Wirkstoffe (s. u.), die eine weitere Aktivierung des TZ, eine verstärkte Adhärenz und schließlich eine Vernetzung (**Aggregation**) vieler TZ bewirken und damit zur Bildung eines Plättchenpfropfes führen. Bei diesen Vorgängen spielen Adhäsionsproteine eine wichtige Rolle, mit denen die Plasmamembran des TZ reichlich ausgestattet ist. Es handelt sich um **Glykoproteine (GP)**, die zum Teil in die Familie der **Integrine** gehören, was aber aus ihrer Bezeichnung nicht immer erkennbar ist; daher ist die Nomenklatur uneinheitlich. ▶ Abb. 12.4 zeigt in vereinfachter Form *nur einige* Adhäsionsmoleküle und Ereignisse:

- **GP Ib-Komplex** (ein Komplex aus mehreren Glykoproteinen): *indirekte* Bindung der TZ an Kollagen, vermittelt durch das Zwischenprotein **von Willebrand-Faktor (vWF)**, welches konstitutiv vom Endothel sowie von aktvierten TZ sezerniert wird.
- **GP Ia/IIa (Integrin α2β1)**: direkte Bindung an Kollagen
- **GP VI:** direkte Bindung an Kollagen und starke Aktivierung der TZ. GP VI liegt im flottierenden TZ als Monomer vor. Erst nach Dimerisierung im Rahmen der TZ-Aktivierung kann es an Kollagen binden

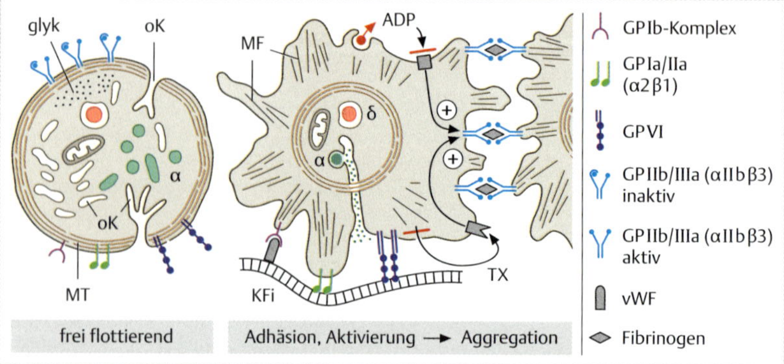

Abb. 12.4 Thrombozyt im Flachschnitt (Schema) in verschiedenen Zuständen. **α**, α-Granula. **δ**, dichtes Granulum. **glyk**, Glykogen. **MT**, Mikrotubuli. **oK**, offene Kanälchen, Mündung nicht überall angeschnitten. **KFi**, Kollagen-Fibrille. **MF**, Myofilamente. Nach Adhäsion werden Pseudopodien ausgebildet, die Organellen und der MT-Ring zentralisiert und die Granula entleert, z. T. durch Exozytose in die offenen Kanälchen. Bezeichnung der dargestellten Adhäsionsmoleküle in der rechten Spalte. **vWF**, von-Willebrand-Faktor. **GP**, Glykoprotein. Weitere Kommentare dazu im Text. Die roten Balken deuten an, wo zum Zweck einer therapeutisch erforderlichen Hemmung der Plättchenaggregation beispielsweise pharmakologisch eingegriffen werden kann: Hemmung der Thromboxan(**TX**)-Synthese durch Acetylsalicylsäure (ASS) bzw. Inhibierung des ADP-Effekts. Folge: Hemmung der Fibrinogenbindung.

12

- Sekretion von **ADP** aus den dichten Granula, Bindung an einen purinergen Rezeptor desselben TZ (autokrin) und benachbarter TZ (parakrin); Neusynthese von **Thromboxan** (TX; Arachidonsäurederivat*) und Bindung an einen TX-Rezeptor. Besetzung der beiden Rezeptortypen bewirkt durch Signalkaskaden (im Sinne eines „inside-out-signaling") eine aktivierende Konformationsänderung des
- **GP IIb/IIIa (Integrin αIIbβ3)** (**Fibrinogen-Rezeptor**), das im frei flottierenden TZ in nicht aktiver Form vorlag. Mit dem aktivierten Integrin können die TZ nun das Fibrinogen binden, was zur Vernetzung vieler TZ führt.

Der lawinenartig entstehende **Plättchenpfropf** (weißer oder Plättchen-Thrombus) stillt die Blutung vorläufig. Währenddessen kommt durch **Gerinnungsfaktoren**, die bei der Läsion von Zellen aktiviert werden, die Gerinnungskaskade in Gang. Sie führt schließlich zur Bildung des stabilen **Blutgerinnsels** (roter oder Fibrin-Thrombus), in dem Thrombozyten sowie rote und weiße Blutzellen eingefangen sind. Durch **Zug** der kontraktilen Thrombozyten an den Fibrinfäden wird der Thrombus weiter verfestigt. Damit ist die Blutung endgültig zum Stehen gebracht. – Aktivierte Thrombozyten sezernieren außerdem verschiedene **Wachstumsfaktoren** (z. B. PDGF = *platelet-derived growth factor*), die die Wundheilung (S. 166) fördern.

Die Verminderung der Thrombozytenzahl wird als **Thrombozytopenie** bezeichnet (kritischer Wert 50 000/µl Blut). Dann besteht eine erhöhte Blutungsneigung, die sich u. a. durch Schleimhautblutungen (z. B. Nase, Zahnfleisch) sowie kleine flohstichartige Blutungspünktchen (*Purpura*) an der Haut der abhängigen Körperregionen bemerkbar machen kann.

12.1.4 Leukozyten

Die Leukozyten (ca. 5 000/µl Blut) sind in drei Typen von *Granulozyten* sowie *Monozyten* und *Lymphozyten* zu unterteilen (▶ Abb. 12.1, ▶ Tab. 12.1). Alle dienen der **Abwehr** (z. B. gegen pathogene Mikroorganismen, gegen abgestorbene körpereigene Zellen, artfremde Proteine, Virus-infizierte, entartete und fremde Zellen). Diese Funktion üben sie meist nicht im Blut, sondern im **Interstitium** aus. Daher verlassen die Leukozyten das Blut nach kurzer Zirkulationszeit (meist < 1 Tag), indem sie die Wand von postkapillären Venolen **aktiv durchwandern** (S. 356), um ihren Wirkort zu erreichen. Die meisten Leukozyten (Ausnahme: Lymphozyten) bleiben endgültig im Extravasalraum, bis ihre Lebenszeit abgelaufen ist. Diese ist für alle Granulozyten kurz (Tage), für Mono- und Lymphozyten länger. Orte mit stets relativ hohem Leukozytengehalt sind die Laminae propriae der Schleimhäute von Verdauungs- und Atemtrakt und die lymphatischen Organe (hier vorwiegend Lymphozyten).

Ausgereifte **Granulozyten** besitzen folgende lichtmikroskopischen Merkmale: (**a**) Sie enthalten zahlreiche zytoplasmatische *Granula* (daher der Name; Einzahl: *Granulum*). Je nach Affinität der **Granula** für die Farbstoffe der Pappenheim-Färbung unterscheidet man *neutrophile, eosinophile* und *basophile* Granulozyten. (**b**) Der Kern besteht aus mehreren *Segmenten*, die durch schmale Chromatinbrücken verbunden sind (*segmentkernige* Granulozyten). Bei nicht ganz ausgereiften Granulozyten ist der Kern C-förmig und noch nicht segmentiert (*stabkernige* Granulozyten). **Lymphozyten** besitzen meist einen runden und **Monozyten** meist einen nierenförmigen Kern (nie segmentiert); ihr Zytoplasma weist keine spezifische Granulation auf, die mit derjenigen von Granulozyten vergleichbar wäre. Der **relative Anteil** jedes Zelltyps an der Gesamtzahl ist in ▶ Tab. 12.1 angegeben. Darüber hinaus ist es für die richtige Beurteilung krankhafter Zustände oft wichtig, für jeden Zelltyp auch die **Zahl** pro Volumeneinheit Blut zu errechnen.

Die Erhöhung der Leukozytenzahl im Blut als Reaktion auf erhöhten Bedarf (z. B. Infektion) wird als **Leukozytose** bezeichnet und ist nach Wegfall der auslösenden Ursache reversibel. Beruht die Erhöhung auf einer bösartigen Proliferation von Blutzellvorstufen, liegt eine **Leukämie** vor.

Neutrophile Granulozyten

Der Kern des reifen Neutrophilen besteht meist aus 3 – 4 Segmenten, daher auch die Bezeichnung „polymorphkernig" im Gegensatz zu dem nie segmentierten Kern der Monozyten („mononukleär"). Die Granula sind klein (< 1 µm, im Blutausstrich nur bei ca. 1000facher Vergrößerung erkennbar) und erscheinen in der Pappenheim-Färbung blass rosa bis fliederfarben. Das Zytoplasma ist reich an Glykogen und relativ arm an Mitochondrien (Hinweis auf anaerobe Energiegewinnung). Die Neutrophilen kreisen weniger als einen Tag im Blut, dann wandern sie ins Interstitium aus und haben dort eine **höchstens 1- bis 2-tägige Lebensdauer**. Sie gehören zu den Hauptvertretern der **angeborenen (natürlichen) Abwehr** (▶ Abb. 13.1) und bilden, da sie am schnellsten und in großer Zahl im strömenden Blut verfügbar sind, die vorderste Verteidigungslinie gegen **pathogene Bakterien**: Abtötung durch die in den Granula gespeicherten Stoffe, entweder intrazellulär nach Phagozytose, oder extrazellulär nach Entleerung der Granula. Außerdem räumen sie Trümmer körpereigener Zellen ab (z. B. nach physikalischer Schädigung oder Ischämie). In pathologischen Situationen arbeiten Neutrophile mit **Makrophagen** zusammen. Die Neutrophilen gehen durch Apoptose zugrunde und müssen laufend durch neue ersetzt werden. Ihre Reste werden durch Makrophagen abgeräumt.

Funktion. Die Neutrophilen stellen die „schnelle Eingreiftruppe" der natürlichen Abwehr dar. Sie werden durch verschiedene Reize (z. B. Bakterienbestandteile, Zytokine*) aktiviert, wodurch ihre Fähigkeit zur Phagozytose und Migration gesteigert wird. Es dauert nur Minuten, bis die ersten Neutrophilen gezielt die Blutbahn verlassen (Mechanismen der Auswanderung ▶ Abb. 12.6). Im Interstitium wandern sie, durch Chemokine* gesteuert, mit einer Geschwindigkeit von ca. **20 µm/min** gezielt zum Tatort, z. B. einem Infektions- oder Nekroseherd, und versammeln sich dort innerhalb von Stunden in großer Zahl. Solche Ansammlungen von Abwehrzellen im Interstitium sind ein typisches Merkmal einer **akuten Entzündung** (S. 344). Später folgen die neu rekrutierten Monozyten/Makrophagen (S. 342) und übernehmen die Hauptrolle, erst nach etlichen Tagen werden die Maßnahmen der adaptiven Abwehr (S. 360) wirksam.

Zur **Vernichtung von Bakterien** besitzen die Neutrophilen **zwei Typen von Granula**, nämlich „azurophile" (mit Lysosomen verwandt) und „spezifische" Granula. Beide enthalten eine Fülle von Enzymen und bakteriziden Stoffen (▶ Tab. 12.3). Die Vernichtung von Bakterien verläuft folgendermaßen: Phagozytose des Bakteriums (meist Rezeptor-vermittelt); Fusion des Phagosoms mit den Granula; Abtötung des Bakteriums durch Inhaltsstoffe der Granula sowie reaktive Sauerstoffspezies (akut gebildet durch den NADPH-Oxidase-Komplex der Phagolysosomen-Membran: „*oxidative burst*“). Nach Phagozytose mehrerer Bakterien stirbt der Neutrophile durch Apoptose und wird von Makrophagen beseitigt. Wenn Neutrophile an einem Entzündungsherd in großer Zahl absterben, entsteht **Eiter** (Suspension von toten Neutrophilen und Gewebstrümmern in Gewebsflüssigkeit). – Die Inhaltsstoffe der Neutrophilen können auch sezerniert werden oder während der Phagozytose herauslecken und dann **Zerstörungen im Gewebe** anrichten (z. B. Zersetzung der elastischen Fasern in der Lunge durch Elastase) (S. 420).

Extrazelluläre Bekämpfung von Bakterien. Neutrophile können Bakterien auch durch Bildung feiner extrazellulärer Netze (*neutrophil extracellular traps*, **NETs**) einfangen und vernichten. Die NETs bestehen aus Material, das stimulierte Neutrophile freisetzen, wobei sie absterben (Modus des Zelltodes noch nicht ausreichend geklärt): Die Fäden des Netzes bilden sich aus entfalteter DNA und sind dekoriert mit Histonen sowie Enzymen und diversen antimikrobiellen Proteinen aus den Neutrophilen-Granula.

Außer den im Blut zirkulierenden Neutrophilen gibt es zwei **Reserveeinheiten** von Neutrophilen, die auf Abruf bereit liegen: (a) „**Marginaler Pool**“: Neutrophile, die sich nicht im Hauptblutstrom befinden, sondern dem Endothel großer Venen lose anliegen; (b) **Knochenmarkreserve** von fast reifen (Stabkernigen) und reifen Neutrophilen, die noch unter dem lebenserhaltenden Einfluss der Zytokine des Knochenmarks stehen. Durch Mobilisierung dieser Reserven, die auf das 10fache der zirkulierenden Fraktion geschätzt werden, kann die Neutrophilenzahl im strömenden Blut notfalls rasch ansteigen, ohne dass dafür Mitosen nötig sind. Sowohl das Zurückhalten der Neutrophilen im Knochenmark-Speicher als auch das Ausschwemmen wird u. a. durch Chemokine der Knochenmark-Stromazellen reguliert.

Bei einer bakteriellen Infektion steigt in der Regel die Konzentration von Neutrophilen im Blut an (**Neutrophilie, Granulozytose**). Ein Mangel an Neutrophilen (**Neutropenie, Agranulozytose**) birgt die eventuell tödliche Gefahr, dass der Körper den Bakterien, die z. B. über die Schleimhäute eindringen, wehrlos ausgesetzt ist. Solche Zustände beruhen entweder auf verkürzter Lebensdauer der Neutrophilen oder auf Störung der Zellneubildung.

Eosinophile Granulozyten

Der Kern der Eosinophilen besteht meist aus zwei Segmenten. Im Zytoplasma liegen relativ große Granula (bis 1,5 µm), die sich mit *Eosin* ziegelrot anfärben und ultrastrukturell ein kristalloides Zentrum aufweisen. Die Granula sind modifizierte Lysosomen. Die Affinität zu dem anionischen Farbstoff Eosin beruht auf dem Gehalt an **kationischen Proteinen** (▶ Tab. 12.3). Beim Gesunden sind Eosinophile besonders in der Schleimhaut des Verdauungskanals und der

Atemwege reichlich vertreten. Eosinophile sind Spezialisten für die Vernichtung von Parasiten (Würmern, Wurmlarven). Neben parasitentoxischen Substanzen enthalten ihre Granula bakterizide und antivirale Stoffe. Im Übrigen spielen sie für den Verlauf verschiedener entzündlicher und **allergischer Erkrankungen** (z. B. allergisches Bronchialasthma) (S. 420) eine wichtige Rolle.

Funktion. Eosinophile können auch phagozytieren, wirken aber hauptsächlich durch Entleerung ihrer Granula. Sobald Eosinophile die mit IgE-Antikörpern (▶ Tab. 13.1) opsonierte Oberfläche einer Wurmlarve erkannt und sich zu mehreren daran gebunden haben, entleeren sie ihre Granula und können den Parasiten durch die zytotoxischen Inhaltsstoffe abtöten. Die Proteine der Eosinophilen-Granula schädigen aber leider auch die Zellen des Wirtsorganismus (z. B. das Bronchialepithel) (S. 420).

Eosinophile werden durch Chemokine (u. a. **Eotaxin**) an den Ort allergischer Reaktionen gelockt (z. B. beim allergischen Bronchialasthma). Hier tragen sie durch Freisetzung von Arachidonsäurederivaten* und Ausschüttung von toxischen Proteinen zu Verschlimmerung und zum Fortbestand der Krankheit bei.

Basophile Granulozyten

12 Die Basophilen besitzen einen bizarr geformten Zellkern (seltener segmentiert) und grobe Granula (bis 1 µm), die im Blutausstrich dunkelblau-violett erscheinen und oftmals den Kern überdecken. Die Affinität der Granula zu den kationischen Farbstoffen der Pappenheim-Färbung beruht auf dem Gehalt an **Heparin**, einem polyanionischen sulfatierten Glykosaminoglykan, das in Form des Proteoglykans Serglycin (S. 160) zusammen mit **Histamin** gespeichert wird.

Funktion. Basophile sind an allergischen Entzündungen beteiligt. Sie haben funktionell Ähnlichkeit mit Mastzellen (S. 375), stellen aber einen eigenen Zelltyp dar. Sie halten sich, im Gegensatz zu Mastzellen, vorwiegend im Blut auf, können aber wie Eosinophile durch Eotaxin zum Ort einer allergischen Reaktion gelockt werden. Basophile besitzen hochaffine Fc-Rezeptoren (▶ Abb. 13.2) für IgE-Antikörper auf ihrer Oberfläche. Antigen-vermittelte Quervernetzung der IgE-tragenden Rezeptoren führt zur Ausschüttung von **Histamin** und Freisetzung von Arachidonsäurederivaten. Dies trägt zur Ausbildung bzw. zum Fortbestand der allergischen Entzündung bei. Basophile sind außerdem an der Abwehr gegen Wurmparasiten beteiligt und fördern den Schutz gegen Bakterien durch die Produktion antimikrobieller Proteine (z. B. β-Defensin und Cathelicidin).

Monozyten/Makrophagen

Die Monozyten (▸ Abb. 12.**1 e**, ▸ Abb. 12.**5 a**) sind die größten Leukozyten (15 – 20 µm), ihr Zytoplasma ist blass blaugrau gefärbt, der Kern meist nierenförmig eingebuchtet. Das Zytoplasma enthält u. a. Lysosomen; lichtmikroskopisches Äquivalent im Ausstrich: einige kleine Azurgranula, meist nahe der Kernbucht gelegen. Monozyten entstehen wie die bisher besprochenen Leukozyten im Knochenmark, sind jedoch keine Endzellen. Sie verlassen nach kurzer Zirkulationszeit (ca. 1 Tag) die Blutbahn und reifen zu **Makrophagen** (auch als **mononukleäre Phagozyten** oder Histiozyten bezeichnet).

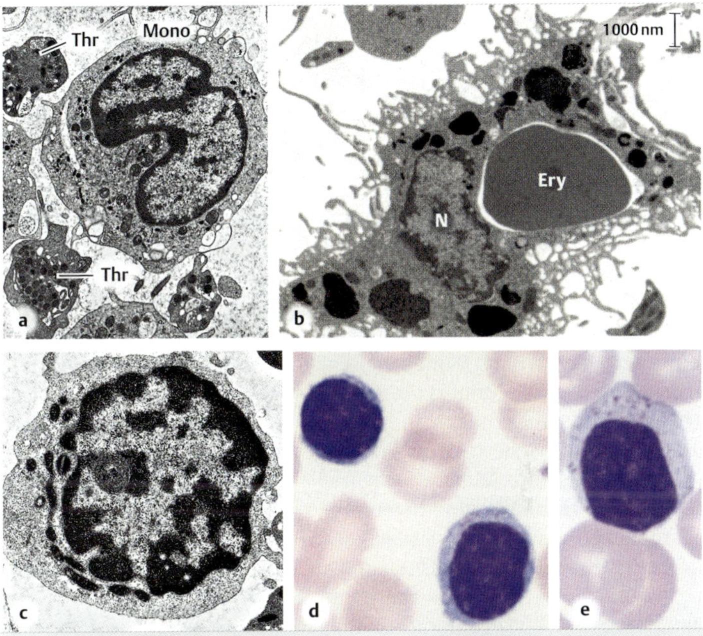

Abb. 12.5 **a** **Monozyt** aus dem menschlichen Blut. **Thr**, Thrombozyt. **b** **Makrophage** in der roten Milz- Pulpa (Maus). **Ery**, ein unlängst phagozytierter Erythrozyt im Zellleib des Makrophagen; außerdem zahlreiche zytoplasmatische Einschlüsse, vermutlich Lysosomen mit noch nicht verdautem Material aus gefressenen Zellen. Beachte die unzähligen Pseudopodien. **N**, Nucleus. **c** – **e** **Lymphozyten; c** mittelgroßer Lymphozyt im EM, mit rundem heterochromatinreichem Kern; **d kleiner und mittelgroßer Lymphozyt, e großer Lymphozyt** mit zytoplasmatischen Azurgranula. Vergr. 4000fach (a), 5000fach (b)., 6500fach (c), 1500fach (d, e). **d, e** Blutausstrich, Mensch, Pappenheim-Färbung. (d und e aus Haferlach et al., Taschenatlas Hämatologie, Thieme 2012.)

Makrophagen (MP). Diese Zellen sind hervorragend befähigt zur Phagozytose (S. 79) von Partikeln aller Art und gelten, neben den neutrophilen Granulozyten, als die wichtigsten professionellen Fresszellen des Körpers (▶ Abb. 5.**10**). Ihr Zellkern ist unregelmäßig konturiert, sie besitzen zahlreiche Pseudopodien, das Zytoplasma ist lysosomenreich. Oft enthalten sie lichtmikroskopisch sichtbare Reste ihrer „Mahlzeiten", z. B. Fragmente von phagozytierten Zellkernen (▶ Abb. 6.**8 c**), Kohlepartikel (▶ Abb. 14.**6 a**). Wenn MP auf ein Objekt (z. B. Fremdkörper) stoßen, das sie wegen Übergröße nicht phagozytieren können, fusionieren sie zu vielkernigen Riesenzellen (**Fremdkörperriesenzellen**). MP, die fettreiches Material phagozytiert haben, fallen im lichtmikroskopischen Präparat durch zahlreiche große Lipidtropfen auf („Schaumzellen").

Funktionen der MP. Sie gehören zu den „freien Bindegewebezellen", und sind außerordentlich wanderlustig. Als „**immunologische Wächter**" patrouillieren sie im Interstitium aller Organe und in allen serösen Höhlen und sind wichtige **Organisatoren der Immunabwehr** (S. 359). MP sorgen außerdem für die **Aufrechterhaltung der Gewebehomöostase**, z. B. für einen ausgeglichenen Haushalt bei der Hämatopoiese und Blutmauserung, bei Differenzierungs- und Apoptoseprozessen in lymphatischen Organen (▶ Abb. 6.**8 c**) sowie im Rahmen von Auf- und Umbauvorgängen des Gewebes, z. B. bei Angiogenese oder im Rahmen der **Wundheilung** (S. 166).

Makrophagen-Typen. Im adulten Organismus werden zwei MP-Hauptpopulationen unterschieden: aus Monozyten entstandene MP (**Monozyten-MP**) und **Gewebe-residente MP.** Monozyten-MP haben eine relativ kurze Lebensdauer (einige Wochen), daher muss ständiger Nachschub aus dem Knochenmark gewährleistet sein. Gewebe-residente MP dagegen sind langlebige „Dauerbewohner" vieler Organe. Ihre Aufgabe besteht vor allem in der Abräumung von Material, das unter **Normalbedingungen** in ihrem Wohngebiet anfällt: z. B. Alveolarmakrophagen der Lunge – Surfactant (S. 426); Kupffer-Zellen in der Leber und MP der Milz – alte Erythrozyten und andere Blutzellen; Mikrogliazellen im ZNS – untergehende Neurone während der Entwicklung (S. 216). Die Gewebe-residenten MP sind zur **Proliferation** fähig und daher unabhängig von der Hämatopoiese im Knochenmark (KM). Der relative Anteil der beiden MP-Populationen ist unter Normalbedingungen in einzelnen Organen unterschiedlich. Während z. B. im ZNS nur Gewebe-residente MP (= Mikrogliazellen) vorkommen, wird die MP-Besatzung des Darms ständig durch Monozyten ergänzt. Unter pathologischen Bedingungen (z. B. bei Entzündungen, Gewebezerstörung) werden stets Monozyten-MP („Entzündungsmakrophagen") und neutrophile Granulozyten aus dem Blut rekrutiert, die die Hauptabwehrarbeit leisten.

Herkunft der Gewebe-residenten Makrophagen. Die Vorläuferzellen der residenten MP besiedeln schon in der Embryonal- und Fetalzeit die meisten Organe, noch bevor die KM-Hämatopoiese in Gang kommt (S. 345). Für die Mikrogliazellen ist dieser Sachverhalt schon länger bekannt: ihre Vorläufer migrieren aus den primitiven Hämatopoiese-Zentren des embryonalen Dottersacks direkt in das ZNS und werden hier zu Mikrogliazellen (S. 235). Neuere Befunde (vorwiegend an der Maus erhoben) zeigen die pränatale Einwanderung der residenten MP-Populationen nun auch in anderen Organen (z. B. Lunge, Leber, Milz). Ihre Vorläufer entstammen wahrscheinlich der fetalen Blutbildung in der Leber. Für den Menschen wird angenommen, dass in vielen Organen im Laufe des Alterns die residenten MP zunehmend durch KM-abhängige Monozyten/MP ersetzt werden.

Plastizität (Polarität) der Makrophagen. Die Effekte der MP im Rahmen von Immunreaktionen können sehr unterschiedlich, ja geradezu widersprüchlich sein und sind abhängig von der Umgebung und den herrschenden „Rahmenbedingungen": Je nachdem wodurch die MP aktiviert wurden, können sie Entzündungsreaktionen verschärfen und Gewebe-zerstörende „Kollateralschäden" verstärken (**pro-inflammatorisch**, „M1-Phänotyp"), oder die Heftigkeit einer Entzündungsreaktion abmildern (**anti-inflammatorisch**, „M2-Phänotyp") (S. 373). Bei der **Wundheilung** (S. 166) fördern M2-MP durch Wachstumsfaktoren die erwünschte Faserbildung, aber sie können, wenn überschießend tätig, auch eine unerwünschte **Fibrose** verursachen.

Bemerkenswert sind die **Tumor-assoziierten Makrophagen (TAMs)**, die eher den M2-MP zuzurechnen sind: Sie werden durch die Tumorzellen so beeinflusst, dass sie dem Tumor „zuarbeiten", z. B. Förderung der Angiogenese, Unterhaltung eines Tumor-freundlichen Mikromilieus, Verhinderung der Tumorbekämpfung durch das Immunsystem.

Mononukleäres Phagozytensystem (MPS): Unter diesem traditionellen Begriff werden professionell phagozytierende Zellen (außer neutrophilen Granulozyten) zusammengefasst, die aus verwandten Vorläuferzellen stammen. Neben Monozyten und allen MP-Typen werden meist Osteo- und Chondroklasten sowie dendritische Zellen (DZ) (S. 366) zum MPS gerechnet.

Lymphozyten

Lymphozyten zeichnen sich durch einen meist runden, recht chromatindichten Kern aus (► Abb. 12.1, ► Abb. 12.5 **c–e**). Der Kern ist von einem unterschiedlich breiten, im Blutausstrich hellblau gefärbten Zytoplasmasaum umgeben. Nach ihrem Durchmesser werden kleine Lymphozyten (6 – 8 µm, die meisten), mittelgroßen oder großen Lymphozyten (bis 15 µm) unterschieden. Manche mittelgroße bis große Lymphozyten weisen violette zytoplasmatische Granula (Azurgranula) auf (granulierte Lymphozyten; ► Abb. 12.5 **e**).

Nur ein ganz kleiner Anteil der gesamten Lymphozyten des Körpers (ca. 2 %) befindet sich jeweils für kurze Zeit (ca. 1 Stunde) im Blut, die übrigen halten sich in den lymphatischen Organen und im Interstitium auf. Die Lymphozyten **rezirkulieren** ständig vom Blut in die lymphatischen Organe oder ins Interstitium und über die Lymphe wieder zurück ins Blut (S. 386). Funktionell lassen sich drei grundsätzlich verschiedene Populationen unterscheiden: **B-Lymphozyten** (ca. 15 % der *zirkulierenden* Lymphozyten), **T-Lymphozyten** (ca. 75 %) und **Natürliche Killerzellen** (NK-Zellen, ca. 10 %). Die B- und T-Lymphozyten sind die Repräsentanten der **adaptiven Abwehr.** Die NK-Zellen gehören zur **angeborenen Immunabwehr** (S. 360). Im üblichen Blutausstrich lassen sich die einzelnen Typen *nicht* sicher voneinander unterscheiden. Große granulierte Lymphozyten (▸ Abb. 12.**5 e**) können NK-Zellen oder aktivierte zytotoxische T-Lymphozyten sein. Die Granula enthalten Proteine (Perforine und Granzyme), die per Exozytose über einer Zielzelle ausgeschüttet werden und diese in die Apoptose treiben (daher auch zytotoxische oder zytolytische Granula). Die Lymphozytenfunktionen werden im Zusammenhang mit den lymphatischen Organen ausführlich besprochen (S. 357).

Emigration der Leukozyten

Die Auswanderung der Leukozyten aus dem Blutstrom findet bevorzugt in den **postkapillären Venolen** (S. 316) statt. Bei Bedarf kann die Emigration lokal enorm gesteigert werden, dies ist eines der zentralen Ereignisse bei der **Entzündung** (S. 317). Die gezielte Auswanderung beruht auf einer **Kooperation zwischen Leukozyten und Endothel** (▸ Abb. 12.**6**) und wird durch Zytokine (z. B. TNF, IL-1) und Chemokine gesteuert.

Zum Herd einer akuten Entzündung werden zunächst vor allem Neutrophile und Monozyten/Makrophagen hingezogen. Im Folgenden werden die Schritte der Emigration (grundsätzlich für alle Leukozyten gültig) kurz beschrieben: **(1) „Rollen“** der Leukozyten auf dem Endothel: Durch Reize aus dem Interstitium (z. B. Zytokine) wird das Endothel aktiviert und exponiert an der luminalen Oberfläche bestimmte Zelladhäsionsmoleküle (*Selektine*), die teils schon vorrätig sind und nur an die Plasmamembran verbracht werden müssen, teils neu synthetisiert werden. Passende Selektin-Liganden auf der Leukozytenoberfläche vermitteln eine vorübergehende, lose Haftung, die durch die Scherkräfte des Blutstroms mehrfach wieder aufgerissen wird. **(2) Adhäsion** der Leukozyten am Endothel: Unter dem Einfluss von Zytokinen erscheinen nun auf der Endotheloberfläche weitere Adhäsionsmoleküle (z. B. ICAM-1 = *intercellular adhesion molecule-1*). Unter Einfluss von Chemokinen (z. B. aus dem Endothel, von Makrophagen im Interstitium) werden an der Leukozytenoberfläche *Integrine* (S. 58) aktiviert, die sich an die endothelialen Adhäsionsmoleküle binden. **(3) Diapedese** (Durchwandern des Endothels, Transmigration): Nun schieben sich die Leukozyten entweder unter Vermittlung eines weiteren Adhäsionsmoleküls (PECAM = *platelet-endothelial cell adhesion molecule*) zwischen den Endothelzellen hindurch, oder sie werden, ähnlich wie bei der Transzytose, durch den Zellleib der Endothelzellen hindurch geschleust. Nach lokaler Auflösung der Basallamina durch Enzyme der Leukzyten wandern diese, angelockt von Chemokinen, durch das Interstitium zum Ort der Schädigung. Unterschiedliche Chemokine (je nach Typ der Schädigung oder des auslösenden Krankheitserregers) ziehen unterschiedliche Leukozytentypen an den Tatort und bestimmen dadurch den Typ und Verlauf der Entzündung mit.

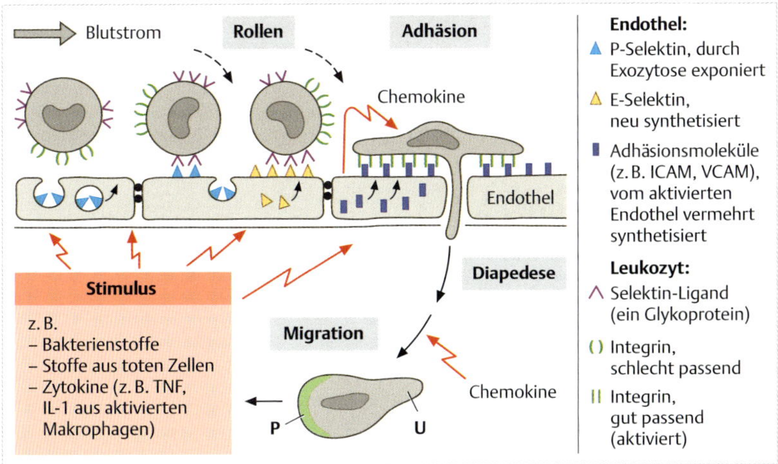

Abb. 12.6 Emigration der Leukozyten (vereinfachtes Schema). Nicht nur P-Selektin, sondern alle an der Zellinteraktion beteiligten Adhäsionsmoleküle gelangen durch Exozytose an die Zelloberfläche (nicht für alle gezeigt). Näheres s. Text. **P**, Pseudopodium: Leitfortsatz des wandernden Leukozyten; Vorschieben der Plasmamembran durch ständigen Umbau von F-Aktin (*hellgrün*) (S. 41). **U**, Uropodium: das Heck der Zelle, das nachgezogen wird. **ICAM, VCAM** = *intercellular* bzw. *vascular cell adhesion molecule*.

12.2 Blutbildung

Die Neubildung von Blutzellen (**Hämatopoiese**; gr.: *poiesis* = Herstellung) geschieht nach der Geburt im Knochenmark (**KM**) (*Medulla*; gr.: *myelon* = Mark). Dieses ist ein weiches Gewebe innerhalb der Knochen, das von weiten Blut-Sinusoiden durchzogen wird. Die Hämatopoiese findet im **Extravasalraum des Markes** statt, und zwar in den Maschen eines dreidimensionalen Netzwerkes aus Retikulumzellen. Sämtliche Blutzellen gehen aus *einer* einheitlichen Population von **multipotenten hämatopoietischen Stammzellen** hervor. Die wesentlichen zellulären Vorgänge bei der Hämatopoiese sind **Proliferation** (Vermehrung, Mitosen) und **Differenzierung** (Erwerb von spezifischen Fähigkeiten). Viele Einzelschritte der Hämatopoiese werden durch **Zytokine** reguliert, die großenteils von Zellen des Knochenmark-Stromas, einige aber auch in Niere und Leber, gebildet werden.

Die **pränatale Hämatopoiese** findet nacheinander an verschiedenen Orten statt, die Phasen überlappen sich. **(1) Dottersack**: primitive kernhaltige Erythrozyten, MP-Vorläufer (ab 3. Woche). **(2) Leber** (ab 2. Monat bis zur Geburt): alle Sorten von Blutzellen werden gebildet im Extravasalraum der Leber und in geringerem Maße in der Milz (Erythrozyten kernlos) **(3) Knochenmark**: definitive Hämatopoiese, Beginn 7. Monat.

12.2.1 Knochenmark

Knochenmark (KM) ist das weiche Gewebe, das alle inneren Hohlräume der Knochen ausfüllt. Das Grundgerüst besteht aus **retikulärem Bindegewebe** (S. 169). Nach der Farbe unterscheidet man rotes und gelbes KM. Nur das **rote Mark** ist hämatopoietisch aktiv, die rote Farbe beruht auf dem hohen Gehalt an Erythrozyten und deren Vorstufen. Im **gelben Mark** dominieren die Fettzellen; das histologische Bild ähnelt dem von Fettgewebe. Während das rote Mark beim Kind alle Knochen füllt, ist es beim gesunden Erwachsenen weitgehend auf folgende Orte beschränkt: Sternum, Wirbelkörper, Rippen, Scapula, Beckenkamm, Schädelknochen, proximale Enden von Humerus und Femur. Das übrige Skelett enthält überwiegend gelbes Mark. Die **Gefäßversorgung** des KM geht von Ästen der A. nutricia des jeweiligen Knochens aus. Die Gefäßarchitektur ist durch weitlumige **Sinusoide** gekennzeichnet (▸ Abb. 12.7).

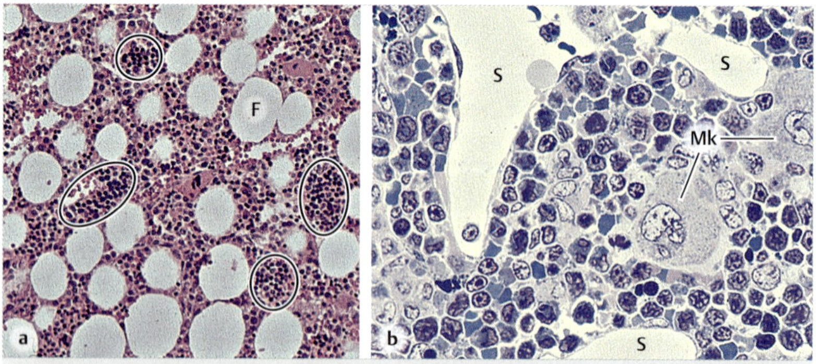

Abb. 12.7 Knochenmark. **a** Paraffinschnitt, H.E. (Wirbelkörper, Mensch). **F**, Fettzellen. Einige erythropoietische Inseln sind markiert. **b** Semidünnschnitt, Toluidinblau (Tibia, junge Ratte). **S**, Sinusoid. **MK**, Megakaryozyt. Der Extravasalraum ist mit Zellelementen der Hämatopoiese gefüllt, die gerüstbildenden Retikulumzellen sind nicht sicher auszumachen. Vergr. 120fach (a), 540fach (b). (Aufnahme a: K. Lennert, Inst. f. Pathol., Kiel)

Zellen des roten Knochenmarks

Die überwältigende Mehrheit der Zellen im roten Mark sind unreife und reife Stadien der verschiedenen Blutzellreihen, außerdem kommen Plasmazellen (▸ Abb. 13.1) vor. Vor Besprechung der Blutzellbildung sollen die Zellen des **KM-Stromas** genannt werden, die das geeignete Mikromilieu für die Hämatopoiese schaffen:

- **Fibroblastische Retikulumzellen** und retikuläre Fasern (S. 169) bilden das Gerüst (retikuläres Bindegewebe), in dessen Maschen die Blutzellvorstufen liegen. Die Gerüstzellen stehen in engem Kontakt mit den unreifen Blutzellen und beeinflussen die Hämatopoiese durch Chemo- und Zytokine sowie durch die von ihnen produzierte Extrazellulärmatrix.
- **Fettzellen.** Ihr Anteil an der Schnittfläche ist für das rote Mark jedes Knochens charakteristisch (z. B. im Wirbelkörper des Erwachsenen ca. 30 %, in den Rippen bis zu 75 %). Knochenmark-Fettzellen sind eine besondere, spezialisierte Subpopulation von Adipozyten. Sie fungieren u. a. als **Platzhalter** und als Teil der Stamm-Zellnische (S. 350). Bei Bedarf können sie ihr Fett rasch freisetzen. Jede „verschlankte" Fettzelle gibt dann Platz für beispielsweise eine neue erythropoietische Insel (S. 352) frei. Der Gehalt an Fettzellen ist also meist umgekehrt proportional zur hämatopoietischen Aktivität und ein wichtiges Merkmal bei der morphologischen Begutachtung des KM. Bei kompensatorischer Steigerung der Erythropoiese (z. B. wegen verkürzter Lebensdauer der Erythrozyten) kann sich das ganze gelbe Mark wieder in rotes Mark umwandeln.
- **Makrophagen** sind zahlreich im KM. Sie phagozytieren apoptotisch abgestorbene unreife Blutzellen; mit langen Fortsätzen können sie durch Endothelporen hindurch in das Lumen der Sinusoide reichen und alte Erythrozyten aus der Zirkulation abfangen. Residente Makrophagen bilden die Zentren der erythropoietische Inseln (S. 352) und phagozytieren dort die ausgestoßenen Kerne der Normoblasten (s. u.). Außerdem übermitteln sie den roten Vorstufen das beim Abbau alter Erythrozyten anfallende Eisen. Durch Sekretion verschiedener Zytokine sind sie an der Steuerung der Hämatopoiese beteiligt.
- Die **Wand der Sinusoide** trennt das Hämatopoiese-Kompartiment vom zirkulierenden Blut. Sie besteht aus flachem **Endothel**, einer *diskontinuierlichen* Basallamina und einer lückenhaften Schicht von Retikulumzell-Ausläufern. Die Endothelzellen können große (bis 3 µm) Fenster ausbilden, durch die die reifen Blutzellen (durch den Zellleib der Endothelzellen hindurch) in die Sinusoide übertreten (transzelluläre Migration). Ob diese Fenster dauerhaft sind oder sich nach Durchtritt der Blutzelle wieder schließen, ist nicht klar. Unreife Blutzellvorstufen gelangen normalerweise nicht in die Zirkulation;

die hierüber wachenden Mechanismen sind nicht ausreichend geklärt. Möglicherweise ist gar nicht das Endothel die Hürde sondern Adhäsionsmechanismen in den hämatopoietischen Nischen, die den Verbleib oder das Abwandern der verschiedenen Blutzell-Reifungsstufen regulieren.

Zur **mikroskopischen Begutachtung der Hämatopoiese** eines Patienten wird Knockenmark meist aus dem Beckenkamm (Spina iliaca post. sup.) gewonnen. Für die **zytologische** Untersuchung dient der **KM-Ausstrich** (► Abb. 12.8). Hierzu wird (nach lokaler Betäubung von Haut und Periost) mit einer dicken Kanüle eine Probe aus dem Mark aspiriert, ausgestrichen und gefärbt wie ein Blutausstrich (S. 331). Besondere Fragestellungen machen zusätzlich die **histologische** Begutachtung anhand einer **KM-Biopsie** erforderlich. Dazu wird mit dicker Kanüle ein Gewebszylinder aus dem Beckenkamm herausgestanzt, fixiert und histologisch aufgearbeitet.

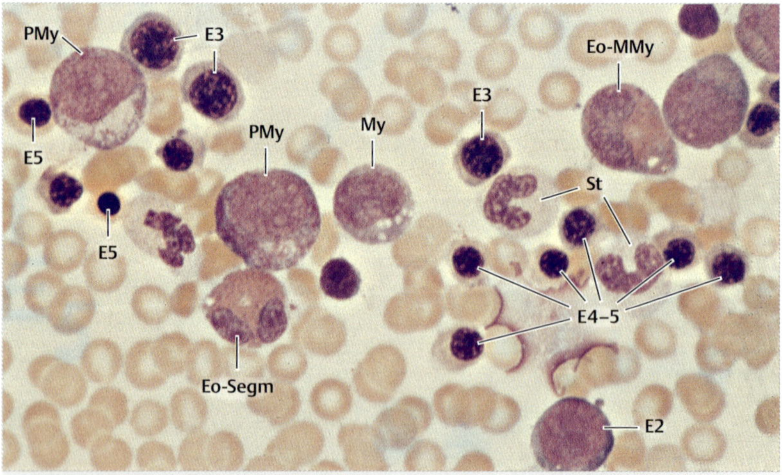

Abb. 12.8 Knochenmarkausstrich (Mensch), Pappenheim-Färbung. **E2 – 5**, verschiedene Reifestufen der Erythropoiese (s. Text). **PMy**, Promyelozyt. **My**, neutrophiler Myelozyt. **Eo-MMy** und **Eo-Segm**, eosinophiler Metamyelozyt und Segmentkerniger. **St**, stabkerniger Neutrophiler. Zur Beachtung: Im KM-Ausstrich sind stets auch alle ausgereiften Stadien der Blutzellen zu finden. Vergr. 750fach.

Herkunft der Blutzellen

Das hämatopoietische System ist **hierarchisch** organisiert (▶ Abb. 12.**9**). Sämtliche im KM gebildeten Blutzellen leiten sich von einer Population **multipotenter hämatopoietischer Stammzellen (HSZ)**) ab. Diese sind undifferenziert und unter Normalbedingungen wenig teilungsfreudig, aber lebenslang zur **Selbsterneuerung** des Stammzell-Vorrates fähig (S. 113). Ihre direkten Nachkommen sind die **Multipotenten Progenitorzellen** (**MPP**), die die Fähigkeit zur Selbsterneuerung verloren haben. Nach der bisher gültigen Vorstellung werden die aus den MPP hervorgehenden Progenitoren in zwei verschiedene Differenzierungsbahnen (myeloischer und lymphatischer Zweig) eingespeist und sind so-

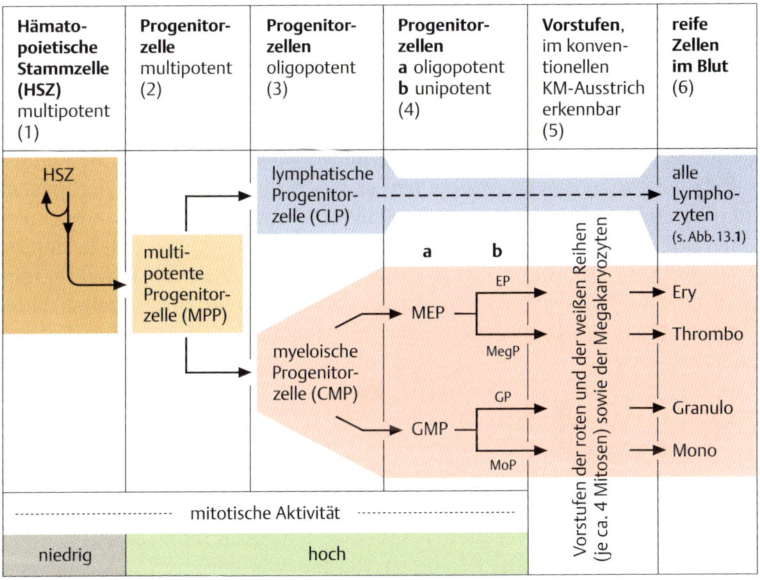

Abb. 12.9 Stammbaum der Blutzellen. HSZ, multipotente hämatopoietische Stammzelle. **MPP**, multipotente Progenitorzelle (alle Differenzierungswege offen, aber kaum noch Fähigkeit zur Selbsterneuerung). **CLP, CMP** (*common lymphoid progenitor, common myeloid progenitor*); Fähigkeit zur Selbsterneuerung erloschen. **MEP**, Megakaryozyten-/Erythrozyten-Progenitor. **EP, MegP**, Erythrozyten- bzw. Megakaryozyten-Progenitor. **GMP**, Granulozyten-/Monozyten-Progenitor. **GP, MoP**, Granulozyten- bzw. Monozyten-/Makrophagen-Progenitor, „Granulo“ steht für alle drei Typen von Granulozyten. Entwicklung der Lymphozyten s. ▶ Abb. 13.4.

mit nur noch oligopotent. Diese Progenitoren (*common myeloid* bzw. *lymphoid progenitors*) führen nach weiteren **Verzweigungen** (in ▶ Abb. 12.**9** nur für die myeloischen Weg gezeigt) schließlich zu den unipotenten Progenitorzellen der einzelnen Blutzelllinien. Progenitoren sind vorübergehend sehr teilungsfreudig (wichtig für die Massenproduktion). Im herkömmlichen KM-Ausstrich kann man nur die relativ weit fortgeschrittenen Entwicklungsstufen erkennen (ab Kolumne 5 in ▶ Abb. 12.**9**). Die Stamm- und Progenitorzellen sind nur durch den Nachweis eines jeweils Stadien-spezifischen Musters von Oberflächenmolekülen oder anderer molekularer Besonderheiten zu identifizieren.

Neue Befunde legen ein **alternatives Konzept** nahe: Danach findet bereits im Progenitor-Kompartiment unmittelbar unterhalb der Stammzell-Ebene die Festlegung der Nachkommen auf die einzelnen Blutzelllinien statt. Diese Bahnen laufen **ohne Verzweigungen** unter zunehmender Differenzierung der Vorstufen nebeneinander her zu den unipotenten Progenitoren der einzelnen Zelllinien.

Steuerung der Hämatopoiese. Für das Gleichgewicht zwischen bedarfsgerechter Neubildung der einzelnen Zelltypen und der Verhinderung einer Überproduktion sind zahlreiche Regulationsmechanismen verantwortlich. Sie nehmen Einfluss auf die Entscheidung über den einzuschlagenden Differenzierungsweg einer frühen Progenitorzelle, auf die Zellvermehrung, die Induktion oder Verhinderung der physiologischen Apoptose, die Zellreifung usw. Am besten bekannt sind einige **Zytokine**, die im Sinne der Aufrechterhaltung bzw. Erhöhung der Blutzellbildung wirken. Die meisten stammen aus KM-Stromazellen, einige (**Erythropoietin**, **Thrombopoietin**) werden auch in der Peripherie (z. B. Niere, Leber) gebildet. Manche werden als **Colony-stimulating factors** (**CSF**) bezeichnet, G-CSF und GM-CSF (CSFs für Granulo- und Monozyten-Bildung) beispielsweise werden gentechnisch hergestellt und als Medikamente eingesetzt (z. B. bei Agranulozytose).

Stamm-Zellnischen. Das KM stellt den HSZ auch die erforderlichen Nischen zur Verfügung (S. 114). Wer diese Nischen im Einzelnen repräsentiert, ist noch nicht abschließend geklärt. Diskutiert werden u. a. periarterioläre und perisinusoidale Retikulumzellen, Sinusoid-Endothelzellen, Megakaryozyten, Osteoblasten, Adipozyten und spezielle Retikulumzellen, die große Mengen des Chemokins CXCL 12 produzieren (*CXCL 12-abundant reticular cells*, CAR-Zellen). Vermutlich bilden mehrere Zelltypen zusammen eine Nische. Wahrscheinlich empfangen die HSZ in den Stamm-Zellnischen Signale, durch die sie im Ruhezustand konserviert oder zur Proliferation und Migration angeregt werden. Für den Verbleib der HSZ in ihren Nischen sind außerdem Adhäsionsproteine von Bedeutung.

Das Prinzip der **KM- bzw. Stammzell-Transplantation** besteht darin, einem Patienten (z. B. mit Leukämie) (S. 338) nach Ausmerzung seines maligne entarteten Hämatopoiesesystems gesunde multipotente **HSZ eines Spenders** zuzuführen. Diese siedeln sich, angelockt durch spezifische Chemokine, im KM-Stroma des Empfängers an und erstellen ein vollständiges, neues Hämatopoiesesystem. Da die HSZ in geringer Zahl auch im strömenden Blut vorkommen, gewinnt man sie heute meist **aus dem Blut** des Spenders. Durch Vorbehandlung des Spenders mit bestimmten Zytokinen (z. B. G-CSF) können HSZ vermehrt aus ihren Nischen mobilisiert werden, sodass sie in erhöhter Zahl im Blut erscheinen. Sie werden anhand des HSZ-typischen Musters von Oberflächenmolekülen aus der bunten Kollektion von Blutzellen gezielt aussortiert und dem Empfänger übertragen. – Auch aus dem **Nabelschnurblut** lassen sich HSZ gewinnen.

Erythropoiese

Der Begriff „-blast“ bezeichnet in der Hämatologie eine unreife Zelle; ein „-zyt“ ist jeweils reifer als ein „-blast“ derselben Reihe. Die Nomenklatur der Erythropoiese ist in der Literatur uneinheitlich (s. u.). Daher werden die roten Vorstufen im Text zunächst mit dem Kürzel E (E1 – E5) bezeichnet.

An das Stadium der unipotenten Erythrozyten-Progenitorzelle (**EP**) (▶ Abb. 12.**9**) schließt sich eine Sequenz von mehreren Stadien (E1 – E5) an, aus der schließlich der reife Erythrozyt hervorgeht. Diese Stadien können im üblichen KM-Ausstrich identifiziert werden. Die Entwicklung besteht in den frühen Stadien (E1 – E3) aus Proliferation (4–5 Mitosen) plus Differenzierung, danach (E4-E5) nur noch aus Differenzierung. Diese ist erkennbar an der stetigen Zunahme des Hämoglobingehaltes (azidophil) und Abnahme des Gehalts an Polyribosomen (basophil), der Verkleinerung der Zelle und Verdichtung des Zellkerns. Auf der Stufe E5 wird der Kern samt einem schmalen Zytoplasmasaum und umgebender Plasmamembran abgeschnürt und abgeworfen (**Enukleation**). Ergebnis: der **Retikulozyt** (nicht zu verwechseln mit „Retikulumzelle“) (S. 347), eine kernlose Zelle mit Resten von Polyribosomen. Diese lassen sich mit einem speziellen Färbeverfahren als netzartige Musterung darstellen. Die Reste werden innerhalb von 1–3 Tagen durch Autophagie beseitigt, ehe die Zelle als „Normozyt“ (= reifer Erythrozyt) ins strömende Blut entlassen wird.

Die Erythropoiese dauert von E1 bis zum fertigen Erythrozyten normalerweise ca. **8 Tage** (▶ Abb. 12.**10**): ca. 5 Tage bis zum Abwerfen des Zellkerns) und maximal weitere 3 Tage Reifung des Retikulozyten. Die Proliferation der frühen Stadien (E1 – E3, und auch Mitosen oberhalb der EP-Ebene) wird durch

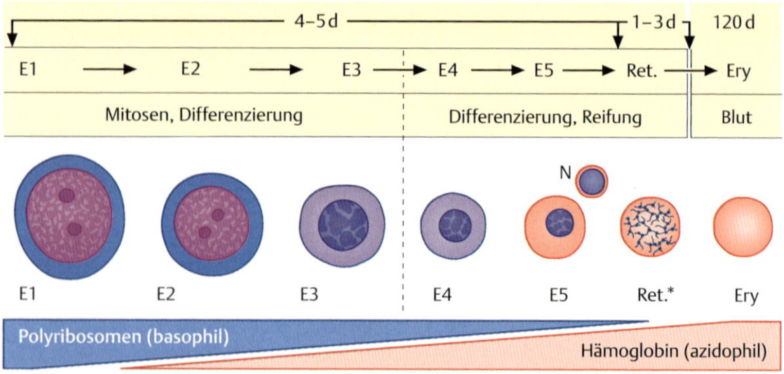

Abb. 12.10 Erythropoiese. Aus dem Kompartiment der unipotenten Progenitorzelle EP geht E1, die jüngste der im KM-Ausstrich erkennbaren roten Vorstufen, hervor. Unten die roten Vorstufen im KM-Ausstrich (Schema). Namen für E1 – E5 s. Text. **Ret***, Retikulozyt. Achtung: Die Netzstruktur ist in üblichen Blutausstrichen nicht sichtbar, dafür ist eine Spezialfärbung erforderlich (Supravitalfärbung mit Brillantkresylblau). **N**, abgestoßener Kern, umgeben von einem schmalen Zytoplasmasaum und Plasmamembran. Die **Keile** deuten das gegenläufige Färbeverhalten der einzelnen Reifestufen an, welches auf dem unterschiedlichen Reichtum des Zytosols an Polyribosomen (basophil) bzw. Hämoglobin (azidophil) beruht.

12

das Zytokin **Erythropoietin** gefördert. Im Notfall kann die ganze Abfolge beschleunigt werden, sodass Retikulozyten überstürzt ins Blut entlassen werden (Erhöhung der Retikulozytenzahl; Normbereich 0,5 – 2 % der roten Blutzellen).

Erythropoietin (heute gentechnisch hergestellt auch als Medikament verfügbar) ist ein Glykoprotein, das in der **Niere** (S. 561) gebildet wird; der Reiz zur vermehrten Sekretion ist die **Hypoxie** (O_2-Mangel). Erythropoietin stellt die Weichen in Richtung Erythropoiese und vermindert die physiologisch vorkommende Apoptose der roten Vorstufen. Wenn es fehlt, ist die Erythropoiese unzureichend (Folge: Anämie, z. B. bei chronischen Nierenkrankheiten). Für die normale Erythropoiese ist außerdem die ausreichende Zufuhr von **Cobalamin** (Vitamin B_{12}), **Folsäure** und **Eisen** notwendig. Für die enterale Resorption von Cobalamin ist der **Intrinsic Factor** (S. 461) aus den Parietalzellen der Magenschleimhaut erforderlich.

Erythropoietische Inseln sind **Nischen der Erythropoiese.** Histologisch stellen sie sich als Gruppen von roten Vorstufen dar, unter denen vor allem die fortgeschrittenen Stadien durch ihre dichten Kerne auffallen (▶ Abb. 12.7 **a**). Jeweils etliche Zellen scharen sich um einen zentralen Makrophagen. Dieser scheint ein für die roten Vorstufen günstiges Mikromilieu zu schaffen, außerdem versorgt er die unreifen Zellen mit Eisen und phagozytiert die abgeworfenen Zellkerne. Die roten Vorstufen haften durch verschiedene **Adhäsionsmoleküle** (u. a. Integrine) an dem Makrophagen und an der Extrazellulärmatrix (besonders Fibronektin und

Laminin). Mit zunehmender Reife der Zellen wird die Haftung schwächer, im Stadium der Retikulozyten geht sie weitgehend verloren und erlaubt den Zellen das Verlassen der Insel. Es ist anzunehmen, dass ähnliche Mechanismen der Nischenbildung und Auswanderung auch auf Seiten der Leukozytopoiese existieren.

Erkennung der roten Vorstufen im KM-Ausstrich (Pappenheim-Färbung). Drei Kriterien müssen herangezogen werden (▸ Abb. 12.**8**, ▸ Abb. 12.**10**): (1) **Zellgröße**: Zwischen E3 und E4 (*Normoblast*) wird die Zellgröße auf das Maß des Erythrozyten („Normozyten") reduziert. (2) Größe und Struktur des **Zellkerns**: Dieser wird von E1 bis E5 stetig kleiner und chromatindichter (pyknotisch). (3) **Färbeverhalten des Zytoplasmas**: Dieses wird bestimmt vom Gehalt an Polyribosomen (basophil), an denen die Proteinkomponente des Hb synthetisiert wird, sowie vom Hb-Gehalt (azidophil) des Zytosols. Mit zunehmender Reife verlieren die Zellen an Basophilie und werden nach Durchlaufen blau-roter Mischfarben (= Polychromasie) schließlich azidophil (= oxyphil = orthochromatisch). Der **Retikulozyt** unterscheidet sich vom reifen Erythrozyten durch seinen Restgehalt an Mitochondrien und Polyribosomen (s. o.).

- **E1** (*Proerythroblast*): Ovale Zelle, größer als Erythrozyt, mit basophilem Zytoplasma (tiefblau). Kern: lockeres Chromatin und groß im Verhältnis zum Plasma (Kern/Plasma-Relation weit zugunsten des Kerns verschoben), beides typische Merkmale sehr unreifer Zellen.
- **E2** (*basophiler Erythroblast*): Zelle meist rund, sonst ähnlich wie E1.
- **E3** (*polychromatischer Erythroblast*): Kern kleiner und chromatindichter als zuvor, aber gesamte Zelle noch deutlich größer als Erythrozyt. Zytoplasma polychromatisch.
- **E4** (*polychromatischer Normoblast*): Diese Zelle ist postmitotisch. Zellgröße deutlich reduziert. Kern noch kleiner und dichter als zuvor. Zytoplasma polychromatisch.
- **E5** (*orthochromatischer = oxyphiler Normoblast*): Kern noch dichter als zuvor, Zytoplasma rot gefärbt.

Die Stufen E4 und E5 werden von manchen Autoren unter der Bezeichnung orthochromatischer, später oder pyknotischer Erythroblast zusammengefasst.

Thrombozytopoiese

Aus der Progenitorzelle MegP (Kolumne 4 in ▸ Abb. 12.**9**) geht über unreife Zwischenstufen der **Megakaryozyt** (**MK**) (Durchmesser bis 100 µm) hervor (▸ Abb. 12.**11**). Die ungewöhnliche Größe des Kerns beruht auf **Polyploidie** (S. 111): Er enthält meist 16 – 32 Chromosomensätze (16n – 32n), maximal 128n. Dies kommt durch wiederholte Chromosomenverdopplung ohne anschließende Kernteilung zustande (Endomitose) (S. 112). Im Zytoplasma des Megakaryozyten bilden sich Granula (die späteren Thrombozytengranula) sowie ein System von verzweigten Kanälchen, die das Zytoplasma in Bezirke von Thrombozytengröße unterteilen. Reife Megakaryozyten liegen der Wand der KM-Sinusoide außen an und strecken lange Fortsätze (*Proplatelets*) durch die Endothelfenster in den Blutstrom. Diese Fortsätze zerfallen dann durch Scherkräfte des Blutstroms unter Mitwirkung des Zytoskeletts zu Thrombozyten (*Platelets*). Der Kern des Megakaryozyten bleibt mit einem schmalen Zytoplasmasaum zurück und wird von Makrophagen abgeräumt. Für eine ausreichende

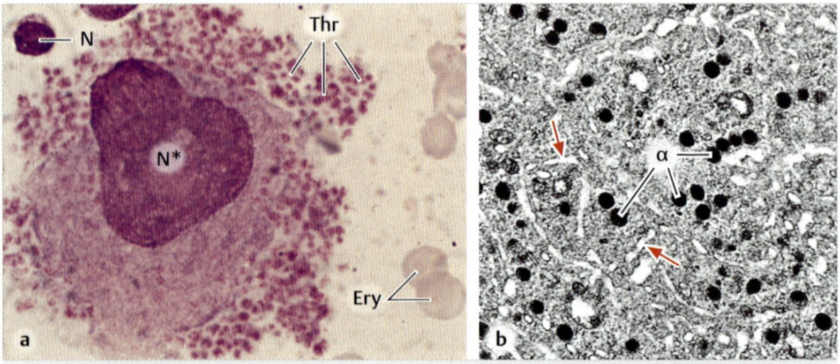

Abb. 12.11 **a** **Megakaryozyt**, dessen Zellleib gerade in Thrombozyten (**Thr**) zerfällt (KM-Ausstrich, Mensch, Pappenheim-Färbung). **N***, Zellkern des Megakaryozyten. Zum Größenvergleich Erythrozyten (**Ery**) und der Zellkern eines Lymphozyten (**N**). **b** Teil des Zytoplasmas eines Megakaryozyten. Man erkennt α-Granula (**α**) sowie Kanälchen (**Pfeile**), deren Fusion zur Demarkation der Thrombozyten führt. Vergr. 840fach (a), 9000fach (b). (Aufnahme a: K. Lennert, Inst. f. Pathol., Kiel. b aus Leonhardt, H. Histologie, Zytologie und Mikroskopische Anatomie des Menschen, Thieme, 1990)

Thrombozytopoiese ist das **Thrombopoietin** notwendig, das hauptsächlich in Leber, Niere, KM-Stroma und Milz gebildet wird.

Granulozytopoiese und Monozytopoiese

Granulozyten und **Monozyten** leiten sich von einer gemeinsamen Progenitorzelle (**GMP**) ab. Die Vorstufen der Monozyten sind im üblichen KM-Ausstrich nicht zu identifizieren. Die erkennbaren Zellelemente der **Granulozytopoiese** sind im KM zahlreicher als die der Erythropoiese, obgleich die Granulozytenzahl im strömenden Blut um drei Zehnerpotenzen niedriger liegt. Die Verhältnisse im Knochenmark beruhen auf der kurzen Lebensdauer der Granulozyten (▸ Tab. 12.**2**), die eine ständig hohe Nachproduktion erforderlich macht. Die Entwicklung läuft für alle Granulozyten nach demselben Muster ab und besteht aus zwei Abschnitten (▸ Abb. 12.**12**): (**1**) Proliferation plus Differenzierung; (**2**) Differenzierung der postmitotischen Stufen: allmähliche Änderung der **Kernform** (von rund über oval und C-förmig in segmentiert), Erscheinen der **spezifischen Granula**. Folgende Entwicklungsstufen können im KM-Ausstrich identifiziert werden (▸ Abb. 12.**8**, ▸ Abb. 12.**12**):

	GP → MyBl → PMy → My unreif → My reif	→ MMy → Stab	→ Segm	
Vorgänge	Proliferation (ca. 4 Mitosen) + Differenzierung	Differenzierung	Blut	Inter-stitium
Dauer	ca. 5 d	ca. 3 d	<1 d	1–2 d

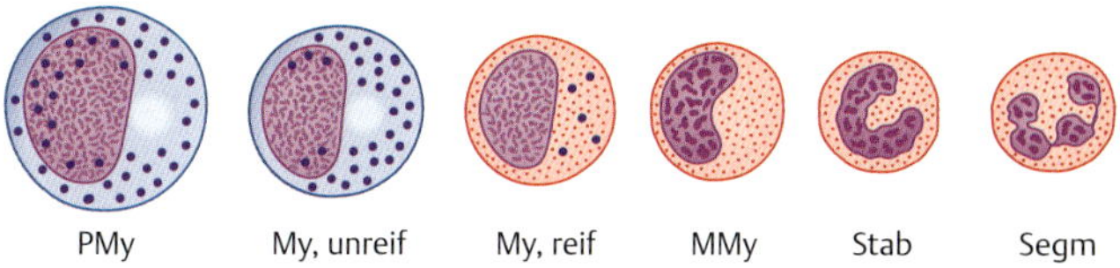

Abb. 12.12 Granulozytopoiese. Aus dem Kompartiment der unipotenten Granulozyten-Progenitorzelle GP geht der Myeloblast (MyBl), die jüngste erkennbare Stufe der Granulozytopoiese, hervor. Weitere Stufen: Promyelozyt (PMy), Myelozyt (My), Metamyelozyt (MMy), Stab- und Segmentkerniger. Unten die Stufen im KM-Ausstrich (Schema). Der Myeloblast ist nicht gezeigt; er ist im gesunden Knochenmark sehr selten zu finden (kurzes Durchgangsstadium). Näheres s. Text.

- Der **Myeloblast** ist die unreifste erkennbare Stufe und ähnelt im Aussehen dem Proerythroblasten. Er ist jedoch, da er ein kurzes Durchgangsstadium darstellt, im *normalen* KM-Ausstrich sehr selten anzutreffen. Er teilt sich, die Tochterzellen werden zu
- **Promyelozyten**. Diese sind – abgesehen vom Megakaryozyten – die größten Zellen im normalen KM-Ausstrich. Sonstige Merkmale: Kern meist etwas exzentrisch gelegen und auf einer Seite abgeflacht. Zytoplasma hellblau, nahe der Kernabflachung oft ein heller Hof (EM: Golgi-Feld, Abpackung der Granula). Grobe fliederfarbene *Azurgranula* (= *Promyelozytengranula*, funktionell den Lysosomen entsprechend). Spezifische Granula können in diesem Stadium nur mit Spezialmethoden entdeckt werden. Der Promyelozyt teilt sich, es folgt der
- **Myelozyt**; zunächst der unreife Myelozyt, dessen Nachkommen sich zu reifen Myelozyten entwickeln (mindestens 2 Mitosen auf der Stufe der Myelozyten). Kennzeichen: Kern ähnlich geformt wie beim Promyelozyten, aber Zellen kleiner. *Spezifische Granula* stetig zunehmend, Azurgranula abnehmend. Auf den Myelozyten folgt der
- **Metamyelozyt** („Jugendlicher"). Diese Zelle ist **postmitotisch**. Sie ist leicht erkennbar durch den deutlich eingebuchteten Zellkern und zahlreiche spezifische Granula. Der Metamyelozyt differenziert sich weiter zum
- **Stabkernigen**, dessen Kern C-förmig gebogen ist. Dieser reift zum
- **Segmentkernigen**.

Im Falle der **Neutrophilen** gehen aus *einem* Promyelozyten mindestens 8 Metamyelozyten hervor; dieser erste Abschnitt dauert normalerweise ca. **5 Tage**, kann aber durch Zytokine beschleunigt werden. Der zweite Abschnitt benötigt ca. **3 Tage**, wird aber im Notfall abgekürzt.

Vermehrtes Erscheinen der neutrophilen **Stabkernigen** im Blut (normal ca. 5 % aller Leukozyten) ist meist ein Zeichen für überstürzte Ausschüttung aus dem KM als Reaktion auf erhöhten Bedarf in der Peripherie: **reaktive „Linksverschiebung"**. Dieser Begriff rührt daher, dass bei herkömmlicher Auswertung des Blutausstrichs die Zahlen für unreifere Stadien in weiter links liegende Spalten, die für reifere Stadien weiter rechts eingetragen werden. Sogar einige Metamyelozyten können bei überstürzter Ausschüttung im Blut auftauchen; noch jüngere Vorstufen werden vom gesunden KM nicht ins Blut entlassen. Eosinophile Stabkernige sind im normalen Blutausstrich extrem selten zu finden. Der Basophile, der ohnehin schon selten ist (▶ Tab. 12.1), besitzt meist einen bizarr geformten Kern, bei dem das Kriterium „stabkernig" nicht anwendbar ist.

Lymphozytopoiese

12

Aus der lymphatischen Progenitorzelle gehen Lymphozyten-Vorläufer hervor, die erst nach Durchlaufen eines Reifungsprozesses funktionstüchtig werden. Dieser findet im Knochenmark (**b**one marrow) (**B-Lymphozyten**) oder im **T**hymus (**T-Lymphozyten**) statt. Plasmazellen (Antikörper-produzierende Nachkommen von B-Lymphozyten, ▶ Abb. 13.1), besiedeln spezifische Nischen des Knochenmarkes und können hier lange überleben. Näheres s. Entwicklung der B- und T-Zellen (S. 363).

13 Lymphatische Organe

Die Immunabwehr umfasst angeborene Mechanismen (**angeborene Abwehr**) und erworbene Fähigkeiten (**adaptive Abwehr**). Das **lymphatische System** ist das Zentrum der adaptiven Abwehr. Hauptakteure in diesem System sind die **B- und T-Lymphozyten**. Sie gehen aus lymphatischen Progenitorzellen des Knochenmarks hervor (▶ Abb. 12.**9**) und durchlaufen, ehe sie ihre Funktion aufnehmen, in unterschiedlichen **primären lymphatischen Organen** einen Reifungsprozess: B-Lymphozyten im Knochenmark (**b**one marrow), T-Lymphozyten im Thymus. Danach werden sie zu Bewohnern der **sekundären lymphatischen Organe** (Lymphknoten, Milz, Mukosa-assoziierte lymphatische Gewebe), wo sie bevorzugt bestimmte Regionen bevölkern (B-Zone, T-Zone). Nur etwa 2 % dieser Lymphozyten befinden sich im Blut. Die **B-Lymphozyten** und ihre Abkömmlinge, die **Plasmazellen**, sind für die Antikörperbildung verantwortlich (**humorale** Immunabwehr). Die **T-Lymphozyten** als Repräsentanten der **Zell-vermittelten** Immunabwehr verteilen sich auf zwei Hauptgruppen mit grundsätzlich unterschiedlicher Funktion: (1) **T-Helfer-Lymphozyten (T_H-Zellen)**, die die Maßnahmen anderer Abwehrzellen unterstützen und regulieren; (2) **zytotoxische T-Lymphozyten (CTL)**, die Virus-infizierte und entartete Zellen des Körpers sowie fremde Zellen abtöten.

Da die Histologie der lymphatischen Organe ohne einige Grundkenntnisse über das Immunsystem unverständlich bleibt, werden im folgenden (1) einige funktionelle Prinzipien der Immunabwehr *stark vereinfacht* vorangestellt; (2) danach werden die histologischen Korrelate der besprochenen Funktionen beschrieben; (3) erst dann folgt die Mikroanatomie der sekundären lymphatischen Organe. Der Thymus wird zum Schluss besprochen (S. 402). **Begriffe***, die bei der ersten Erwähnung mit * markiert sind, sowie einige **Abkürzungen** werden im **Glossar** (S. 376) kurz erklärt. Abkürzungen für einige Zytokine und Wachstumsfaktoren stehen ebenfalls im Glossar (S. 376).

13.1 Das Immunsystem

Das Immunsystem verteidigt den Körper gegen die schädigende Wirkung von pathogenen Mikroorganismen, zerfallenden, entarteten und fremden Zellen, fremden Proteinen usw. Es besteht aus zwei großen Abteilungen (▶ Abb. 13.**1**), die eng zusammenarbeiten: **angeborene (natürliche = innate) Abwehr** und **adaptive (erworbene) Abwehr**. Früher gebräuchliche Bezeichnungen sind „unspezifische“ bzw. „spezifische“ Abwehr. Die angeborene Abwehr reagiert unverzüglich mit relativ unspezifischen aber sehr effizienten Maßnahmen zur Be-

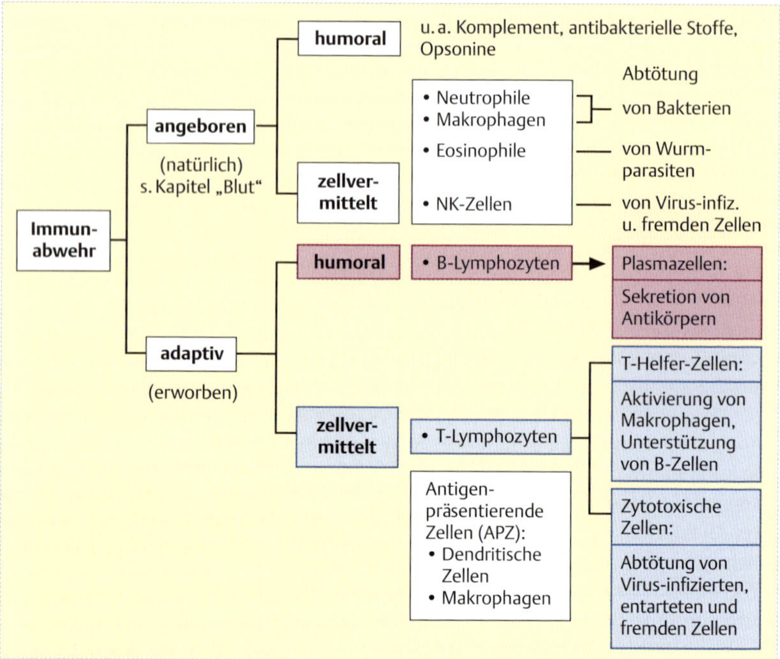

Abb. 13.1 Stellung der Lymphozyten im System der Immunabwehr.

seitigung der Schädlichkeit. Zugleich kommt es zur Freisetzung von Signalstoffen (Zytokinen*), durch die auch die adaptive Abwehr (mit Verzögerung von Tagen bis Wochen) wirksam wird. Diese reagiert mit hoher Präzision und Spezifität, zugleich steigert sie durch ihre Maßnahmen wiederum die Schlagkraft der angeborenen Abwehr. Beide Abwehrsysteme bedienen sich **humoraler Faktoren** (d. h. in den Körperflüssigkeiten gelöster Wirkstoffe) und **zellulärer Mechanismen**.

Im Verlauf der Immunreaktion bildet die adaptive Abwehr ein **„immunologisches Gedächtnis“** aus, das bei erneuter Konfrontation mit demselben Pathogen eine schnellere, spezifische Abwehr ermöglicht: die Schädlichkeit wird eliminiert, noch bevor Krankheitssymptome auftreten. Dies ist die Grundlage der Wirksamkeit von **aktiven Schutzimpfungen**. Die angeborene Abwehr dagegen bildet kein Gedächtnis aus, sie reagiert bei erneuter Konfrontation mit einem schon bekannten Pathogen mit den gleichen Maßnahmen wie beim ersten Kontakt.

13.1.1 Angeborene (natürliche) Immunabwehr

Die natürliche Abwehr ist von Geburt an funktionstüchtig. Sie hat die Aufgabe, beispielsweise pathogene Mikroorganismen möglichst sofort nach ihrem Eindringen unschädlich zu machen, ehe sie sich vermehren und den ganzen Körper überschwemmen. Die angeborene Abwehr kann in drei Komponenten unterteilt werden:

(1) Barrieren: Die Zellen der Oberflächenepithelien (z. B. Haut, Verdauungs- und Respirationstrakt) samt den angeschlossenen exokrinen Drüsen bilden durch mehrere Mechanismen eine Barriere gegen pathogene Keime: (a) durch ihre *Zellkontakte*, die einen lückenlosen Verband gewährleisten; (b) (bei Schleimhäuten) durch dicke *Schleimteppiche*, die sehr rasch erneuert werden; (c) durch Produktion antimikrobieller Peptide und Proteine* (S. 376) (d) durch den ständigen Spüleffekt körpereigener Sekrete (z. B. Tränen, Speichel, Harn).

(2) Humorale Komponenten (lösliche Stoffe): Dazu gehören die Proteine des Komplementsystems, das u. a. zur Opsonierung* und Lyse von Keimen beiträgt; weitere Opsonine (z. B. Surfactant-Protein-A und -D) (S. 419); antimikrobielle Stoffe.

(3) Abwehrzellen. Über einige zelluläre Mechanismen wurde schon im Kapitel Blut berichtet (S. 338). Hauptakteure bei der angeborenen Abwehr sind die **neutrophilen Granulozyten** und die **Makrophagen (MP)** (S. 342). Die Zellen spüren pathogene Keime mithilfe bestimmter „Sensoren" auf, z. B. *Toll-like-Rezeptoren* (**TLR**) in der Plasma- und Endosomenmembran für extrazelluläre Keime und *NOD-like Rezeptoren* (**NLR**) für ins Zytosol gelangte Keime. Diese Rezeptoren (*pattern recognition receptors*, **PRRs**) erkennen für pathogene Keime allgemein charakteristische Merkmale (*pathogen associated molecular patterns*, **PAMPs**), die bei Zellen des Wirtsorganismus nicht vorkommen, wie z. B. Bestandteile der Zellwand von Bakterien und Pilzen, typische DNA- und RNA-Sequenzen von Bakterien und Viren. PRRs erkennen außerdem körpereigene Moleküle, die bei Infektion, aber auch nach Verletzung (Trauma, Verbrennung, Ischämie) aus den geschädigten Zellen freigesetzt werden (*damage associated molecular patterns*, **DAMPs**). PRR-Aktivierung versetzt MP und Granulozyten in Alarm: ihre Fähigkeit zur Migration und Phagozytose sowie zur Sekretion von antimikrobiellen Substanzen (S. 335) wird gesteigert, pathogene Mikroorganismen und geschädigte Zellen werden effektiv eliminiert. Aktivierte MP sezernieren außerdem diverse Zytokine und Chemokine*. Dadurch werden Entzündungsvorgänge ausgelöst (S. 317, S. 344) sowie weitere Zellen der angeborenen Abwehr herbeigelockt und aktiviert (insbesondere Monozyten-MP) (S. 342). Außerdem werden Zellen der adaptiven Abwehr stimuliert. Auch die Zellen der **Oberflächenepithelien** verfügen über PRRs und können bei Konfrontation mit pathogenen Keimen intra- und subepitheliale Abwehrzellen durch Zytokine alarmieren.

Weitere Zellen der angeborenen Abwehr: **Dendritische Zellen (DZ)** sind **wichtige Bindeglieder** zwischen angeborener und adaptiver Abwehr. Sie sind mit MP verwandt und besitzen besonders viele PRR. Nach Aktivierung sezernieren DZ einerseits Zytokine, die die angeborene Abwehr stimulieren, andererseits setzen sie die T-Zell-Antwort des adaptiven Immunsystems in Gang (Näheres siehe S. 366). **NK(Natural Killer)-Zellen** gehen wie die B- und T-Lymphozyten aus lymphatischen Progenitorzellen des Knochenmarks hervor, gehören aber funktionell der angeborenen Abwehr an. Sie erkennen Virus-infizierte, geschädigte, entartete oder fremde Zellen und treiben ihre Opfer mit den sezernierten Inhaltsstoffen ihrer zytolytischen Granula (S. 344) oder durch Aktivierung von Todesrezeptoren in die Apoptose (S. 373). Ihre zytotoxische Aktivität wird durch aktivierende und inhibitorische Signale der Zielzellen reguliert. Stimulierte NK-Zellen aktivieren außerdem durch Zytokine (z. B. IFN-γ) Makrophagen und DZ und unterstützen Zellen der adaptiven Abwehr. NK-Zellen stellen 5–10 % der Lymphozyten in Blut und Milz und sind vermehrt in bestimmten Organen anzutreffen (z. B. Uterus) (S. 613). Nach neuen Befunden gibt es neben NK-Zellen weitere **lymphoide Zellen der angeborenen Abwehr (*innate lymphoid cells, ILC*.** ILC besiedeln vorwiegend Schleimhäute und werden durch Signale aktiviert, die bei Abwehrreaktionen in ihrer Umgebung freigesetzt werden (z. B. mikrobielle Peptide, Zytokine).

13.1.2 Adaptive (erworbene) Immunabwehr

Die adaptive Abwehr kommt nach der Geburt erst langsam in Gang, nimmt aber im Laufe des Lebens an Effektivität enorm zu. Hauptakteure sind die Lymphozyten (S. 343). Die adaptive Abwehr verfügt über zwei Abteilungen, die unterschiedliche Strategien benutzen, aber eng miteinander kooperieren: **humorale** Immunabwehr (B-Lymphozyten) und **Zell-vermittelte** Immunabwehr (T-Lymphozyten). Für ihre Differenzierung und Aktivierung benötigen B- und T-Lymphozyten die Unterstützung durch **akzessorische Zellen**.

Humorale Immunabwehr

Sie wird von den **B-Lymphozyten (B-Zellen)** getragen. Die „Waffen" des B-Zell-Systems sind **lösliche Immunglobuline (Ig) (= Antikörper*)** (▸ Abb. 13.**2 c** und ▸ Tab. 13.**1**). Diese können ein **Antigen*** binden und dadurch unschädlich machen: Entweder direkt (z. B. Neutralisation eines Toxins) oder dadurch, dass sie Mechanismen in Gang setzen, die die Schädlichkeit eliminieren (z. B. Komplementaktivierung, Opsonierung*). B-Lymphozyten tragen „ihr" Immunglobulin als Antigen-Rezeptor auf ihrer Oberfläche (membranständiges Ig = **B-Zell-Rezeptor, BCR**, ▸ Abb. 13.**2 b**). Die Bindung eines passenden Antigens an den BCR setzt die humorale Abwehr in Gang (▸ Abb. 13.**5 a**): Aus Antigen-stimulierten B-Lymphozyten entstehen **Effektorzellen**. Diese Zellen heißen **Plasmazellen**; sie sezernieren „ihr" Ig in löslicher Form. Das jetzt als **Antikörper** bezeichnete Ig besitzt dieselbe variable Region wie der BCR und bindet daher dasselbe Antigen spezifisch. Unterschiedlich ist nur das „Bein" des Y-förmigen Moleküls

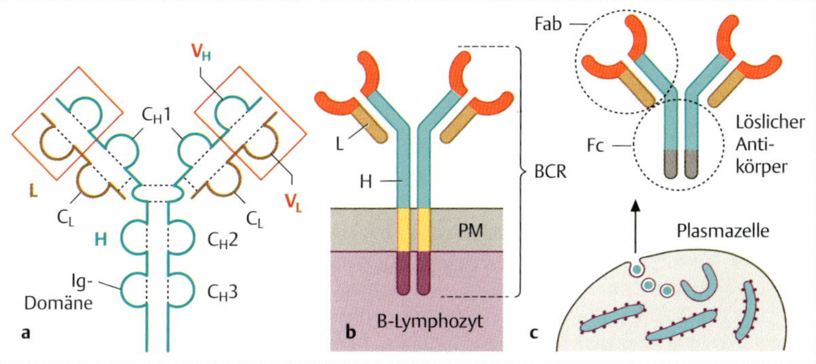

Abb. 13.2 Immunglobuline (Ig) sind Glykoproteine der B-Zellen; als *membranständige Ig* **(b)** dienen sie den B-Lymphozyten zur Antigenerkennung und -bindung (B-Zell-Rezeptor, **BCR**), als *lösliche Ig (Antikörper)* **(c)** werden sie von den Effektorzellen des B-Systems (Plasmazellen) sezerniert. **a Molekülstruktur** am Beispiel von **IgG**. Zwei schwere (**H** = heavy, *blau*) und zwei leichte Peptidketten (**L** = light, *ocker*) sind durch Disulfidbrücken (gestrichelt) zu einem Ig-Molekül verbunden. Disulfidbrücken kommen auch innerhalb jeder Kette im Bereich der Ig-Domänen vor. $\mathbf{V_L}$ und $\mathbf{V_H}$, variable (für die Antigen-Spezifität verantwortliche) Region der leichten bzw. schweren Ketten. $\mathbf{C_L}$ und $\mathbf{C_H}$, konstante Regionen. **b** und **c Membranständige und lösliche Form eines Immunglobulins** (schematisch). *Rot* = Antigen-spezifische Region. Die Antigen-bindenden Eigenschaften der Moleküle in **b** und **c** sind identisch, der Unterschied betrifft nur das „Bein". **Fab**-Fragment = Antigen-bindendes Fragment. Das Molekül in **b** besitzt eine Transmembrandomäne (*gelb*) und eine zytoplasmatische Domäne (*violett*), das in **c** besitzt einen für lösliches IgG typischen Fc-Teil (= fragment crystallizable). Bindung des Antigens an das membranständige Ig (= BCR) bewirkt die Aktivierung der B-Zelle (► Abb. 13.5). Bindung des Antigens an lösliches Ig macht das Antigen unschädlich (siehe Text). Einige Abwehrzellen (z. B. Makrophagen, Granulozyten, Mastzellen) besitzen Rezeptoren (**Fc-Rezeptoren**) für das Fc-Fragment löslicher Antikörper. **PM**, Plasmamembran

(► Abb. 13.2). Plasmazellen haben ein typisches Aussehen, das sich völlig von dem der Lymphozyten unterscheidet (► Abb. 13.3): „Spiegelei"-artige Form; breiter Zellleib; stark basophiles Zytoplasma, LM-Korrelat für ein stark entwickeltes raues ER als Zeichen der hoch-aktiven Antikörper-, d. h. Proteinsynthese; oft exzentrisch gelegener Kern mit „Radspeichenstruktur" (keilförmiges, radiär angeordnetes Heterochromatin an der Kernhülle haftend).

Tab. 13.1 Einige Isotypen (Klassen) von Immunglobulinen

Isotypen*	Einige Funktionen
IgD	membranständiges Ig, auf naiven B-Zellen, Antigen-Rezeptor (BCR)
IgM	als membranständiges Ig Antigen-Rezeptor auf naiven B-Zellen (BCR), wird als lösliches Ig sezerniert bei der T_H-unabhängigen B-Zell-Antwort (S. 370) sowie zu Beginn der T_H-abhängigen primären B-Zell-Antwort; ist durch ein Bindungsprotein zu Pentameren (5 IgM) gekoppelt; wirksamstes Ig für die Agglutination (Verklumpung) von Bakterien und Partikeln
IgG	im Blutplasma die weitaus größte Ig-Fraktion; u. a. Komplementbindung und -aktivierung. Opsonierung von pathogenen Keimen, Neutralisation von Toxinen; wird mittels Transzytose durch die Plazentaschranke (S. 631) transportiert und dient der passiven Immunität des Neugeborenen
IgA	sezerniert von subepithelialen Plasmazellen, als Dimer mittels Transzytose durch Epithelien transportiert (S. 401): Schutz von Schleimhäuten und exokrinen Drüsen; auch in der Muttermilch enthalten: Schutz für den Verdauungstrakt des Säuglings
IgE	Opsonierung von Wurmlarven (→ Erkennung durch Eosinophile); mittels Fc-Rezeptor auf der Oberfläche von Mastzellen und Basophilen gebunden, bei Antigen-Bindung (z. B. Pollen) Auslösung der allergischen Sofort-Reaktion

* Jedes Ig kann in verschiedenen Isotypen auftreten. Der Unterschied zwischen den Isotypen betrifft nicht die Antigen-Spezifität (die Antigen-bindende Region der Isotypen bleibt unverändert), sondern nur die C-Regionen der schweren Ketten (s. ▶ Abb. 13.2); diese sind verantwortlich für die speziellen biologischen Funktionen der einzelnen Ig-Isotypen im Gesamtzusammenhang der Abwehr. Die Entscheidung, welche Isotypen gebildet werden, ist von Zytokinen (z. B. aus follikulären T_H-Zellen) (S. 371) abhängig.

13

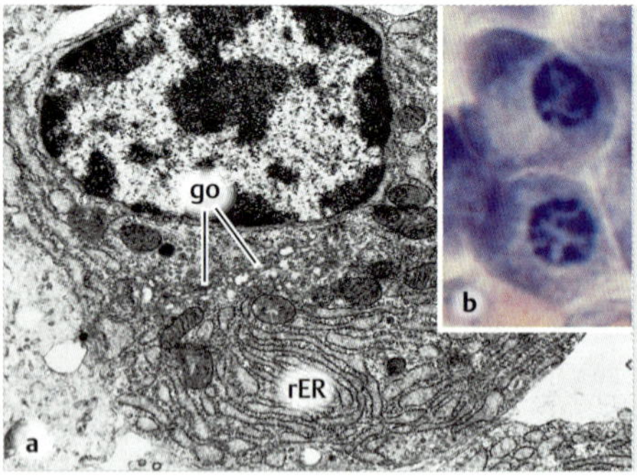

Abb. 13.3 Plasmazellen besitzen viel raues ER (**rER**, Antikörpersynthese) und einen deutlichen Golgi-Apparat (**go**). Lichtmikroskopisch (b) sind stark basophiles Zytoplasma und „Radspeichenstruktur" des Kerns charakteristisch. Vergr. 6500fach (a), 1000fach (b). (Aufnahme b: K. Lennert, Inst. f. Pathol., Kiel.)

Zell-vermittelte Immunabwehr

Sie wird von den T-Lymphozyten (T-Zellen) bewerkstelligt (Abb. 13.5). T-Zellen tragen **Antigen-Rezeptoren (T-Zell-Rezeptor, TCR)** auf ihrer Oberfläche (Abb. 13.6). T-Zellen sind in zwei Hauptfraktionen unterteilt, die durch unterschiedliche Oberflächenmoleküle des CD-Systems* gekennzeichnet sind: **CD4-positive ($CD4^+$) T-Zellen** und **CD8-positive ($CD8^+$) T-Zellen.** Die CD4- und CD8-Moleküle sind in der Plasmamembran eng mit dem TCR assoziiert und werden als **Co-Rezeptoren*** bezeichnet. Als Ergebnis der Immunreaktion (▶ Abb. 13.5 entstehen die **T-Effektorzellen: $CD4^+$ T-Helfer-Lymphozyten (T_H-Zellen)** und **$CD8^+$ zytotoxische (zytolytische) T-Lymphozyten (= CTL).**

Entwickung der B- und T-Zellen

Die Abkömmlinge der lymphatischen Progenitorzellen des Knochenmarks (▶ Abb. 12.9) halten sich zunächst in den **primären lymphatischen Organen** auf (▶ Abb. 13.4): künftige B-Zellen in besonderen, morphologisch nicht näher charakterisierten Kompartimenten des Knochenmarks (bei Vögeln in der Bursa Fabricii, einem lymphoepithelialen Organ in der Kloake, ursprünglich deswegen „B"); künftige T-Zellen im Thymus (S. 402). In den primären Organen vermehren sich die Zellen stark und durchlaufen einen Reifungsprozess. Die einzelnen Reifungsstadien können durch Nachweis von Oberflächenmarkern (z. B. CD-Molekülen) identifiziert werden, die in ▶ Abb. 13.4 nicht alle aufgeführt sind.

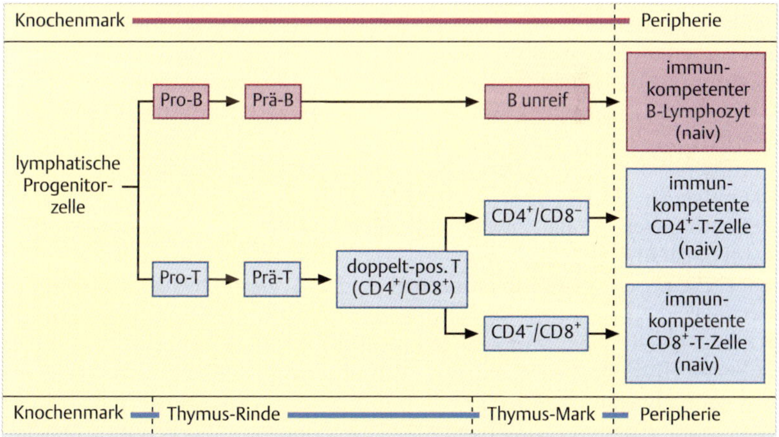

Abb. 13.4 Reifung der B- und T-Lymphozyten in den primären lymphatischen Organen. (Detaillierte Beschreibung der T-Zell-Reifung (S. 405) und ▶ Abb. 13.25).

Die Zahl der ererbten Gene, die für die **Antigen-Erkennungsdomäne** der Antigen-Rezeptoren **(BCR und TCR)** codieren, ist zunächst beschränkt. Während der Reifung der Lymphozyten entsteht durch **Rekombination** (*somatic rearrangement*) ein riesiges Repertoire von Rezeptoren mit Spezifitäten für verschiedenste Antigene. Ein individueller Lymphozyt trägt Antigen-Rezeptoren für jeweils *ein* Antigen. Lymphozyten, die aus *einer* unreifen Zelle hervorgegangen sind, tragen alle den selben Rezeptor und erkennen dasselbe Antigen; sie bilden eine Familie („**Klon**").

Nach abgeschlossener Reifung werden B- und T-Zellen als **immunkompetente**, aber noch **naive (= Antigen-unerfahrene) Lymphozyten** in die Peripherie entlassen. Dieses Ziel erreichen allerdings die wenigsten. Die meisten Zellen (ca. 95 %) werden als untauglich aussortiert und durch Apoptose eliminiert (▶ Abb. 6.**1 b**, ▶ Abb. 6.**8 c**). Um überleben zu können, müssen B- und T-Zellen während ihrer Reifung zwei Auswahlverfahren überstehen. Die **positive Selektion** überleben nur Lymphozyten mit funktionstüchtigen B- bzw. T-Zell-Rezeptoren. T-Zellen müssen dabei in der Lage sein, mittels ihres TCR an bestimmte körpereigene *Major histocompatibility complex-Moleküle* (MHC-Klasse I oder II)* zu binden (MHC-Restriktion). MHC-Moleküle sind Plasmamembran-Proteine, auf denen andere Körperzellen den T-Zellen Antigen-Fragmente darbieten (s. u.). Sodann müssen die überlebenden T-Zellen, die während der Reifung zunächst sowohl CD4 als auch CD8 herstellen (doppelt positive T-Zellen), die Synthese des Co-Rezeptors an die MHC-Klasse anpassen, die von ihrem TCR erkannt wurde (CD8 für MHC-I, CD4 für MHC-II, ▶ Abb. 13.**6**). Das zweite Auswahlverfahren, die **negative Selektion,** dient der **Selbst-Toleranz** (S. 406). Es werden diejenigen B- und T-Lymphozyten ausgesondert, die Selbst-Antigene mit hoher Affinität erkennen (*klonale Deletion*). B-Zellen können diesem Schicksal entgehen, indem sie ihre Ig-Gene erneut rearrangieren (*receptor editing*).

Ablauf der Immunantwort

Die Immunantwort der B- und T-Zellen läuft – von **naiven Zellen** ausgehend und vereinfacht dargestellt – in folgenden Schritten ab (▶ Abb. 13.**5**):

- **Erkennung** und **Bindung eines Antigens** oder Antigen-Fragments an den Rezeptor des Lymphozyten. Die Antigen-Bindung führt zur **Aktivierung** des betreffenden Lymphozyten.
- **Proliferation** des aktivierten Lymphozyten und **Differenzierung** der Nachkommen zu
- **Effektorzellen**, die die Abwehrmaßnahme durchführen, sowie Entstehung von **Gedächtniszellen**.
- **Beendigung** der Immunantwort durch Apoptose vieler Effektorzellen.

In den meisten Fällen kommt die Immunantwort nur mit Unterstützung durch T_H-Zellen zustande. Bezüglich des zeitlichen Ablaufs sind die Verhältnisse im B-System aus klinischen Beobachtungen besonders gut bekannt: Beim ersten Kontakt mit einem proteinartigen Antigen können 1 – 2 Wochen vergehen, bis die Immunantwort sich durch wirksame Antikörpersekretion bemerkbar macht (Primärantwort), bei erneutem Kontakt dauert es nur wenige Tage (Sekundärantwort). Was die Apoptose der Plasmazellen angeht, so gibt es kurzlebige und andere, die Monate bis Jahre im Knochenmark leben und dort Ig sezernieren. Die Gedächtniszellen aller drei Abteilungen (B, T_H, CTL) können lange Zeit überleben (möglicherweise Jahre) und bei erneutem Kontakt mit demselben Antigen eine raschere und kräftigere Immunantwort herbeiführen.

Erkennung und Bindung des Antigens

Wie in ▸ Abb. 13.5 gezeigt, gibt es Unterschiede zwischen B- und T-Zellen bezüglich der Mechanismen von Antigenerkennung und -bindung: Der **Antigen-Rezeptor der B-Zelle (BCR)** ist ein in der Plasmamembran verankertes Immunglobulin (IgM, IgD) mit denselben Antigen-bindenden Eigenschaften wie das entsprechende lösliche Immunglobulin (▸ Abb. 13.2 **b**). Sofern irgendeine Stelle eines Antigen-Moleküls von dem Rezeptor erkannt wird, kommt es zur Bindung. BCR können **komplette Moleküle** unterschiedlicher Stoffgruppen binden (z. B. Kohlenhydrate, Proteine). Der **T-Zell-Rezeptor (TCR)** dagegen kann nur jeweils ein **kurzes Peptid** (ca. 10 Aminosäuren) erkennen und binden, das eine andere Zelle intrazellulär aus einem Antigen-Protein herausgeschnitten (**„prozessiert"**) hat und, gebunden an ein **MHC-Molekül*** (*Major-histocompatibility-complex*), auf ihrer Oberfläche darbietet (**„präsentiert"**, ▸ Abb. 13.6). Der TCR des **$CD4^+$-T-Lymphozyten** erkennt Antigen-Peptide auf **MHC-II-Molekülen**, CD4 als Co-Rezeptor passt nur auf diesen MHC-Typ (▸ Abb. 13.6); der TCR des **$CD8^+$-T-Lymphozyten** erkennt Antigene auf **MHC-I-Molekülen**, CD8 als Co-Rezeptor passt nur auf MHC-I.

MHC-I-Moleküle kommen auf allen **kernhaltigen Körperzellen** vor, **MHC-II** ist weitgehend auf so genannte **Antigen-präsentierende Zellen (APZ**, s. u.) beschränkt. Für eine effektive Aktivierung *naiver* T-Lymphozyten ist der Kontakt mit speziellen APZ, den **Dendritischen Zellen (DZ)** notwendig (▸ Abb. 13.5 **b, c**). Die Folge der Antigen-Bindung und Aktivierung von T-Zellen zu T-Effektorzellen ist je nach T-Zell-Typ sehr unterschiedlich: Die $CD4^+$-T-Zellen werden zu **T-Helfer-Zellen (T_H-Zellen)**, die durch Sekretion diverser Zytokine viele immunologische Vorgänge beeinflussen (▸ Abb. 13.5, ▸ Abb. 13.8). Die $CD8^+$-T-Effektorzellen, die **zytotoxischen T-Zellen (CTL)**, binden vermittels ihrer TCR an infizierte oder entartete Körperzellen, die das passende Antigen-Fragment auf ihren MHC-I-Molekülen präsentieren, und töten sie (▸ Abb. 13.5 **c**) (S. 372).

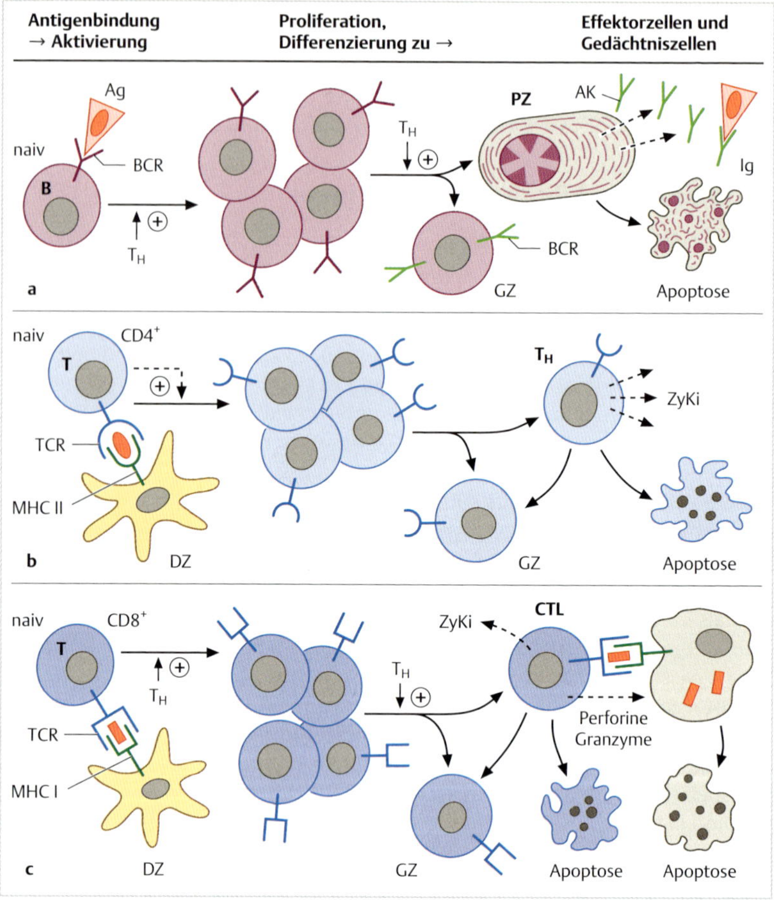

Dendritische Zellen und Antigen-Präsentation

Dendritische Zellen (DZ). Sie sind die wichtigsten, „hauptamtlichen" **Antigen-präsentierenden Zellen (APZ)** für CD4+-T-Lymphozyten und außerdem in der Lage, **naive (Antigen-unerfahrene) T-Lymphozyten** beider Fraktionen zu aktivieren (s. u.). DZ gehen aus der Hämatopoiese des Knochenmarks hervor, für Monozyten und DZ gibt es eine gemeinsame Vorläuferzelle (nicht gezeigt in ▸ Abb. 12.**9**). Unter Entzündungsbedingungen können DZ auch außerhalb des Knochenmarkes aus Monozyten entstehen. **Unreife DZ** besiedeln überall das

◀ **Abb. 13.5 Vorgänge bei der Immunantwort,** ausgehend von *naiven* Lymphozyten (vereinfachtes Schema). **a B-Lymphozyt.** Das Y-Symbol stellt das Immunglobulin (Ig) dar, sowohl als Membran-gebundenes Ig (= B-Zell-Rezeptor, **BCR**), wie als sezernierten Antikörper (**AK**). Der BCR kann ein komplettes Antigen (**Ag**) binden. Dies führt zur Proliferation und zur Differenzierung zu Effektorzellen, d. h. Plasmazellen (**PZ**) und Gedächtniszellen (**GZ**). Diese stellen im Vergleich zum naiven B-Lymphozyten aufgrund eines immunologischen „Lernprozesses“ AKs bzw. BCR mit höherer Antigen-Affinität (*grün*) her. **b CD4⁺-T-Lymphozyt. TCR,** T-Zell-Rezeptor. Dieser bindet ein Peptid (*rot*), das in einer Dendritische Zelle (**DZ**) durch proteolytische Spaltung eines endozytierten Antigens (z. B. einem mikrobiellen Protein) entstanden ist und mittels des MHC-II-Moleküls dargeboten wird (**Antigen-Präsentation**). Der aktivierte $CD4^+$-T-Lymphozyt fördert durch Zytokine seine eigene Proliferation und Differenzierung. Die entstandenen Effektorzellen (**T_H-Zellen**) sezernieren Zytokine (**ZyKi**) zur Unterstützung vieler Abwehrvorgänge (z. B. für die Immunantwort von B- und $CD8^+$-T-Lymphozyten, wie in **a** und **c** gezeigt). **c $CD8^+$-T-Lymphozyt.** Eine DZ präsentiert mittels des MHC-I- Moleküls ein Antigen-Peptid (*rot*; z. B. ein Virusprotein-Fragment aus einer endozytierten infizierten Zelle; Kreuzpräsentation S. 370). Ein $CD8^+$-T-Lymphozyt mit passendem TCR bindet an das peptidbeladene MHC-I-Molekül. Nachfolgend Aktivierung, Proliferation und Differenzierung des $CD8^+$-T-Lymphozyten zur Effektorzelle (**cytotoxischer T-Lymphozyt, CTL**). Sobald ein CTL einer infizierten Körperzelle begegnet (*grau*, ganz rechts im Bild), die das gleiche Virusprotein-Fragment aus ihrem Zytosol mittels ihrer MHC-I-Moleküle präsentiert, bindet er über seinen TCR daran und treibt die Zelle über verschiedene Mechanismen in die Apoptose (u. a. Sekretion von Perforinen und Granzymen) (S. 372). Außerdem Zytokin-Sekretion zur Makrophagen-Aktivierung. – Bei einer Immunantwort entstehen immer zahlreiche Effektorzellen und Gedächtniszellen, hier ist nur jeweils eine gezeigt. Beendigung der Immunantwort durch Apoptose der meisten Effektorzellen; Plasmazellen können allerdings sehr lang leben (viele Monate, vielleicht Jahre). Gestrichelte Pfeile = Sekretion von löslichen Stoffen.

Interstitium. Sie besitzen ein außerordentlich großes Repertoire an Rezeptoren für Pathogene (PRRs) (S. 359), sind besonders tüchtig im Einfangen und Endozytieren von Antigenen, und wandern mit ihrer Beute unter Zytokin-gesteuerter Reifung in das nächste lymphatische Gewebe. Dort werden sie durch Chemokine in die **T-Zonen** (S. 384) gelenkt. Hier lassen sie sich als **reife DZ** nieder und umarmen mit langen Zellausläufern viele T-Lymphozyten (daher die frühere Bezeichnung: interdigitierende DZ). Auf ihrer großen Oberfläche tragen die reifen DZ nicht nur sehr viele **MHC-I-Moleküle** (wie alle kernhaltigen Zellen) und **MHC-II-Moleküle,** sondern auch besonders viele zusätzliche Moleküle, die für die effiziente Aktivierung von naiven T-Zellen notwendig sind (**Co-stimulatorische Moleküle***,s. u.). Ein weiterer Typ von sehr wirksamen APZ bevölkert die Epidermis (**Langerhans-Zellen**, s. Kapitel „Haut“) (S. 641). **Makrophagen** und **B-Lymphozyten** sind APZ im „Nebenberuf“.

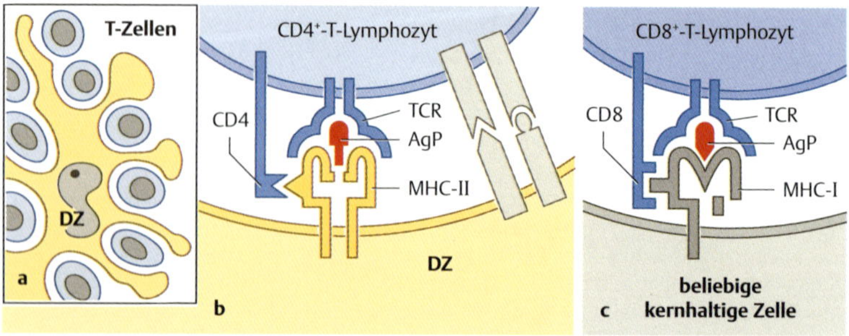

Abb. 13.6 Antigen-Präsentation für CD4⁺- und CD8⁺-T-Lymphozyten **a** T-Zellen liegen der DZ eng an. **b** Die **DZ** präsentiert ein Antigen-Peptid (*rot*, AgP) auf einem MHC-II-Molekül. Das Peptid wurde im Endosmen-/Lysosomen-Kompartiment der DZ aus **einem endozytierten Antigen-Protein** herausgeschnitten, auf das MHC-II Molekül geladen und dann als Komplex mit diesem auf die Zelloberfläche gebracht (Vorgang hier nicht gezeigt). Eine **CD4⁺-T-Zelle** mit passendem T-Zell-Rezeptor (**TCR**) erkennt und bindet den MHC-II-Antigenpeptid-Komplex, ihr **CD4-Molekül** bindet zugleich als **Co-Rezeptor** an das MHC-II-Molekül. Die Bindung stellt das „1.Signal" der **Aktivierung einer naiven T-Zelle zur T_H-Zelle** dar. Das „2. Signal" besteht in Interaktionen zwischen **co-stimulatorischen Molekülen** der DZ und der T-Zelle (grau). **c** Eine **beliebige kernhaltige Körperzelle** präsentiert ein Antigen-Peptid auf einem MHC-I-Molekül. Das Peptid wurde im Proteasom aus einem **zytosolischen Protein** herausgeschnitten, auf das MHC-I Molekül geladen und auf die Zelloberfläche gebracht (nicht gezeigt). Eine CD8⁺-T-Zelle mit passendem TCR erkennt und bindet den MHC-I-Antigenpeptid-Komplex. Die Bindung gelingt nur, wenn gleichzeitig der Co-Rezeptor **CD8** an das MHC-I-Molekül bindet. Auch für die **Aktivierung einer naiven CD8⁺ T-Zelle zum CTL** ist ein 2. Signal durch co-stimulierende Moleküle erforderlich, das durch Interaktion mit einer DZ zustande kommt (▶ Abb. 13.5 c). Bestimmte DZ können für die CD8⁺ T-Zell-Aktivierung auch endozytierte Proteine auf MHC-I-Molekülen präsentieren (Kreuzpräsentation; Näheres zu zellulären Mechanismen von Präsentation und Kreuzpräsentation siehe Text).

13

Sie sind **MCH-II-positiv**, ihr aktivierender Einfluss ist aber auf CD4⁺-Lymphozyten beschränkt, die durch eine frühere Immunreaktion bereits zu T_H-Zellen oder T_H-Gedächtniszellen differenziert sind; für die Aktivierung naiver CD4⁺-T-Zellen reicht ihr Einfluss nicht aus. Durch Zytokine können auch Endo- und Epithelzellen vorübergehend zu APZ (MHC-II-positiv) werden.

Ein Untertyp von DZ, die **plasmazytoide DZ (pDZ)**, sieht nach Aktivierung ähnlich aus wie eine Plasmazelle. Die pDZ sind besonders für die Virusabwehr wichtig: Sie reagieren auf Erkennung von Virusbestandteilen mit der Produktion großer Mengen anitviraler Zytokine (z. B. IFN-α).

Zelluläre Vorgänge bei der Antigen-Präsentation, Aktivierung naiver T-Zellen durch DZ. Antigen-Peptide müssen zwecks Präsentation auf MHC-Moleküle geladen werden. Dabei werden Peptide aus **extrazellulären Proteinen**, die durch Endozytose aufgenommen wurde, auf **MHC-II Moleküle** gebracht. Peptide aus **zytosolischen Proteinen** werden auf **MHC-I-Molekülen** präsentiert.

MHC-II-Moleküle werden nur von APZ gebildet, besonders die reifen DZ produzieren sie in großer Zahl. Für die **Beladung von MHC-II-Molekülen** zerhacken die APZ **endozytierte Antigen-Proteine** im Endosomen-/Lysosomen-Kompartiment enzymatisch zu kurzen Peptiden. Vesikel aus diesem Kompartiment fusionieren mit Transportvesikeln aus dem ER, die MHC-II-Moleküle in ihrer Membran enthalten. Die Peptide werden an MHC-II gebunden, der Komplex sodann zur Plasmamembran gebracht („nicht-sekretorische Exozytose") (S. 85). Die Interaktion zwischen TCR plus CD4 seitens des Lymphozyten und dem MHC-II-gebundenen Antigen-Fragment seitens der APZ stellt das **1. Signal** für die **CD4$^+$-T-Zell-Aktivierung** dar; ein für die Aktivierung naiver T-Zellen notwendiges **2. Signal** entsteht durch Bindung von Co-Stimulatoren der DZ (z. B. Protein B-7) an entsprechende **Co-Rezeptoren** auf der T-Zelle (z. B. CD 28) (▸ Abb. 13.**6**). Außerdem spielen Adhäsionsproteine und Zytokine eine Rolle.

MHC-I-Moleküle kommen auf allen kernhaltigen Zelle vor, insofern betreibt jede kernhaltige Zelle des Körpers Antigen-Präsentation ihrer eigenen zytosolischen Proteine. Zur **Beladung der MHC-I-Moleküle** werden diese Proteine mit Hilfe der Proteasomen (S. 96) geschreddert und die entstandenen Peptid-Fragmente durch einen spezifischen Transportmechanismus in das ER verbracht. Hier treffen sie auf die MHC-I-Moleküle, werden an diese gebunden und in Vesikeln zur Plasmamembran transportiert. Aufgrund der **Selbst-Toleranz** (S. 364) werden zelleigene, auf MHC-I-Molekülen präsentierte Peptide (**Selbst-Antigene**) von T-Zellen nicht erkannt – diejenigen T-Zellen, deren TCRs Selbst-Antigene binden, wurden bei der T-Zell-Reifung aussortiert (S. 364). Enthält eine Zelle allerdings zytosolische Proteine, die **nicht zelleigen** sind (z. B. Virusproteine) oder eine **veränderte Struktur** aufweisen (z. B. bei Entartung der Zelle), so werden die auf MHC-I-Molekülen präsentierten Fragmente von TCRs **zytotoxischer CD8$^+$ T-Zellen (CTL)** erkannt und gebunden (▸ Abb. 13.**6**). Durch diese Bindung sind die CTL in der Lage, die erkrankten Zellen unschädlich zu machen, indem sie sie in die Apoptose treiben (S. 372).

Für seine **Aktivierung** zu einem funktionstüchtigen **CTL** ist ein naiver CD8$^+$-T-Lymphozyt allerdings zunächst, genau wie ein CD4$^+$-T-Lymphozyt, auf die **Interaktion mit einer DZ** angewiesen. Bestimmte DZ können Teile absterbender infizierter oder entarteter Zellen **endozytotisch** aufnehmen und deren Proteine über einen bisher nicht geklärten Vorgang aus dem Endosom in das Zytosol entlassen. Danach werden diese Proteine wie andere zytosolische Proteine behandelt und auf dem MHC-I-Weg präsentiert. Auch für die Aktivierung von naiven $CD8^+$ T-Zellen ist ein „2. Signal" erforderlich (s. o.). Die Präsentation von **endozytierten Antigenen auf MHC-I-Molekülen** durch DZ wird als **Kreuzpräsentation** bezeichnet (▶ Abb. 13.**5 c**).

Genetisch fremde Zellen werden vom Immunsystem aufgrund ihrer andersartigen MHC-Moleküle angegriffen und durch CTL zerstört: Transplantat-Abstoßung. Je ähnlicher die MHC-Moleküle von Empfänger und Spender sind, desto größer sind die Erfolgschancen einer Transplantation, darauf beruht u. a. die Histokompatibilitäts-Prüfung. Beim Menschen wird der Genkomplex, der für MHC-Moleküle kodiert, als *human leukocyte antigen (HLA)-Komplex* bezeichnet, die MHC-Moleküle heißen HL-Antigene.

Follikuläre Dendritische Zellen (FDZ). Diese Zellen sind nicht verwandt mit den DZ und sind **MHC-II-negativ.** Sie sitzen in den Lymphfollikeln (S. 380), sind unentbehrlich für die Histoarchitektur der B-Zone in den lymphatischen Organen, und spielen eine wichtige Rolle für die **Aktivierung von B-Zellen:** Auf ihrer riesigen Oberfläche präsentieren die FDZ unprozessierte, also **native Antigen-Moleküle** in Form von Antigen-Antikörper-Komplexen (**Immunkomplexen**), die mittels **Fc-Rezeptoren** auf der Plasmamembran gebunden sind (s. ▶ Abb. 13.**12**). Die hier zur Schau gestellten Antigene dienen (1) der Darbietung und Stimulierung für B-Zellen, (2) als „Mustervorlage" bei der Prüfung der Antigen-Affinität der Antikörper von B-Zellen (▶ Abb. 13.**7**), die im Verlauf einer Immunreaktion neu entstanden sind. Weitere Einzelheiten der FDZ werden später besprochen (S. 380, S. 383).

13

B-Zell-Antwort

Die Reaktion auf ein nicht proteinartiges Antigen (z. B. Polysaccharide von Bakterienzellwänden) gelingt „notfallmäßig" sehr rasch und ohne Mithilfe der T_H-Zellen (**T_H-unabhängige humorale Antwort**). Bestimmte B-Zellen (besonders im Peritoneal- und Pleuraraum sowie in den Marginalzonen der Milz (S. 392), deren Rezeptoren so ungefähr zu dem Antigen passen, binden dieses und werden zur Proliferation stimuliert; die entstehenden Zellen differenzieren sich zu kurzlebigen Plasmazellen, die einigermaßen passende Antikörper (d. h. mit niedriger Affinität zum Antigen), überwiegend der Klasse IgM, sezernieren (▶ Tab. 13.**1**).

Die Reaktion auf ein **Protein-Antigen** erfordert die Mitwirkung von T_H-Zellen (**T_H-abhängige Antwort**,▶ Abb. 13.**5 a**). Der erste Kontakt mit dem Antigen löst die **Primärantwort** aus. Dabei entstehen aus naiven B-Zellen durch eine lange Kette von Ereignissen schließlich (**1**) Plasmazellen, die Antikörper mit hoher Antigen-Affinität sezernieren; (**2**) B-Gedächtnis-Zellen, deren Rezeptor dieselbe hohe Antigen-Affinität besitzt, und die beim Zweitkontakt mit dem Antigen sehr viel rascher und effektiver auf das Antigen reagieren können (**Sekundärantwort**; ein Zweck der *aktiven Impfung*). Das wichtigste histologische Korrelat für die Vorgänge bei der T-abhängigen B-Zell-Antwort ist der **Lymphfollikel** mit seinem **Keimzentrum** (S. 381).

Schritte bei der B-Zell-Antwort (► Abb. 13.**7**). **(a)** Nur B-Zell-Klone mit einigermaßen passenden BCR binden das Antigen (**klonale Selektion**) und werden aktiviert; gleichzeitig werden in der T-Zone $CD4^+$-T-Zellen mit passendem TCR durch die DZ aktiviert und differenzieren zu T_H-Effektorzellen. Diese B- und T_H-Zellen treffen sich im lymphatischen Gewebe *außerhalb* des Follikels; die T_H-Zellen bekommen ihr Antigen erneut von den B-Zellen auf MHC-II-Molekülen dargeboten, die Zell-Zell-Interaktion führt zur weiteren *Stimulierung* der Partner. Folge: Die T_H-Zellen sezernieren Zytokine, die B-Zellen proliferieren, die ersten **kurzlebigen Plasmazellen** entstehen und sezernieren vorläufige Antikörper. Diese bilden mit dem Antigen Immunkomplexe, welche in die Follikel diffundieren und mittels eines Fc-Rezeptors auf der **Oberfläche der FDZ** (► Abb. 13.**12 b**,) gebunden werden (Antigen-Präsentation für die aktivierten B-Zellen).

(b) Die nächsten Schritte geschehen im Follikel, wobei sich ein **Keimzentrum** entwickelt. Hier kommt es zu einer *explosionsartigen Vermehrung* der aktivierten B-Zellen (jetzt als **Zentroblasten** bezeichnet). Dabei erfolgen **Mutationen** in den Genabschnitten der B-Zell-DNA, die für die V-Region des B-Zell-Rezeptors kodieren **(somatische Hypermutation)**. Zwischenergebnis: Zellen (**Zentrozyten**) mit besser und andere mit schlechter passenden Rezeptoren. *Überprüfung* der Passform anhand des auf den FDZ gebundenen nativen Antigens: Die Zentrozyten mit den am besten passenden BCR (= Produktion von Ig mit der höchsten Affinität zum Antigen) erhalten *Überlebenssignale* von den FDZ und den im Keimzentrum anwesenden T_H-Zellen (**follikuläre T_H-Zellen, T_{FH}**); alle anderen – das sind die meisten – werden zur *Apoptose* veranlasst und von Makrophagen abgeräumt. Endergebnis: nur diejenigen B-Zell-Klone werden selektioniert, die hochaffine (optimal passende) Ig produzieren (*Affinitätsreifung der Antikörper*).

(c) Differenzierung der überlebenden Zentrozyten zu (1) **Effektorzellen**, die nach Verlassen des Follikels andernorts (z. B. im Knochenmark) als langlebige **Plasmazellen** das optimal angepasste Ig in Form von Antikörpern sezernieren und (2) **B-Gedächtniszellen**. Die Signale für diese Differenzierungsvorgänge sind nicht bekannt.

Bei späteren Antigen-Kontakten wird die Affinität der Ig noch weiter verbessert. Auf diese Weise kommen im Laufe des Lebens immer mehr B-Zell-Klone zustande, die jeweils auf *ein* Epitop gerichtet sind und deren Effektorzellen jeweils einen Antikörper mit derselben Spezifität sezernieren (daher **„monoklonale Antikörper"**, experimentell gewonnen und verwendet z. B. für die Immunhistochemie (S. 728)).

Die **Klassenzugehörigkeit der Antikörper,** die bei einer B-Zell-Antwort entstehen, wird durch die Zytokine der T_{FH}-Zellen gesteuert. Es kommt zur Änderung des Syntheseprogramms für die C_H-Regionen der Ig: Umschaltung auf andere Ig-Isotypen durch Rekombination der Gene, die für die C-Regionen der schweren Ketten kodieren (*switch recombination*). Im Verlaufe einer Immunantwort werden anfangs vorwiegend IgM und später IgG, IgE, IgA gebildet (= Klassenwechsel, s. auch ► Tab. 13.**1**).

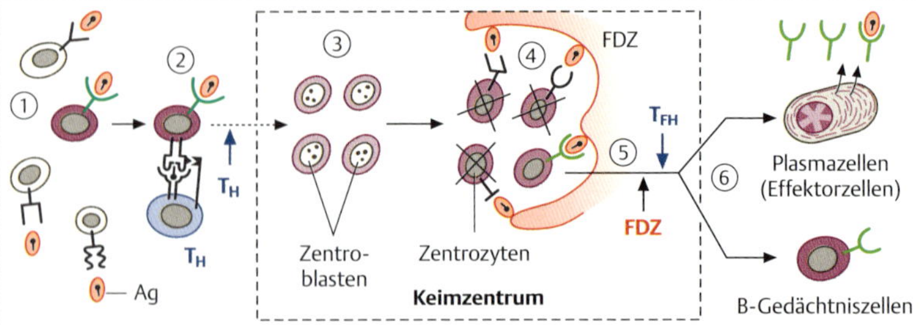

Abb. 13.7 Humorale T_H-abhängige Immunantwort (vereinfachtes Schema). (1) **Klonale Selektion**: Nur der B-Zell-Klon mit einigermaßen passendem B-Zell-Rezeptor (BCR, *grün*) bindet das Antigen (**Ag**) und wird aktiviert. (2) **B- und T-Zell-Interaktion**: Aktivierte B-Zellen präsentieren Fragmente von endozytierten Protein-Antigenen auf MHC-II-Molekülen ihrer Oberfläche. Gleichzeitig werden $CD4^+$-T-Zellen mit passendem TCR durch die DZ (▶ Abb. 13.6) aktiviert und differenzieren sich zu T_H-Effektorzellen. Diese binden an das Antigen-Peptid-tragende MHC-II-Molekül der B-Zellen; dadurch wechselseitige weitere Aktivierung beider Partner. Nach einigen außerhalb des Lymphfollikels ablaufenden Schritten (nicht gezeigt; u. a. Differenzierung von kurzlebigen Plasmazellen → Sekretion von vorläufigen Antikörpern) Einwanderung der B-Zellen in den Follikel und Ausbildung eines Keimzentrums, (3) **Umwandlung** zu Zentroblasten, **Proliferation**, und **somatische Hypermutation** der Gene für die V-Region der Ig. (4) Umwandlung zu Zentrozyten, **Prüfung** des B-Zell-Rezeptors (BCR) auf seine Affinität für das Ag, das an der Oberfläche der follikulären dendritischen Zellen **(FDZ)** zur Schau gestellt wird (Näheres s. S. 370 und ▶ Abb. 13.**12**); Untergang aller Zellen mit nicht passendem Rezeptor (Apoptose). (5) **Überlebenssignale** von den FDZ und von follikulären T_H-Zellen (**T_{FH}**) an die Zentrozyten, die den BCR mit der höchsten Affinität zum Antigen bilden. **Differenzierung** zu Plasmazellvorstufen und B-Gedächtniszellen. (6) **Auswanderung** aus dem Follikel, **Antikörpersekretion** durch die reifen Plasmazellen; Rezirkulation der **Gedächtniszellen**.

13

T-Zell-Antworten

Wie in ▶ Abb. 13.**5** zusammengefasst, besteht die Antwort der **CTL-Zellen** vor allem in der **Abtötung** der Zielzellen, auf denen sie ein Antigen-Fragment (dargeboten mittels eines MHC-Klasse-I-Moleküls) erkannt haben. Die Antwort der **T_H-Effektorzellen** besteht immer in der **Sekretion von Zytokinen**, zusätzlich spielen Zell-Zell-Interaktionen eine Rolle.

Cytotoxische T-Lymphozyten (CTL) binden über ihren TCR plus CD8 an das mit dem Antigenpeptid beladene MHC-I-Molekül auf der Zielzelle (▶ Abb. 13.**5 b**, ▶ Abb. 13.**6**; Festigung der Bindung durch Adhäsionsmoleküle – **„Immun-Synapse"**). Danach führen sie die Apoptose der Zielzelle durch zwei Mechanismen herbei: (a) CTL besitzen Granula (zytolytische Granula), deren Inhalt (Perforin, Granzyme) sie unter engem Kontakt mit der Zielzelle lokalisiert ausschütten. **Perforin** macht die Plasmamembran der Zielzelle durchlässig, **Granzyme** dringen ein und setzen die Apoptose in Gang. (b) Auslösung der Apoptose durch Interaktion zwischen dem Todesrezeptor **Fas** (= CD 95) auf der Zielzelle und dem Fas-Liganden auf der CTL. Außerdem sezernieren die CTL **Zytokine** (z. B. IFN-γ), mit denen sie Makrophagen aktivieren.

Differenzierungswege der CD 4⁺-T-Lymphozyten. Verschiedene Möglichkeiten der Differenzierung zur **Effektorzelle** stehen dem naiven CD4⁺-T-Lymphozyten offen (z. B. T_H1-, T_H2-, T_H17-, T_{FH}- und T_{reg}-Zelle; ▶ Abb. 13.**8**). Die Laufbahn wird wesentlich von dem lokalen Zytokinmuster bestimmt, das während der initialen Aktivierung auf den naiven T-Lymphozyten einwirkt. Dieses Muster wiederum ist abhängig von der Art der Keime, die das Geschehen in Gang setzen. Die von den entstehenden T-Effektorzelltypen produzierten Zytokine und die immunologischen Folgereaktionen sind sehr unterschiedlich und werden hier und in ▶ Abb. 13.**8** stark vereinfacht wiedergegeben. **T_H1-Zellen** entstehen u. a. als Antwort auf Infektionen mit intrazellulären Keimen und fördern die Abwehr gegen diese durch Makrophagen (M1-Phänotyp) (S. 343), NK-Zellen und CTL. Entgleisungen führen zu überschießenden Entzündungsreaktionen und Autoimmunerkrankungen*. **T_H2-Zellen** entstehen als Antwort auf Wurmparasiten, unterstützen deren Bekämpfung durch Eosinophile, Basophile und Mastzellen, und fördern die Aktivität von Makrophagen des M2-Phänotyps (S. 343). Sie reagieren allerdings auch auf Allergene, bei Entgleisungen kann es zu allergischen Reaktionen kommen. Die Differenzierung der **T_H17-Zellen** (so genannt, weil sie besonders IL-17 sezernieren) erfolgt unter dem kombinierten Einfluss bestimmter Zytokine. **T_H17-Zellen** haben starke proinflammatorische (entzündungsfördernde) Wirkung und unterstützen die von Neutrophilen getragene Abwehr gegen extrazelluläre Bakterien und Pilze. T_H-Zellen der Follikel (**T_{FH}-Zellen**) entstehen durch Interaktion mit aktivierten B-Zellen (S. 371) und regulieren zusammen mit den FDZ die wesentlichen Abläufe bei der B-Zell-Differenzierung im Keimzentrum (▶ Abb. 13.**7**; ▶ Abb. 13.**12**).

Regulatorische T-Zellen (T_{reg}). Die natürlichen T_{reg}-Zellen (**nT_{reg}**) stellen eine eigene kleine Population von CD4⁺-T-Lymphozyten dar, die wie die übrigen T-Zellen im Thymus geprägt werden (S. 404). Unter bestimmten Bedingungen (u. a. TGF-β-Einfluss) können sich naive CD4⁺-Lymphozyten aber auch in der Peripherie zu T_{reg}-Zellen differenzieren: induzierte T_{reg}-Zellen (**iT_{reg}**). T_{reg}-Zellen beiderlei Genese produzieren die Zytokine TGF-β und IL-10 und unterdrücken viele Antworten der adaptiven und angeborenen Immunität, indem sie wichtige Funktionen von DZ und Makrophagen hemmen. Dies hat den Zweck, überschießende Immunantworten zu verhindern, die Balance zwischen **Toleranz** und **Abwehr** zu halten sowie die immunologische **Selbst-Toleranz** zu wahren und somit Autoimmunerkrankungen zu verhindern. Für die Differenzierung von T_{reg}-Zellen ist u. a. der Transkriptionsfaktor Foxp3 unerlässlich. Die Bedeutung der T_{reg}-Zellen für den Menschen wird deutlich, wenn sie fehlen: Bei Funktionsverlust des Foxp3-Gens kommt es zu einer schon im Kleinkindalter tödlichen allgemeinen Autoimmunerkrankung (IPEX-Syndrom).

T-Gedächtniszellen verfügen im Vergleich zu naiven T-Zellen aufgrund eines anderen Musters an Zytokin- und Chemokin-Rezeptoren über erweiterte Fähigkeiten: (1) Sie werden durch ein passendes Antigen viel leichter aktiviert, dies kann auch außerhalb eines lymphatischen Organs geschehen. T_H-Gedächtniszellen benötigen dafür nicht einmal DZ, sondern andere APZ (z. B. Makrophagen, B-Zellen) sind ausreichend. (2) Sie lassen sich im Rahmen der Rezirkulation (S. 385) leichter in periphere Gewebe (z. B. Schleimhäute) locken, wo ihre Abwehrmaßnahmen unmittelbar erforderlich sind. (3) Wahrscheinlich teilen sie sich ab und zu auch ohne Antigen-Kontakt, wodurch der Zellvorrat lange erhalten bleibt.

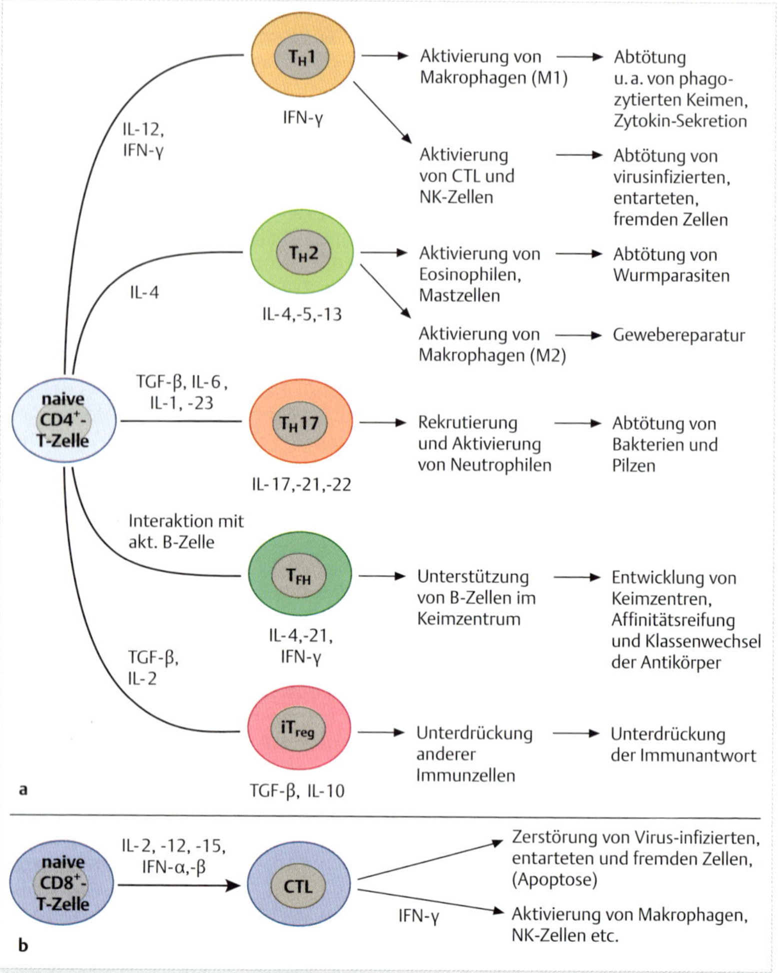

Abb. 13.8 T-Lymphozyten. **a** Mögliche Differenzierungswege eines naiven CD4⁺-T-Lymphozyten nach Aktivierung durch Antigen-Bindung (präsentiert durch eine DZ auf MHC-II, S. Abb. 13.5). Von den Faktoren, die über die weitere Laufbahn entscheiden, sind nur einige genannt. Auflistung typischer Zytokine der verschiedenen T_H-Zelltypen (unter den Zellsymbolen), sowie *einiger* Hauptfunktionen und funktioneller Beziehungen zu anderen Abwehrzellen. **b** Differenzierungsweg und Hauptfunktionen naiver CD8⁺ T-Lymphozyten nach Aktivierung. Abkürzungen: **iTreg**: induzierte regulatorische T-Zelle. **IFN-α,β,γ**, Interferon–α,β,γ, **TGF-β**, Transforming growth factor-β, **IL**, Interleukin. **M1** und **M2**: verschiedene Aktivierungzustände von Makrophagen (S. 343).

Immundefizienz. Ein angeborener oder erworbener Defekt im Netzwerk der Abwehr kann das ganze System nachhaltig schwächen. Am bekanntesten ist **AIDS** (*acquired immunodeficiency syndrom*), verursacht durch das **HIV 1** (*human immunodeficiency virus 1*), das vor allem **$CD4^+$-T-Zellen** befällt und zerstört. Das Virus benutzt zum Anheften an die Zielzellen das CD4-Molekül und zum Eindringen bestimmte Chemokin-Rezeptoren, die auf $CD4^+$-T-Zellen vorkommen. Die schließlich entstehende Immundefizienz zeigt, welche zentrale Bedeutung die T_H-Zellen für die gesamte Abwehr haben.

Mastzelle

Die Mastzelle wird an dieser Stelle besprochen, weil sie eine zentrale Rolle bei jedem **allergischen Geschehen** spielt. Mastzellen sind freie Zellen, die überall im interstitiellen Bindegewebe vorkommen, besonders reichlich in der Nähe von Gefäßen und Nerven (► Abb. 13.**9**) sowie in allen Schleimhäuten und in der Haut. Sie stammen aus der myeloischen Abteilung der Hämatopoiese, die Verwandtschaftsverhältnisse sind noch nicht genau geklärt.

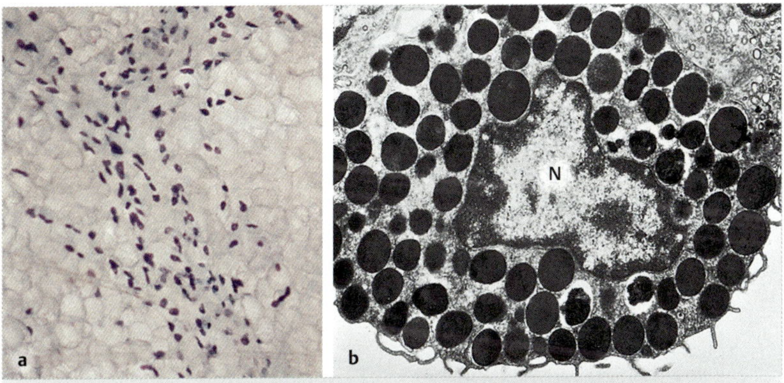

Abb. 13.9 Mastzellen (Ratte). **a** Mastzellen in der Subkutis, Häutchenpräparat, Toluidinblau-Färbung (bei pH 2). Beachte die große Zahl der Mastzellen, hier entlang einer Nerven-Gefäß-Straße. Sie sind überall im interstitiellen Bindegewebe zahlreich, jedoch erkennt man sie bei Routinefärbungen vor dem stark gefärbten Hintergrund nicht. Die hier verwandte Färbemethode (Toluidinblau bei pH 2) (S. 725) ermöglicht ihre selektive Darstellung. **b** Im EM-Bild sind die großen Speichergranula zu sehen. **N**, Nukleus. Vergr. 75fach (a), 3000fach (b).

Mastzellen zeichnen sich durch große, schon lichtmikroskopisch sichtbare Granula aus, die wegen des hohen Gehaltes an polyanionischem **Heparin** sehr stark basophil sind. Außerdem enthalten sie das biogene Amin **Histamin** und verschiedene Proteasen und Hydrolasen. Stimulierte Mastzellen entleeren ihre Granula per Exozytose und synthetisieren obendrein akut **Arachidonsäurederivate*** sowie diverse Zytokine.

Voraussetzung für einen typischen Stimulus ist das Vorhandensein von **IgE**. Diese werden vermittels eines IgE-spezifischen Fc-Rezeptors auf der Oberfläche von Mastzellen (und auch von basophilen Granulozyten) (S. 340) gebunden (Prinzip der Fc-vermittelten Bindung von Ig siehe ▶ Abb. 13.**12 b**). Die Vernetzung der gebundenen Antikörper durch erneut angebotenes Allergen führt zur Degranulation. Die dann freigesetzten Wirkstoffe (besonders Histamin) tragen wesentlich zur Auslösung einer **akuten allergischen Reaktion** (s. u.) und einer akuten **Entzündung** (S. 317) bei. Zudem besitzt die Mastzelle aktivierende Rezeptoren für verschiedene andere Stoffe, z. B. Neuropeptide (z. B. Substanz P) (S. 264) und Komplementproteine, die ebenfalls eine Degranulation auslösen.

Allergiker neigen zu vermehrter Bildung von **IgE** (s. ▶ Tab. 13.**1**). Die durch die Degranulation (s. o.) freigesetzten Stoffe führen innerhalb von Minuten zu einer lokalen oder systemischen **allergischen Reaktion**: u. a. Gefäßerweiterung (bis hin zum Schock); Erhöhung der Gefäßpermeabilität (Ödem, Schwellung); Tonuserhöhung der Bronchialmuskulatur (Asthma-Anfall); gesteigerte Drüsensekretion (z. B. Bronchial-, Tränen- und Nasendrüsen). Später: Anlockung anderer Abwehrzellen, z. B. Baso- und Eosinophile, die den Zustand durch ihre eigenen Stoffe verschlimmern und unterhalten.

Glossar

Abkürzungen:
APZ = Antigen-präsentierende Zelle. **CTL** = zytotoxische T-Zelle. **DZ** = Dendritische Zelle. **FDZ** = Follikuläre dendritische Zelle. **HEV** = Hoch-endotheliale Venole. **Ig** = Immunglobulin (s. u.). **MHC**, s. u. **PALS** = periarterielle Lymphscheide. T_H = T-Helfer-Zelle. T_{reg} = regulatorische T-Zelle, **BCR, TCR** = B-Zell-Rezeptor bzw. T-Zell-Rezeptor. Weitere Abkürzungen s. „Zytokine“ (S. 376).

Allergische Reaktion
Überempfindlichkeitsreaktion vom Soforttyp (Typ I), die durch an Mastzellen gebundene IgE-Antikörper vermittelt wird und *sofort* nach erneuter Antigen-Exposition auftritt. Die klinischen Zeichen werden durch Stoffe hervorgerufen, die u. a. aus Mastzellen, Basophilen und Eosinophilen freigesetzt werden. Näheres s. Mastzelle (S. 375).

Antigen
Substanz, die als ganzes Molekül an B-Zell-Rezeptoren bzw. als Peptid-Fragment an T-Zell-Rezeptoren gebunden wird und eine spezifische Immunantwort auslöst.

Antikörper
Immunglobulin, s. dort.

Antimikrobielle Peptide
Oberflächen- und Drüsenepithelien sowie Leukozyten sezernieren – teils konstitutiv, teils nach Stimulierung – Peptide und Proteine, die Bakterien und Pilze abtöten oder im Wachstum hemmen. Beispiele: Defensine, Dermcidin, Cathelicidin, Psoriasin, Lactoferrin, Lysozym. Mechanismen: u. a. Bildung von Membranporen, Entzug von lebenswichtigen Faktoren, Zersetzung von Bakterienzellwänden.

Arachidonsäurederivate
Stark wirksame, kurzlebige Lokalhormone, die Enzym-vermittelt aus Arachidonsäure, einer ungesättigten Fettsäure, gebildet werden: z. B. Prostaglandine (Schmerzauslösung), Prostacycline (Gefäßerweiterung), Leukotriene (Bronchokonstriktion), Thromboxane (Thrombozytenaggregation).

Autoimmunkrankheiten
beruhen auf Versagen der Selbst-Toleranz, sodass das adaptive Immunsystem auf Selbst-Antigene mit Produktion von Autoantikörpern bzw. mit Zellzerstörung durch CTL oder T_H-Zell-aktivierte Makrophagen reagiert. Dies führt zu Funktionsstörungen oder Zerstörung der Zielzellen. Beispiele: *Hauptsächlich B-Zell-vermittelt (Autoantikörper):* Pemphigus (S. 56), Myasthenia gravis (S. 284), Basedow-Krankheit (S. 530). *Hauptsächlich T-Zell-vermittelt:* Multiple Sklerose (S. 244), Diabetes mellitus Typ I (S. 505).

CD-Moleküle
Eine internationale Nomenklatur für Oberflächenmoleküle („**c**luster of **d**ifferentiation“) der Plasmamembran; der Nachweis von CD-Molekülen wird u. a. zur Charakterisierung von Zelltypen und ihren Entwicklungsstadien benutzt. Die CD-Liste umfasst zur Zeit > 300 verschiedene Moleküle.

Chemokine
*Chemo*taktisch wirksame Zyto*kine*, die u. a. von Abwehrzellen, Endothelzellen, Fibroblasten sezerniert werden und Abwehrzellen anlocken.

Co-Rezeptor, Co-Stimulator s. Rezeptor.

Dendritische Zellen

Es gibt nach Herkunft, Vorkommen und Funktion völlig verschiedene Typen: **(a)** Dendritische Zellen **(DZ)**, die MHC-II-positiv sind, lassen sich in der **T-Zone** der sekundären lymphatischen Organe nieder und fungieren als die „hauptamtlichen" (professionellen) Antigen-präsentierenden Zellen **(APZ)**; wichtig für die Aktivierung von T-Lymphozyten. **(b)** Follikuläre dendritischen Zellen (**FDZ**), die MHC-II-negativ sind, organisieren die **B-Zone** (die Follikel) der sekundären lymphatischen Organe. Sie bieten den B-Zellen auf ihrer Oberfläche das native Antigen in Form von Antigen-Antikörper-Komplexen dar. Aktivierung von B-Zellen; Beteiligung bei der Überprüfung der Antigen-Affinität neuer Ig.

Immunglobulin

(Ig) (▸ Abb. 13.**2**). Ig sind Glykoproteine, die ein Antigen spezifisch binden. **Lösliche Ig** werden von Plasmazellen, den Abkömmlingen Antigen-stimulierter B-Zellen, als **Antikörper** sezerniert. **Ig als integrales Protein** der Plasmamembran: Antigen-Rezeptor der B-Zelle (B-Zell-Rezeptor, BCR; ▸ Abb. 13.**2**). Ein Immunglobulin kann – bei identischer Antigen-Spezifität – in mehreren **Isotypen** (Klassen) auftreten, die für ganz unterschiedliche Funktionen spezialisiert sind (▸ Tab. 13.**1**).

Klon

Eine Familie von Zellen gemeinsamer Abstammung; Lymphozyten eines Klons sind im Rahmen der Reifung aus *einer* Zelle entstanden und tragen alle denselben Antigen-Rezeptor.

MHC-Moleküle

Integrale Plasmamembran-Proteine, mit deren Hilfe den T-Zellen kurze Antigen-Fragmente präsentiert werden (▸ Abb. 13.**6**). *Major histocompatibility complex* = Genkomplex, dessen Genprodukte auch bestimmend für die Verträglichkeit transplantierter Gewebe sind (beim Menschen als *Human Leucocyte Antigen* = HLA-Gene bezeichnet).

Opsonierung

Besatz der Oberfläche von Bakterien oder Wurmlarven mit Antikörpern. Diese werden mittels eines Fc-Rezeptors an der Oberfläche von Neutrophilen, Makrophagen oder Eosinophilen gebunden, was die Phagozytose erleichtert bzw. bei Eosinophilen die Entleerung der Granula auslöst. Es gibt auch **Antikörper-unabhängige Opsonine**, die denselben Effekt haben (z. B. bestimmte Komplementfaktoren und Surfactant-assoziierte Proteine) (S. 419).

Rezeptor
Spezifische Bindungsstelle (im vorliegenden Zusammenhang meist ein Transmembranprotein an der Zelloberfläche) für die Anlagerung eines bestimmten Moleküls (Ligand, z. B. ein Antigen). Die Bindung an den Rezeptor löst eine Funktionsänderung der Zelle aus. **Co-Rezeptor:** Zusätzliche Bindungsstelle an einem Lymphozyten, die nicht mit dem Antigen sondern mit einem anderen Oberflächenmolekül der Partnerzelle reagiert. Beispiel: CD4 (▶ Abb. 13.**6**). **Co-Stimulator:** Molekül (z. B. Protein B-7) an der professionellen APZ, das (gleichzeitig mit der Antigen-Bindung) mit einem Rezeptor (z. B. CD 28) auf der Oberfläche der T-Zelle interagiert. Diese *akzessorischen* Interaktionen („2. Signal") unterstützen den Effekt der spezifischen Antigen-Bindung (S. 367).

Zytokine
im engeren Sinne: Lösliche Proteine, die der Kommunikation zwischen den Abwehrzellen dienen, werden nach entsprechender Stimulierung von T_H-Zellen, T_{reg}-Zellen, CTL, dendritischen Zellen, Makrophagen und anderen Abwehrzellen sowie von Mastzellen, Fibroblasten, Endothelzellen u. a. sezerniert. Die Wirkungen eines Zytokins sind meist auf mehrere Zelltypen gerichtet (pleiotrop) und überlappen sich mit den Wirkungen anderer Zytokine. In niedriger Konzentration dienen sie der physiologischen Regulierung von Abwehrmaßnahmen. Wenn sie sich in hoher Konzentration systemisch (über den ganzen Körper) verteilen, können sie tödliche Wirkungen haben (z. B. septischer Schock) (S. 394). Zu den Zytokinen im weiteren Sinne zählen auch diverse **Wachstumsfaktoren**.

Abkürzungen für einige Zytokine und Wachstumsfaktoren
bFGF = basic fibroblast growth factor (= FGF-2)
EGF = epidermal growth factor (S. 115)
GM-CSF = colony-stimulating factor für Granulozyten/Monozyten-Bildung (S. 350)
IFN-γ = Interferon-γ
IGF = insulin-like growth factor (S. 115)
IL = Interleukin
PDGF = platelet-derived growth factor (S. 115)
TGF-β = transforming growth factor-β
TNF = Tumornekrosefaktor
VEGF = vascular endothelial growth factor (S. 317)

13.2 Grundsätzliche histologische Organisation der sekundären lymphatischen Organe

Zu den sekundären lymphatischen Organen gehören die **Lymphknoten**, die **Milz** und die **Mukosa-assoziierten lymphatischen Gewebe** (= **MALT**; z. B. Tonsillen, Peyer-Plaques). Sie alle besitzen ein Grundgerüst aus retikulärem Bindegewebe. Ihr auffälligstes histologisches Merkmal sind die **Lymphfollikel** (**B-Zone**). Die **T-Zone** ist zunächst weniger augenfällig, kann aber aufgrund ihrer Lokalisation und der hier liegenden **hochendothelialen Venolen** (Ausnahme: Milz) auch im konventionellen Präparat sicher identifiziert werden.

Aufgabe aller sekundären lymphatischen Organe ist die Bereitstellung eines geeigneten Mikromilieus, in dem wesentliche Vorgänge der adaptiven Abwehr ablaufen (Kap. 13.1). Die **histologischen Unterschiede** zwischen den sekundären lymphatischen Organen spiegeln die unterschiedlichen **Routen der Antigen-Zufuhr** wider: Die *Lymphknoten* erhalten die Antigene über die Lymphe, die *Milz* über den Blutweg, die Mitglieder des *MALT-Systems* durch das Oberflächenepithel hindurch.

Einige *Abkürzungen* s. Glossar (S. 376).

13

Das **Grundgerüst** der sekundären lymphatischen Organe besteht aus **retikulärem Bindegewebe** (S. 169), d. h. aus fibroblastischen Retikulumzellen (fRZ) und retikulären Fasern, die von den fRZ röhrenartig umscheidet sind (▸ Abb. 8.**12**,; ▸ Abb. 13.**15**). Die fRZ, die ständig mit den freien Zellen in Berührung stehen, erfüllen nicht nur mechanische Funktion, sondern sind auch mitbestimmend für die Zonengliederung des lymphatischen Organs: durch Chemokine dirigieren sie ankommende dendritische Zellen sowie T- und B-Zellen in bestimmte Regionen, die eben dadurch zur T- bzw. B-Zone werden.

13.2.1 B-Zone

Die B-Zone ist durch **Lymphfollikel** gekennzeichnet (▸ Abb. 13.**10**); dies sind kugelförmige Anhäufungen von Lymphozyten. Die Follikel sind in üblichen Präparaten entweder homogen dunkel gefärbt und enthalten dicht gedrängt liegende kleine Lymphozyten mit dem typischen chromatindichten Kern (**Primärfollikel**). Oder sie besitzen ein auffallendes, helleres Zentrum (**Keimzentrum**), das von einem dunklen Lymphozytenmantel umgeben ist (**Sekundärfollikel**). Der Mantel ist oft asymmetrisch (an dem zur T-Zone orientierten Follikelpol schmäler als gegenüber). Maßgebend für die Zusammenlagerung

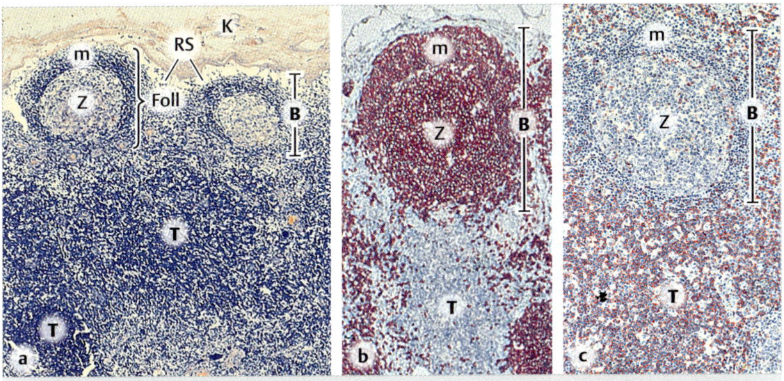

Abb. 13.10 B- und T-Zone am Beispiel des Lymphknotens (Mensch). **a** Giemsa-Färbung. Die B-Zone wird durch die Follikel (**Foll**) repräsentiert, in diesem Bild zwei *Sekundärfollikel*, die aus Keimzentrum (**Z**) und Lymphozytenmantel (**m**) bestehen. Die T-Zone (**T**) liegt der B-Zone dicht benachbart an und erscheint wegen der gleichmäßigen Verteilung der Lymphozyten homogen gefärbt. **K**, Kapsel. **RS**, Randsinus. **b** Die **B-Zellen** (*rot*) sind immunhistochemisch mittels eines Antikörpers gegen ein B-Zell-typisches Protein (CD 20) angefärbt. Sie liegen überwiegend im Lymphfollikel. **c** Die **T-Zellen** (*rot*) sind immunhistochemisch mittels eines Antikörpers gegen ein T-Zell-typisches Protein (CD 5) angefärbt. Einzelne T-Zellen kommen im Keimzentrum vor, die meisten liegen in der T-Zone. Vergr. 40fach (a), 50fach (b), 70fach (c). (Präparate: H. H. Wacker und M. R. Parwaresch, Inst. f. Hämatopathol., Kiel)

von B-Zellen zu Follikeln sind die **follikulären dendritischen Zellen** (**FDZ** (S. 370) und ▸ Abb. 13.**12**). Mittels spezieller Chemokine locken sie die B-Zellen und T_{FH}-Zellen in ihre Nähe.

Sekundärfollikel und Keimzentrum

Aus einem Primärfollikel entwickelt sich einige Tage nach Applikation eines T_H-abhängigen Antigens ein Sekundärfollikel dadurch, dass sich ein **Keimzentrum** bildet. Dieses ist das histologische Korrelat für wichtige Vorgänge bei der **T_H-abhängigen B-Zell-Antwort** (▸ Abb. 13.7). Es kann nach Wochen bis Monaten wieder verschwinden. Auf dem Höhepunkt seiner Funktion zeigt das Keimzentrum (besonders bei Giemsa-Färbung) eine Gliederung in eine dunkle (zur T-Zone hin orientierte) und eine helle Region (▸ Abb. 13.**11**). In der *dunklen Region* ereignen sich die **Mitosen** der Antigen-stimulierten B-Zellen (jetzt als Zentroblasten bezeichnet) und die damit verbundenen somatischen Hypermutationen (S. 371) der Gene für die V-Region der Ig. In der *hellen Region* er-

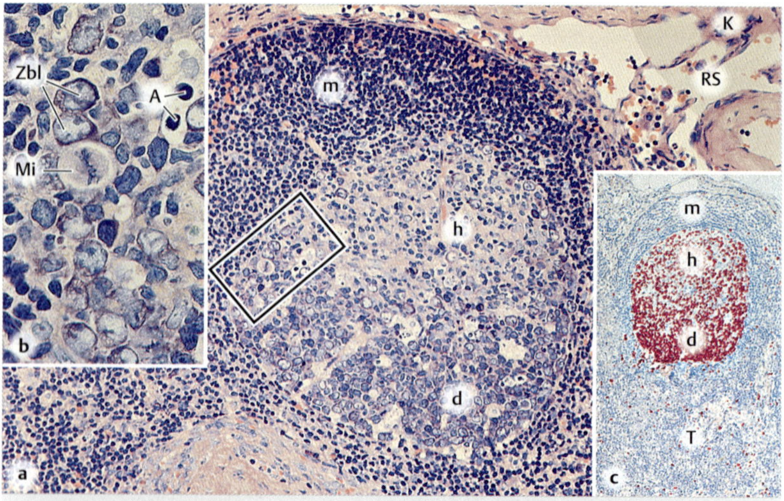

Abb. 13.11 Sekundärfollikel im Lymphknoten (Mensch). **a** Giemsa-Färbung. Das Keimzentrum ist in eine dunkle (**d**) und eine helle (**h**) Region gegliedert. **m**, Lymphozytenmantel. **K** und **RS**, Kapsel und Randsinus des Lymphknotens. **b** Markierter Ausschnitt aus der dunklen Region bei höherer Vergrößerung. **A**, apoptotische Kerntrümmer in einem Makrophagen. **Mi**, Mitose-Figur. **Zbl**, Zentroblasten. **c** Darstellung der im Zellzyklus befindlichen Zellen (*rot*) mittels eines Antikörpers (S 5), der ein Proliferationsprotein im Zellkern erkennt. Die meisten proliferierenden Zellen liegen im Keimzentrum, am dichtesten in der dunklen Region. **T**, T-Zone. Vergr. 150fach, 500fach (links), 50fach (rechts). (Präparate: H. H. Wacker und M. R. Parwaresch, Inst. f. Hämatopathol., Kiel)

folgt die positive **Selektion** der Zellen mit den am besten passenden Ig sowie ihre Differenzierung zu Plasmazellvorstufen und B-Gedächtniszellen.

Im **Keimzentrum** ist mit folgenden Zellen zu rechnen, auch wenn man sie im konventionellen H.E.-Präparat nicht alle identifizieren kann.

- **Zentroblasten**, Nachkommen der Antigen-stimulierten B-Zellen, in der **dunklen** Region. Sie vermehren sich explosionsartig. Die Zellen zeigen ein stark basophiles Zytoplasma (Polyribosomen). Die Basophilie bedingt die starke Anfärbung der dunklen Region. Auf der Stufe der Zentroblasten geschehen die Mutationen zwecks Adaptation der Antikörper an das Antigen (S. 371). Die Zentroblasten werden zu
- **Zentrozyten.** Diese steigen in die **helle** Region auf; ihr blasses Zytoplasma ist für die schwächere Anfärbung dieses Bereichs verantwortlich.

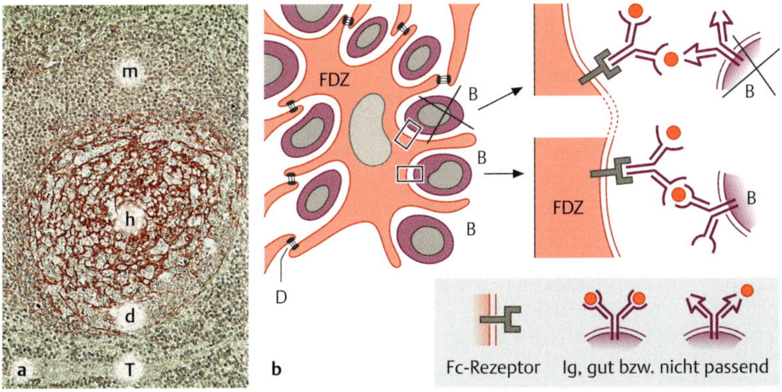

Abb. 13.12 Follikuläre dendritische Zellen (FDZ). a Sekundärfollikel im Lymphknoten (Mensch). FDZ dargestellt (*rot*) mittels eines monoklonalen Antikörpers (KiM4). Die FDZ bilden mit ihren Ausläufern ein Netz, welches das Keimzentrum durchzieht, am dichtesten in der hellen (**h**), weniger dicht in der dunklen Region (**d**). **m**, Lymphozytenmantel. **T**, T-Zone. **b Antigen-Präsentation im Follikel** (Schema). Das Antigen wird im Komplex mit dem Antikörper, der an einen Fc-Rezeptor der FDZ gebunden ist, zur Schau gestellt. Zentrozyten (bei der B-Zell-Antwort entstanden) mit nicht passendem Antigen-Rezeptor gehen durch Apoptose unter, nur diejenigen mit dem höchst-affinen Rezeptor überleben. **D**, Desmosomen zwischen den FDZ-Fortsätzen. Vergr. 95fach. (Aufnahme: K. Lennert, Inst. f. Pathol., Kiel)

13

- Die **follikulären dendritischen Zellen** (**FDZ**) (S. 371) bilden mit verzweigten Ausläufern (nur durch Spezialfärbungen darstellbar), die durch Desmosomen verbunden sind, ein Gerüst für die freien Zellen (▶ Abb. 13.**12 a**). Im konventionellen Präparat sind die FDZ im Keimzentrum nur an ihrem hellen ovalen Kern zu erkennen. Die FDZ erfüllen mehrere wichtige **Aufgaben**:
  - Organisation der B-Zone
  - Präsentation des nativen Antigens in Form von Antigen-Antikörper-Komplexen (Immunkomplexen) auf der riesigen Oberfläche der Ausläufer (▶ Abb. 13.**12 b**) zwecks Stimulierung der B-Zellen sowie Selektion und Überleben der B-Zellen mit den am besten passenden Ig (S. 371) (▶ Abb. 13.**7**).
  - Langzeitaufbewahrung der Antigene auf der Zelloberfläche zwecks späterer erneuter B-Zell-Stimulation.

  Wenn die FDZ fehlen (z. B. Untergang im Verlaufe von AIDS), bricht die ganze Follikel-Architektur der B-Zone zusammen. Die **Herkunft** der FDZ ist noch nicht geklärt, man ist sich nur darüber einig, dass sie *nicht* aus der Hämatopoiese des Knochenmarks stammen. Möglicherweise gehen sie aus perivaskulär liegenden Vorläuferzellen hervor. Aus diesen können sich bei Vorherrschen eines geeigneten Zytokin-Milieus (z. B. bei chronischen Entzündungen) wahrscheinlich FDZ bilden, die für die Neuentstehung von Follikeln auch außerhalb von sekundären lymphatischen Organen verantwortlich sind (so genanntes tertiäres lymphatisches Gewebe).

- **Makrophagen** können überall im Keimzentrum vorkommen. Sie räumen alle durch Apoptose untergegangenen Zellen ab. Man erkennt sie an den phagozytierten, stark angefärbten („tingiblen“) *Kerntrümmern*, die sich vom hellen Zytoplasma abheben (Kerntrümmer-Makrophagen, „Sternhimmel-Makrophagen“).
- **Follikuläre T-Helfer-Zellen(T_{FH}-Zellen)** sind mittels immunhistochemischer Sonderfärbungen in der **hellen** Region nachzuweisen (▸ Abb. 13.**10 c**). Sie geben den positiv selektionierten B-Zellen wichtige Überlebenssignale. und steuern den Klassenwechsel bei der Antikörperproduktion (▸ Tab. 13.**1**).
- Reife **Plasmazellen** sind im Keimzentrum nur **spärlich** vertreten, weil sie meist schon als Vorstufen **auswandern** und sich an anderen Orten niederlassen (z. B. Mark des Lymphknotens, rote Pulpa der Milz, Lamina propria der Schleimhäute). Langlebige Plasmazellen lassen sich vor allem im **Knochenmark** nieder und können hier über Monate und vielleicht Jahre Antikörper sezernieren.

Im **Lymphozytenmantel** liegen u. a. auswandernde Lymphozyten und durchreisende, nicht aktivierte Lymphozyten.

13.2.2 T-Zone

Die T-Zone liegt in enger Nachbarschaft zur B-Zone. Aufgrund der gleichmäßigen Verteilung der Lymphozyten erscheint sie in den Lymphknoten und in den Mukosa-assoziierten lymphatischen Organen recht homogen und fällt dem unerfahrenen Untersucher nicht sofort ins Auge. In üblichen Präparaten ist die T-Zone aufgrund folgender Merkmale zu identifizieren: (a) sehr typische Lokalisation innerhalb eines gegebenen lymphatischen Organs (s. Kapitel 13.3 – 13.5); (b) **hochendotheliale Venolen** (▸ Abb. 13.**13**), die lediglich in der Milz fehlen. Funktionell sind außerdem die **dendritischen Zellen** (**DZ**) von großer Bedeutung für die T-Zone.

Reife dendritische Zellen (DZ)

Für das geübte Auge sind die DZ im histologischen Schnitt an ihrem hellen, häufig gewundenen Kern zu erkennen. Mit ihren verzweigten Ausläufern bieten sie eine große Oberfläche für die Interaktion mit T-Lymphozyten. Die reifen DZ sind die wirksamsten aller **Antigen-präsentierenden Zellen** nicht nur für $CD4^+$-Lymphozyten (▸ Abb. 13.**6**) sondern auch für $CD8^+$-Lymphozyten (**Kreuzpräsentation**) (S. 366– S. 370). Die *naiven* T-Zellen werden zwecks möglicher Antigenerkennung und Aktivierung für eine Weile durch Zelladhäsionsmoleküle an den DZ festgehalten.

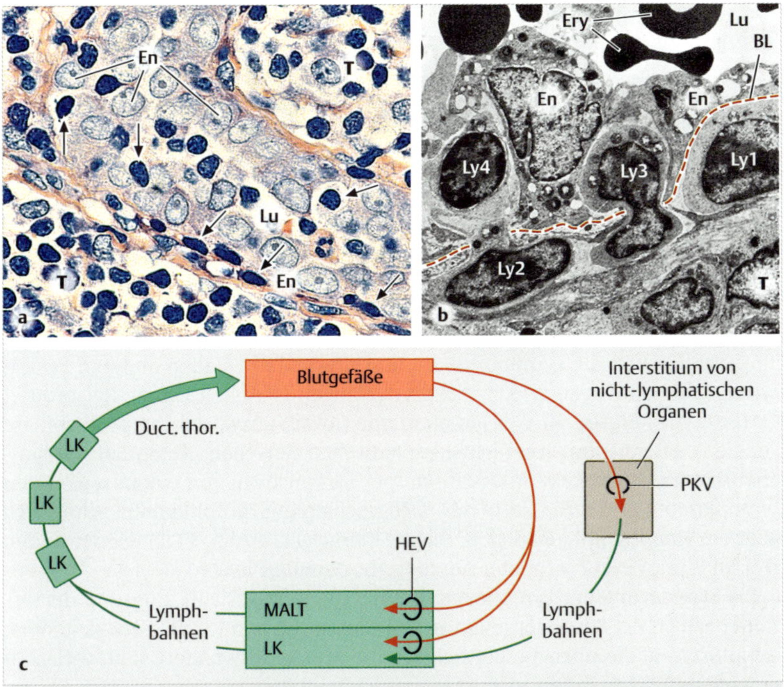

Abb. 13.13 Hochendotheliale Venole in der T-Zone des Lymphknotens (a, Mensch; b, Ratte). **a** Giemsa-Färbung. **En**, hohe Endothelzellen mit hellen Kernen, darunter (rot) die Basalmembran. Das Lumen (**Lu**) ist kaum zu erkennen. **Pfeile** weisen auf einige Lymphozyten, die die Gefäßwand durchwandern. **T**, Extravasalraum der T-Zone. **b** EM-Bild. Die Basallamina (**BL**) des Endothels ist nachgezeichnet. Vier Lymphozyten sind bei der Diapedese zu beobachten: 1 ist am weitesten und liegt zwischen BL und einem Perizytenausläufer, 2 hat noch einen Fuß in der BL, 3 ist halb durch die BL, 4 liegt noch oberhalb der BL. **c Rezirkulation der Lymphozyten** (vereinfachtes Schema). Einzelheiten siehe Text. **MALT**, Mukosa-assoziierte lymphatische Gewebe. **LK**, Lymphknoten. **HEV**, hochendotheliale Venole. **PKV**, postkapilläre Venole. Vergr. 640fach (a), 2000fach (b).

13

Hochendotheliale Venolen und Rezirkulation der Lymphozyten

Die hochendothelialen Venolen (**HEV**) (► Abb. 13.**13**) entsprechen funktionell der **postkapillären Gefäßstrecke** im allgemeinen Kreislauf. Das Endothel bietet hier aufgrund von spezifischen Erkennungsmolekülen *ganz selektiv* den Lymphozyten die Möglichkeit zur Emigration vom Blut ins lymphatische Gewebe (über grundsätzliche Mechanismen der Emigration siehe s. u.). (S. 344) Die HEV tragen ihren Namen wegen der für Blutgefäße sonst ganz unüblichen pflastersteinartigen Endothelzellen. Diese besitzen helle, runde Kerne, das Gefäßlumen ist oft kaum zu erkennen. In der Gefäßwand sind immer Lymphozyten (dichte Kerne) zu finden, die gerade bei der **Diapedese** (Durchwanderung) sind (stets in Richtung Extravasalraum). Die HEV sind ein histologisches Korrelat für die **Rezirkulation** der Lymphozyten.

Rezirkulation. Lymphozyten (T-Zellen in höherem Maße als B-Zellen) wechseln im Laufe ihres Lebens viele Male zwischen Intra- und Extravasalraum. Im Blut halten sie sich nur höchstens eine halbe Stunde auf. Nach Ausstieg aus der Blutbahn können die Lymphozyten – im Unterschied zu allen anderen Leukozyten – auf Umwegen wieder dorthin gelangen (▸ Abb. 13.**13 c**). **Reiseroute:** Verlassen des Blutes: HEV → lymphatische Gewebe bzw. übliche postkapilläre Venole → Interstitium von nicht-lymphatischen Geweben; Aufenthalt im lymphatischen Gewebe bzw. Interstitium; per Lymphstrom von einem regionären Lymphknoten durch die Kette der nachgeschalteten Lymphknoten, schließlich über ein Hauptlymphgefäß (z. B. *Ductus thoracicus*, ▸ Abb. 11.**1**) wieder in den großen Blutkreislauf; erneuter Ausstieg aus dem Blut usw.

Die Wanderung der Lymphozyten durch die **Milz** verläuft aufgrund der Organ-spezifischen Besonderheiten in der Blutzirkulation (S. 393) etwas anders: Lymphozyten, die über die Blutbahn in die Milz eingewandert sind, verlassen sie in den meisten Fällen auch wieder auf dem Blutweg.

Naive T-Lymphozyten kehren aus dem Blut vorzugsweise in die T-Zone eines sekundären lymphatischen Organs zurück. Dies erhöht die Chance, dass sie dort von einer DZ ein passendes Antigen präsentiert bekommen und aktiviert werden (S. 366), ▸ Abb. 13.**5**). **T-Effektor-** und **T-Gedächtniszellen** streben ins Interstitium nicht-lymphatischer Gewebe. Dies erhöht die Chance, dass sie auf ein ihnen bekanntes Antigen stoßen und an Ort und Stelle eine Abwehrmaßnahme einleiten. Dabei können sie aufgrund von Chemokinen sogar die Art des Gewebes auswählen: z. B. Herkunft aus der Schleimhaut *eines* Darmabschnitts in die Schleimhaut des gesamten Darmes, Herkunft aus *einer* Hautregion in die gesamte Hautdecke.

Die Rückkehr der Lymphozyten in eine bestimmte Art von Lokalität wird als „Heimfinden" (**„Homing"**) bezeichnet und beruht auf der Adhäsion zwischen Lymphozyt und Gefäßendothel: **Homing-Rezeptoren** auf den Lymphozyten, entsprechende Liganden (**„Adressine"**) auf dem Gefäßendothel. Die Ortsselektivität kommt dadurch zustande, dass die Lymphozyten je nach Funktionszustand unterschiedliche Homing-Rezeptoren tragen und die Endothelien je nach Region und in Abhängigkeit von Vorgängen im „Hinterland" (z. B. Stimulus durch pathogene Keime) unterschiedliche Adressine zur Schau stellen.

13.3 Lymphknoten

Lymphknoten sind als eine Kette von **Filterstationen** in das **Lymphgefäßsystem** eingeschaltet. Die Lymphe wird über zahlreiche zuführende Lymphgefäße (**Vasa afferentia**) in einen Lymphknoten eingeleitet, fließt langsam durch die **Lymphsinus** des Lymphknotens und verlässt ihn über wenige **Vasa efferentia**; eine Umgehungsstraße gibt es nicht. *Regionäre* Lymphknoten erhalten die Lymphe und die darin transportierten Zellen, Antigene und Zytokine als erste direkt aus einem Organ oder umschriebenen Gebiet; *Sammellymphknoten* sind nachgeschaltete Stationen, die von bereits vorgereinigter Lymphe erreicht werden. Von praktischer Bedeutung sind die Lymphknoten nicht zuletzt deswegen, weil sie häufig Sitz von lymphogenen Tumormetastasen sind. **Histologisch** ist der Lymphknoten in **Rinde** (Cortex, B-Zone), **Parakortikalzone** (T-Zone) und **Mark** gegliedert.

Lymphe. Interstitielle Gewebsflüssigkeit (aus dem Blut stammend) (S. 318) sammelt sich als Lymphe in blind beginnenden Lymphkapillaren, wird in größere Lymphgefäße weitergeleitet und gelangt nach Passage zahlreicher hintereinander geschalteter Lymphknotenstationen über ein Hauptlymphgefäß (z. B. *Ductus thoracicus*) wieder ins Blut. Bezüglich der **Zusammensetzung** ähnelt die Lymphe zunächst der interstitiellen Flüssigkeit in der Umgebung und enthält wenige Zellen. Bei Passage eines Lymphknotens werden Immunglobuline (Antikörper) hinzugefügt. Die Zellkonzentration ist in der efferenten Lymphe jeweils höher als in der afferenten. Die Zelltypen in der Lymphe sind (mit absteigender Häufigkeit): T-Lymphozyten >> dendritische Zellen > Makrophagen > B-Lymphozyten.

13.3.1 Histologische Organisation

Lymphknoten sind etwa nierenförmig, ihre Größe liegt meist im Millimeterbereich. Der Lymphknoten wird von einer *Kapsel* aus kollagenem Bindegewebe umgeben, Ausläufer der Kapsel ragen als *Trabekel* radiär in das Organ hinein ▸ Abb. 13.**14**). An der konvexen Seite des Organs durchbrechen zahlreiche zuführende Lymphgefäße (*Vasa afferentia*) die Kapsel. Am *Hilum* („Pforte“ des Organs) auf der konkaven Seite treten einige abführende Lymphgefäße (*Vasa efferentia*) aus, hier ist auch die Ein-und Austrittspforte für die Blutgefäße.

Der **Weg der Lymphe** durch den Lymphknoten verläuft durch **Lymphsinus**. Diese „Hauptverkehrsstraßen“ sind folgendermaßen angeordnet: Die Vasa afferentia münden in einen großen flachen Raum, den **Randsinus** (Marginalsinus), der sich unter der Kapsel ausdehnt (▸ Abb. 13.**10**, ▸ Abb. 13.**14**, ▸ Abb. 13.**15**). Von ihm aus ziehen Intermediärsinus radiär durch die Rinde und setzen sich in

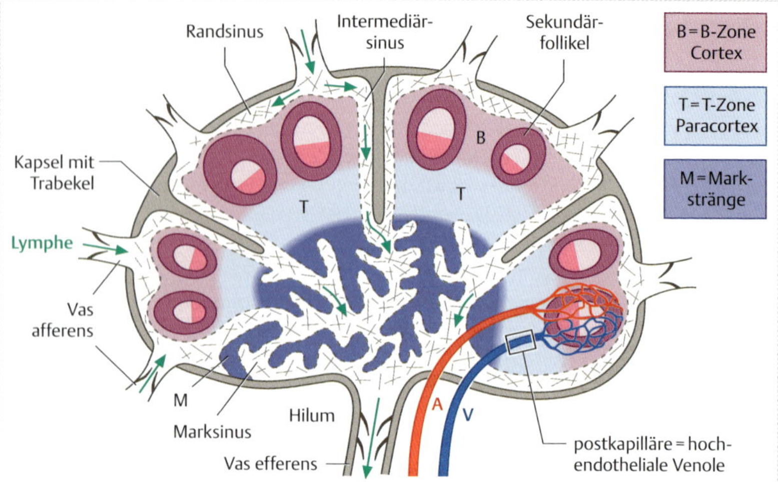

Abb. 13.14 Lymphknoten (Schema). Die Lymphfollikel sind relativ viel zu groß dargestellt.

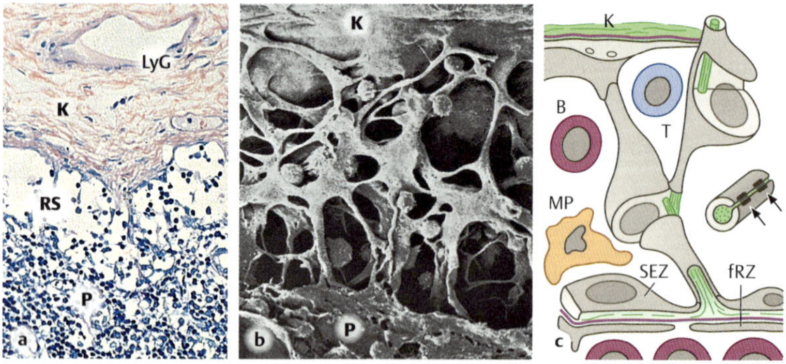

Abb. 13.15 Randsinus des Lymphknotens. Der Randsinus (**RS**) wird (genau wie die übrigen Sinus) von Sinusendothelzellen (**SEZ**) ausgekleidet und durchzogen; im Lumen B- und T-Zellen sowie Makrophagen (**MP**). **K**, Kapsel. **LyG**, Anschnitt eines Lymphgefäßes in der Kapsel. **P**, Pulpa. **a** Giemsa-Färbung. **b** Raster-EM-Bild. Vergr. 150fach (a), 600fach (b). **c** Schema. Die den Sinus durchspannenden Endothelzellen halten sich an retikulären Fasern (*grün*) fest und umhüllen diese völlig (Absicherung der Hüllen durch Haftkontakte, *Pfeile*). Die SEZ sind von einer Basallamina (*violett*) unterlagert. Zur Pulpa hin folgt eine lückenhafte Abdeckung aus Fortsätzen fibroblastischer Retikulumzellen (**fRZ**). (b aus Fujita et al. Z. Zellforsch. 133 (1972), 147)

das Labyrinth der weitlumigen **Marksinus** fort. Diese vereinigen sich am Hilum und entlassen die Lymphe in das Vas efferens. Im Sinuslumen kommen vor allem Lymphozyten und Makrophagen vor. Flache **Sinusendothelzellen** (wahrscheinlich verwandt mit Lymphgefäßendothelien) (S. 319) bilden die Auskleidung. Solche Zellen erstrecken sich auch kreuz und quer durch das Lumen, sodass eine große Oberfläche zustandekommt, an der die Lymphe langsam vorbeifließt. Freie Zellen durchwandern die Sinuswände in beiden Richtungen. Die das Sinuslumen durchspannenden Endothelzellen und ebenso die fibroblastischen Retikulumzellen (fRZ) im Parenchym des Lymphknotens werden gestützt durch retikuläre Fasern, die mit Zellfortsätzen umhüllt sind (▶ Abb. 8.**12 c**; ▶ Abb. 13.**15 c**). Dadurch entstehen röhrenartige Räume, die ein gesondertes Kompartiment des Extrazelluärraumes darstellen. Dieses Netz von **„Rohrleitungen"** (engl. *conduits*) dient wahrscheinlich als Verteilersystem, durch das lösliche Stoffe (Antigene, Zytokine) aus der afferenten Lymphe den DZ der T-Zone und den Endothelzellen der HEV auf kürzesten Wegen rasch zugeführt werden können. Gerichtete Wanderungen von T-Lymphozyten in die T-Zonen werden möglicherweise durch Chemokine vermittelt, die von fRZ produziert werden. Dadurch wird die Wahrscheinlichkeit von Begegnungen zwischen T-Lymphozyten und DZ erhöht.

Im **Parenchym** (auch als Pulpa bezeichnet) können **Rinde** (*Cortex*), **Parakortikalzone** und **Markstränge** unterschieden werden. Die Rinde enthält die Follikel und entspricht der **B-Zone**. Die Parakortikalzone, unmittelbar markwärts von den Follikeln gelegen, entspricht der **T-Zone**. Hier sind auch die HEV zu finden. In den Marksträngen siedeln sich vorzugsweise kurzlebige Plasmazellen sowie Makrophagen an (▶ Abb. 13.**16**). Ansammlungen von Makrophagen

13

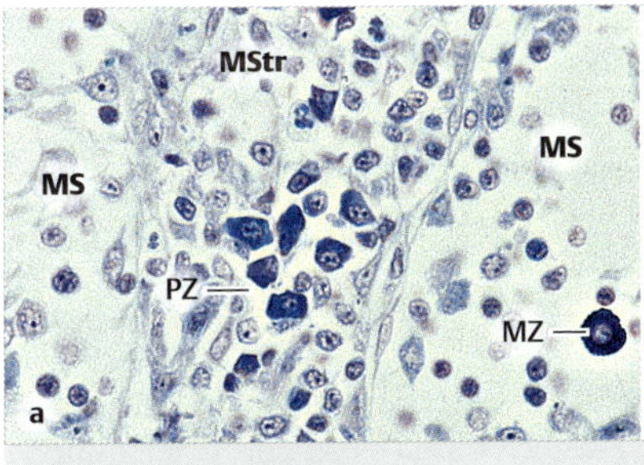

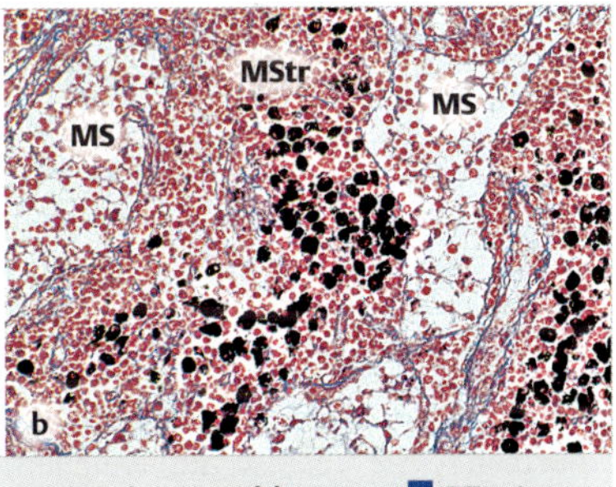

Abb. 13.16 Markstränge (MStr) **und Marksinus** (MS) **des Lymphknotens.** a **PZ**, ein Nest von sechs Plasmazellen. **MZ**, Mastzelle im Sinus. Giemsa-Färbung; Meerschweinchen. b **Anthrakotischer Lymphknoten** vom Lungenhilum (Mensch). In den MStr liegen zahlreiche Kohle-beladene Makrophagen, die aus der Lunge stammen. Azan. Vergr. 480fach (a), 100fach (b).

in den Marksträngen sind besonders deutlich in **anthrakotischen Lymphknoten** zu sehen, welche Lymphe aus der Lunge empfangen und aufgrund der Speicherung von Kohlepartikeln in den Makrophagen schon makroskopisch schwarz erscheinen (S. 426).

Wächterlymphknoten (*Sentinel node*). In der Diagnostik und Therapie bösartiger Tumoren wie z. B. Mamma-Karzinom (S. 657), Prostata-Karzinom (S. 586) und malignes Melanom (S. 641) kommt den Wächterlymphknoten praktisch-klinische Bedeutung zu. Es sind diejenigen regionären Lymphknoten, die als erste von Lymphe aus dem Tumorgebiet durchflossen werden. Wenn diese Lymphknoten bereits Tumorzellen enthalten, findet man mit hoher Wahrscheinlichkeit weitere lymphogene Metastasen in der Umgebung. Sind die Wächterlymphknoten dagegen histologisch tumorfrei, ist die Wahrscheinlichkeit von Lymphknotenmetastasen gering.

13.4 Milz

Die Milz ist eine in das Blutgefäßsystem eingeschaltete Filterstation. Sie besteht aus zwei makroskopisch erkennbaren Kompartimenten, der weißen und roten Pulpa. Das lymphatische Gewebe wird als **weiße Pulpa** zusammengefasst. Hier lösen Antigene, die im *Blut* zirkulieren, Immunreaktionen aus. Die **rote Pulpa** wird von einem Labyrinth weitlumiger venöser Sinusoide durchzogen und dient u. a. der Aussonderung alter und veränderter Blutzellen („Blutzellmauserung"). Eine Besonderheit der Milz besteht darin, dass das Blut eine Strecke im *Extravasalraum* zurücklegen muss, ehe es in die venösen Sinusoide zurück gelangt und damit wieder Anschluss an die Blutbahn gewinnt.

Einige *Abkürzungen* s. Glossar (S. 376).

Makroskopie. Die Milz (Gewicht ca. 150 g) liegt intraperitoneal im linken Oberbauch. Sie besteht aus weichem Gewebe (**Pulpa**), das von einer dünnen Organkapsel umgeben wird. Ausläufer der Kapsel (**Trabekel**, Balken) ziehen in das Organ hinein, unterteilen es unvollständig in Segmente und dienen den großen Blutgefäßen als Lager (Trabekelgefäße, s. u.). In den Trabekeln laufen einzelne Lymphgefäße und Nervenfasern. Auf der Schnittfläche von frischem

Milzgewebe erkennt man zahlreiche hellgraue, ca. 1 mm große Pünktchen (**weiße Pulpa**), die gleichmäßig verteilt in dunkelrotes Gewebe (**rote Pulpa**) eingebettet sind. Die rote Pulpa macht etwa 75 % des Organvolumens aus.

13.4.1 Histologische Organisation

Das Grundgerüst der Milz ist wie bei anderen lymphatischen Organen aus fibroblastischen Retikulumzellen aufgebaut und durch retikuläre Fasern stabilisiert. Die Fasern sind überall von den Ausläufern der Retikulumzellen abgedeckt ▶ Abb. 8.12). Dies ist wichtig, da bloß-liegende Kollagenfibrillen die Thrombozyten bei Passage der extravasalen Transitstrecke zur Adhäsion veranlassen und die Blutgerinnung auslösen würden.

Gefäße

Am Hilum treten die großen Äste der **A. splenica** in das Organ ein. Von ihnen entspringen Zweige, die in den bindegewebigen Balken verlaufen: **Trabekelarterien** (▶ Abb. 13.17). Diese unterscheiden sich von den dort ebenfalls liegenden **Trabekelvenen** durch den Wandbau: Die Arterien besitzen im Gegensatz zu den Venen eine erkennbare muskuläre Media. Seitenäste der Trabekelarterien verlassen die Bindegewebsstraßen und betreten die weiße Pulpa: Sie werden nun von einer Manschette aus lymphatischem Gewebe (periarterielle

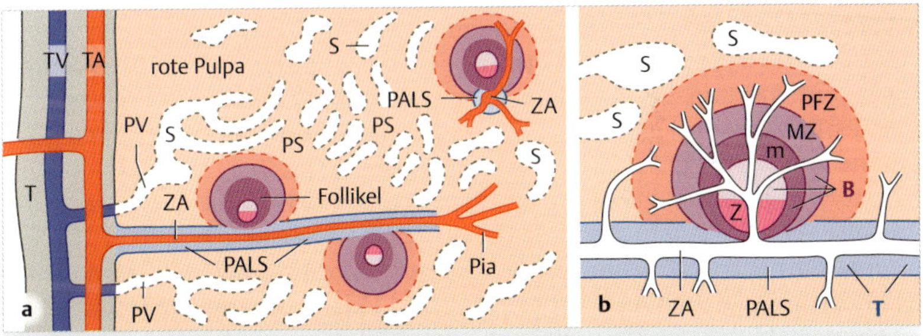

Abb. 13.17 Histologische Organisation der menschlichen Milz (Schema). **a** Übersicht. **b** Vergrößerung. **T**, Trabekel. **Gefäße: TA, TV**, Trabekelarterie und -vene. **ZA**, Zentralarterie; in a sind die radiären Äste der längsgeschnittenen ZA (unten) weggelassen, die Äste der quergeschnittenen ZA (oben) sind gezeigt. **Pia**, Pinsel arteriole. **S**, Sinusoid. **PV**, Pulpavene. **Weiße Pulpa: PALS** (periarterielle Lymphscheide, *blau* = T-Zone) sowie Follikel und Marginalzone (**MZ**) (*purpur* = B-Zone). **Z**, Keimzentrum. **m**, Lymphozytenmantel. **Rote Pulpa**: Perifollikuläre Zone (**PFZ**), Sinusoide und Pulpastränge (**PS**, überall zwischen den Sinusoiden). Näheres s. Text.

Lymphscheide, **PALS** s. u.) umgeben und heißen **Zentralarterien**, obwohl sie, bezogen auf die *Lymphfollikel* (s. u.), oft exzentrisch liegen. Die Zentralarterie gibt radiäre Zweige ab, die durch das lymphatische Gewebe hindurch zur roten Pulpa ziehen und hier offen enden. Nach Erreichen der **venösen Sinusoide** – der Weg dorthin wird unten besprochen – gelangt das Blut direkt oder über kurze **Pulpavenen** in die Trabekelvenen, von dort in die **V. splenica** und über die **Pfortader** schließlich in die Leber (S. 482).

Die Zentralarterien werden nach dem Ende der PALS durch kurze Arterien oder Arteriolen fortgesetzt. Diese teilen sich meist dichotom (d. h. in zwei Äste), gelegentlich auch in mehrere Äste (**Pinselarteriolen**). Schließlich gehen die Arteriolen der roten Pulpa in Kapillaren über, die offen enden. Die Kapillaren können von einer Hülse umgeben sein, in der Makrophagen, Stromazellen und B-Zellen versammelt sind (**Hülsenkapillaren,** in ▶ Abb. 13.**17** nicht gezeigt). Die Funktion ist nicht bekannt. Pinselarteriolen und Hülsenkapillaren sind in Routinepräparaten von der menschlichen Milz schwer zu erkennen.

Weiße Pulpa und perifollikuläre Zone

Die Organisation der weißen Milzpulpa beim Menschen unterscheidet sich in einigen Einzelheiten von der bei Ratten und Mäusen, an denen die meisten Untersuchungen durchgeführt werden. Die folgende Darstellung basiert auf Befunden an der **menschlichen Milz**.

Die weiße Pulpa besteht aus drei Anteilen:

- **Periarterielle Lymphscheide** (PALS) (überwiegend T-Lymphozyten),
- **Lymphfollikel** (überwiegend B-Lymphozyten),
- **Marginalzone** (überwiegend B-Lymphozyten).

3

Die **PALS** ist in der menschlichen Milz eine recht dünne Manschette entlang der Zentralarterie. Sie ist gekennzeichnet durch ein Gerüst aus fibroblastischen Retikulumzellen, in dem T-Lymphozyten liegen; sie entspricht der **T-Zone** und besitzt DZ.

Seitlich angelagert an die PALS findet man **Lymphfollikel**, die in der menschlichen Milz die Hauptmasse der weißen Pulpa ausmachen (▶ Abb. 13.**18**). Sie repräsentieren die **B-Zone.** Ihre Beschaffenheit zeigt starke interindividuelle Unterschiede je nach Antigenexposition der Milz. So können die Follikel entweder ein blühendes Keimzentrum aufweisen (meist bei Kindern), Reste von verdämmernden Zentren zeigen oder (oft bei älteren Erwachsenen) fast ganz ohne Keimzentrum sein. Dies zeigt, dass Keimzentren keine statischen Einrichtungen sind.

Die **Marginalzone** ist in der menschlichen Milz um die Follikel herum ausgebildet. Im H.E.-gefärbten Präparat hebt sie sich als etwas hellere Lymphozytenreiche Zone vom dunklen Mantel des Follikels ab; sie enthält B-Gedächtniszellen und spezielle Marginalzonen-B-Zellen (S. 370).

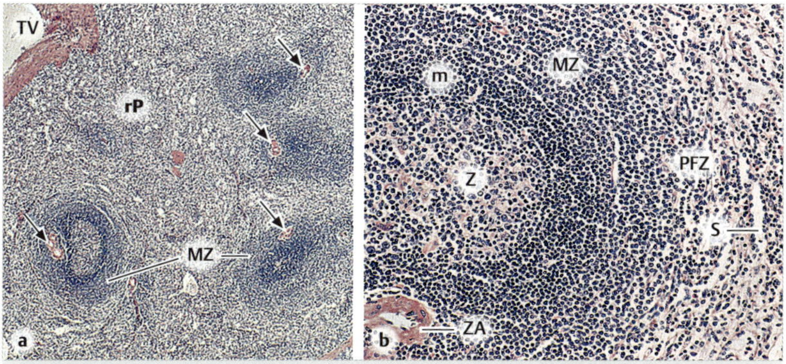

Abb. 13.18 Weiße und rote Milzpulpa. **a** Links ein Sekundärfollikel, rechts Follikel ohne Keimzentrum (entweder nicht angeschnitten oder gar nicht vorhanden); jeder Follikel ist von einer helleren Marginalzone (**MZ**) umgeben. **Pfeile** weisen auf quer geschnittene Zentralarterien. Die rote Pulpa (**rP**) ist von unzähligen Sinusoiden (**S**) durchsetzt, die wie kleine „Risse“ aussehen. **TV**, Trabekelvene. **b** Sekundärfollikel. **Z**, Keimzentrum. **m**, Lymphozytenmantel. **PFZ**, Perifollikulärzone. **ZA**, Zentralarterie. H.E. Vergr. 19fach (a), 100fach (b).

Die **perifollikuläre Zone** gehört bereits zur *roten Pulpa*, ist aber funktionell eng mit der weißen Pulpa verbunden. Der Extravasalraum kann mit Erythrozyten vollgestopft sein, was sich dadurch erklären lässt, dass hier Arteriolen offen enden. Die T-Zellen wandern, geleitet von Chemokinen und Adhäsionsmolekülen auf den fRZ, in die PALS; die B-Zellen streben in die Follikel. Die offene Zirkulation ermöglicht den Zellen der weißen Pulpa den raschen Zugriff auf im Blut zirkulierende Antigene.

In der Milz kommen keine HEV vor, sie sind wegen der offen endenden Arteriolen für die Lymphozyten-Rezirkulation auch nicht nötig. Nach Aufenthalt in der weißen Pulpa kehren die Lymphozyten über die rote Pulpa ins Blut zurück; Lymphbahnen der Milz sind für die Rezirkulation von geringer Bedeutung.

Funktion der weißen Milzpulpa. Neben den Funktionen, die allen sekundären lymphatischen Geweben gemeinsam sind, kommt der weißen Pulpa eine Sonderaufgabe zu: In der **Marginalzone** halten sich spezielle B-Zellen auf (s. o.), die die Gefahr einer schweren **Sepsis** vermindern helfen: Sie können – unabhängig von der Mithilfe durch T_H-Zellen – sehr rasch Plasmazellen entstehen lassen, die

IgM-Antikörper gegen **Polysaccharide aus Bakterienzellwänden** (z. B. Meningokokken, Pneumokokken) bilden. Die oft tödliche Sepsis wird u. a. durch im Blut zirkulierende Bakterienbestandteile ausgelöst. Durch sie werden Makrophagen und andere Zellen zu starker Sekretion bestimmter Zytokine angeregt (z. B. TNF), welche lokal zwar hilfreich für die Abwehr sind, bei hoher Konzentration und systemischer Verteilung jedoch verheerende Wirkung haben. Für Menschen ohne Milz (S. 396) besteht ein erhöhtes Risiko, einem septischen Schock zu erliegen (**OPSI**, *overwhelming post-splenectomy infection*). Darum werden Patienten vor einer geplanten Milzentfernung (Splenektomie, z. B. wegen Kugelzellenanämie) (S. 396) prophylaktisch gegen die häufigsten Erreger einer Sepsis (z. B. Pneumokokken) geimpft.

Rote Pulpa

Die rote Pulpa besteht aus **Pulpasträngen** und dazwischen liegenden **venösen Sinusoiden** (▶ Abb. 13.19). Der lange wissenschaftliche Streit über die Blutzirkulation in der menschlichen Milz ist heute entschieden: es handelt sich um eine offene Zirkulation; jedenfalls ist in der menschlichen Milz bisher keine kontinuierliche Verbindung zwischen Arteriolen bzw. Kapillaren und den venösen Sinusoiden nachgewiesen. Die Blutzellen müssen durch Endothelschlitze hindurch Eingang in die Sinusoide finden.

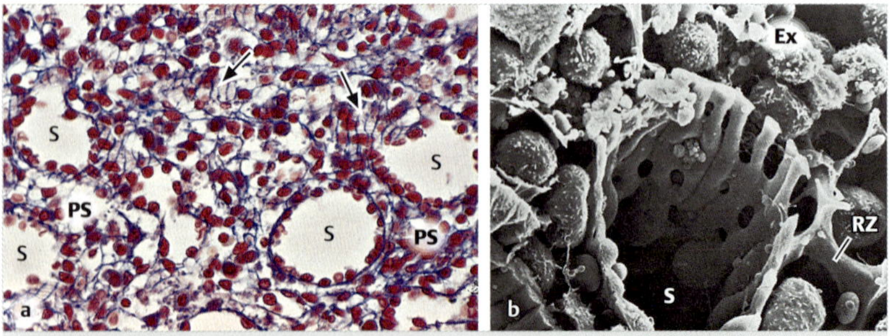

Abb. 13.19 Rote Milzpulpa. **a** Azanfärbung. **S**, Sinusoid. **PS**, Pulpastränge. Die Ringfasern aus Basalmembran-Material sind bei Tangentialschnitten als blaues Gitterwerk zu erkennen (**Pfeile**). **b** Raster-EM-Bild. Die Schlitze zwischen den Endothelzellen sind zu erkennen. Im Extravasalraum (**Ex**) der roten Pulpa freie Zellen und der Ausläufer einer Retikulumzelle (**RZ**). Vergr. 400fach (a), 1200fach (b). (b aus Bargmann W. Histologie und Mikroskopische Anatomie des Menschen, Thieme, 1977)

Pulpastränge und venöse Sinusoide. Die Pulpastränge bestehen aus einem weitmaschigen Netz von fibroblastischen **Retikulumzellen**, in dem sich Plasmazellen und zahlreiche **Makrophagen** niedergelassen haben (▸ Abb. 13.**20**). Die Maschen des Retikulum sind voll von freien Blutzellen, die „hoffen", aus dem Extravasalraum in die Sinusoide zu gelangen. Dies sind weitlumige Blutgefäße, ausgekleidet von längs orientierten **Endothelzellen**, zwischen denen echte Schlitze bestehen. Die Basalmembran ist auf schmale Streifen reduziert, welche die Sinusoide reifenartig umgeben (**Ringfasern**, aus Basallamina, Adhäsionsproteinen und Kollagenfibrillen bestehend). Diese Reifen sind von Ausläufern der Retikulumzellen bedeckt und an den retikulären Fasern der Pulpastränge verankert, was der Offenhaltung der Sinusoide dient.

Druckgradienten verursachen einen stetigen Flüssigkeitsstrom durch die Endothelschlitze in die Sinusoide hinein, von dem die Blutzellen, vor allem die nicht eigenbeweglichen Erythro- und Thrombozyten, mitgenommen werden. Die Passage durch die engen **Endothelschlitze** gelingt allerdings nur, wenn die Erythrozyten ausreichend verformbar sind (S. 333). Die verlängerte Verweildauer unflexibler (alter) sowie abnorm geformter Erythrozyten in den Pulpasträngen erhöht die Wahrscheinlichkeit, dass sie von einem Makrophagen erfasst und phagozytiert werden. Die gezielte **Aussortierung alter Erythrozyten**

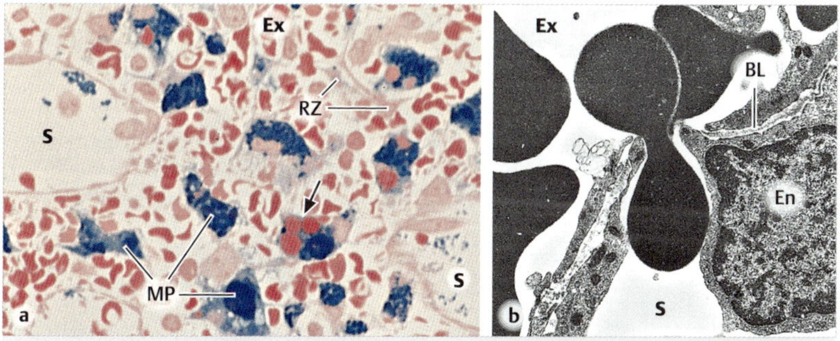

Abb. 13.20 Rote Milzpulpa (Ratte). **a Eisenspeicherung** in den Makrophagen (**MP**). Berlinerblau-Reaktion am Semidünnschnitt (Nachweis von Eisen, Gegenfärbung mit Safranin). [Die *blauen* (= eisenhaltigen) Einschlüsse in den MP rühren allerdings im Fall dieses Tieres nicht nur vom Erythrozytenabbau her, sondern auch von einer intravenösen Injektion von Eisen-Dextran, das von den Makrophagen endozytiert und gespeichert wird]. Im Extravasalraum (**Ex**) außerdem viele Erythrozyten sowie Retikulumzellen (**RZ**). **S**, Sinusoid. Der **Pfeil** weist auf einen MP, in dem drei kurz zuvor phagozytierte Erythrozyten (*rot*) erkennbar sind. **b Passage eines Erythrozyten** durch die Wand eines Sinusoids (EM). **En**, Kern einer Endothelzelle. **BL**, Basallamina (Ringfaser), nach außen abgedeckt durch einen Retikulumzell-Ausläufer. Vergr. 560fach (a), 7000fach (b).

wird weiter gefördert durch altersabhängige biochemische Änderungen der Zelloberfläche (bessere Erkennung durch die Makrophagen).

Die **Gewebe-residenten Makrophagen** der roten Pulpa zerlegen die phagozytierten Erythrozyten; die meisten chemischen Bausteine werden im allgemeinen Stoffwechsel wiederverwendet. Das **Eisen** wird von den Makrophagen gespeichert (gebunden an das zytosolische Protein **Ferritin**) und auf dem Blutweg (mittels des Eisentransport-Proteins **Transferrin**) den erythropoietischen Zellen des Knochenmarks zurückgereicht. Das toxische Abbauprodukt des Porphyringerüsts (**Bilirubin**) aus dem Hämoglobin wird auf kürzestem Wege der Leber zugeführt (S. 494), wo es wasserlöslich gemacht und als grüner **Gallenfarbstoff** mit der Galle ausgeschieden wird.

Hämolytische Anämien: Verminderung der Erythrozytenzahl aufgrund verkürzter Lebensdauer. Jede Veränderung der Erythrozyten, die den Wiedereintritt in die Blutbahn durch die Schlitze des Sinusoid-Endothels hindurch behindert (Formabweichungen, z. B. Kugelzellen) (S. 334) oder die Phagozytose durch Makrophagen begünstigt (z. B. Autoantikörper oder Immunkomplexe auf der Plasmamembran der Erythrozyten), verkürzt die Lebensdauer der Zellen und führt zur hämolytischen Anämie. Bei erblich bedingten Formabweichungen hilft nur die chirurgische Entfernung der Milz (Splenektomie); dadurch entfällt der für Kugelzellen nachteilige Reusenmechanismus der roten Milzpulpa. Die Aussortierung alter Erythrozyten wird dann von den Kupffer-Zellen der Leber und den Makrophagen des Knochenmarks übernommen, die auch schon normalerweise zu > 50 % hieran beteiligt sind. Die hämolytische Anämie ist oft von einem **hämolytischen Ikterus** begleitet: Gelbsucht infolge des erhöhten Anfalls von Bilirubin (s. o.), dem die metabolische Kapazität der Leberzellen nicht gewachsen ist (S. 494).

13.5 Mukosa-assoziierte lymphatische Gewebe (MALT)

In der **Lamina propria** verschiedener Schleimhäute (z. B. Verdauungs- und Respirationstrakt) gibt es Herde von organisiertem lymphatischem Gewebe (*mucosa-associated lymphoid tissues*, **MALT**), das grundsätzlich nach dem üblichen Muster aufgebaut ist: Gerüst aus retikulärem Bindegewebe, **B-Zone** (Follikel), **T-Zone** zwischen den Follikeln. Spezifische Merkmale des MALT-Systems sind (a) die enge räumliche und funktionelle Beziehung zwischen dem lymphatischen Gewebe und dem Epithel (**Follikel-assoziiertes Epithel, FAE**); (b) die Ausstattung des Epithels mit besonderen Zellen (**M-Zellen**), die die Antigene durch das Epithel schleusen und dem lymphatischen Gewebe zugängig machen (zumindest in der Darmschleimhaut); (c) Produktion von vorzugsweise **IgA-Antikörpern**, die auf die Epitheloberfläche transportiert werden und hier als „Schutzanstrich" gegen mikrobielle Krankheitserreger wirken.

Einige MALT-Mitglieder sind eigenständige Organe oder organartige Formationen: **Tonsillen** (Mandeln), **Peyer-Plaques** der Darmschleimhaut. In allen Schleimhäuten können außerdem **solitäre Lymphfollikel** vorkommen, am zahlreichsten im Kolon und Rektum. Unabhängig vom MALT sind in der Lamina propria aller Schleimhäute überall Zellen der angeborenen und adaptiven Abwehr diffus verteilt, die sich stellenweise sogar bis ins Epithel vorwagen.

Einige Teile des MALT werden nach ihrer Lokalisation mit eigenen Namen versehen, z. B. GALT (gut-associated), BALT (bronchus-associated), NALT (nasal-associated), CALT (conjunctiva-associated) usw.

Vorbemerkung zu einer spezifischen Funktion des MALT-Systems Im Gegensatz zu den übrigen sekundären lymphatischen Geweben wird das MALT, insbesondere das des Darmes, nicht nur mit pathogenen Erregern konfrontiert; vielmehr stammen die meisten Antigene, mit denen die Mukosa zu tun hat, aus der normalen Bakterienflora und der Nahrung und lösen normalerweise *keine* Immunantwort aus. Eine wichtige Aufgabe der Mukosa besteht darin, die Aktivität des MALT so zu beeinflussen, d. h. gegebenenfalls zu bremsen, dass das **Gleichgewicht zwischen Toleranz und Verteidigung** gewahrt bleibt. Über mögliche Mechanismen s. u. (S. 477).

13.5.1 Tonsillen

Die Eingänge in den Epi- und Mesopharynx sind vom **lymphatischen Rachenring** (Waldeyer-Ring) umgeben. Seine wichtigsten Anteile sind die Tonsillen: die paarige *Tonsilla palatina* (Gaumenmandel), die jeweils unpaarige *Tonsilla lingualis* (Zungenmandel, am Zungengrund)

und *Tonsilla pharyngea* (Rachenmandel, am Rachendach) sowie die paarige *Tonsilla tubaria* (Tubenmandel, an der Mündung der Tube), die sich nach kaudal in die *„Seitenstränge"* fortsetzt. Zur Topographie s. Bücher der Makroskopischen Anatomie.

Tonsilla palatina. Die Gaumenmandel liegt beidseits in einer von den Gaumenbögen begrenzten Nische und ist in der Tiefe durch eine Bindegewebskapsel gegen die Rachenwand abgegrenzt (► Abb. 13.21). Von der Kapsel ziehen feine Septen in das Organ. Die zerklüftete freie Oberfläche ist von unverhorntem mehrschichtigem Plattenepithel überzogen, das sich in ca. 20 tiefe Einstülpungen (**Krypten**) fortsetzt. Im Lumen der Krypten liegen meist Reste von toten Zellen (abgeschilferte Epithelzellen, Abwehrzellen), solches Material wird unter dem Begriff **Detritus** („Abrieb") zusammengefasst. Dicht unter dem **Kryptenepithel** sind **Sekundärfollikel** (**B-Zone**) aufgereiht, die immer ein großes Keimzentrum (Hinweis auf starke immunologische Beanspruchung) besitzen (► Abb. 13.22). Der Lymphozytenmantel ist zum Epithel hin kappenartig verbreitert. Die Region zwischen den Follikeln (**interfollikuläre Zone**) entspricht der **T-Zone**, hier Anschnitte von HEV.

Bemerkenswert ist das **Epithel**, das über die Kuppen der Follikel hinwegzieht (**Follikel-assoziiertes Epithel**, **FAE**): Die Architektur des Plattenepithels erscheint hier aufgelöst, der Zellverband ist zu einem weitmaschigen Netz umgewandelt und mit freien Zellen (Lymphozyten, Makrophagen, dendritischen Zellen sowie Granulozyten) durchsetzt, die Basallamina ist vielfach unterbrochen. Die Abdeckung gegen das Kryptenlumen besteht aus wenigen Schichten platter Epithelzellen. Ungeklärt ist noch, wie die Antigene in den *gesunden menschlichen* Tonsillen durch das Plattenepithel hindurchgeschleust werden. **M-Zellen** (S. 401) sind hier bisher nicht überzeugend nachgewiesen; denkbar wäre auch, dass intraepitheliale dendritische Zellen mit ihren Fortsätzen Antigene einfangen oder dass die Tight junctions, die in den obersten Lagen des FAE nachgewiesen sind, Lücken aufweisen.

13

Tonsilla lingualis. Die Gesamtheit des am Zungengrund liegenden lymphatischen Gewebes wird als Tonsilla lingualis bezeichnet. Sie ist grundsätzlich wie die Gaumenmandel gebaut, nur sind die Krypten weniger tief.

Tonsilla pharyngea. Im Rachendach am Beginn des Epipharynx liegt die Tonsilla pharyngea. Ihre Oberfläche weist unregelmäßige Falten auf und ist mit **respiratorischem Epithel** bedeckt. Auch hier ist das FAE mit freien Zellen durchsetzt und es kommen M-Zellen (S. 401) vor. Diese Mandel ist bis zum Schulkind-Alter sehr aktiv, bei Erwachsenen ist sie meist atrophisch.

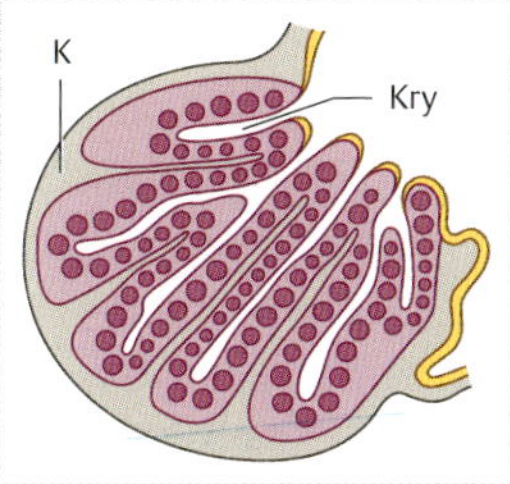

Abb. 13.21 Tonsilla palatina (Frontalschnitt, Schema). **K**, bindegewebige Kapsel. **Kry**, Krypten. In den Kryptenwänden sitzen zahlreiche Lymphfollikel. Die freie Oberfläche (*gelb*) ist mit mehrschichtigem unverhorntem Plattenepithel bedeckt.

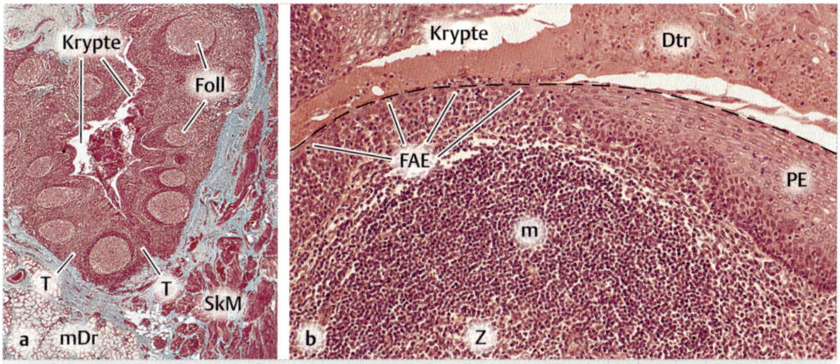

Abb. 13.22 Tonsilla palatina (Mensch). **a** Krypte im Schrägschnitt. **Foll**, Follikel (B-Zone), interfollikulär die T-Zone (**T**). **mDr**, muköse Drüsen. **SkM**, Skelettmuskulatur. **b** **Follikel-assoziiertes Epithel** (**FAE**) und Übergang zum originären mehrschichtigen Plattenepithel (**PE**). Die gestrichelte Linie deutet die Epitheloberfläche an, die zufällig stellenweise von Detritus (**Dtr**) überlagert ist. Die Auflockerung und Verschmälerung des FAE im Vergleich zum originären PE ist zu erkennen. **Z**, Keimzentrum. **m**, Lymphozytenmantel. Azan (a), H.E. (b). Vergr. 9fach (a), 100fach (b).

Die Tonsillen sind wegen ihrer exponierten Lage häufig Sitz von viralen und bakteriellen Entzündungen (**Tonsillitis**): Schmerzen, Schwellung, Rötung, Austritt von Eiter aus den Kryptenmündungen (klinisch sichtbar als gelbe „Stippchen"). – Die Rachenmandel kann bei Kindern so stark vergrößert sein (**Adenoide**), dass die Nasenatmung und das Hörvermögen (mangelnde Belüftung der Paukenhöhle über die Tuba auditiva (S. 410)) dauerhaft beeinträchtigt sind. Unbehandelt lernen die Kinder nicht richtig sprechen. Therapie: chirurgische Entfernung der Rachenmandel.

13.5.2 Darm-assoziiertes lymphatisches Gewebe (gut-associated lymphatic tissue, GALT)

Die **Lamina propria** des gesamten Verdauungstraktes ist reich besiedelt mit diffus verteilten Abwehrzellen aller Art, ferner kann sie überall solitäre Lymphfollikel (überzogen von FAE) enthalten. Schließlich gibt es ganze Aggregate von Lymphfollikeln, die ihre breiteste Ausdehnung in der Wand von **Ileum** und **Appendix vermiformis** erreichen (*Noduli lymphoidei aggregati*, **Peyer-Plaques**). Auch diese sind primär in der Lamina propria lokalisiert, können sich aber bis in die Submukosa ausdehnen (▶ Abb. 16.12). Die B-Zone ist wiederum durch die Follikel repräsentiert, die T-Zone liegt in den interfollikulären Regionen, erkennbar an den HEV.

Der Gipfel jedes Follikels ist kuppelartig („*Dom*“) vom Propria-Gewebe bedeckt und vom **Domepithel** überzogen (▶ Abb. 13.23). Dieses weist als **FAE**

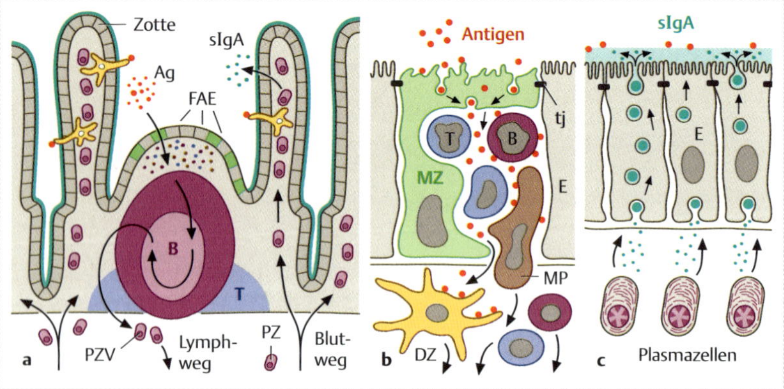

Abb. 13.23 Anfangs- und Endstrecke der GALT-Funktion am Beispiel der Ileumschleimhaut. **a** Übersicht. **b** Antigen-Zufuhr durch die M-Zelle. **c** Sekretion von IgA. – Follikel (**B**-Zone), darüber der „Dom“ mit freien Zellen und dem Domepithel (**FAE**, Follikel-assoziiertes Epithel), darin die M-Zellen (**MZ**, *grün*). Zufuhr des Antigens (**Ag**, *rot*) mittels Transzytose durch die M-Zellen; außerdem dendritische Zellen (*gelb*), die lange Fortsätze in das Darmlumen vorschieben und Antigene einfangen. Wanderung der Immunzellen ins lymphatische Gewebe. Die humorale Immunantwort (nicht gezeigt) führt zur Bildung von Plasmazellvorstufen (**PZV**), Auswanderung über den Lymphweg, systemische Verteilung über den Blutweg; Niederlassung der reifen Plasmazellen (**PZ**) in der Lamina propria und Produktion von IgA; Transzytose von IgA durch die Enterozyten (**E**); sIgA-Schutzanstrich auf der Mukosa-Oberfläche. **T**, T-Zone neben dem Follikel. **DZ**, Dendritische Zelle. **MP**, Makrophage. **tj**, Tight junction. **sIgA**, sekretorisches IgA. Vgl. ▶ Abb. 5.12 a.

mehrere Besonderheiten auf: Es fehlen Zotten, Krypten, Becherzellen; der Muzin-Überzug fehlt oder ist sehr dünn. Zwischen den Enterozyten sitzen **M-Zellen** (10 – 15 % der Zellen im FAE), die allerdings im Routinepräparat nicht sicher zu identifizieren sind. Die M-Zellen tragen im Gegensatz zu den Enterozyten keine Mikrovilli sondern nur kurze Mikroplicae.

13.5.3 Abwehrfunktion des MALT

Ein wesentliches Endresultat der MALT-Aktivitäten (▶ Abb. 13.**23**) ist gut bekannt: Es besteht darin, dass sämtliche von der Außenwelt erreichbaren Epithelien (Schleimhäute, exokrine Drüsen) mit einem „Schutzanstrich" aus IgA-Antikörpern (z. B. gegen Mikroorganismen) versehen werden. Die IgA, gebildet von subepithelialen Plasmazellen, werden von den Epithelzellen per Transzytose auf die apikale Oberfläche befördert (▶ Abb. 5.**12 a**). Hier werden die Antigene und Mikroorganismen innerhalb der aufliegenden Schleimschicht bzw. in den Drüsensekreten durch IgA vernetzt, noch ehe sie sich an die Epithelzellen anheften können. Auch in der Muttermilch sind IgA enthalten; sie dienen dem Schutz des kindlichen Verdauungs- und Atemtraktes.

Weniger klar sind die Mechanismen der Antigen-Aufnahme durch die intakten Epithelbarrieren hindurch. Lediglich für die Darm-Mukosa sind die Mechanismen weitgehend geklärt: Die **M-Zellen** transferieren die nativen Antigene (zwecks Information des Immunsystems der Mukosa) per **Transzytose** durch die Epithelschranke. Außerdem fangen **intraepitheliale dendritische Zellen** Antigene ein.

Der **„afferente Schenkel"** der adaptiven Mukosa-Abwehr im Darm wird also vor allem durch die M-Zellen repräsentiert; sie schleusen die apikal endozytierten Antigene – vorbei an den Lysosomen – durch den flach ausgezogenen Zellleib hindurch. In den geräumigen Buchten am basalen Pol der M-Zellen liegen Lymphozyten, Makrophagen und dendritische Zellen (DZ). Sie nehmen die Antigene in Empfang und wandern damit ins lymphatische Gewebe, wo die Immunantwort in Gang gesetzt wird. Außerdem arbeiten DZ bei der Antigen-Gewinnung mit: Zu diesem Zweck schieben sie – außerhalb der FAE-Regionen – lange Fortsätze zwischen den Enterozyten hindurch bis in das Darmlumen vor. Möglicherweise sind es gerade diese DZ, die – wenn sie „nützliche" Darmbakterien oder andere nicht pathogene Antigene eingefangen haben – dafür sorgen, dass die lymphatische Abwehrmaschine sich **tolerant** verhält anstatt potentiell gewebsschädigende Maßnahmen zu ergreifen.

„Efferenter" Schenkel: Die entstandenen Plasmazellvorstufen verteilen sich über den Lymph- und Blutweg (s. Rezirkulation) (S. 76) auf die Lamina propria der *gesamten Darm-Mukosa*. Hier sezernieren sie nach Reifung zu **Plasmazellen** IgA (durch ein Verbindungsprotein zu IgA-Dimeren gekoppelt). Die **Enterozyten** transportieren die Antikörper mit Hilfe eines Poly-Ig-Rezeptors per Transzytose von basal nach apikal und entlassen sie unter Mitgabe eines Stücks vom Rezeptorprotein (Sekret-Komponente) als **sekretorische IgA** auf die Oberfläche (▶ Abb. 5.**12 a**). Die anhängende Sekret-Komponente verlängert die Lebensdauer der IgA (Verhinderung der raschen proteolytischen Spaltung). Nach demselben Prinzip werden auch die Schleimhäute der anderen Organsysteme sowie die exokrinen Drüsen geschützt. Die Immunantwort und der IgA-Schutz gegen ein bestimmtes Antigen sind oft in demjenigen Organsystem am stärksten, in dem die Antigen-Exposition stattfand.

Die M-Zellen der Darmschleimhaut sind das Tor für die Aufnahme von oral applizierten Impfstoffen (**Schluckimpfung**), aber leider auch für einige pathogene Bakterien (z. B. *Salmonella typhi*, Erreger des **Typhus**), Viren (z. B. *Poliovirus*, Erreger der Poliomyelitis = **Kinderlähmung**) und atypische Proteine (*Prionen*, Erreger der bovinen spongiformen Enzephalopathie, **BSE**), die im Körper Unheil anrichten, ehe sie von der Abwehr gebändigt werden können. Über die Bedeutung von intra- und subepithelialen DZ für das Eindringen des AIDS-Virus siehe Kapitel 21 (S. 617).

13.6 Thymus

Der Thymus (Bries) liegt im oberen Mediastinum vor dem Herzbeutel. Er erreicht sein höchstes absolutes Gewicht (ca. 20 – 30 g) bei Kindern. Nach Abschluss der Pubertät bildet er sich rasch bis auf kleine Reste zurück (*Involution*) und wird weitgehend durch Fettgewebe ersetzt (*Thymusrestkörper*).

13

Der Thymus, das **primäre lymphatische Organ des T-Zell-Systems**, besteht im Gegensatz zu den sekundären lymphatischen Organen aus einem **epithelialen Grundgerüst**, das schon in der frühen Fetalzeit von Lymphozytenvorstufen der T-Linie besiedelt wird (**Thymozyten**). Die Reifung der Thymozyten zu T-Lymphozyten, die **immunkompetent** gegen Fremdantigene reagieren, aber sich zugleich **tolerant** gegenüber „Selbst"-Antigenen verhalten, verläuft unter der Regie der **Thymusepithelzellen**. Dafür ist ein enger Kontakt zwischen beiden Zellarten erforderlich. Ohne regelrechten Thymus kommt es nicht zur Ausbildung eines funktionierenden Immunsystems, da es keine immunkompetenten T-Zellen gibt.

Entwicklung. Die paarigen Organanlagen entwickeln sich zu den beiden *Lappen* des Thymus, die später in der Mediane bindegewebig verwachsen. Das Thymusepithel stammt aus dem ventralen **Endoderm** der 3. Schlundtasche. Ob auch das Ektoderm der 3. Schlundfurche einen Beitrag zum Thymusepithel leistet, ist umstritten. In die anfangs rein epitheliale Thymusanlage wandern von der 9. Woche an lymphatische Vorläuferzellen aus den fetalen Blutbildungsstätten (Leber, Milz) und später aus dem Knochenmark ein und verteilen sich (dann als **Thymozyten** bezeichnet) zunächst gleichmäßig zwischen den Epithelzellen; von der 17. Woche an liegen die Thymozyten in der Peripherie des Organs (**Rinde**) sehr viel dichter als im Zentrum (**Mark**). Von dieser Zeit an ist der Thymus voll differenziert.

13.6.1 Histologische Organisation des kindlichen Thymus

Das Thymusparenchym ist in Rinde und Mark gegliedert (▸ Abb. 13.**24**). In der **Rinde** liegen die **Thymozyten**, die wie kleine Lymphozyten aussehen, dicht gepackt; daher färbt sich die Rinde stark an. Das **Mark** erscheint blasser, da hier die Epithelzellen mit blassem Zelleib und Kern vorherrschen. Der Thymus wird von einer dünnen bindegewebigen Kapsel überzogen, von der gefäßführende *Septen* bis zur Rinden-Mark-Grenze in die Tiefe ziehen und das Parenchym unvollständig in *Pseudoläppchen* unterteilen. Diese erscheinen im Schnitt oft isoliert; tatsächlich aber bildet das Mark einen durchgehenden Kern, lediglich die Rinde wird durch die bindegewebigen Septen eingekerbt.

Thymusepithelzellen. Die Zellen des Thymusepithels (▸ Abb. 13.**25**) besitzen *Zytokeratinfilamente* (S. 51) und sind durch *Desmosomen* untereinander verbunden. Sie tragen MHC-I- und MHC-II-Moleküle (▸ Abb. 13.**6**) auf ihrer Oberfläche. Eine geschlossene subkapsuläre Schicht von Epithelzellen mit nach außen weisender Basallamina grenzt überall den intrathymischen Raum gegen den extrathymischen Bindegewebsraum ab. Die übrigen Epithelzellen bilden in Rinde und Mark mit langen Ausläufern ein **dreidimensionales Netz** (epithelia-

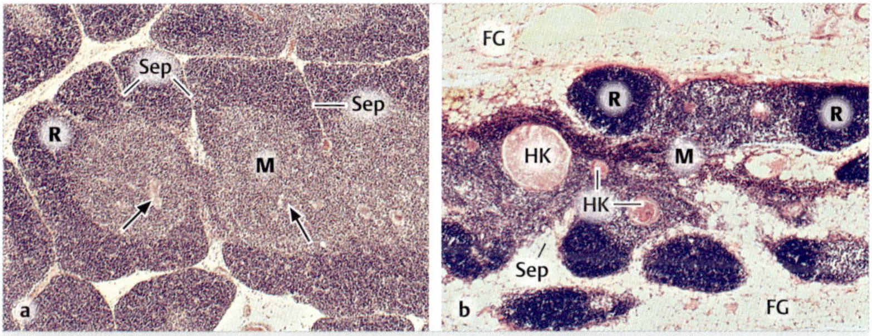

Abb. 13.24 Thymus eines Kindes **a** und eines Erwachsenen **b** **R**, Rinde. **M**, Mark. **Sep**, gefäßführende Bindegewebssepten. In **b** sind die Septen verbreitert, die Rinde stark reduziert, das Thymusgewebe von Fettgewebe (**FG**) umgeben, die Hassall-Körper (**HK**) größer als in **a** (**Pfeile**). H.E. Vergr. 42fach.

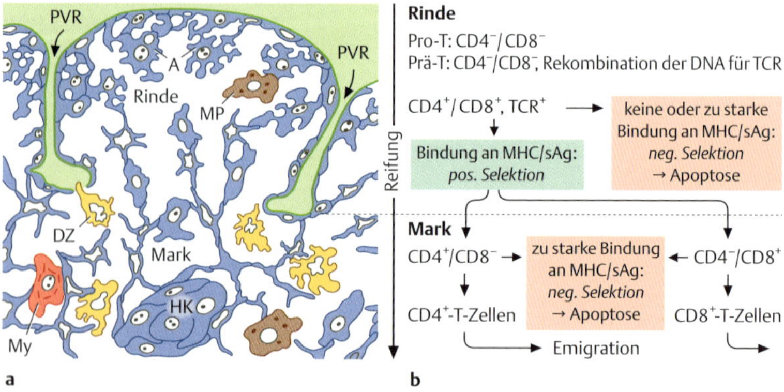

Abb. 13.25 Epitheliales Grundgerüst des Thymus (Schema; Thymozyten weggelassen). *Blau:* alle Epithelzellen einschließlich der subkapsulären Zellen, „Ammenzellen" (**A**) und Hassall-Körperchen (**HK**). Makrophagen (**MP**) *braun*, dendritische Zellen (**DZ**) *gelb*, Myoidzelle (**My**) *rot*, extrathymisches Bindegewebe *grün*. **PVR**, Perivaskuläre Räume in den Bindegewebssepten. Während der Reifung wandern die Thymozyten von der Rinde ins Mark. Rechts kurze Angabe der Reifestufen und Ereignisse (s. auch ▸ Abb. 13.4). **TCR**, T-Zell-Rezeptor.

les Retikulum), in dem die Thymozyten liegen. Kortikale und medulläre Epithelzellen unterscheiden sich in ihrer Zytokeratinausstattung und in ihrer Funktion für die Thymozytenreifung (s. u.). Im Routinepräparat sind die kortikalen Epithelzellen wegen der gewaltigen Überzahl der Thymozyten schwer zu erkennen (Epithelzellen: helle Kerne; Thymozyten: dunkle Kerne). Mit Spezialmethoden wurde gezeigt, dass die Epithelzellen der äußeren Rinde (*„Ammenzellen"*) die Thymozyten regelrecht umhüllen.

Im Mark können die Epithelzellen eosinophile Aggregate bilden (**Hassall-Körperchen**), indem sie sich zwiebelschalenartig umeinander legen. Bei größeren Hassall-Körperchen sind die zuinnerst gelegenen Zellen oft zu homogenem Material degeneriert. Die Hassall-Körperchen entstehen schon während der Fetalzeit und nehmen später an Größe zu. Ihre Funktion ist nicht endgültig geklärt. Möglicherweise haben sie eine Bedeutung für die Bildung von natürlichen regulatorischen T-Zellen (nT_{reg}) (S. 373).

Andere Zellen des Thymus sind zwar im herkömmlichen Paraffinschnitt nicht eindeutig zu erkennen, aber erwähnenswert: (a) *Makrophagen* (Abräumung misslungener Thymozyten, s. u.); (b) *dendritische Zellen* im Mark (Antigen-Präsentation); (c) *myoide Zellen* mit Myofilamenten (Funktion unbekannt, aber wahrscheinlich von Bedeutung bei Entstehung der Myasthenia gravis) (S. 284).

Thymusgefäße treten an der *Rinden-Mark-Grenze* von den Bindegewebssepten aus in das Thymusparenchym ein. Die von dort entspringenden kortikalen Kapillaren werden von Epithel umscheidet (Fortsetzung der subkapsulären Epithelschicht). Diese Epithelscheide zusammen mit dem geschlossenen Kapillarendothel wird als histologisches Korrelat der *Blut-Thymus-Schranke* angesehen (Abschirmung der Rinde gegenüber im Blut zirkulierenden Fremdantigenen). Die Wirksamkeit einer solchen Schranke wird inzwischen angezweifelt. Die Gefäße des Markes sind nicht eingescheidet (hier Einstieg der reifen T-Zellen ins Blut zwecks Abtransport, s. u.).

13.6.2 Funktion des Thymus

Der Thymus liefert das geeignete Mikromilieu für die Proliferation und Reifung der Thymozyten zu **immunkompetenten** aber **selbst-toleranten** T-Lymphozyten. Die Reifungsschritte sowie die Wanderung der reifenden Zellen sind in ▸ Abb. 13.**4** und ▸ Abb. 13.**25** summarisch aufgeführt. Diese Vorgänge werden von den **Thymusepithelzellen** durch Zyto- und Chemokine gesteuert.

Die fortschreitende Reifung der T-Zellen lässt sich nicht morphologisch, sondern nur durch den Nachweis der Oberflächenmarker des CD-Systems und der TCR verfolgen. Die unreifsten Stufen (Pro- und Prä-T-Zellen, negativ für **CD4** und **CD8**) befinden sich in der äußeren Rinde. Mit zunehmender Reifung steigen sie in Richtung auf das Mark ab. In den Prä-T-Zellen findet die somatische Rekombination für die variablen Regionen der TCR statt (S. 364). Danach werden die T-Zellen zunächst CD4-CD8-doppelt positiv und produzieren membranständige TCR. Im Rahmen von Selektionsvorgängen (s. u.) werden T-Zellen aussortiert, die schlecht funktionierende TCR haben oder Selbst-Antigene mit zu hoher Affinität binden. Die übriggebliebenen, immunkompetenten naiven $CD4^+$- und $CD8^+$-T-Zellen wandern aus dem Mark durch die Venolenwände in den Blutstrom und siedeln sich in sekundären lymphatischen Organen an.

Positive und negative Selektion. In der **Rinde** wird zunächst überprüft, ob die CD4/CD8-doppelt positiven unreifen Thymozyten funktionierende TCR- und Co-Rezeptoren ausgebildet haben. Die Thymusepithelzellen sind neben den APZ (S. 366) die einzigen Zellen, die ständig MHC-II-Moleküle bilden und daher den Thymozyten Peptide aus Selbst-Antigenen sowohl auf MHC-I als auch auf MHC-II-Molekülen präsentieren können. Nur diejenigen Thymozyten überleben, die Komplexe aus Selbst-Peptiden und körpereigenen MHC-Molekülen binden können (MHC-Restriktion; **positive Selektion**). Thymozyten, deren TCR keine Bindung eingehen kann, gehen durch Apoptose unter. Positiv selektionierte Thymozyten, die MHC-I-Antigenkomplexe erkannt haben, produzieren schließlich nur noch CD8, solche, die an MHC-II-Antigenkomplexe gebunden haben, werden einfach positiv für CD4. Sowohl in der Rinde als auch im Mark findet zusätzlich **negative Selektion** statt: T-Zellen, die mit Selbst-Antigenen beladene MHC-Komplexe auf Epithelzellen, DZ oder Makrophagen zu stark (mit *hoher Affinität*) binden, fallen der Apoptose anheim (▸ Abb. 13.**25**; ▸ Abb. 6.**1 b**), Beseitigung durch Makrophagen (▸ Abb. 5.**10**, ▸ Abb. 6.**8 c**).

Zur Absicherung der **Selbst-Toleranz** verfügen die Epithelzellen im Mark über einen besonderen Mechanismus: sie produzieren – unter der Kontrolle des **AIRE**-Proteins (*autoimmune regulator*) – Thymus-fremde körpereigene Moleküle, deren Expression auf spezielle Zellen beschränkt ist (z. B. Insulin). Thymozyten, die durch Präsentation solcher Moleküle aktiviert werden, werden aussortiert. Ist dieser Mechanismus defekt infolge Funktionsverlustes des AIRE-Gens, entgehen autoreaktive Thymozyten der negativen Selektion. Dadurch kann es zu Autoimmunerkrankungen kommen, die u. a. verschiedene endokrine Organe (z. B. Pankreas-Inseln, Schilddrüse) betreffen. Unter normalen Umständen überleben schließlich nur 3 – 5 % der Thymozyten. Sie werden als immunkompetente naive T-Zellen in die Blutzirkulation entlassen. Einige $CD4^+$-T-Zellen, die mit Selbst-Antigen relativ stark reagieren, entgehen der negativen Selektion und entwickeln sich stattdessen zu regulatorischen T-Zellen (Treg) (S. 373); die verantwortlichen Mechanismen sind im Einzelnen noch unklar.

Altersinvolution des Thymus

Die Rückbildung des Thymus beginnt mit Ende der Pubertät und schreitet bis zur 5. Lebensdekade fort. Kleine Reste von echtem Thymusgewebe bleiben aber bis ins höchste Alter bestehen, d. h. Reifung von undifferenzierten T-Zell-Progenitoren findet, wenn auch in abnehmendem Maße, zeitlebens im Thymus statt.

Bei der Involution verliert das ganze Organ an Masse; am stärksten ist die Rinde betroffen, während das Mark als dünner, zusammenhängender Strang erhalten bleibt (▶ Abb. 13.**24 b**). Dort, wo Thymusgewebe verschwindet, übernimmt Fettgewebe den Platz. Dieses dehnt sich im extrathymischen Raum aus. Die Zellen des intrathymischen Kompartiments, begrenzt durch das subkapsuläre Epithel, bleiben weiterhin unter sich.

Mikroskopierhilfe: Histologische Erkennung der lymphatischen Organe

Sekundäre Organe: Lymphfollikel

Organspezifische Merkmale:

- **Lymphknoten:** Gliederung in Rinde und Mark, System der Lymphsinus (insbesondere Rand- und Marksinus).
- **Milz:** Bindegewebige Trabekel mit größeren Blutgefäßen. Elemente der weißen Pulpa ziemlich gleichmäßig verteilt. Räumliche Beziehung zwischen Zentralarterien und lymphatischem Gewebe sofort auffallend. Blut-Sinusoide. Keine Lymphsinus. Lymphfollikel häufig ohne erkennbares Keimzentrum.
- **Tonsillen:** Krypten (Achtung: Mündung der Krypten oftmals nicht in der Schnittebene); in den Kryptenwänden viele Sekundärfollikel mit stets umfangreichem Keimzentrum; Struktur mit strategischer Bedeutung: Follikel-assoziiertes Epithel (FAE). Zwischen den Follikeln HEV-Anschnitte (T-Zone). Umgebung: Skelettmuskulatur und muköse oder gemischte Drüsen.

Unterscheidung der einzelnen Tonsillen: Größe, Tiefe der Krypten, Epitheltyp.

- *T. palatina*: die größte Tonsille mit den tiefsten Krypten; mehrschichtiges unverhorntes Plattenepithel.
- *T. lingualis*: kurze Krypten; Plattenepithel s. o.
- *T. pharyngea*: keine Krypten, nur unregelmäßige Falten; mehrreihiges Zylinderepithel mit Kinozilien.
- **Peyer-Plaques:** s. Kapitel Darm

Primäres Organ: Thymus

- *infantil*: Gliederung in Pseudoläppchen; Rinde, Mark, Hassall-Körperchen (HK); Achtung: *Scheinbar* isoliert liegende quer geschnittene Pseudoläppchen nicht mit sekundären Lymphfollikeln verwechseln!
- *adult*: Parenchym stark reduziert, besonders die Rinde; große HK; viel Fettgewebe in der Umgebung des Thymusgewebes.

14 Atmungsorgane

Die belüftete **Lunge** (*Pulmo*) besteht zu etwa 14 % ihres Volumens aus Gewebe und Blut, der Rest ist Luft. Die Lunge dient dem *Gasaustausch zwischen Blut und Luft.* Bei der Passage durch den kleinen Kreislauf (▶ Abb. 11.**1**) nimmt das Blut O_2 aus der Luft der **Alveolen** (Lungenbläschen) auf und gibt CO_2 ab. Der Gasaustausch geschieht rein passiv durch *Diffusion* und ist abhängig von den Konzentrationsunterschieden zwischen Luft und Blut. Im Bereich der Alveolen liegen die beiden Kompartimente (Luft und Blut) auf einer Gesamtfläche von über 100 m^2 eng benachbart, nur getrennt durch die **Blut-Luft-Schranke.** Die Diffusionsgradienten für O_2 und CO_2 werden durch ständig wiederholte Auffrischung der Alveolarluft aufrecht erhalten: *Ventilation* (Belüftung) der Alveolen durch Ein- und Ausatmung. Die Oberflächenspannung des Flüssigkeitsfilms, der auf dem Alveolarepithel liegt, wird durch Phospholipide (**Surfactant**) vermindert.

Den Alveolen sind die **Atemwege** als *konduktive (Luft-leitende) Einrichtungen* vorgeschaltet. Sie liegen teils extrapulmonal (Nasenhöhle, Rachen, Kehlkopf, Luftröhre, Hauptbronchien), teils intrapulmonal (**Bronchialbaum** mit Bronchien und Bronchiolen). Bei der Passage durch die Atemwege wird die Luft durch den Geruchssinn kontrolliert und durch die Schleimhäute erwärmt, angefeuchtet und weitgehend gereinigt.

14.1 Atemwege

14.1.1 Allgemeine Bauprinzipien

Die Atemwege sind von einer charakteristischen Schleimhaut ausgekleidet und werden durch Versteifungen in der Wand offen gehalten. Nasenhöhle und Rachen sind von Knochen umgeben, die Wand der tieferen Atemwege (mit Ausnahme der distalen Abschnitte) enthält ein Stützgerüst aus Knorpel. Die Schleimhaut ist an vielen Stellen fest mit der Unterlage verwachsen, was ebenfalls die Offenhaltung der Atemwege begünstigt.

Die **Schleimhaut** (*Tunica mucosa*) besteht aus *Lamina epithelialis* und bindegewebiger *Lamina propria* und trägt (bis auf wenige lokale Ausnahmen, s. u.) mehrreihiges hochprismatisches **Flimmerepithel mit Becherzellen**, so genanntes **respiratorisches Epithel** (▶ Abb. 7.**3 d**, ▶ Abb. 14.**2 b**). Näheres über die verschiedenen Zelltypen s. u. (S. 418). In der Lamina propria oder in tieferen Wandschichten liegen **seromuköse Drüsen** (Endstücke tubuloazinös; mit Myoepithelzellen versehen), die im Gegensatz zu den Becherzellen *innerviert* sind

(Parasympathikus: Steigerung der Drüsenaktivität). Die Becherzellen und Drüsen sezernieren **Muzine**, die das Epithel bedecken, vor Austrocknung schützen und die vorbeistreichende Luft anfeuchten. Im Verbund mit dem metachronen Zilienschlag des Flimmerepithels (S. 30) sind die Muzine wichtig für die Reinhaltung der Atemwege (**mukoziliäre Reinigung**) (S. 425). Stellenweise enthält die Lamina propria dichte Blutgefäßnetze (Anwärmung der Atemluft), und stets kommen hier freie **Zellen der Abwehr**, gelegentlich auch Lymphfollikel, vor (BALT) (S. 417). Parasympathische und sympathische Innervation reguliert u. a. den Tonus der glatten Muskulatur im Bronchialbaum, die Drüsentätigkeit und die Gefäßweite. Sensorische freie Nervenendigungen reichen stellenweise bis in das Epithel und vermitteln Schutzreflexe (z. B. Niesen, Husten, Verringerung der Atemtiefe).

14.1.2 Extrapulmonale Atemwege

Nasenhöhle

Nach der Epithelausstattung der Nasenhöhle können drei Gebiete unterschieden werden:

- **Regio cutanea** mit einer Auskleidung durch *Epidermis*. Sie ist reich an Haaren (*Vibrissen*) und Talgdrüsen und kann apokrine Schweißdrüsen enthalten. Diese Zone entspricht weitgehend dem Nasenvorhof.
- **Regio olfactoria** mit Riechepithel. Diese insgesamt etwa 6 cm^2 große Zone liegt in der obersten Etage der Nasenhöhle (S. 671).
- **Regio respiratoria** umfasst den größten Teil der Nasenhöhle (Septum, Seitenwände und Muscheln). Sie besitzt respiratorisches Epithel (mit größeren Nestern von Becherzellen) und seromuköse Drüsen (*Glandulae nasales*). Bemerkenswert ist die Gefäßarchitektur: Unter dem Epithel liegt ein Kapillarnetz, aus dem das Blut in weitlumige Venengeflechte der Mukosa abfließt. Zwischen zuführenden Arterien und dem Venengeflecht bestehen zusätzlich zahlreiche Anastomosen. Die Venenplexus sind insbesondere an der mittleren und unteren Nasenmuschel zu **Schwellkörpern** (*Corpora cavernosa nasi*) ausgebildet. Die Blutfüllung der Schwellkörper und damit die Dicke der Schleimhaut können durch Vasokonstriktion bzw. -dilatation rasch reguliert werden. Dies hat Einfluss auf die Durchgängigkeit der Nasenhöhle für den Luftstrom. Für die Steuerung ist das vegetative Nervensystem verantwortlich. Parasympathikus: Anschwellung der Schleimhaut. Sympathikus: Abschwellung.

Nasennebenhöhlen. Die Nebenhöhlen (*Sinus paranasales*) werden von respiratorischem Epithel ausgekleidet (Flimmerschlag in Richtung der natürlichen Öffnungen zur Nasenhöhle). Das Epithel ist weniger hoch und weniger reich an Becherzellen als in der Nasenschleimhaut. Auch die hier vorwiegend mukösen Drüsen sind spärlich, die Lamina propria ist dünn.

Tränennasengang. Das Lumen des *Ductus nasolacrimalis* ist von zweireihigem Zylinderepithel ausgekleidet. Die bis zum Lumen reichenden Zellen tragen einen dichten Besatz an Mikrovilli. Vereinzelt kommen Kinozilien-tragende Zellen vor, Becherzellen sind entweder einzeln oder als intraepitheliale Drüsen angeordnet. Die Lamina propria enthält einen venösen Schwellkörper, der den Gang als dicke Manschette umgibt und mit den Schwellkörpern der Nasenschleimhaut in Verbindung steht.

Rhinitis: Bei Entzündungsreaktionen (ausgelöst z. B. durch Allergien oder Krankheitskeime) führen starke Blutfüllung der Schwellkörper und Einlagerung von Flüssigkeit (Ödem) in die Lamina propria zur „verstopften Nase“; gleichzeitig meist Überproduktion von dünnflüssigem Drüsensekret („Schnupfen“). Lokale Applikation (Nasentropfen) von sympathomimetischen Wirkstoffen verringert die Drüsentätigkeit und bringt die Corpora cavernosa zum Abschwellen. – **Polypen** sind gutartige Schleimhautwucherungen in Nase und/oder Nebenhöhlen (meist eine Folge chronischer Entzündung) und können das Lumen völlig verlegen.

Rachen

Die drei Stockwerke des Rachens (**Pharynx**) haben entsprechend ihrer Zugehörigkeit zum Atem- oder/und Speisetrakt unterschiedliche Epithelausstattungen. Der **Epipharynx** (Pars nasalis pharyngis) ist als reiner Luftweg mit *respiratorischem Epithel* ausgekleidet. Die Schleimhaut besitzt seromuköse Drüsen und enthält am Rachendach lymphatisches Gewebe (Rachenmandel, *Tonsilla pharyngea*) (S. 398). Das Gaumensegel ist auf seiner nasalen Fläche von respiratorischem Epithel, in Nähe seines freien Randes von unverhorntem Plattenepithel überzogen. Der **Mesopharynx** (Pars oralis pharyngis) und der **Hypopharynx** (Pars laryngea pharyngis) gehören gleichzeitig zum Luft- und Speiseweg und sind von unverhorntem mehrschichtigem Plattenepithel ausgekleidet. In der Lamina propria liegen muköse Drüsen (*Glandulae pharyngeae*), die Gleitspeichel sezernieren.

Tuba auditiva. Die Tube verbindet den Epipharynx mit dem Mittelohr. Die Tubenschleimhaut trägt respiratorisches Epithel (Flimmerschlag in Richtung Pharynx). In Pharynxnähe ist die Wand mit zahlreichen seromukösen Drüsen sowie Lymphfollikeln ausgestattet. Entzündungen der Nasenschleimhaut erfassen häufig auch die Tubenschleimhaut (Tubenkatarrh). Folge: Verschluss des Lumens durch Schleimhautschwellung, ungenügende Belüftung der Paukenhöhle (S. 677).

Kehlkopf

Der Kehlkopf (**Larynx**) besitzt ein **Skelett** (Schild-, Ring-, Stellknorpel) aus *hyalinem Knorpel*, der vom Ende der 2. Lebensdekade an langsam in Knochen umgewandelt wird (bei Männern nahezu ganz, bei Frauen teilweise). Der Knorpel des Kehldeckels (*Epiglottis*), die Cartilagines corniculatae et cuneiformes in der Plica aryepiglottica sowie die äußerste Spitze des Processus vocalis (Befestigung des Lig. vocale) bestehen aus *elastischem Knorpel*, der nicht verknöchert. Die **Epiglottis** ist auf der lingualen und zum Teil auch auf der laryngealen Fläche von unverhorntem mehrschichtigem Plattenepithel, im übrigen von respiratorischem Epithel überzogen. Die Lamina propria ist mit seromukösen Drüsen (*Glandulae epiglotticae*) und lymphatischem Gewebe ausgestattet.

Der Innenraum des Kehlkopfes (**Cavitas laryngis**) wird durch zwei Paare von sagittalen Falten (**Taschenfalten**, *Plicae vestibulares*, und **Stimmfalten**, *Plicae vocales*) anatomisch in drei Stockwerke (▶ Abb. **14.1**) unterteilt. Die Kehlkopfschleimhaut trägt mit Ausnahme der Stimmfalten überwiegend *respiratorisches Epithel*, das allerdings im Vestibulum laryngis mit zunehmendem Alter von immer größeren Ausläufern und Inseln unverhornten mehrschichtigem Plattenepithels durchsetzt sein kann. In der Lamina propria liegen (außer an der Plica vocalis) seromuköse Drüsen. In der Schleimhaut der Taschenfalten

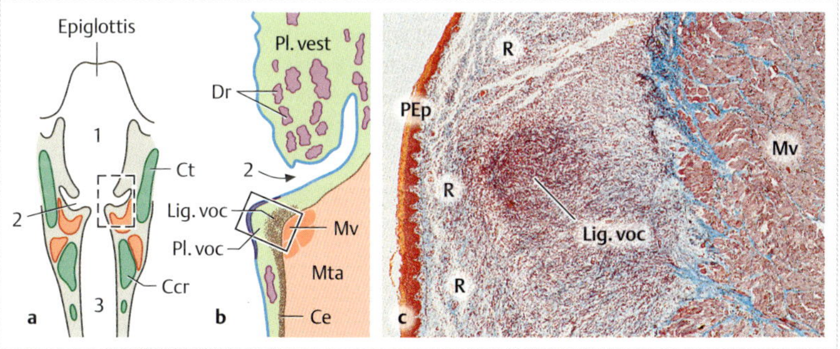

Abb. 14.1 Kehlkopf. a Makroskopie (Frontalschnitt von dorsal gesehen, schematisch). **1**, Vestibulum. **2**, Ventriculus (1 + 2 = supraglottischer Raum). **3**, Cavitas infraglottica. **Ct**, Cartilago thyroidea. **Ccr**, Cartilago cricoidea. **b** Ausschnitt aus a. **Pl. vest**, Plica vestibularis. **Pl. voc**, Plica vocalis. **Dr**, Drüsen. **Lig. voc**, Lig. vocale (Oberrand des Conus elasticus, **Ce**). **Mv**, M. vocalis. **Mta**, M. thyroarytenoideus. *Hellblau*, respiratorisches Epithel; *dunkelviolett*, unverhorntes Plattenepithel. **c** Ausschnitt aus b, Paraffinschnitt (Mensch). **PEp**, unverhorntes mehrschichtiges Plattenepithel. **R**, Reinke-Raum (lockeres subepitheliales Bindegewebe der Plica vocalis). Beachte die Papillen-Verzahnung zwischen Epithel und Lamina propria sowie den Reichtum an elastischen Fasern (rotbraun gefärbt) im Lig. vocale. Goldner-Resorcin-Fuchsin. Vergr. 25fach.

und des Ventrikels kommt lymphatisches Gewebe vor („Tonsilla laryngea"), die Taschenfalten enthalten außerdem quergestreifte Muskelfasern. Die Kehlkopfschleimhaut besitzt eine dichte sensorische Innervation (Hustenreflex).

Glottis. Die Glottis ist der stimmbildende Teil des Kehlkopfes und zugleich der Verschlussapparat für die unteren Atemwege. Die Stimmritze (*Rima glottidis*) wird durch die beiden Stimmfalten (**Plicae vocales**) begrenzt. Die bindegewebige Grundlage der Plica vocalis ist das Stimmband (**Lig. vocale**, verdickter Oberrand des Conus elasticus). Es besteht aus überwiegend sagittal verlaufenden elastischen und kollagenen Fasern. Lateral davon liegt der quergestreifte **M. vocalis** (innerster Teil des M. thyroarytenoideus), der bei der Phonation durch seine isometrische Kontraktion für die Feineinstellung der Stimmfaltenschwingung und damit für die Tonhöhe verantwortlich ist. Die zur Stimmritze weisende freie Kante der Stimmfalte trägt, entsprechend der hier herrschenden hohen mechanischen Beanspruchung, **unverhorntes mehrschichtiges Plattenepithel**. Das lockere subepitheliale Bindegewebe (*Reinke-Raum* der Kliniker, s. u.) ermöglicht eine Verschieblichkeit gegenüber dem Lig. vocale, was bei der Phonation von Bedeutung ist. Die Stimmfalten sind *drüsenfrei*. Ihre Oberfläche wird durch die Drüsensekrete aus den darüber liegenden Kehlkopf-Stockwerken feucht gehalten.

„Glottis-Ödem": Die Lamina propria der Schleimhaut im *supraglottischen Raum* ist recht locker gebaut und lässt größere Flüssigkeitseinlagerungen (Ödem) zu (z. B. bei allergischen Reaktionen, Wespenstich). Folge: Verlegung der Stimmritze durch Schleimhautschwellung, Erstickungsgefahr („Glottis-Ödem", obgleich das Ödem oberhalb der Glottis sitzt). – **Reinke-Ödem:** Flüssigkeitsansammlungen in den Bindegewebsspalten des Reinke-Raumes (s. o.) rufen an der *Stimmfalte* eine Schwellung hervor, die in die Stimmritze hineinragt und die Phonation beeinträchtigt.

Trachea und Hauptbronchien

Unterhalb der Glottis (s. o.) beginnen die **unteren Luftwege**. Trachea (Luftröhre) und Hauptbronchien besitzen ein Stützgerüst aus C-förmigen, nach dorsal offenen **Knorpelspangen** (hyalin). Diese sind in Längsrichtung durch Bandstrukturen (*Ligg. anularia*) untereinander verbunden. Eine Wand (**Paries membranaceus**) aus Bindegewebe und transversal verlaufender glatter Muskulatur (*M. trachealis* bzw. *bronchialis*) bildet den dorsalen Abschluss des Rohres (► Abb. 14.2). Der gesamte Stützapparat wird als *Tunica fibro-musculo-car-*

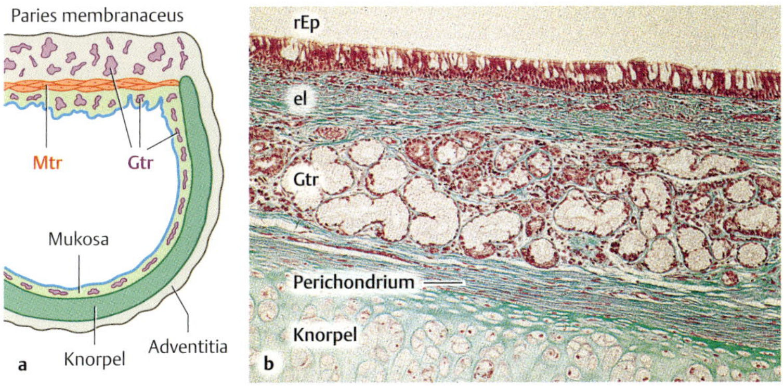

Abb. 14.2 Trachea. **a** **Querschnitt** (Schema). **Gtr**, Glandulae tracheales. **Mtr**, M. trachealis. *Hellblau*, respiratorisches Epithel. **b** Ausschnitt aus der Wand der menschlichen Trachea (Querschnitt). **rEp**, respiratorisches Epithel (mehrreihig mit Kinozilien und zahlreichen hell erscheinenden Becherzellen). **el**, Schicht der Lamina propria mit vielen längs verlaufenden elastischen Fasern (nicht angefärbt). **Gtr**, Glandulae tracheales, seromukös. Goldner. Vergr. 75fach. Höhere Vergrößerung des Epithels s. ▶ Abb. 7.**3 d**.

tilaginea bezeichnet. Eine **Adventitia** aus lockerem Bindegewebe vermittelt den Anschluss an die Umgebung.

Die **Mukosa** besitzt respiratorisches Epithel (S. 418), mit Ausnahme der Bifurkationen (hier unverhorntes mehrschichtiges Plattenepithel). In der Lamina propria liegen seromuköse Drüsen (*Glandulae tracheales* bzw. *bronchiales*), und zwar vorwiegend auf Höhe der Ligg. anularia und im Paries membranaceus. Die Mukosa von Trachea und Bronchialbaum ist reichlich mit afferenten Nervenfasern versehen (Hustenreflex; Dehnungsrezeptoren).

Basalmembran, Lamina propria und Ligg. anularia sind sehr reich an **längs orientierten elastischen Fasern**. Dadurch sind Trachea und Hauptbronchien längs-elastische Rohre, die sich den Bewegungen der Umgebung anpassen können. Die glatten Muskeln im Paries membranaceus sind am Perichondrium der Knorpelspangen befestigt und ermöglichen eine Kaliberveränderung der Luftwege.

Mikroskopierhilfe extrapulmonale Luftwege

Verwechslungen zwischen den extrapulmonalen Luftwegen und anderen Hohlorganen sind kaum möglich, wenn folgende Punkte beachtet werden: (a) Makroskopie des Präparates; (b) fast überall *respiratorisches Epithel* und *seromuköse Drüsen*; diese Kombination gibt es in anderen Hohlorganen nicht; (c) hyaliner Knorpel; in Präparaten der Nase: Knochen.

14.2 Lunge

Allgemeine Vorbemerkungen. Über die Lage der Lungen in den **Pleurahöhlen** sowie über die Atemmechanik siehe Bücher der Makroskopischen Anatomie. Die Lungen setzen sich vor allem aus den **Alveolen**, den Verzweigungen des **Bronchialbaumes** und den Ästen der Lungenarterien und -venen zusammen. Die Lunge ist außerordentlich reich an **elastischen Fasern.** Diese stehen lebenslänglich unter Zug und würden die Lunge zu einem gut faustgroßen Gebilde zusammenschnurren lassen, wenn die Haftung zwischen Lungenoberfläche und Thoraxwänden entfiele (**Pneumothorax**). Die physiologische Haftung beruht darauf, dass zwischen den serösen Häuten **Pleura pulmonalis** und **Pleura parietalis** ein Flüssigkeitsfilm liegt (S. 427). Dieser hält die beiden Pleurablätter durch kapilläre Adhäsion zusammen. So kann die Lungenoberfläche sich zwar gegen die Thoraxwände und das Zwerchfell verschieben, sich aber nicht von ihnen trennen, vergleichbar mit zwei nassen Glasplatten. Sie muss allen Exkursionen passiv folgen. Das elastische Fasernetz des Lungengewebes ist hauptverantwortlich für die **passiven Rückstellkräfte** bei der Ausatmung.

14.2.1 Bronchialbaum

Aufzweigung des Bronchialbaumes

Die **Entwicklung** der Lunge nimmt ihren Ausgang von der Wand des Vorderdarms und ähnelt der Entstehung eines Drüsenbaumes. Das macht die Läppchengliederung des Lungenparenchyms und das **dichotome Verzweigungsmuster** (d. h. jeweils *zwei* Tochterzweige) des Bronchialbaumes verständlich ▸ Abb. 14.3). Von der Trachea bis zu den Alveolen der menschlichen Lunge werden **21 – 23 Verzweigungen** geschätzt, davon entfallen ca. 15 auf den rein konduktiven Teil, die restlichen auf die Bronchioli respiratorii und Ductus alveolares.

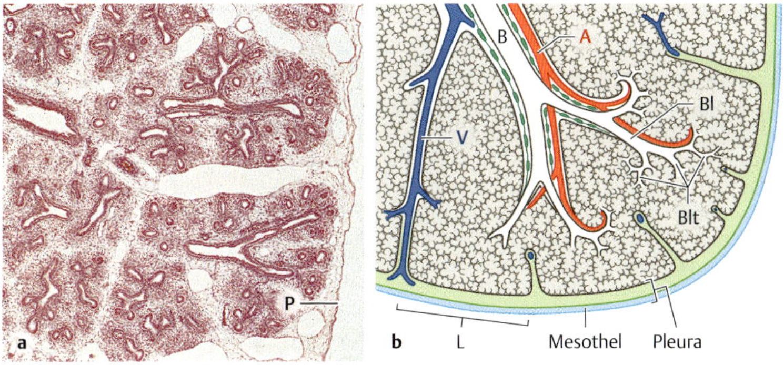

Abb. 14.3 Verzweigungen des Bronchialbaumes. **a** Lunge eines menschlichen Feten (4. Monat). Die dichotome Verzweigung der künftigen Luftwege und die Läppchengliederung des Parenchyms sind zu erkennen. **P**, Pleura pulmonalis. **b** Reife Lunge (Schema). Luftwege *weiß*. Alveolen *grau*. Die peripheren Äste der A. pulmonalis (**A**, *rot*) und der Vv. pulmonales (**V**, *blau*) verlaufen unabhängig voneinander. **B**, Bronchus, mit Knorpel (*dunkelgrün*) in der Wand. **Bl**, Bronchiolus (ohne Knorpel). **Blt**, Bronchiolus terminalis. Beachte die von der Pleura in das Parenchym hineinziehenden Interlobulärsepten. **L**, Lobulus Vergr. 25fach (a).

Die *Hauptbronchien* teilen sich nach Eintritt in die Lunge in *Lappenbronchien* (rechts 3, links 2) und diese in *Segmentbronchien* auf. Die weiteren Verzweigungen erfolgen oftmals *irregulär dichotom*: Aus einem Ast entstehen *zwei ungleiche* Äste, von denen der eine (stärkere) eher die alte Richtung beibehält, während der andere mehr abbiegt und seine weiteren Zweige auch im Bogen zurückwenden kann (dadurch Unterbringung von terminalen Verzweigungen und Alveolen auch in zentralen Bereichen der Lunge).

Alle Zweige des Bronchialbaumes, deren Wände Knorpelgewebe und seromuköse Drüsen enthalten, sind **Bronchien**. Sobald Knorpel und Drüsen *fehlen*, handelt es sich um **Bronchiolen.** Es folgt eine Aufzählung der Luftwege, die in histologischen Präparaten der Lunge zu erwarten sind.

- **Segmentbronchien** (lichte Weite ca. 8 mm) werden durch
- **Bronchien** fortgesetzt (ca. 7 Generationen: mittlere, kleine und kleinste; Weite bis 1 mm abnehmend). Darauf folgen die
- **Bronchiolen** (< 1 mm) mit jeweils ca. 4 Teilungen. Die letzten Zweige sind die
- **Bronchioli terminales** (ca. 0,4 mm). Diese stellen die *Endstrecke der rein konduktiven Luftwege* dar. Es folgen die
- **Bronchioli respiratorii** (ca. 0,4 mm) mit ca. 3 Generationen. Sie gehen über in die
- **Ductus alveolares**, die nach ca. 5 Teilungen in den
- **Sacculi alveolares** enden.

Gliederung des Lungenparenchyms. Alle Lufträume, die von einem **Bronchiolus terminalis** abhängig sind, werden als **Azinus** (Durchmesser ca. 0,5 cm) zusammengefasst. Er besteht aus Bronchioli respiratorii, Ductus alveolares und mehreren Tausend Alveolen. Diese Gliederung hat in der Pathologie Bedeutung (z. B. für die morphologische Klassifizierung des Lungenemphysems) (S. 420). Drei bis fünf Bronchioli terminales samt ihren anhängenden Acini bilden einen **Lobulus** (Durchmesser ca. 2 cm). Dieser wird von einem **präterminalen Bronchiolus** versorgt. Lobuli sind (unvollständig) durch Bindegewebssepten begrenzt und vor allem in der Lungenperipherie erkennbar ▶ Abb. 14.3). An der Lungenoberfläche werden ihre Grenzen durch ein schwarzes Netzmuster makroskopisch sichtbar. Dieses entspricht den interlobulären Septen, welche durch darin liegende staubbeladene Makrophagen markiert werden (S. 426).

Wandaufbau der intrapulmonalen Luftwege

Die Wand der **Bronchien** besteht aus folgenden **Hauptschichten**▶ Abb. 14.4):

1. Schleimhaut,
2. Muskelschicht,
3. Stützgerüst aus Knorpel (hyalin, weiter distal elastisch) und Bindegewebsfasern,
4. peribronchiales Bindegewebe.

Die **Schleimhaut** besitzt respiratorisches Epithel (S. 418). Die Lamina propria ist reich an längs verlaufenden **elastischen Fasern** und enthält freie Zellen der Abwehr (u. a. Lymphozyten, Plasmazellen, Mastzellen). Gelegentlich kommen Lymphfollikel einzeln oder in kleinen Gruppen vor (**Bronchus-associated lym-**

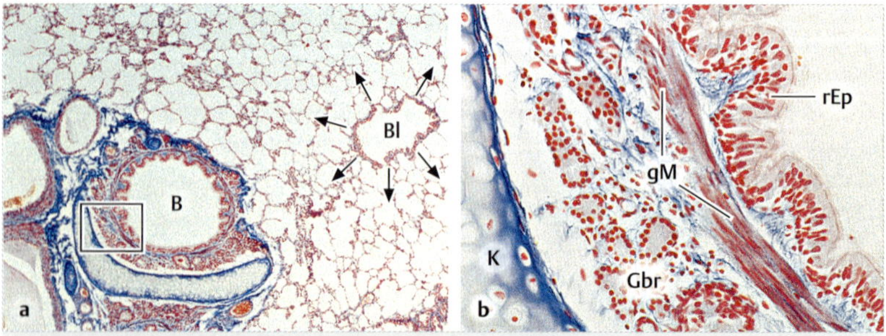

Abb. 14.4 Lunge (Katze). **a** Übersicht. **B**, kleiner Bronchus. **Bl**, Bronchiolus. Die Pfeile in **a** symbolisieren den radiären Zug, der durch das elastische Lungengewebe auf den Bronchiolus einwirkt und ihn offen hält. **b** Ausschnitt aus a. **rEp**, respiratorisches Epithel. **gM**, glatte Muskulatur. **Gbr**, Glandulae bronchiales. **K**, hyaliner Knorpel. Azan. Vergr. 20fach (a) und 150fach (b).

phatic tissue, BALT). Nach außen folgt zunächst ein *kontinuierlicher* Mantel aus **glatter Muskulatur** (Tunica muscularis; Anordnung der Muskelzellen scherengitterartig, daher im Schnitt nicht immer als geschlossene Schicht erscheinend). Das **Stützgerüst** wird durch unregelmäßige *Knorpelplatten* gebildet, die mit Bindegewebe zu einer Knorpelfaserschicht verwoben sind. Diese ist wiederum reich an longitudinalen *elastischen Fasern.* Muskelschicht und Stützgerüst werden gelegentlich unter der Bezeichnung *Tunica fibro-musculo-cartilaginea* zusammengefasst. Das lockere **peribronchiale Bindegewebe** stellt ein Kontinuum dar, welches die Zweige des Bronchialbaumes vom Hilum bis zu den Bronchioli begleitet. Hier verlaufen Äste der A. pulmonalis sowie die Vasa privata (s. u.) des Bronchialbaumes, Nerven und Lymphgefäße; gelegentlich kommen auch hier Lymphfollikel vor (BALT, s. o.). Die seromukösen **Bronchialdrüsen** liegen meist in einer Bindegewebsschicht zwischen Muskulatur und Stützgerüst, können aber auch bis ins peribronchiale Bindegewebe reichen. Sie synthetisieren Gel-bildende Muzine (vor allem MUC 5B) (S. 140) für den Schleimteppich, der über dem Epithel liegt (S. 425). Außerdem sezernieren die Bronchialdrüsen antibakterielle Stoffe (z. B. Lysozym), IgA (aus Plasmazellen) sowie Proteasehemmer zur Inaktivierung gewebsschädigender Proteasen, die von Abwehrzellen freigesetzt werden (S. 420).

In der Wand der **Bronchiolen** fehlen Knorpel und Drüsen. Das Lumen erscheint oft **sternförmig** (Mukosa in Falten aufgeworfen durch Kontraktion der Muskulatur). Das peribronchioläre Bindegewebe ist allseits mit den elastischen Strukturen der umliegenden Alveolarwände und dadurch indirekt mit der Lungenoberfläche sowie den interlobulären und intersegmentalen Bindegewebssepten verbunden. Auf diese Weise wird ein **radiärer Zug** auf die Bronchiolen ausgeübt ▸ Abb. 14.**4 a**), durch den sie *offen gehalten* werden.

Die **Bronchioli respiratorii** zeichnen sich dadurch aus, dass ihre Wände von den Öffnungen einzelner Alveolen durchsetzt sind. Die **Ductus alveolares** und **Sacculi alveolares** sind die Vorräume zu den Alveolen. Die Begrenzung dieser Wege besteht praktisch nur noch aus den „Türrahmen" der dicht aufeinander folgenden Alveoleneingänge ▸ Abb. 14.**5**). Die Eingänge sind durch einen Ring aus glatten Muskelzellen, kollagenen und elastischen Fasern verstärkt.

Regulierung der Lumenweite. Durch die glatte Muskulatur kann die lichte Weite der unteren Luftwege verstellt werden. Dies dient der Regulierung des Totraumvolumens (desjenigen Teils vom Atemzugvolumen, der nicht bis in die Alveolen gelangt). Der **Parasympathikus** (cholinerge Nervenfasern) verursacht (z. B. bei Ruheatmung) eine Erhöhung des Muskeltonus und damit eine **Bronchokonstriktion** (Verkleinerung des Totraumes). Der **Sympathikus** (noradrenerge Nervenfasern) führt (z. B. bei forcierter Atmung) durch Tonusminderung eine **Bronchodilatation** herbei. Ebenso wirken Adrenalin und sympathomimetische Arzneistoffe.

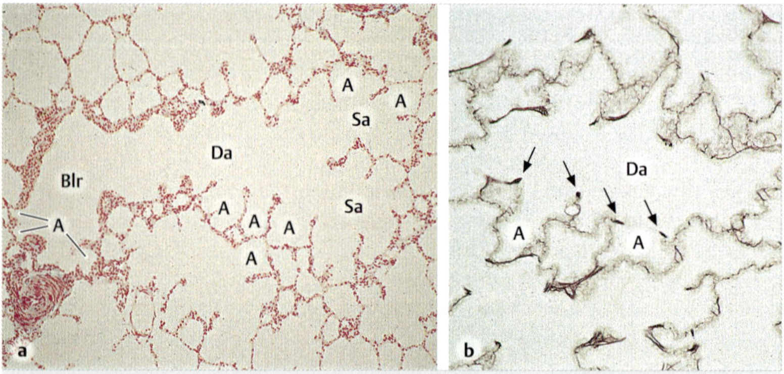

Abb. 14.5 Bereich des Gasaustausches (Katze). **a** Kontinuität zwischen Bronchiolus respiratorius (**Blr**), Ductus alveolaris (**Da**) und zwei Sacculi alveolares (**Sa**). **A**, Alveole. Azan. **b** Darstellung der elastischen Fasern (Resorcin-Fuchsin). **Pfeile** weisen auf Anschnitte der elastischen Ringe um die Alveoleneingänge. Vergr. 50fach (a) und 100fach (b).

Bronchi und Bronchioli zeigen im histologischen Schnitt meist ein **sternförmiges Lumen**. Dieses Bild entspricht **nicht** dem Zustand in vivo. Vielmehr ist es Folge der postmortal eintretenden Verkürzung der Bronchialmuskulatur, wodurch das Lumen verengt und die Mukosa in Längsfalten aufgeworfen wird.

Epithel der Luftwege

14

Wesentliche Teile der **oberen Luftwege** sowie von **Trachea** und Bronchialbaum bis zu den mittelgroßen **Bronchien** sind mit typischem respiratorischem Epithel ausgekleidet, das mehrreihig ist. Die häufigsten Zelltypen sind Flimmerzellen, Basalzellen und Becherzellen. Die **Flimmerzellen** sind sehr hohe Zellen mit Kinozilien und Mikrovilli und zuständig für den Transport des Schleimteppichs (S. 425). Sie sind durch Haftkontakte an den Basalzellen befestigt. Die **Basalzellen** verankern das Epithel mit echten Hemidesmosomen (Typ I) an der Basalmembran. Eine Subpopulation der Basalzellen hat wahrscheinlich Stammzelleigenschaften und ist für den Zellersatz verantwortlich. Außerdem kommen **Bürstenzellen** und endokrine Zellen vor (s. u.).

In den kleinen Bronchien wird das Epithel allmählich einreihig. Die **Bronchioli** besitzen ein einschichtiges Flimmerepithel, die Becherzellen werden gegen Ende der konduktiven Wege zunehmend seltener, in den Bronchioli terminales fehlen sie weitgehend und weiter distal völlig. Stattdessen tauchen **Keu-**

lenzellen auf (früher als Clara-Zellen bezeichnet). In den **Bronchioli respiratorii** und auf den „Türpfosten" der **Ductus alveolares** sind kubische, überwiegend zilienlose Zellen sowie Keulenzellen zu finden, außerdem kommen hier schon Typ-II-Pneumozyten vor.

Keulenzellen (*club cells*) sind sekretorische Zellen der distalen Luftwege. Sie wölben sich keulenförmig in das Lumen vor, das apikale Zytoplasma enthält Sekretgranula. Sie sezernieren einige Proteine, die im Dienste der natürlichen Abwehr stehen: die **Surfactant-Proteine SP-A** und **SP-D** (S. 424, S. 426) sowie das Keulenzell-Protein CC 10 (*club cell 10 kDa protein*). Alle drei dämpfen übermäßige Entzündungsreaktionen, die in der Lunge zu funktionell schwerwiegenden Gewebsschädigungen führen würden. Die Keulenzellen gelten auch als Reserve für den Zellersatz in den distalen Luftwegen.

Bürstenzellen sitzen als solitäre Zellen zwischen den übrigen Zelltypen. Sie sind dicht besetzt mit kurzen steifen Mikrovilli. Bürstenzellen haben (nach Befunden an der Maus-Trachea) die Funktion von **Chemosensoren**, die ähnlich wie Sinneszellen der Geschmacksknospen (S. 674) funktionieren. Sie überwachen das „Mikroklima" in den unteren Luftwegen und sind in die **Atemkontrolle** eingeschaltet. Sie nehmen Bitterstoffe wahr und schütten daraufhin Acetylcholin aus. Dieses stimuliert sensorische Vagus-Fasern, die im ZNS Einfluss auf die Atemkontrolle nehmen (Verlangsamung der Atmung). Dadurch soll verhindert werden, dass potentiell schädigende Stoffe in die tiefen Atemwege gelangen. – Ähnliche solitäre Zellen mit Chemosensor-Eigenschaften und Anschluss an afferente Trigeminus-Fasern gibt es in der Nasenschleimhaut.

Disseminierte endokrine Zellen. Überall im Epithel der Luftwege sitzen endokrine Einzelzellen verstreut (disseminiert) zwischen den Epithelzellen. Sie sezernieren verschiedenste Peptide und Amine (u. a. Serotonin); für eine genauere Darstellung siehe Kapitel 18.7 (S. 533). Die lungenspezifischen Aufgaben dieser solitären endokrinen Zellen sind nicht geklärt. In den tieferen Atemwegen, besonders an den Aufzweigungen, sind Zusammenlagerungen von einigen -zig endokrinen Zellen zu finden, die als **neuroepitheliale Körper** bezeichnet werden. Diese sind reich innerviert durch afferente Fasern des N. vagus. Daher wird vermutet, dass es sich um Chemorezeptoren (O_2-Gehalt der Atemluft) und/oder Mechanorezeptoren (Wandspannung) handelt.

Von den disseminierten endokrinen Zellen leiten sich zwei Arten von Tumoren ab (S. 536): (1) der **Karzinoid-Tumor** (S. 536); (2) das **kleinzellige Bronchialkarzinom**, ein hoch maligner Tumor (etwa 25 % aller Bronchialkarzinome). Sowohl dieses als auch das **Plattenepithelkarzinom** (ca. 40 %) sind eng mit chronischem **Zigarettenrauchen** korreliert. Das Plattenepithelkarzinom nimmt seinen Ausgang von Stellen, wo sich das rauchgeschädigte respiratorische Epithel in Plattenepithel umgewandelt hat (Metaplasie).

Das **Asthma bronchiale** ist eine chronische Atemwegserkrankung, gekennzeichnet durch *anfallsweise* wiederkehrende, *reversible* exspiratorische Dyspnoe (Atemnot), ausgelöst meist durch äußere Reize (z. B. Allergene), die auf einen überreagierenden Atemtrakt treffen: Einengung der Bronchien durch *Bronchospasmus* und Überproduktion von *hoch viskösem Schleim*, Schädigung des Bronchialepithels durch Stoffe aus Eosinophilen (S. 340). Vermittler dieser Entgleisungen sind u. a. Wirkstoffe aus Mastzellen (S. 375).

Die **chronische obstruktive Atemwegserkrankung (COPD)** (*chronic obstructive pulmonary disease*) zeichnet sich durch exspiratorische Dyspnoe aus. Diese beruht auf einer langsam fortschreitenden, *nicht* reversiblen Erhöhung des Strömungswiderstandes in den kleinen Luftwegen und wird am häufigsten durch **chronisches Zigarettenrauchen** verursacht. Zu dem Krankheitsbild gehören unter anderem (a) **chronische Bronchitis** mit dauerhafter Verengung der kleinen (< 2 mm) Luftwege durch Schleimpfröpfe und Abwehrzellen in den Lichtungen; Umbau der Wand mit Hyperplasie der Becherzellen und mukösen Drüsen; Fibrosierung der Bronchiolenwände; Anreicherung von Abwehrzellen im Interstitium; (b) **Emphysem:** Vergrößerung der Lufträume distal von den Bronchioli terminales durch Untergang von Interalveolarsepten (enzymatischer Abbau der kollagenen und elastischen Fasern durch übermäßig aktive Proteasen aus Neutrophilen und Makrophagen); dadurch Verminderung des Gefäßbettes und der Gasaustauschfläche sowie der elastischen Rückstellkräfte der Lunge und des radiären Zugs (S. 417) auf die Bronchiolen (→ exspiratorisches Kollabieren des Lumens). Mögliche Spätfolgen: z. B. letale Ateminsuffizienz, Rechtsherzversagen, Pneumothorax nach Platzen von Emphysemblasen. Das komplexe Geschehen der COPD wird wahrscheinlich durch Chemokine und Zytokine ins Rollen gebracht, die von den rauchgeschädigten Atemwegsepithelien und stimulierten Alveolarmakrophagen freigesetzt werden.

Blutgefäße

Die Lunge ist an *beide Kreisläufe* angeschlossen. Die meisten intrapulmonalen Blutgefäße sind *Vasa publica* des kleinen Kreislaufs (Äste der A. pulmonalis und der Vv. pulmonales). Außerdem besitzt die Lunge *Vasa privata* (Rr. bronchiales und Vv. bronchiales), die zum großen Kreislauf gehören und der Versorgung des Bronchial- und Gefäßbaumes sowie der Pleura dienen. Zwischen beiden Zirkulationen gibt es Anastomosen.

Die Äste der A. pulmonalis folgen bis in die Peripherie den Aufteilungen des Bronchialbaumes (▶ Abb. 14.3 **b**). Die größeren Äste sind Arterien vom elastischen Typ (S. 308). Die peripheren Zweige der Vv. pulmonales verlaufen zunächst *unabhängig* von den Arterien in den interlobulären und intersegmentalen Bindegewebsstraßen und treten erst weiter proximal in das peribronchiale Bindegewebe ein. Dieses enthält auch die Vasa privata.

Mikroskopierhilfe intrapulmonale Luftwege

Es empfiehlt sich, primär bei *niedriger* Vergrößerung nach den einzelnen Abschnitten des Bronchialbaumes zu suchen.

Verwechslungen der verschiedenen Abschnitte des Bronchialbaumes können vermieden werden durch Beachtung folgender Kriterien: Relatives Kaliber? Knorpel und Drüsen in der Wand? Epithel Zilien-tragend? Alveolaröffnungen in der Wand?

14.2.2 Alveolen

Hier endlich ist der Ort des Gasaustausches. Die Alveolen (Gesamtzahl aus beiden Lungen ca. 300 – 400 Millionen) sind mit Luft gefüllte polygonale Räume (Durchmesser ca. 250 µm), die durch dünne Wände (*Interalveolarsepten*) voneinander getrennt sind. Die gesamte alveoläre Oberfläche in der Lunge eines Erwachsenen beträgt 100 – 140 m^2, die Oberfläche der Kapillaren in den Septen misst ca. 120 m^2.

Interalveolarsepten

Die Alveolarwände (Dicke nur 5 – 8 µm) dienen als stabile Träger für das außerordentlich dichtmaschige **Kapillarnetz** des kleinen Kreislaufs, das hier in möglichst enger Nachbarschaft zum Luftkompartiment untergebracht werden muss. Jede Alveolarwand gehört den benachbarten Alveolen *gemeinsam*, d. h. das Kapillarnetz unterhält engste Nachbarschaft zu *beiden* Alveolen (▶ Abb. 14.**6**). Das bindegewebige Grundgerüst der Alveolarwand besteht aus Kollagenfibrillen und vor allem aus **elastischen Fasern** (▶ Abb. 14.5 **b**), die die Alveole korbartig umgeben. Die Bindegewebszellen sind spärlich; sie sollen Myofibroblasten-Eigenschaften haben. Der alveoläre Faserapparat insgesamt bildet ein kontinuierliches **elastisches Netz**, das die gesamte Lunge **vom Hilum bis zur Lungenoberfläche** durchzieht.

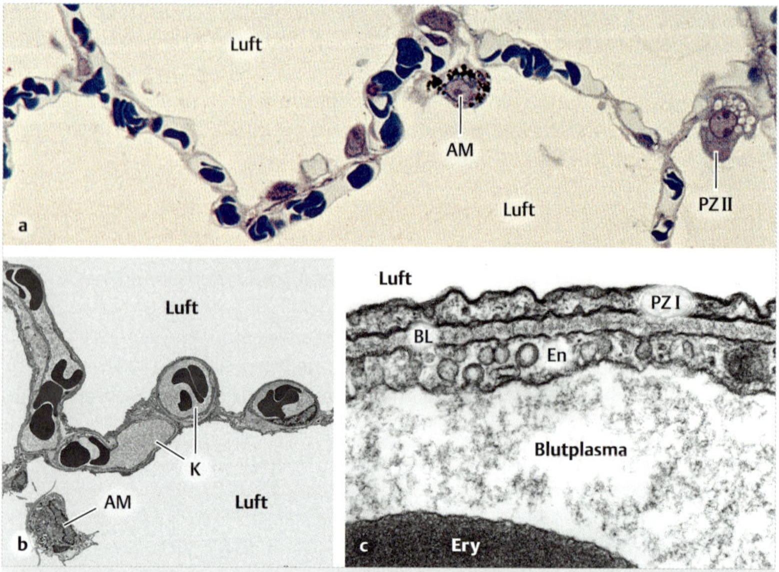

Abb. 14.6 Interalveolarsepten, Blut-Luft-Schranke (a, Ratte; b, c Mensch). **a** In den Alveolarwänden sind zahlreiche Anschnitte von Kapillaren (mit Erythrozyten darin) zu sehen. **AM**, Alveolarmakrophage (mit Kohlepartikeln beladen). **PZ II**, Pneumozyt-Typ II; die leeren Vakuolen kommen durch artifizielle Herauslösung des Phospholipid-haltigen Surfactant zustande. Semidünnschnitt, Methylenblau. **b** Ultrastruktur der Alveolarwand. Kapillaren (**K**) längs und quer geschnitten. **c** Blut-Luft-Schranke. **PZ I**, Ausläufer eines Pneumozyten Typ I. **BL**, Basallamina. **En**, Endothel (beachte die Caveolae). **Ery**, Erythrozyt. Vergr. 640fach (a), 1090fach (b), 42 000fach (c). (Aufnahmen b, c: E.R. Weibel, Anat. Inst, Bern)

Die Interalveolarsepten weisen lichtmikroskopisch sichtbare **Poren** auf, die eine Verbindung zwischen Nachbaralveolen herstellen (**Kohn-Poren**). Dadurch können Alveolen auch noch dann belüftet werden, wenn der sie versorgende terminale Luftweg verlegt ist (Pathologie: transalveolärer Ausbreitungsweg für Krankheitskeime).

Die Oberflächen der Alveolarwände sind von **Alveolarepithel** bedeckt, das aus zwei Zelltypen besteht: Die **Pneumozyten Typ I** (Alveolarepithelzellen Typ I; kurz: Typ-I-Zellen) haben einen großflächigen, dünnen Zellleib, mit dem sie die Kapillaren überziehen (Blut-Luft-Schranke, s. u.) und den größten Teil (ca. 95 %) der Alveole austapezieren. Die **Pneumozyten Typ II** (Typ-II-Zellen) sind kubisch, sie sitzen meist in den Nischen, wo sie die Gasaustauschfläche nicht „stören". Sie produzieren den **Surfactant** (► Abb. 14.7); außerdem geht aus ih-

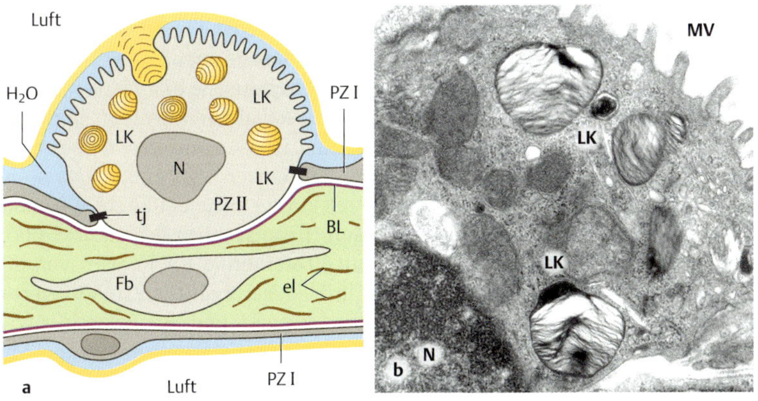

Abb. 14.7 Pneumozyt TypI II. **a** EM-Schema, **b** Original-EM-Bild (Maus). Die Zelle trägt Mikrovilli (**MV**) und enthält Zellorganellen mit lamellärer Binnenstruktur (Lamellenkörper), **LK**, in denen Phospholipide (Surfactant) gespeichert sind. Freisetzung durch Exozytose. Die gesamte Oberfläche des Alveolarepithels ist von einem wässrigen Flüssigkeitsfilm (*blau*) überzogen. An der Luft-Wasser-Grenze liegt eine monomolekulare Schicht aus Phospholipiden (*gelb*). **PZ I**, Pneumozyt Typ I. **BL**, Basallamina. **Fb**, Fibroblast im Innern der Alveolarwand. **el**, elastische Fasern. **tj**, Tight junction. **N**, Zellkern. Vergr. ca. 5000fach bzw. 12 000fach.

nen wahrscheinlich der Ersatz von Typ-I-Zellen hervor. Alle Zellen des Alveolarepithels sind durch *Tight junctions* untereinander verbunden.

Blut-Luft-Schranke. Durch die Blut-Luft-Schranke hindurch geht der Gasaustausch vonstatten. Anatomisch besteht sie an den dünnsten Stellen aus folgenden Strukturen (▸ Abb. 14.6 **c**): *Kapillarendothel* (vom geschlossenen Bautyp), Zellleib der *Pneumozyten Typ I* und dazwischen eine gemeinsame *Basallamina.* Die Dicke dieser Gewebsschranke hat in der menschlichen Lunge einen harmonischen Mittelwert von **0,6 µm**. Die Diffusionsstrecke zwischen Alveolarluft und Erythrozyt ist etwas länger (1,1 µm), weil außer den anatomischen Strukturen noch der Flüssigkeitsfilm auf dem Alveolarepithel und das Blutplasma durchlaufen werden müssen.

Die *funktionelle* Schrankendicke von 0,6 µm (Gewebe) bzw. 1,1 µm (Luft-Erythrozyt) erhält man als harmonischen Mittelwert, d. h. als Mittel der reziproken lokalen Dicken, weil die Diffusionsleitfähigkeit der Schranke umgekehrt proportional zur Dicke steht. Dadurch werden die dünnen Schrankenteile stärker gewichtet als die dickeren, in denen Zellkörper oder Bindegewebsfasern einen höheren Widerstand erzeugen.

Antiatelektasefaktor, Surfactant (*surface-active agent*). Die riesige Oberfläche des Alveolarepithels ist mit einem dünnen wässrigen Flüssigkeitsfilm überzogen, hier grenzen also zwei Phasen, Luft und Wasser, aneinander. Rein physikalisch wäre zu erwarten, dass die **Oberflächenspannung** der Wasserphase so groß ist, dass die Alveolen bei Ausatmung zu kollabieren drohten und beim Versuch der Einatmung kaum wieder entfaltet werden könnten. Dieses Problem ist gelöst durch oberflächenaktive Substanzen, zusammengefasst als **Surfactant** oder **Antiatelektasefaktor** (Atelektase = nicht entfaltete Alveolen). Dieser besteht zu 90 % aus **Phospholipiden** (hauptsächlich Dipalmitoyl-Phosphatidylcholin) und zu 10 % aus **Sufactant-Proteinen** (s. u.). Er wird von den Typ-II-Zellen (▶ Abb. 14.7) synthetisiert, in Speicherorganellen (modifizierten Lysosomen) mit lamellärer Binnenstruktur gelagert und auf Reize hin (z. B. Dehnung) per Exozytose freigesetzt. Das Lamellenmuster entspricht der typischen Aggregationsweise von Phospholipiden in wässriger Phase. Aufgrund ihres **amphiphilen** Charakters (d. h. Moleküle bestehend aus einer hydrophilen und einer hydrophoben Domäne) verteilen sich die Phospholipide als monomolekulare Schicht an der **Wasser/Luft-Interphase** (hydrophobe Domäne zur Luft, hydrophile Domäne zur wässrigen Phase orientiert). Dadurch wird die Oberflächenspannung des Wassers stark gesenkt. Ein beträchtlicher Teil des Surfactant wird wiederverwendet (**Rezirkulation**, d. h. Aufnahme in die Typ-II-Zellen und erneute Ausschüttung), ein Teil wird durch die **Alveolarmakrophagen** (S. 426) beseitigt.

Surfactant-Proteine (SP). Zwei hydrophobe SP (SP-B und SP-C) sind wichtig für die *Stabilisierung* des Phospholipidfilms an der Wasser/Luft-Interphase. Genetisch bedingter Mangel an SP-B verursacht schwerste Atemnot bei Neugeborenen. Zwei hydrophile SP (SP-A und SP-D), die auch von den Keulenzellen (S. 419) gebildet werden, sind an der Regulierung der Surfactant-Rezirkulation beteiligt; außerdem haben sie Bedeutung für die *Abwehrmechanismen* der Lunge (S. 426).

Das **Atemnotsyndrom der Neugeborenen** (*Neonatal respiratory distress syndrome, NRDS*), das auf Surfactant-Mangel infolge Unreife der Typ-II-Zellen beruht, macht die lebenswichtige Funktion des Surfactant deutlich: Beim NRDS wird die Einatmung kurze Zeit nach der Geburt (d. h. nach der ersten Belüftung der Lunge) zunehmend schwieriger, weil die Alveolen sich immer schlechter und schließlich gar nicht mehr entfalten lassen. Da die Typ-II-Zellen erst nach der 35. Schwangerschaftswoche voll funktionsfähig sind,, muss bei Frühgeborenen mit dem NRDS gerechnet werden. Behandlung: u. a. Instillation von Surfactant in die unteren Atemwege. Prophylaxe bei zu erwartender Frühgeburt: Behandlung der Schwangeren ab der 24. Schwangerschaftswoche mit Glucocorticoiden (S. 523), die die Reifung der Typ-II-Zellen beschleunigen.

14.2.3 Abwehrmechanismen im Atemtrakt

Die Atmungsorgane verfügen über vielfältige Abwehrmechanismen, mit denen die Gesamtoberfläche bis zu ca. 140 m^2 in der Regel sauber gehalten wird, trotz der täglich inhalierten Luftmenge von ca. 10 000 Litern und der darin enthaltenen schädlichen Partikel (Stäube, Krankheitserreger). Nur einige Mechanismen seien hier genannt. In den rein **konduktiven Luftwegen**: Nies- und Hustenreflexe; mukoziliäre Reinigung; intraepitheliale dendritische Zellen (S. 401); Abwehrzellen der Mukosa; IgA und antimikrobielle Stoffe (z. B. Lysozym, Defensine, SP-A und SP-D) im Schleimteppich. In den **distalen Luftwegen und Alveolen**: Alveolarmakrophagen und interstitielle Makrophagen, Surfactant-Proteine SP-A und SP-D) (S. 426).

Mukoziliäre Reinigung. Auf dem respiratorischen Epithel liegt ein von den Becherzellen und Drüsen produzierter visköser **Schleimteppich** aus gequollenen Muzinen (in Routinepräparaten meist nicht erhalten), an dem Mikroorganismen und Schmutzpartikel kleben bleiben. Darunter folgt eine wässrige, weniger visköse **periziliäre Flüssigkeitsschicht** (Höhe ca. 5 µm, geringfügig niedriger als die Länge der Zilien), die vom gesamten Epithel produziert und reguliert wird. Die periziliäre Schicht gewährleistet einen Freiraum für die Zilienbewegungen (▶ Abb. 14.8). Zilienschlag (Frequenz ca. 15 Hz) und Schleimteppich wirken wie ein Förderband, das unablässig alles, was am Schleim festklebt, zum Rachen transportiert. Hier wird der Schleim verschluckt oder ausgeworfen. Fördergeschwindigkeit in der Trachea ca. 5 mm/min, weiter distal langsamer. Große eingeatmete Partikel (> 10 µm) werden schon in den oberen Luftwegen abgefangen; kleinere (5 – 8 µm) bleiben in Trachea und Bronchien hängen; kleinste (< 5 µm) gelangen bis in die Alveolen, hier müssen Alveolarmakrophagen die Reinigung übernehmen.

14

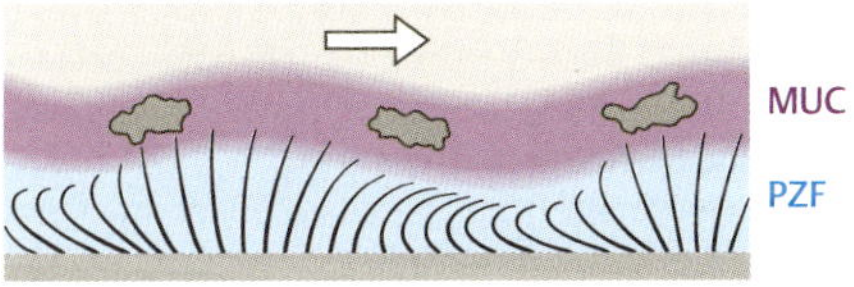

Abb. 14.8 Mukoziliäre Reinigung des respiratorischen Epithels. Die Kinozilien bewegen sich in einer wässrigen Phase niedriger Viskosität (periziliäre Flüssigkeitsschicht, **PZF**) und transportieren den darüber liegenden Schleimteppich (**MUC**) samt den darin steckenden Schmutzpartikeln (*grau*) in Pfeilrichtung. Während des Förderschlages ragen die Spitzen der Zilien geringfügig in den Schleimteppich hinein. Beachte die *metachrone* (zeitlich versetzte) Koordination des Zilienschlages.

Was die **mukoziliären Reinigungsmechanismen** normalerweise leisten, wird deutlich, wenn sie infolge genetisch bedingter Fehler dauerhaft gestört sind: (a) **Immotile Zilien**: fehlender Zilienschlag wegen molekularer Defekte im Bewegungsapparat der Zilien (S. 48). Folge: Störung der mukoziliären Reinigung; chronische bakterielle Entzündung der Schleimhäute von Nase und Nasennebenhöhlen (*eitrige Rhinitis* und *Sinusitis*) sowie *Bronchiektasen* (irreversible Erweiterung der kleinen Bronchien als Folge von chronischer Sekretstauung und Keimbesiedlung); (b) **Zystische Fibrose** (Mukoviszidose) (S. 502): Mangelnde Hydratation des Schleims → erhöhte Viskosität, ineffektiver Transport → Verlegung der Bronchien. Wegen reduzierter HCO_3^--Sekretion pH-Senkung → reduzierte Wirksamkeit zahlreicher antimikrobieller Peptide → dauernde Keimbesiedlung und schwere chronische Entzündungen; Bronchiektasen; schließlich letale Ateminsuffizienz, meist in der 3. – 4. Lebensdekade.

Alveolarmakrophagen (AMP). Die *Gewebe-residenten MP* der Lunge (S. 342) sind die Alveolarmakrophagen. Sie sind teilungsfähig und können die Population der AMP selbst aufrechterhalten. In der gesunden Lunge patrouillieren die AMP auf dem Alveolarepithel und phagozytieren apoptotische Zellen, überschüssigen Surfactant und Staubpartikel (z. B. Kohlenstaub). Die AMP lösen jedoch selbst kaum Entzündungsreaktionen aus, da sie vom Alveolarepithel durch Zell-Zell-Interaktionen und lösliche Faktoren „ruhiggestellt" werden. Sie fungieren als immunologische **Wächter**, die mit ihren Sensoren pathogene Keime und andere schädigende Stoffe wie z. B. Quarzkristalle und Asbestfasern (s. u.) aufspüren und dann Knochenmark-abhängige MP und andere Abwehrzellen rekrutieren.

Beladene AMP wandern entweder in die mit Flimmerepithel ausgestatteten Luftwege und werden mit dem Schleimteppich hinausbefördert; oder sie migrieren in die Bindegewebsstraßen des Lungenparenchyms, wo sie entweder liegen bleiben (S. 416) (Lobulusmuster), oder von wo sie über Lymphbahnen in die regionären Lymphknoten gelangen (s. anthrakotischer Lymphknoten, ▸ Abb. 13.**16**). Die Makrophagen – residente und rekrutierte MP – werden durch die Surfactant-Proteine **SP-A** und **SP-D** unterstützt. Diese wirken direkt antimikrobiell und fungieren als „Breitbandopsonine": Sie binden aufgrund ihrer Lectin-Eigenschaft (S. 26) an Zuckermoleküle auf der Oberfläche verschiedener Erreger, wodurch diese von den Makrophagen leichter phagozytiert werden können. SP-A und SP-D sind nicht auf die Alveolen und distalen Luftwege beschränkt, sondern kommen in der Mukosa des gesamten Atemtraktes und auch in anderen Schleimhäuten vor (z. B. Tuba auditiva, Bindehaut des Auges).

Lymphgefäße. Die Lymphgefäße der Lunge beginnen (a) im peribronchiolären Bindegewebe und folgen den Ästen der A. pulmonalis; (b) in der Subserosa der Pleura pulmonalis (s. u.) und folgen den Ästen der Vv. pulmonales. Die ersten Lymphknoten liegen am Übergang Segment-/Lappenbronchien (Nodi lymphatici intrapulmonales).

Staublunge. Chronische Einatmung von Silizium-haltigen Stäuben (Quarzkristalle, Asbestfasern) führt zum Krankheitsbild der Staublunge. Die Kristalle schädigen die Membranen der Makrophagen, die die Mineralien zu beseitigen versuchen. Die Zellen sezernieren, ehe sie absterben, Zytokine, die (a) weitere Makrophagen anlocken, (b) die Lungenfibroblasten zur Proliferation und Faserproduktion anregen. Folge: fortschreitende **Lungenfibrose** (**Silikose**, **Asbestose**). – Bestimmte Asbesttypen begünstigen außerdem die maligne Entartung des Bronchialepithels (**Bronchialkarzinom**) und des Pleura-Mesothels (**Mesotheliom**).

14.2.4 Pleura

Die Lunge wird von der **Pleura pulmonalis** (Lungenfell) überzogen. Die makroskopisch spiegelglatte Oberfläche der Pleura trägt ein einschichtiges Serosaepithel (**Mesothel**), das Intermediärfilamente aus Zytokeratinen und Vimentin besitzt. Die Serosa sitzt einer elastischen Bindegewebsschicht (Subserosa) auf, die mit dem Lungenparenchym und den Interlobulärsepten verwachsen ist ▸ Abb. 14.3). Die Pleura pulmonalis schlägt am Lungenhilum in die **Pleura parietalis** (Brust- oder Rippenfell) um. Diese kleidet den Thorax aus und ist an der freien Oberfläche ebenfalls von Mesothel bedeckt. Zwischen beiden Mesothel-Oberflächen liegt der kapilläre **Pleuraspalt**. Er enthält einen Film aus Hyaluronan-reicher Flüssigkeit, welcher für die kapilläre Haftung beider Pleuraoberflächen aneinander und zugleich für ihre Verschieblichkeit gegeneinander verantwortlich ist. Vgl. Ausführung zum Perikard.

Rippenfellentzündung (Pleuritis). Die *Pleura parietalis* ist sensorisch innerviert, entzündungsbedingte Rauigkeiten auf dem Mesothel erzeugen starke atemabhängige Schmerzen. Die primäre Ursache liegt dabei meist in der **Lunge** (Entzündungsherd nahe der Oberfläche, Übergreifen auf die Pleura pulmonalis und über den Pleuraspalt hinweg auf die Pleura parietalis).

15 Mundhöhle

Die Mundhöhle samt ihren Anhangsdrüsen bildet zusammen mit dem mittleren und unteren Stockwerk des Rachens den Kopfteil des Verdauungsapparates. Die Mundhöhle enthält Einrichtungen, die die Nahrung auf ihre mechanischen, thermischen und chemischen Eigenschaften überprüfen (Rezeptoren in der *Schleimhaut* einschließlich der **Zunge**), sie zerkleinern (**Zähne** und **Zahnhalteapparat**) und sie gleitfähig machen (Sekrete der **Speicheldrüsen**). Die Zahnreihen unterteilen den Raum in das Vestibulum (vorn und lateral durch **Lippen** und *Wangen* begrenzt) und die Mundhöhle im engeren Sinne (oben durch harten und weichen *Gaumen*, unten durch den *Mundboden* begrenzt). Der Übergang in den Rachen ist von lymphatischem Gewebe (Tonsillen) umgeben (S. 397).

15.1 Mundschleimhaut

Die Schleimhaut der Mundhöhle besteht überall aus **mehrschichtigem Plattenepithel** (je nach Region unverhornt oder verhornt, s. u.) und einer bindegewebigen **Lamina propria**. Diese enthält stets Abwehrzellen (vor allem Lymphozyten und Makrophagen). In manchen Regionen folgt darunter noch eine bindegewebige *Submukosa*, in die kleine Speicheldrüsen (seromukös oder mukös) eingelagert sind. Das Plattenepithel enthält regelmäßig nicht-epitheliale Zellen, nämlich Melanozyten, dendritische Zellen (Langerhans-Zellen) (S. 641) und Merkel-Zellen (S. 666). Die Mundschleimhaut ist reich mit zum Teil komplex gebauten, sensorischen Nervenendigungen ausgestattet (S. 665).

Aufgrund struktureller Merkmale, die mit unterschiedlichen Funktionen korreliert sind, können drei Schleimhauttypen unterschieden werden:

1. **Mastikatorische Schleimhaut** (beim Kauen mechanisch beanspruchte Schleimhaut) am Zahnfleisch und harten Gaumen: Epithel **verhornt** (para- oder orthokeratinisiert) (S. 136); meist hohe, dicht stehende Bindegewebspapillen; Schleimhaut unverschieblich an der Unterlage (Periost) befestigt.
2. **Auskleidende Schleimhaut** (Lippen, Wangen, Vestibulum, Mundboden, Zungenunterseite, weicher Gaumen): Epithel **unverhornt**; meist Submukosa mit Drüsen.
3. **Spezialisierte Schleimhaut** auf dem Zungenrücken (s. u.); spezielle **Zungenpapillen** mit Einrichtungen für Geschmacks-, Tast- und Temperaturwahrnehmung (Kap. 23 und 24).

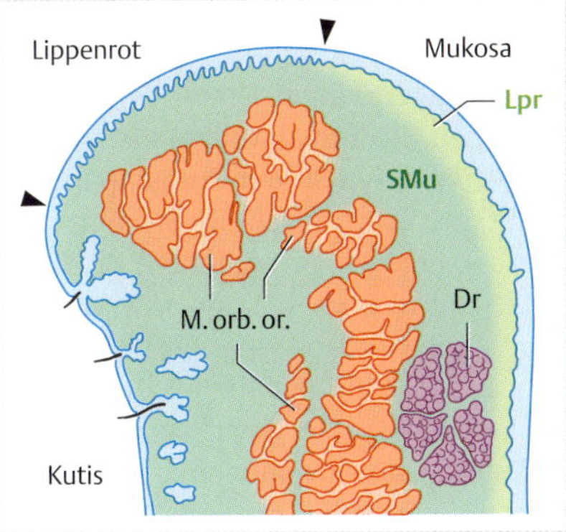

Abb. 15.1 Lippe. Sagittalschnitt (halbschematisch). Im Bereich des Lippenrot (Grenzen durch Pfeilköpfe markiert) ist das Epithel nur schwach verhornt und von hohen, gefäßreichen Bindegewebspapillen unterlagert. Mukosa: unverhorntes mehrschichtiges Plattenepithel und Lamina propria (**Lpr**). Kutis-Seite: Epidermis mit Hautanhangsgebilden. **Dr**, seromuköse Drüsen in der Submukosa (**SMu**). **M. orb. or.**, M. orbicularis oris. Vergr. etwa 6fach.

15.1.1 Wangen, Lippen, Gaumen

Grundstock der Wangen und Lippen sind die Muskelplatten des M. buccinator bzw. des M. orbicularis oris (▶ Abb. 15.**1**). Letzterer ist an seinem freien Rand nach ventral umgekrempelt (Grundlage des Lippenwulstes). Unter der Schleimhaut liegt eine Submukosa mit kleinen Speicheldrüsen (**Glandulae buccales** bzw. **labiales**). Die Schleimhaut der Lippen setzt sich nach außen in die Haut des Gesichtes fort (verhorntes Plattenepithel); die Übergangszone entspricht dem **Lippenrot**. Hier ist das Plattenepithel zunächst parakeratinisiert und weiter außen orthokeratinisiert (Hornschicht dünn). Die Färbung dieser Region spiegelt die Farbe des Blutes wider, die hier aufgrund der hohen, reich vaskularisierten Bindegewebspapillen und der geringen Dicke des Epithels durchschimmert. Das Lippenrot ist, abgesehen von einzelnen freien Talgdrüsen, drüsenfrei.

Der **weiche Gaumen** enthält als Grundgerüst eine sehnig-muskuläre Platte (Muskeln des Gaumensegels und der Gaumenbögen), median-sagittal verlaufende Fasern (*M. uvulae*) ziehen in das Zäpfchen (**Uvula**) hinein. Die Schleimhaut entspricht jener der Wange, das Plattenepithel ist unverhornt. Die Oberseite des Gaumensegels gehört bereits zum Atemtrakt (respiratorisches Epithel). Die Schleimhaut des **harten Gaumens** ist fest mit dem Periost der knöchernen Gaumenplatte verbunden und trägt meist *orthokeratinisiertes* Plattenepithel. In der Submukosa von Gaumen und Uvula liegen muköse Speicheldrüsen (**Glandulae palatinae**). – Das Zahnfleisch (**Gingiva**) wird im Zusammenhang mit dem Zahnhalteapparat besprochen (S. 447).

15.1.2 Zunge

Die Hauptmasse der Zunge besteht aus der inneren und äußeren Zungenmuskulatur. An der *Zungenunterfläche* (und ebenso am *Mundboden*) ist die Schleimhaut sehr dünn und verschieblich und trägt mehrschichtiges unverhorntes Plattenepithel (Ort der Resorption von Arzneistoffen bei *sublingualer Applikation*).

Am **Zungenrücken** ist die Schleimhaut durch eine Aponeurose (straffes Bindegewebe) unverschieblich mit der Zungenmuskulatur verbunden. Der V-förmige *Sulcus terminalis* bildet die Grenze zur **Zungenwurzel**. Hinter dem Sulkus liegen die Zungenbälge, die in ihrer Gesamtheit die **Tonsilla lingualis** darstellen (S. 398). Vor dem Sulkus liegen verschiedene Typen von **Zungenpapillen** (▸ Abb. 15.**2**). Dies sind makroskopisch sichtbare Erhebungen der Schleimhaut. Sie bestehen aus einem zur Lamina propria gehörigen, prominenten Bindegewebssockel und einem Epithelüberzug. Nach Form und Funktion sind vier Typen zu unterscheiden.

- **Papillae filiformes** (fadenförmig) (▸ Abb. 15.**2 a**) kommen überall auf dem Zungenrücken vor und sind für die raue Erscheinung der Oberfläche verantwortlich. Sie dienen dem **Tastsinn**. Das Epithel, das sich über einem kompliziert gebauten Bindegewebsstock erhebt, endet in mehreren verhornten Spitzen, die rachenwärts ausgerichtet sind. Im Bindegewebssockel liegen zahlreiche sensorische Nervenendigungen, auf die jede Richtungsänderung der Hornspitzen durch Hebelwirkung übertragen wird (hohes stereognostisches Auflösungsvermögen).
- **Papillae fungiformes** (pilzförmig) sind weniger zahlreich als die vorigen und kommen an Zungenspitze und Zungenrücken vor. In dem meist verhornten Epithel auf der Papillenkuppe liegen **Geschmacksknospen** (S. 673). Der Bindegewebssockel enthält *Thermo- und Mechanorezeptoren*.
- **Papillae foliatae** (blattförmig) liegen vorwiegend am hinteren Seitenrand der Zunge und enthalten **Geschmacksknospen**.
- **Papillae vallatae** (Wallpapillen) sind warzenförmige Gebilde (Durchmesser ca. 2 mm). Insgesamt ca. 10 dieser Papillen liegen parallel zum Sulcus terminalis aufgereiht. Sie sind ringförmig von Wall und Graben umgeben. Zahlreiche **Geschmacksknospen** liegen vorwiegend im seitlichen Papillenpithel. In den Graben münden die Ausführungsgänge kleiner seröser Drüsen (**von Ebner-Spüldrüsen**), durch deren Sekret die Geschmacksknospen ständig

15

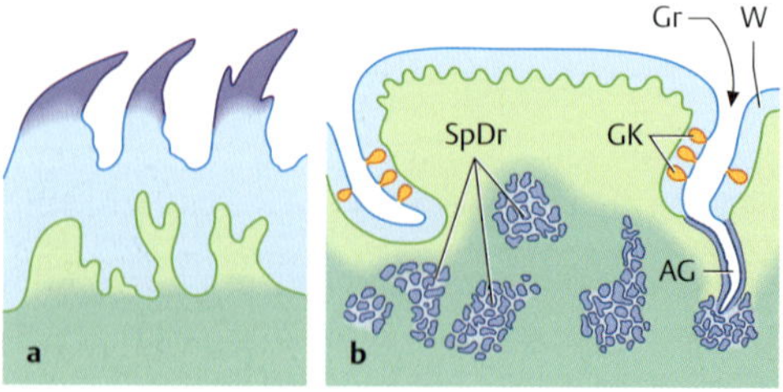

Abb. 15.2 Zungenpapillen (halbschematisch). **a** **Papillae filiformes.** Das Epithel läuft in verhornte Spitzen aus, die rachenwärts ausgerichtet sind. **b** **Papilla vallata. Gr**, Graben. **W**, Wall. **GK**, Geschmacksknospen. **SpDr**, seröse Spüldrüsen (*v. Ebner-Drüsen*). **AG**, Ausführungsgang. Vergr. etwa 15fach.

freigespült werden (S. 675). Die von Ebner-Spüldrüsen sind außerdem die Lieferanten der **Zungenlipase**, die schon in der Mundhöhle Fettsäuren aus den Nahrungsfetten freisetzt und dadurch wahrscheinlich Bedeutung für die Geschmackswahrnehmung von Fetten hat.

15.2 Speicheldrüsen

Speichel besteht vor allem aus Wasser und enthält Elektrolyte, verschiedene Proteine, Muzine und antibakterielle Stoffe. Die täglich produzierte Speichelmenge beträgt 1000 – 1500 ml und stammt (in der Reihenfolge abnehmender quantitativer Beiträge) aus der Unterkieferdrüse (**Glandula submandibularis**), Ohrspeicheldrüse (*Gl. parotidea*,**Parotis**), Unterzungendrüse (**Gl. sublingualis**) und den kleinen, überwiegend mukösen Speicheldrüsen im Bereich von Zunge (*Gll. linguales*), Lippen (*Gll. labiales*), Wangen (*Gll. buccales* und *Gll. molares*) und Gaumen (*Gll. palatinae*).

15.2.1 Allgemeiner Aufbau der großen Speicheldrüsen

Die großen Speicheldrüsen sind zusammengesetzte Drüsen mit einem baumartig verzweigten Ausführungsgangsystem (zur Systematik der exokrinen Drüsen siehe Kapitel 7 (S. 142). Das Drüsenparenchym ist durch Bindegewebssepten in Lappen und Läppchen (**Lobuli**) gegliedert. In den Bindegewebssepten verlaufen größere Ausführungsgänge, Blutgefäße und Nerven (▶ Abb. 15.**4 a**).

Endstücke. Die Zellen **seröser** (**azinöser**) Endstücke sind stets kräftig gefärbt, bei HE-Färbung basophil. Im apikalen Zellbereich sind (bei guter Fixierung) Sekretgranula erkennbar. Die Zellkerne sind rund und liegen in der basalen Zellhälfte. Das Endstücklumen ist lichtmikroskopisch nur schwer auszumachen. Die Zellen **muköser** (**tubulärer**) Endstücke sind bei üblichen histologischen Färbungen blass, das Zytoplasma erscheint wabig, der Zellkern liegt basal und kann platt sein. **Seromuköse** (**tubuloazinöse**) Endstücke bestehen aus einem mukösen Schlauch, an dessen blindem Ende eine Gruppe von serösen Zellen kappenartig aufsitzt (**seröser Halbmond**, von Ebner-Halbmond, ▶ Abb. 7.**11**). Diese serösen Zellen haben nur durch schmale *interzelluläre Kanälchen* Anschluss an das Lumen. Endstücke und Schaltstücke (s. u.) sind von **Myoepithelzellen** (S. 146) umgeben, deren Kontraktilität für den Sekretfluss sorgt.

Ausführungsgangsystem. Seröse Endstücke werden über eine bestimmte Abfolge von Gangsegmenten drainiert (▶ Abb. 15.**3**, ▶ Abb. 15.**4 b**):
- Schaltstücke: nur **intra**lobulär
- Streifenstücke: ganz überwiegend **intra**lobulär
- interlobuläre Ausführungsgänge, von **inter**lobulärem Bindegewebe umgeben
- Hauptausführungsgang (selten in Routineschnitten enthalten)

Schaltstücke sind die dünnsten Zweige des Drüsenbaums (im Schnitt die kleinsten Profile). Sie bestehen aus einschichtigem flachen oder kubischem Epithel, ihr Lumen ist deutlich erkennbar. Die Anschnitte der **Streifenstücke** (▶ Abb. 7.**11**) sind die größten Elemente innerhalb des Lobulus. Ihr Lumen ist gut erkennbar; sie besitzen ein einschichtiges Zylinderepithel, das aufgrund des hohen Mitochondriengehaltes *azidophil* ist und eine basale Streifung (S. 33) aufweist (Funktion s. u.). Die **interlobulären Gänge** sind in Bindegewebsstra-

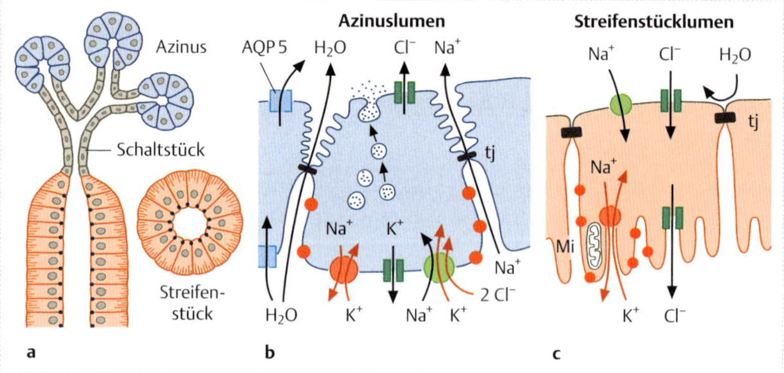

15

Abb. 15.3 Seröse Speicheldrüse, Bau und Funktion. **a** Schema der *intra*lobulären Elemente. **b** Azinuszelle, Wassersekretion (vereinfachtes Schema). Die Na^+/K^+-ATPase (*rote Kreise*) schafft einen Gradienten für Na^+. Dieser wird ausgenutzt, um durch einen Cotransporter (*grüner Kreis*) mit Na^+ zugleich K^+und 2 Cl^- (gegen ein Gefälle, rote Pfeile) in die Zelle zu befördern. Cl^--Ionen treten passiv durch einen apikalen Kanal in das Azinuslumen aus. Na^+-Ionen folgen durch Na^+-permeable Tight junctions (**tj**), Wasser wird osmotisch nachgezogen, transzellulär durch Aquaporin-Poren (**AQP 5**, *blaue Quadrate*) oder parazellulär durch „lecke“ Tight junctions. Der Primärspeichel ist isoton. **c** Streifenstück-Epithel, Rücknahme von NaCl und Entstehung des hypotonen Endspeichels (stark vereinfacht). Am apikalen Zellpol treten Na^+und Cl^- passiv ein, treibende Kraft dafür ist der Na^+-Gradient, der von der Na^+/K^+-ATPase (*rote Kreise*) der basolateralen Membran (stark vergrößert durch basale Falten) geschaffen wird. Die „dichten“ Tight junctions verhindern, dass Wasser folgt. **Mi**, ein Mitochondrium, stellvertretend für die große Zahl von Mitochondrien am basalen Zellpol.

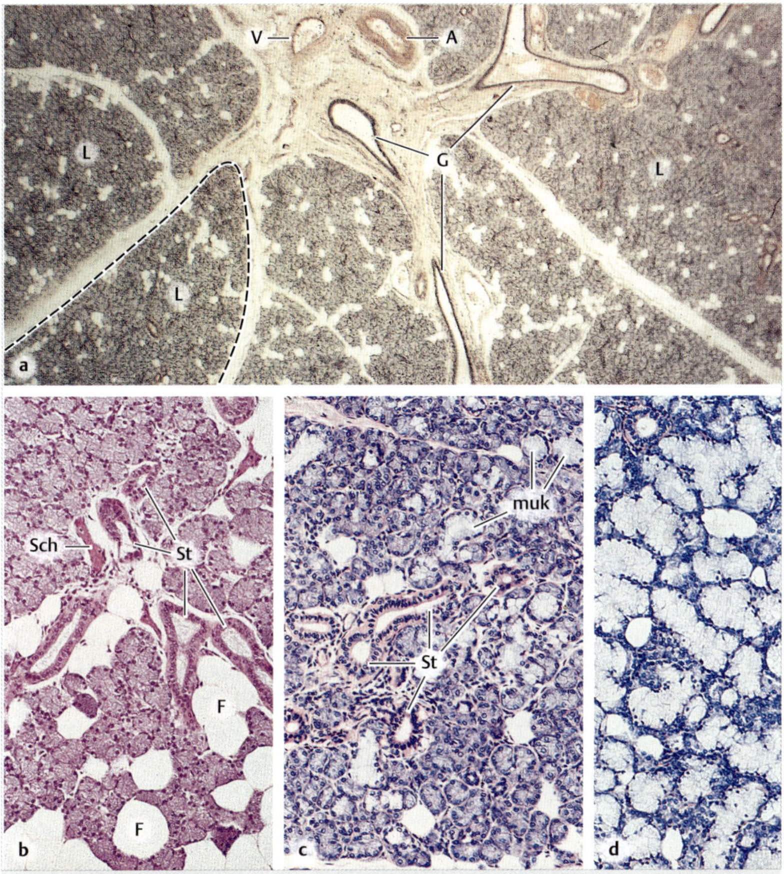

Abb. 15.4 Die großen Speicheldrüsen. **a** **Parotis**, Übersicht. Gliederung in Lobuli (**L**). Ein Lobulus durch gestrichelte Grenzen markiert. Im interlobulären Bindegewebe mehrere Anschnitte von Ausführungsgängen (**G**) sowie Blutgefäßen (**A**, Arterie; **V**, Vene). **b – d** Intralobuläre Strukturen: Endstücke, Schaltstücke (**Sch**) und Streifenstücke (**St**). **b** **Parotis.** Nur seröse Endstücke: Zellen kräftig gefärbt, mit rundem Zellkernen in der basalen Zellhälfte.. **F**, Fettzellen. **c** **Glandula submandibularis**. Region mit überwiegend serösen und nur einigen mukösen (**muk**) Endstücken: Zytoplasma der mukösen Zellen immer blass; Zellkern meist platt und an die Zellbasis gedrückt **d** **Glandula sublingualis**. Region mit nur mukösen Endstücken. H.E. Vergr. 30fach (a); 90fach (b – d).

15

ßen eingebettet, haben ein weites Lumen und sind, je nach Kaliber, mit ein- bis mehrreihigem prismatischem Epithel ausgekleidet. Die **Hauptausführungsgänge** besitzen nahe ihrer Mündung oft zweischichtiges prismatisches Epithel. In rein mukösen Drüsenbereichen können die oben beschriebenen Schalt- und Streifenstücke sehr kurz sein oder ganz fehlen.

Inhaltsstoffe. Der Speichel enthält **Muzine** (MUC 5B und MUC 7, Näheres siehe Kapitel 7) (S. 140) und diverse Proteine, darunter das Stärke-spaltende Enzym α-Amylase. Über die morphologischen Korrelate der Synthese, Verpackung und Exozytose dieser Bestandteile s. Kapitel 5 (S. 67). Zum Schutz gegen die stets hohe Keimbesiedlung der Mundhöhle ist der Speichel reich an Wirkstoffen der **angeborenen Immunität** (antimikrobielle Proteine und Peptide wie z. B. Lysozym, β-Defensine, Letztere geliefert vom Schleimhautepithel (S. 376)) und der **adaptiven Immunität** (IgA-Antikörper, aus subepithelialen Plasmazellen) (S. 360). **Wachstumsfaktoren** (z. B. EGF) (S. 376) im Speichel sorgen dafür, dass Wunden in der Mundhöhle meist rasch heilen.

Wassersekretion: Struktur-Funktions-Beziehungen. Speichel besteht zu über 99 % aus Wasser, für dessen Sekretion die Endstückepithelien verantwortlich sind. Der eigentliche Motor hierfür ist die Na^+/K^+-ATPase an der basolateralen Membran (weitere Einzelheiten s. ▸ Abb. 15.**3 b**). Der in das **Endstück** sezernierte **Primärspeichel** ist **isoton** (Ionenkonzentration wie im Blut). Bei der Passage des Speichels durch das **Streifenstück** wird der größte Teil der Na^+- und Cl^--Ionen wieder zurückgeholt (▸ Abb. 15.**3 c**). Treibende Kraft ist auch hier die Na^+/K^+-ATPase in der basolateralen Membran. Ultrastrukturelles Korrelat für die hohe Pumpleistung des Streifenstück-Epithels sind die **basalen Falten** der Plasmamembran und die zahlreichen **Mitochondrien** (Grundlage für die lichtmikroskopisch sichtbare **basale Streifung**, vgl. ▸ Abb. 2.**5 b**) Da das Streifenstück-Epithel wasserundurchlässig ist, kann Wasser den Ionen nicht folgen, der **Sekundärspeichel** ist **hypoton**.

Innervation. Die Speicheldrüsen sind durch parasympathische und sympathische Fasern innerviert. Bei Stimulierung durch den **Parasympathikus** wird viel dünnflüssiger Speichel sezerniert („das Wasser läuft im Munde zusammen"). Dies beruht nicht nur auf Stimulierung der Drüsenzellen sondern auch auf gesteigerter Durchblutung (Gefäßerweiterung durch den parasympathischen Co-Transmitter VIP = vasoaktives intestinales Peptid). **Sympathikus-Reizung** verursacht die Sekretion von geringen Mengen eines zähflüssigen Speichels („trockener Mund" bei Lampenfieber). Eine Kontraktion der **Myoepithelzellen** kann sowohl durch den Parasympathikus als auch Sympathikus ausgelöst werden.

Kennzeichen der großen Speicheldrüsen

- **Parotis:** Rein seröse Drüse; intralobulär relativ viele Anschnitte von Schalt- und Streifenstücken; Drüsenparenchym häufig mit univakuolären Fettzellen durchsetzt (▶ Abb. 15.**4 a, b**).
- **Glandula submandibularis:** gemischt seromuköse Drüse, seröse und muköse Elemente regional unterschiedlich stark vertreten: überwiegend seröse Regionen mit Schaltstücken und vielen Streifenstücken (▶ Abb. 15.**4 c**), daneben überwiegend muköse Regionen mit gemischten Endstücken (viele seröse Halbmonde, ▶ Abb. 7.**11**) und relativ wenig Schalt- und Streifenstücken.
- **Glandula sublingualis:** überwiegend muköse Drüse; Anschnitte von serösen Endstücken, serösen Halbmonden, Schalt- und Streifenstücken selten anzutreffen (▶ Abb. 15.**4 d**).

Unter Ruhebedingungen sezerniert die Gl. submandibularis den Hauptteil des Speichels, bei Stimulation liefert die Parotis den größten Teil. Die **kleinen Speicheldrüsen** (S. 429) sind überwiegend mukös.

Das **Sjögren-Syndrom** ist eine Autoimmunkrankheit, bei der die Speicheldrüsen (und Tränendrüsen) langsam zerstört werden. Folge: Chronische Xerostomie (Mundtrockenheit), Behinderung beim Schlucken fester Nahrung, Schädigung der Mundschleimhaut (und „trockenes Auge") (S. 722).

Mikroskopierhilfe Speicheldrüsen

Das Aufsuchen von Schalt- und Streifenstücken macht erfahrungsgemäß Schwierigkeiten. Hier ist es hilfreich, sich zu vergewissern, dass **intralobulär** danach gesucht wird; dazu sollte man sich zunächst bei Übersichtsvergrößerung Klarheit über die Läppchenarchitektur der Drüse verschaffen (▶ Abb. 15.**4 a**).

Verwechslungen sind zwischen der **Parotis** und anderen rein serösen Drüsen möglich:

Das **Pankreas** (S. 499) besitzt *keine* Streifenstücke, es enthält zentroazinäre Zellen und Inseln.

Die **Tränendrüse** (S. 721) besitzt tubuloalveoläre Endstücke mit deutlich sichtbarem Lumen, sie hat *keine* Streifenstücke.

15.3 Zähne

Das Milchgebiss umfasst 4 × 5, das bleibende Gebiss 4 × 8 Zähne. An jedem Zahn sind **Krone** (*Corona*), **Hals** (*Cervix*) und **Wurzel** (*Radix*, an den Molaren 2 – 3 Wurzeln) zu unterscheiden (▸ Abb. 15.5). Die Krone überragt das Zahnfleisch; die Wurzel steckt im knöchernen Alveolarfach des Kiefers; der Zahnhals überragt den Rand des Alveolarfaches, ist aber von Zahnfleisch bedeckt. Die Hauptmasse des Zahns besteht aus Dentin (Zahnbein). An der Krone ist das Dentin von Schmelz (*Enamelum*), an der Wurzel von Zement (*Cementum*) überzogen. Im Bereich des Zahnhalses grenzen Schmelz und Zement aneinander. Die für die Herstellung der Hartsubstanzen verantwortlichen Zellen sind **Odontoblasten** (Dentin), **Ameloblasten** (Schmelz) und **Zementoblasten**. Reifer **Schmelz** ist die härteste Substanz des Körpers und besteht zu 95 % seines Feuchtgewichts aus Mineralien. **Dentin** und **Zement** enthalten 70 % bzw. 60 % Mineralien und außerdem **Kollagenfibrillen. Hydroxyapatit-Kristalle** stellen den Hauptanteil der Mineralien in allen Hartsubstanzen des Zahns. Die **Pulpahöhle** ist von einem weichen Gewebe, der **Zahnpulpa**, ausgefüllt. Durch das *Foramen apicis dentis* und den *Wurzelkanal* ziehen Gefäße und Nerven in das Kronenkavum. Der **Zahnhalteapparat** verankert den Zahn in der Umgebung. Die Organisation von Zahn und Zahnhalteapparat ist ohne Kenntnis der **Entwicklungsgeschichte** kaum zu verstehen.

Zur **Lagebeschreibung** dienen folgende Begriffe: *koronal/zervikal/apikal* → zur Zahnkrone/ zum Hals/zur Wurzel hin; *mesial/distal* → zur Mitte /zum hinteren Ende des Zahnbogens hin; *lingual/ palatinal* → zur Zunge/zum Gaumen hin; *bukkal/labial* → zur Wange/Lippe hin.

Methodischer Hinweis: Zur Herstellung von *histologischen Präparaten* reifer Zähne wird das Gewebe vor der Einbettung üblicherweise *entmineralisiert*, damit es schneidbar ist. Daher fehlt hier stets der Schmelz. *Hartsubstanzen* können an Zahn*schliffen* untersucht werden.

15.3.1 Zahnentwicklung

Die Entwicklung der **Milchzähne** beginnt im 2. Embryonalmonat und dauert (bis zur völligen Fertigstellung der Wurzel) etwa 2 – 4 Jahre. Die **Ersatzzähne** werden ebenfalls in der Embryonalzeit angelegt, ihre Fertigstellung dauert bis zu 12 Jahren. In der 6. Embryonalwoche haben sich, induziert durch das **determinierte Zahnmesenchym**, in der ektodermalen Auskleidung der primitiven Mundhöhle zwei bogenförmige Bereiche mit **odontogenem Epithel** herausgebildet, entsprechend den künftigen Zahnbögen von Ober- und Unterkiefer.

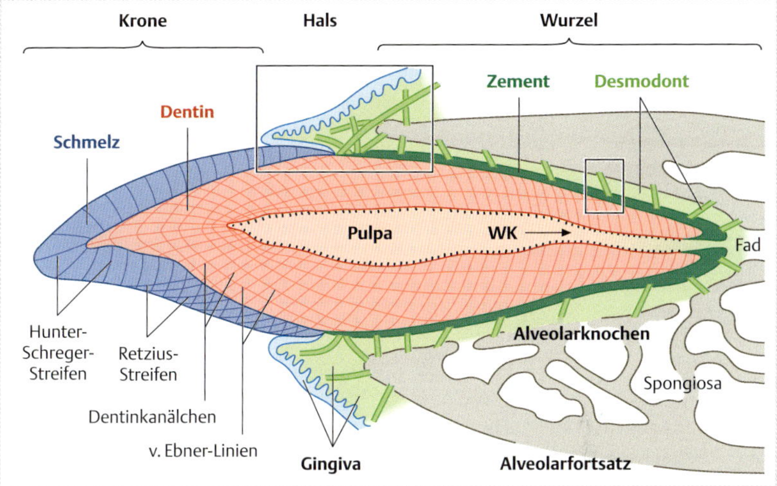

Abb. 15.5 Schneidezahn und Zahnhalteapparat des (liegenden) Menschen (halbschematische Darstellung, Sagittalschnitt). Orientierung: *Labial* zum oberen, *lingual* zum unteren Bildrand. Die markierten Regionen der Wurzel und des Zahnhalses sind in ▶ Abb. 15.**11** bzw. ▶ Abb. 15.**12** dargestellt. **Fad**, Foramen apicis dentis. **WK**, Wurzelkanal. Vergr. etwa 6fach.

Von diesem Epithel nimmt die Bildung der Milchzähne und der bleibenden Zähne ihren Ausgang. Vor Beginn der Bildung von Hartsubstanzen besteht der *Zahnkeim* (▶ Abb. 15.**6**) aus dem **ektodermalen Schmelzorgan** (Schmelzbildung) und den vom determinierten Zahnmesenchym gelieferten Komponenten **Zahnpapille** (Dentinbildung, Pulpa) und **Zahnsäckchen** (Bildung des Zahnhalteapparates). Das determinierte Zahnmesenchym stammt aus dem Kopfmesenchym (S. 625) und somit ursprünglich ebenfalls aus dem Ektoderm (Neuralleiste).

Zahnkeim

Schmelzorgan. Vom odontogenen Epithel wächst eine Leiste (generelle **Zahnleiste**) in das darunter liegende Mesenchym. An der labialen Seite jeder Leiste entstehen 10 Epithelknospen (entsprechend den künftigen 10 Milchzähnen in jedem Kiefer) als Anlagen der Schmelzorgane. Jede Epithelknospe (**Schmelzknospe**) wächst zu einem kappenförmigen (**Schmelzkappe**) und dann zu einem glockenförmigen Gebilde (**Schmelzglocke**) heran (▶ Abb. 15.**6**). Mit fort-

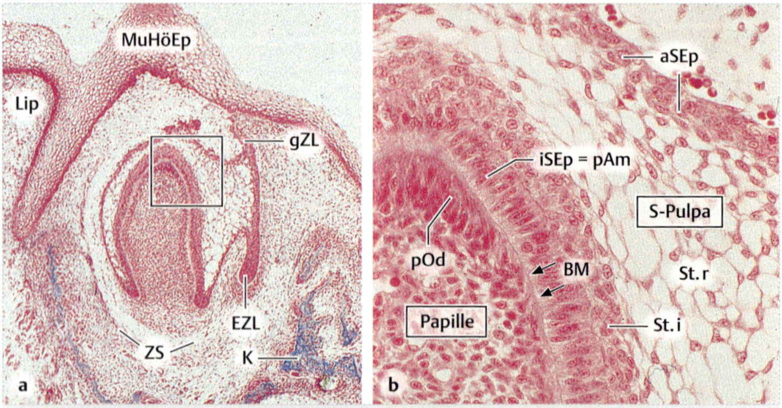

Abb. 15.6 Frühentwicklung des Zahns. a Schmelzorgan, Stadium der Schmelzglocke (Unterkiefer, Katzenfetus), Übersicht. **EZL**, Ersatzzahnleiste (stets an der *lingualen/ palatinalen* Seite der Milchzahnanlage lokalisiert). **gZL**, generelle Zahnleiste, noch in Verbindung mit dem Mundhöhlenepithel (**MuHöEp**). **K**, Knochengewebe. **Lip**, Lippe in Entwicklung. **ZS**, Zahnsäckchen. **b Ausschnitt aus a.** Das Schmelzorgan wird durch das äußere und innere Schmelzepithel (**aSEp, iSEp**) begrenzt, letzteres ist schon zu Präameloblasten (**pAm**) entwickelt. Im Innern des Schmelzorgans liegt die Schmelzpulpa, bestehend aus Stratum reticulare (**St. r**) und Stratum intermedium (**St.i**). Im Gipfel der Papille liegen Präodontoblasten (**pOd**) den Präameloblasten direkt gegenüber, nur getrennt durch die verdickte Basalmembran (**BM**). Hier die künftige Schmelz-Dentin-Grenze. Azan. Vergr. 38fach (a) und 240fach (b).

schreitender Entwicklung entfernt sich das Schmelzorgan von der generellen Zahnleiste und ist nur noch über einen seitlichen Ausläufer (**laterale Zahnleiste**) mit ihr verbunden, der später verschwindet. Der lingual/palatinal von der Schmelzglocke liegende freie Rand der generellen Zahnleiste stellt die **Ersatzzahnleiste** dar, von der später die Bildung der bleibenden Zähnen ausgeht. Die Anlagen für die „Zusatzzähne“ (die distal vom Milchgebiss gelegenen, zusätzlichen drei Molaren in jedem Quadranten) entstehen dadurch, dass die generelle Zahnleiste unter dem Mundhöhlenepithel versteckt weiter nach distal verlängert wird.

Die **Schmelzglocke** (▸ Abb. 15.6) wird durch das **innere und äußere Schmelzepithel** begrenzt. Das Gewebe dazwischen ist die **Schmelzpulpa**, ein Verband epithelialer Zellen, der in *Stratum reticulare* und *Stratum intermedium* untergliedert ist. Das Schmelzorgan ist frei von Blutgefäßen. Für die Ernährung sorgen anfangs die Gefäße der Zahnpapille (s. u.), nach Beginn der Hartsubstanzbildung Gefäße, die sich dem äußeren Schmelzepithel außen anlegen

(s. ▸ Abb. 15.**10 a**). Die Epithelien der Schmelzglocke bilden überall an der Grenze zum Mesenchym eine **Basallamina** (mit Hemidesmosomen) aus, die im weiteren Verlauf stellenweise wieder aufgelöst wird (s. ▸ Abb. 15.**10**). Im Glockenstadium nehmen die Schmelzorgane eine Form an, die die Gestalt der späteren Zahnkrone erahnen lässt. Die Höhlung der Schmelzglocke stellt die Gussform der späteren Zahnkrone dar. Aus dem **inneren Schmelzepithel** gehen später die Schmelzbildner, die **Ameloblasten**, hervor.

Zahnpapille und Zahnsäckchen. Parallel zur Entwicklung des Schmelzorgans verdichtet sich das determinierte Zahnmesenchym innerhalb der Glockenhöhlung zur **Zahnpapille**, in die Blutgefäße und Nervenfasern einwachsen. Unter dem Einfluss des inneren Schmelzepithels ordnen sich die unmittelbar benachbarten Mesenchymzellen zu einem epithelartigen Verband an; dies sind die **Präodontoblasten**, die Vorläufer der Dentinbildner. Der ganze Zahnkeim wird von einer mesenchymalen Zell- und Faserverdichtung umgeben, dem **Zahnsäckchen**, aus dem später der **Zahnhalteapparat** entsteht.

Bildung der Zahnkrone. Die Bildung der Hartsubstanzen beginnt stets an den höchsten Punkten der Krone und schreitet nach zervikal fort (▸ Abb. 15.**6 a, b**). Diesem Prozess, wie überhaupt der Frühentwicklung des Zahns, liegt eine Kette von **Induktionsvorgängen** zugrunde, bei denen sich ektodermales Schmelzorgan und mesenchymale Papille wechselweise beeinflussen.

Kurz vor Beginn der Dentinbildung verdickt sich die vom inneren Schmelzepithel gebildete Basallamina durch Anlagerung von Kollagenfibrillen zur **Basalmembran** (*Membrana praeformativa*, veraltete Bezeichnung). Dies induziert die Differenzierung der benachbarten Papillenzellen zu **Präodontoblasten** und dann zu **Odontoblasten**. Diese beginnen nun mit der Bildung von **Prädentin**, indem sie organische Matrix (vor allem **Kollagenfibrillen Typ I**) in Richtung auf die Basalmembran ablagern. Dadurch wird die Differenzierung des inneren Schmelzepithels zu **Präameloblasten** eingeleitet. Die unmittelbaren Nachfolger der Präameloblasten, die **präsekretorischen Ameloblasten** (▸ Abb. 15.**10**), dringen mit Zellfortsätzen durch die Basallamina hindurch, lösen sie auf und kommen mit der Prädentinoberfläche in Berührung. Sobald aus der ersten Prädentinschicht durch **Mineralisation** hartes **Dentin** geworden ist, beginnen die präsekretorischen Ameloblasten, **organische Schmelzmatrix** in Richtung auf das Dentin auszuschütten. Somit kommen nun Schmelz und Dentin direkt aneinander zu liegen (▸ Abb. 15.**8**). Diese erste Schmelzschicht bleibt aprismatisch (ohne Prismenstruktur). Die weitere Differenzierung führt zu den **sekretorischen Ameloblasten** (definiert als Ameloblasten mit Tomes-Fortsatz), die nun Schmelzmatrix mit Prismenarchitektur (S. 443) sezernieren. Die initiale **Mineralisation** der Schmelzmatrix erfolgt sofort nach der Sekretion der Pro-

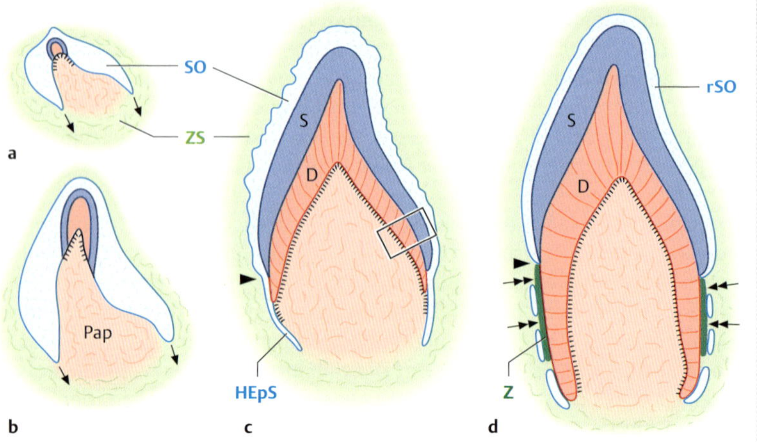

Abb. 15.7 Bildung von Krone und Wurzel (Schneidezahn, Schema). Die Bilder a und b entsprechen Stadien in der 2. Hälfte der menschlichen Fetalentwicklung, die Bilder c und d postnatalen Stadien *vor* dem Zahndurchbruch. **a**, **b** Die Bildung von Dentin (**D**, *rot*) und Schmelz (**S**, *dunkelblau*) beginnt stets koronal und schreitet nach zervikal fort. Das Schmelzorgan (**SO**) vergrößert sich durch Proliferation am Glockenrand (**Pfeile**). **ZS**, Zahnsäckchen (*hellgrün*). **Pap**, Papille. **c**, **d** Sobald die Schmelzbildung den prospektiven Zahnhals (**Pfeilkopf**) erreicht hat, wachsen äußeres und inneres Schmelzepithel (ohne die Zellen der Schmelzpulpa dazwischen) nach apikal weiter: **Hertwig-Epithelscheide (HEpS)**. Durch die HEpS wird die Bildung des Wurzeldentins induziert. Später wird die Hertwig-Scheide von zervikal her zunehmend lückenhaft (d), sodass Mesenchymzellen des Zahnsäckchens Zugang (**Doppelpfeile**) zum Dentin haben und Zement (**Z**, *dunkelgrün*) bilden. **rSO**, reduziertes Schmelzorgan. Die in c markierte Stelle entspricht etwa der in ► Abb. 15.8 dargestellten Region.

teine. Über den Feinbau von Dentin, Schmelz und zuständigen Zellen siehe unten (S. 442).

Während am Gipfel der Krone bereits Hartsubstanzbildung im Gange ist, wächst die Schmelzglocke in zervikaler Richtung weiter (Proliferation am zirkulären Glockenrand), bis die determinierte Größe der künftigen Krone erreicht ist. Der Glockenrand markiert dann als **zervikale Schlinge** den prospektiven Zahnhals.

Bildung der Wurzel. Wie das Kronendentin so wird auch das Wurzeldentin in einer epithelialen Gussform gebildet. Von der zervikalen Schlinge aus wächst ein *zweischichtiges Epithel* (ohne Schmelzpulpa dazwischen) als **epitheliale**

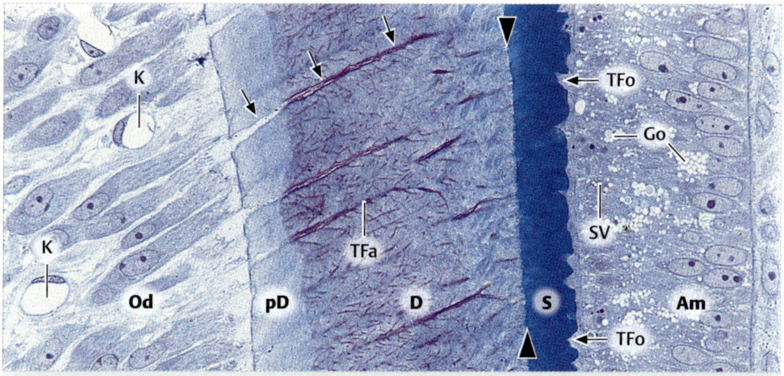

Abb. 15.8 Dentin- und Schmelzbildung, 1-wöchige Katze. **Od**, Odontoblasten. **pD**, Prädentin. **D**, Dentin. **S**, Schmelz. **Am**, sekretorische Ameloblasten. **Pfeilköpfe** markieren die Dentin-Schmelz-Grenze. Das Dentin ist von Odontoblastenfortsätzen (Tomes-Fasern, **TFa**) und deren feinen Seitenzweigen durchsetzt. Die **Pfeile** weisen auf ein Dentinkanälchen, das von der Dentin-Pulpa- bis zur Dentin-Schmelz-Grenze zu verfolgen ist. Die sekretorischen Ameloblasten tragen an der Schmelzfront einen keilförmigen Fortsatz (Tomes-Fortsatz, **TFo**). In ihrem Zytoplasma fallen Golgi-Apparat (**Go**) und Sekretvesikel (**SV**) auf. **K**, Kapillare. Beachte, dass der Schmelzraum (**S**) trotz Demineralisierung des Präparates mit färbbarem Material gefüllt ist, dieses ist die **organische Schmelzmatrix**. Reifer Schmelz wäre nach der Demineralisierung komplett verschwunden. Semidünnschnitt, Toluidinblau. Vergr. 480fach.

Wurzelscheide (**Hertwig-Epithelscheide**) (▸ Abb. 15.7 **c**) über den prospektiven Zahnhals hinaus in apikaler Richtung (bei mehrwurzeligen Zähnen Aufzweigung der Epithelscheide in mehrere Röhren). Die Wurzelscheide induziert in der Papille die Differenzierung von Odontoblasten, die **Wurzeldentin** bilden. Zervikal von der Proliferationszone wird der Epithelverband der Wurzelscheide bald lückenhaft (▸ Abb. 15.7 **d**) und löst sich auf (Reste davon später in Form der *Malassez-Epithelkörper* im Desmodont). Dadurch kommen die Mesenchymzellen des Zahnsäckchens mit dem Wurzeldentin in Kontakt und beginnen mit der Bildung von **Zement** und Wurzelhaut (**Desmodont**). Die Wurzelbildung beginnt also zervikal und schreitet nach apikal fort. Es muss betont werden, dass dieser Prozess erst 2 – 3 Jahre nach dem Durchbruch des Zahns (S. 451) abgeschlossen ist.

15.3.2 Feinbau der Zähne

Ameloblasten und Odontoblasten liegen sich vor Beginn der Hartsubstanzbildung direkt gegenüber und sind nur durch die Basalmembran getrennt, die sich aber mit Beginn der Schmelzmatrix-Sekretion auflösen wird. Hier liegt die künftige **Schmelz-Dentin-Grenze.** Unter fortschreitender Bildung von Schmelz bzw. Dentin entfernen sich die beiden Zellarten in entgegengesetzter Richtung voneinander (▶ Abb. 15.**8**). Die Ameloblasten ziehen sich stetig von der Schmelz-Dentin-Grenze zurück und gehen später beim Durchbruch des Zahnes unter (S. 451). Daher ist der **Schmelz zellfrei** (und nicht reparabel). Die Odontoblasten ziehen sich ebenfalls mit ihrem Zellleib zurück, belassen jedoch an der Schmelz-Dentin- bzw. Zement-Dentin-Grenze einen Fortsatz, der mit zunehmender Dicke des Dentins verlängert wird; die Perikaryen der Odontoblasten seilen sich gleichsam an ihrem Fortsatz ab, welcher zeitlebens die ganze Dentinschicht durchzieht. Daher ist **Dentin ein lebendes Gewebe**, in dem die Odontoblastenfortsätze samt ihren Seitenzweigen nicht weniger als 30 % des Volumens einnehmen.

Dentin und Odontoblasten

Die organische Matrix von reifem Dentin besteht überwiegend aus **Kollagenfibrillen** (Typ I), der Mineralgehalt (vorwiegend **Hydroxyapatit**) macht 70 % des Feuchtgewichtes aus (▶ Abb. 15.**9 a**). Die länglichen Zellleiber der Odontoblasten liegen aufgereiht an der Pulpa-Dentin-Grenzfläche (▶ Abb. 15.**8**, ▶ Abb. 15.**9 b**). Sie sind durch mechanische Zellkontakte, Gap junctions und lecke Tight junctions untereinander verbunden. Von jeder Zelle erstreckt sich ein **Odontoblastenfortsatz** („*Tomes-Faser*") in einem **Dentinkanälchen** bis zur Dentin-Schmelz-Grenze. In den Dentinkanälchen liegen außerdem sensorische Nervenfasern (S. 447). Sie vermitteln Schmerzempfindung bei Dentinverletzungen. Der Verlauf der Kanälchen und der Odontoblastenfortsätze ist in ▶ Abb. 15.**5** und ▶ Abb. 15.**7** schematisch angedeutet und in ▶ Abb. 15.**8** histologisch dargestellt. Zwischen der Front der Odontoblasten und dem Dentin verbleibt stets eine nicht-mineralisierte Zone (**Prädentin**). Die Odontoblasten behalten lebenslang die Fähigkeit, an der Pulpahöhlenwand neues Dentin anzubauen, sowohl physiologisch (*Sekundärdentin*, allmähliche Verkleinerung der Kronenhöhle und Verengung der Wurzelkanäle) als auch reaktiv in Folge von Verletzungen (z. B. durch Karies): *Tertiärdentin* als Reparaturversuch der Pulpa-Dentin-Einheit.

Dentintypen. Am Dentin werden *Manteldentin* (älteste Schicht an der Grenze zum Schmelz, Odontoblastenfortsätze hier gegabelt) und *zirkumpulpales Dentin* (Hauptmasse des Dentins) unterschieden. Bezogen auf die Dentinkanälchen ist *intertubuläres* und *peritubuläres Dentin*

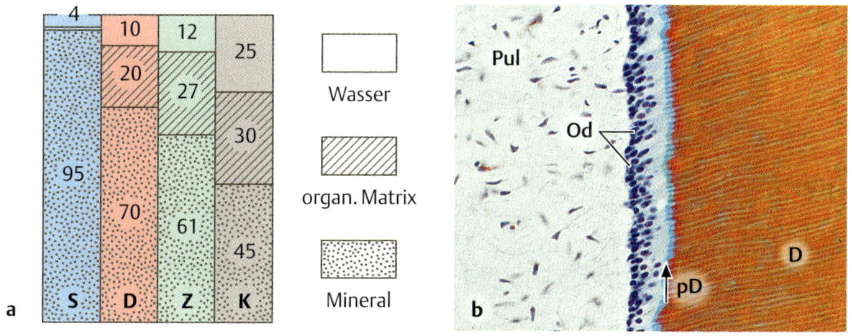

Abb. 15.9 **a** **Chemische Zusammensetzung** der Hartsubstanzen (% des Feuchtgewichts). **S**, Schmelz. **D**, Dentin. **Z**, Zement. **K**, Knochen. (Angaben aus Schroeder [85]) **b** **Pulpa-Dentin-Grenze** (Kronenbereich). **Pul**, mesenchymartiges Gewebe der Pulpa. **Od**, Odontoblasten. **pD**, Prädentin (grün gefärbt). **D**, Dentin mit Dentinkanälchen. Schweinezahn, Glycolmethacrylatschnitt. Goldner. Vergr. 150fach.

zu unterscheiden. Ersteres liegt zwischen den Dentinkanälchen, Letzteres kleidet die Kanälchen aus. Zunächst wird intertubuläres Dentin gebildet, das peritubuläre Dentin folgt mit einiger Verzögerung. Es enthält eine Proteoglykan-reiche Matrix ohne Kollagenfibrillen, der Mineralgehalt ist höher als im intertubulären Dentin. Seine Bildung führt zur allmählichen Verengung (bis hin zur Obliteration) der Dentinkanälchen.

Die **Mineralisation** des Prädentins während der Dentinogenese verläuft schubweise. Dadurch entstehen – Jahresringen eines Baumstammes vergleichbar – Zonen höheren und geringeren Mineralgehaltes, die sich im Zahn*schliff* als senkrecht zu den Kanälchen verlaufende **Wachstumslinien** (*von Ebner-Linien*) darstellen (▶ Abb. 15.5). Die Mineralisation beginnt stets mit der Bildung von *Kalkglobuli*, die später durch weitere Mineralisation miteinander konfluieren. Geschieht dies unvollständig, so verbleiben stark hypomineralisierte Lücken (**Interglobulardentin**). Gelegentlich kann eine ganze Wachstumszone von diesem Strukturfehler betroffen sein (als Folge einer zeitlich begrenzten metabolischen Störung): *Owen-Linie*; die entsprechende Erscheinung im Wurzeldentin wird als *Tomes-Körnerschicht* bezeichnet.

Schmelz und Ameloblasten

Reifer Schmelz. Der reife Schmelz ist je nach Region 1 – 2,3 mm dick und besteht fast ausschließlich aus **Hydroxyapatit-Kristallen** (**95** % des Feuchtgewichts, Matrix-Proteine 1 %, Wasser 4 %). Seine Bauelemente sind die **Schmelzprismen** (Schmelzstäbe): jedes Prisma ist eine 5 µm dicke Säule, die durch die ganze Schmelzschicht hindurch ohne Unterbrechung fast bis zur Schmelzoberfläche reicht. Jedes Prisma besteht aus ca. 1000 dicht gepackten, extrem langen, parallel angeordneten Hydroxyapatit-Kristallen. Die Prismen sind rahmenartig von **interprismatischem Schmelz** eingefasst, in dem die

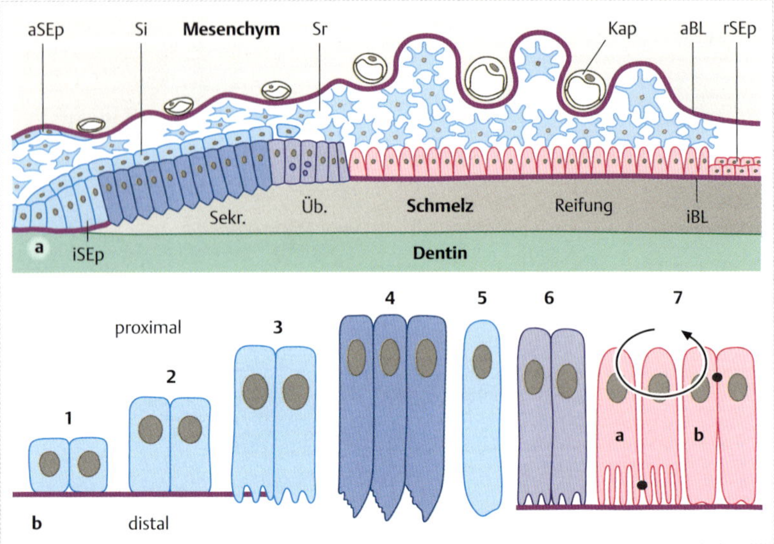

Abb. 15.10 Zellen der Schmelzbildung nach Befunden an den großen lebenslang wachsenden Schneidezähnen von Maus und Ratte. **a** Schmelzorgan, Übersicht, vereinfachtes Schema. **aSEp** und **iSEp**, äußeres und inneres Schmelzepithel; aus letzterem entstehen die Ameloblasten. **Sti** und **Str**, Stratum intermedium und reticulare, diese Zellen machen die Schmelzpulpa aus. **Kap**, Kapillare. **Sekr**, Sekretionsphase. **Üb**, Übergang zur Reifungsphase. **b** Ameloblasten (**AB**) in den einzelnen Stadien der Amelogenese. **(1)** inneres Schmelzepithel. **(2)** Prä-AB, bis hier Basallamina (*violett*). **(3)** Präsekretorischer AB. Basallamina wird aufgelöst, Bildung von aprismatischem Schmelz. **(4)** Sekretorischer AB, definiert als AB mit Tomes-Fortsatz. (5, 6) Übergang zu den AB der Reifungsphase: **(5)** aprismatischen Schmelz bildender AB, **(6)** Umbau zum Reifungs-AB, Bildung einer neuen Basallamina. **(7)** Reifungs-AB. In diesem Stadium durchlaufen die AB mehrfach einen Zyklus mit zwei Phasen: **(a)** die distale Plasmamembran weist einen Faltensaum auf; die Zellen sind im distalen Bereich durch Tight junctions verbunden; **(b)** die distale Plasmamembran ist glatt; der Interzellulärspalt ist distal offen; proximal liegen lecke Tight junctions. Rechts im Bild das reduzierte Schmelzepithel (**rSEp**), aus dem zum Teil das Saumepithel hervorgeht.

Kristalle eine andere Ausrichtung zeigen. Jedes Schmelzprisma ist das Produkt *eines* Ameloblasten, das dieser gleichsam als versteinerte Spur bei seiner Rückwärtsbewegung hinterlassen hat. Lediglich die innerste (älteste) Schmelzschicht und die jüngste Schicht (die künftige freie **Schmelzoberfläche**) sind prismenfrei. Sie sind die Produkte von Ameloblasten, bei denen der Tomes-Fortsatz (s. u.) noch nicht bzw. nicht mehr vorhanden ist (▶ Abb. 15.**10 b**).

Die grundsätzlich radiär angeordneten Schmelzprismen durchspannen den Schmelzmantel nicht gradlinig, sondern verlaufen in Wellen, wobei die Wellen der Prismenstäbe Phasenverschiebungen gegeneinander aufweisen. Dies führt in Zahnschliffen zu dem optischen Phänomen der **Hunter-Schreger-Streifung** (▶ Abb. 15.5). Das Längenwachstum der Schmelzprismen findet während der Amelogenese nicht gleichmäßig, sondern rhythmisch statt; das morphologische Korrelat sind in Zahnschliffen sichtbare Wachstumslinien (**Retzius-Streifen**).

Ameloblasten (AB) und Amelogenese. Die Schmelzentstehung (Amelogenese) besteht im Wesentlichen aus zwei Kapiteln:

(1) **Sekretionsphase, sekretorische AB** : Produktion organischer Schmelzmatrix und vorläufige Mineralisation; die AB sind jetzt gekennzeichnet durch **Tomes-Fortsätze** am distalen Zellpol (s. u.).

(2) **Reifungsphase, Reifungs-AB:** Beseitigung der Matrix-Proteine durch Proteolyse und allmählich volle Mineralisation. Diese wird erst dadurch möglich, dass die **Matrix-Proteine resorbiert** werden und den Platz freigeben für das Dickenwachstum der Apatit-Kristalle.

Die unterschiedlichen Phasen gehen mit starken Wandlungen der Ameloblasten einher. Der Werdegang der AB ist in ▶ Abb. 15.10 zusammengefasst. Nach Abschluss der Schmelzreifung ist die Zahnkrone nur noch von dem rückgebildeten Schmelzorgan (**reduziertes Schmelzorgan**) in Form eines mehrschichtigen Plattenepithels bedeckt. Dieses geht beim Zahndurchbruch größtenteils unter. Nur der zervikale Teil bleibt erhalten, daraus geht das Saumepithel (S. 450) hervor.

Sekretion der Schmelzmatrix. Im vorliegenden Text wird der zur Schmelzmatrix orientierte AB-Pol als **distal** bezeichnet, der andere als **proximal** (▶ Abb. 15.10). Die sekretorischen AB sind durch Desmosomen, Adhärens-Kontakte und Gap junctions miteinander verbunden. Wirklich dichte Tight junctions sind am distalen Pol lokalisiert. Das auffälligste Merkmal des **sekretorischen Ameloblasten** ist ein Fortsatz (**Tomes-Fortsatz**) in Form eines stumpfen Keils am **distalen** Pol (▶ Abb. 15.8). Hier werden in zeitlich und geometrisch geordneter Weise die Matrix-Proteine durch Exozytose ausgeschüttet, zunächst für den interprismatischen Schmelz (als Führungsrahmen) und gleich darauf für das Schmelzprisma. Die Geometrie der Prismen wird durch die Geometrie der Tomes-Fortsätze bestimmt. Unter den Matrix-Proteinen macht **Amelogenin** 90 % aus, andere sind z. B. Ameloblastin und Enamelin. Die Proteine der Schmelzmatrix regulieren vermutlich die Bildung und Ausrichtung der Hydroxyapatit-Kristalle. Die vorläufige Mineralisation erfolgt sofort nach der Sekretion der Matrix-Proteine.

Schmelzreifung. Sobald die Schmelzschicht die vorbestimmte Dicke erreicht hat, ziehen die AB ihre Tomes-Fortsätze ein und beenden ihre Matrix-Sekretion. Damit ist der Schmelz aber noch längst nicht fertig. Zu diesem Zeitpunkt enthält er, bezogen auf Feuchtgewicht, nur 30 % Mineralien (im reifen Schmelz 95 %), 35 % Proteine und Wasser, und gleicht einer weichen, glasigen Masse. Aufgabe der **Reifungsameloblasten** ist es nun, die **volle Mineralisation** zu veranlassen, indem sie (a) für die Zufuhr der nötigen Calcium- und Phosphat-Ionen sorgen (molekulare Mechanismen unklar), (b) abbauende Enzyme sezernieren, die die **organische Matrix beseitigen**. Diese Reifungsphase dauert bei den menschlichen Ersatzzähnen 3 – 6 Jahre. Die Reifungs-AB bilden zum Schmelz hin eine neue **Basallamina** mit **Hemidesmosomen**. Sie sind durch zahlreiche Desmosomen und Gap junctions untereinander und mit den Zellen des Stratum intermedium der Schmelzpulpa verbunden. Die Reifungs-AB machen (zumindest bei Nagern, beim Menschen nicht untersucht) zyklisch wiederkehrende Strukturänderungen durch: In einer längeren Phase trägt die distale Plasmamembran einen dichten Faltensaum und der Zellverband zeigt distal Tight junctions; in der nachfolgenden kürzeren Phase ist die distale Plasmamembran glatt, der Zellverband zeigt distal weite Interzellulärspalten und die lecken Tight junctions liegen proximal.

Am Ende der Sekretionsphase haben die Hydroxyapatit-Kristalle zwar ihre volle Länge erreicht, sie durchziehen die Schmelzprismen aber nur als dünne Bänder. Für die volle Mineralisation müssen die Kristalle so an Umfang zunehmen, dass sie in jedem Schmelzprisma lückenlos dicht gepackt liegen. Dies ist nur nach völliger Beseitigung der Matrix-Proteine möglich. Hierfür sind vor allem zwei Enzyme verantwortlich: **Matrix-Metalloproteinase-20** (**MMP-20**, auch **Enamelolysin** genannt) schon während der Sekretionsphase und **Kallikrein-4 (KLK-4)** in der Reifungsphase. Durch MMP-20 werden die Proteine in den tieferen (= älteren) Schmelzbereichen langsam beseitigt, sodass die Kristalle dort schon ihren Umfang vergrößern können, während sie oben noch in die Länge wachsen. Die Proteolyse durch KLK-4 ist viel agressiver und beseitigt die Proteine fast komplett. Die entstehenden Protein-Fragmente werden wahrscheinlich von den Faltensaum-AB endozytiert und abgebaut. Über die Mechanismen für die Zufuhr der Calcium- und Phosphat-Ionen durch die Barriere der Ameloblasten hindurch gibt es verschiedene Hypothesen.

Bei genetisch bedingter fehlerhafter Schmelzbildung (**Amelogenesis imperfecta**) (1 in 700 Lebendgeburten) entsteht gar keine oder eine viel zu dünne Schmelzschicht (z. B. gestörte Sekretionsphase durch mangelnde Differenzierung der Ameloblasten oder Fehlen eines Matrix-Proteins), oder der Schmelz bleibt viel zu weich und nutzt sich sofort ab (z. B. gestörte Schmelzreifung durch Fehlen einer Protease). – **Dentinogenesis imperfecta** siehe S. 185.

Zement

Das Wurzeldentin ist von Zement bedeckt (Schichtdicke 100 – 500 µm, von zervikal nach apikal zunehmend), seine Extrazellulärmatrix ähnelt derjenigen von Knochen. In das Zement sind Kollagenfibrillen (**Sharpey-Fasern**) eingemauert (**fibrilläres Zement**), die sich in die Fasern des Desmodonts (s. u.) fortsetzen und die Wurzel am Alveolarknochen befestigen. Zement entsteht durch **desmale Ossifikation**. Es wird zunächst von Mesenchymzellen des Zahnsäckchens gebildet, später setzen die desmodontalen Fibroblasten die Zementbildung fort. An der zervikalen Hälfte der Wurzel ist das Zement zellfrei (**azellulär-fi-**

brilläres Zement); hier haben sich die Zement-bildenden Zellen nicht eingemauert, sondern liegen der Hartsubstanz außen auf. An der apikalen Wurzelhälfte enthält das Zement *Zementozyten* (▶ Abb. 15.**11**), die aus *Zementoblasten* hervorgegangen und den Osteozyten vergleichbar sind (**zelluläres Zement**).

An 50 % aller bleibenden Zähne kommen auf dem zervikalen Schmelz *Zementzungen* oder *-inseln* vor, die weder Zellen noch Kollagenfibrillen enthalten (**azellulär-afribrilläres Zement**). Entstehung: Wahrscheinlich kommen aufgrund von Lücken im reduzierten Schmelzepithel Mesenchymzellen mit dem Schmelz in Berührung und produzieren deswegen dort eine organische (aber fibrillenlose) Matrix, die mineralisiert wird.

Pulpahöhle

Die Pulpahöhle (Kronenkavum und Wurzelkanäle) wird von Pulpagewebe (▶ Abb. 15.**9 b**) eingenommen. Dieses besteht aus einem mesenchymartigen Gewebe mit wasserreicher gallertiger Grundsubstanz und retikulären Fasern. Außer Odontoblasten, die die Höhle auskleiden, und Fibroblasten kommen freie Zellen der Abwehr vor. Die Pulpa ist reichlich mit Blut- und Lymphgefäßen ausgestattet. Unter den Zellleibern der Odontoblasten liegt ein Geflecht markloser und dünn myelinisierter **Nervenfasern** (*Raschkow-Plexus*). Von hier ziehen Axone mindestens 200 µm weit in die Dentinkanälchen hinein und endigen frei (Vermittlung von Schmerzempfindung). Im **Wurzelkanal** endet die Odontoblasten-Tapete meist schon vor Erreichen des Apikalforamen, das Zement erstreckt sich oft bis 1 mm weit in den Wurzelkanal hinein (▶ Abb. 15.**5**).

15.3.3 Zahnhalteapparat

Der Zahnhalteapparat (**Parodontium**) besteht aus vier Komponenten: 1) Zement (s. o.); 2) Wurzelhaut (*Desmodontium*); 3) Alveolarknochen; 4) Zahnfleisch (*Gingiva*).

15

Desmodont und Alveolarknochen

Das **Desmodont** durchspannt den etwa 200 µm breiten Spalt zwischen Zahnwurzel und Alveolarknochen (▶ Abb. 15.**11**). Es entsteht gleichzeitig mit der Zahnwurzel und enthält ein kompliziertes System von **Kollagenfasern**, durch die der Zahn federnd in der Alveole **aufgehängt** ist. Die Kollagenfasern sind als *Sharpey-Fasern* im Zement und im Alveolarknochen verankert (*zemento-alveoläre Faserbündel*). Diese Art der Bandverbindung wird auch als **Gomphosis** bezeichnet. Die Fasern verlaufen in den einzelnen Abschnitten des Desmodonts in unterschiedlichen Richtungen (▶ Abb. 15.**5**) und können so allen passiven

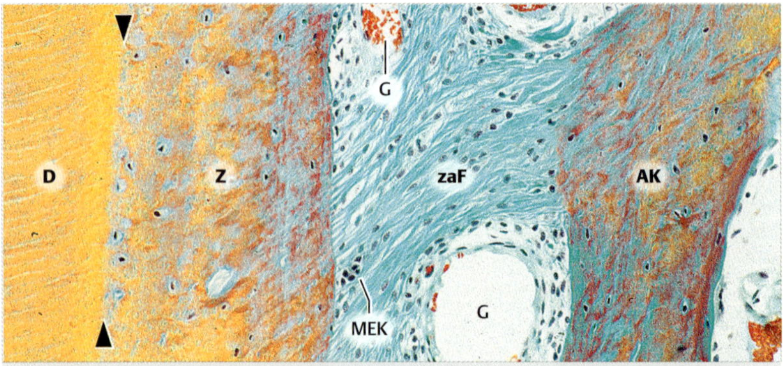

Abb. 15.11 Wurzel und Desmodont (Schweinezahn, Unterkiefer; apikal zum unteren Bildrand). **D**, Dentin mit Dentinkanälchen. **Z**, Zement (zellulär). **Pfeilköpfe** markieren die Dentin-Zement-Grenze. **zaF**, zemento-alveoläre Fasern des Desmodonts (schräg verlaufend). **AK**, Alveolarknochen. **G**, Blutgefäß. **MEK**, Malassez-Epithelkörper (Reste der Hertwig-Epithelscheide). Präparat wie ▶ Abb. 15.9. Vergr. 150fach.

Bewegungen des Zahnes (axial durch Druck, horizontal durch Kippung, Torsion um die Längsachse) entgegenwirken. Knochen und Zement werden dabei stets **auf Zug beansprucht**. Der **Alveolarknochen** ist Teil des Alveolarfortsatzes und gleicht einem Becher mit stellenweise durchlöcherter Wand (*Lamina cribriformis*). Durch die Löcher dringen Blut- und Lymphgefäße in den desmodontalen Raum und bilden ein dichtes Korbgeflecht um die Zahnwurzel. Desmodontale Nervenfasern und ihre sensiblen Endigungen vermitteln die Perzeption von Schmerzen und Druck (Mechanorezeptoren, Kontrolle des Kaudrucks).

Die Kollagenfasern des Desmodonts werden durch hoch-aktive Fibroblasten sehr viel schneller umgesetzt (auf- und abgebaut) als die Fasern in irgendeinem anderen Bindegewebe. Dies ermöglicht die Stellungsänderung von Zähnen durch **kieferorthopädische Maßnahmen**. – Der hohe Umsatz bleibt nur so lange ungestört, wie Auf- und Abbau sich die Waage halten. Bei Beeinträchtigung der Kollagensynthese infolge Mangels an Ascorbinsäure (**Vitamin C**) (S. 157) schwinden die Kollagenfasern, die Zähne fallen aus: **Skorbut**. – Die Bedeutung der mechanischen Beanspruchung für eine ausgeglichene Bilanz des Knochenumbaus wird daraus ersichtlich, dass der **Alveolarfortsatz** des zahnlosen Kiefers nach und nach völlig schwindet.

Gingiva

Die Gingiva überzieht den koronalen Teil des Alveolarfortsatzes und den Zahnhals und ist unverschieblich mit diesen Unterlagen verbunden (► Abb. 15.**12**). Sie reicht vom freien **Gingiva-Rand** (*Margo gingivalis*) bis zur klinisch sichtbaren **muko-gingivalen Grenzlinie** und ist vom *oralen Gingiva-Epithel* überzogen, welches stets *verhornt* (meist parakeratinisiert, selten orthokeratinisiert) ist. Jenseits der genannten Grenzlinie setzt sich die Gingiva in die verschiebliche Alveolarschleimhaut bzw. Mundbodenschleimhaut (Epithel *unverhornt*) fort. Zahnwärts vom Gingiva-Rand liegt eine ca. 0,5 mm tiefe Rinne, der **Gingiva-Sulkus** (*Sulcus gingivalis*); seine Oberfläche wird vom *oralen Sulkus-Epithel* bedeckt, das häufig leicht parakeratinisiert ist. Der Sulkus-Boden ist zugleich der oberflächliche Teil des *Saumepithels* (s. u.).

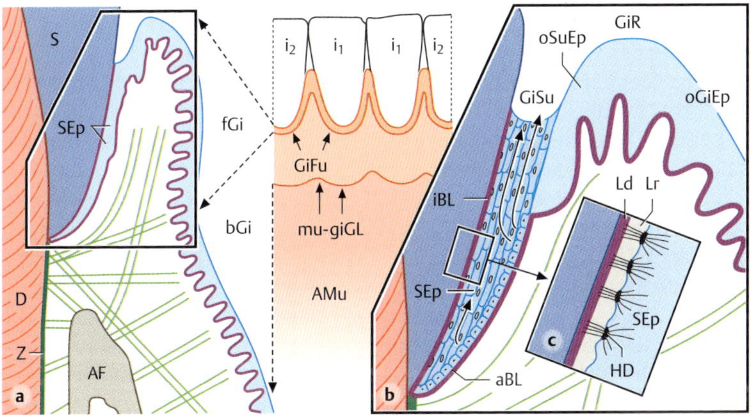

Abb. 15.12 Gingiva (Ausschnitt aus ► Abb. 15.5). **a** Freie und befestigte Gingiva (**fGi**, **bGi**) im Sagittalschnitt und in der klinischen Ansicht. **i_1**, **i_2**, Incisivus 1 und 2. **GiFu**, Gingiva-Furche. **mu-gi GL**, muko-gingivale Grenzlinie. **AMu**, Alveolarmukosa. **SEp**, Saumepithel. **S**, Schmelz. **D**, Dentin. **Z**, Zement. **AF**, Alveolarfortsatz. Die *hellgrünen* Linien deuten den Verlauf der zemento-alveolären, zemento-gingivalen und periostal-gingivalen Kollagenfasern an. **b** Ausschnitt aus a. **iBL** und **aBL**, innere und äußere Basallamina. Für das Saumepithel sind die Epithelzellen eingezeichnet, bei den übrigen Epithelien dieser Abbildung sind sie weggelassen. Pfeile deuten die Wanderungsrichtung der SEp-Zellen zum Gingiva-Sulkus (**GiSu**) an, wo sie abgeworfen werden. **GiR**, Gingiva-Rand. **oSuEp** und **oGiEp**, orales Sulkus-Epithel und orales Gingiva-Epithel (para-oder orthokeratinisiert). **c** Ausschnitt aus b. Epithelansatz am Schmelz. **Ld** und **Lr**, Lamina densa und L. rara der Basallamina. **HD**, Hemidesmosom.

Befestigte und freie Gingiva. Das **Bindegewebe** der Gingiva enthält ein kompliziertes System von Faserzügen, die teils vom supraalveolären Wurzelzement des Zahns, teils vom Periost des Alveolarfortsatzes entspringen und in alle Teile des subepithelialen Bindegewebes ausstrahlen. Hierauf beruht die Unverschieblichkeit der Gingiva. In der klinischen Praxis werden zwei Teile der Gingiva unterschieden: Die **befestigte (angewachsene) Gingiva** (*Pars fixa*) ist jener Teil, der mittels Kollagenfasern am Zement oder Periost verankert ist. Unmittelbar koronal davon liegt die 1 – 2 mm breite **„freie" Gingiva** (*Pars libera*), die am Schmelz haftet. Die bei manchen Menschen klinisch sichtbare Grenze zwischen beiden ist die **Gingiva-Furche**.

Saumepithel. Die „freie" Gingiva ist keineswegs frei, sondern über das **Saumepithel** (Haftepithel, *Epithelium junctionale*) am zervikalen Schmelz befestigt (▸ Abb. 15.**12**). Die freie Gingiva umgibt den Zahnhals wie eine Manschette, die für den lückenlosen Anschluss des Mundhöhlenepithels an die Zahnoberfläche sorgt (Verschluss des desmodontalen Spaltes).

Das Saumepithel besitzt zwei Basallaminae (BL): eine **innere BL**, die am apikalen Ende des Saumepithels in die **äußere BL** umschlägt (▸ Abb. 15.**12**). Die innere BL liegt dem Schmelz an, die äußere BL ist dem gingivalen Bindegewebe benachbart (▸ Abb. 15.**10 a**). Durch Vermittlung der inneren BL ist das Saumepithel über **Hemidesmosomen** am Schmelz befestigt (**Epithelansatz**). Apikal ist das Saumepithel schmal (wenige Zellschichten), nach koronal wird es breiter und bildet mit seiner freien Oberfläche den Boden des Gingiva-Sulkus.

Das **Saumepithel** ist unverhornt und besteht nur aus Stratum basale und suprabasale; seine Basis ist glatt (keine Bindegewebspapillen im Gegensatz zum oralen Sulkus- und Gingiva-Epithel). Der Zellumsatz ist doppelt so hoch (Erneuerung alle 4 – 6 Tage) wie in anderen Regionen der Mundschleimhaut. Das Stratum basale (der äußeren Basallamina anliegend) ist für den Zellnachschub zuständig. Die Tochterzellen wandern nach koronal, gleichzeitig müssen sie die Einrichtungen des Epithelansatzes (s. o.) unterhalten. Sie werden am Sulkus-Boden abgeworfen.

Die Unversehrtheit des Saumepithels ist Voraussetzung für die Gesundheit des ganzen Zahnhalteapparates. Durch Entzündungsreaktionen infolge bakterieller Besiedlung (Plaquebildung am Zahn infolge schlechter Mundpflege) wird das Saumepithel aufgelockert und verliert seine Anheftung am Zahn (Vertiefung des Gingiva-Sulkus zur Gingiva-Tasche). Damit ist die Versiegelung des desmodontalen Spaltes nicht mehr garantiert; schließlich kann der ganze Halteapparat insuffizient werden (**Parodontose**).

Zahnschutz. Die **Pellikel** ist ein weitgehend bakterienfreier, dünner Biofilm, der aus organischen Komponenten des Speichels besteht und den Zahn überzieht. Er schützt den Schmelz vor Säuren und Abrieb durch Nahrungsbestandteile, ermöglicht aber auch das Anheften verschiedener Bakterien und stellt somit die Unterlage für den Zahnbelag („**Plaque**" = pathogener, bakterieller Biofilm) dar. Zähneputzen entfernt die Pellikel, die sich innerhalb von Minuten erst neu bilden muss. Regelmäßiges Essen von säurehaltiger Nahrung (z. B. Äpfel) direkt nach dem Zähneputzen kann somit zu Schmelzdefekten führen. **Zahnstein** entsteht dadurch, dass Mineralien aus dem Speichel in eine Plaque eingelagert werden.

Zahndurchbruch, Ersatzzähne und Zahnwechsel. Im Verlauf des Zahndurchbruchs (*Eruption*, ab 6. Lebensmonat) wird der Zahn aus seiner verdeckten Lage in die Kauebene befördert. Ehe die Krone in der Mundhöhle sichtbar wird, muss bedeckender Knochen durch **Osteoklasten** beseitigt werden. Zu dieser Zeit sind Wurzel und Desmodont nur im Zervix-nahen Bereich voll ausgebildet, bis zur Fertigstellung der Wurzelspitze wird es noch 2 – 3 Jahre dauern. Über die Kräfte, die den Zahn innerhalb von Monaten in die Kauebene heben, herrscht noch Unklarheit. Wahrscheinlich sind es die Fibroblasten des schon vorhandenen Desmodonts, die nach Art der **Myofibroblasten** den Zahn regelrecht hochziehen.

Die **Bildung der Ersatzzähne beginnt schon in der Fetalzeit** und verläuft grundsätzlich wie die der Milchzähne, nur langsamer. Vor dem Durchbruch eines Ersatzzahns (ab 7. Lebensjahr) werden Alveolarknochen und Wurzel des Milchzahns durch Osteoklasten (hier auch als **Odontoklasten** bezeichnet) völlig beseitigt. Dieser Prozess beginnt schon einige Jahre vor dem Zahnwechsel.

16 Speiseröhre und Magen-Darm-Kanal

16.1 Grundsätzlicher Wandaufbau

Der Rumpfteil des Verdauungskanals umfasst den Ösophagus (Speiseröhre) und den Magen-Darm-Trakt. Der Darm gliedert sich in Dünndarm (Duodenum, Jejunum, Ileum) und Dickdarm (Zäkum, Kolon, Rektum). Die Wand ist in allen Abschnitten grundsätzlich gleich aufgebaut. Sie besteht von innen nach außen aus folgenden Schichten (▸ Abb. 16.1):

- **Mukosa** (Schleimhaut, *Tunica mucosa*), mit den Unterabteilungen
  Epithel (*Lamina epithelialis*),
  Lamina propria (*Lamina propria*),
  Muscularis mucosae (*Lamina muscularis mucosae*);
- **Submukosa** (*Tela submucosa*);
- **Muskularis** (*Tunica muscularis*), mit den Unterabteilungen
  Ringmuskelschicht (*Stratum circulare*) und
  Längsmuskelschicht (*Stratum longitudinale*);
- **Serosa** (*Tunica serosa*) mit Subserosa (*Tela subserosa*),
  oder **Adventitia** (*Tunica adventitia*), wenn der Peritonealüberzug (Serosa) fehlt.

Die **Mukosa** weist die größten regionalen Unterschiede auf. Dies betrifft besonders das **Epithel** und die räumliche Gestalt der Mukosa. Außer am Anfang (Ösophagus) und am Ende (Analkanal) trägt die Mukosa überall **einschichtiges Zylinderepithel**, das von einem Schleimteppich bedeckt ist. Das Epithel erfüllt, abgesehen von seinen regional spezifischen Aufgaben, überall die Funktion einer Diffusionsbarriere (junktionale Komplexe mit Tight junctions). Die **Lamina propria** besteht meist aus *zellreichem Bindegewebe mit retikulären Fasern*. Sie beherbergt terminale Verzweigungen von Blutgefäßen und Nerven sowie Lymphkapillaren und zahlreiche freie Zellen der Abwehr. Die **Muscularis mucosae** ist eine *Besonderheit* von Ösophagus und Magen-Darm-Trakt und kommt in keinem anderen Hohlorgan vor (wichtig für die histologische Unterscheidung von Hohlorganen). Sie besteht aus *glatten Muskelzellen* und verleiht der Mukosa eine eigene Motilität.

Die **Submukosa** besteht aus *lockerem Bindegewebe*. Als *Verschiebeschicht* erlaubt sie der Mukosa eine gewisse Eigenbeweglichkeit gegenüber der Muskularis. Sie führt die größeren Blut- und Lymphgefäße für die Mukosa und enthält ein Nervengeflecht (Plexus submucosus, s. u.). Zwei Abschnitte des Verdau-

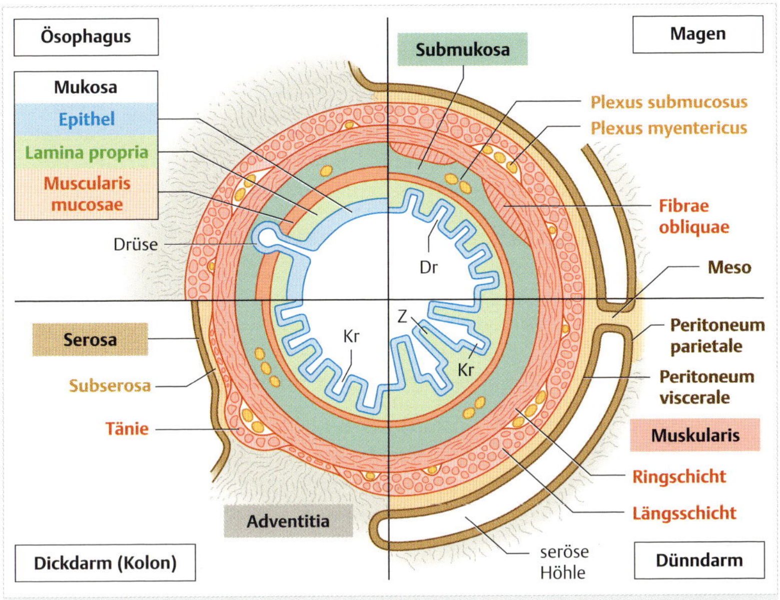

Abb. 16.1 Wandschichten des Verdauungskanals (Querschnitte durch die Hauptteile, Schema). Ösophagus, Dünn- und Dickdarm sind regional unterschiedlich entweder von Serosa oder Adventitia umgeben. **Dr**, Drüse. **Kr**, Krypte. **Z**, Zotte. Das Prinzip einer **serösen Höhle**, hier der **Peritonealhöhle** (Bauchhöhle), ist angedeutet. Sie ist begrenzt durch das viszerale und das parietale „Blatt" des Peritoneums (Bauchfells). Im Bereich des **„Meso"** (des Mesenteriums) gehen die beiden Blätter ineinander über. Das Meso dient der Aufhängung der intraperitoneal gelegenen Darmabschnitte. Über das Meso gewinnen die Versorgungseinrichtungen (Gefäße, Nerven) Zugang zur Wand dieser Darmabschnitte. Entwurf: B. Kurz, Anat. Inst., Kiel.

ungskanals (Ösophagus, Duodenum) besitzen submuköse Schleim-produzierende Drüsen.

Die **Muskularis** besteht aus *glatter Muskulatur* (Ausnahme: die oberen zwei Drittel des Ösophagus) und ist in eine innere Ring- und eine äußere Längsmuskelschicht gegliedert. Zwischen den beiden Schichten liegt ein Nervengeflecht (Plexus myentericus, s. u.). Die Muskularis ist für Pendel- und Segmentierungsbewegungen (Durchmischung des Nahrungsbreis) sowie Peristaltik (Weiterbeförderung des Inhalts) verantwortlich.

Die **Serosa** ist das **Peritoneum viscerale** (Bauchfell), von dem die meisten Abschnitte des Magen-Darm-Traktes überzogen sind. Die Serosa trägt an der freien Oberfläche zur Bauchhöhle hin ein einschichtiges Plattenepithel (*Mesothel*), das auf einer dünnen Bindegewebsschicht (*Lamina propria serosae*) sitzt. Mancherorts ist die Serosa durch eine etwas breitere bindegewebige Verschiebeschicht, die **Subserosa** (*Tela subserosa*), von der Muskularis getrennt. Abschnitte, die extraperitoneal (Teile von Ösophagus und Rektum) oder sekundär retroperitoneal liegen (Duodenum, Teile des Kolon) und daher keinen Serosaüberzug haben, sind durch Vermittlung einer **Adventitia** aus lockerem Bindegewebe in der Umgebung verankert.

Das **Peritoneum parietale** kleidet die Bauchhöhle (Peritonealhöhle) aus und geht am **Mesenterium** in das Peritoneum viscerale über. Es ist histologisch wie das Peritoneum viscerale aufgebaut: *Mesothel* und *Lamina propria*, darunter *Subserosa*; diese führt somatosensorische Nervenfasern und kann viele Fettzellen enthalten. Das Peritoneum parietale ist außerordentlich **schmerzempfindlich** (heftigste Bauchschmerzen bei Bauchfellentzündung, *Peritonitis*).

Enterisches Nervensystem (ENS). Ösophagus und Magen-Darm-Trakt besitzen in der Wand ein eigenes Nervensystem (ENS oder intramurales Nervensystem). Seine wichtigsten Bestandteile sind zwei ganglienzellhaltige Nervenfasergeflechte (► Abb. 16.2): **(1)** Der **Plexus submucosus** ist in zwei unterschiedliche Teile gegliedert: (a) Innerer submuköser Plexus (*Meissner-Plexus*), direkt unter der Muscularis mucosae lokalisiert und für die Mukosa zuständig; (b) äußerer submuköser Plexus, der Ringmuskelschicht anliegend und an deren Innervation beteiligt. **(2)** Der **Plexus myentericus** (*Auerbach-Plexus*) liegt in einem schmalen Bindegewebsbett zwischen den beiden Schichten der Muskularis und innerviert diese. Für die Motorik des Verdauungskanals sind außerdem die **interstitiellen Zellen von Cajal** (**ICC**) als Schrittmacher (s. u.) und als Vermittler zwischen ENS und Muskulatur wichtig.

Das **ENS** ist ein kompliziertes System aus erregenden und hemmenden motorischen Neuronen, sensorischen Neuronen und Interneuronen, die alle Abkömmlinge der Neuralleiste sind. Als Überträgersubstanzen und Modulatoren dienen u. a. Acetylcholin, Noradrenalin, diverse Peptide, ATP und Stickstoffmonoxid (= NO, wichtigster inhibitorischer Transmitter im ENS; „nitrerge“ Übertragung). Das ENS kann als **„Gehirn des Darmes“** angesehen werden und verleiht diesem weitgehende **funktionelle Autonomie**, z. B. bei der Sekretionstätigkeit der Drüsen und der sehr komplexen Koordination der Motorik. Selbst an einer isolierten Darmschlinge lässt sich durch geeignete Reize (z. B. Dehnung der Wand) noch eine regelrechte Peristaltik auslösen. Allerdings untersteht das ENS dem Einfluss von Sympathikus und Parasympathikus.

Interstitielle Zellen von Cajal (ICC) sind fibroblastenähnliche Zellen, die in der Tunica muscularis Netzwerke bilden und über Gap junctions mit glatten Muskelzellen verbunden sind. Sie sind elektrisch spontanaktiv und generieren **langsame Depolarisationswellen**, auf die sich Aktionspotenziale aufpflanzen können (Ergebnis: **Kontraktionswellen**). Die ICC werden

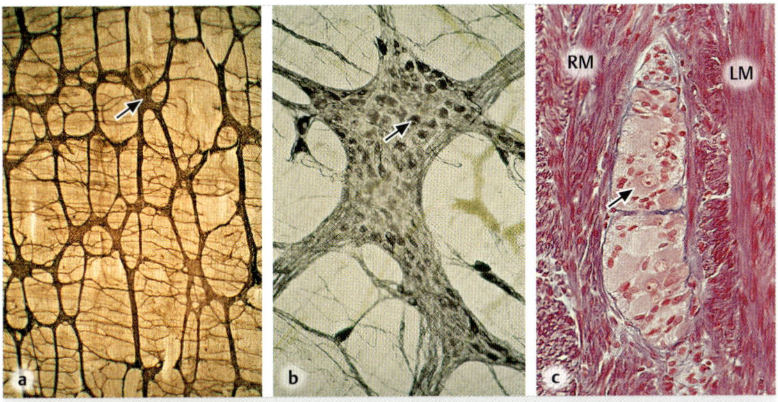

Abb. 16.2 Enterisches Nervensystem. a Aufsicht auf den Plexus myentericus. Häutchenpräparat, Anfärbung der Gliazellen durch immunhistochemische Darstellung von GFAP (S. 51). Der Plexus ist ein Netz aus Nervenfasen, an dessen Knotenpunkten (**Pfeil**) jeweils ein Ganglion (Ansammlung von Ganglienzellen) liegt. b Ganglion bei höherer Vergrößerung. Der **Pfeil** weist auf eine Ganglienzelle. Färbung: immunhistochemische Darstellung eines für enterische Neurone typischen Antigens (Protein-Gen-Produkt 9.5). c Ganglion im Schnittpräparat; Plexus myentericus (zwischen Ring- und Längsmuskulatur, **RM**, **LM**) im menschlichen Kolon. Ganglienzellen (**Pfeil**) und Zellkerne von Gliazellen sind zu sehen. Azan. Vergr. 20fPach (a), 200fach (b), 300fach. (Aufnahmen a und b: H. J. Krammer, Mannheim)

von cholinergen und nitrergen Axonen des ENS innerviert, wahrscheinlich leiten sie die erregenden bzw. inhibitorischen Impulse an die glatte Muskulatur weiter. Zur mikroskopischen Darstellung der ICC werden immunhistochemische Färbungen benutzt.

Funktionelle Transportstörungen können die Symptome eines Darmverschlusses verursachen (Pseudoobstruktion). **Angeborenes Megakolon** (Hirschsprung-Krankheit): Aufgrund gestörter Migration der Neurone während der Ontogenese des ENS können die Ganglienzellen im Rektum oder einem Rektum-Segment völlig fehlen, Agangliose. Folge: Dauerkonstriktion der aganglionären Strecke (wegen fehlender inhibitorischer Einflüsse auf die glatte Muskluatur); Passage behindert oder unmöglich; monströse Erweiterung des proximal davon gelegenen Kolon. – Auch die verzögerte Reifung der ICC bei Neugeborenen oder eine Reduktion der ICC-Zahl oder der enterischen Neurone (Hypogangliose) kann mit schweren Störungen der Darmmotilität einhergehen.

Enteroendokrine Zellen. Diese Zellen bilden **Darmhormone** (Enterohormone), die für die Koordination der komplizierten Funktionsabläufe im Gastrointestinaltrakt (S. 461) und seinen Anhangsdrüsen genauso wichtig sind wie die neuronalen Mechanismen. Diese Zellen sitzen einzeln verstreut (disseminiert) zwischen den Epithelzellen des gesamten Magen-Darm-Traktes. Ihre Hormone sind Monoamine und Peptide, die entweder über die Blutbahn (**endokrin**) ihre Zielzellen erreichen oder nur auf benachbarte Zellen (**parakrin**) wirken. Alle gehören zum übergreifenden **System der disseminierten endokrinen** Zellen (S. 533) (▶ Tab. 18.2).

Bürstenzellen. In allen Abschnitten des Magen-Darm-Traktes kommen **Bürstenzellen** vor. Sie sitzen einzeln eingestreut zwischen den Zellen des Zylinderepithels. Charakteristisch sind ihre steifen Mikrovilli, daher der Name. Wahrscheinlich erfüllen sie chemosensorische Funktionen ähnlich wie die Bürstenzellen im Atemtrakt (S. 419).

Muzine bilden den organisch-chemischen Hauptbestandteil des **Schleimteppichs**, mit dem das Epithel des gesamten Verdauungskanals bedeckt ist. Der Schleim wird von Becherzellen und Drüsen gebildet. Am dicksten ist dieser Teppich in Kolon und Rektum (S. 476). Die grundsätzlichen Eigenschaften und die Systematik der Muzine sind in Kapitel 7 (S. 140) kurz zusammengefasst. Hier sei daran erinnert, dass Muzine enorme Mengen Wasser binden können: An der Masse eines Schleimteppichs machen die Muzine < 5 % aus, der Rest ist überwiegend Wasser. In histologischen Routinepräparaten fehlt der Schleimteppich meist. Die einzelnen Abschnitte des Verdauungskanals weisen ein jeweils typisches Muster der MUC-Gen-Expression auf (Einzelheiten an entsprechender Stelle).

Die **Kenntnis des MUC-Musters** im Verdauungskanal, in seinen Anhangsdrüsen und auch in anderen Organen (z. B. Mamma) findet Anwendung in der pathohistologischen **Tumordiagnostik**. Muzine sind Marker für bestimmte Zellen und Gewebe; Abweichungen vom normalen MUC-Expressionsmuster, die sich im Laufe der Tumorentwicklung herausbilden, sind von diagnostischer und prognostischer Bedeutung.

Mikroskopierhilfe Verdauungskanal allgemein

Durch Beachtung der **Muscularis mucosae** lassen sich alle Verwechslungen zwischen dem Verdauungskanal und anderen Hohlorganen vermeiden (z. B. Gallenblase/Dünndarm) (S. 481).

16.2 Ösophagus (Speiseröhre)

Die Wand des Ösophagus lässt den Schichtenbau des Verdauungskanals besonders klar erkennen (▸ Abb. 16.3). Die **Mukosa** besitzt ein *mehrschichtiges unverhorntes Plattenepithel* (▸ Abb. 7.5), das durch Bindegewebspapillen mit der Lamina propria eng verzahnt ist. Die *Lamina propria* ist reicher an Kollagenfasern und die *Muscularis mucosae* breiter als in den anschließenden Abschnitten des Magen-Darm-Traktes. Die Bauweise der Mukosa entspricht ihrer hohen mechanischen Beanspruchung durch vorbeigleitende Speisebrocken. Die Mukosa liegt längsverlaufenden Falten der Submukosa auf (daher meist sternförmiges Lumen bei Querschnitten durch den Ösophagus); sie dienen als Reservefalten, die die Erweiterung des Lumens erlauben. In der **Submukosa** liegen *muköse* Drüsen (*Glandulae oesophageae*), die Gleitschleim (MUC 5B) für die Epitheloberfläche sezernieren. Die **Muskularis** besteht lediglich im unteren Drittel des Ösophagus vollständig aus glatter Muskulatur, im oberen Drittel dagegen ganz aus *Skelettmuskulatur* (Ausläufer der Pharynxmuskulatur). Im mittleren Drittel kommen beide Muskelarten nebeneinander vor. Die Gliederung in Ring- und Längsmuskulatur ist wegen schräg (spiralig) verlaufender Faserbündel oft schwer erkennbar. Der thorakale Teil des Ösophagus ist von **Adventitia** umgeben; der kurze abdominale Teil besitzt einen Serosaüberzug. Am Mageneingang wird die Ösophagusschleimhaut abrupt von der des Magens abgelöst.

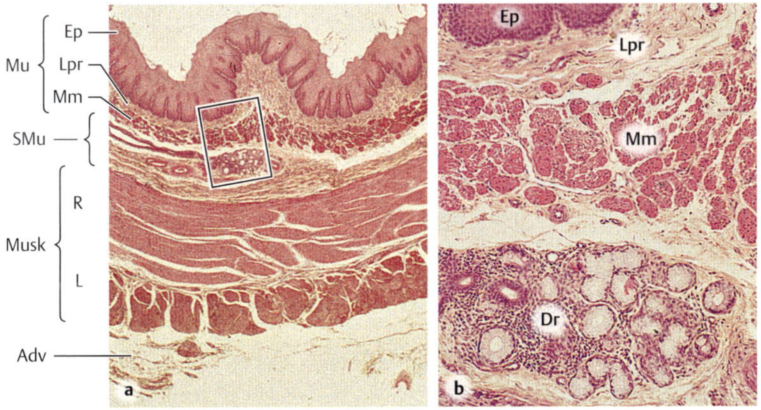

Abb. 16.3 Ösophagus (Querschnitt) des Menschen. **a** Übersichtsbild, das die Wandschichten zeigt: **Mu**, Mukosa mit Epithel (**Ep**, unverhorntes Plattenepithel), Lamina propria (**Lpr**) und Muscularis mucosae (**Mm**). **SMu**, Submukosa. **Musk**, Muskularis mit Ring- und Längsschicht (**R**, **L**). **Adv**, Adventitia, teilweise abgerissen. **b** Der Ausschnitt aus (a) zeigt muköse Drüsen (**Dr**) in der Submukosa. H.E. Vergr. 12fach (a) und 75fach (b).

Ösophagusvarizen. Bei Pfortaderhochdruck (z. B. infolge Leberzirrhose) wird viel Blut aus den unpaaren Bauchorganen über Venen der Ösophaguswand in die V. cava superior umgeleitet (*portokavale Anastomosen*). Die dünnwandigen Venen der Lamina propria und Submukosa sind massiv erweitert. Bei Ruptur (Zerreißung) dieser Venen kommt es zu lebensbedrohlicher Blutung.

Refluxösophagitis. Insuffizienz des Verschlussmechanismus am Übergang Ösophagus/Magen führt zum Rückfluss (Reflux) von aggressivem Magensaft in den Ösophagus („*Sodbrennen*") und zur Schädigung und Entzündung der Mukosa (*Ösophagitis*). Bei chronischer Refluxkrankheit kann sich die Schleimhaut des unteren Ösophagus in eine Dünndarm-ähnliche Schleimhaut (mit Krypten und Becherzellen) umwandeln (intestinale Metaplasie, **Barrett-Ösophagus**) mit stark erhöhtem Risiko der malignen Entartung: **Barrett-Karzinom** (ein Adenokarzinom). Das häufigere **Plattenepithelkarzinom** des Ösophagus entsteht weiter oral.

Mikroskopierhilfe: Verwechslungsmöglichkeiten Ösophagus

Harnblase und **Ureter** besitzen Urothel) (S. 563) (*kein* Plattenepithel), *keine* Muscularis mucosae, *keine* Drüsen, andere Schichtung der Muskulatur. Der Ureter hat außerdem einen *wesentlich kleineren Durchmesser* als der Ösophagus.

16.3 Magen

Der Magen (*Gaster*) dient der Speicherung, mechanischen und chemischen Aufbereitung sowie Portionierung des Nahrungsbreis (*Chymus*). Die Magenschleimhaut ist mit einem einheitlichen **Schleim-bildenden Oberflächenepithel** sowie **tubulösen Magendrüsen** ausgestattet. Der **Magensaft** (bis zu 3 000 ml pro Tag) ist eine Gemeinschaftsproduktion des Oberflächenepithels und der Magendrüsen und enthält Muzine, Salzsäure (maximal pH 1,5), Pepsine (proteolytische Enzyme) und Magenlipase. Außerdem werden in der Schleimhaut *Hormone* und der *Intrinsic Factor* (zur Resorption von Vitamin B_{12} im Ileum) gebildet. Die **Magendrüsen** unterscheiden sich histologisch und funktionell in den einzelnen Magenregionen: *Pars cardiaca, Corpus/Fundus, Pars pylorica.*

16.3.1 Wandschichten

Die **Mukosa** und **Submukosa** sind in Längsfalten aufgeworfen, die bei starker Magenfüllung verstreichen. Die **Muskularis** weist im Korpusbereich außer der Ring- und Längsmuskelschicht stellenweise eine zusätzliche Schicht schräg verlaufender Muskelzellen (*Fibrae obliquae*) auf. Am Magenausgang (*Pylorus*) ist die Ringmuskelschicht zu einem Schließmuskel verdickt (*M. sphincter pyloricus*). Der Magen ist von **Serosa** überzogen.

16.3.2 Magenschleimhaut

Die Mukosa ist etwa 1 mm hoch und mit einem ca. 300 µm dicken **Schleimteppich** bedeckt, der in Routinepräparaten meist nicht erhalten ist. Der Schleimteppich schützt das Oberflächenepithel vor den aggressiven Komponenten des Magensaftes (S. 465).

Bei Lupenvergrößerung weist die Mukosa ein Oberflächenrelief in Form der Magenfelder (*Areae gastricae*) auf. Diese sind von mikroskopisch kleinen trichterförmigen Vertiefungen, den Magengrübchen (**Foveolae gastricae**), durchsetzt. Die **Oberfläche** einschließlich der Foveolae ist im *ganzen* Magen einheitlich mit einem einschichtigen **Schleim-bildenden Zylinderepithel** bedeckt, das einen wesentlichen Teil des Schleimteppichs liefert (MUC 5AC). Ein anderer Teil (MUC 6) kommt aus den Drüsen: Nebenzellen (s. u.) des Corpus/Fundus und Pylorus-Drüsen (s. u.).

Von den Foveolae aus ziehen tubulöse **Magendrüsen** in die Lamina propria und nehmen die restliche Höhe der Schleimhaut bis zur Muscularis mucosae ein. Der Übergang von der Foveola zum Drüsenschlauch wird als **Isthmus** bezeichnet. Die Drüsen im **Corpus und Fundus** weisen mehrere Typen von exokrinen Zellen auf, die Drüsen von **Pars cardiaca** und **Pars pylorica** besitzen jeweils einen einheitlichen mukösen Zelltyp (S. 463). Außerdem kommen in den Magendrüsen endokrine Zellen vor.

Drüsen von Corpus und Fundus

Die Drüsen in den Regionen von Corpus und Fundus (*Glandulae gastricae propriae*) besitzen *Nebenzellen, Parietalzellen* (Belegzellen) und *Hauptzellen* sowie *endokrine Zellen.* Die exokrinen Zelltypen sind nicht ganz gleichmäßig über den Drüsenschlauch verteilt (▸ Abb. 16.4): Die obere Hälfte (**Drüsenhals**) enthält vor allem Nebenzellen und Parietalzellen. In der unteren, gewundenen Hälfte (**Hauptteil**) herrschen die Hauptzellen vor.

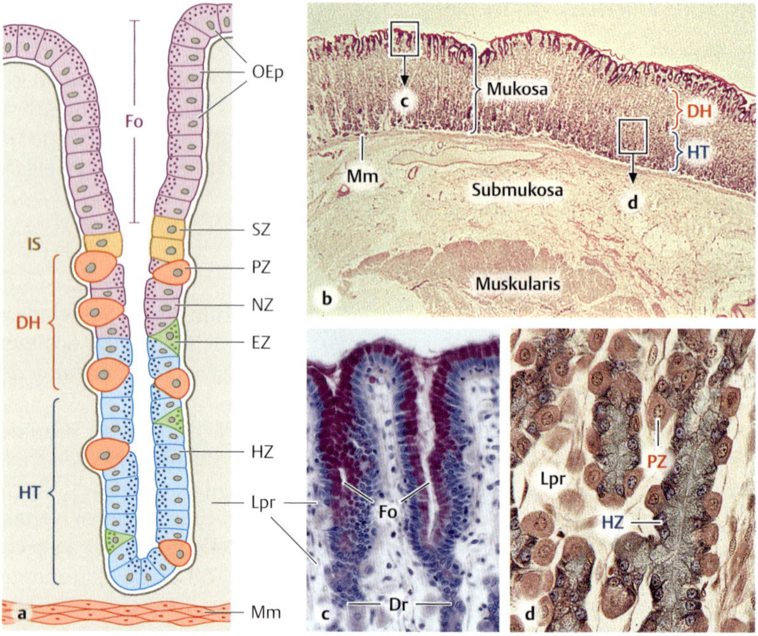

Abb. 16.4 Magenschleimhaut (Corpus/Fundus). **a** Aufbau der Foveola (**Fo**) und Magendrüse (Schema; die Drüse ist im Verhältnis zur Foveola tatsächlich viel länger). **IS**, Isthmus. **DH** und **HT**, Drüsenhals und Hauptteil der Drüse. **OEp**, Oberflächenepithel. **SZ**, Stammzelle. **PZ**, Parietalzelle. **NZ**, Nebenzelle. **EZ**, endokrine Zelle. **HZ**, Hauptzelle. **Lpr**, Lamina propria. **Mm**, Muscularis mucosae. **b** Histologisches Übersichtsbild (menschlicher Magen, Färbung H.E. und PAS zur Darstellung der Muzine). Die Foveolae nehmen höchstens 1/5 der Schleimhauthöhe ein. Die Region der Drüsenhälse ist wegen der zahlreichen Parietalzellen azidophil, der Hauptteil wegen der vielen Hauptzellen basophil. **c** und **d** Ausschnitte aus (b). **Dr**, Drüse. Vergr. 13fach (b), 150fach (c), 300fach (d). (Aufnahmen b und d: B. Kurz, Anat. Inst., Kiel)

Nebenzellen. Die Nebenzellen (engl.: *mucous neck cells*) tragen durch Sekretion von **Muzin** (MUC 6) zum oberflächlichen Schleimteppich bei. In üblichen Präparaten (z. B. H.E.-Färbung) sind die Nebenzellen leicht zu übersehen: Sie sitzen als schmale, blass gefärbte Elemente zwischen den dicken Parietalzellen.

Parietalzellen. Die Parietalzellen (**Belegzellen**) sezernieren Protonen und Chlorid-Ionen (→ **Salzsäure**) sowie den **Intrinsic Factor**, ein Glykoprotein, das für die Resorption von Vitamin B_{12} im Ileum erforderlich ist. Die Salzsäure wirkt bakterizid, denaturiert die Nahrungsproteine und ist Voraussetzung für die Aktivität der Pepsine (s. u.). Die Parietalzellen sind wegen ihres Reichtums an Mitochondrien *azidophil*. Ihre Basis buckelt sich in die Lamina propria vor, die Zellen wirken wie basal aufgelagert (daher „Belegzellen"). Die apikale Plasmamembran ist unter Bildung von *„intrazellulären Canaliculi"* eingestülpt (▶ Abb. 16.**5**). Diese Membran ist Sitz einer **Protonenpumpe** (**H^+/K^+-ATPase**), die (im Austausch gegen K^+-Ionen) Protonen gegen ein riesiges Konzentrationsgefälle aus der Zelle (pH 7) in den Magensaft (maximal pH 1,5) transportiert (▶ Abb. 16.**6**). Bei sekretorisch aktiven Parietalzellen ist die apikale Plasmamembran im Bereich der Canaliculi durch Mikrovilli enorm vergrößert. Beim Übergang in den ruhenden Zustand wird ein Großteil des Membranmaterials in den Intrazellulärraum zurückgenommen, hier in Form von Tubuli und Vesikeln gelagert und bei erneuter Aktivierung wiederum nach Art der Exozytose in die Plasmamembran eingefügt (S. 85).

Für die sehr komplexe **Regulierung der Säuresekretion** sind das vegetative Nervensystem, das intramurale ENS und Enterohormone verantwortlich. **Stimuliert** werden die Parietalzellen u. a. durch **Acetylcholin** (Parasympathikus), **Histamin** aus benachbarten ECL-Zellen (*enterochromaffin-like cells*) (S. 535) und **Gastrin** aus den G-Zellen (S. 463) der Pylorus-Drüsen und des Duodenum. Gastrin und Acetylcholin bewirken durch Aktivierung der ECL-Zellen zusätzlich indirekt eine Stimulierung der Parietalzellen. Genau so wichtig sind **inhibitorische** Faktoren: z. B. **Somatostatin** (aus den D-Zellen der Magenmukosa) senkt die Säureproduktion direkt durch Hemmung der Parietalzellen und indirekt durch Hemmung der G- und ECL-Zellen. Auch **Prostaglandin E_2** (aus Stromazellen der Mukosa) und ein Peptidhormon (**GIP**, s. ▶ Tab. 18.**2**) aus der Duodenalschleimhaut wirken inhibierend. Zu weiteren Enterohormonen des Magens (z. B. Ghrelin) in Kapitel 18 (S. 536).

Zur **Drosselung der Säuresekretion** werden heute meist Arzneistoffe verwendet, die selektiv die Protonenpumpe hemmen (z. B. Omeprazol). – **Verlust der Parietalzellen** (z. B. durch Autoantikörper gegen die H^+/K^+-ATPase) führt (a) zum Mangel an Magensäure (*Anazidität*) und (b) wegen des Fehlens von Intrinsic Factor zu einer speziellen Störung der Blutzellbildung (*Perniziöse Anämie*); diese ist Folge der mangelhaften Resorption von Vitamin B_{12} (S. 475), das für die Blutzellbildung unentbehrlich ist.

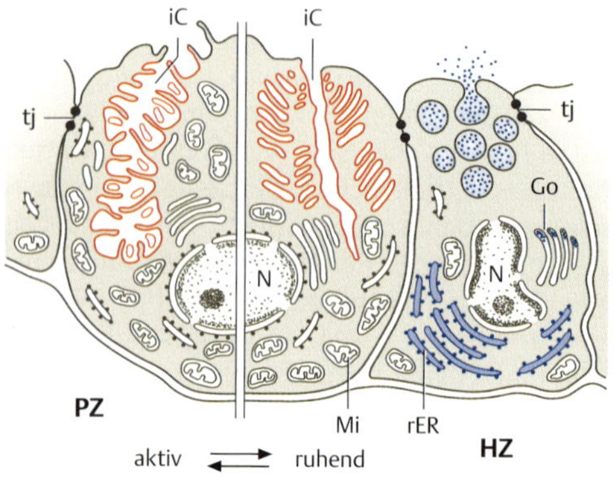

Abb. 16.5 Ultrastruktur von Parietalzelle (PZ) und Hauptzelle (HZ) (Schema). Bei der aktivierten Parietalzelle sind die intrazellulären Canaliculi (**iC**) von Mikrovilli gesäumt, in deren Membran die H^+/K^+-ATPase sitzt (**rot**). Bei der ruhenden Zelle ist ein Großteil dieser Membranen in den Intrazellulärraum verlagert (**rote Tubuli**). Die Hauptzelle zeigt die Merkmale einer Protein-sezernierenden Zelle. **Go**, Golgi-Apparat. **Mi**, Mitochondrium. **N**, Nukleus. **rER**, raues endoplasmatisches Retikulum. **tj**, Tight junction.

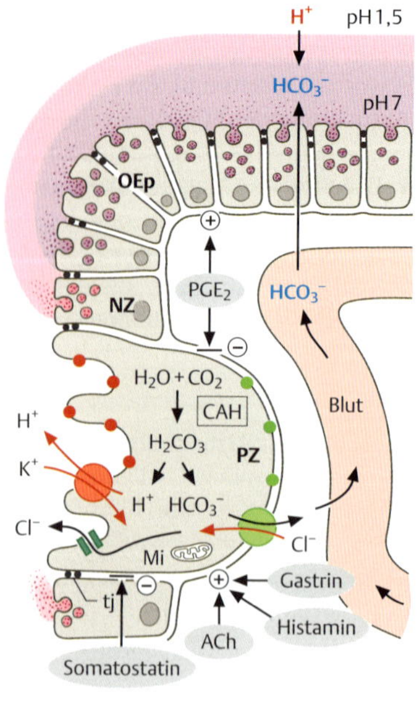

Abb. 16.6 HCl-Produktion und Schutzmechanismen (vereinfachtes Schema). Die Parietalzelle (**PZ**) pumpt Protonen entgegen einem starken Gefälle (pH 7 gegen pH 1,5) ins Drüsenlumen (H^+/K^+-ATPase, *rote Kreise*, in der apikalen Membran). Cl^--Ionen folgen durch Vermittlung eines Anionenaustauschers in der basalen Membran *(grüne Kreise)* und eines Cl^--Kanals in der apikalen Membran. K^+ strömt durch einen Kanal in der apikalen Membran wieder aus (nicht gezeigt). Für die Bereitstellung von H^+ und HCO_3^- ist das Enzym *Carboanhydrase* (**CAH**) verantwortlich. Stimulierung der HCl-Sekretion durch Acetylcholin, Histamin, Gastrin; Hemmung durch Somatostatin und Prostaglandin E_2 (PGE_2). Nebenzellen (**NZ**) und Oberflächenepithel (**OEp**) bilden einen Schleimteppich. Die Muzinsekretion wird u. a. durch PGE_2 stimuliert. HCO_3^- wird mit dem Blutstrom dem OEp zugeführt und von diesem in die aufliegende Schleimschicht sezerniert (Abpufferung der Protonen innerhalb der Schleimschicht). **Mi**, Mitochondrium. **tj**, Tight junction.

16

Die **Hauptzellen** sezernieren **Pepsinogene** und **Magenlipase**. Pepsinogene sind inaktive Vorstufen („Zymogene") von verschiedenen proteolytischen Enzymen des Magensaftes, die als Pepsine zusammengefasst werden. Die Magenlipase ist vor allem für den jungen Säugling wichtig, da dieses Enzym die ersten Schritte der Fettverdauung einleitet (S. 661), während das System der Pankreaslipase (S. 501) noch unreif ist. Die Hauptzellen sind reich an rauem ER (LM-Äquivalent: *basophiles* Zytoplasma). Bis zur Exozytose werden die Pepsinogene in Sekretgranula (*Zymogengranula*) gelagert, nach der Ausschüttung werden sie im sauren Milieu des Magensaftes durch Abspaltung einer Peptidkette aktiviert. Die Hauptzellen werden vor allem durch den **Parasympathikus** und durch **Gastrin** stimuliert.

Zellerneuerung. Die kurze Lebensdauer (s. u.) des Oberfächenepithels erfordert kontinuierlichen Zellersatz. Hierfür sind **multipotente Stammzellen** mit relativ raschem Zellzyklus verantwortlich. In der Schleimhaut von Corpus/Fundus liegen diese Stammzellen und ihre stark proliferierenden Nachkommen im **Isthmus** der Drüsen. Dies ist bemerkenswert, weil in der Pylorus-Schleimhaut und in allen folgenden Abschnitten des Verdauungstraktes die Stammzellen in der **Basis** der Drüsen bzw. Krypten sitzen. Die Stammzellen im Corpus/Fundus liefern Nachkommen, die sich zu sämtlichen hier vorkommenden Epithelzelltypen (einschließlich der endokrinen Zellen) differenzieren, wenn auch mit unterschiedlichem Zeitgang: Die Schleim-bildenden Zellen des **Oberflächenepithels** (einschließlich Foveolae) werden innerhalb von **3 – 5 Tagen** komplett ausgetauscht, die Parietalzellen und Hauptzellen leben Wochen bis Monate (Angaben für die Maus, beim Menschen dürfte es ähnlich sein).

Schleimhaut der Pars cardiaca und Pars pylorica

Am Mageneingang liegt eine 1 – 3 cm schmale Zone (*Pars cardiaca*), deren Schleimhaut spezielle Drüsen besitzt: **Kardiadrüsen.** Sie enthalten nur *einen* Typ von **mukösen Zellen**, die für eine Schleimbarriere zwischen dem sauren Magenmilieu und dem Ösophagus sorgen.

Dem Magenausgang ist eine breitere Zone (*Pars pylorica*) mit ebenfalls rein mukösen Drüsen vorgelagert: **Pylorus-Drüsen** (▸ Abb. 16.7). Die Schleimhaut der Pars pylorica ist durch folgende Merkmale von derjenigen in Corpus/Fundus zu unterscheiden: (a) Die Foveolae sind wesentlich tiefer, sie können fast die halbe Höhe der Mukosa einnehmen; (b) die Drüsen sind stark gewunden (viele Querschnitte von Drüsenschläuchen) und enthalten nur *einen* Typ von **mukösen Zellen** (Produktion von MUC 6); (c) in der Lamina propria liegen häufig einzelne Lymphfollikel. Immunhistochemisch lassen sich in den Drüsen außerdem *endokrine Zellen* (**G-Zellen** (S. 535) darstellen. Sie sezernieren **Gas-**

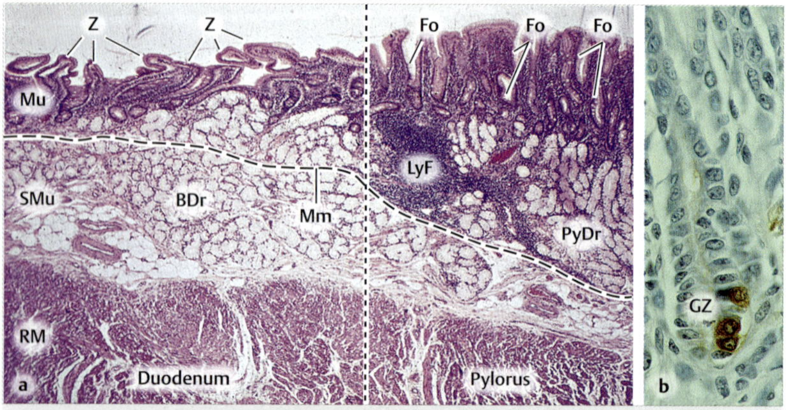

Abb. 16.7 Pars pylorica. a Übergang Pylorus/Duodenum (Mensch). Grenze durch senkrechte gestrichelte Linie markiert. Der Verlauf der Muscularis mucosae (**Mm**, gestrichelt) zeigt die Grenze zwischen Mukosa (**Mu**) und Submukosa (**SMu**) an. In der Pylorus-Schleimhaut nehmen die Foveolae (**Fo**) fast die halbe Schichthöhe ein, die Pylorus-Drüsen (**PyDr**) sind geknäuelt und bestehen aus mukösen (hellen) Zellen (alles Unterscheidungsmerkmale gegenüber der Fundus-/Corpus-Schleimhaut). Die Brunner-Drüsen (**BDr**) des Duodenum liegen überwiegend in der Submukosa. **LyF**, Lymphfollikel. **RM**, Ringmuskelschicht. **Z**, Zotten (verbogen). H.E. **b Gastrin-Zellen** (**GZ**, braun gefärbt) in Pylorus-Drüse (Ratte). Immunhistochemische Darstellung von Gastrin, Hämalaun. Vergr. etwa 15fach (a), 320fach (b).

trin, ein Peptidhormon, das über den Blutweg die ECL-, Parietal- und Hauptzellen erreicht und stimuliert. Die G-Zellen ihrerseits werden durch das ENS und chemische Reize (Proteinbruchstücke) aus dem Magenlumen stimuliert und durch Somatostatin aus benachbarten D-Zellen inhibiert. Die **Stammzellen** für die Erneuerung der Drüsen- und Oberflächenepithelzellen sind in der **Drüsenbasis** ansässig.

Lymphfollikel sind zwar häufig in der Pylorus-Mukosa zu beobachten, nach heutiger Kenntnis enthält die Mukosa des gesunden Magens jedoch keine Lymphfollikel. Ihr Vorkommen ist vielmehr Folge einer Infektion mit *Helicobacter pylori* (S. 465).

Schutzmechanismen der Magenschleimhaut

Für den Schutz der Mukosa vor den aggressiven Komponenten (Säure, Pepsine) des Magensaftes sind mehrere Faktoren verantwortlich: (a) **Intakte Regulierung** der Drüsenaktivitäten durch neuronale Einflüsse und Enterohormone; (b) lokale Faktoren wie der bedeckende **Schleimteppich**, der **Blutfluss** in den Propria-Gefäßen, die Sekretion von **Bikarbonat** und die kontinuierliche **Zellerneuerung**.

Der **Schleimteppich** wird oben „abgenutzt" und von unten durch Oberflächenepithel und Drüsenzellen kontinuierlich nachgeliefert. Er stellt eine „ruhige Zone" dar, innerhalb derer die Protonen auf **Bikarbonat** treffen (▶ Abb. 16.**6**) und abgepuffert werden, ehe sie das Oberflächenepithel erreichen. Außerdem wirkt das molekulare Netz der Muzine als Diffusionshindernis für Pepsine, sodass diese nicht bis zum Oberflächenepithel vordringen. Schleimproduktion und Bikarbonat-Sekretion werden durch das Darmhormon **Sekretin** sowie **Prostaglandin** $\mathbf{PGE_2}$ stimuliert (daher die Möglichkeit von Magenschleimhaut-Läsionen bei Einnahme von Prostaglandinsynthese-Hemmern, z. B. Acetylsalizylsäure, ASS).

Ulkus. Eine Läsion, die über die Muscularis mucosae hinaus bis in die Submukosa reicht, ist ein **Ulkus** (Geschwür); im Gegensatz zu einer **Erosion**, die auf die Mukosa beschränkt ist. **Ulzera** bilden sich nicht nur im **Magen** sondern fünfmal häufiger im **Duodenum** (S. 474). Die Ulkusentstehung beruht stets auf einem Ungleichgewicht zwischen den aggressiven und den protektiven Kräften. Ein Faktor, der besonders zum Ulcus duodeni beiträgt, ist die Infektion der Magenmukosa mit **Helicobacter pylori.** Dieses Bakterium lebt zwischen Schleimteppich und Oberflächenepithel und hat sich an die im Magen herrschenden Extrembedingungen angepasst. Das Bakterium induziert Entzündungsvorgänge, die z. B. verstärkte Säurebildung nach sich ziehen. Folge: Überflutung des Duodenum mit Magensäure. Therapie: Drosselung der Säureproduktion (z. B. mit Hemmstoffen der Protonenpumpe) und Ausrottung („Eradikation") der Infektion mittels Antibiotika. – Die Besiedlung mit *H. pylori* begünstigt außerdem die Entstehung eines Magen-Karzinoms.

Mikroskopierhilfe: Zuverlässige histologische Merkmale zur Unterscheidung der Magenregionen

Corpus/Fundus (in H.E.-Färbung): Drüsen mit verschiedenen Zelltypen: Nebenzellen blass, Parietalzellen azidophil und basal vorgebuckelt, Hauptzellen basophil.
Kardia: Drüsen mit nur *einem* Typ von mukösen (blassen) Zellen.
Pylorus: Foveolae tiefer als in den anderen Magenregionen, Drüsen geknäuelt und mit nur *einem* Typ von mukösen (blassen) Zellen versehen. Dicke Ringmuskelschicht.

Verwechslungsmöglichkeiten
Pylorus (Py)/**Duodenum** (Duod) (Pars superior): Tiefe Foveolae (Py) und Zwischenräume zwischen den Zotten (Duod) nicht verwechseln! Lage der Drüsen beachten! Py: Drüsen oberhalb der Muscularis mucosae, d. h. in der Schleimhaut. Duod: Brunner-Drüsen überwiegend unterhalb der Muscularis mucosae, d. h. in der Submukosa. Besonders bei Präparaten, die Pylorus *und* Duodenum gleichzeitig enthalten (vgl. ► Abb. 16.7), ist die Identifizierung der Muscularis mucosae wichtig für die histologische Analyse. Derartige Präparate kommen in der Pathohistologie öfters vor, da dieser Bereich der häufigste Sitz von Magen- bzw. Duodenalulzera ist.

16.4 Dünndarm

Der Dünndarm (Länge ca. 3 m) dient der Verdauung und Resorption der Nahrungsstoffe. Er beginnt jenseits des Pylorus, gliedert sich in *Duodenum* (Zwölffingerdarm), *Jejunum* und *Ileum*. Die **Verdauung**, also die *enzymatische Spaltung* der in der Nahrung enthaltenen Makromoleküle zu kleineren Bruchstücken, spielt sich zunächst unter Einwirkung der Pankreasenzyme (S. 501) im Lumen des Dünndarms ab. Die letzten Spaltungsschritte zur Freisetzung der Einzelbausteine sowie deren **Resorption** (*selektive Durchschleusung* durch die Epithelbarriere) laufen an der Oberfläche der **Schleimhaut** ab. Diese ist durch **Falten, Zotten** und **Mikrovilli** enorm vergrößert. Die Dünndarmschleimhaut besitzt einschichtiges Zylinderepithel mit Bürstensaum (**Enterozyten**) und **Becherzellen**.

16.4.1 Wandaufbau

Der Schichtenbau der Wand ist in den drei Dünndarmabschnitten grundsätzlich gleich (▶ Abb. 16.1). Eine Besonderheit des Dünndarmes sind die **Ringfalten** (*Plicae circulares,* Kerckring-Falten), an deren Bildung die **Mukosa** und **Submukosa**, *nicht* jedoch die Muskularis, beteiligt sind (▶ Abb. 16.8). Die Ringfalten springen als halbkreisförmige Kulissen bis zu 1 cm hoch in das Lumen vor, verlaufen quer zur Längsachse des Darmrohres und sind nur in Längsschnitten gut erkennbar. Die Falten sind konstant, sie verstreichen (im Gegensatz zu denen des Magens) auch bei Dehnung der Wand nicht. Das Bindegewebe der **Submukosa** enthält scherengitterartig angeordnete Kollagenfaserzüge und elastische Fasern. Dadurch wird eine gewisse Dehnbarkeit des Darmrohres in Längs- und Querrichtung ermöglicht. Die **Muskularis** ist für die Bewegung des Chymus verantwortlich: *Pendel- und Segmentierungsbewegungen* zur Durchmischung, anterograde *Peristaltik* zum Transport in aboraler Richtung. Mit Ausnahme des Duodenum, das bis auf die Pars superior sekundär retroperitoneal liegt, ist der gesamte Dünndarm von Serosa überzogen und am Mesenterium aufgehängt.

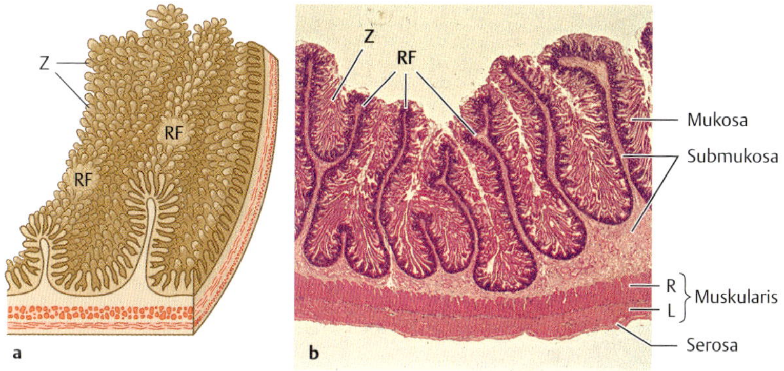

Abb. 16.8 Aufbau der Dünndarmwand. **a** Räumliche Darstellung der Ringfalten (**RF**) und der Zotten (**Z**). **b** Längsschnitt durch das Jejunum (Mensch). Die Ringfalten werden von Submukosa und Mukosa gebildet, die Muskularis ist nicht daran beteiligt. **R**, **L**, Ring- und Längsmuskelschicht. H.E.; Vergr. 6fach.

16.4.2 Dünndarmschleimhaut

Zotten und Krypten

Die Kombination von Zotten und Krypten ist ein typisches Merkmal der Dünndarm-Mukosa (▸ Abb. 16.9). **Zotten** (*Villi intestinales*) sind blatt- bis fingerförmige Erhebungen der Mukosa (je nach Dünndarmabschnitt 0,2 – 1 mm hoch und ca. 0,15 mm dick), an denen das *Epithel* und die *Lamina propria* beteiligt sind, *nicht* jedoch die Muscularis mucosae. Die Zotten dienen vor allem der **Resorption**. Zwischen den Basen der Zotten münden zahlreiche Krypten (es gibt mindestens sechsmal so viele Krypten wie Zotten). Die **Krypten** (*Cryptae intestinales*, Lieberkühn-Krypten) sind tubulöse Einsenkungen des Epithels, sie reichen bis zur Muscularis mucosae hinunter. Die Krypten sind Ort der **Zellerneuerung** (S. 472).

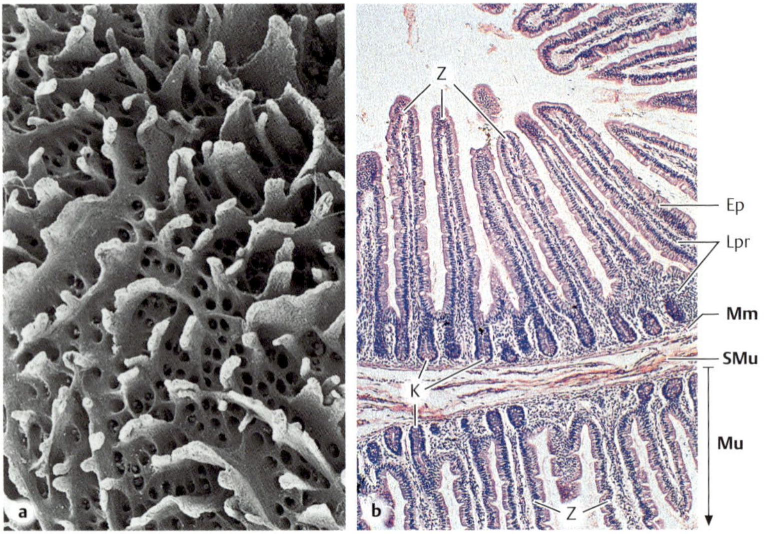

Abb. 16.9 Falten, Zotten, Krypten. **a** Aufsicht (Raster-EM-Bild) auf Zotten und Kryptenmündungen in der Schleimhaut des menschlichen Duodenum (nach künstlicher Entfernung der Epithelschicht). Manche Zotten sind fingerförmig, andere gleichen großflächigen Blättern. **b** Teil einer Ringfalte (Jejunum, Mensch); ihr Kern besteht aus der bindegewebigen Submukosa (**SMu**), sie ist von Mukosa (**Mu**) überzogen. Zotten (**Z**) und Krypten (**K**) sind eine Bildung der Mukosa, woran Epithel (**Ep**) und Lamina propria (**Lpr**) beteiligt sind, nicht jedoch die Muscularis mucosae (**Mm**). Die Zotten ragen als Fortsätze in das Darmlumen, die Krypten sind als Vertiefungen in die Propria eingebettet. (b) H.E.; Vergr. 34fach (a), 50fach (b). (Aufnahme a: T. Bobka, Anat. Inst. Kiel)

Zum Verständnis histologischer Schnitte, in denen Zotten und Krypten in den unterschiedlichsten Schnittrichtungen getroffen sein können, muss Folgendes beachtet werden: **Krypten** sind von Epithel ausgekleidete Hohlräume, die in Propria-Bindegewebe eingebettet sind. **Zotten** sind von Epithel überzogene Fortsätze der Lamina propria, die in das Darmlumen hineinragen. Wenn sie schräg oder quer angeschnitten sind, erscheinen sie wie Gewebsinseln, umgeben von Darmlumen.

Das **Zottenstroma** besteht aus dem zellreichen Bindegewebe der Lamina propria, in das ein System von **Blut- und Lymphgefäßen** eingelagert ist (► Abb. 16.**10**). Mehrere *Arteriolen* durchziehen die Zotte in Längsrichtung und gehen an der Zottenspitze in ein flächiges Netz aus *fenestrierten Kapillaren* über, das sich unter dem Epithel ausbreitet. Durch eine zentral gelegene *Venole* wird das Blut aus der Zotte abgeleitet, gelangt in muköse und submuköse Gefäßgeflechte und verlässt die Darmwand über die Mesenterialvenen in Richtung Pfortader. In der Zottenachse liegen außerdem eine oder mehrere *Lymphkapillaren* (axiale Chylusgefäße), die die gesammelte Lymphe (s. u., Fettresorption) an größere Lymphgefäße der Darmwand weiterleiten. In der Propria

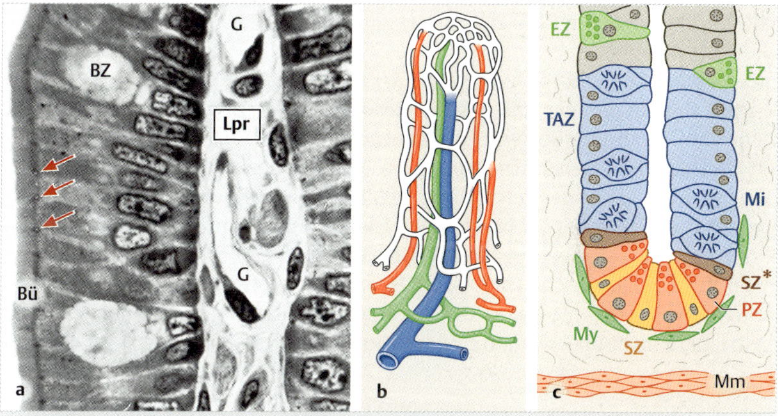

Abb. 16.10 Zotten und Krypten. a Enterozyten und Becherzellen (**BZ**) an einer Jejunum-Zotte (Affe). **Bü**, Bürstensaum. Pfeile: Anschnitte von „Schlussleisten". **Lpr**, Lamina propria. **G**, Blutgefäß. **b** Gefäße im Zottenstroma (Schema): Arteriolen rot, Kapillaren weiß, Venole blau, Lymphgefäß grün. **c** Untere Hälfte einer Krypte (halbschematisch). Paneth-Zellen (**PZ**) mit apikalen Sekretgranula. Zwischen den PZ liegen Stammzellen (**SZ**, gelb) mit rasch laufendem Zellzyklus, oberhalb der PZ eine zweite SZ-Population (**SZ***, braun), welche schläft (Reserve). **EZ**, enteroendokrine Zellen mit basalen Hormongranula. **Mi**, Mitosen. **Mm**, Muscularis mucosae. **My**, Myofibroblasten mit Einfluss auf das Verhalten der epithelialen Stammzellen und deren Nachkommen. **TAZ**, transitorisch amplifizierende Zellen (alle blau). (a) Semidünnschnitt, Toluidinblau. Vergr. 800fach (a).

16

kommen neben den fixen Bindegewebszellen zahlreiche freie **Zellen der Abwehr** (Makrophagen, dendritische Zellen, Mastzellen, Granulozyten, Lymphozyten, Plasmazellen) sowie einzelne Lymphfollikel vor. Von der Muscularis mucosae aus strahlen feine Bündel von **glatten Muskelzellen** in die Zotte ein und durchziehen sie in Längsrichtung. Durch ihre Kontraktion werden die Zotten gestaucht und die Lymphgefäße ausgepresst (**Zottenpumpe**).

Dünndarmepithel

Die Mukosa besitzt ein **einschichtiges Zylinderepithel**, das die Zotten bedeckt und die Krypten auskleidet. Eine wesentliche Aufgabe, die das gesamte Epithel mit Hilfe der *Tight junctions* erfüllt, ist die Aufrechterhaltung der **Diffusionsschranke** zwischen Darmlumen (kommunizierend mit der Außenwelt) und dem Extrazellulärraum des eigentlichen Körperinneren. Diese Barriere verhindert, dass hydrophile Moleküle unkontrolliert in den Körper eindringen. An den Zotten sind die **Enterozyten** (Saumzellen) der vorherrschende Typ, zwischen ihnen liegen **Becherzellen** (von oral nach aboral zunehmend) sowie **endokrine Zellen** und einzelne **Bürstenzellen** (S. 456). Das Kryptenepithel enthält u. a. **Stammzellen** (S. 472).

Enterozyten. Die Enterozyten (▶ Abb. 16.**10**, ▶ Abb. 16.**11**) sind für die letzten Schritte der Verdauung und für die **Resorption** verantwortlich. Ihre apikale Membran ist durch **Mikrovilli** (Bürstensaum!) vergrößert und mit einer breiten Glykokalyx versehen. Die Membran enthält spezifische *Ektoenzyme*, also Transmembranproteine, deren extrazelluläre Domänen die Spaltung von Oligosacchariden und Oligopeptiden katalysieren; außerdem verschiedene *Transporter*, die die freigesetzten Monosaccharide und Aminosäuren sowie diverse Ionen in die Zelle einschleusen (s. u.). Hydrophile Stoffe, für die es keinen physiologischen Aufnahme- oder Durchtrittsmechanismus gibt, können die Epithelbarriere nicht überwinden und werden somit nicht resorbiert.

Wenn es sich dabei um niedermolekulare, osmotisch wirksame Stoffe handelt, halten sie viel Wasser im Darmlumen fest. Praktische Anwendung: **osmotisch wirkende Laxantien** (Abführmittel, z. B. Na_2SO_4, Mannit, Lactulose).

Resorption im Dünndarm: Struktur-Funktions-Beziehungen. Rein quantitativ ist die Resorption von **Wasser** am bedeutsamsten (▶ Abb. 16.**11**). Bis zu 10 l Wasser werden täglich aus dem Darm resorbiert, davon 80 % im Dünndarm (vorwiegend im Jejunum), der Rest im Dickdarm. Der größte Teil des Wassers stammt aus den Sekreten der diversen Drüsen. Die Wasserresorption ist eine energieaufwendige Leistung des Epithels. Umgekehrt ist das

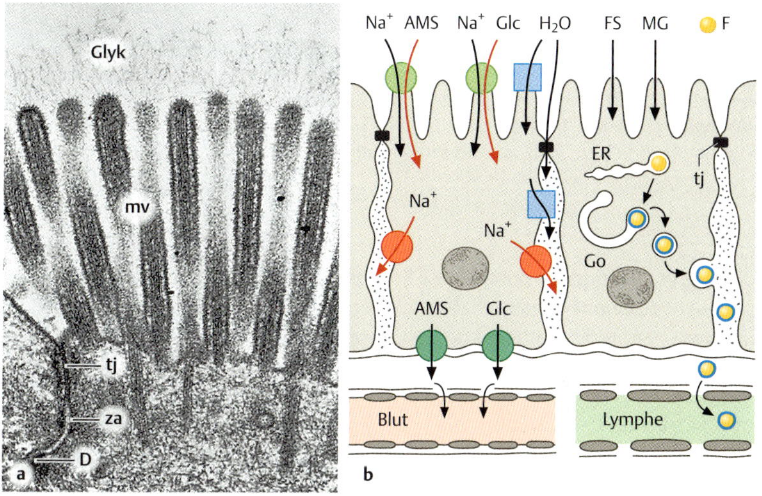

Abb. 16.11 Die Enterozyten als resorbierende Zellen. **a** Mikrovilli (**mv**) mit Glykokalyx (**Glyk**) und filamentärem Binnengerüst. Junktionaler Komplex mit Tight junction (**tj**), Zonula adhaerens (**za**) und Desmosom (**D**). **b** **Links:** Resorption von Wasser, Aminosäuren (*AMS*) und Glucose (*Glc*) (vereinfachtes Schema). Durch die Tätigkeit der basolateral gelegenen Na^+/K^+-ATPase (*rote Kreise*) wird im Interzellulärspalt ein osmotischer Gradient geschaffen, dem Wasser folgt, entweder transzellulär durch Aquaporin-haltige Wasserporen (*blaue Quadrate*) oder/und parazellulär durch „lecke" Tight junctions (S. 131). Apikal gelegene Cotransporter (*hellgrüne Kreise*) schaffen Na^+ entlang dem Gradienten (schwarze Pfeile) zusammen mit AMS bzw. Glc gegen einen Gradienten (rote Pfeile) in die Zelle. AMS und Glc verlassen die Zelle durch Transporter (*dunkelgrüne Kreise*) entlang dem Gradienten (schwarze Pfeile). Die Stoffe treten durch das gefensterte Kapillarendothel in die Blutbahn ein. **b** **Rechts:** Fettresorption. *F*, Fetttröpfchen im Darmlumen. Enzymatisch freigesetzte Fettsäuren (*FS*) und Monoacylglycerine (*MG*) bilden mit Gallensäuren Mizellen (nicht gezeigt) und werden dann einzeln durch die apikale Membran transportiert. Durch Resynthese von Triacylglycerinen (*gelb*) im glatten ER und Umhüllung mit einer hydrophilen Schale (*blau*) entstehen Chylomikronen, die im Golgi-Apparat (*Go*) in Sekretvesikel verpackt und durch Exozytose ausgeschüttet werden. Sie gelangen durch das lückenhafte Endothel der Lymphkapillaren in die Lymphe. (a) Vergr. 30 000fach.

Dünndarmepithel aber auch zur **Wassersekretion** fähig (S. 131), um hypertonen Chymus zu verdünnen. **Kohlenhydrate** und **Proteine** werden zunächst enzymatisch in ihre Einzelbausteine zerlegt und dann mit Hilfe von membranständigen Transportern resorbiert. Die Resorption von **Fetten** (Triacylglycerinen) ist für die Enterozyten besonders aufwendig. Die im Darmlumen enzymatisch freigesetzten Fettsäuren und Monoacylglycerine werden, nachdem sie mit den Gallensäuren (S. 494) Mizellen gebildet haben, einzeln in die Enterozyten aufgenommen und hier zu Fetten *resynthetisiert*. Die neuen Fetttröpfchen werden mit einer hydrophilen Hülle aus speziellen Proteinen (Apolipoproteinen) und Phospholipiden versehen und heißen dann **Chylomikronen** (Durchmesser 100–1000 nm). Diese werden durch Exozytose ausgeschüttet und gelangen durch das lückenhafte Endothel der Lymphkapillaren in den **Chylus** (Synonym für fetthaltige Lymphe aus der Darmwand). Unter Umgehung der Pfortader erreichen sie über das intestinale und mesenteriale Lymphgefäßsystem und den *Ductus thoracicus* die Blutbahn (▶ Abb. 11.1).

Schutz vor Resorption potenzieller Schadstoffe. Moleküle mit (wenigstens teilweise) hydrophoben Eigenschaften können – im Gegensatz zu hydrophilen Molekülen – passiv die Epithelbarriere passieren, da sie membrangängig sind. Zur Abwehr gegen die unkontrollierte Aufnahme solcher potenziell toxischen Stoffe besitzen die Enterozyten in der apikalen Membran einen ABC-Transporter (**MDR-1-Protein = P-Glykoprotein**) (S. 29), mit dem sie viele dieser Stoffe aktiv wieder herausbefördern. Außerdem enthalten die Enterozyten Enzyme, mit denen sie die Fremdstoffe „entgiften" können. Diese physiologischen Schutzmechanismen können allerdings auch die enterale Aufnahme von **Arzneistoffen** beeinträchtigen.

Sekretorische Zellen. Das Zottenepithel ist mit **Becherzellen** durchsetzt, die die Muzine des schützenden Schleimteppichs (MUC 2) sezernieren. Im Zotten- und Kryptenepithel kommen verschiedene **endokrine Zellen** vor; sie produzieren u. a. Gastrin, Sekretin, Cholezystokinin und Serotonin (Wirkungen s. ▶ Tab. 18.2). Im Grunde jeder Krypte liegen mehrere **Paneth-Zellen** (von oral nach aboral zunehmend), die im apikalen Zytoplasma eosinophile Granula enthalten. Die Paneth-Zellen dienen der natürlichen Immunabwehr, sie sezernieren verschiedene antimikrobielle Peptide (z. B. α-Defensine, Lysozym). Außerdem sind sie Bestandteil der Stammzell-Nische (s. u.).

Zellerneuerung. Die Epithelzellen der Dünndarmschleimhaut haben eine **Lebensdauer** von **3–5 Tagen**. Für den Zellersatz sorgen **multipotente Stammzellen** mit rasch laufendem Teilungszyklus. Sie sitzen im Kryptengrund einzeln zwischen den **Paneth-Zellen**, die als wichtiger Bestandteil der **Stammzell-Nische** gelten; hierzu zählen außerdem die „perikryptalen" **Myofibroblasten**, die in unmittelbarer Nachbarschaft zum Kryptenepithel liegen, von diesem getrennt nur durch die Basalmembran. Die beiden Zellarten regulieren durch verschiedene lokal wirksame Wachstumsfaktoren das Gleichgewicht zwischen Neubildung und Absterben der Epithelzellen: Ein Teil der Stammzell-Nachkommen verbleibt als Stammzellen in der Nische. Die übrigen Tochterzellen werden zu **mitotisch hoch-aktiven Progenitorzellen**, also transitorisch amplifizierenden Zellen (**TAZ**) (S. 113) mit schnell laufendem Zyklus. Die TAZ steigen an der Wand empor bis zur halben Höhe der Krypte. Dort endet die Proliferation und wird abgelöst durch die Differenzierung zu resorptiven Enterozyten (die meisten), zu Becher-, Bürsten- und endokrinen Zellen. An der Zotte wandern die Zellen im Verband weiter aufwärts, gleichzeitig erfüllen sie ihre spezifischen Aufgaben. Man schätzt, dass an der „Bekleidung" einer Zotte Zellen von mindestens 6 Krypten beteiligt sind. An der Zottenspitze angekommen, sterben die Zellen durch Apoptose ab und werden ins Darmlumen abgestoßen. Die Paneth-Zellen, die sich ebenfalls von den Stammzellen ableiten, haben eine Lebensdauer von 3–6 Wochen.

Wenn die Stammzellen z. B. durch eine Tumorbehandlung irreversibel geschädigt worden sind, ist dennoch eine Wiederherstellung des Epithels möglich. Zwei Mechanismen könnten dafür verantwortlich sein: **(a)** Aktivierung von schädigungsresistenten **schlafenden Reserve-Stammzellen** (▸ Abb. 16.**10 c**); **(b) Reprogrammierung** der untersten TAZ zu Stammzellen.

Aufgrund der kurzen Lebensdauer der Darmepithelzellen ist die Mukosa leicht durch Maßnahmen zu schädigen, die die Zellteilung generell beeinträchtigen (z. B. unerwünschte Wirkung bei der zytostatischen Behandlung von bösartigen Tumoren → Durchfälle).

16.4.3 Regionale Besonderheiten

Einige Merkmale ändern sich von oral nach aboral so fließend, dass sie für eine sichere histologische Unterscheidung der drei Dünndarmabschnitte nur begrenzten Wert haben: Die Ringfalten werden in aboraler Richtung niedriger und seltener; im terminalen Ileum fehlen sie fast ganz. Die Zotten werden kürzer, die Becherzellen häufiger. Dies alles ist morphologischer Ausdruck dafür, dass unter normalen Bedingungen Verdauung und Resorption der Nahrungsstoffe im unteren Dünndarm schon weitgehend abgeschlossen sind und die Sekretion an Bedeutung gewinnt.

Das **Duodenum** weist zwei histologische Besonderheiten auf. (a) Das Vorkommen von **Brunner-Drüsen** (*Glandulae duodenales*): Dies sind muköse, tubuloalveoläre Drüsen, die in großen Paketen (nach aboral kleiner werdend) in der Submukosa liegen (▸ Abb. 16.**7**, ▸ Abb. 16.**12**). Ihre Ausführungsgänge münden in Krypten. Die Brunner-Drüsen sezernieren u. a. Muzine (MUC 6) und HCO_3^-, sie werden durch **Sekretin** stimuliert. (b) Das Fehlen von Ringfalten im An-

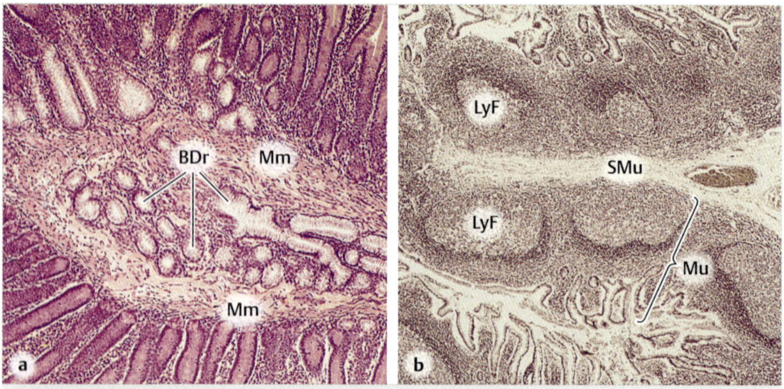

Abb. 16.12 Dünndarmabschnitte mit Besonderheiten. **a** **Duodenum** (Mensch) mit Brunner-Drüsen (**BDr**) in der Submukosa (Ringfalte); oben links Drüsengänge in der Mukosa, auf dem Weg zur Mündung in die Krypten hinein. **Mm**, Muscularis mucosae. **b** **Ileum** (Mensch) mit Lymphfollikeln (**LyF**) in der Mukosa (**Mu**). **SMu**, Submukosa (Ringfalte). H.E.; Vergr. 50fach (a) und 20fach (b).

fangsteil des Duodenum (**Bulbus duodeni**): Gerade dieser Abschnitt ist von praktischem Interesse, weil hier die meisten *Duodenalulzera* (S. 465) lokalisiert sind. Die **Schutzmechanismen** der Duodenalschleimhaut gegen die aggressiven Kräfte des sauren Mageninhalts und der Verdauungsenzyme sind grundsätzlich die gleichen wie im Magen. Eine dicke **Schleimschicht** (Sekret der Brunner-Drüsen und Becherzellen) schirmt das Epithel ab. **HCO_3^-**, das von Enterozyten, Brunner-Drüsen und Pankreas sezerniert wird, neutralisiert die Säure und schafft dadurch einen pH, der für die Aktivität der Verdauungsenzyme optimal ist.

Das **Ileum** zeichnet sich histologisch durch Ansammlungen von Lymphfollikeln aus (**Peyer-Plaques**, *Noduli lymphoidei aggregati*), die gegenüber dem Ansatz des Mesenteriums lokalisiert sind. Die Lymphfollikel entstehen in der Lamina propria (▸ Abb. 16.**12 b**), können aber bis in die Submukosa hineinreichen. Das Epithel über den Gipfeln der einzelnen Lymphfollikel („Domepithel") besitzt keine Becherzellen und ist nicht von einem dicken Schleimteppich bedeckt. Es enthält **M-Zellen**, welche per *Transzytose* Antigene durch die Epithelbarriere schleusen und sie auf diese Weise den Zellen der Immunabwehr zugängig machen. Näheres s. Darm-assoziiertes lymphatisches Gewebe (S. 400).

Zwei auf das **terminale Ileum** beschränkte Resorptionsvorgänge sind bemerkenswert: nämlich die Resorption von Gallensäuren und Vitamin B_{12}. Für konjugierte **Gallensäuren**, die 5- bis 10-mal pro Tag einen enterohepatischen Kreislauf durchlaufen (S. 494), besitzen die Enterozyten des terminalen Ileum apikale Import-Carrier und eine basolaterale Exportpumpe, die mit entsprechenden Im- und Exportmechanismen des Hepatozyten eng verwandt sind (S. 494). **Vitamin B_{12}** (Cobalamin), das u. a. für die Hämatopoiese benötigt wird (S. 352), bildet mit dem Intrinsic Factor (IF) aus den Parietalzellen (S. 461) einen Komplex. Die Enterozyten besitzen einen Rezeptor (Kombination aus Megalin und Cubilin) (S. 556), der die Endozytose des IF-Cobalamin-Komplexes vermittelt.

Mikroskopierhilfen s. Dickdarm

16.5 Dickdarm

Der Dickdarm (Länge etwa 1,3 m) besteht aus Zäkum (Blinddarm) mit Wurmfortsatz (*Appendix vermiformis*), Kolon, Rektum (Mastdarm) und Analkanal.
Die Mukosa besitzt **nur Krypten, keine Zotten**; sie ist von einschichtigem Zylinderepithel bedeckt, das zahlreiche Becherzellen enthält. Im Dickdarm werden hauptsächlich Salze und Wasser resorbiert und Muzine sezerniert. Das Rektum endet mit dem Analkanal, der eine spezielle Epithelauskleidung hat.

16.5.1 Wandaufbau

Mukosa und **Submukosa** des Dickdarmes bilden zwar oft zirkulär ausgerichtete Falten (*Plicae semilunares*), diese sind jedoch im Gegensatz zu den Ringfalten des Dünndarmes *keine* Dauereinrichtungen, sondern entstehen vorübergehend durch Kontraktion der Muskularis. Die **Muskularis des Kolon** besteht aus einer gleichmäßig starken Ringmuskelschicht und einer Längsmuskelschicht, die in Form von drei makroskopisch sichtbaren bandartigen Zügen, den **Tänien,** kräftig ausgebildet ist. Die Bereiche zwischen den Tänien besitzen nur eine dünne Längsmuskelschicht. In der Appendix vermiformis und im Rektum dagegen bildet die Längsmuskulatur einen rundum gleichmäßigen Mantel. Der Dickdarm ist je nach Region von **Adventitia** oder **Serosa** bedeckt. Das subseröse Bindegewebe enthält Fettzellen, im Bereich der Tänien sind meist makroskopisch sichtbare „Fettgewebe-Anhängsel" ausgebildet (*Appendices epiploicae*).

Mukosa. Die Mukosa ist im gesamten Dickdarm (außer im Analkanal) einheitlich gebaut. Ein wichtiges Unterscheidungsmerkmal gegenüber dem Dünndarm ist das **Fehlen von Zotten**. Die Oberfläche ist von den Mündungen der

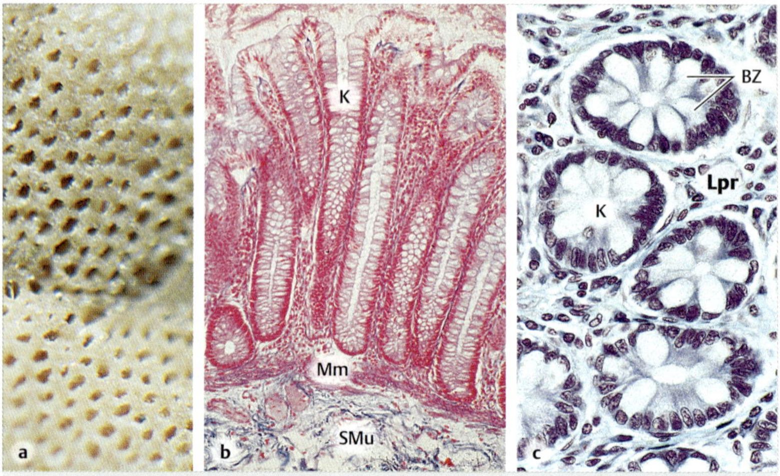

Abb. 16.13 Kolon (Mensch). **a** Aufsicht auf Kolonschleimhaut: Kryptenmündungen (Trockenpräparat). **b** Kolonschleimhaut mit Krypten (**K**). **Mm**, Muscularis mucosae. **SMu**, Submukosa. **c** Kolon-Krypten im Querschnitt. **BZ**, Becherzellen. **Lpr**, Lamina propria. (b) Azan; (c) Goldner. Vergr. 37fach (a), 75fach (b) und 450fach (c).

zahlreichen **Krypten** durchsetzt (▸ Abb. 16.**13**), die tiefer sind und dichter stehen als im Dünndarm. Die Lamina propria ist reich an Abwehrzellen, auch solitäre Lymphfollikel kommen vor.

Das einschichtige hochprismatische Epithel an der Oberfläche und in den Krypten besteht aus Saumzellen mit kurzen Mikrovilli (**Colonozyten**). Es ist sehr reich an **Becherzellen** und enthält verstreute endokrine Zellen (überwiegend **EC-Zellen**, Serotonin) und Bürstenzellen. Paneth-Zellen fehlen weitgehend.. Eine wichtige Aufgabe der Colonozyten ist die Resorption von Wasser: 1,5 Liter täglich, getrieben durch die Resorption von Na^+ und Cl^- (▸ Abb. 7.**4**, ▸ Abb. 16.**11**). Die Colonozyten, besonders die in den Krypten, können aber auch Wasser und Elektrolyte sezernieren.

16

Muzine. Die Becherzellen produzieren Muzin (**MUC 2**, mit stark sulfatierten, also anionischen Oligosacchariden, ▸ Abb. 7.**8 d**) für den bis zu 800 µm dicken Schleimteppich. Dieser dient vor allem dem Schutz der Epithelzellen gegen Bakterien. Er setzt sich aus zwei Lagen zusammen: (1) eine innere Schicht (ca. 200 µm), die fest auf der Epitheloberfläche haftet und sehr rasch umgesetzt wird (Erneuerung innerhalb von wenigen Stunden). Das Muzin-Netz ist hier sehr dicht geknüpft, mit molekularen Poren, die für das Eindringen von Bakterien zu eng sind. Diese Schicht ist daher **frei von Bakterien** und zudem reich an **antimikrobiellen Peptiden** und IgA. (2) In der zweiten, viel dickeren Schicht wird das Muzin-Netz durch proteolytische Bearbeitung lockerer, die Poren weiter und für Bakterien zugängig. Dies ist der Lebensraum der **kommensalen Bakterien**. Pathogene Mikroorganismen sind in der Lage, mittels eines Flagellum den Schleimteppich zu durchdringen oder durch Enzyme Lücken in der innere Schicht zu schaffen, sodass sie das Epithel erreichen.

Die **Zellerneuerung** verläuft ähnlich wie im Dünndarm (S. 472): Stammzellen sitzen im **Kryptengrund**, die daraus hervorgehenden teilungsfreudigen Progenitorzellen (**TAZ**) reichen bis zur halben Höhe der Krypte. Von dort wandern die Zellen unter fortgesetzter Differenzierung zu Colonozyten, Becherzellen, endokrinen Zellen und Bürstenzellen aufwärts zum Oberflächenepithel, sterben dort apoptotisch und werden ins Lumen abgeworfen. Die Lebensdauer der reifen Colonozyten beträgt höchstens **5–7 Tage.** Für das Mikromilieu der Stamm-Zellnische scheinen auch hier die subepithelialen Myofibroblasten wichtig zu sein.

Der Dickdarm, insbesondere das Rektum, ist (im Gegensatz zum Dünndarm) häufig Sitz von malignen epithelialen Tumoren (**kolorektales Karzinom**). Behandlungsstrategie und Heilungsaussichten hängen entscheidend davon ab, wie weit der Tumor in die Wand eingedrungen ist. Mittels der **hoch-auflösenden Endosonographie** (Ultraschalluntersuchung vom Inneren des Organs aus) können die histologischen Wandschichten des Dickdarms sichtbar gemacht und die Eindringtiefe des Tumors schon präoperativ ermittelt werden.

Die **Abwehrmechanismen des Dickdarmes** gegen Mikroorganismen sind vielfältig: Barrieren durch geschlossene Epitheldecke und aufgelagerte Schleimschicht (s. o.), darin IgA und antimikrobielle Peptide; in der Lamina propria der lymphatische Apparat (GALT) (S. 400) und überall verstreut Zellen der angeborenen und adaptiven Immunabwehr. Eine Besonderheit des Dickdarms besteht darin, dass er eine artenreiche Bakterienflora beherbergt (**kommensale Bakterien**), die nützlich ist. Gegen diese Keime verhält sich die Immunabwehr tolerant, d. h. die Konfrontation mit ihnen löst keine Entzündungsreaktionen aus, die Gewebsschäden verursachen könnten. Gleichzeitig aber müssen Epithel und Abwehrapparat pathogene Keime erkennen und Bekämpfungsmaßnahmen einleiten. Die Mechanismen, die zur Unterscheidung zwischen „Freund und Feind“ befähigen, sind vielfältig und noch nicht alle geklärt. Eine Schlüsselrolle spielen dabei wahrscheinlich die Epithelzellen und Subtypen von **dendritischen Zellen**, die durch Zytokine das Geschehen je nach Situation entweder in Richtung Toleranz lenken oder die Abwehr mobilisieren.

Die **Colitis ulcerosa** (im Kolon) und die **Crohn-Erkrankung** (der Morbus Crohn) (vorwiegend im Ileum und Kolon) sind chronisch entzündliche Darmerkrankungen, die durch ausgedehnte Ulzerationen der Mukosa bzw. der ganzen Darmwand gekennzeichnet sind. Die Ursachen und Pathomechanismen dieser Krankheiten sind vielfältig und noch längst nicht befriedigend geklärt. Neuere genetischer Befunde deuten hin auf eine gestörte Interaktion der intestinalen Barriere mit kommensalen Bakterien, eine veränderte Ansprechbarkeit auf Zytokine und das Fehlen antientzündlicher Faktoren.

16.5.2 Appendix vermiformis

Die Appendix (Dicke 0,5 – 1 cm, Länge ca. 10 cm) ist für die praktische Medizin wegen der häufig vorkommenden Entzündung ihrer Wand (**Appendizitis**, s. u.) von besonderem Interesse. Die Appendix ist ein verkleinerter Teil des Dickdarms, als Anhang des Zäkum liegt sie intraperitoneal und hat ein eigenes Gekröse (*Mesoappendix*). Die Appendixwand (▶ Abb. 16.**14**) entspricht in ihrem grundsätzlichen Bau der Dickdarmwand, im Unterschied zu Zäkum und Kolon ist die Längsmuskulatur aber nicht in Tänien gegliedert, sondern ist rundum deutlich ausgebildet.

Ihrer Funktion nach ist die Appendix ein **lymphatisches Organ** (S. 400). In der Wand liegen zahlreiche Lymphfollikel, meist mit großem Keimzentrum. Die Follikel sind zwar primär in der Lamina propria entstanden, werden jedoch meist so umfangreich, dass sie bis in die Submukosa hineinreichen. An diesen Stellen ist die Muscularis mucosae oft nicht zu erkennen. Genau über den Gipfeln der Lymphfollikel fehlen die Krypten, hier liegt das „Domepithel" mit den M-Zellen (S. 401). Im Lumen der Appendix befinden sich oft Reste von Darminhalt sowie abgestorbene Epithel- und Abwehrzellen.

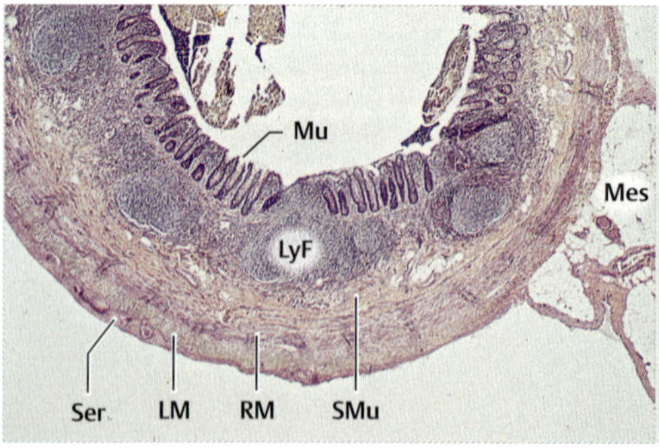

Abb. 16.14 Appendix vermiformis (Querschnitt; Mensch). Große Lymphfollikel **(LyF)** reichen von der Mukosa **(Mu)** bis in die Submukosa **(SMu)**. **RM** und **LM**, Ring- und Längsschicht der Muskularis. **Ser**, Serosa. **Mes**, Mesoappendix. H.E.; Vergr. 14fach.

Die akute **Appendizitis** (im Volksmund „Blinddarmentzündung") ist der häufigste Anlass für eilbedürftige Bauchoperationen. Die Erkrankung wird ausgelöst u. a. durch Stau von Inhalt und Verlegung des Ausgangs. Folgen: Druckerhöhung im Lumen, Dehnung der Wand, Abklemmung der Venen, Beeinträchtigung der Blutzirkulation, Ischämie, Ulzeration der Schleimhaut, Eindringen von Darmbakterien, Bildung von Abszessen (d. h. Eiter-gefüllten abnormen Hohlräumen), Wandnekrosen, **Perforation** (falls nicht rechtzeitig operiert wird). Die Perforation führt zum Austritt von Bakterien und Eiter in die Peritonealhöhle: **eitrige Peritonitis**, eine schwere Allgemeinerkrankung, die auch heute noch tödlich sein kann.

16.5.3 Analkanal

Der Analkanal (*Canalis analis*) ist der letzte, durch den Tonus der Schließmuskeln meist eng gestellte Abschnitt (Länge ca. 4 cm) des Dickdarms. Die Wand enthält wesentliche Anteile des *Kontinenzapparates*, der hier aber nicht besprochen werden soll (s. Bücher der Makroskopischen Anatomie). Im Folgenden wird nur ein Überblick über die **Epithelverhältnisse** gegeben, deren Kenntnis nützlich für das Verständnis der Tumoren in dieser Region ist.

Der Analkanal beginnt mit der *Junctio anorectalis*, etwa in Höhe der tastbaren Puborektalschlinge. Einige weitere Strukturen zur Orientierung sind in ▶ Abb. 16.15 dargestellt. Die wichtigste am Lebenden sichtbare Landmarke ist die **Linea dentata** (= Linea pectinata), sie entsteht durch die *Valvulae anales*, die sich zwischen den Basen der *Columnae anales*, längs gestellten Schleimhautfalten, ausspannen. Hinter den Valvulae versteckt liegen taschenartige Vertiefungen (*Sinus anales*), in die die Ausführungsgänge der meist rudimentären mukösen **Analdrüsen** (Proktodealdrüsen) hinein münden (Sekretionsprodukt MUC 5AC). Bakterielle Entzündungen dieser Drüsen können zu Abzessen und Analfisteln führen.

Folgende Epithelregionen können unterschieden werden (Bezeichnungen nach der Terminologia histologica von 2008):

- **Zona colorectalis** zwischen Junctio anorectalis und Linea supratransitionalis: einheitliche kolorektale Mukosa mit Krypten.
- **Zona transitionalis** (Übergangszone) **oberhalb der Linea dentata**: Individuell variierendes Mosaik aus mehrschichtigem Epithel (oberste Lage aus flachen, kubischen oder zylindrischen Zellen), einschichtigem Zylinderepithel und kolorektaler Schleimhaut mit Krypten.
- **Zona squamosa unterhalb der Linea dentata**: Einheitliche Bedeckung mit mehrschichtigem unverhorntem Plattenepithel, das durch Bindegewebe fest mit dem glatten M. sphincter ani internus verbunden ist. In der Klinik übliche Bezeichnungen: **Zona alba** (wegen der am Lebenden hell erscheinenden Oberfläche), **Anoderm** oder **Pecten**. Diese Region ist außerordentlich *dicht sensorisch innerviert* und *schmerzempfindlich*.
- **Perianalhaut:** stark pigmentierte Epidermis, apokrine und ekkrine Schweißdrüsen, weiter außen auch Haarfollikel. Die histologische Grenze (klinisch etwa der Linea anocutanea entsprechend) zwischen Zona squamosa und Perianalhaut ist nicht so scharf wie im Schema dargestellt.

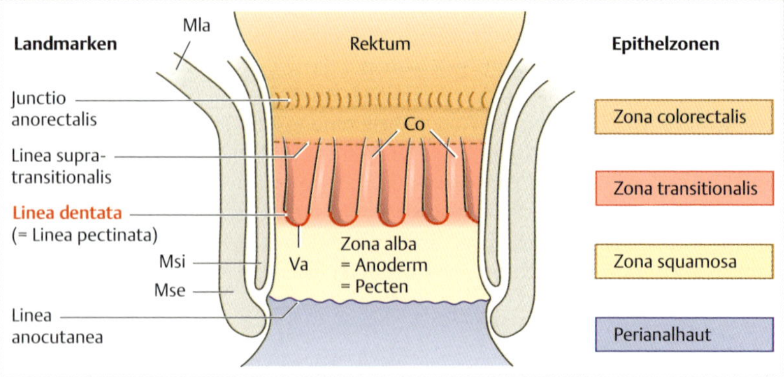

Abb. 16.15 Epithelregionen des Analkanals (schematische Darstellung der Innenansicht: Analkanal durch Längsschnitt eröffnet und aufgeklappt). **Landmarken:** *Junctio anorectalis* in Höhe der Puborektalschlinge. *Linea supratransitionalis:* Diskontinuierliche Linie entsprechend dem oberen Ende der Columnae anales (**Co**). *Linea dentata:* wichtigste Landmarke; hervorgerufen durch die Valvulae anales (**Va**). *Linea anocutanea* in Höhe des tastbaren Sulcus intersphinctericus, d. h. der Furche zwischen den Rändern von M. sphincter ani internus (**Msi**) und externus (**Mse**). **Mla**, M. levator ani. **Epithelregionen:** Kommentare siehe Text.

Mikroskopierhilfe: Zuverlässige Merkmale zur histologischen Unterscheidung der Darmabschnitte

Dünndarm: Ringfalten (nur in Längsschnitten eindeutig erkennbar, nach aboral niedriger und seltener werdend), Zotten und Krypten
Duodenum: Brunner-Drüsen in der Submukosa (und Lamina propria). Keine Ringfalten im Bulbus duodeni
Ileum: Lymphfollikel der Peyer-Plaques in der Lamina propria (und Submukosa)
Jejunum: ohne Besonderheiten
Dickdarm: Keine Zotten, nur Krypten mit vielen Becherzellen. Im Kolon (im Gegensatz zur Appendix und zum Rektum) Längsmuskelschicht in Tänien gegliedert. Achtung: Durch Kontraktion der Muskularis entstehen vorübergehende zirkuläre Falten, die im fixierten Präparat nicht mit den vorübergehenden Falten der Magenwand und nicht mit den permanenten Ringfalten des Dünndarmes verwechselt werden dürfen. Stets die Mukosa beachten!
Appendix: Geringeres Kaliber als übriger Dickdarm (meist Querschnitt durch die ganze Appendix); geschlossene Längsmuskelschicht; zahlreiche Lymphfollikel in Lamina propria plus Submukosa; Mesoappendix.

Enterisches Nervensystem: In Schnittpräparaten von Magen und Darm sind die Ganglien des *Plexus myentericus* viel leichter zu finden als die des *Plexus submucosus*, weil sie in Ersterem größer und zahlreicher sind. Im Ösophagus sind die Ganglien beider Geflechte sehr locker gesät und schwer zu finden.

Verwechslungsmöglichkeiten

Gallenblase/Dünndarm: Die Gallenblase hat keine Zotten, sondern unregelmäßige Falten, keine dem Dünndarm vergleichbaren Krypten (höchstens einzelne große Einbuchtungen der Schleimhaut), keine Muscularis mucosae, in der Regel keine Becherzellen; Schichtung der Muskularis im Schnitt unregelmäßig; dicke Adventitia bzw. Subserosa.

17 Anhangsdrüsen des Verdauungssystems

17.1 Leber

Die Leber (*Hepar*) ist die größte Drüse (1500 g) des Körpers und besteht zu ca. 80 % ihres Gewichts aus Leberepithelzellen (**Hepatozyten**). Sie nimmt eine zentrale Stellung im allgemeinen Stoffwechsel ein. Sie sezerniert die Galle (bis 1 Liter täglich) und gibt zahlreiche Syntheseprodukte ins Blut ab, z. B. Serumproteine, Gerinnungsfaktoren, Lipoproteine. Die Endstrombahn der Leber ist zwischen das Kapillarbett des Magen-Darm-Traktes und die systemische Zirkulation geschaltet (▸ Abb. 11.**1**). Durch diese strategisch günstige Position werden den Hepatozyten die im Darm resorbierten Stoffe aus erster Hand angeboten. Die Leber ist das wichtigste Organ für die *Entgiftung* vieler körpereigener und körperfremder Stoffe, deren Metaboliten zum Teil in die Galle abgegeben werden. Damit ist die Leber neben der Niere das wichtigste *Ausscheidungsorgan* für Abfallprodukte aus dem Stoffwechsel. Als histologische Baueinheit gilt das **Leberläppchen** (Zentralvenen-Läppchen).

17.1.1 Makroskopische Anatomie

Zu- und abführende Blutgefäße

Die Leber ist in ungewöhnlicher Weise in den Blutkreislauf eingebaut (▸ Abb. 17.**1**, ▸ Abb. 17.**2**). Sie erhält venöses Blut, das bereits die Kapillargebiete von Magen-Darm-Trakt, Pankreas und Milz durchlaufen hat. Es gelangt über die **Pfortader** (*V. portae,* Portalvene) in die Leber und macht den Hauptteil (80 %) der Blutzufuhr aus. Das übrige Blut wird über die **Leberarterie** (*A. hepatica propria*) zugeführt. Pfortader und Leberarterie treten an der **Leberpforte** in das Organ ein. Der **Gallengang** (*Ductus hepaticus*) verlässt hier die Leber. Die intrahepatischen Äste von Pfortader, Leberarterie und Gallengang verlaufen bis in die kleinsten Verzweigungen stets parallel. Für die venöse Entsorgung des Organs sind die drei großen Äste der **Lebervene** (*V. hepatica*) zuständig, über die das Blut Zugang zur unteren Hohlvene und damit Anschluss an den systemischen Kreislauf gewinnt. Die mikroskopischen Anfänge der Lebervenen sind die **Zentralvenen** im Innern der Leberläppchen. Alle intrahepatischen Äste der Lebervenen verlaufen stets allein ohne Begleitung durch Pfortader- und Arterienäste oder Gallengänge. Die Gefäßstrecke zwischen den ter-

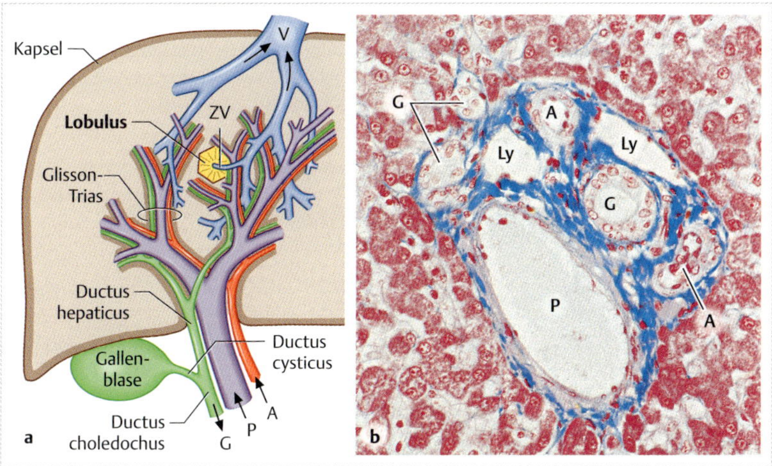

Abb. 17.1 **a** **Leitungsbahnen der Leber** (schematische Darstellung). Blutzufuhr über Pfortader (**P**) und Leberarterie (**A**), Blutabstrom über die Lebervene (**V**), dazwischen das Gebiet der Mikrozirkulation im Lobulus. Die Zentralvene (**ZV**) ist der Beginn des Abstromweges. Die Verästelungen von Pfortader, Arterie und Gallengang (**G**) verlaufen stets zusammen, die Äste der Lebervene dagegen stets allein. **b** **Histologisches Bild von einem Portalfeld** (menschliche Leber) mit den Strukturen der Glisson-Trias und Lymphgefäßen (**Ly**). Azanfärbung, Vergr. 245fach.

minalen Zweigen der beiden zuführenden Blutgefäße und den entsorgenden Zentralvenen besteht aus weitlumigen Kapillaren (**Sinusoide**). Die Anatomie der Mikrozirkulation ist Grundlage für die Gliederung des Leberparenchyms in mikroskopische Bau- und Funktionseinheiten (s. u.).

Bindegewebe

Die Leber ist von einer bindegewebigen Kapsel (**Glisson-Kapsel**) umgeben. Von der Leberpforte strahlen Ausläufer der Kapsel in das Organinnere ein und durchziehen es in Form von Bindegewebsstraßen (*Portalkanäle*, im histologischen Schnitt als **Portalfelder**, *Periportalfelder* oder *Glisson-Felder* bezeichnet). In ihnen verlaufen die intrahepatischen Verästelungen von *Pfortader*, *Leberarterie* und *Gallengang* (**Glisson-Trias**), die an ihrem typischen Wandbau leicht erkennbar sind. Portalvenenast: großes Lumen, dünne Wand mit wenig Muskelzellen; Arterienast: geringerer Durchmesser als Venenast, enges Lumen, relativ dicke Wand mit glatter Muskulatur; Gallengang: deutliches einschichtiges iso-

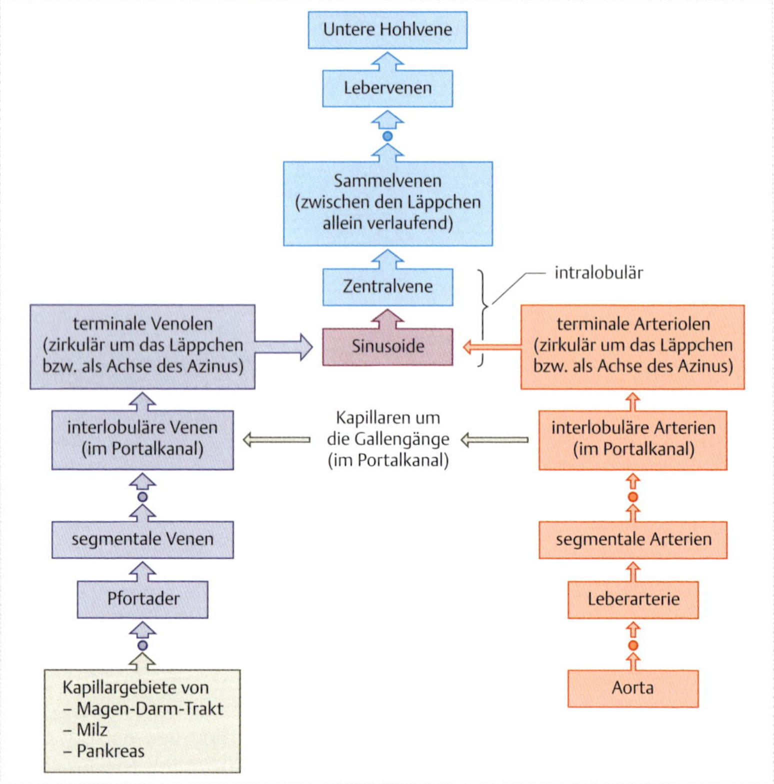

Abb. 17.2 Weg des Blutes durch die Leber. Die unterbrochenen Pfeile deuten an, dass zwischen den genannten Gefäßabschnitten noch Gefäßstrecken liegen, die nicht namentlich aufgeführt sind.

prismatisches Epithel, keine Muskulatur (▶ Abb. 17.**1 b**). Diese Leitungsbahnen können in einem Portalfeld auch in jeweils mehreren Exemplaren auftreten, da sie sich vielfach verzweigen. Außerdem enthalten die Bindegewebsstraßen **Lymphgefäße** (schmale Spalträume mit flachem Endothel) und vegetative **Nerven**. Bezogen auf die Gesamtmasse ist der Bindegewebsanteil der menschlichen Leber gering (etwa 2 %).

17.1.2 Histologische Gliederung des Leberparenchyms

Das **Zentralvenen-Läppchen** (**Lobulus**, Leberläppchen) gilt traditionell als die histologische Baueinheit der Leber. Das Läppchen enthält die **Hepatozyten**, die **Sinusoide** und eine **Zentralvene**. Stark vereinfacht kann man sich das Leberläppchen als sechseckige Säule (Durchmesser 1 mm, Höhe 2 mm) vorstellen (▸ Abb. 17.**3**). Entlang dreier Kanten der Säule laufen in Längsrichtung bindegewebige Portalkanäle mit den darin enthaltenen Leitungsbahnen der Glisson-Trias. In regelmäßigen Abständen gehen kleinste Zweige rechtwinklig aus dem

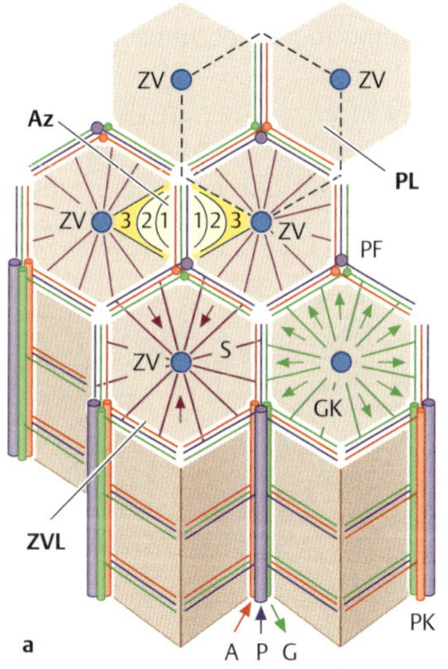

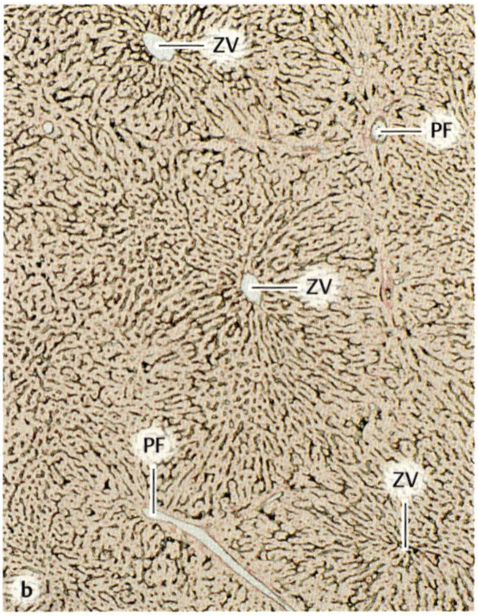

Abb. 17.3 **a** **Histologische Gliederung des Leberparenchyms.** Stark vereinfachte räumliche Darstellung der **Zentralvenen-Läppchen** (**ZVL**) als Sechsecksäulen. Portalkanäle (**PK**) bzw. im Schnitt Portalfelder (**PF**) mit den darin verlaufenden Strukturen der Glisson-Trias: Äste von Pfortader (**P**), Arterie (**A**) und Gallengang (**G**). Aus ihnen entspringen die terminalen Verzweigungen, die das Läppchen zirkulär umlaufen. In den intralobulären Sinusoiden (**S**) fließt das Blut zur Zentralvene (**ZV**). Die Galle läuft in eigenen Kanälchen (**GK**, Gallenkanälchen) in Richtung auf die Peripherie des Läppchens. Im *mittleren* Bereich der Abbildung ist ein **Leberazinus** (**Az**) mit den Zonen 1, 2, 3 dargestellt. *Oben* ist ein **Portalläppchen** (**PL**) gezeigt (als Sechseck entsprechend der Originalbeschreibung von Mall [53]). Näheres s. Text. **b** Histologisches Bild von der Leber (Ratte) mit **Darstellung der Sinusoide** (Fixierung des Organs durch Perfusion mit einer Lösung, die Kohlepartikel enthielt; daher schwarze Markierung der Sinusoide). Färbung mit Kernechtrot, Vergr. 44fach.

Leitungsbündel ab und verlaufen zirkulär um die Säule herum. Ihr Verlauf bezeichnet also die Grenzen des Zentralvenen-Läppchens – sie liegen *interlobulär.* In der menschlichen Leber ist interlobuläres Bindegewebe nur sehr spärlich vorhanden. Daher sind die Läppchengrenzen im histologischen Bild der menschlichen Leber nicht deutlich erkennbar (im Gegensatz zu manchen Tierspezies, z. B. Schwein). Aus den interlobulären terminalen Zweigen von Pfortader und Leberarterie gelangt das Blut in die *intralobulär* gelegenen Sinusoide, in diesen fließt also Mischblut. Zweige der Leberarterie versorgen außerdem die Strukturen in den Portalfeldern, insbesondere die Gallengänge (peribiliärer Kapillarplexus). Die Sinusoide verlaufen speichenförmig durch das Läppchen auf die Zentralvene zu, die die Säule in Längsrichtung durchzieht. Die Zentralvene ist von wenigen Kollagenfasern umgeben. Ihre dünne Wand enthält kaum glatte Muskulatur und ist von unzähligen Einmündungen der Sinusoide durchsetzt.

Zwischen den Sinusoiden liegen die in Platten angeordneten Hepatozyten (im Schnitt als **Hepatozyten-Bälkchen** erscheinend), die ebenfalls radiär ausgerichtet sind (▸ Abb. 17.**4**). Bei der Passage des Blutes durch die Sinusoide ist

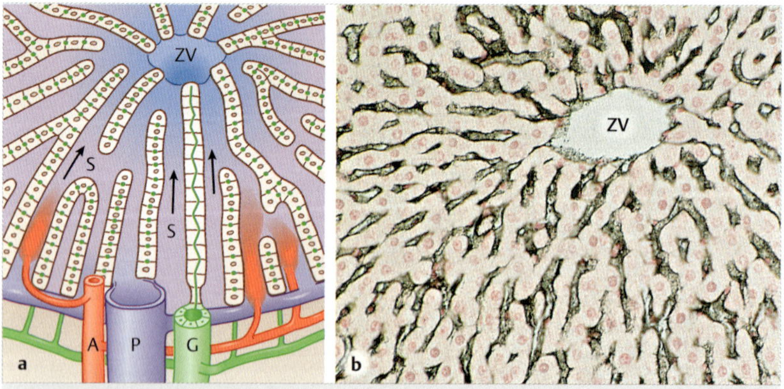

Abb. 17.4 **a** **Anordnung der Leberzellbälkchen und Sinusoide** (S). Die Sinusoide sind speichenförmig auf die Zentralvene (**ZV**) ausgerichtet. Die Pfeile deuten die Flussrichtung des Blutes an. Das Endothel ist der Übersichtlichkeit halber weggelassen (vgl. ▸ Abb. 17.**6**). In den Leberzellbälkchen verlaufen die Gallenkanälchen (**grün**). Im Portalfeld liegen die parallel zur Längsachse des Läppchens verlaufenden Äste von Pfortader (**P**), Arterie (**A**) und Gallengang (**G**). Hier entspringen die zirkulär um das Läppchen herum laufenden terminalen Zweige. Die ebenfalls zirkulär verlaufenden kleinsten Gallengänge nehmen die Galle aus den intralobulären Gallenkanälchen auf. **b** Vergrößerter Ausschnitt aus ▸ Abb. 17.**3 b** zur Darstellung der Leberzellbälkchen (rot) und der Einmündung der Sinusoide in die Zentralvene. Vergr. 560fach.

17

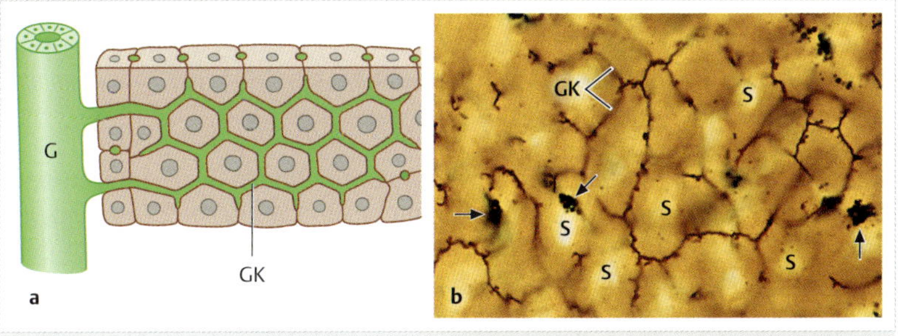

Abb. 17.5 **a** **Gallenkanälchen** (schematische Darstellung). Eine Leberzellplatte ist flächig angeschnitten. Die Gallenkanälchen (**GK**) verlaufen zwischen den Hepatozyten und münden über ein kurzes Schaltstück (nicht gezeigt) in einen interlobulär gelegenen Gallengang (**G**). **b** Histologische Darstellung von Gallenkanälchen (Silberimprägnation nach Golgi). Die Kanälchen sind durch die Hepatozyten (als unscharfe Schatten zu erkennen) von den Sinusoiden (**S**) getrennt. Bei dieser Färbetechnik stellen sich außerdem die *Leber-Sternzellen* (Ito-Zellen) dar (Pfeile). Vergr. 350fach.

reichlich Gelegenheit zum Stoffaustausch mit den Hepatozyten. Dort, wo Hepatozyten Rücken an Rücken liegen, bilden sie zwischen sich **Gallenkanälchen** (*Canaliculi biliferi*). Diese stellen den intralobulären Beginn des Ausführungsgangsystems dar und durchziehen jede Leberzellplatte netzartig (▸ Abb. 17.**5**). Die von den Hepatozyten sezernierte **Galle** (lat.: *bilis;* gr.: *chole*) strömt in den Kanälchen in zentrifugaler Richtung zu den interlobulär gelegenen kleinsten Gallengängen.

Verschiedene Konzepte zur Gliederung des Leberparenchyms

Drei Konzepte sind vorgeschlagen worden, die sich nicht gegenseitig ausschließen. Sie stellen jeweils unterschiedliche Strukturen in den Mittelpunkt der Bau- oder Funktionseinheit (▸ Abb. 17.**3 a**). Das **klassische Läppchen** ist in der mikroskopischen Anatomie und Pathologie nach wie vor Grundlage für die Beschreibung eines histologischen Sachverhalts. Der **Leberazinus** (der nichts mit dem Azinus von exokrinen Drüsen gemein hat) ist eher als funktionelle denn als histologische Einheit zu verstehen. Das Azinus-Konzept macht manche physiologischen und pathologischen Phänomene besser verständlich als das des klassischen Läppchens. Das Konzept des **Portalläppchens** hat nur historische Bedeutung und findet in der Praxis kaum noch Anwendung.

Leberläppchen. Das **„klassische Leberläppchen"** ist das bereits oben beschriebene Zentralvenen-Läppchen. Seine Mittelachse ist jeweils ein **initialer Ast der Entsorgung**, während die versorgenden Gefäße interlobulär das Läppchen umgeben.

Azinus. Die Mittelachse des Azinus ist jeweils ein Bündel mit den **terminalen Zweigen der Versorgung**, das an der Peripherie des klassischen Läppchens verläuft. Diese Betrachtungsweise trägt der Tatsache Rechnung, dass ein terminales Versorgungsbündel das Blut nach Art einer Wasserscheide nach beiden Seiten (in die beiden benachbarten Läppchen) entlässt. Ein Azinus umfasst alle Hepatozyten, die von einem terminalen Gefäßbündel versorgt werden. Die Hepatozyten, die der Achse des Azinus am nächsten liegen – also in der Peripherie des klassischen Läppchens –, werden am besten mit Sauerstoff und Nährstoffen beliefert. Dies ist die metabolische **Zone 1 des Azinus**. Die von der Versorgung am weitesten entfernt liegenden Hepatozyten – im Zentrum des klassischen Läppchens – werden am schlechtesten bedient, sie bilden die **Zone 3**. Dazwischen liegt die **Zone 2** als Intermediärzone.

Portalläppchen. Dieses Konzept stellt den **Portalkanal** und die hier verlaufenden Leitungsbahnen in den Mittelpunkt. Das Portalläppchen wurde 1906 ursprünglich als sechseckige Einheit (*portal unit*) um das Portalfeld herum definiert, in heutigen Lehrbüchern wird es meist als Dreieck (mit den benachbarten Zentralvenen an den Ecken) dargestellt. In den Pathologie-Büchern kommt es überhaupt nicht vor.

Sinusoide

Die Sinusoide haben ein weiteres Lumen (ca. 15 µm) als übliche Kapillaren. Im Bereich der Wand kommen drei Zellarten vor: Endothelzellen, Kupffer-Zellen, Leber-Sternzellen (Ito-Zellen). Sie sind in Routine-Paraffinschnitten nicht sicher voneinander zu unterscheiden.

Endothel. Die **Endothelzellen** (▶ Abb. 17.**6**) besitzen einen flachen Zellleib mit großen transzellulären Poren (Weite ca. 50–200 nm), die siebplattenartig angeordnet sind. Die Poren sind *nicht* durch ein Diaphragma verschlossen (**perforiertes Endothel**) (S. 314). Eine durchgehende Basallamina ist meist nicht zu finden, obwohl immunhistochemisch Kollagen IV nachweisbar ist. Das Endothel ist von den Hepatozyten durch einen Spalt, den **perisinusoidalen Raum** oder **Disse-Raum** getrennt. Die dem Disse-Raum zugewandte Front der Hepatozyten trägt einen dichten Besatz von Mikrovillus-artigen Fortsätzen,, die von der flüssigen Phase des Blutes unmittelbar umspült werden. Hier ist der Ort des **Stoffaustausches**. Da das Endothel keinerlei Diffusionsbarriere darstellt,

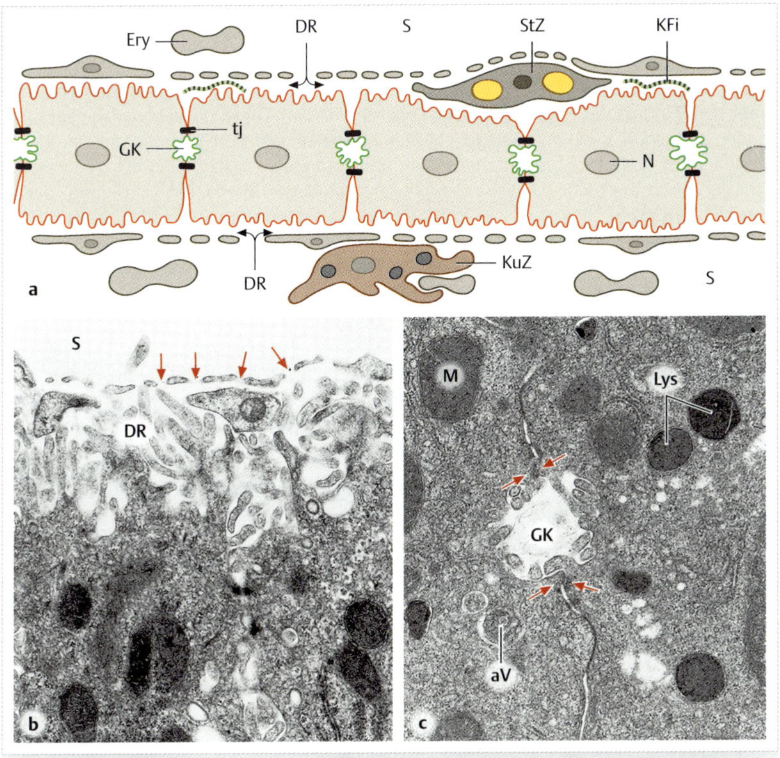

Abb. 17.6 **a** **Leberzellbälkchen und Zellen der Sinusoid-Wände** (schematische Darstellung). Die basolaterale Membran der Hepatozyten (**rot**) ist der Blutseite zugewandt („Blutpol"). Die apikale Membran (**grün**, „Gallepol") umgrenzt die Gallenkanälchen (**GK**). **tj**, Tight junction. **S**, Sinusoid-Lumen; Endothel von großen Poren durchsetzt. **DR**, Disse-Raum. **StZ**, Leber-Sternzelle (Ito-Zelle) mit Fettvakuolen. **KFi**, spärliche Kollagenfibrillen. **KuZ**, Kupffer-Zelle mit lysosomalen Einschlusskörpern. **N**, Nukleus. **Ery**, Erythrozyt. **b** EM-Bild. **Disse-Raum**, in den zahlreiche Mikrovilli des Hepatozyten hineinragen. Die *Pfeile* weisen auf die Poren (ohne Diaphragma) im Endothel. Beachte das Fehlen einer Basallamina unter dem Endothel. **c** **Gallenkanälchen** quer geschnitten (EM). Die *Pfeile* weisen auf die **Tight junctions**. **aV**, autophagische Vakuole. **Lys**, Lysosomen. **M**, Mitochondrium. Vergr. 14 000fach (b, c).

haben alle Bestandteile des Blutplasmas freien Zugang zum Disse-Raum. Umgekehrt können alle von den Hepatozyten sezernierten Proteine sowie Lipoproteine (bis 70 nm groß) ungehindert durch den Disse-Raum in die Blutbahn eintreten.

Die Lagebeziehung zwischen Sinusoiden und Hepatozyten ist einzigartig: Weder das Endothel noch die Hepatozyten bilden eine Basallamina aus, während sonst in jedem anderen epithelialen Organ an entsprechender Stelle mindestens eine, meist zwei Basallaminae liegen (▸ Abb. 8.**9 b**). Die typischen Sinusoide entwickeln sich in der Fetalzeit, wahrscheinlich unter dem Einfluss der Hepatozyten und Leber-Sternzellen. Die in die Leberanlage einwachsenden Blutgefäße gleichen zunächst üblichen Kapillaren: erst durch Kontakt mit den Hepatozyten werden sie zu typischen Sinusoiden. Bei chronischer Schädigung der Hepatozyten geht die Leber-spezifische Bauweise der Sinusoide wieder verloren („Kapillarisierung" der Sinusoide) (S. 496).

Der Disse-Raum ist auch das Quellgebiet der Leberlymphe. Sie ist sehr proteinreich und macht mehr als ein Viertel der Lymphe im Ductus thoracicus (S. 319) aus. Die Lymphe fließt hauptsächlich durch die Lymphgefäße des Portalfeldes ab.

Kupffer-Zellen sind die Gewebe-residenten Makrophagen (S. 342) der Leber. Für die experimentelle lichtmikroskopische Darstellung nutzt man gern ihre Phagozytose-Bereitschaft aus: man bietet ihnen z. B. Kohlepartikel an, die sie aufnehmen. Sie erscheinen dann als schwarze Strukturen (▸ Abb. 17.7). Die Kupffer-Zellen sind als Einzelzellen an die lumenwärtige Fläche des Endothels angelagert (▸ Abb. 17.**6 a**) und entfernen durch Phagozytose alte Erythrozyten und andere geschädigte Blutzellen sowie Fremdpartikel aus der Zirkulation (▸ Abb. 17.7). Am aktivsten sind die in der Läppchenperipherie gelegenen Kupffer-Zellen. Es sei hier erwähnt, dass auch die Endothelzellen an der „Rei-

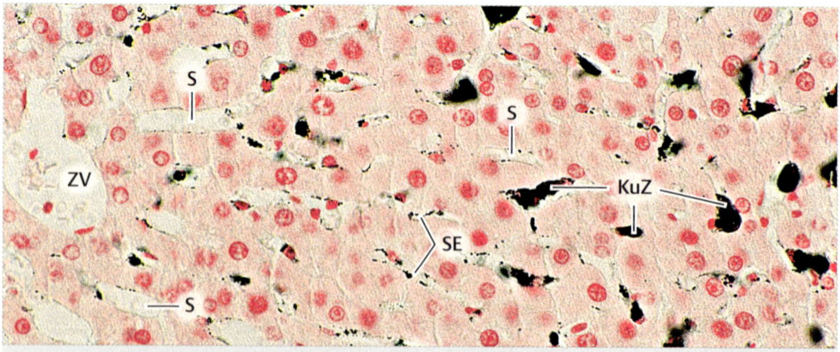

Abb. 17.7 Kupffer-Zellen (KuZ) in der Leber einer Ratte, der zwecks Messung der Phagozytosefähigkeit des Makrophagen-Systems Kohlepartikel in die Zirkulation injiziert worden waren. Daher stellen sich die Kupffer-Zellen als professionelle Makrophagen schwarz dar. Beachte die unterschiedliche Beladung der Kupffer-Zellen in der Peripherie (rechts) und im Zentrum des Läppchens. Bei dieser hohen Belastung mit Fremdpartikeln hat auch das Sinusoid-Endothel (**SE**) Kohle endozytiert. **S**, Sinusoid-Lumen. **ZV**, Zentralvene. Färbung mit Kernechtrot, Vergr. 350fach.

nigung“ des Blutes beteiligt sind. Sie endozytieren kleine Fremdpartikel sowie verschiedene Makromoleküle (z. B. Hyaluronan und andere Komponenten der Extrazellulärmatrix, denaturiertes Albumin) und bauen sie ab.

Leber-Sternzellen (Ito-Zellen). Im Disse-Raum kommen, ziemlich gleichmäßig über den Lobulus verteilt, einzeln sitzende Zellen vor, die große Lipidtropfen enthalten (▸ Abb. 17.**6 a**). Sie tragen verschiedene Bezeichnungen: u. a. Leber-Sternzellen, Ito-Zellen, Fettspeicherzellen, perisinusoidale Zellen. In ihren Lipidtropfen speichern sie das im Darm resorbierte **Vitamin A** (Retinol in veresterter Form). Die Leber-Sternzellen gelten außerdem als die Produzenten der spärlichen *intralobulären Bindegewebsfasern*: In den Disse-Räumen liegen dünne Bündel von Kollagenfibrillen (Kollagen III), die im üblichen histologischen Präparat nur durch Versilberung als retikuläre Fasern (S. 152) sichtbar gemacht werden können. Besondere (patho)physiologische Bedeutung besitzen die Leber-Sternzellen, die als ruhende **Myofibroblasten** betrachtet werden können (S. 496), durch ihre Kontraktilität und ihre Fähigkeit zur Faserbildung. Diese Eigenschaften werden unter dem Einfluss des **Sinusoid-Endothels** auf niedrigem Niveau gehalten. Wenn diese Bremse versagt, kommt es zur **Fibrose** (z. B. bei Zirrhose; S. 496).

Intralobuläre Gallenkanälchen und interlobuläre Gallengänge

Die **Gallenkanälchen** (Durchmesser ca. 1 µm) haben keine eigene Wandauskleidung, sondern sind durch die **Plasmamembranen benachbarter Hepatozyten** begrenzt (▸ Abb. 17.**6**). Aneinander liegende Rinnen benachbarter Hepatozyten werden durch **junktionale Komplexe** (Tight junction, Adhärens-Kontakt, Desmosom) zu einer Röhre. Die Tight junctions verhindern den Austritt von Gallebestandteilen in den allgemeinen Interzellulärraum und damit deren Eindringen ins Blut. Die Plasmamembran um die Gallenkanälchen herum ist mit Mikrovilli versehen. An der Fortbewegung der Galle in Richtung Läppchenperipherie sind kontraktile Filamente (Aktin/Myosin) beteiligt, die im peribiliären Zytoplasma der Hepatozyten liegen.

Die Galle gelangt über ein kurzes Schaltstück (*Hering-Kanälchen*, s. u.) in die **interlobulären Gallengänge** (*Ductuli biliferi*). Kleine Gallengänge sind mit kubischem, größere mit hochprismatischem Epithel (**Cholangiozyten**) ausgekleidet. Die Cholangiozyten analysieren mit Primärzilien (S. 48) die Fließgeschwindigkeit und Zusammensetzung der Galle. Sie alkalisieren die Galle durch Sekretion von HCO_3^- (stimuliert durch Sekretin, ▸ Tab. 18.**2**) und liefern durch Sekretion von **Wasser** und **Muzinen** einen wesentlichen Beitrag zur Galleproduktion. Das Ausführungsgangsystem setzt sich schließlich in die extrahepatischen Äste des Ductus hepaticus fort (S. 497).

17

Die **Hering-Kanälchen** (in üblichen Präparaten nicht zu erkennen) bilden den Übergang vom Gallenkanälchen zum interlobulären Gallengang. Meist sind sie halb von einem Hepatozyten und halb von uncharakteristischen flachen Epithelzellen begrenzt. Unter diesen befinden sich **Stammzellen („oval cells")**, aus denen sowohl Hepatozyten als auch Cholangiozyten hervorgehen können.

17.1.3 Feinbau und Funktion des Hepatozyten

Die meisten Hepatozyten besitzen *einen* Kern, der diploid, tetraploid oder oktaploid sein kann; 25 – 50 % der menschlichen Hepatozyten besitzen 2 Kerne. Der Hepatozyt hat wie jede Epithelzelle eine polare Bau- und Funktionsweise (▶ Abb. 17.**6 a**). Die **basolaterale** Membran zeigt zum Sinusoid bzw. zum Interzellulärspalt und grenzt an das vom Blut bestimmte Milieu des Extrazellulärraumes (**Blutpol**). Hier werden durch verschiedene Membran-Transportsysteme Stoffe aus dem Blut aufgenommen (z. B. Glucose, Aminosäuren, Gallensäuren, auszuscheidende Stoffe) und Syntheseprodukte (z. B. Proteine, Lipoproteine) sowie Glucose an das Blut abgegeben. Der **apikale** Pol ist dem Gallenkanälchen zugewandt (**Gallepol**). Hier wird die Galle sezerniert. Die Plasmamembran am Gallepol zeichnet sich durch verschiedene **ABC-Transporter** (S. 29) aus, mit deren Hilfe wasserlösliche Gallebestandteile (s. u.) unter Energieaufwand in das Gallenkanälchen gebracht werden. Basolaterale und apikale Plasmamembran weisen also – wie bei allen Epithelzellen – eine sehr **unterschiedliche Proteinausstattung** auf (▶ Abb. 17.**9**). Die Grenze zwischen beiden Domänen wird durch die Tight junctions gebildet. Benachbarte Hepatozyten sind außerdem durch *Gap junctions* verbunden, hierdurch werden ihre metabolischen Funktionen koordiniert.

Zellorganellen. Der Hepatozyt ist reichlich mit allen üblichen Zellorganellen ausgestattet. Mit Hinblick auf seine spezifischen Funktionen seien hier einige erwähnt. **Raues endoplasmatisches Retikulum** (rER) und **Golgi-Apparat** dienen u. a. der Synthese, Verpackung und Sekretion von Albumin, Gerinnungsfaktoren und anderen Plasmaproteinen. **Lysosomen** liegen meist in Nähe des Gallepols (peribiliär) (▶ Abb. 5.**4**). Sie betreiben u. a. den Abbau abgenutzter oder überflüssiger Zellbestandteile, die ihnen durch Autophagie (▶ Abb. 5.**8**) zugeliefert werden, sowie den Abbau schadhafter Plasmaproteine, die durch Rezeptor-vermittelte Endozytose aufgenommen werden. Telolysosomen mit unverdaulichem Inhalt entsprechen den lichtmikroskopisch sichtbaren, peribiliär gelegenen braun-gelben **Lipofuszingranula**. Das **glatte endoplasmatische Retikulum** (gER) ist unter anderem Ort der Synthese von Gallensäuren und Lipiden (u. a. Triacylglycerine und Cholesterin). Das gER steht außerdem mit der **Entgiftungsfunktion** der Leber in Zusammenhang (s. u.). Die **Peroxisomen** sind u. a.

am Abbau von langkettigen Fettsäuren und an der Konjugation von Gallensäuren beteiligt. Meist kommen einige **Lipidtropfen** vor.

Glykogenspeicherung. Eine weitere wesentliche Aufgabe der Leber ist die Speicherung von Glykogen, das elektronenmikroskopisch in Form von α-Partikeln im Zytosol der Hepatozyten sichtbar ist (▶ Abb. 17.**8**, ▶ Abb. 5.**17 a**). Glykogen enthält Polymere aus tausenden von Glucose-Molekülen. Bei Überangebot von Glucose im Blut wird diese von den Hepatozyten mittels des Insulin-unabhängigen Transporters GLUT 2 aufgenommen, zu Glykogen verarbeitet und damit speicherfähig gemacht. Bei Bedarf wird Glykogen wieder gespalten und die freigesetzte Glucose an das Blut abgegeben. Diese Pufferwirkung der Leber dient der Glättung des Blutzuckerspiegels und wird u. a. durch **Adrenalin** sowie durch die Pankreashormone **Insulin** und **Glukagon** reguliert. Adrenalin und Glukagon stimulieren die Glykogenspaltung und bewirken dadurch eine Erhöhung des Blutzuckerspiegels. Insulin dagegen fördert die Glykogensynthese, wodurch dem Blut Glucose entzogen wird (S. 504).

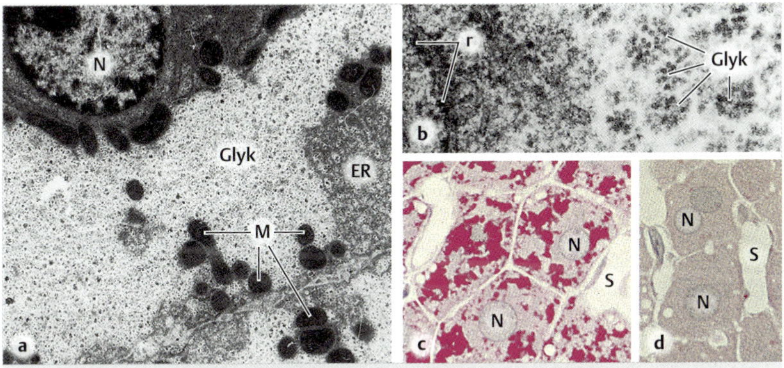

Abb. 17.8 Glykogenspeicherung in der Leber (Ratte). **a** EM-Bild vom Teil eines Hepatozyten mit einem großen Glykogenfeld (**Glyk**). **ER**, endoplasmatisches Retikulum. **M**, Mitochondrien. **N**, Nukleus. **b** Glygokenpartikel bei höherer Vergrößerung. **r**, Ribosomen zum Größenvergleich. **c** und **d** LM-Bilder von Hepatozyten mit bzw. ohne Glykogenfelder (PAS-Färbung: Glykogen stellt sich rotviolett dar; Gegenfärbung mit Hämatoxylin; Semidünnschnitte). Bild c: Zustand nach reichlicher Nahrungsaufnahme. Bild d: Zustand nach Nahrungskarenz für 18 Stunden. **S**, Sinusoid. Vergr. 5400fach (a), 47 000 (b), 560fach (c, d).

Gallesekrektion und Entgiftung

Zu den wichtigen Funktionen der Hepatozyten gehören außerdem die Gallesekretion (bis 1000 ml pro Tag) und die Entgiftung körpereigener und -fremder Substanzen. **Galle** ist ein wässriges Sekret, das u. a. Gallensäuren (wichtigster organischer Bestandteil), Phospholipide und Cholesterin, zahlreiche Metabolite von körpereigenen und exogenen Stoffen sowie IgA enthält. Die Galle erfüllt zwei Funktionen: (**a**) Sie dient der **Fettresorption** im Dünndarm; Gallensäuren sind Detergentien und erlauben die Bildung von Lipidmizellen (S. 472). (**b**) Sie dient als Vehikel zur **Ausscheidung** von Cholesterin und Abfallprodukten. Zu diesen gehört das aus dem Häm-Abbau stammende toxische **Bilirubin** (S. 396), das der Galle ihre grün-gelbe Farbe verleiht.

Gallesekretion. Die **Gallensäuren** sind für die **Wassersekretion** und damit für den **Gallenfluss** entscheidend. Die Gallensäuren werden im gER und in Peroxisomen der Hepatozyten aus Cholesterin hergestellt und mit Taurin oder Glycin konjugiert. Sodann werden sie in die Gallekanälchen gepumpt, wobei Wasser osmotisch nachgezogen wird (u. a. durch Aquaporin-Poren). Nachdem die Gallensäuren über die ableitenden Gallenwege ins Duodenum gelangt sind, werden sie im terminalen Ileum wieder resorbiert, über die Pfortader der Leber zugeführt und erneut von den Hepatozyten in die Gallenkanälchen sezerniert. Aufgrund dieses **enterohepatischen Kreislaufs** werden die Gallensäuren 5- bis 10-mal täglich wiederverwendet; nur 5 % stammen aus der Neusynthese. Für den **Import** der Gallensäuren und der zu entgiftenden Stoffe hinein in die Hepatozyten enthält die basolaterale Plasmamembran zahlreiche Transportvorrichtungen, die in ▶ Abb. 17.**9** stark vereinfacht angedeutet sind (verschiedene Co- und Antiporter). Alle Transportvorgänge geschehen gegen erhebliche Konzentrationsgradienten, u. a. unter Ausnutzung der durch die Na^+/K^+-ATPase erzeugten Ionengradienten. Für den **Export** aus den Hepatozyten sind Pumpen zuständig, die alle zu den ATP-verbrauchenden ABC-Transportern (S. 29) gehören (z. B. das **MDR-1-Potein** = P-Glykoprotein).

Entgiftungsfunktion. Viele körpereigene Substanzen (z. B. Bilirubin, Steroidhormone) und Fremdstoffe (Arznei- und Giftstoffe) sind zu schlecht wasserlöslich, um mit der Galle oder dem Harn ausgeschieden zu werden. Sie müssen in den Hepatozyten erst **wasserlöslich** gemacht werden (**Biotransformation, Arzneimittelmetabolismus**): Einführung reaktiver Gruppen wie z. B. -OH, die sodann zur Verknüpfung (**Konjugation**) mit Glucuronsäure oder anderen Verbindungen dienen. Die wasserlöslichen Metabolite werden vom Hepatozyten in Richtung Galle (zwecks **biliärer Ausscheidung**) oder in Richtung Blut (zwecks **renaler Ausscheidung**) hinausgepumpt (▶ Abb. 17.**9**). Die für die Biotransformation zuständigen Enzyme sitzen in den Membranen des **glatten ER**. Bei erhöhtem Angebot von Substrat (z. B. zahlreichen Arzneistoffen) werden die gER-Membranen und die entsprechenden Enzyme vermehrt (**Enzyminduktion**; ▶ Abb. 5.**1 b**). Eine andere lebenswichtige Entgiftungsfunktion der Leber ist die Beseitigung des hirntoxischen **Ammoniak** (aus dem Proteinabbau stammend) durch Synthese von **Harnstoff**, der dann renal ausgeschieden wird. Die ersten Syntheseschritte finden im Mitochondrium statt, die übrigen im Zytosol.

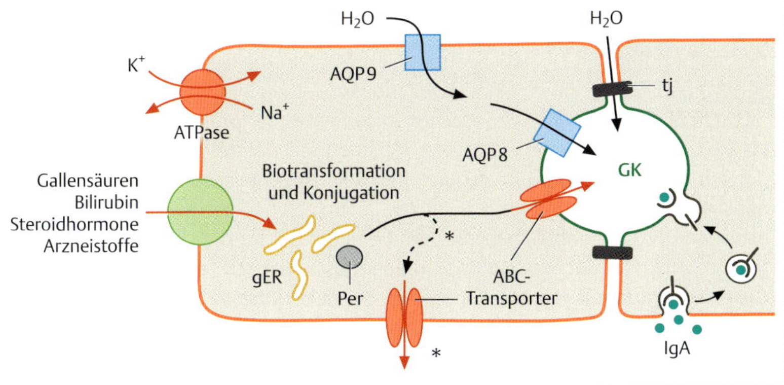

Abb. 17.9 Gallesekretion (stark vereinfachtes Schema). Basolaterale Membran („Blutpol") des Hepatozyten *rot*, apikale Membran („Gallepol") *grün*. **GK**, Gallenkanälchen. **tj**, Tight junction. Aufnahme von auszuscheidenden Stoffen durch verschiedene **Co- und Antiporter** (*hellgrün*), wobei u. a. die von der Na^+/K^+-ATPase geschaffenen Ionengradienten ausgenutzt werden. Biotransformation und Konjugation (u. a. im glatten ER und in Peroxisomen, **gER** bzw. **Per**). Export der wasserlöslich gemachten Metabolite in die Galle durch verschiedene ATP-verbrauchende **ABC-Transporter**. Wasser folgt dem durch die Gallensäuren erzeugten osmotischen Gradienten durch Aquaporin-Poren (**AQP 9** in der basolateralen Plasmamembran, **AQP 8** in der apikalen Plasmamembran) und durch wasserdurchlässige Tight junctions (**tj**). Außerdem werden **IgA** durch Transzytose in die Galle befördert (vgl. ▶ Abb. 5.**12** und ▶ Abb. 13.**23**). *Bei gestörtem Gallefluss (Cholestase) werden die Exportpumpen der basolateralen Membran hochreguliert (→ Export der eigentlich gallepflichtigen Substanzen ins Blut zwecks renaler Ausscheidung).

Intralobuläre regionale Unterschiede der Hepatozyten. Die genannten und zahlreiche andere Stoffwechselleistungen können zwar grundsätzlich von allen Hepatozyten erbracht werden, in den einzelnen Läppchenregionen jedoch mit unterschiedlicher Intensität. Diese **Zonierung des Läppchens** entspricht der regional unterschiedlichen Versorgung der Hepatozyten (vgl. Ausführungen zum *Azinus*) (S. 488) und spiegelt sich auch in regional unterschiedlicher Enzymausstattung der Zellen wider. Außerdem gibt es regionale Unterschiede bezüglich der Anfälligkeit der Hepatozyten für bestimmte schädigende Einflüsse. So gehen beispielsweise bei ungenügender Leberdurchblutung oder bei einem Stau im venösen Abflussschenkel bevorzugt läppchenzentrale Zellen zugrunde.

Ikterus (Gelbsucht) äußert sich durch Gelbfärbung von Haut und Skleren, beruht auf erhöhter Bilirubinkonzentration im Blut (Normalwert max. 1,1 mg/dl Serum) und kommt durch ein Missverhältnis zwischen Bilirubinentstehung und -ausscheidung zustande. Die Ursachen liegen entweder **prähepatisch** (z. B. verkürzte Lebensdauer der Erythrozyten → hämolytischer Ikterus) (S. 396), **intrahepatisch** (Unfähigkeit der Hepatozyten, Bilirubin aufzunehmen, zu konjugieren oder in die Galle zu pumpen, z. B. infolge Leberzellschadens durch Alkoholabusus oder Virus-Hepatitis, bei erblichen Defekten der für die Konjugation nötigen Enzyme oder der Exportpumpen) oder **posthepatisch** (z. B. Obstruktion der Gallenwege durch Tumoren oder Steine). Bei vielen intra- und allen posthepatischen Störungen kommt es obendrein zur Beeinträchtigung des Galleflusses (**Cholestase**) und damit zur Retention sämtlicher gallepflichtiger Substanzen.

Regeneration. Die Hepatozyten sind sehr regenerationsfreudig und können chirurgisch gesetzte Defekte gut ausgleichen. Dabei wird die ganze Restleber von einer Proliferationswelle erfasst. Zusätzlich können „oval cells" als Stammzellen rekrutiert werden (S. 492).

Leberzirrhose entsteht in der Folge einer chronischen Schädigung der Hepatozyten (meist Alkohol oder Virus-Hepatitis), sie führt zu einer stark veränderten Histoarchitektur der Leber und schwerer Funktionseinbuße (▶ Abb. 17.**10**). Stoffe aus untergehenden **Hepatozyten** aktivieren die **Kupffer-Zellen**, es kommt zur Sekretion zahlreicher Wirkstoffe (Wachstumsfaktoren, Zytokine, Chemokine usw). Folge für die **Leber-Sternzellen**: Sie proliferieren, entledigen sich ihrer Lipidtropfen und nehmen den Phänotyp von **Myofibroblasten** an, d. h. sie gehen in einen dauerhaften Kontraktionszustand und bilden vermehrt Fasern (besonders Kollagen I); Ergebnis: **Fibrose**. Breite Bindegewebsstraßen ziehen von einem Portalfeld zum anderen, oder vom Portalfeld zur Zentralvene. In diesen Bindegewebsfeldern proliferieren überlebende Hepatozyten, es entstehen die für die **Zirrhose** typischen, von Bindegewebsfasern umschlossenen „Regenerationsknoten", die Läppchenarchitektur geht verloren. In den Bindegewebsstraßen verlaufen Kurzschlüsse zwischen ver- und entsorgenden Blutgefäßen unter Umgehung der Regenerationsknoten, daher keine effiziente Reinigung des Blutes von toxischen Substanzen. Überdies werden die Sinusoide zu üblichen Kapillaren (Endothel mit Basallamina und ohne Fenster) umgebaut („**Kapillarisierung**"), was den Stoffaustausch zusätzlich erschwert. Mögliche letale Folgen: **Coma hepaticum** wegen fehlender Entgiftung von Ammoniak (S. 494); **Verbluten** nach Ruptur von Ösophagusvarizen (S. 458). Die Zirrhose ist nur in seltenen Fällen reversibel.

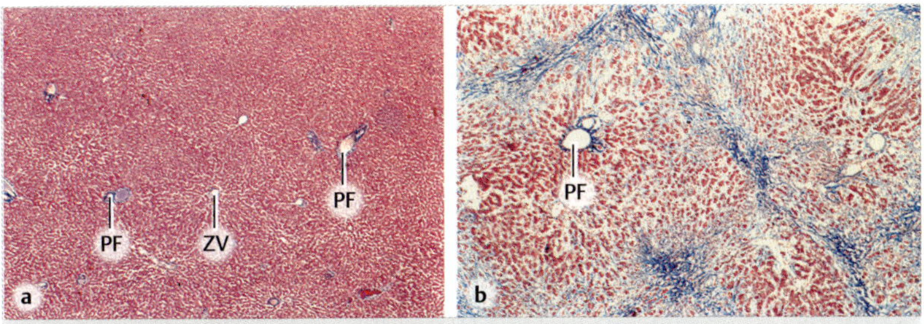

Abb. 17.10 Leberzirrhose (Azan-Färbung). **a** Normale menschliche Leber **b** Zirrhotische Leber. Breite Bindegewebsstraßen, reguläre Läppchenarchitektur aufgehoben. **PF**, Portalfeld. **ZV**, Zentralvene. Vergr. 19fach (a, b).

17.2 Extrahepatische Gallenwege und Gallenblase

17.2.1 Die großen Gallengänge

Der *Ductus hepaticus* wird nach der Einmündung des *Ductus cysticus* durch den *Ductus choledochus* fortgesetzt (▸ Abb. 17.**1 a**). Dieser mündet, oft gemeinsam mit dem Pankreasgang, auf der *Papilla duodeni major* in das Duodenum. Sein Ausgang ist durch einen glatten Muskel (*M. sphincter ductus choledochi, Sphincter Oddi*) verschließbar. Die großen Gallengänge sind von einschichtigem Zylinderepithel aus **Cholangiozyten** (S. 491) ausgekleidet, einzelne Becherzellen sind eingestreut. Die übrige Wand besteht hauptsächlich aus Bindegewebe, eine durchgehende Lage glatter Muskulatur fehlt; es kommen **muköse Drüsen** vor. Aufgrund seiner dünnen Wand kann der Ductus choledochus auf seiner Verlaufsstrecke durch das Pankreasgewebe hindurch leicht komprimiert und verschlossen werden (z. B. bei Pankreasfibrose, Pankreaskopf-Karzinom).

17.2.2 Gallenblase

Bei verschlossenem Sphincter Oddi gelangt die kontinuierlich sezernierte *Lebergalle* über den Ductus cysticus in die Gallenblase, die ein Fassungsvermögen von ca. 70 ml hat. Die Aufgaben der Gallenblase sind (a) **Eindickung** der Galle (*Blasengalle*) auf 10 % des Volumens der Lebergalle, (b) bei Bedarf **Austreibung** der Galle in das Duodenum.

Die **Wand der Gallenblase** (▸ Abb. 17.**11**) besteht aus **Mukosa** (Epithel und gefäßreiche Lamina propria, *keine* Muscularis mucosae), **Muskularis** sowie einer auffallend dicken **Subserosa**, die von *Serosa* bedeckt wird. Dort, wo die Gallenblase der Leber anliegt, hat sie keinen Serosaüberzug, sondern eine brei-

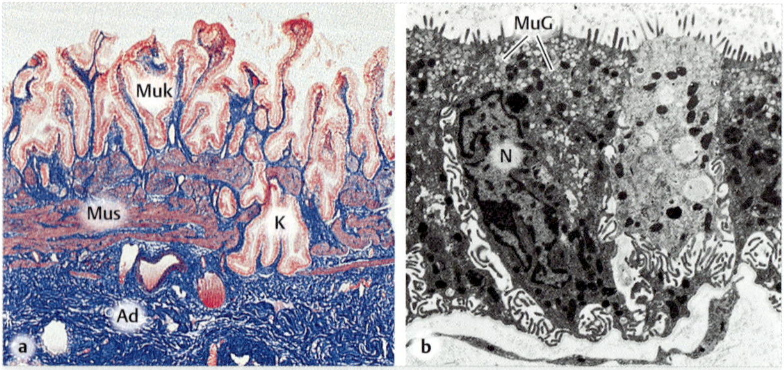

Abb. 17.11 **a** **Menschliche Gallenblase.** Die Mukosa (**Muk**) ist in Falten aufgeworfen und senkt sich stellenweise taschenförmig in die Tiefe der Wand ein (**K**, Rokitansky-Aschoff-Krypten). **Mus**, Muskularis. **Ad**, Adventitia. Azanfärbung, Vergr. 22fach. **b** **Gallenblasenepithel** (EM) (Maus). Die Zellen tragen Mikrovilli, die basolaterale Membran ist durch zahlreiche Fortsätze vergrößert (transportierendes Epithel). **MuG**, Muzin-Granula. **N**, Nukleus. Vergr. 3000fach.

te **Adventitia**. Das **Gallenblasenepithel** ist einschichtig zylindrisch und trägt Mikrovilli. Seiner Struktur und Funktion nach handelt es sich um ein *resorbierendes Epithel* (▸ Abb. 7.**4 a**), das für den Wasserentzug und damit die **Konzentrierung der Galle** verantwortlich ist. Außerdem sezerniert es **Muzine**. In der Wand des Gallenblasenhalses kommen **muköse Drüsen** vor. Die Tunica muscularis besteht aus scherengitterartig angeordneten Zügen von glatter Muskulatur und ist für die Austreibung der Galle zuständig. Die Kontraktionen werden durch das Darmhormon *Cholezystokinin* und durch das *vegetative Nervensystem* ausgelöst.

Das **Schleimhautrelief** ist durch netzartig zusammenhängende Falten gekennzeichnet, deren Höhe mit dem Füllungszustand des Organs schwankt. Die Täler zwischen den Falten sind stellenweise wie Taschen gestaltet (im Schnitt entsteht das Bild der „Schleimhautbrücken"), die manchmal tief bis in die Muskularis hinunter reichen. Solche Stellen erscheinen im Schnitt als von Epithel ausgekleidete Hohlräume (*Rokitansky-Aschoff-Krypten*).

17.3 Bauchspeicheldrüse (Pankreas)

Die Bauchspeicheldrüse, *Pancreas* (Gewicht ca. 80 g), liegt sekundär retroperitoneal im Oberbauch und besteht makroskopisch aus Kopf (*Caput*), Körper (*Corpus*) und Schwanz (*Cauda*). Das Pankreas vereinigt in sich eine **exokrine** und eine **endokrine** Drüse (Inselorgan). Das exokrine Drüsengewebe macht die Hauptmasse des Organs aus und sezerniert enzymreichen, alkalischen *Verdauungssaft* in das Duodenum (ca. 2 Liter täglich). Die endokrinen Zellen (nur ca. 2 % der Organmasse) liegen in kleinen Gruppen (**Langerhans-Inseln**) verstreut im exokrinen Gewebe. Das Inselorgan produziert u. a. die Hormone *Insulin* und *Glucagon*, die beide (antagonistisch) die Glucose-Konzentration im Blut beeinflussen.

Entwicklung. Das Pankreas entwickelt sich aus dem Endoderm der Duodenalanlage. Die Bildung der Inseln beginnt im 3. Monat mit dem Auswachsen von Gewebszapfen aus den Gang- und Endstückepithelien des exokrinen Drüsengewebes.

17.3.1 Exokriner Anteil

Histologische Gliederung der Drüse. Das Pankreas ist eine rein *seröse Drüse* mit *azinösen* Endstücken (▸ Abb. 17.12). Das Parenchym ist durch Bindegewebssepten in Lappen und Läppchen (**Lobuli**) gegliedert. In den Bindegewebsstraßen verlaufen größere Ausführungsgänge, Blut- und Lymphgefäße sowie vegetative Nerven. Die Lobuli bestehen aus zahlreichen **Acini**, die zu Azinus-Komplexen zusammengefasst sind und von verzweigten **Schaltstücken** drainiert werden. Das Anfangssegment des Schaltstücks ist gleichsam in den Azinus hineingestülpt. Dies ruft im Schnitt das Bild der **zentroazinären Zellen** hervor. Mehrere Schaltstücke vereinigen sich zu einem **intralobulären Ausführungsgang**, der in einen **interlobulären Ausführungsgang** mündet. Das Sekret wird schließlich über den Hauptgang (*Ductus pancreaticus*) ins Duodenum abgeleitet. Im Unterschied zu den Mundspeicheldrüsen gibt es im Pankreas **keine Streifenstücke**.

Azinus- und Gangepithelien. Die **Azinuszellen** sind die Produzenten verschiedener Verdauungsenzyme (s. u.), sie betreiben in großem Stil Proteinsynthese und -sekretion. Das für die Enzymproduktion zuständige raue ER füllt das Zytoplasma des basalen Zellpols fast komplett aus und verursacht durch die großen Mengen ribosomaler RNA die für die Pankreas-Azinuszellen typische „basale Basophilie“ in der HE-Färbung (▸ Abb. 17.12). Supranukleär liegen Golgi-

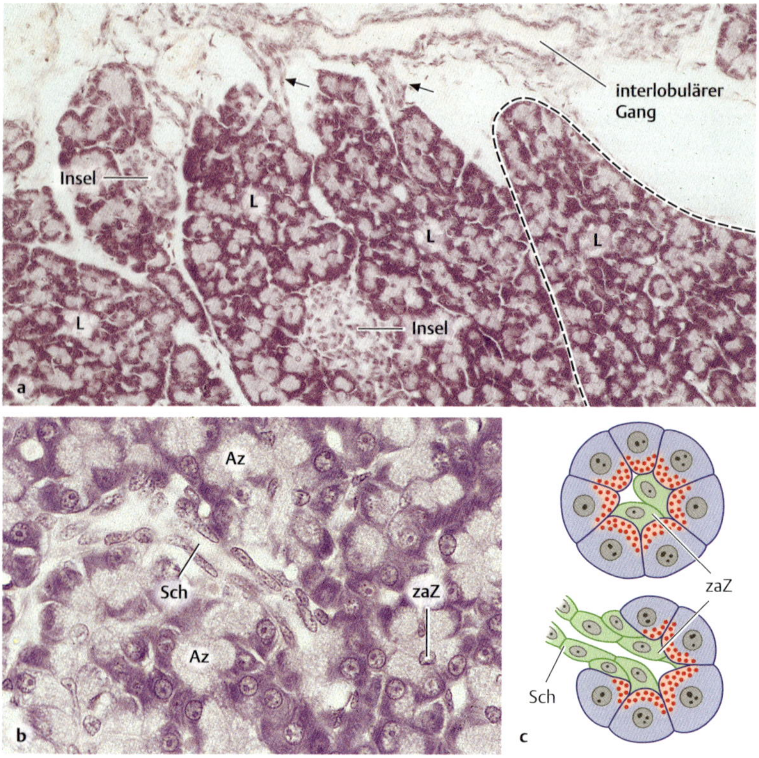

Abb. 17.12 Pankreas. **a** Übersichtsvergrößerung (H.E.-Färbung). Mehrere Lobuli (**L**) des exokrinen Gewebes und zwei Langerhans-Inseln. Ein Lobulus durch gestrichelte Linie markiert. Die **Pfeile** weisen auf kleine Ausführungsgänge, die gerade aus den Lobuli austreten und in einen *interlobulären* Gang einmünden. **b** *Intralobuläre* Region: Azinus (**Az**) und längsgeschnittenes Schaltstück (**Sch**). Die Azinuszellen sind an der Basis stark basophil (raues ER) und apikal blass (schlecht fixierte Sekretgranula). Dieses Farbmuster ist auch schon in **a** erkennbar. Pankreas-Azini mit gut fixierten Sekretgranula sind in ► Abb. 7.**10** gezeigt. **zaZ**, Kern einer zentroazinären Zelle. **c** Schema vom Azinus und den zentroazinären Zellen. Vergr. 150fach (a), 480fach (b).

17

Apparat und Sekretgranula (► Abb. 5.**6**) (*Zymogengranula*, da sie inaktive Enzymvorläufer = Zymogene enthalten). Auf einen Stimulus hin wird der Inhalt durch Exozytose ins Azinuslumen entleert. Die Granula sind im histologischen Schnitt nur bei guter Fixierung zu erkennen (► Abb. 7.**10**). Im Unterschied zu den Mundspeicheldrüsen besitzt das Pankreas *keine* Myoepithelzellen. Zwischen den Acini liegen unscheinbare Zellen mit sternförmigen Ausläufern (**Pankreas-Sternzellen**), sie haben ähnliche (patho)physiologische Bedeutung wie die Leber-Sternzellen (Ito-Zellen) und sind verantwortlich für die vermehrte Bildung von Bindegewebe (*Pankreasfibrose*) in der Folge einer chronischen Pankreas-Entzündung.

Die **Schaltstücke** und **intralobulären Ausführungsgänge** sind im Umfang kleiner als die Endstücke, dennoch ist ihr Lumen lichtmikroskopisch sichtbar (► Abb. 17.**12 b, c**). Sie sind von flachem bis kubischem Epithel begrenzt. Das apikale Zytoplasma enthält **Muzin-Granula**. Die spezifische Aufgabe des Gangepithels besteht vor allem in der Sekretion von **Wasser und HCO_3^--Ionen**.Im Gangepithel kommen **Stammzellen** vor, aus denen lebenslang sowohl Zellen des exokrinen Pankreas als auch endokrine Inselzellen hervogehen können (s. u.). Die **interlobulären Ausführungsgänge** und großen Gänge des menschlichen Pankreas sind von einer auffallend kräftigen Bindegewebsmanschette umgeben. Diese Gänge tragen einschichtiges kubisches oder zylindrisches Epithel, das **Muzine** sezerniert. Außerdem kommen hier **enteroendokrine Zellen** vor.

Vom Epithel der großen und kleineren Gänge gehen fast alle **Pankreaskarzinome** aus. Diese sind besonders gefürchtet, da sie meist erst in einem Stadium entdeckt werden, in dem es für eine wirkliche Heilung zu spät ist.

Funktionen des exokrinen Pankreas. Das Pankreas liefert täglich bis zu 2 l dünnflüssiges Sekret in das Duodenum. Der größte Anteil ist **Wasser**, das von den Acini und den intralobulären Gangepithelien sezerniert wird. Die wichtigsten **Verdauungsenzyme** sind α-*Amylase* (zur Stärkespaltung), Ribo- und Desoxyribonukleasen, verschiedene Proteasen (z.B *Trypsin*) und *Lipase*. Die Proteasen und Lipase erlangen erst im Duodenum ihre Wirksamkeit. Trypsinogen wird durch die membranständige *Enteropeptidase* (Enterokinase) des duodenalen Bürstensaums in aktives Trypsin umgewandelt (Abspaltung einer Peptidkette); Trypsin seinerseits aktiviert die übrigen Proteasen. Die Lipase erreicht zwar als endgültiges Enzym das Duodenum, ist aber für ihre Wirksamkeit auf die *Colipase* angewiesen; diese kommt als Vorstufe aus dem Pankreas und wird erst im Duodenum durch Trypsin aktiviert. Ein weiterer wichtiger Bestandteil sind **HCO_3^--Ionen**, die von den intralobulären Gangepithelien sezerniert werden und im Pankreassaft einen pH von ca. 8 schaffen. Hierdurch wird der vom Magen kommende saure Chymus neutralisiert, was wiederum Voraussetzung für die optimale Aktivität der Pankreasenzyme ist. Das exokrine Pankreas wird durch Enterohormone (S. 534) und das vegetative Nervensystem reguliert. *Cholezystokinin* und der *Parasympathikus* stimulieren die Enzymsekretion, *Sekretin* fördert die Abgabe von Wasser und Bikarbonat. Auch Hormone der Pankreas-Inseln beeinflussen die exokrine Sekretion (S. 502).

Die **akute Pankreatitis** ist eine lebensbedrohliche Erkrankung, die durch vorzeitige Aktivierung von Pankreasenzymen innerhalb des Organs entsteht. Dabei kommt es zur enzymatischen Zerstörung („Selbstverdauung"); Andauung der Blutgefäßwände (akute hämorrhagische Pankreatitis); Aktivierung von vasoaktiven und gerinnungsfördernden Faktoren (Kreislaufschock, generalisierte intravasale Blutgerinnung).

Die **zystische Fibrose** (CF, Mukoviszidose) ist eine der häufigsten Erbkrankheiten (1 auf ca. 2500 Geburten in der europäischen Bevölkerung), sie beruht auf Defekten des **CFTR-Proteins** (*cystic fibrosis transmembrane conductance regulator*), das zur Großfamilie der ABC-Transporter (S. 29) gehört. Es hat die Funktion eines Chlorid-Kanals und reguliert den Transport weiterer Anionen, z. B. HCO_3^-. CFTR kommt in der apikalen Plasmamembran vieler muzinbildender Epithelien vor, z. B. Pankreas, Luftwege, Darm, Gallengänge. Die Chloridsekretion ist Voraussetzung für die **Wassersekretion** (▶ Abb. 7.**4 b**). Bei Funktionsverlust des CFTR steht zu wenig Wasser für die Quellung der sezernierten Muzine zur Verfügung, der Schleim ist daher hoch-viskös und verstopft die Gänge. Außerdem wird zu wenig **HCO_3^-** sezerniert. Folgen für das Pankreas: Sekretstau und **zystische Erweiterung** der Ausführungsgänge, Atrophie der Acini und Ersatz durch Bindegewebe (**Fibrose**), ungenügende Belieferung des Dünndarms mit Enzymen. Das wegen des Bikarbonat-Mangels zu saure Pankreassekret kann den Chymus nicht neutralisieren, die Enzyme im Darm können nicht effektiv arbeiten, es kommt zu schwerwiegenden Verdauungs- und Resorptionsstörungen. Auch die **Lunge** ist bei der CF schwer in Mitleidenschaft gezogen (S. 426), was entscheidend für den gesamten Krankheitsverlauf ist.

17.3.2 Endokriner Anteil

Das Pankreas besitzt über 1 Million Inseln (▶ Abb. 17.**12**, ▶ Abb. 17.**13**); im Schwanzteil sind sie am dichtesten gesät. Im üblichen histologischen Schnitt erscheinen die Inseln als helle Areale (Durchmesser meist 100 – 200 µm) inmitten des stärker gefärbten exokrinen Gewebes. Eine Insel besteht aus einem netzartigen Verband von einigen Tausend Epithelzellen, die untereinander durch Gap junctions und Adhärens-Kontakte gekoppelt sind. Jede Insel wird von zahlreichen Blutkapillaren (Endothel *fenestriert*) durchzogen, deren Blut in das Kapillarnetz des exokrinen Gewebes abfließt (**insulo-azinäres Portalge-**

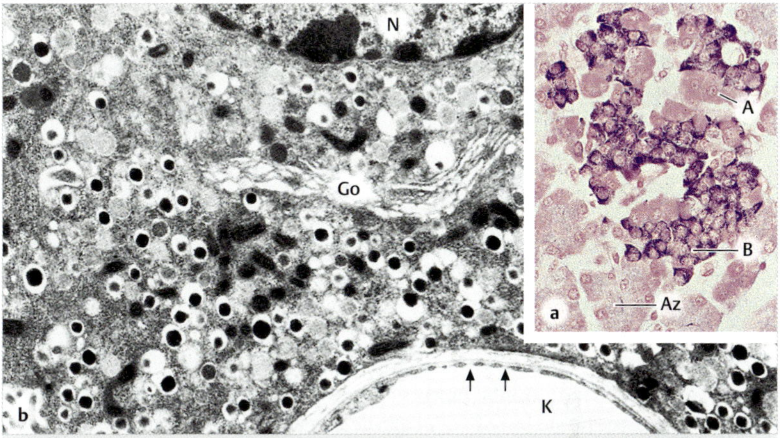

Abb. 17.13 Pankreas-Insel. **a** Die B-Zellen (Meerschweinchen) stellen sich in der Aldehydfuchsin-Phloxin-Färbung blau, die A-Zellen rot dar. Die Insel ist von schwach gefärbten Azini (**Az**) des exokrinen Pankreasgewebes umgeben. **b** Ultrastruktur der B-Zelle (Ratte). Das Zytoplasma enthält viele Insulin-Speichergranula. Das Endothel der Kapillare (**K**) ist fenestriert (**Pfeile**). **Go**, Golgi-Apparat. **N**, Nukleus. Vergr. 250fach (a), 9800fach (b).

fäßsystem). Die Azini sind also hohen Inselhormon-Konzentrationen ausgesetzt. Vegetative Nervenfasern gelangen mit den Gefäßen in die Inseln.

Die Inselhormone sind Peptide, die als Präprohormone synthetisiert, posttranslational zu Prohormonen und schließlich zu den eigentlichen Hormonen verkürzt werden (S. 508). Diese werden in Sekretgranula (Hormonspeichergranula) gelagert (▸ Abb. 17.**13 a**, ▸ Abb. 5.**2**) und auf spezifische Reize hin durch Exozytose ins Interstitium ausgeschüttet. Aufgrund unterschiedlicher Anfärbbarkeit, durch immunhistochemischen Nachweis der Hormone und aufgrund der spezifischen Ultrastruktur der Hormonspeichergranula können mindestens folgende Zelltypen unterschieden und den Inselhormonen zugeordnet werden:

- **B(β)-Zellen** (ca. 70 % der Inselzellen, Insulin),
- **A(α)-Zellen** (ca. 20 %, Glukagon),
- **D(δ)-Zellen** (ca. 8 %, Somatostatin),
- **PP-Zellen** (ca. 2 %, Pankreatisches Polypeptid).
- **ε-Zellen** (ca. 1 %, Ghrelin)

Somatostatin- und Ghrelin-Zellen sowie andere, noch seltenere Zelltypen der Inseln kommen auch als enteroendokrine Zellen im Magen-Darm-Trakt vor (S. 533). Angesichts bestimmter funktioneller Gemeinsamkeiten werden alle Zelltypen des Inselorgans und die enteroendokrinen Zellen auch als **gastro-entero-pankreatisches endokrines System** (GEP-System, ▶ Tab. 18.2) zusammengefasst.

Zellen der Inseln

Die **B-Zellen** im menschlichen Pankreas sind gleichmäßig innerhalb der Insel verteilt. Der wichtigste Reiz zur Ausschüttung von **Insulin** ist der Anstieg der Blutglucose-Konzentration. Glucose strömt über einen nicht insulinabhängigen Transporter in die B-Zelle ein. Dies löst eine Signalkette aus, mit folgender Endstrecke: Depolarisation der Plasmamembran, Ca^{2+}-Einstrom, Exozytose von Insulin aus den Speichergranula. Außerdem wirken der Parasympathikus und einige Enterohormone (z. B. GIP = *glucose-dependent insulinotropic peptide* und GLP-1 = *glucagon-like peptide 1*) (S. 535) stimulierend. Insulin bewirkt eine **Senkung der Blutglucose-Konzentration.** Dies wird vor allem durch Verschwinden von Glucose in die Leber (hier Stimulation der Glykogensynthese) (S. 493) sowie Aufnahme in die Skelett- und Herzmuskulatur und ins Fettgewebe erreicht. Die Plasmamembranen der Hauptverbraucher von Glucose, also Muskulatur und Fettzellen, sind unter Einwirkung von Insulin für Glucose verstärkt durchlässig (insulinabhängige Insertion des intrazellulär auf Vorrat bereit liegenden Glucose-Transporters GLUT 4 in die Plasmamembran, ▶ Abb. 5.**12 b**).

Die **A-Zellen** liegen oft in der Inselperipherie. Sie werden durch starken Abfall der Blutglucose-Konzentration zur Ausschüttung ihres Hormons **Glukagon** stimuliert; dieses bewirkt in den Hepatozyten die Freisetzung von Glucose aus gespeichertem Glykogen und verursacht damit eine **Erhöhung der Blutglucose-Konzentration.**

D-Zellen sezernieren **Somatostatin**, das (vor allem parakrin) als *Inhibitor* auf die A-Zellen (in hoher Konzentration auch auf die B-Zellen) sowie über das insulo-azinäre Portalgefäßsystem auf das exokrine Pankreas wirkt. **PP-Zellen** produzieren das Pankreatische Polypeptid, das ebenfalls hemmend auf das exokrine Pankreas sowie auf die Darmmotilität wirken soll. Für **Ghrelin** (aus **ε-Zellen**) wurde eine inhibitorische Wirkung auf die Insulin-Sekretion beschrieben.

Der **Diabetes mellitus** (Zuckerkrankheit) ist eine Stoffwechselkrankheit, die auf absolutem oder relativem Mangel an Insulin beruht und (wenn nicht behandelt) durch erhöhte Blutglucose-Konzentration gekennzeichnet ist (z. B. „Nüchternblutzucker" nach 8-stündigem Fasten > 126 mg/dl Plasma, im Gegensatz zum Normalwert von < 100 mg/dl). Beim **Diabetes Typ 1** (ca. 10 % der Fälle) liegt ein absoluter Insulinmangel vor, er kommt durch Untergang der B-Zellen zustande (bedingt durch Autoimmunprozesse) (S. 377). Beim **Diabetes Typ 2** (80 – 90 % der Fälle) besteht ein *relativer* Insulinmangel dadurch, dass die Zielgewebe eine **Insulin-Resistenz** entwickeln, meist assoziiert mit übermäßiger Vergrößerung der intraabdominalen Fettdepots („viszerales Fett") (S. 173). Die Insulin-Resistenz wird zunächst kompensiert durch Zunahme der B-Zell-Masse und erhöhte Insulin-Sekretion; die B-Zellen sind aber irgendwann funktionell überfordert und gehen zugrunde, möglicherweise infolge ER-Stress (S. 66), der zur Apoptose führen kann (Abnahme der B-Zell-Masse). Warum die Adipositas (und hier gerade die massenhafte Einlagerung der *viszeralen* Fettdepots) eine Insulin-Resistenz induziert, ist nicht völlig klar. In manchen Fällen hat sich der Diabetes Typ 2 durch deutliche Gewichtsreduktion als **reversibel** erwiesen. – **Inselzelltumoren** sind im Vergleich mit den Tumoren des exokrinen Pankreas selten. Sie äußern sich durch die Folgen einer unkontrollierten, überschießenden Hormonsekretion (je nach Zellart z. B. Insulinom, Glucagonom, Gastrinom usw. (S. 536).

Die **B-Zell-Regeneration** ist Gegenstand intensiver Forschung mit dem Ziel, den Diabetes durch Wiederherstellung einer dauerhaft ausreichenden B-Zell-Masse zu heilen. Bei geeigneten Stimuli gelingt es im Tierexperiment durchaus, die Insulin-Sekretion zu erhöhen, wobei die B-Zell-Masse dem Insulinbedarf angepasst wird. Bezüglich der menschlichen B-Zellen gibt es zwar verschiedene interessante Konzepte, wie eine Regeneration der B-Zellen erreicht werden könnte; aber keines hat bisher zu einem für die Praxis geeigneten Ziel geführt.

Mikroskopierhilfe: Verwechslungsmöglichkeiten Pankreas

Die **Parotis** (S. 435) besitzt Streifenstücke, hat *keine* zentroazinären Zellen und *keine* Inseln, oft ist das Parenchym mit Fettzellen durchsetzt.
Die **Tränendrüse** (S. 721) hat tubuloalveoläre Endstücke mit stets erkennbarem Lumen, *keine* Inseln.

18 Endokrine Organe

18.1 Allgemeine Prinzipien

Endokrine Zellen sezernieren **Botenstoffe** (**Hormone**), die über die *Blutbahn* im Körper verteilt werden (**endokrine Sekretion**). Die Botenstoffe lösen in Zellen, die Rezeptoren für die Hormone besitzen (**Zielzellen**), spezifische Effekte aus. Das Endokrinium ist neben dem vegetativen Nervensystem das wichtigste **Kommunikationssystem** des Körpers für die Steuerung des „**Innenlebens**" (Stoffwechsel, Wasser- und Elektrolythaushalt, Wachstum, Fortpflanzung usw.). Die meisten Zellen, die „klassische" Hormone sezernieren, sind **Epithelzellen**. Aber auch einige **Neurone** können Hormone ins Blut abgeben (**Neurosekretion**). Alle endokrinen Gewebe werden von einem dichten Netz aus fenestrierten Kapillaren durchzogen. Dies begünstigt den raschen Eintritt der Hormone in die Blutbahn.

Die meisten „klassischen" endokrinen Drüsen (**Hypophyse, Nebenniere, Schilddrüse, Nebenschilddrüsen, Epiphyse**) sind eigenständige Organe. Zusätzlich gibt es endokrin tätige Organe, die noch andere Aufgaben erfüllen und in denen die endokrinen Zellen nur eine Unterabteilung darstellen: z. B. **Pankreas** (S. 502), **Gonaden** (Ovar (S. 590), Hoden (S. 567)); sie werden nicht hier, sondern in den einschlägigen Kapiteln näher besprochen. Manche Organsysteme (z. B. Magen-Darm-Trakt, Atmungstrakt, Urogenitaltrakt) enthalten endokrine Zellen, die einzeln zwischen den Zellen der organtypischen Epithelien sitzen: **Disseminierte endokrine Zellen.**

Anmerkungen. **(1)** Unter dem Begriff **Hormon** werden heute neben den Hormonen im klassischen Sinn auch zahlreiche andere Botenstoffe eingeordnet, z. B. *Prostaglandine, diverse Zytokine, Wachstumsfaktoren* usw. Im vorliegenden Kapitel werden nur die oben genannten Organe und Zellen behandelt, die die Bildner der **klassischen Hormone** sind und dafür auch morphologische Korrelate aufweisen. **(2)** Außer der endokrinen Sekretion gibt es (a) die **parakrine Sekretion**, bei der der Wirkstoff nicht auf dem Blutweg verteilt wird, sondern nur die Zellen der näheren Umgebung erreicht und (b) die **autokrine Sekretion**, bei der der Wirkstoff nach Freisetzung die herstellende Zelle selbst beeinflusst. Auch klassische endokrine Hormone können parakrin oder autokrin wirken.

18.1.1 Allgemeine Struktur-Funktions-Beziehungen

Hormone gehören unterschiedlichen chemischen Stoffgruppen an. Dies spiegelt sich in der unterschiedlichen Ultrastruktur der betreffenden endokrinen Zellen wider (▸ Abb. 18.**1**). Viele Hormone sind **(Poly)peptide** (z. B. Insulin), **Glykoproteine** (z. B. Gonadotropine) oder **biogene Amine** (z. B. Adrenalin) und haben *hydrophilen* Charakter. Sie werden in **Sekretgranula** (Speichergranula) auf Vorrat (meist für Tage ausreichend) gelagert und auf einen spezifischen Reiz hin durch **Exozytose** freigesetzt.

Die **Steroidhormone** (aus Nebennierenrinde und Gonaden) sind *lipophil* (somit membrangängig) und können daher nicht in Membranvesikeln gespeichert werden. Die Steroidhormon-produzierenden Zellen speichern stattdessen die Ausgangssubstanz (Cholesterin) in veresterter Form in Lipidtröpfchen und syn-

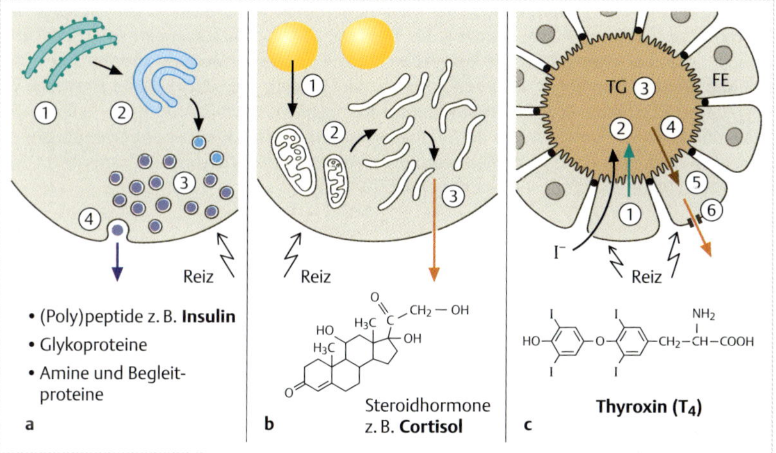

Abb. 18.1 Strukturelle und funktionelle Merkmale endokriner Zellen in Abhängigkeit von der chemischen Natur des produzierten Hormons. **a** Hydrophile Hormone am Beispiel von Insulin: *1*, Synthese des Prohormons im rauen ER; *2*, Modifizierung und Verpackung im Golgi-Apparat; *3*, Spaltung zum aktiven Hormon und Vorratshaltung in Speichergranula; *4*, Ausschüttung durch Exozytose. **b** Steroidhormone (lipophil): *1*, Vorratshaltung der Ausgangssubstanz Cholesterin als Ester in Lipidtröpfchen; *2*, akute Hormonsynthese in tubulären Mitochondrien und Membranen des glatten ER; *3*, freier Durchtritt des Hormons durch die Plasmamembran. **c** Schilddrüsenhormon: *1*, Synthese eines großen Proteins (Thyroglobulin, TG) als Vorläufermolekül im Follikelepithel (FE); *2* und *3*, Exozytose von TG in das Follikellumen, Iodinierung und Speicherung eines großen Vorrates im Follikel; *4*, Endozytose von TG; *5*, Freisetzung der Hormone aus TG durch proteolytische Spaltung; *6*, Transport der Hormone durch die Plasmamembran.

thetisieren die Hormone akut bei Bedarf. Die Zellen sind daher reich mit entsprechenden Zellorganellen ausgestattet.

Eine Sonderstellung nimmt das **Schilddrüsenhormon** ein: Riesige Vorräte (ausreichend für Wochen) des in einem Makromolekül „versteckten" Hormons werden in einem abgeschlossenen Kompartiment des Extrazellulärraumes (Schilddrüsenfollikel) gelagert.

Bei der **Synthese von Peptidhormonen** wird im rauen ER zunächst ein größeres Vorläufermolekül (*Präprohormon*) gebildet, das durch Entfernung der Signalsequenz zum *Prohormon* und schließlich zum wirksamen Hormon verkleinert wird; dieser letzte proteolytische Schritt erfolgt vor allem in den reifenden Sekretgranula, die die hierfür nötigen Enzyme (**Prohormonconvertasen**, **PC**) und einen sauren pH besitzen (Beispiele: Insulin (S. 502), ACTH (S. 517)).

Hormonrezeptoren. Ein Hormon wirkt nur auf diejenigen Zellen (**Zielzellen**), bei denen es spezifische Bindungsstellen (Rezeptoren) vorfindet. Die Rezeptoren für **hydrophile** Hormone sitzen als Transmembranproteine in der **Plasmamembran** der Zielzellen. Die Bindung des Hormons an die extrazelluläre Domäne des Rezeptors setzt intrazellulär eine Reaktionskette in Gang, die zum Effekt führt. Die Rezeptoren für die lipophilen **Steroidhormone** sowie das **Schilddrüsenhormon** liegen dagegen im **Intrazellulärraum**; Angriffsort dieser Hormone ist der Zellkern. Es bilden sich Hormon-Rezeptor-Komplexe, die die Transkription bestimmter Gene und innerhalb von Stunden die Synthese der entsprechenden Proteine beeinflussen. – In der Zirkulation sind die lipophilen Steroidhormone und die Schilddrüsenhormone an Trägerproteine gebunden (z. B. Transcortin, Transthyretin).

18.1.2 Regulation der Hormonsynthese und -ausschüttung

Die Zielzellen der Hormone sprechen schon auf niedrigste Konzentrationen an (physiologische Plasmakonzentrationen der freien Hormone meist im nano- bis pikomolaren Bereich). Daher muss die Hormonausschüttung streng reguliert sein. Dies wird dadurch erreicht, dass die endokrine Drüse durch einen spezifischen Reiz **aktiviert** und in vielen Fällen durch **negative Rückkopplung** wieder gebremst wird. Im Einzelnen gibt es verschiedene Regulationsmechanismen (▸ Abb. 18.2):

- Aktivierung durch Innervation, Beendigung der Hormonsekretion bei Ausbleiben des neuronalen Stimulus. Beispiel: Nebennierenmark.

Abb. 18.2 Verschiedene Mechanismen zur Regulierung endokriner Zellen. Näheres s. Text und ▸ Tab. 18.1. ▸

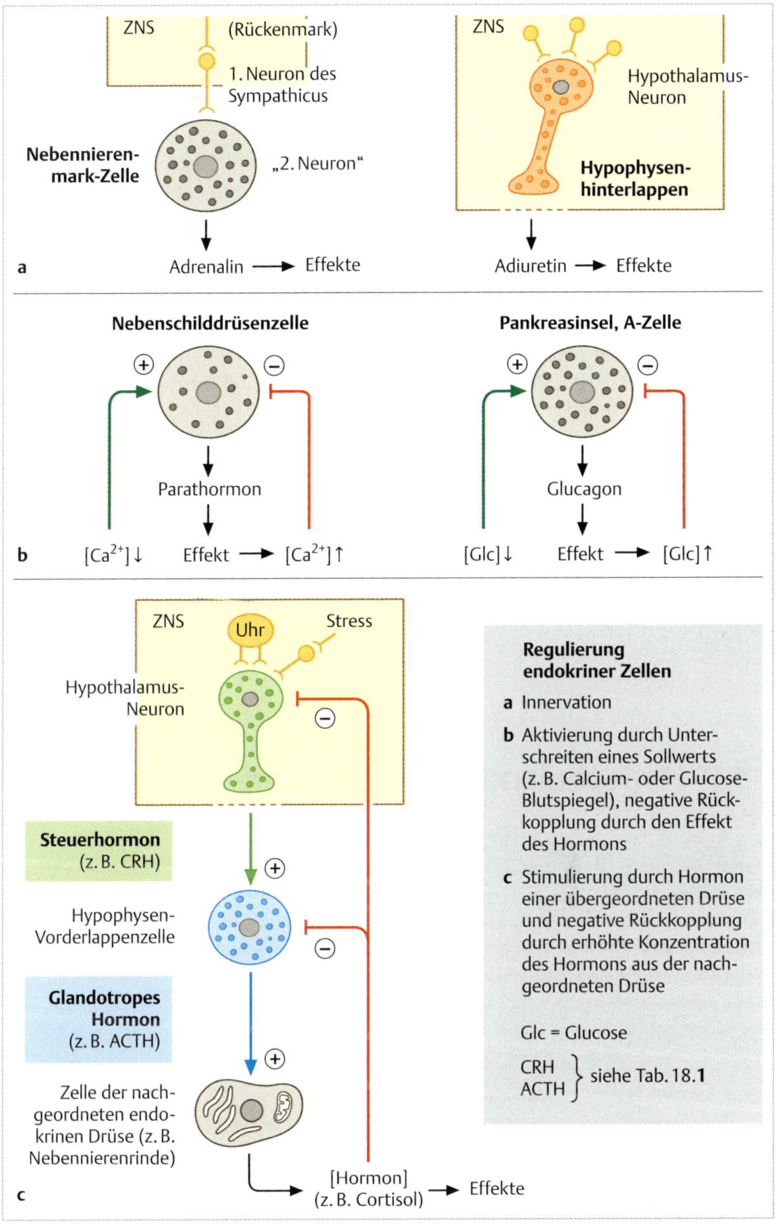

Regulierung endokriner Zellen

a Innervation

b Aktivierung durch Unterschreiten eines Sollwerts (z. B. Calcium- oder Glucose-Blutspiegel), negative Rückkopplung durch den Effekt des Hormons

c Stimulierung durch Hormon einer übergeordneten Drüse und negative Rückkopplung durch erhöhte Konzentration des Hormons aus der nachgeordneten Drüse

Glc = Glucose

CRH, ACTH } siehe Tab. 18.**1**

- Aktivierung durch Abweichung vom Sollwert eines bestimmten metabolischen Parameters, negative Rückkopplung durch den Effekt des Hormons. Beispiele: Nebenschilddrüse, Pankreas-Inseln.
- Aktivierung einer untergeordneten Drüse durch das Hormon einer übergeordneten Drüse. Negative Rückkopplung durch erhöhten Blutspiegel des Hormons aus der untergeordneten Drüse. Beispiele: Regulierung der Aktivität von Nebennierenrinde, Schilddrüse und Gonaden durch *glandotrope Hormone* aus dem Hypophysenvorderlappen. – In seltenen Fällen kann ein erhöhter Hormonspiegel auch eine *positive* Rückkopplung auslösen (z. B. bei der Regulation der Ovulation) (S. 604).

Über- und Unterfunktion von endokrinen Organen. Viele Kenntnisse über die Wirkungen von Hormonen (*Endokrinologie*) sind ursprünglich aus der Symptomatik der krankhaften Über- oder Unterfunktion eines endokrinen Organs gewonnen worden. Zeichen der **Unterfunktion** können auf Störungen oder Verlust der endokrinen Zellen oder auf geminderter Hormon-Empfindlichkeit der Zielzellen beruhen. Die **Überfunktion**, deren Folgen einer Karikatur der physiologischen Hormonwirkungen gleichkommen, beruht häufig auf einem gutartigen (seltener bösartigen) Tumor des betreffenden endokrinen Zelltyps. Ein wesentliches Merkmal **endokrin aktiver Tumoren** ist, dass sie nicht mehr den physiologischen Regulationsmechanismen gehorchen, daher **„autonom"** sind und unkontrolliert Hormon ausschütten.

18.2 Hypothalamus-Hypophysen-System

Zu diesem System gehören mehrere Kerngebiete des **Hypothalamus** (ein Teil des Zwischenhirns) und die **Hypophyse** (Hirnanhangsdrüse, *Glandula pituitaria*) (▸ Abb. 18.**3 a**). Die Hypophyse (Gewicht 600 mg) liegt verborgen unter einem Durablatt, dem *Diaphragma sellae*, im Türkensattel des Keilbeins. Sie besteht aus **Neurohypophyse** (Nervengewebe; Hauptteil **Hinterlappen**) und **Adenohypophyse** (Epithelgewebe; Hauptteil **Vorderlappen)**. Sowohl Neuro- als auch Adenohypophyse sind funktionell eng mit dem Hypothalamus verknüpft, erstere durch die Kontinuität neuronaler Axone, letztere durch eine Kombination aus Axonen und Blutgefäßen.

Zur **Neurohypophyse** gehören der trichterförmige Hypophysenstiel (Infundibulum) mit der Eminentia mediana (proximale Region des Infundibulum) und der Lobus nervosus (= Lobus posterior, Hinterlappen) (▸ Abb. 18.**3**). Im Infundibulum ziehen Axone als Tractus hypothalamo-hypophysialis von zwei Kerngebieten des Hypothalamus abwärts zum Hinterlappen. Dort werden zwei Hormone (Antidiuretisches Hormon = ADH = Adiuretin und Oxytocin) aus den Axonen ausgeschüttet und gelangen in die Blutbahn (▶ Abb. 18.**4** **a**). An diesem System wurde vor ca. 70 Jahren das Prinzip der Neurosekretion entdeckt. Die Zielzellen der Hinterlappen-Hormone liegen in peripheren Organen: Niere, Uterus, Brustdrüse (hypothalamische Effektorhormone).

Die Eminentia mediana ist der zweite Ort in der Neurohypophyse, an dem Neurosekretion stattfindet. Die hier freigesetzten Hormone stammen aus Neuronen verschiedener Hypothalamuskerne. Von der Eminentia mediana aus werden die Hormone durch spezielle Blutgefäße (Hypophysen-Pfortader-System) auf kürzestem Wege in die Adenohypophyse geleitet. Die Hormone steuern die Aktivität der dort liegenden endokrinen Zellen (hypothalamische Steuerhormone).

Die **Adenohypophyse** besteht aus Pars distalis (= Lobus anterior, Vorderlappen), der den Hauptteil der Adenohypophyse bildet; Pars tuberalis (= Trichterlappen), der das Infundibulum von ventral umgreift; und Pars intermedia (= Mittellappen) an der Grenze zum Hinterlappen. Die Adenohypophyse enthält fünf verschiedene endokrine Epithelzelltypen, die sechs verschiedene Hormone bilden: die nicht-glandotropen Hormone *Wachstumshormon* (Wirkung: u. a. Körperwachstum) und *Prolaktin* (Zielorgan: Brustdrüse) sowie vier glandotrope Hormone, die der Stimulierung nachgeordneter endokriner Drüsen dienen, nämlich Nebennierenrinde, Schilddrüse und Gonaden (Hoden, Ovar).

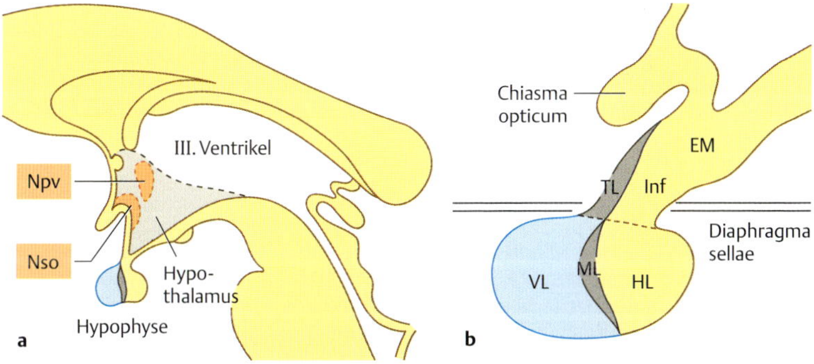

Abb. 18.3 Lage und Gliederung der Hypophyse (Schema). *gelb*, ZNS. *blau* und *dunkelgrau*, Epithelgewebe (Adenohypophyse). **a** Lagebeziehung zum Hypothalamus. **Npv**, Nucl. paraventricularis. **Nso**, Nucl. supraopticus. **b** Teile der Hypophyse. **VL, HL, ML, TL**, Vorder-, Hinter-, Mittel-, Trichterlappen. **Inf**, Infundibulum. **EM**, Eminentia mediana.

Entwicklung. Die Adenohypophyse geht aus einer hirnwärts wachsenden Ausstülpung (**Rathke-Tasche**) des primitiven Mundbuchtdaches (Ektoderm) hervor. Die Neurohypophyse entwickelt sich aus einer trichterförmigen Vorstülpung (**Processus infundibularis**) des Zwischenhirnbodens, die sich der Rathke-Tasche dorsal anlegt. Die Neurohypophyse bleibt ein echter Teil des Zwischenhirns. Die Adenohypophyse verliert ihre Verbindung zum Rachendach. Aus persistierenden Epithelresten des Stiels der Rathke-Tasche können kleine **Rachendach-Hypophysen** oder seltene Tumore (**Kraniopharyngeome**) hervorgehen.

18.2.1 Hypophysenhinterlappen

Der Hinterlappen macht den größten Teil der Neurohypophyse aus. Er besteht zwar aus Nervengewebe, enthält aber keine Perikaryen, sondern nur **marklose Axone** und Gliazellen (**Pituizyten**, eine Sonderform der Astroglia) (S.235) sowie weitlumige Kapillaren. Der Hinterlappen ist Ort der Hormonspeicherung und -freisetzung. Die Hormonsynthese findet in zwei Kerngebieten des **Hypothalamus** statt (s. u.).

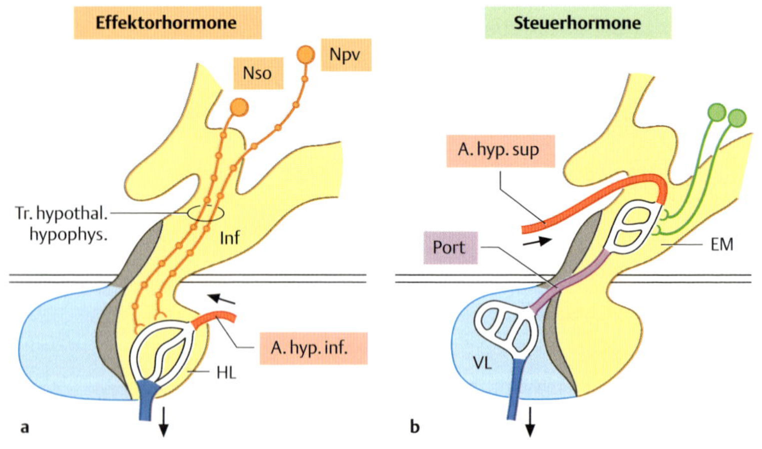

Abb. 18.4 Synthese- und Sekretionsorte der hypothalamischen Effektorhormone und Steuerhormone. Farben und Abkürzungen wie in ► Abb. 18.3. **a** Die **Effektorhormone** ADH und Oxytocin werden in Neuronen des Nso und Npv synthetisiert, gelangen in den Axonen des Tractus hypothalamo-hypophysialis (*orange*) in den HL und werden hier ins Blut sezerniert. Die großen Varikositäten (Herring-Körper) im Verlauf der Axone sind angedeutet. **b** Die **Steuerhormone** werden in Neuronen verschiedener hypothalamischer Kerngebiete (*grün*) synthetisiert, in der Eminentia mediana aus Axonen ins Blut sezerniert und gelangen über die Portalvenen der Hypophyse (**Port**) in das Kapillarbett des VL. Blutversorgung des VL nur indirekt aus der A. hypophysialis sup. (*A. hyp. sup.*).

Die Hinterlappen-Hormone sind die Nonapeptide **Antidiuretisches Hormon** (**ADH**, Synonyme Adiuretin, Vasopressin) und **Oxytocin.** Sie werden in Perikaryen besonders großer Neurone des *Nucleus supraopticus* (vorwiegend ADH) und *Nucleus paraventricularis* (vorwiegend Oxytocin) hergestellt (▶ Abb. 18.**5**): zunächst Synthese größerer Hormonvorläufer im rauen ER, dann im Golgi-Apparat Verpackung in große **neurosekretorische Granula** (Durchmesser 100 – 300 nm), dort proteolytische Spaltung in ADH bzw. Oxytocin und Begleitproteine (Neurophysine). Durch axonalen Transport gelangen die Granula in Axonen des *Tractus hypothalamo-hypophysialis* in den Hinterlappen. Hier werden die in den Granula gespeicherten Hormone – nach adäquatem Stimulus – in unmittelbarer Nähe zu weiten Kapillaren aus den Axonen freigesetzt und gelangen ins Blut. Aufgrund des **fenestrierten Endothels** existiert im Hinterlappen keine Blut-Hirn-Schranke. Der Hinterlappen ist also eine **neurohämale Region** (S. 258). An vielen Stellen sind granulagefüllte Axonendigungen nur durch eine Basallamina von den perivaskulären Räumen der Kapillaren getrennt

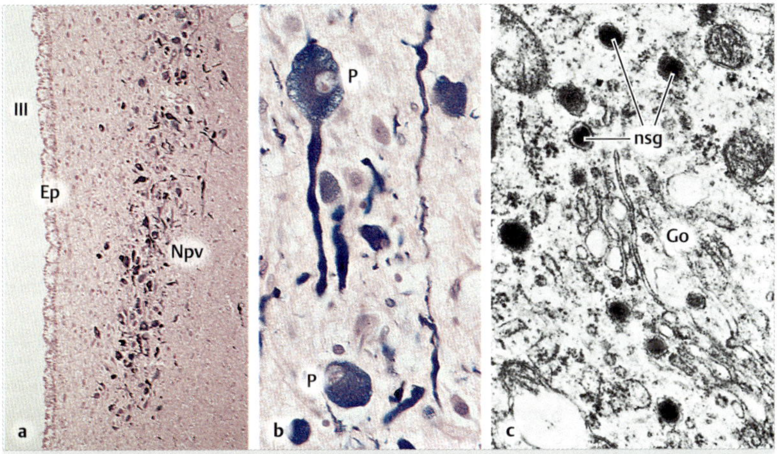

Abb. 18.5 Neurosekretorische Neurone. **a** Frontalschnitt durch den Hypothalamus (Hund). Färbung: Chromhämatoxylin-Phloxin nach Gomori. Dunkelblau angefärbt ist das Neurosekret (d. h. ADH, Oxytocin und ihre Begleitproteine) in den Neuronen des Nucl. paraventricularis (**Npv**). **Ep**, Ependym (Auskleidung des **III**. Ventrikels). **b** Perikaryen (**P**) und Fortsätze von sekretorischen Neuronen des Npv bei höherer Vergrößerung. **c** Ultrastruktur eines sekretorischen Neurons im Npv (Ratte). Nahe dem Golgi-Apparat (**Go**) liegen mehrere neu gebildete Hormonspeichergranula (neurosekretorische Granula, **nsg**). Vergr. 50fach (a), 320fach (b), 25 000fach (c). a und b: Originalpräparat von W. Bargmann (1949).

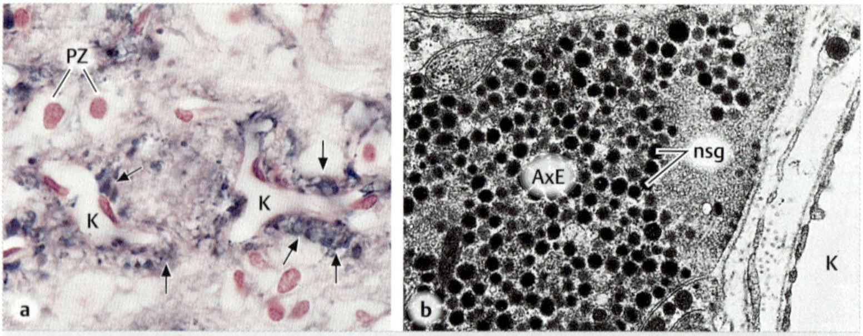

Abb. 18.6 Hypophysenhinterlappen (Ratte). **a** Gomori-Färbung wie in ▸ Abb. 18.5. Die Kapillaren (**K**) sind von Hormon-haltigen Axonendigungen (**Pfeile**) umlagert. **PZ**, Pituizyt (Gliazelle). **b** EM-Bild. Axonende (**AxE**) mit zahlreichen neurosekretorischen Granula (**nsg**). Dicht daneben eine Kapillare mit gefenstertem Endothel. Vergr. 480fach (a), 12 000fach (b).

(**neurovaskulärer Kontakt**) (▸ Abb. 18.6). Pituizyten beeinflussen aktiv die Hormonabgabe: bei Bedarf können sie ihre Fortsätze zurückziehen und die neurovaskulären Kontaktflächen vergrößern. Die Axone weisen in ihrem gesamten Verlauf zahlreiche besonders große Erweiterungen auf, die mit neurosekretorischen Granula angefüllt sind und mit Spezialfärbungen lichtmikroskopisch dargestellt werden können (**Herring-Körper**). Entstehungsweise und Funktion dieser großen Erweiterungen sind nicht geklärt.

Die **Effekte von ADH und Oxytocin** kommen ohne Zwischenschaltung anderer endokriner Drüsen zustande (daher **hypothalamische Effektorhormone** im Gegensatz zu den hypothalamischen Steuerhormonen, s. u.). Ihre Sekretion wird über neuronale Mechanismen reguliert: Stimulation des Perikaryons, über das Axon fortgeleitetes Aktionspotenzial, Freisetzung des Hormons aus terminalen Axonen (Mechanismen analog der Transmitterfreisetzung aus präsynaptischen Boutons) (S. 224). Zielzellen des **ADH** sind die Epithelien der Verbindungstubuli und Sammelrohre in der Niere: **Wasserrückresorption** bei der Harnbereitung. ADH-Mangel führt zum *Diabetes insipidus* (S. 560). Ein adäquater Reiz zur ADH-Ausschüttung ist die Erhöhung der Osmolalität im Blut (gemessen durch zentrale Neurone mit Osmorezeptor-Eigenschaften). ADH kann außerdem eine Kontraktion der Gefäßmuskulatur auslösen (daher auch als **Vasopressin** bezeichnet). Zielzellen des **Oxytocin** sind die glatten Muskelzellen des schwangeren Uterus am Geburtstermin (**Wehentätigkeit**) (S. 609) und die Myoepithelzellen der laktierenden Brustdrüse (**Milchejektionsreflex**) (S. 662). Adäquate Stimuli, die der Oxytocin-sezernierenden Nervenzelle auf neuronalem Wege übermittelt werden, sind Dehnung der Cervix uteri bzw. Berührung der Brustwarze durch den Säugling. – Vasopressin und Oxytocin werden außerdem von anderen hypothalamischen und extrahypothalamischen Neuronen im **ZNS** als Neuromodulatoren (S. 228) verwendet. Oxytocin ist u. a. an der Steuerung von Emotionen und sozialen Interaktionen beteiligt (im Volksmund als „Kuschelhormon“ bezeichnet).

18.2.2 Hypophysenvorderlappen

Der Vorderlappen stellt bei weitem den größten Teil der Adenohypophyse und enthält alle endokrinen Zelltypen, die in der Adenohypophyse zu erwarten sind. Trichter- und Mittellappen werden später besprochen (S. 520). Die **Epithelzellen** des Vorderlappens sind in Strängen und Nestern angeordnet, die von einer Basalmembran und feinen retikulären Fasern umgeben sind. Zwischen den Zellsträngen liegt ein dichtes Netz von sinusoiden Kapillaren mit gefenstertem Endothel. Die Hormone des Vorderlappens sind Polypeptide und Glykoproteine und werden in Sekretgranula gespeichert. Aufgrund chemischer Unterschiede der Hormone färben sich die Zellen im konventionellen histologischen Präparat unterschiedlich an: **azidophile** und **basophile** Zellen (▸ Abb. 18.7). Die azidophilen Zellen sind wesentlich zahlreicher als die basophilen. Außerdem gibt es *chromophobe* (kaum anfärbbare) Zellen, sie entsprechen wahrscheinlich Hormon-entleerten Zellen und/oder undifferenzierten Stammzellen. Zwischen den endokrinen Zellen liegen außerdem Zellen mit langen, sternförmigen Ausläufern (*Cellulae folliculostellatae*), die ausgedehnte Netze bilden, indem sie untereinander und mit endokrinen Zellen über Gap junctions gekoppelt sind.

Obwohl die Einteilung in azidophile und basophile Zellen nicht die Vielfalt der Zelltypen wiedergibt, ermöglicht sie doch einen ersten Überblick und bringt Ordnung in das System. Durch immunhistochemischen Nachweis der

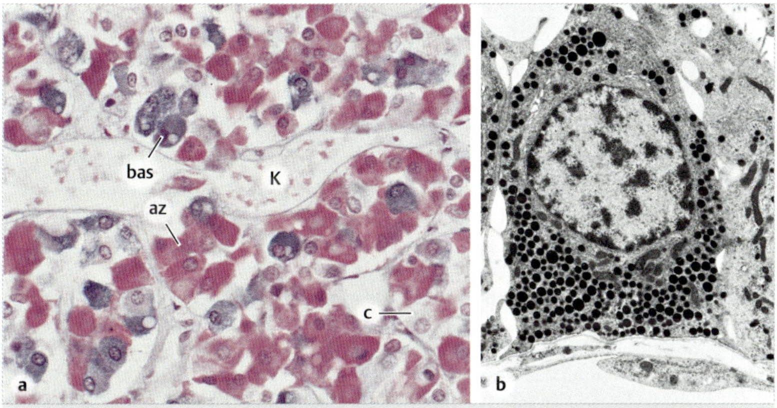

Abb. 18.7 Hypophysenvorderlappen (a, Mensch; b, Ratte). **a** Azidophile (**az**) und basophile (**bas**) Epithelzellen. **K**, sinusoide Kapillare. **c**, chromophobe Zelle. Gomori-Färbung. **b** Ultrastruktur einer *somatotropen Zelle*, zahlreiche Hormonspeichergranula im Zytoplasma. Vergr. 300fach (a), 4400fach (b).

einzelnen Hormone können **fünf eigenständige Zelltypen** unterschieden werden. Als grobe Einteilung gilt: Die azidophilen Zellen sezernieren Hormone, deren Wirkungen in der Peripherie ohne Zwischenschaltung einer anderen endokrinen Drüse zustandekommen (**nicht-glandotrope Hormone**). Die basophilen Zellen bilden **glandotrope Hormone**, deren Wirkung in der Stimulierung einer nachgeordneten endokrinen Drüse besteht.

Zuordnung der Zelltypen zu den Hormonen

Zur Gruppe der nicht-glandotropen, **azidophilen Zellen** gehören zwei Zelltypen, denen je ein Hormon zugeordnet werden kann (Nomenklatur und Übersicht s. ► Tab. 18.1):

- **Mammotrope** Zellen: **Prolaktin** (wichtig u. a. für Milchsynthese in der laktierenden Brustdrüse) (S. 661).
- **Somatotrope** Zellen: **Wachstumshormon** (*growth hormone*, **GH**; wichtig u. a. für das Wachstum von Skelett und Muskulatur).

Die Gruppe der glandotropen, **basophilen Zellen** umfasst drei Zelltypen. Die Wirkungen ihrer Hormone werden im Zusammenhang mit den jeweiligen Zielorganen genauer besprochen:

- **Kortikotrope** Zellen: Adrenocorticotropes Hormon, **ACTH** (Stimulation der Nebennierenrinde).
- **Thyrotrope** Zellen: Thyroidea-stimulierendes Hormon, **TSH** (Stimulation der Schilddrüse).
- **Gonadotrope** Zellen: *Ein* Zelltyp, der *zwei* **Gonadotropine** sezerniert, die bei beiden Geschlechtern zahlreiche Funktionen der Gonaden beeinflussen: (a) Follikel-stimulierendes Hormon, **FSH**; (b) Luteinisierendes Hormon, **LH**.

Struktur der Hormone. Prolaktin und **GH** sind strukturell eng miteinander verwandte Proteine (ca. 2,2 kDa). **ACTH** ist ein Polypeptid (39 Aminosäuren). **TSH**, **FSH** und **LH** sind Glykoproteine mit je einer α- Untereinheit (bei allen drei Hormonen gleich) und einer β-Untereinheit (vermittelt die spezifischen Effekte des jeweiligen Hormons).

Wirkungen der nicht-glandotropen Vorderlappen-Hormone. **Prolaktin** ist gemeinsam mit anderen Hormonen notwendig für den während der Gravidität stattfindenden Umbau der Brustdrüse (S. 661). In der Laktationsperiode ist Prolaktin unentbehrlich für die Aufrechterhaltung der Milchproduktion. **GH** steigert allgemein die Zellproliferation und die Proteinsynthese und ist für das Wachstum des Körpers wichtig. Diese Effekte werden durch *Somatomedine* vermittelt (vor allem IGF-1 = *insulin-like growth factor 1*), die in der Leber und in anderen GH-Zielgeweben (z. B. Knochen, Knorpel, Skelettmuskulatur) gebildet werden. GH beeinflusst in unphysiologisch hohen Konzentrationen außerdem direkt den Stoffwechsel der Fette (Steigerung der Lipolyse) und Kohlenhydrate (Hyperglykämie durch Senkung der Insulin-Empfindlichkeit peripherer Gewebe; daher potenziell diabetogen).

Die **kortikotropen Zellen** synthetisieren ein **Hormonvorläufermolekül** (Pro-Opio-Melano-Cortin, **POMC**), das posttranslational durch **Prohormonconvertasen (PC)** in mehrere Peptide mit sehr unterschiedlichen biologischen Wirkungen gespalten wird. Das wichtigste (aber nicht das einzige) POMC-Fragment der kortikotropen Zellen ist **ACTH**. POMC wird auch im Hypophysen-Mittellappen (S. 520), in zentralen Neuronen und in peripheren Geweben (z. B. Epidermis) synthetisiert. Die Spaltung kann – je nach Ausstattung der Zellen mit verschiedenen PCs – außer ACTH noch andere biologisch aktive Fragmente hervorbringen, z. B. **β-Endorphin** (u. a. analgetische Wirkung wie exogene Opiate) und **α-MSH** (Melanozyten-stimulierendes Hormon). MSH hat beim Menschen als endokrin sezerniertes Hormon wegen des normalerweise niedrigen Blutspiegels keine Bedeutung (s. dagegen Addison-Krankheit) (S. 524). In der Epidermis jedoch, wo ACTH und α-MSH parakrin sezerniert werden, steigern beide die Melaninsynthese in den Melanozyten (S. 640). Die beiden verwandten Wirkstoffe werden daher auch als *Melanocortin-Peptide* zusammengefasst.

Über- und Unterfunktion. Hypophysentumoren, falls endokrin aktiv, machen sich – abgesehen von den lokalen Folgen der Raumverdrängung – durch die Überfunktion des Tumor-bildenden Zelltyps bemerkbar. Am häufigsten sind die **Adenome der azidophilen Zellen**, hier wiederum am häufigsten das **Prolaktinom**: spontane Absonderung von Milch (**Galaktorrhö**); außerdem **Hypogonadismus**, möglicherweise durch Beeinträchtigung der pulsatilen Freisetzung von Gonadoliberin (= GnRH, s. ▸ Tab. 18.1). Das **GH-bildende Adenom** führt bei Kindern (d. h. bei noch offenen Epiphysenfugen) zum **hypophysären Riesenwuchs**, bei Erwachsenen zur **Akromegalie**: Knochenanbau an den „Akren", dadurch Vergröberung der knöchernen Supraorbitalwülste, von Nase, Kinn, Fingern, Füßen sowie Vergrößerung innerer Organe, verbunden mit schweren Stoffwechselstörungen (u. a. Diabetes mellitus). – Dauerhafter **GH-Mangel** oder genetisch bedingter **Funktionsverlust der GH-Rezeptoren** verursachen den proportionierten **hypophysären Minderwuchs**. Auch genetisch bedingte Störung der IGF-1-Synthese verursacht Minderwuchs. – Zu den Folgen der Überproduktion von glandotropen Hypophysenhormonen s. Kapitel über die nachgeordneten Drüsen (vor allem Nebenniere) (S. 523).

Regulierung der Vorderlappen-Zellen

Die Aktivität der Vorderlappen-Zellen wird durch das komplizierte Zusammenspiel zahlreicher Faktoren reguliert, auf die nicht detailliert eingegangen werden kann. Hier sollen nur die zwei in ▸ Abb. 18.2 c skizzierten Mechanismen erörtert werden.

► **1. Hypothalamische Steuerhormone.** Sämtliche endokrinen Zellen des Vorderlappens stehen unter der Kontrolle von hypothalamischen Hormonen. Die meisten sind kleine **Peptide**. Sie werden von kleinen neurosekretorischen Perikaryen verschiedener hypothalamischer Kerngebiete (*Ncll. arcuatus, paraventricularis* u. a.) synthetisiert. Die Freisetzung aus den Axonenden und der Übertritt ins Blut finden in der **Eminentia mediana** (im proximalen Bereich des Infundibulum, ► Abb. 18.**4 b**) statt.

► **2. Negative Rückkopplung.** Die Aktivität der drei glandotropen Zelltypen wird konzentrationsabhängig durch die Hormone der nachgeordneten Drüsen gehemmt. Diese negative Rückkopplung geschieht sowohl auf hypophysärer als auch auf hypothalamischer Ebene.

Hypophysen-Pfortader-System. Der Vorderlappen erhält seine *Blutversorgung indirekt* aus den *Aa. hypophysiales sup.* (► Abb. 18.**4 b**; Ästen der A. carotis interna): Die Arterien münden in ein **erstes Kapillarbett der Eminentia mediana**. Das Kapillarendothel ist fenestriert (für das ZNS ungewöhnlich: Blut-Hirn-Schranke aufgehoben; **neurohämale Region**) (S. 258), sodass die aus den Axonen freigesetzten Steuerhormone leicht ins Blut eintreten können. Das Blut wird über mehrere Venen, in Analogie zur Pfortader der Leber als **Hypophysen-Pfortadern** *(Vv. portales hypophysiales)* bezeichnet, zum **zweiten Kapillarbett,** nämlich dem des Vorderlappens, geleitet. Dadurch können die Steuerhormone, die im Blut nur eine kurze Lebensdauer (Halbwertzeit wenige Minuten) haben, den Vorderlappen ohne Verzögerung und „unverdünnt" erreichen.

Hypothalamische Steuerhormone. Stark vereinfacht gilt zur Zeit, dass für *jeden* endokrinen Zelltyp des Vorderlappens (ausgenommen die mammotropen Zellen) ein spezielles hypothalamisches Steuerhormon nachgewiesen ist, das *stimulierend* wirkt: **Freisetzungshormon** (*releasing hormone*, RH). Für die somatotropen Zellen ist zusätzlich ein **hemmendes Steuerhormon** (*release-inhibiting hormone*) bekannt (Somatostatin). Die mammotropen Zellen nehmen eine Sonderstellung ein: Ihre Basisaktivität ist relativ hoch; die Zellen werden vorwiegend durch *hemmende* Faktoren reguliert, unter denen das biogene Amin **Dopamin** am wichtigsten ist. Die Wirkung von Prolaktin-freisetzenden Faktoren beruht wahrscheinlich vor allem auf einer Dämpfung der Dopamin-induzierten Hemmung. Die Existenz eines spezifischen Prolaktin-freisetzenden Hormons ist umstritten. ► Tab. 18.**1** enthält eine Zusammenstellung der Steuerhormone und einige ihrer üblichen Bezeichnungen.

Die hypothalamischen Freisetzungshormone sind wohl nicht die einzigen regulierenden Faktoren. Zum Beispiel können die somatotropen Zellen außer durch GHRH auch durch das Peptid **Ghrelin** stimuliert werden, das in enteroendokrinen Zellen der Magendrüsen (S. 536) und ε-Zellen der Pankreas-Inseln (S. 503) gebildet wird.

Tab. 18.1 Hypothalamische Steuerhormone und Hormone des Hypophysenvorderlappens

Hypothalamus Steuerhormone (internat. Abkürzung und einige *Synonyma*) → Wirkung	**Hypophysenvorderlappen** Hormone (internat. Abkürzung und einige *Synonyma*) Zelltyp (rot = azidophil), (blau = basophil)	**Zielgewebe** (und ggf. Hormone der nachgeschalteten Drüsen)
PRF[1] → + Prolactin releasing factors (TRH und andere) **PRIF** → − Prolactin release-inhibiting factor: **Dopamin**	**Prolaktin** **Mammotrope Zellen** (laktotrope Zellen)	Brustdrüse
GHRH → + Growth hormone releasing hormone, *Somatorelin* **SRIH** → − Somatotropin release-inhibiting hormone, *Somatostatin*[2]	**GH** = Growth hormone = STH = Somatotropes Hormon = *Somatotropin* = Wachstumshormon **Somatotrope Zellen**	Leber, Skelettmuskulatur, Knochen, Knorpel u. a.; Wirkungen teils durch Somatomedine (z. B. IGF-1) vermittelt
CRH → + Corticotropin releasing hormone, *Corticoliberin*	**ACTH** = Adrenocorticotropes Hormon, *Corticotropin* **Kortikotrope Zellen**	Nebennierenrinde → Cortisol
TRH → + Thyrotropin releasing hormone, *Thyroliberin*	**TSH** = Thyroidea-stimulierendes Hormon, *Thyrotropin* **Thyrotrope Zellen**	Schilddrüse → Thyroxin (T_4), T_3
GnRH → + Gonadotropin releasing hormone, LHRH, LH-releasing hormone, *Gonadoliberin, Gonadorelin, Luliberin*	Gonadotropine: 1. **FSH** = Follikel-stimulierendes Hormon = *Follitropin* 2. **LH** = Luteinisierendes Hormon = *Lutropin* **Gonadotrope Zellen**	Ovar → Estrogene → Progesteron Hoden → Androgene

[1] mehrere Neurohormone und Neurotransmitter erhöhen die Prolaktin-Sekretion, wahrscheinlich durch Abschwächung der durch Dopamin induzierten Hemmung
[2] Somatostatin hemmt außerdem die Sekretion von ACTH und TSH

Die **Ausschüttung der Steuerhormone** wird durch komplexe Mechanismen reguliert (▶ Abb. 18.2 c). Dabei ist die Hemmung durch die Hormone der peripheren endokrinen Drüsen (*negative Rückkopplung*) nur *eines* von vielen Prinzipien, allerdings ein für die Praxis besonders wichtiges. Zusätzlich stehen die neurosekretorischen Neurone des Hypothalamus unter dem Einfluss verschiedener anderer Faktoren (z. B. des hypothalamischen Neuropeptids **Kisspeptin,** das die GnRH-Neurone reguliert (S. 604)) sowie neuronaler Afferenzen aus vielen Regionen des Gehirns; dadurch können auch externe Stimuli (z. B. Stress) und psychische Vorgänge auf das Endokrinium einwirken. Steuerhormone werden rhythmisch (**pulsatil**) ausgeschüttet: im Takt von Stunden und/oder mit einer zirkadianen Periodik. Dies scheint auf oszillatorischen Eigenschaften der sekretorischen Neurone selbst und/oder übergeordneter hypothalamischer Neurone (im **Nucl. suprachiasmaticus**) zu beruhen, die nach Art einer **biologischen Uhr** die Rhythmen vorgeben.

Für die gonadotropen Zellen des Vorderlappens ist bekannt, dass sie auf die intermittierende (statt kontinuierliche) Stimulation durch GnRH angewiesen sind. Dies wird therapeutisch ausgenutzt: Bei dauernder Besetzung der GnRH-Rezeptoren mit künstlichen GnRH-Analogsubstanzen („Super-Agonisten") erlischt die Gonadotropinsekretion bald („medikamentöse Kastration" bei der Hormonbehandlung des Prostata-Karzinoms) (S. 586).

Mittellappen und Trichterlappen der Adenohypophyse. Der Mittellappen ist aus der dorsalen Wand der Rathke-Tasche entstanden und liegt dem Hinterlappen an. Beim Menschen ist er nur rudimentär ausgebildet. Histologisch findet man gelegentlich mit kubischem Epithel ausgekleidete Hohlräume („Kolloidzysten"), die als die Reste des Lumens der Rathke-Tasche gedeutet werden. Stränge aus basophilen Mittellappenzellen können stellenweise in den Hinterlappen eindringen („Basophileninvasion"). Die Zellen des Mittellappens entsprechen den kortikotropen Zellen des Vorderlappens. Sie synthetisieren das Vorläufermolekül POMC, aus dem durch Spaltung u. a. die Hormone ACTH und α-MSH entstehen können (S. 517). Der Trichterlappen enthält einige Zellen, in denen TSH oder Gonadotropine nachweisbar sind. Für die meisten Zellen ist die Funktion unbekannt. Die Trichterlappen-Zellen zeigen eine auffallend hohe Dichte an Rezeptoren für Melatonin (Hormon des Pinealorgans) (S. 537), das wichtige Funktion für die Steuerung von Biorhythmen hat.

18.3 Nebenniere

18

Die Nebennieren (*Glandulae suprarenales*) sind paarige Organe (Gesamtgewicht ca. 10 g), die dem oberen Pol der Nieren aufsitzen. Die Nebenniere besteht aus zwei grundsätzlich verschiedenen Anteilen (Rinde und Mark). Die **Rinde** ist in drei Zonen gegliedert und bildet **Steroidhormone**: die lebenswichtigen *Mineralocorticoide* (Zona glomerulosa) und *Glucocorticoide* (Zona fasciculata) sowie schwach wirksame *Androgene* (Zona reticularis). Die Sekretion der Mineralocorticoide wird vorwiegend durch das Renin-Angiotensin-System (S. 561) reguliert, die der Glucocorticoide durch **ACTH** aus den kortikotropen Zellen des Hypophysenvorderlappens; diese werden ihrerseits von dem entsprechenden hypothalamischen Steuerhormon (**CRH**) stimuliert (▶ Abb. 18.**2 c** und ▶ Tab. 18.**1**). Die

Zellen des **Markes** stammen aus der Neuralleiste. Sie sind Bestandteil des Sympathikus (S. 454) und sezernieren **Katecholamine** (Adrenalin, Noradrenalin). Die Markzellen entsprechen postganglionären sympathischen Neuronen (allerdings ohne Fortsätze) und werden durch die Axone präganglionärer sympathischer Neurone **innerviert**.

Entwicklung. Die **Rinde** leitet sich vom Zölomepithel (Mesoderm) ab. Das **Mark** geht aus Sympathikoblasten hervor, die von der Neuralleiste (Neuroektoderm) in die Organanlage einwandern. Auch außerhalb des Nebennierenmarkes können von Sympathikoblasten abgeleitete Zellhaufen vorkommen, die Katecholamine bilden (**Paraganglien**) (S. 526).

Die Nebennierenrinde besitzt pränatal eine innen von der definitiven Rinde liegende **fetale Zone**, die bis zur Geburt unter dem Einfluss von CRH aus der Plazenta und ACTH aus der fetalen Hypophyse enorm wächst (die Neugeborenen-Nebenniere ist etwa so groß wie das adulte Organ). Sie sezerniert einen **Androgen-Vorläufer** (Dehydroepiandrosteron-Sulfat, **DHEA-S**), der von der Plazenta zur Synthese von **Estrogenen** verwendet wird (S. 632). Postnatal wird die Nebenniere durch Rückbildung der fetalen Zone im Laufe einiger Wochen stark verkleinert und erreicht erst am Ende der Pubertät ihre volle Größe.

Gefäßarchitektur. Unter der bindegewebigen Organkapsel liegt ein von den drei Aa. suprarenales gespeister Gefäßplexus. Von hier ziehen **sinusoide Kapillaren** radiär durch die Rinde und setzen sich in die Sinusoide des Markes fort. Somit werden die Markzellen hohen Konzentrationen von Rindenhormonen ausgesetzt, was für die Differenzierung von Adrenalin-produzierenden Zellen Bedeutung hat (S. 525). Das venöse Blut sammelt sich in Markvenen (**Drosselvenen** mit dicken Polstern aus glatter Muskulatur in den Wänden) und verlässt das Organ über die V. suprarenalis. Alle Kapillaren der Nebenniere besitzen *fenestriertes Endothel.*

18.3.1 Nebennierenrinde

Die Rinde (*Cortex*) macht die Hauptmasse des Organs aus (▸ Abb. 18.**8**). Ihr Parenchym besteht aus Ballen und Strängen von Epithelzellen, die enge Beziehung zu den sinusoiden Kapillaren haben. Nach der räumlichen Anordnung der Zellen können von außen nach innen folgende **drei Zonen** unterschieden werden: *Zona glomerulosa, Zona fasciculata, Zona reticularis.*

- Die **Zona glomerulosa** (Sekretion der **Mineralocorticoide**) ist eine schmale Schicht unter der Kapsel. Die Zellen sind relativ klein und in rundlichen Ballen angeordnet. Sie enthalten, im Gegensatz zur folgenden Zone, nur wenige Lipidtröpfchen.

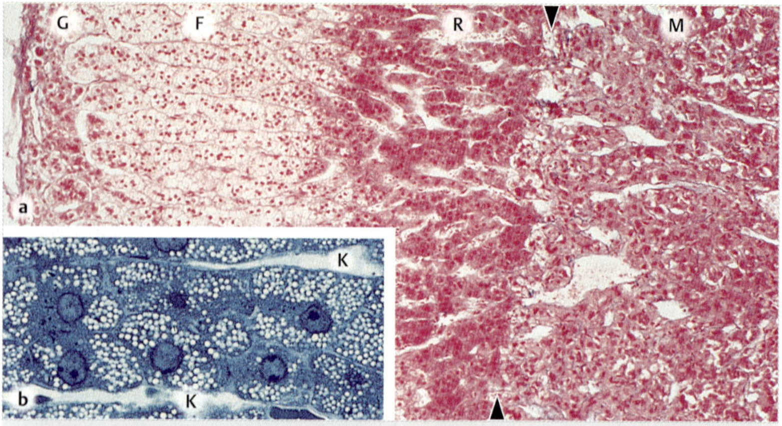

Abb. 18.8 Nebenniere (a, Mensch; b, Kaninchen). **a** Die *Pfeilköpfe* markieren die Mark-Rinden-Grenze. **G**, Zona glomerulosa. **F**, Zona fasciculata. **R**, Zona reticularis. **M**, Medulla. Paraffinschnitt, Azan. **b** Zona fasciculata bei höherer Vergrößerung. Man erkennt die Lipidtröpfchen in den Zellen. **K**, sinusoide Kapillaren (teils kollabiert). Semidünnschnitt, Toluidinblau. Vergr. 90fach (a), 720fach (b).

- Die **Zona fasciculata** sezerniert überwiegend **Glucocorticoide**. Sie nimmt beim Erwachsenen den größten Teil der Rinde ein. Die Zellen sind in radiären Strängen angeordnet, zwischen denen die Sinusoide verlaufen. Ein auffälliges Merkmal der Zellen ist der enorme Reichtum an *Lipidtröpfchen*, wodurch das Zytoplasma in Paraffinschnitten ein schaumiges Aussehen erhält.
- Die **Zona reticularis** sezerniert vor allem **Androgenvorstufen**, daneben kleinere Mengen von Glucocorticoiden. Die Zellen sind in netzartig verzweigten Strängen angeordnet. Im Vergleich zur vorigen Zone sind die Zellen kleiner, azidophil und enthalten weniger Lipidtröpfchen, statt dessen (beim Erwachsenen) viele *Lipofuszingranula*.

Steroidhormon-Synthese und Ultrastruktur. Steroidhormone werden nicht auf Vorrat gelagert, sondern bei Bedarf akut neu synthetisiert. Typische Steroidhormon-produzierende Zellen (auch die der Gonaden) haben einige morphologische Merkmale gemeinsam (► Abb. 18.**8 b**, ► Abb. 18.**9 a**):
- **Lipidtröpfchen** oft in großer Zahl;
- **tubuläreMitochondrien** (► Abb. 5.**14**, ► Abb. 18.**9 a**);
- **glattes ER** (gER) immer stark entwickelt.

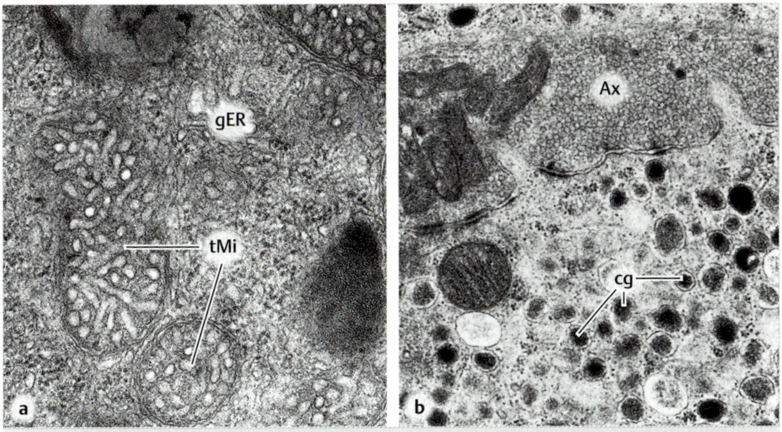

Abb. 18.9 Nebenniere (Ratte). **a Nebennierenrinde.** Zytoplasma einer Zelle aus der Zona fasciculata: tubuläre Mitochondrien (**tMi**) und reiches glattes ER (**gER**). **b Nebennierenmark.** Synapse an einer Adrenalin-Zelle. **Ax**, Axonende des 1. sympathischen Neurons mit synaptischen Vesikeln (Acetylcholin). **cg**, chromaffine Granula (Adrenalin-Speichergranula) in der Markzelle. Vergr. 24 000fach (a), 18 000fach (b).

In den Lipidtröpfchen werden Cholesterinester (Ausgangsstoff für die Steroidsynthese) gespeichert. In den Membranen der tubulären Mitochondrien und des gER sind die Enzyme für die Hormonsynthese lokalisiert. Die genannten Merkmale sind regelmäßig in denjenigen Zellen zu finden, die alle Syntheseschritte, ausgehend vom Cholesterin, selbst durchführen. Daneben gibt es außerhalb der Nebennierenrinde Zellen, die sich mit Steroidhormon-Vorläufern aus anderen Quellen versorgen und nur die letzten Syntheseschritte vollführen (S. 599). Hier sind die genannten Strukturmerkmale nicht deutlich ausgepägt.

Hormone der Nebennierenrinde

- **Mineralocorticoide** (z. B. Aldosteron) steigern die Na^+-Rückresorption (und zugleich die K^+-Sekretion) in der Niere (letzter Abschnitt des distalen Konvoluts, Hauptzellen von Verbindungstubulus und Sammelrohr) (S. 559). Dadurch wird Wasser im Körper zurückgehalten und das Extrazellulärvolumen des Organismus vergrößert sich, der Blutdruck steigt an.
- **Glucocorticoide** (z. B. Cortisol) bewirken Proteinabbau und Lipolyse („katabole Wirkung") und steigern die Gluconeogenese (Bildung von Glucose in der Leber aus Aminosäuren). Durch Freisetzung von Fettsäuren und einen er-

höhten Blutzuckerspiegel stellen sie dem Organismus vermehrt schnell nutzbare Energieträger zur Verfügung und ermöglichen so die Anpassung an Belastungssituationen („Stress-Hormone"). In höheren Konzentrationen (als Medikament verabreicht) wirken sie u. a. entzündungshemmend, immunsuppressiv und potenziell diabetogen. Auch zentralnervöse Wirkungen von Cortisol sind beschrieben (u. a. Euphorisierung, depressive Verstimmung).
- **Androgene** werden im Zusammenhang mit den Gonaden besprochen. Diejenigen aus der Nebennierenrinde (DHEA-S, DHEA und Androstendion) sind kaum wirksam.

Diese Androgene dienen als **Hormonvorläufer**, die erst in Hoden, Ovar und verschiedenen anderen Geweben (z. B. Prostata, Brustdrüse, Plazenta, Fettgewebe) zu Testosteron und/oder Estrogenen umgewandelt werden. Beim Mann sind die adrenalen Androgene quantitativ von untergeordneter Bedeutung, die Hauptmenge der Androgene wird im Hoden gebildet. Bei der Frau stellen sie dagegen den Hauptanteil der zirkulierenden Androgene. Die adrenale Androgen-Sekretion kann zwar durch hohe ACTH-Spiegel gesteigert werden, aber die Regulationsmechanismen sind (im Gegensatz zu denen der Glucocorticoid-Sekretion) nicht klar. Pathophysiologische Bedeutung gewinnt die Androgen-Sekretion der Nebennierenrinde beim **adrenogenitalen Syndrom** (s. Biochemie-Bücher).

Steuerungsmechanismen. Stimuli für die Sekretion der **Mineralocorticoide** sind Hyperkaliämie, Hyponatriämie sowie Angiotensin II (*Renin-Angiotensin-System*) (S. 561). Die Sekretion der **Glucocorticoide** wird durch das *hypothalamo-hypophysäre System* gesteuert wie in ▶ Abb. 18.2 c dargestellt: Stimulierung durch ACTH (▶ Tab. 18.1) aus den kortikotropen Zellen des Hypophysenvorderlappens, die ihrerseits von CRH aus dem Hypothalamus stimuliert werden; negative Rückkopplung durch den Glucocorticoidspiegel im Blut. ACTH hat neben seiner akuten Wirkung auch dauerhaften Einfluss auf die Erhaltung der Glucocorticoid-produzierenden Zellen (**trophische Wirkung**). Wenn ACTH fehlt, atrophiert die Rinde; ein chronisch erhöhter ACTH-Spiegel führt zur Hyperplasie und Hypertrophie der Rinde, und es werden zu viel Glucocorticoide sezerniert (Cushing-Erkrankung).

Unter- und Überfunktion. Zerstörung der Nebennierenrinde (z. B. Autoantikörper, Tuberkulose) verursacht die **Addison-Erkrankung**: lebensbedrohende Störungen des Wasser- und Elektrolythaushaltes; außerdem verstärkte Hautpigmentierung aufgrund der Melanozyten-stimulierenden Wirkung von ACTH und α-MSH (verstärkte Synthese von POMC wegen fehlender Rückkopplung) (S. 517). Endokrin aktive Tumoren der Zona glomerulosa verursachen das **Conn-Syndrom** (primärer Hyperaldosteronismus: u. a. Hypokaliämie, Hypernatriämie, Hypertonie). – Dauerhaft erhöhte Konzentrationen von Glucocorticoiden im

Blut verursachen das **Cushing-Syndrom** (u. a. Vollmondgesicht, Stammfettsucht, Diabetes mellitus, Osteoporose, Abnahme der Muskelmasse). Dreierlei Ursachen sind möglich: **(a)** am häufigsten iatrogen (gr. *iatrós* = Arzt), d. h. durch Langzeitbehandlung mit Glucocorticoid-Medikamenten; **(b)** endokrin aktiver Tumor der Nebennierenrinde; **(c)** endokrin aktiver Tumor von ACTH-bildenden Zellen in der Hypophyse (Cushing-Erkrankung) oder ektope unkontrollierte ACTH-Sekretion aus einem Tumor (z. B. kleinzelliges Bronchialkarzinom) (S. 536). – Plötzlicher Abbruch einer langdauernden Zufuhr von Glucocorticoid-Medikamenten führt zu einem akuten Hormonmangel: Die körpereigene Cortisol-Produktion ist infolge der Ruhigstellung der ACTH- und CRH-Zellen (negative Rückkopplung, ▶ Abb. 18.**2 c**) und der sich daraus ergebenden Atrophie der Nebennierenrinde ungenügend und kommt erst mit erheblicher Verzögerung wieder in Gang. Daher stets „ausschleichende" Beendigung der Hormonzufuhr!

18.3.2 Nebennierenmark

Das Nebennierenmark (*Medulla*) sezerniert **Katecholamine**, nämlich **Adrenalin** und kleinere Mengen **Noradrenalin** (zu den Katecholaminen gehört auch die hier nicht sezernierte Vorstufe Dopamin). Das Mark besteht aus großen epithelartigen Zellen, die in Gruppen und Strängen angeordnet sind. Nach Herkunft (S. 521) und Funktion sind die Markzellen modifizierte **zweite Neurone des Sympathikus** (▶ Abb. 18.**2 a**). Das bedeutet, dass alle Markzellen über **cholinerge Synapsen** durch erste Neurone des Sympathikus innerviert werden (▶ Abb. 18.**9 b**). Lichtmikroskopisches Korrelat für die dichte Innervation sind dicke Bündel von Nervenfasern, die das Mark durchziehen. Außerdem kommen hier Ganglienzellen vor, die wahrscheinlich auch von Sympathikoblasten abstammen (Funktion nicht geklärt, möglicherweise Innervation von Blutgefäßen).

Das wichtigste funktionelle Merkmal der Nebennierenmark-Zellen besteht darin, dass sie nicht nur wie die regulären zweiten Neurone des Sympathikus Noradrenalin (in mehreren Schritten aus der Aminosäure Tyrosin) synthetisieren, sondern dieses **in Adrenalin umwandeln** können. Hierfür ist ein weiterer chemischer Schritt nötig, der durch eine N-Methyltransferase katalysiert wird. Die Expression dieses Enzyms wird durch Glucocorticoide gefördert. Aufgrund der Gefäßarchitektur (S. 521) sind die Markzellen ständig hohen Glucocorticoid-Konzentrationen ausgesetzt. Die überwiegende Mehrzahl (ca. 80 %) der Zellen im menschlichen Nebennierenmark sind Adrenalin-Zellen.

Adrenalin und Noradrenalin werden samt verschiedenen Begleitproteinen (u. a. Chromogranin A) und einigen Neuropeptiden in Sekretgranula gespeichert, die in großer Zahl im Zytoplasma liegen. Die Ausschüttung erfolgt durch Exozytose. Jede generalisierte Aktivierung des Sympathikus geht mit der Sekretion von Nebennierenmark-Hormonen einher.

Die **Wirkungen von Adrenalin** sind vielfältig. Grob zusammengefasst bestehen sie – wie die des Sympathikus überhaupt – in einer allgemeinen Aktivierung des Organismus zwecks Anpassung an Belastungs- und Notfallsituationen (z. B. Steigerung von Herzkraft, Pulsfrequenz, Blutdruck und Glucose-Konzentration im Blut). Die Wirkungen von Adrenalin und Noradrenalin überlappen sich, sind aber nicht identisch.

Chromaffine Zellen und chromaffine Granula sind alternative Bezeichnungen für Katecholamin-bildende Zellen und ihre Speichergranula. Bei Fixierung mit Chromsalzen nehmen die Zellen aufgrund chemischer Reaktionen zwischen dem Fixativum und den Hormonen braune Färbung an, daher „chromaffin" (auch „phäochrom", gr. *phaios* = grau, bräunlich).

Das **Phäochromozytom** ist ein von den Markzellen abgeleiteter Tumor, der unkontrolliert Katecholamine sezerniert (typisches Symptom: krisenhafte Anfälle von Bluthochdruck). Ebenso können sich Tumoren der Paraganglien verhalten.

18.4 Paraganglien

Als Paraganglien werden zwei Arten von Chemosensor-Organen zusammengefass, die sich entwicklungsgeschichtlich wie die Zellen des Nebennierenmarkes von **Sympathikoblasten** ableiten und u. a. Katecholamine bilden: **Retroperitoneale Paraganglien (RP)** (z. B. Zuckerkandl-Organ am Abgang der A. mestenteria inferior) und **Glomera** (z. B. Glomus caroticum, Glomera aortica) (S. 318). Beide dienen dem Schutz vor Hypoxie, die RP in der Fetalperiode und unter der Geburt, die Glomera postnatal. Sie enthalten zwei Zellpopulationen: **Hauptzellen** und **gliale Hüllzellen.** Die Hauptzellen sind die eigentlichen Chemosensoren.

Histologie: In den **Glomera** sind die Hauptzellen in Nestern angeordnet. In enger Nachbarschaft liegen fenestrierte Kapillaren. Die Hauptzellen bilden Synapsen mit afferenten Nervenfasern und enthalten elektronendichte Granula, in denen u. a. Dopamin, Serotonin und Peptide gespeichert sind. Bei adäquatem Reiz (Abfall des arteriellen pO_2, Zunahme des CO_2-Partialdruckes) sezernieren sie **ATP**, wahrscheinlich über Pannexin-Halbkanäle (S. 63), das über purinerge Rezeptoren die afferenten Axone stimuliert, während die Sekretion von Dopamin und anderen Substanzen wahrscheinlich parakrin die Empfindlichkeit der Chemosensoren beeinflusst. Die Hüllzellen umgeben die Hauptzellnester mit dünnen Fortsätzen.

Die Hauptzellen der **RPs** enthalten in ihren Granula Noradrenalin und Peptide. Im Gegensatz zu Glomera sind die RPs kaum oder gar nicht innerviert. Bei Hypoxie sezernieren sie Noradrenalin, das Herzfrequenz und Blutdruck erhöht und die Sauerstoffversorgung der Organe verbessert.

18.5 Schilddrüse

Die Schilddrüse, *Glandula thyroidea*, (Gewicht beim Erwachsenen 20 – 25 g) besteht aus zwei Lappen, die durch einen Isthmus verbunden sind. Die Lappen liegen beidseits lateral von Schild- und Ringknorpel und den oberen Trachealknorpeln. Die Drüse enthält zwei voneinander unabhängige endokrine Zellarten: **Schilddrüsenepithelzellen** (endodermaler Herkunft), die die Hauptmasse ausmachen, und **C-Zellen**. Das histologische Merkmal der Schilddrüse sind die **Follikel**: kugelförmige Gebilde, die von einschichtigem Epithel umgeben und mit strukturlosem Material (**Kolloid**) gefüllt sind. Die Hormone der Follikel sind die niedermolekularen, *iodhaltigen* Verbindungen **Triiodthyronin** (T_3) und **Thyroxin** (T_4). Sie entstehen durch Jodinierung und Kopplung von Tyrosylresten eines großen Glykoproteins (Thyroglobulin), das von den Epithelzellen synthetisiert und im Follikellumen gespeichert wird (Hormonvorrat für viele Wochen). Vor der Ausschüttung der Hormone ins Blut wird Thyroglobulin von den Follikelepithelzellen endozytotisch aufgenommen, und die Hormone T_3 und T_4 werden mit Hilfe lysosomaler Enzyme proteolytisch herausgeschnitten. Die Aktivität der Follikelepithelzellen wird vom Thyroidea-stimulierenden Hormon (**TSH**) aus den thyrotropen Zellen des Hypophysenvorderlappens bestimmt, die ihrerseits vom entsprechenden Steuerhormon (**TRH**) des Hypothalamus stimuliert werden. Die **C-Zellen** oder parafollikulären Zellen bilden **Calcitonin**, ein Peptidhormon, das bei Hyperkalzämie die Calcium-Konzentration im Blut senkt (Hemmung der Osteoklasten).

Entwicklung. Die Schilddrüse wächst vom Endoderm des Schlunddarmbodens (Foramen caecum am Zungengrund) nach kaudal. Ihre Verbindung zum Zungengrund (**Ductus thyroglossalis**) geht in der Regel verloren. Persistierende Reste können sich zu einem mittleren Drüsenlappen (**Lobus pyramidalis**) entwickeln oder zur Entstehung von ektopen kleinen Schilddrüsen führen (z. B. im Bereich der Zunge). Die Vorläufer der **C-Zellen** wandern früh in der Embryonalzeit in den **Ultimobranchialkörper** ein, welcher später von der Schilddrüse umwachsen wird. Dadurch werden die C-Zellen Teil des Schilddrüsenparenchyms.

Die Schilddrüse ist von einer bindegewebigen **Organkapsel** umgeben, die aus zwei Blättern besteht. Zwischen den beiden Blättern liegen die Verzweigungen der versorgenden Blutgefäße und die Nebenschilddrüsen (S. 531). Vom inneren Blatt ziehen Septen in das Innere der Schilddrüse und unterteilen sie in Läppchen. Jedes Läppchen besteht aus zahlreichen **Follikeln** (▶ Abb. 18.**10**). Dies sind annähernd kugelförmige Gebilde (Durchmesser 50 – 900 µm), die von *einschichtigem Epithel* begrenzt und mit einer homogen erscheinenden strukturlosen Masse (**Kolloid**) gefüllt sind. Das Kolloid ist ein zähes, schwer schneid-

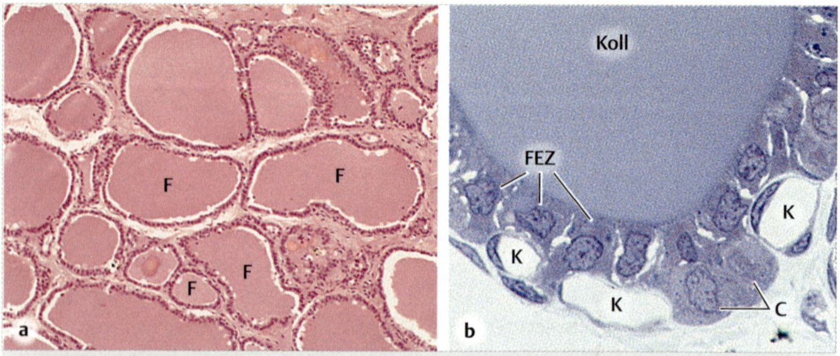

Abb. 18.10 Schilddrüse (a, Mensch; b, Ratte). **a** Das Organ besteht aus Follikeln (**F**) unterschiedlicher Größe. Paraffinschnitt, H.E. **b** Ein Follikel bei höherer Vergrößerung. **Koll**, Kolloid. **FEZ**, Follikelepithelzellen. **K**, Kapillaren; **C**, C-Zellen. Semidünnschnitt, Toluidinblau. Vergr. 75fach (a), 800fach (b)

bares Material (in Paraffinschnitten oft durch Scharten oder andere Artefakte verunstaltet). Die Höhe der Epithelzellen ist abhängig vom Funktionszustand (s. u.). Zwischen den Follikeln liegen schmale Bindegewebsstraßen (Stroma). Jeder Follikel ist von einer Basalmembran und einem engmaschigen Kapillarnetz (*fenestriertes* Endothel) umgeben.

Struktur und Funktion der Follikel sind eng miteinander verknüpft und müssen zusammen betrachtet werden (▶ Abb. 18.11). Die Hormone Triiodthyronin (T_3) und Thyroxin (T_4) leiten sich von der Aminosäure **Tyrosin** ab und enthalten 3 bzw. 4 Iod-Atome. Das primäre Syntheseprodukt der Follikelepithelzellen sind jedoch nicht die Hormone, sondern das Glykoprotein **Thyroglobulin** (**TG**), in dem die *noch nicht iodinierten Hormonvorstufen* integrale Bestandteile der Peptidkette sind. Thyroglobulin wird durch *Exozytose* ins Follikellumen befördert und hier gelagert. Strukturelle Korrelate dieses Synthese- und Transportweges sind ein gut entwickeltes *raues ER*, *Golgi-Apparat*, zahlreiche kleine *Vesikel* im apikalen Zytoplasma und *Tight junctions* zwischen den Follikelepithelzellen (Abriegelung des Follikellumens gegenüber dem Interstitium).

Die Follikelepithelzellen haben die Fähigkeit zur **Anreicherung von Iodid** mittels eines Na^+/I^--Symporters (**NIS**). Treibende Kraft für die Iodid-Aufnahme ist indirekt die Na^+/K^+-ATPase. Durch einen Anionentransporter (**Pendrin**) in der apikalen Membran gelangt Iodid in das Follikellumen. Nach **Oxidation** (möglicherweise zum Iod-Radikal I^0 oder Iodonium-Ion I^+) wird es zur **Iodinierung** von Tyrosylresten des TG verwendet. Durch **Kopplung** iodinierter Tyrosylreste entstehen T_4 und T_3, noch immer als integrale Bestandteile des TG-Moleküls. Alle Schritte (Oxidation, Iodinierung, Kopplung) werden durch das in der apikalen Membran sitzende Enzym **Thyroperoxidase** (**TPO**) katalysiert (strukturelles Korrelat: Vergrößerung der apikalen Oberfläche durch Mikrovilli).

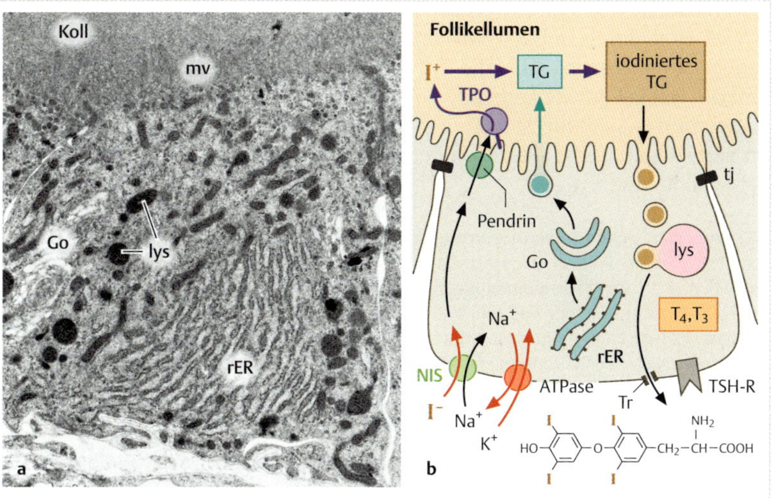

Abb. 18.11 Follikelepithel der Schilddrüse, Ultrastruktur und Funktion. **a** EM-Bild (Ratte). Kolloid (**Koll**) im Follikellumen. In den Zellen sind raues ER (**rER**), Golgi-Apparat (**Go**) und Lysosomen (**lys**) zu erkennen. **mv**, Mikrovilli. Vergr. 6000fach. **b** Funktion (vereinfachtes Schema). **Linke Seite, Hormonbildung**: Das Vorläuferprotein Thyroglobulin (**TG**) wird im *rER* synthetisiert, im *Go* in Vesikel verpackt und durch Exozytose in das Follikellumen gebracht. Aufnahme von Iodid-Ionen durch einen Na^+/I^--Symporter (**NIS**), Übertritt in das Follikellumen durch einen Anionentransporter (**Pendrin**). Die Thyroperoxidase (**TPO**) in der apikalen Membran katalysiert die Iodid-Oxidation sowie die Iodinierung und Kopplung der Tyrosylreste im TG. **Rechte Seite, Hormonausschüttung**: Endozytose von iodiniertem TG, Fusion der Endozytose-Vesikel mit Lysosomen, proteolytische Freisetzung der Hormone T_4 und T_3 aus dem TG. Export der Hormone mittels eines Transporters (**Tr**). **tj**, Tight junction. **TSH-R**, TSH-Rezeptor.

Der **Hormonausschüttung** ins Blut gehen folgende Schritte voraus: *Endozytotische Aufnahme von Kolloid* durch die Epithelzellen (strukturelles Korrelat: Endozytosebläschen oder größere „*Kolloidtröpfchen*" im apikalen Zytoplasma), Fusion der Bläschen mit **Lysosomen**, Befreiung der Hormone T_4 und T_3 durch **proteolytische Spaltung des TG**. Der Austritt der Hormone aus den Follikelepithelzellen wird durch einen membranständigen Transporter ermöglicht. Im Blut werden die Hormone an Proteine (z. B. Transthyretin) gebunden transportiert.

18

Regulation der Schilddrüsenfunktion. Sämtliche Vorgänge (Synthese von Thyroglobulin, Aufnahme und Oxidierung von Iodid, Iodinierung der Hormonvorstufen, Hormonsekretion ins Blut) stehen unter der Regie des Thyroidea-stimulierenden Hormons (**TSH**) aus der Hypophyse (▸ Tab. 18.1). Diese wird ihrerseits durch **TRH** aus dem Hypothalamus stimuliert. Aktivierte Schilddrüsenfollikel sind durch hohes Follikelepithel und relativ kleine Durchmesser gekennzeichnet. Umgekehrt sind bei geringer Stimulation die Epithelien flach und die Follikel größer (ruhende Follikel). Langfristig hat TSH **trophische Wirkung** auf das Schilddrüsenparenchym, chronisch erhöhte TSH-Konzentration im Blut steigert die Proliferation der Follikelepithelzellen (Folge: Vergrößerung der Schilddrüse, s. u.).

Wirkung der Schilddrüsenhormone. Die Schilddrüse sezerniert hauptsächlich T_4, der Hauptwirkstoff ist aber T_3. Die Hormone gelangen mittels eines spezifischen Transporters in die Zellen, wo T_4 durch Deiodinierung in das viel stärker wirksame T_3 umgewandelt wird. Mit Hilfe dieses Transporters werden die Hormone auch durch die Blut-Hirn-Schranke geschleust. Genetisch bedingter Funktionsverlust des Transporters führt zu schweren neurologischen Entwicklungsstörungen. T_3 wirkt über nukleäre Rezeptoren, die in fast allen Zellen des Körpers, vorhanden sind. Es beeinflusst den Stoffwechsel in vielfältiger Weise: z. B. Erhöhung des O_2-Verbrauchs, des Energieumsatzes, der Wärmeproduktion. Während der Entwicklung sind die Schilddrüsenhormone unentbehrlich für die körperliche und geistige Reifung. Im erwachsenen Individuum sind sie wichtig für die Leistungs- und Anpassungsfähigkeit des Zellmetabolismus und damit aller Organsysteme.

Über- und Unterfunktion. Eine Vergrößerung der Schilddrüse (Kropf, **Struma**) kann u. a. durch einen Tumor oder durch TSH-induzierte Proliferation der Follikelepithelzellen zustande kommen und erlaubt zunächst keine Rückschlüsse auf die Organfunktion. Eine Überfunktion (**Hyperthyreose**) wird u. a. durch einen autonomen Tumor (Schilddrüsenadenom) oder (am häufigsten) durch *TSH-ähnlich wirkende Autoantikörper* gegen den TSH-Rezeptor (Basedow-Krankheit) verursacht; typische Symptome dieser Autoimmunkrankheit sind z. B. Struma, Gewichtsabnahme, Heißhunger, Schwitzen, Nervosität, Herzjagen, evtl. Exophthalmus. Unterfunktion (**Hypothyreose**) kann u. a. durch Zerstörung des Schilddrüsenparenchyms (Autoimmunprozesse z. B. gegen TPO: Hashimoto-Thyroiditis) oder durch Störung der Hormonsynthese verursacht werden, ein häufiger Grund für Letztere ist der **Iodmangel**. Bei gestörter Synthese von T_3 und T_4 wird aufgrund der fehlenden Rückkopplung (vgl. ▶ Abb. 18.**2 c**) vermehrt TSH sezerniert, was langfristig zur Struma führt. Schilddrüsenunterfunktion von Geburt an führt zum **Kretinismus**, verursacht z. B. durch chronischen Iodmangel (irreversible Folgen u. a. Struma, Kleinwüchsigkeit, schwere Störung der geistigen Entwicklung). In späteren Lebensphasen entstehende Hypothyreose führt zum **Myxödem** (typische Zeichen u. a. Mattigkeit, Depression, langsamer Pulsschlag, teigige Schwellung der Haut).

18.5.1 C-Zellen

Die C-Zellen oder *parafollikulären Zellen* liegen einzeln oder zu mehreren mit den Follikelepithelzellen in einer gemeinsamen Basallamina-Umhüllung, jedoch ohne Anschluss an das Follikellumen (▶ Abb. 18.**10**). Ihr Hormon, das Polypeptid **Calcitonin**, wird in ultrastrukturell sichtbaren Granula gespeichert.

Die **Wirkung von Calcitonin** besteht (nur bei vorhandener Hyperkalzämie) in einer Senkung der extrazellulären Ca^{2+}-Konzentration durch **Hemmung der Osteoklasten** (S. 200). Dies ist während der **Laktation** von Bedeutung (S. 662). Bei Normokalzämie macht sich diese Calcitonin-Wirkung nicht bemerkbar, weil sie von dem antagonistischen Effekt des Parathormons (s. u.) kompensiert wird. Krankhafte Zustände, die auf Mangel oder Überproduktion des Hormons beruhen, kommen praktisch nicht vor, obwohl es einen Calcitonin-bildenden Tumor gibt, der aus C-Zellen hervorgeht (medulläres Schilddrüsenkarzinom).

18.6 Nebenschilddrüse

Die Nebenschilddrüsen (Epithelkörperchen, *Glandulae parathyroideae*) sind vier Organe, jeweils von der Größe einer Linse (Gewicht der Einzeldrüse ca. 40 mg), die an der Rückseite der Schilddrüse liegen. Sie synthetisieren das **Parathormon (PTH**, Parathyrin), ein Peptidhormon, das von zentraler Bedeutung für die **konstante Einstellung der Calcium-Konzentration** in den Extrazellulärflüssigkeiten ist. **Knochen** und **Niere** sind die wichtigsten Zielgewebe von PTH. Die Hormonwirkung äußert sich in der Erhöhung des Serum-Calcium-Spiegels, die Hormonsekretion wird über einen einfachen Rückkopplungsmechanismus reguliert (extrazelluläre Ca^{2+}-Ionenkonzentration) (▶ Abb. 18.**2 b**).

Entwicklung und Lokalisation. Die Nebenschilddrüsen liegen zwischen den beiden Blättern der bindegewebigen Schilddrüsenkapsel. Die beiden oberen Nebenschilddrüsen befinden sich meist am oberen Pol der Schilddrüsenlappen und entstehen aus dem Endoderm der 4. Schlundtasche. Die beiden unteren Nebenschilddrüsen entstehen aus der dorsalen Ausstülpung der 3. Schlundtasche, sie steigen mit dem Thymus (aus dem ventralen Divertikel der 3. Schlundtasche stammend) zusammen abwärts und legen sich in der Regel dem unteren Pol der Schilddrüsenlappen an, können aber auch ektopisch liegen (z. B. am Thymus oder anderswo im Mediastinum). Außerdem können akzessorische Nebenschilddrüsen vorkommen.

18.6.1 Zelltypen

Histologisches Merkmal der Nebenschilddrüse sind die auffallend kleinen Epithelzellen (▶ Abb. 18.12). Das Parenchym besteht aus **Hauptzellen**, die die Hormonbildner sind, und den sehr viel selteneren **oxyphilen Zellen**. Die Zellen sind in Strängen angeordnet, zwischen diesen liegen zarte Bindegewebsstraßen mit Kapillaren und **Fettzellen**, die mit steigendem Lebensalter zahlreicher werden.

Die **Hauptzellen** (Durchmesser 4 – 8 µm) sind polygonal und besitzen einen runden Kern. Das Zytoplasma kann blass oder stärker gefärbt sein: helle und dunkle Hauptzellen. Dieser Unterschied beruht auf dem variablen Gehalt an Glykogen und wird als Ausdruck unterschiedlicher Aktivitätszustände gedeutet. Die Glykogen-reichen, hellen Zellen sind wahrscheinlich inaktiv, denn sie enthalten wenig raues ER und wenige **Hormonspeichergranula**. Aber auch in den Glykogen-armen, für aktiv gehaltenen dunklen Hauptzellen sind die Hormongranula nicht so zahlreich wie in den Zellen anderer Drüsen, die Peptidhormone produzieren.

Die **oxyphilen Zellen** sind etwas größer als die Hauptzellen. Der Grund für die Oxyphilie (Azidophilie) des Zytoplasmas ist der ungeheure Reichtum an Mitochondrien, mit denen der Zellleib regelrecht vollgestopft erscheint. Dieser Zelltyp entsteht über Zwischenformen aus den Hauptzellen und macht nur einen kleinen Anteil am Parenchym aus. Oxyphile Zellen kommen nur bei manchen Spezies vor (z. B. Mensch, Affen, Rind, Pferd); ihre Funktion ist nicht bekannt.

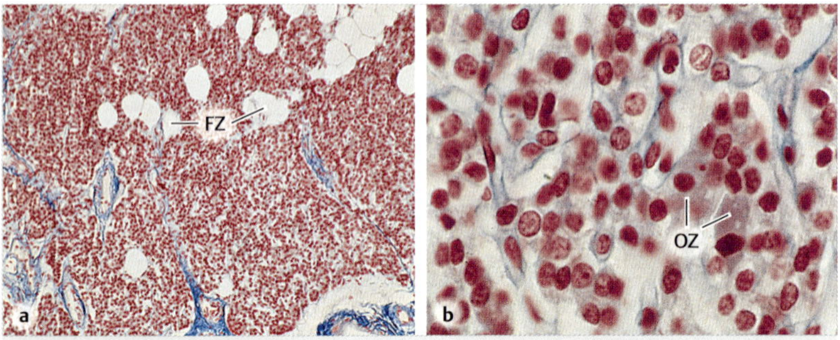

Abb. 18.12 Nebenschilddrüse (Mensch). Das Organ besteht aus auffallend kleinen Epithelzellen, die meisten sind Hauptzellen. **OZ**, Oxyphile Zellen. **FZ**, Fettzellen. Azan. Vergr. 75fach (a), 500fach (b).

Wirkungen von Parathormon. Der extrazelluläre Calcium-Spiegel wird in sehr engen Grenzen konstant gehalten (*Gesamt*-Calcium im Plasma 2,5 mmol/l, davon die Hälfte ionisiert). Die Zellen der Nebenschilddrüse besitzen in der Plasmamembran einen **Calcium-Sensor** („Calcium-Rezeptor"), dessen Besetzung mit Ca^{2+}-Ionen die Hormonsekretion hemmt. Die Hemmung entfällt, sobald die extrazelluläre Ca^{2+}-Konzentration sinkt und Ca^{2+} vom Rezeptor abdissoziiert; es kommt zur Sekretion von PTH. Das Hormon sorgt (gemeinsam mit Vitamin-D-Hormon) (S. 562) dafür, dass der Calcium-Spiegel einen kritischen Wert nicht unterschreitet. Die Hormonwirkung besteht vor allem in der Mobilisierung von Calcium aus der Knochenmatrix (S. 199) und Senkung der renalen Ca^{2+}-Ausscheidung. Die PTH-Effekte im **Knochen** sind komplex und werden beim Knochenumbau (S. 200) eingehend besprochen. Zielzelle des PTH im Knochen ist der Osteozyt, *nicht* wie man meinen könnte, der Osteoklast. Summa summarum verstärkt PTH den Knochenumbau, dabei wird Ca^{2+} freigesetzt. In der **Niere** steigert PTH die Rückresorption von Ca^{2+} und die Ausscheidung von Phosphat-Ionen (letzteres zwecks Vermeidung der Entstehung von unlöslichen Ca-Phosphat-Präzipitaten). Zusätzlich stimuliert PTH in der Niere die Bildung von Vitamin-D-Hormon (**Calcitriol**) (S. 562), welches seinerseits die Resorption von Ca^{2+} im Darm fördert.

Unter- und Überfunktion. Bei Unterfunktion oder Fehlen der Nebenschilddrüsen (**Hypoparathyroidismus**, z. B. nach unbeabsichtigter chirurgischer Entfernung im Zuge einer Schilddrüsenoperation) kommt es zur Hypokalzämie, die sich u. a. durch tetanische Anfälle bemerkbar macht: Übererregbarkeit des neuromuskulären Systems und dadurch generalisierte Muskelkrämpfe. Überfunktion (primärer **Hyperparathyroidismus**, z. B. bei einem autonomen, endokrin aktiven Tumor einer Nebenschilddrüse) führt zu erhöhtem Knochenumbau mit gesteigerter Aktivität der Osteoklasten (verstärkte Knochenresorption, Risiko der Spontanfraktur); wegen der Hyperkalzämie und entsprechender Hyperkalzurie Gefahr der Steinbildung in den Harnwegen.

18.7 Disseminierte endokrine Zellen

Es gibt endokrine Zellen, die nicht organbildend sind, sondern als Einzelzellen, gelegentlich als kleine Gruppen, verstreut (disseminiert) zwischen den organtypischen Epithelzellen sitzen. Der Magen-Darm-Trakt ist am reichsten mit solchen endokrinen Zellen ausgestattet; sie kommen aber auch im Respirations- und Urogenitaltrakt vor. Je nach Zelltyp sezernieren sie **Monoamine** (Serotonin, Histamin) und/oder verschiedene **Peptidhormone**.

Anmerkung. Disseminierte endokrine Zellen wurden früher als *neuro*endokrine Zellen bezeichnet, weil ihnen Ähnlichkeit mit Neuronen nachgesagt wurde. Nach neuer Nomenklatur (u. a. Terminologia histologica, 2008) heißen sie heute einfach endokrine Zellen. In der internationalen Literatur, auch in der jüngsten (2018), findet man indes noch sehr häufig diesen Begriff, vor allem im Zusammenhang mit *neuroendokrinen Tumoren*.

18.7.1 Disseminierte endokrine Zellen des Magen-Darm-Traktes (Enteroendokrine Zellen)

Der Gastrointestinaltrakt besitzt mehr endokrine Zellen als irgendein anderes Organsystem und weist die größte Vielfalt an Zelltypen und Hormonen auf. Die im Verdauungstrakt vorkommenden endokrinen Zellen werden auch als **enteroendokrine Zellen** zusammengefasst (S. 456). Sie sitzen vor allem im Drüsenepithel des Magens und in den Epithelien von Dünn- und Dickdarm. Gemeinsame morphologische Merkmale (▶ Abb. 18.**13**) sind ein breiter basaler Pol, in dem die Hormongranula liegen, und ein schmaler Apex. Je nachdem ob die Zelle mit einigen Mikrovilli das Darmlumen erreicht oder nicht, spricht man vom **offenen** oder **geschlossenen Bautyp**. Diese Charakteristika gelten auch für die verstreuten endokrinen Zellen im Atem- und Urogenitaltrakt (s. u.).

Die enteroendokrinen Zellen weisen funktionell Ähnlichkeiten mit den Zellen der Pankreas-Inseln auf. Beide Gruppen werden daher zum **gastro-entero-pankreatischen endokrinen System** (**GEP-System**) zusammengefasst. Einige Mitglieder dieses Systems samt ihren wichtigsten Hormonen sind in ▶ Tab. 18.**2** aufgelistet. Viele der Zelltypen können mehrere Peptidhormone synthetisieren.

Die meisten dieser Zelltypen sind auf bestimmte Abschnitte des Verdauungssystems beschränkt, nur die D-Zellen (Somatostatin) und EC-Zellen (Serotonin) kommen im gesamten Magen-Darm-Trakt vor. Eine besonders vielfältige Kollektion von endokrinen Zelltypen ist im Duodenum zu finden. Manche Enterohormone werden **endokrin**, andere **parakrin** sezerniert, alle sind an der Steuerung des Verdauungstrakts beteiligt (z. B. Sekretions- und Resorptions-

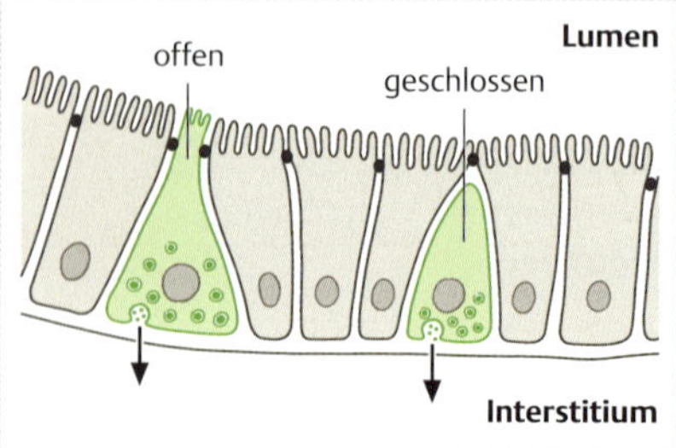

Abb. 18.13 Enteroendokrine Zellen (Schema). Die Zellen vom *offenen* Bautyp haben, anders als die vom *geschlossenen* Bautyp, Verbindung zum Lumen. Im basalen Zytoplasma liegen Hormongranula, deren Inhalt an der Basalseite sezerniert wird.

Tab. 18.2 Disseminierte endokrine Zellen im gastro-entero-pankreatischen endokrinen System (Auswahl)

Zelltyp	Lokalisation	Hormon[1]	Wirkungen (Auswahl)
A	Inseln	**Glukagon**	Blutzuckerspiegel ↑
B	Inseln	**Insulin**	Blutzuckerspiegel ↓
D	Inseln, Magen, Dünn- u. Dickdarm	**Somatostatin**	Hemmung anderer endokriner und exokriner Zellen
EC[2]	Magen, Dünn- u. Dickdarm	**Serotonin** und verschiedene Peptide	Darmmotilität ↑
ECL[3]	Magen (Corpus/Fundus)	**Histamin**	Magensäureproduktion ↑
G	Magen (Pars pylorica), Duodenum	**Gastrin**	Magensäureproduktion ↑ Pepsinogensekretion ↑ Stimulus für ECL-Zellen
I	Dünndarm	**Cholezystokinin** (CCK) = Pankreozymin	Gallenblase: Kontraktion Sphincter Oddi: Erschlaffung Pankreas: Enzymsekretion ↑
K	Dünndarm	**GIP**[4]	Insulinfreisetzung ↑ Magensäureproduktion ↓
L	Dünn- u. Dickdarm	**GLP-1**[5]	Insulinfreisetzung ↑ Magenentleerung ↓ Appetit ↓
S	Dünndarm	**Sekretin**	Pankreas, Duodenaldrüsen und Gallengänge: Sekretion von H_2O und HCO_3^- ↑

[1] Die meisten Zelltypen können mehrere Hormone synthetisieren; nur das jeweils vorherrschende Hormon ist hier genannt
[2] EC = enterochromaffin cell
[3] ECL = EC-like
[4] GIP = glucose-dependent insulinotropic peptide = gastric inhibitory peptide
[5] GLP-1 = glucagon-like peptide 1. Synthetische Peptide mit derselben Wirkung aber längerer Wirkdauer werden bei der Behandlung des Diabetes mellitus Typ 2 eingesetzt.

aktivität, Motilität, Durchblutung). Die **Aktivierung** der endokrinen Zellen erfolgt wahrscheinlich durch Reize aus der Umgebung: chemische Reize (z. B. pH oder Chymusbestandteile) für die Zellen des offenen Bautyps; physikalische Reize (z. B. Dehnung der Wand) für die Zellen des geschlossenen Bautyps; außerdem durch klassische Neurotransmitter sowie Neuropeptide aus dem vegetativen Nervensystem (S. 265).

Ein weiterer Regulierungsmechanismus besteht in der Beeinflussung eines Zelltyps durch einen anderen. Beispiele (S. 463): Gastrin (aus G-Zellen) stimuliert auf endokrinem Weg die ECL-Zellen zur Histaminsekretion (→ Stimulation der Parietalzellen zur HCl-Sekretion); andererseits hemmt Somatostatin (D-Zellen) auf parakrinem Weg die G- und ECL-Zellen. Ein neues Enterohormon mit vielfältigen Wirkungen ist das Peptid **Ghrelin** (S. 518), das vorwiegend in Zellen der Magendrüsen und Pankreas-Inseln gebildet wird. Es stimuliert die HCl-Bildung und Magenmotilität und vermindert die Insulin-Sekretion. Bemerkenswert ist seine Wirkung im ZNS: mit Angriff an hypothalamischen Neuronen steigert es Appetit und Nahrungsaufnahme (orexigene Wirkung), wirkt also antagonistisch zum Leptin (S. 173).

18.7.2 Disseminierte endokrine Zellen in anderen Organen

Im Epithel des **Bronchialbaumes** kommen endokrine Zellen vor, teils solitär, teils als Zellgruppen (**Neuroepitheliale Körperchen**). Sie synthetisieren Serotonin und verschiedene Peptide, ihre Funktion ist nicht ausreichend geklärt (Näheres dazu beim Epithel der Atemwege) (S. 419). Im **Urogenitaltrakt** weisen Urethra, Urethraldrüsen und die akzessorischen Geschlechtsdrüsen endokrine Zellen auf (Serotonin, einige Peptide). Ihre physiologische Funktion ist nicht genau bekannt.

Von den disseminierten endokrinen Zellen leiten sich Tumoren ab, die sogenannten **neuroendokrinen Tumoren**. Meist sitzen sie im Darm (am häufigsten in der Appendix), aber auch in Pankreas, Lunge, Magen kommen sie vor. Sie können als hochdifferenzierte (dennoch manchmal metastasierende) Tumoren (**Karzinoid-Tumoren**) vorliegen, die sich – je nach Lage im Verhältnis zur Leber – durch die Folgen einer unkontrollierten Hormonsekretion bemerkbar machen können: z. B. **Gastrinom** → Hyperazidität, rezidivierende Duodenalulcera (Zollinger-Ellison-Syndrom); **Insulinom** → Anfälle von Hypoglykämie; **Karzinoid-Syndrom** (Hypersekretion von Serotonin) → „Flush-Symptomatik", Durchfälle. Ein hochgradig maligner Tumor, der ebenfalls von den endokrinen Zellen abstammt, ist das mit dem Rauchen assoziierte **kleinzellige Bronchialkarzinom** (S. 419). Durch Überproduktion verschiedener Peptidhormone (z. B. ACTH) kann es dabei zu weiteren endokrinen Symptomen kommen (z. B. Cushing-Syndrom) (S. 525).

18.8 Pinealorgan

Das ca. 0,6 cm lange Pinealorgan (Zirbeldrüse, *Glandula pinealis*, *Corpus pineale*, *Epiphysis cerebri*) entsteht als dorsale Ausstülpung des Zwischenhirndachs und ist von weicher Hirnhaut umgeben. Die organtypischen Zellen sind **Pinealozyten.** Sie sezernieren bei **Dunkelheit Melatonin** ins Blut und in den Liquor, bei Licht sistiert die Sekretion. Melatonin soll Einfluss auf den Rhythmus biologischer Prozesse haben.

Die **Pinealozyten** entsprechen entwicklungsgeschichtlich modifizierten Photorezeptorzellen, sind aber bei Säugern nicht mehr lichtempfindlich. Es sind epitheloide Zellen, die in einem Gerüst von Astrozytenfortsätzen (*interstitiellen Zellen*) liegen. Die Pinealozyten tragen lange Fortsätze, die mit einer Auftreibung in der Umgebung von Kapillaren enden (nur in Versilberungspräparaten sichtbar).

Das Hormon der Pinealozyten, **Melatonin** (ein lipophiles Serotonin-Derivat), wird nur bei **Dunkelheit** synthetisiert und dann sofort ins Blut und in den Liquor freigesetzt. Der Stimulus „Dunkelheit“ erreicht die Pinealozyten von der Netzhaut aus über verschlungene neuronale Wege schließlich in Form einer **noradrenergen** Innervation: Retina → Nucleus suprachiasmaticus (**SCN**, Sitz der **„biologischen Uhr“**) (S. 520) → Nucleus paraventricularis → präganglionäre Sympathikus-Neurone (oberes Thorakalmark) → Umschaltung auf postganglionäre Neurone im Ganglion cervicale superius; deren noradrenerge Axone enden an den Pinealozyten.

Die **biologische Bedeutung** von Melatonin ist nicht völlig geklärt. **Melatonin-Rezeptoren** gibt es besonders reichlich im **SCN**. Man nimmt daher an, dass das Pinealorgan – in Abhängigkeit von der Hell-/Dunkel-Periodik – durch Rückwirkung auf den SCN den Rhythmus biologischer Vorgänge beeinflussen kann.

Die Glandula pinealis des Erwachsenen enthält extrazelluläre Konkremente aus organischem Material und Calcium-Verbindungen (histologisch **Corpora arenacea**). Ihre Entstehung ist unklar. Eine *praktische Bedeutung* gewinnen diese Konkremente dadurch, dass sie auf Röntgenbildern sichtbar sind und dadurch die Drüse zu einer intrakraniellen Orientierungsmarke machen.

Mikroskopierhilfe endokrine Organe

Die Erkennung der meisten endokrinen Organe ist einfach. Verwechslungsmöglichkeiten gibt es kaum.

Hypophyse: Im Sagittalschnitt typische Gliederung, besonders Vorder- (VL) und Hinterlappen (HL) gut erkennbar. VL: azidophile Zellen >> basophile Zellen.
HL: bei menschlichem Material meist schlechte Strukturerhaltung. Zellen des HL: Pituizyten, Kapillarendothel. Herring-Körper nur bei Spezialfärbungen zu erkennen.

Nebenniere: Zonengliederung der Rinde; Mark (bei menschlichem Material oft schlechte Strukturerhaltung). Bei Tangentialschnitten, die nur Zona fasciculata enthalten, wird man an braunes (plurivakuoläres) Fettgewebe erinnert.

Schilddrüse: Follikel. C-Zellen sind in konventionellen Paraffinschnitten nicht sicher erkennbar.

Nebenschilddrüse: Dicht gelagerte, sehr kleine Epithelzellen; Fettzellen; keine auffällige Gliederung des Organs. Gerade das „uncharakteristische, langweilige" Aussehen ist typisch für dieses Organ, man muss nur daran denken!

19 Harnorgane

Die paarigen **Nieren** sind die Harn-bereitenden Organe. **Nierenbecken, Harnleiter, Harnblase** und **Harnröhre** werden als ableitende Harnwege zusammengefasst. Der Harn ist zusammen mit der Galle (S. 494) das wichtigste Medium zur Ausscheidung von wasserlöslichen Abfallprodukten des Stoffwechsels. Daher ist die Niere in erster Linie ein lebenswichtiges **Ausscheidungsorgan**. Zugleich ist sie wesentlich an der Regulation des Salz- und Wasser- sowie des Säure-Basen-Haushaltes beteiligt. Außerdem hat die Niere **endokrine Funktion**; sie bildet u. a. Renin, Erythropoietin und Calcitriol.

Die mikroskopische Funktionseinheit der Niere ist das **Nephron** (ca. $1{,}4 \times 10^6$ Nephrone pro Niere). Dieses kann grob in zwei Abschnitte gegliedert werden (▸ Abb. 19.1). **(1) Nierenkörperchen** (*Corpusculum renale*): eine Filtervorrichtung, in der unter Druck Wasser und darin gelöste niedermolekulare Bestandteile aus dem Blut abfiltriert werden (Ultrafiltrat). Große Moleküle (z. B. Plasmaproteine) werden durch die **Blut-Harn-Schranke** im Blut zurückgehalten. Das Ultrafiltrat wird in einem Hohlraum (*Bowman-Kapsel)* aufgefangen (**Primärharn**, in beiden Nieren zusammen ca. 180 l/Tag). **(2) Nierenkanälchen**: ein mehrere Zentimeter langes Epithelrohr, das sich an die Bowman-Kapsel anschließt. Es besteht aus verschiedenen, hintereinander geschalteten Segmenten, die teils gewunden, teils gerade verlaufen. Die Epithelien der Nierenkanälchen holen über 99 % des Wassers und viele gelöste Bestandteile des Primärharns wieder zurück (Resorption) und fügen andere Stoffe hinzu (Sekretion). So entsteht bei der Passage durch die Nierenkanälchen allmählich der **Endharn** (ca. 1,8 l/Tag). Er gelangt in das Nierenbecken, wird durch den **Harnleiter** in die **Harnblase** geführt, dort gesammelt und schließlich durch die **Harnröhre** nach außen entleert.

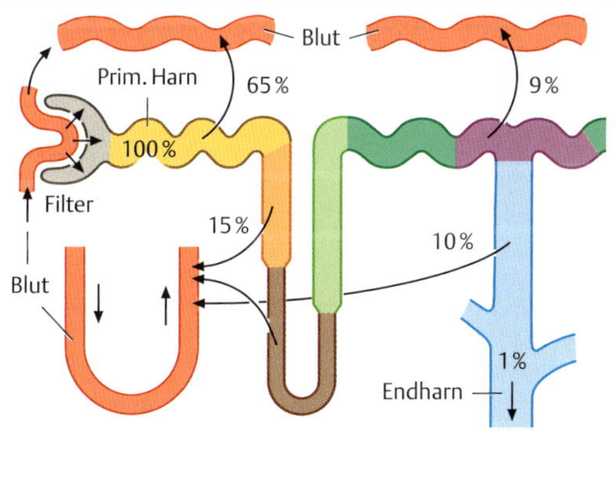

Abb. 19.1 Prinzip der Harnbereitung (stark vereinfacht). Dargestellt ist eine Filterstation (Nierenkörperchen) und ein Nierenkanälchen mit seinen verschiedenen Segmenten. Blutgefäße rot; Farben der Tubulus-Segmente wie in ▸ Abb. 19.3. Reduktion des Primärharnvolumens (100 % = 180 l/Tag) auf 1 %, mit Angaben zur Wasserrückgewinnung in den einzelnen Tubulus-Segmenten.

19.1 Niere

Makroskopische Gliederung. Die Niere (*Ren*, gr.: *Nephros*) wiegt ca. 150 g. Sie ist von einer bindegewebigen Kapsel (*Capsula fibrosa)* und einer Fettgewebskapsel umgeben. Die Bucht der Niere (*Sinus renalis*) im Hilumbereich ist mit Fettgewebe ausgefüllt, in das das Nierenbecken eingebettet ist. Auf Frontalschnitten durch die menschliche Niere erkennt man mehrere (meist 7–9) gleichartige Einheiten (*Lobi renales*), die jeweils in Mark (*Medulla*) und Rinde (*Cortex*) gegliedert sind (▸ Abb. 19.**2**).

Das **Mark** hat die Form einer Pyramide (*Markpyramide*), deren Spitze (**Papille**) in einen Kelch des Nierenbeckens ragt. Die freie Oberfläche der Papillen ist von den Mündungen der Nierenkanälchen durchsetzt. Hier wird der Endharn in die Kelche des Nierenbeckens entlassen.

Die **Rinde** bedeckt als ca. 1 cm breiter Streifen die Basis der Markpyramiden und setzt sich als *Columnae renales* auch zwischen die Pyramiden fort. Von der Basis jeder Pyramide erstrecken sich **Markstrahlen** in die Rinde. Die Rindengebiete, die nicht von Markstrahlen eingenommen werden, bilden insgesamt das **Rindenlabyrinth**.

Der entwicklungsgeschichtlich bedingte **multipapilläre** Bau der menschlichen Niere (mehrere Nierenanlagen wachsen prä- und postnatal zu einem Organ zusammen) lässt die Anatomie des Organs recht kompliziert erscheinen. Kleine Säuger haben *unipapilläre Nieren*, die im Prinzip gleichartig gebaut, aber leichter zu überschauen sind (oft als Kurspräparate verwendet).

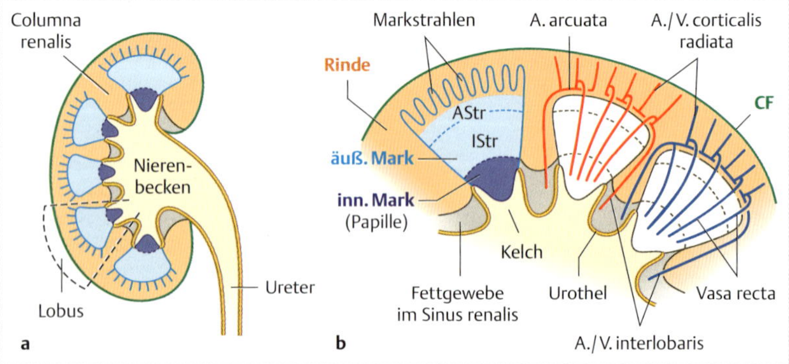

Abb. 19.2 **a** **Makroskopische Gliederung der menschlichen Niere**. Bedeutung der Farben wie in b. **b** **Mikroskopische Gliederung und Gefäßarchitektur**. Die interlobären Blutgefäße treten vom Sinus renalis (*grau*, Fettgewebe) aus in das Nierenparenchym ein. **AStr** und **IStr**, Außen- und Innenstreifen des äußeren Markes. Nierenbecken und Ureter sind mit Urothel ausgekleidet (*gelb*). Lumen *hellgelb*. Capsula fibrosa (**CF**) der Niere *grün*.

19

19.1.1 Die mikroskopischen Bauelemente

Die wesentlichen Strukturen des Nierenparenchyms sind die Nierenkörperchen, die Nierenkanälchen (*Tubuli renales*) und die Blutgefäße im Interstitium (► Abb. 19.**1** bis ► Abb. 19.**4**). Die mikroskopische Bau- und Funktionseinheit ist das **Nephron**. Es besteht aus dem **Nierenkörperchen** und den sich daran anschließenden Segmenten des **unverzweigten Tubulus**. Dieser mündet über einen **Verbindungstubulus** in ein **Sammelrohr**, das den Harn von ca. 11 Nephronen aufnimmt. Mehrere Sammelrohre wiederum fusionieren wiederholt zu größeren Gängen, woraus schließlich die *Ductus papillares* hervorgehen, die auf der Papillenoberfläche münden.

Entwicklung. Vor Entstehung der definitiven Niere (Nachniere, Metanephros) gibt es die Vorniere, die bald wieder verschwindet, und die **Urniere**, deren Kanälchen und **Urnierengang (Wolff-Gang)** sich beim männlichen Organismus zu den ableitenden Samenwegen entwickeln (S. 579). Für die Nachniere ist die **Ureterknospe** wichtig, die vom kaudalen Bereich des Urnierengangs aus in das **metanephrogene Blastem** einwächst (s. Embryologie-Bücher). Die Ureterknospe liefert den Hauptteil der ableitenden Harnwege und die Sammelrohre. Die anfangs blinden Enden der sich verzweigenden Sammelrohre induzieren im Blastem die Bildung der Nephrone.

Terminologie: Entsprechend der Entwicklungsgeschichte umfasst der Begriff „Nephron" in der anatomischen Terminologie nur das Nierenkörperchen samt den daran anschließenden Segmenten des *unverzweigten* Nierenkanälchens (abgeleitet vom metanephrogenen Blastem), *nicht* jedoch das Sammelrohr (abgeleitet von der Ureterknospe); die Herkunft des Verbindungstubulus ist nicht ganz geklärt. In den anderen medizinischen Disziplinen werden Verbindungstubulus und Sammelrohr meist zum Nephron gezählt.

Nierenkörperchen

Das Nierenkörperchen (Durchmesser ca. 0,2 mm) besteht aus einem Kapillarknäuel (**Glomerulus**), das von einer doppelwandigen Kapsel (Bowman-Kapsel) umfasst wird (► Abb. 19.**1** bis ► Abb. 19.**5**, ► Abb. 19.**6**). „Rückgrat" des Glomerulus ist das **Mesangium**, an dem die Kapillarschlingen befestigt sind. Blutzufluss und -abfluss erfolgen durch die **Arteriola** (oder das **Vas**) **afferens** und **Arteriola** (**Vas**) **efferens** (s. u.). Ein- und Austritt der beiden Arteriolen liegen nahe beieinander und markieren den **Gefäßpol** des Nierenkörperchens.

Die **Bowman-Kapsel** kann man sich als ehemals bläschenförmigen blinden Tubulusanfang vorstellen, der während der Entwicklung vom Kapillarknäuel eingestülpt wurde. Dadurch entsteht ein doppelwandiges epitheliales Gebilde mit einem inneren *viszeralen Blatt*, das dem Kapillarknäuel anliegt, und einem äußeren *parietalen Blatt*; beide gehen am Gefäßpol ineinander über (► Abb. 19.**3**, Einsatzbild). Zwischen den beiden Blättern verbleibt ein schmales Lumen, der **Kapselraum**, der sich in den Tubulus fortsetzt. Der Abgang des Tubulus markiert den **Harnpol** des Nierenkörperchens, er liegt stets dem Gefäßpol gegenüber. Das viszerale Blatt der Bowman-Kapsel entwickelt sich zu einem spezialisierten Epithel aus Podozyten (S. 550). Das **parietale** Blatt wird zu einem flachen einschichtigen Epithel, das den Kapselraum auskleidet. Dieses Blatt wird, wenn es um die reife Niere geht, im allgemeinen Sprachgebrauch (nicht ganz korrekt aber pragmatisch) einfach als Bowman-Kapsel bezeichnet.

Nierenkanälchen

Das Nierenkanälchen (*Tubulus renalis*) einschließlich Sammelrohr besteht aus einschichtigem Epithel und ist in mehrere Segmente gegliedert, die sich bezüglich ihrer Verlaufsweise und der Gestalt der Epithelzellen unterscheiden. Dies wird im Folgenden am Beispiel eines juxtamedullären Nephrons beschrieben (▶ Abb. 19.**3**), also eines Nephrons, dessen Nierenkörperchen nahe der Mark-Rinden-Grenze liegt.

- Der **proximale Tubulus** entspringt am Harnpol der Bowman-Kapsel. Er besteht aus einem gewundenen Teil (*Pars convoluta*), der ausschließlich im Rindenlabyrinth (s. u.) liegt, und einem geraden Teil (*Pars recta*), der nur im Mark lokalisiert ist. Er setzt sich fort in den
- **Intermediärtubulus**, der im Mark weiter abwärts (*Pars descendens*) und nach einer U-Kurve wieder aufwärts zieht (*Pars ascendens*). Er wird fortgesetzt durch den
- **distalen Tubulus**. Dieser steigt zunächst mit einem geraden Teil (*Pars recta*) im Mark weiter auf, berührt mit einem kleinen Fleck (*Macula densa*) den Gefäßpol „seines" Glomerulus und geht dann in einen gewundenen Teil (*Pars convoluta*) über, der ausschließlich im Rindenlabyrinth liegt. Darauf folgt der
- **Verbindungstubulus**. Jeweils mehrere Verbindungstubuli münden in ein
- **Sammelrohr**, das stets ganz oben im Markstrahl beginnt. Ein Sammelrohr nimmt etwa 11 Verbindungstubuli auf und durchzieht dann ohne weitere Zuflüsse das äußere Mark. Im inneren Mark kommt es zu etwa 8 Fusionen zwischen Sammelrohren, bis daraus ein Ductus papillaris entstanden ist.

Alternative Bezeichnungen. Die gewundenen Anteile des proximalen bzw. des distalen Tubulus werden oft als **proximales** bzw. **distales Konvolut** bezeichnet. Die geraden Teile des Nephrons, die miteinander eine haarnadelartige Schleife bilden, werden als **Henle-Schleife** (bestehend aus ab- und aufsteigendem Schenkel) zusammengefasst. Diese besonders in der Physiologie üblichen Bezeichnungen überlappen sich mit denen der Anatomie; beide Nomenklaturen haben ihre Berechtigung und ergänzen einander bei der Beschreibung der vielfältigen Nierenfunktionen. Sie werden im vorliegenden Kapitel neben-

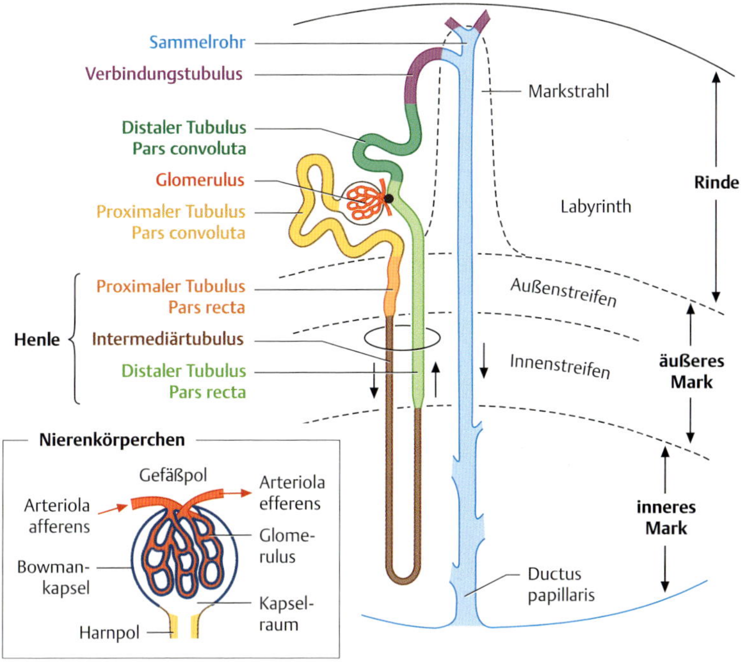

Abb. 19.3 Nierenkörperchen und Tubulus-Segmente, dargestellt am Beispiel eines juxtamedullären Nephrons. Die Henle-Schleife ist durch einen Ring markiert, ihre Bestandteile sind angegeben. Die Pfeile deuten die Flussrichtung des Harns an. **Einsatzbild**: Nachfolgestrukturen des viszeralen und parietalen Blattes der Bowman-Kapsel (*blau*) gehen am Gefäßpol ineinander über.

einander verwendet. In ▸ Tab. 19.1 sind die verschiedenen Bezeichnungen zusammengefasst (einschließlich der in der Nierenforschung international üblichen Begriffe und Abkürzungen).

Topographische Verteilung der Bauelemente

Alle Bauteile des Nephrons sind nach einem strengen Muster im Nierenparenchym angeordnet. Die Übergänge von einem Tubulus-Segment in das nächste liegen für die meisten Nephrone jeweils in einer gemeinsamen Ebene. Hierdurch kommen die bereits makroskopisch sichtbaren Grenzen zwischen Rinde

Tab. 19.1 Terminologie der Nierenhistologie

Bezeichnung in der Histologie*		übliche Bezeichnung in der Physiologie	empfohlene Bezeichnung**	internationale Abkürzung
Proximaler Tubulus	Pars convoluta	Proximales Konvolut	Proximal Convoluted Tubule	PCT
	Pars recta	Henle-Schleife (Henle's loop)	Proximal Straight Tubule	PST
Intermediärtubulus	Crus descendens		Descending Thin Limb of Henle's loop	DTL
	Crus ascendens		Ascending Thin Limb of Henle's loop	ATL
Distaler Tubulus	Pars recta		Thick Ascending Limb of Henle's loop	TAL
	Pars convoluta	Distales Konvolut	Distal Convoluted Tubule	DCT
Verbindungstubulus* **			Connecting Tubule	CNT
Sammelrohr		Sammelrohr	Collecting Duct	CD

* Terminologia histologica (2008)
** Von der Renal Commission of the International Union of Physiological Sciences (1988) für die wissenschaftliche Verständigung auf dem Gebiet der Nierenphysiologie empfohlen
*** Manche Autoren zählen den Verbindungstubulus zum „spät-distalen Tubulus“ oder zum „distalen Nephron“. Das kann zu Missverständnissen führen. Nach den Empfehlungen der Renal Commission sollte man ihn zum Sammelrohrsystem rechnen.

und Mark zustande sowie zusätzliche Grenzlinien, durch die das Mark weiter untergliedert wird (▸ Abb. 19.3, ▸ Abb. 19.4).

Das **Rindenlabyrinth** enthält sämtliche Nierenkörperchen und sämtliche proximalen und distalen Konvolute. Die **Mark-Rinden-Grenze** wird durch den Wechsel von gewundenen zu geraden Segmenten der proximalen Tubuli hervorgerufen. Die Höhenlokalisation eines Nierenkörperchens innerhalb der Rinde entscheidet über die Lokalisation und Länge der zu ihm gehörenden Henle-Schleife (s. u.). Nach der Lage der Nierenkörperchen wird zwischen juxtamedullären, auf halber Höhe beginnenden und subkapsulären Nephronen unterschieden (▸ Abb. 19.4). Die letzteren beiden werden im Folgenden vereinfacht als „oberflächliche Nephrone“ zusammengefasst.

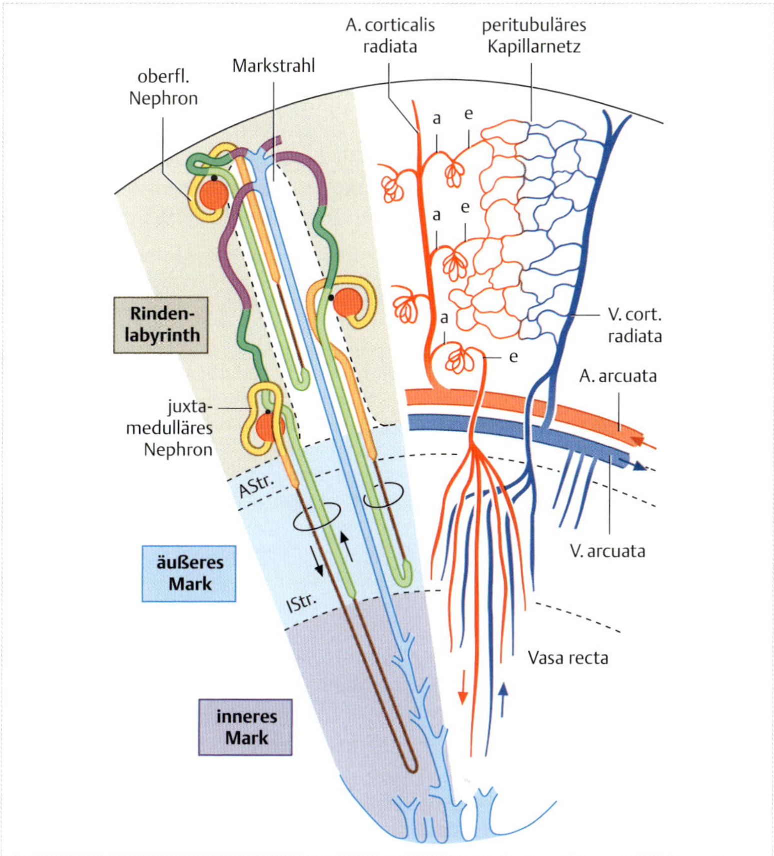

Abb. 19.4 Lage der Tubulus-Segmente in Abhängigkeit von der Position des Nierenkörperchens. Farben der Nierenkanälchen wie in ▶ Abb. 19.3. **Rechte Bildhälfte: Gefäßarchitektur. a** und **e**, Arteriola afferens und efferens. Das peritubuläre Kapillarnetz des Markes ist nicht gezeigt. **AStr., IStr.**, Außen- bzw. Innenstreifen. Näheres s. Text.

Die **Markstrahlen** gehören zwar topographisch zur Rinde, nach ihren histologischen Bestandteilen entsprechen sie aber dem Mark. Sie enthalten (1) die kortikalen Abschnitte aller Sammelrohre, (2) die Henle-Schleifen, also gerade Teile von proximalen und distalen Tubuli sowie Intermediärtubuli der oberflächlichen Nephrone.

Das **Mark** enthält die medullären Abschnitte des Sammelrohrsystems und die Henle-Schleifen, soweit sie nicht in den Markstrahlen liegen. Das Mark ist weiter untergliedert in **äußeres Mark** (Außenzone), bestehend aus *Außenstreifen* und *Innenstreifen*, und **inneres Mark** (Innenzone). Die Grenze zwischen Außen- und Innenstreifen wird durch den plötzlichen Übergang der geraden proximalen Tubuli in die Intermediärtubuli hervorgerufen. Die Grenze zwischen dem Innenstreifen des äußeren Markes und dem inneren Mark entsteht durch den Beginn der geraden distalen Tubuli (▸ Abb. 19.**3**, ▸ Abb. 19.**4**, ▸ Abb. 19.**13 a**).

Teile der Henle-Schleife. Die Henle-Schleifen sind unterschiedlich lang (▸ Abb. 19.**4**). Die *juxtamedullären Nephrone* bilden **lange Schleifen**, deren Scheitelpunkte in verschiedenen Tiefen des inneren Markes liegen. Sie bestehen aus folgenden Teilen: *Dicker absteigender Schenkel* = Pars recta des proximalen Tubulus; *dünner absteigender* und *dünner aufsteigender Schenkel* = Intermediärtubulus; *dicker aufsteigender Schenkel* = Pars recta des distalen Tubulus. Die oberflächlichen Nephrone bilden meist **kurze Schleifen**. Diese haben ihren Scheitelpunkt entweder irgendwo im äußeren Mark (meist im Innenstreifen) oder in den Markstrahlen. Diese besonders kurzen, auf die Markstrahlen beschränkten Schleifen sind eine Besonderheit der menschlichen Niere. Für alle *kurzen* Schleifen gilt, dass der Intermediärtubulus nur an der Bildung des *ab*steigenden Schenkels teilnimmt, während der aufsteigende Schenkel ganz vom distalen Tubulus gestellt wird. Die kurzen Schleifen sind gegenüber den langen weit in der Überzahl (beim Menschen um ca. das 5fache).

Lichtmikroskopische Merkmale der Tubulus-Segmente. Die **proximalen** und **distalen Tubuli** (sowohl gewundene als auch gerade Anteile) besitzen kubisches Epithel, das eine basale Streifung (s. u) aufweist. Ein wichtiges Unterscheidungsmerkmal des *proximalen* Tubulus gegenüber allen anderen Tubuli ist der hohe **Bürstensaum** (▸ Abb. 19.**6**, ▸ Abb. 19.**11**). Er ist in menschlichem, postmortal gewonnenem Gewebsmaterial meist schlecht erhalten; der apikale Pol der Zellen wirkt dann ausgefranst, während das Epithel des distalen Tubulus klar begrenzt ist (▸ Abb. 19.**5**). Die **Intermediärtubuli** sind die dünnsten Kanälchen mit dem niedrigsten Epithel und dürfen nicht mit Kapillaren verwechselt werden. Die meisten Zellen des **Sammelrohres** erscheinen in herkömmlichen Routine-Paraffinschnitten hell, das Lumen ist klar begrenzt, die seitlichen Zellgrenzen sind oft erkennbar. Epithelhöhe und Kaliber der Sammelrohre nehmen beim Abstieg durch das innere Mark stetig zu.

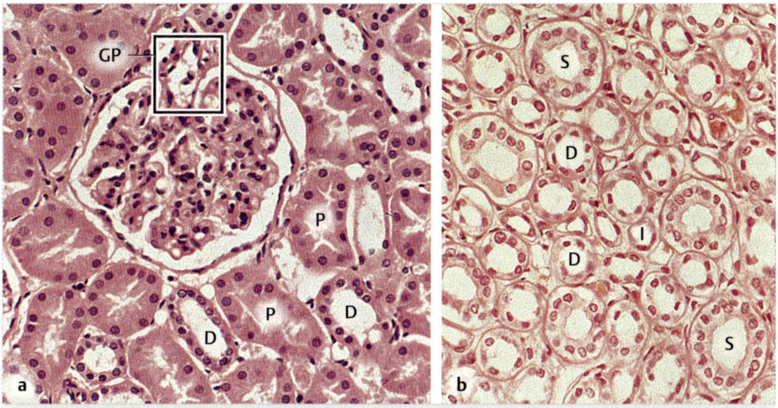

Abb. 19.5 Menschliche Niere, Paraffinschnitte. **a** Rindenlabyrinth. In der Mitte ein Nierenkörperchen (Gefäßpol angeschnitten, **GP**). **P** und **D**, proximaler und distaler Tubulus (jeweils Pars convoluta). **b** Innenstreifen des äußeren Markes. **D**, distaler Tubulus (Pars recta). **I**, Intermediärtubulus. **S**, Sammelrohr. H.E. Vergr. 200fach.

Gefäßarchitektur

Die großen Zweige der *A. renalis* geben im Sinus renalis die *Aa. interlobares* ab, die in die Columnae renales eintreten und sich in die *Aa. arcuatae* (entlang der Mark-Rinden-Grenze verlaufend) fortsetzen (▸ Abb. 19.**2**, ▸ Abb. 19.**4**). Diese entsenden die **Aa. corticales radiatae**, die zwischen den Markstrahlen aufwärts ziehen. Aus ihnen (und teils schon aus den Aa. arcuatae und interlobares) entspringen die *Arteriolae afferentes* für die Glomeruli.

Die Gefäßarchitektur der Niere weist eine Besonderheit auf: Das Blut muss **zwei Kapillarbetten** nacheinander durchlaufen, ehe es die ableitenden Venen erreicht. Das **1. Bett** umfasst die Gesamtheit der Kapillarschlingen aller Glomeruli. Da jedes Kapillarknäuel zwischen zwei Arteriolen eingeschaltet ist, herrscht darin ein für Kapillaren ungewöhnlich hoher Druck (ca. 55 mmHg gegenüber dem mittleren Druck von 25 mmHg in üblichen Kapillaren). Das **2. Bett** besteht aus den peritubulären Kapillarnetzen von Rinde und Mark; in ihnen herrscht ein ungewöhnlich niedriger Druck (15 mmHg).

Aus **oberflächlichen Glomeruli** gelangt das Blut in das peritubuläre Kapillarnetz der **Rinde** und wird über *Vv. corticales radiatae* in die *Vv. arcuatae* abgeführt. Das Blut aus **juxtamedullären Glomeruli** ist für das **Mark** bestimmt, dessen Gefäße sämtlich den Wandbau von Kapillaren aufweisen. *Absteigende Vasa recta* ziehen durch die Markzonen, manche bis zur Papillenspitze. Aus ihnen gehen auf allen Ebenen Äste zum peritubulären Kapillarnetz des Markes ab. Über *aufsteigende Vasa recta* gelangt das Blut zurück in abführende Venen.

Für die Nierenfunktion ist die enge topographische Beziehung zwischen Gefäßen und Tubuli wichtig (▶ Abb. 19.**1**, ▶ Abb. 19.**4**): Das kortikale Kapillarnetz nimmt das im proximalen Konvolut resorbierte Wasser (ca. 65 % des Primärharns) in Empfang. Die in *Gefäßbündeln* zusammengefassten Vasa recta des Markes bilden Schleifen parallel zu den Henle-Schleifen. Die Architektur und Permeabilität der Vasa recta ermöglichen einen **Gegenstromaustausch** von Wasser zwischen den ab- und aufsteigenden Gefäßen, was für die Harnkonzentrierung wichtig ist (S. 558).

Das **Endothel** des 2. Kapillarbettes (peritubuläre Kapillaren) ist überwiegend **fenestriert** (Fenster mit Diaphragma) und gut wasserdurchlässig. Auch die Wände der Vv. corticales radiatae und der aufsteigenden Vasa recta besitzen fenestriertes Endothel und sind wie Kapillaren gebaut. Das nicht fenestrierte Endothel der absteigenden Vasa recta ist aufgrund des Wasserporen-Proteins **Aquaporin 1** (S. 131) ebenfalls wasserdurchlässig.

Interstitium

Die Niere ist arm an Bindegewebe, die Nierenkörperchen und -kanälchen sind nur von feinen retikulären Fasern umsponnen (▶ Abb. 8.**5**). Lediglich die Adventitia der Arterien bildet Bindegewebsstraßen, in denen auch Lymphgefäße und vegetative Nervenfasern verlaufen. Im Interstitium der Rinde liegen Fibroblasten und Makrophagen, im Übrigen werden die Lücken zwischen den Tubuli von Kapillaren eingenommen. Das **innere Mark** weist zwei Besonderheiten auf: Der Extrazellulärraum ist weit und enthält *sulfatierte Proteoglykane* in hoher Konzentration. Die interstitiellen Zellen sind wie Leitersprossen zwischen den längs verlaufenden Kanälchen und Gefäßen ausgespannt; sie weisen viele Fetttröpfchen auf und synthetisieren *Prostaglandine*.

19.1.2 Feinbau der Niere: Struktur-Funktions-Beziehungen

Feinbau der Nierenkörperchen

Das parietale Blatt der Bowman-Kapsel (▶ Abb. 19.**6**) besteht aus einschichtigem, flachem Epithel, das von einer Basallamina und einem Netz aus retikulären Fasern unterlagert ist. Zum **Glomerulus** werden in der histologischen Terminologie üblicherweise folgende Strukturen gezählt: Kapillarknäuel, glomeruläre Basalmembran (GBM), Podozyten (= viszerales Blatt der Bowman-Kapsel) und Mesangium. In den anderen medizinischen Disziplinen wird unter „Glomerulus“ meist das ganze Nierenkörperchen einschließlich des parietalen Blattes, also der Bowman-Kapsel, verstanden.

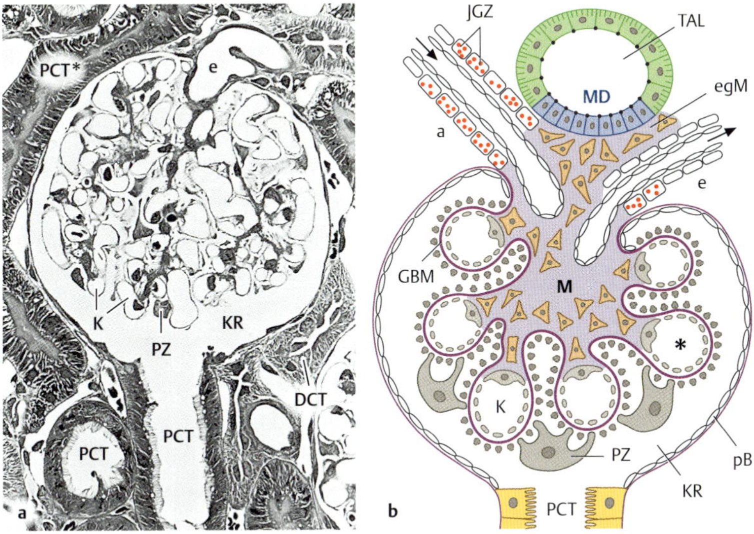

Abb. 19.6 Nierenkörperchen, Semidünnschnitt (Ratte) **a** und Schema **b** Die glomeruläre Basalmembran (**GBM**) ist als pupurfarbenes Band dargestellt. **a** und **e**, Arteriola afferens und efferens. **DCT**, distaler gewundener Tubulus (Abkürzung s. ▸ Tab. 19.**1**). **egM**, extraglomeruläres Mesangium. **JGZ**, juxtaglomeruläre Zellen mit Renin-haltigen Granula. **K**, Kapillare. **KR**, Kapselraum. **M**, Mesangium. **MD**, Macula densa. **pB**, parietales Blatt der Bowman-Kapsel. **PCT**, proximaler gewundener Tubulus. PCT* mit kollabiertem Lumen (Fixationsartefakt); der Bürstensaum *scheint* das Lumen zu verlegen. **PZ**, Podozyt. **TAL**, dicker aufsteigender Schenkel (= Pars recta des distalen Tubulus). Die durch * markierte Kapillare ist in ▸ Abb. 19.**10** vergrößert gezeigt. Färbung Hämatoxylin-Säurefuchsin. Vergr. 300fach.

Das Knäuel besteht aus ca. 30 verzweigten, anastomosierenden Kapillarschlingen. Jede **Kapillare** (▸ Abb. 19.**6** bis ▸ Abb. 19.**10**) ragt mit dem größten Teil ihrer Zirkumferenz in den Harnraum, diese Front ist Teil der **Blut-Harn-Schranke** (s. u.). Die „Rückseite" der Kapillare ist dem Mesangium zugewandt und dient ihrer Verankerung. Das Endothel besitzt **Fenster** (Durchmesser 70 – 100 nm) *ohne* Diaphragma. Die lumenwärtige Plasmamembran des Endothels trägt eine **Glykokalyx**, die schätzungweise 400 – 500 nm dick ist und auch die Fenster überdeckt. Eine der Hauptkomponenten der Glykokalyx ist **Podocalyxin**, ein transmembranäres Sialomuzin (ein Muzin mit zahlreichen Sialinsäureresten), das viele negative Ladungen trägt.

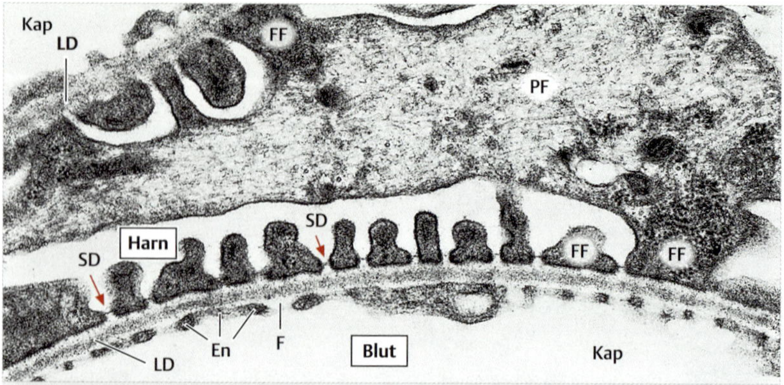

Abb. 19.7 Blut-Harn-Schranke (EM, Ratte). **En**, Endothel. **F**, Fenster. **Kap**, Kapillarlumen. **LD**, Lamina densa der Basalmembran. **PF**, Primärfortsatz eines Podozyten. **FF**, Fußfortsätze, an der Basalmembran verankert. Die Filtrationsschlitze zwischen den FF sind durch ein Schlitzdiaphragma **(SD)** überbrückt. Der Podozyt im Bild ist mit zwei verschiedenen Kapillaren verbunden. Vergr. 25 000fach.

Glomeruläre Basalmembran (GBM). Die glomeruläre Basalmembran liegt zwischen Kapillarendothel und Podozyten (▸Abb. 19.**6 b**, ▸Abb. 19.**7**, ▸Abb. 19.**9**). Das Grundgerüst wird von der *Lamina densa* (Dicke beim Menschen ca. 300 nm) dargestellt, einem molekularen Netz aus Kollagen Typ IV, Laminin (S. 163), Nidogen und Proteoglykanen (S. 164). Das Kollagen-IV-Geflecht enthält spezielle GBM-typische α(IV)-Ketten (S. 155), die intensiver miteinander kovalent vernetzt sind als andere weit verbreitete α(IV)-Ketten. Dadurch ist die GBM besonders widerstandsfähig. Die Lamina densa ist flankiert von der *Lamina rara interna* (Richtung Endothel) und der *Lamina rara externa* (Richtung Podozyten). In die nur scheinbar leeren Laminae rarae ragen Moleküle hinein: (a) Zelladhäsionsproteine zur Verankerung der Endothelzellen und der Podozyten; (b) Heparansulfat-Proteoglykane (z. B. Agrin), die an der Lamina densa befestigt sind und der GBM eine stark negative Ladung verleihen. Am ständigen Umsatz der GBM-Bestandteile sind alle Anrainer (Podozyten, Mesangiumzellen, Gefäßendothelien) beteiligt. Neusynthese: hauptsächlich Podozyten, in zweiter Linie Endothelzellen. Abbau: Mesangiumzellen, Podozyten.

Die **Podozyten** sitzen auf der Harnseite der GBM (▸Abb. 19.**8**). Der Zellleib flottiert im Harnraum, er entsendet dicke Primärfortsätze. Von diesen gehen unzählige dünne fingerförmige Sekundärfortsätze (Füße, **Fußfortsätze**) ab, mit

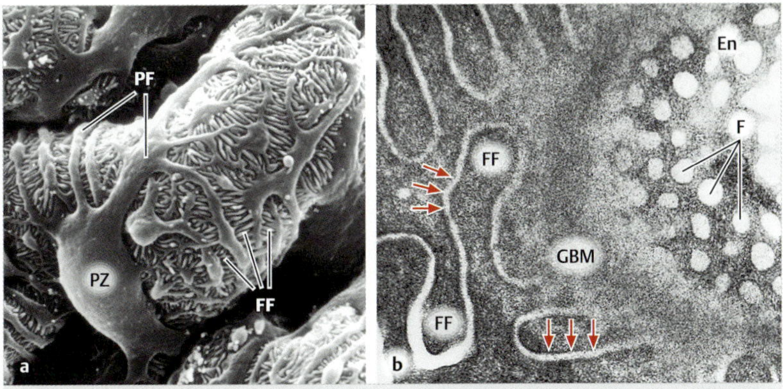

Abb. 19.8 **a** **Podozyt in Aufsicht** (Raster-EM). **PZ, PF, FF**, Zellleib, Primärfortsätze und Fußfortsätze des Podozyten. **b** Schrägschnitt durch die Blut-Harn-Schranke. **En**, Endothel mit Fenstern (**F**). **GBM**, glomeruläre Basalmembran. **Pfeile** weisen auf die Filtrationsschlitze zwischen den interdigitierenden Podozyten-FF. Vergr. 3800fach (a); 27 500fach (b). (Aufnahme a: W. Kriz, Anat. Inst., Heidelberg)

denen der Podozyt an der GBM befestigt ist (▶ Abb. 19.**9**). Die Fußfortsätze interdigitieren mit den Füßen eines anderen Podozyten (wie die verschränkten Finger zweier Hände) und bilden so eine fast vollständige Abdeckung der GBM. Lediglich schmale **Filtrationsschlitze** (Breite ca. 30–40 nm) verbleiben, die von einem **Schlitzdiaphragma** überbrückt sind. Die Basalfläche der Füße ist nach Art von Fokalkontakten (S. 58) über Integrine und Dystroglycane (S. 279) an der GBM verankert. Die apikale Plasmamembran der Fußfortsätze ist mit einer Glykokalyx aus negativ geladenem **Podocalyxin** (S. 549) bedeckt; die Negativladungen sind für die Ausbildung und Erhaltung der speziellen Fußfortsatz-Architektur wichtig. Diese bemerkenswerte Konstruktion der Podozyten wird durch ein kompliziertes **Zytoskelett** aufrechterhalten (▶ Abb. 19.**9**): Mikrotubuli und Intermediärfilamente in den Primärfortsätzen; in den Füßen Aktinfilamente, die über Adaptoren mit den Transmembranproteinen verknüpft sind. – Podozyten sind postmitotisch. Wenn sie untergehen, werden sie nicht ersetzt.

Das **Schlitzdiaphragma** stellt nach seiner molekularen Bauweise einen modifizierten Adhärens-Kontakt zwischen den benachbarten Podozytenfüßen dar. Eine Schlüsselrolle kommt dabei (neben anderen Proteinen) dem Transmembranprotein **Nephrin** zu. Die langen Nephrin-Moleküle benachbarter Podozytenfüße durchspannen den Schlitz dergestalt, dass sie sich nach Art eines Reiß-

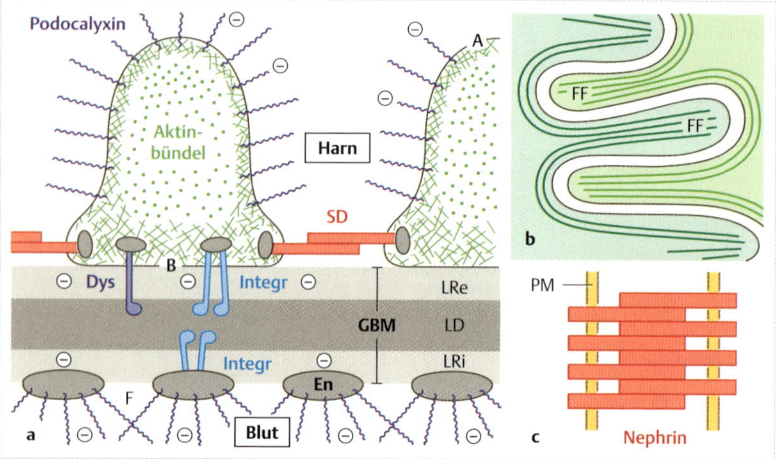

Abb. 19.9 Blut-Harn-Schranke (vereinfachtes Schema, nicht maßstabgerecht). **a** Endothel (**En**) mit Fenstern (**F**) ohne Diaphragma. Die Glykokalyx (*violett*) verleiht der Endothelschicht viele Negativladungen (auch über den Fenstern). **GBM**, glomeruläre Basalmembran mit Lamina densa (**LD**), L. rara externa (**LRe**) und L. rara interna (**LRi**). Zwei Fußfortsätze (FF) der Podozyten, quer angeschnitten. **SD**, Schlitzdiaphragma; nur das wichtigste Protein (Nephrin) ist eingezeichnet. Die apikale Plasmamembran (**A**) der FF ist durch die Glykokalyx (Podocalyxin) mit Negativladungen versehen. Die basale Membran (**B**) der FF ist über Integrine (**Integr**) und den Dystroglycan-Komplex (**Dys**) an der GBM befestigt. Die FF enthalten Aktinfilament-Bündel (*grüne* Punkte), die parallel zur Längsachse der FF verlaufen, und ein kortikales Aktin-Netz. Die Transmembranproteine sind über Adaptoren (*grau*) mit dem Aktingerüst verbunden. **b** Aufblick auf die interdigitierenden FF. Die Verlaufsweise der Aktinfilamente (*grün*) ist angedeutet. **c** „Flachschnitt" durch das SD. Die Nephrin-Moleküle überlappen sich in der Mitte, seitlich verbleiben kleine Lücken.

verschlusses in der Mitte des Schlitzes überlappen (▸ Abb. 19.**9**), beidseits der Mitte jedoch **Filtrationsporen** offen lassen. Die intrazelluläre Domäne des Nephrin ist über mehrere Adaptor-Proteine an das Aktin-Zytoskelett angeschlossen.

Mesangium. Im Zentrum des Kapillarknäuels liegt das Mesangium (▸ Abb. 19.**6**, ▸ Abb. 19.**10**). Es dient als Aufhängevorrichtung für die Kapillarschlingen. Am Gefäßpol setzt es sich in das extraglomeruläre Mesangium fort. Es besteht aus verzweigten Mesangiumzellen, die in reichlich Extrazellulärmatrix eingebettet sind. Bei manchen glomerulären Erkrankungen können

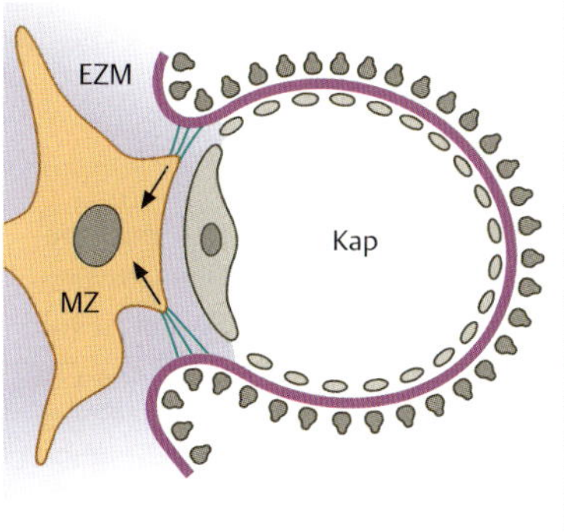

Abb. 19.10 Mesangiumzelle (MZ) (Schema). **EZM**, mesangiale Extrazellulärmatrix. Die MZ inseriert über Mikrofibrillen (*blau*) an der glomerulären Basalmembran. Die **Pfeile** deuten die Richtung an, in der die Zugkräfte der kontraktilen MZ wirken (Stabilisierung der Kapillarwand). Näheres s. Text.

die Mesangiumzellen stark proliferieren, und es können Makrophagen ins Mesangium einwandern. Die Mesangiumzellen sind **kontraktil**. Sie inserieren über Mikrofibrillen an der GBM und stabilisieren durch ihren Tonus die Kapillarwand.

Glomerulärer Filter. Der glomeruläre Filter (**Blut-Harn-Schranke**) besteht aus folgenden Strukturen (▶ Abb. 19.**9**):

- **Kapillarendothel**: Fenster ohne Diaphragma, anionische Glykokalyx (Podocalyxin).
- **Basalmembran (GBM):** Molekulare Filzmatte und doppelter Schild aus Negativladungen (Proteoglykane).
- **Podozytenfüße**: mit anionischer Glykokalyx (Podocalyxin).
- **Schlitzdiaphragma**: mit molekularen Filtrationsporen.

Die Aufgabe des Filters besteht darin, Wasser und kleine gelöste Moleküle aus dem Blutplasma ungehindert durchzulassen, die Plasmaproteine und Blutzellen aber zurückzuhalten: z. B. *Albumin* (Molekulargewicht 69 000; Molekülradius 3,6 nm; Ladung negativ), das quantitativ wichtigste Plasmaprotein, gelangt nur in Spuren durch den normalen Filter.

Der Filter besitzt also für Makromoleküle eine gewisse Selektivität. Entscheidend für die Filtrierbarkeit eines großen Moleküls sind seine **Größe** und **elektrische Ladung**. Für die Sortierung nach Größe werden das molekulare Netzwerk der Lamina densa und vor allem das **Schlitzdiaphragma** verantwortlich gemacht. Moleküle mit einem effektiven Radius < 1,8 nm werden leicht, darüber zunehmend schlechter, > 4,4 nm (z. B. die meisten Globuline des Blutplasmas) so gut wie gar nicht durchgelassen. Die Ladungsselektivität äußert sich darin, dass anionische (negativ geladene) Moleküle (z. B. Albumin, 3,6 nm) um ein Vielfaches schlechter filtrierbar sind als ungeladene Moleküle bei gleicher Größe. Dies beruht auf der Abstoßung negativ geladener Teilchen durch die verschiedenen **anionischen Bestandteile**

des Filters. Dafür ist nach heutiger Kenntnis wahrscheinlich die **Glykokalyx des Kapillarendothels** hauptverantwortlich, während die Bedeutung der Negativladungen an der GBM bisher möglicherweise überschätzt wurde.

Proteinurie. Krankhafte Veränderungen des Glomerulus gehen meist mit einer erhöhten Durchlässigkeit des Filters für Proteine einher. Direkte Folge: **Proteinurie** und **Hypoalbuminämie** aufgrund des chronischen Proteinverlustes. Sekundäre Folge: u. a. generalisierte Ödeme (S. 320). Jede Schädigung der Podozyten, die mit der Umorganisation des Aktin-Zytoskeletts in den Fußfortsätzen einhergeht, führt zum **Verlust der Fußfortsätze** und des Schlitzdiaphragmas und damit zur Proteinurie. Die Podozyten liegen dann mit breiten Ausläufern oder gar mit dem Zellleib auf der GBM (engl. *effacement*). Die Blut-Harn-Schranke ist defekt. – Als Ursachen für eine **genetisch bedingte Proteinurie** sind beim Menschen Mutationen beschrieben worden, die u. a. das Nephrin und einige assoziierte Adaptor-Proteine sowie das Laminin-521 der GBM betreffen. Erbliche molekulare Defekte im Kollagen-IV-Netzwerk, nämlich Fehlen einer der GBM-typischen α-Ketten (S. 154), ist Ursache des **Alport-Syndroms**: GBM brüchig und von unregelmäßiger Breite, Hämaturie (= Blut im Harn), später auch Proteinurie.

Feinbau der Nierenkanälchen

Aufgabe der Nierenkanälchen (▶ Abb. 19.**11** bis ▶ Abb. 19.**13**) ist die Umwandlung des Primärharns in den Endharn, also u. a. Rückresorption von physiologisch filtrierten, „wertvollen" Stoffen (z. B. Elektrolyte, Glucose, Aminosäuren, Peptide, Proteine) und von 99 % des Wassers sowie Sekretion einiger Abfallstoffe. Jedes Segment hat hierbei ganz bestimmte Teilaufgaben zu erfüllen, die häufig mit strukturellen Merkmalen korreliert sind. In *allen* Tubulus-Segmenten bilden die Epithelien durch **Tight junctions** eine Barriere zwischen Harnraum und Interstitium. *Proximaler* und *distaler Tubulus* weisen weitere, sehr ausgeprägte Zeichen von **transportierenden Epithelien** auf: lichtmikroskopisch „basale Streifung", elektronenmikroskopisch großer Mitochondrienreichtum (Energie für Ionenpumpen) und dicht stehende basale Falten (▶ Abb. 19.**13 b**) (Unterbringung der Na^+/K^+- ATPase).

19

Die **Na^+/K^+-ATPase** ist direkt oder indirekt die treibende Kraft für fast alle Resorptionsvorgänge in den Nierenkanälchen. Sie pumpt – stark vereinfacht – Na^+ basolateral aus den Epithelzellen heraus, sodass Na^+ auf der apikalen Seite ständig entlang einem Gradienten durch jeweils segmentspezifische **Kanäle** und **Transporter** in die Zellen eintreten kann. Dabei werden apikal – im Sinne des sekundär aktiven Transportes (S. 29) – andere Ionen (z. B. H^+) ge-

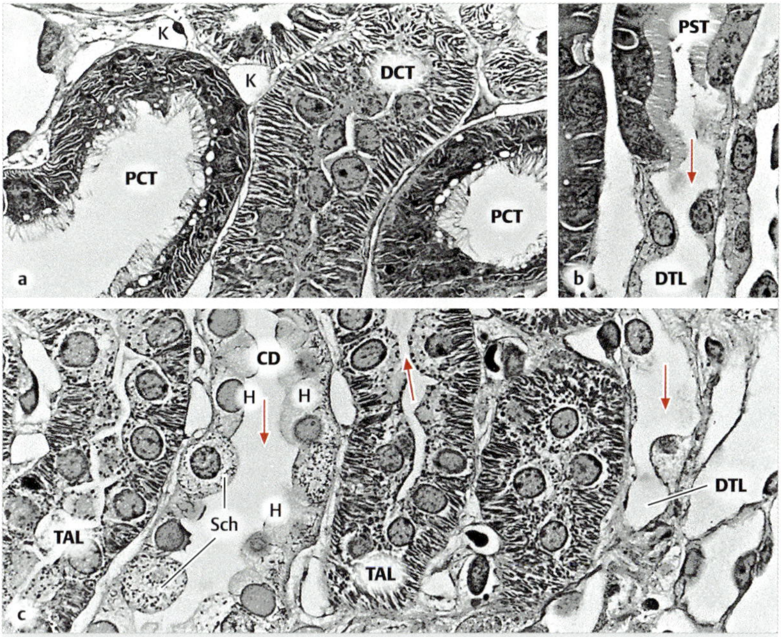

Abb. 19.11 Tubulus-Segmente im Semidünnschnitt (Ratte). **a** Rindenlabyrinth. **DCT** und **PCT**, distaler bzw. proximaler gewundener Tubulus (Abkürzungen vgl. ▶ Tab. 19.**1**). **K**, Kapillare. Beachte das (artifiziell erweiterte) basale Labyrinth (EZR-Spalten **zwischen** den Falten) bei beiden Tubulus-Epithelien sowie den Bürstensaum und die apikalen Vesikel im Epithel des PCT. **b** Außenstreifen des äußeren Markes, Übergang eines proximalen geraden Tubulus (**PST**) in den Intermediärtubulus = deszendierenden dünnen Schenkel (**DTL**). **c** Innenstreifen des äußeren Markes. **CD**, Sammelrohr mit Hauptzellen (**H**) und Schaltzellen (**Sch**). **TAL**, dicker aufsteigender Schenkel (= Pars recta des distalen Tubulus). Die vielen Partikel im TAL-Epithel sind hochkant gestellte Mitochondrien. Rote **Pfeile** deuten die Flussrichtung des Harns an. Färbung wie in ▶ Abb. 19.**6 a**. Vergr. 640fach.

gen Na^+ ausgetauscht (Antiport), oder Ionen und andere Stoffe (z. B. Glucose, Aminosäuren) werden entgegen einem Gradienten mitgenommen (Symport) und anschließend an der basolateralen Membran durch Kanäle oder passiven Transport ins Interstitium entlassen und somit resorbiert (vgl. ▶ Abb. 16.**11**). Eine wichtige Folge der Na^+/K^+-ATPase-Tätigkeit sind **transepitheliale Gradienten**: *osmotische Gradienten,* die Wasser aus dem Tubulus-Lumen ins Interstitium ziehen, sofern das Epithel wasserdurchlässig ist; *elektrische Gradienten,* die den Austritt von Ionen aus dem Lumen ins Interstitium bewirken (über den parazellulären Weg durch Tight junctions mit selektiver Permeabilität) (S. 60).

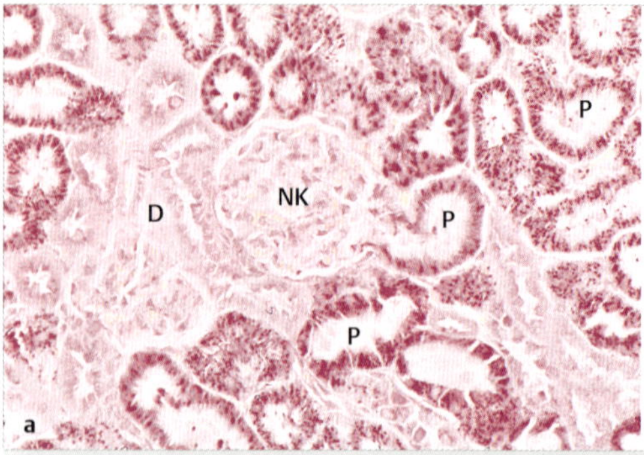

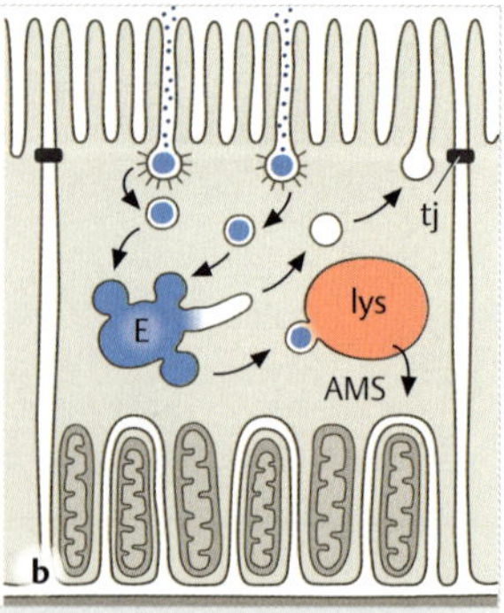

Abb. 19.12 **a** **Lysosomen im proximalen Tubulus (P)** (Rattenniere). Enzymhistochemische Darstellung der sauren Phosphatase, eines lysosomalen Leitenzyms (rote Partikel in **P**). Die Zellen des Nierenkörperchens (**NK**) und des distalen Tubulus (**D**) enthalten nur wenig Enzymaktivität. Vergr. 200fach. **b** **Resorption von Protein** (*blau*) aus dem Primärharn durch Rezeptor-vermittelte Endozytose (Stachelsaumgrübchen). **AMS**, Aminosäuren. **E**, Endosom. **lys**, Lysosom. **tj**, Tight junction. Vgl. EM-Bild ▸ Abb. 5.11.

Proximaler Tubulus. Der proximale Tubulus weist außer den oben genannten Merkmalen folgende Besonderheiten auf: Bürstensaum aus langen **Mikrovilli**; zahlreiche **Endozytose-Grübchen** und im apikalen Zytoplasma Endozytose-Vesikel und Endosomen (▸ Abb. 5.**11**); großer Reichtum an **Lysosomen** (▸ Abb. 19.**12**). Gewundener und gerader Teil sind grundsätzlich gleich gebaut, allerdings nehmen die basalen Falten, Mitochondrien und die Endozytoseaktivität in der Pars recta ab.

Die **Wasserresorption** im proximalen Tubulus verläuft sowohl über den parazellulären Weg („lecke" Tight junctions) als auch transzellulär (**Aquaporin 1**). Spezialaufgaben des proximalen Tubulus mit strukturellen Korrelaten sind (a) der Entzug von **Glucose** und **Aminosäuren** aus dem Primärharn im Symport mit Na^+ durch die luminale Membran (Vergrößerung durch Mikrovilli); (b) die Resorption von **Proteinen** durch Rezeptor-vermittelte Endozytose (Vesikel, Lysosomen). Als polyspezifischer Rezeptor dient dabei ein Komplex aus **Cubilin** und **Megalin** (S. 475), der mit riesiger externer Domäne in den Harnraum ragt. Die endozytierten Proteine werden durch lysosomale Enzyme gespalten, die Aminosäuren werden wieder verwendet.

Die **Kapazitäten des proximalen Tubulus** für die Rückresorption von Glucose und Proteinen sind begrenzt. Bei krankhaft erhöhter Glucose-Konzentration im Blut und somit im Primärharn ist der Glucose-Transport bald überfordert. Da die nachfolgenden Tubulus-Segmente Glucose nicht zurückholen können, erscheint sie im Endharn (**Glukosurie**, typisches Symptom des ungenügend behandelten **Diabetes mellitus**). Das Zirkulieren von kleinen, d. h. filtrierbaren Proteinen (z. B. Hämoglobin-Monomere oder Myoglobin nach Zerfall von Erythrozyten bzw. Muskulatur; Immunglobulin-Leichtketten beim multiplen Myelom) oder erhöhte Proteindurchlässigkeit des glomerulären Filters führen zur **Proteinurie** und eventuell zur Verstopfung der distalen Nephronabschnitte durch Proteinpräzipitate.

Intermediärtubulus. Der Intermediärtubulus besitzt flaches Epithel (▸ Abb. 19.**11**) mit wenig Zellorganellen. Auf ultrastrukturelle Unterschiede zwischen den einzelnen Segmenten soll hier nicht eingegangen werden. Folgende funktionell wichtigen Details seien aber erwähnt: Das Epithel des absteigenden dünnen Schenkels ist gut durchlässig für Wasser (Aquaporin 1), der aufsteigende dünne Schenkel (nur in langen Schleifen vorhanden) dagegen ist wasserdicht. Diese Verhältnisse sind wichtig für den Mechanismus der Harnkonzentrierung.

Distaler Tubulus. Das Epithel des distalen Tubulus unterscheidet sich von dem des proximalen Tubulus u. a. durch das *Fehlen* des Lysosomenreichtums und des Bürstensaumes (nur kurze unregelmäßige Mikrovilli) sowie durch wasserdichte **Tight junctions**. Der distale Tubulus (▸ Abb. 19.**11**, ▸ Abb. 19.**13**) besitzt die **höchste Na^+/K^+-ATPase-Aktivität** und die meisten Mitochondrien aller Nephronsegmente. Die basalen Falten nehmen fast die ganze Höhe der Zellen ein. Pars recta und Pars convoluta zeigen dasselbe Bauprinzip. Ein funktionell wichtiges Merkmal des gesamten distalen Tubulus ist die **Wasserundurchlässigkeit** des Epithels. Durch Resorption von NaCl ohne den gleichzeitigen Austritt von Wasser ins Interstitium wird der **Harn hypoton**.

Die Pars recta des distalen Tubulus nähert sich kurz vor dem Übergang in das distale Konvolut dem Gefäßpol seines Nierenkörperchens, legt sich in den Winkel zwischen Arteriola afferens und efferens und berührt das extraglomeruläre Mesangium (▸ Abb. 19.**6 b**). An der Berührungsstelle weist das Tubulusepithel die **Macula densa** auf: Dies ist ein umschriebener Fleck aus ca. 30 schlanken Zellen, deren Zellkerne dicht nebeneinander liegen (daher Macula „densa"). Der Fleck ist Teil des *juxtaglomerulären Apparates* (S. 560).

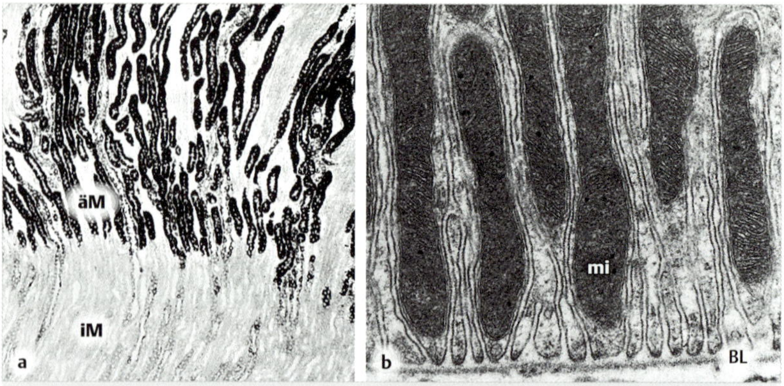

Abb. 19.13 Mitochondrienreichtum am Beispiel des dicken aufsteigenden Schenkels (TAL). **a** Enzymhistochemische Darstellung der Succinat-Dehydrogenase, eines mitochondrialen Leitenzyms. **iM**, inneres Mark mit mitochondrienarmen Sammelrohren und Intermediärtubuli. **äM**, äußeres Mark, in dem die dicken aufsteigenden Schenkel stark angefärbt sind. Beachte die scharfe Grenze zwischen den beiden Markzonen. **b** Mitochondrien (**mi**) und basale Falten im Epithel des TAL. **BL**, Basallamina. Vergr. 50fach (a); 22 000fach (b).

Funktion der Henle-Schleife. Vor Besprechung des Sammelrohres sei auf eine wichtige Funktion der Henle-Schleife hingewiesen: Sie bildet **zusammen mit den Vasa recta** das histologische Korrelat für die **Gegenstrom-Multiplikation** (s. Bücher der Physiologie). Dieser Mechanismus ist dafür verantwortlich, dass die Niere eine von der Mark-Rinden-Grenze zur Papillenspitze ansteigende Osmolarität aufbauen kann: in der Rinde wie sonst im Körper ca. 300 mosm/l, im inneren Mark des Menschen maximal 1200 mosm/l (durch hohe Konzentrationen von NaCl und Harnstoff). Dies ist die Voraussetzung für die letzte Konzentrierung des Harns bei seiner Passage durch das Sammelrohr. Die größte Transportleistung der Henle-Schleife (Resorption vor allem von $Na^+ + Cl^-$) wird vom dicken aufsteigenden Schenkel (**TAL**) erbracht dank seiner reichen Ausstattung mit Na^+,K^+-ATPase (basal) und dem $Na^+,K^+,2Cl^-$-Cotransporter (apikal). Die Aktivität dieses Cotransporters kann durch das Antidiuretische Hormon (**ADH**, s. u.) gesteigert werden.

Leben unter hyperosmolaren Bedingungen. Die Zellen im Nierenmark müssen sich den schwankenden, hypertonen Salzkonzentrationen in den Extrazellulärflüssigkeiten anpassen, um zu überleben: Einstellung des osmotischen Gleichgewichts durch zytosolische Anreicherung von kleinen organischen Molekülen, die teils selbst synthetisiert (z. B. **Sorbitol**), teils durch Transporter aufgenommen (z. B. **Inositol**) werden. Die durchreisenden Erythrozyten dagegen zeigen vorübergehend Stechapfelform als Folge der hyperosmolaren Umgebung.

Verbindungstubulus. Der Verbindungstubulus koppelt den distalen Tubulus an ein Sammelrohr. Die Verbindungstubuli der ganz oberflächlichen Nephrone sind kurz, die der übrigen steigen als Arkaden zum Anfang eines Sammelrohrs auf (▶ Abb. 19.**4**). Das Epithel besteht aus einer Mischung von Zelltypen: (1) solche, die denen im distalen Konvolut ähneln; (2) Verbindungstubulus-Zellen (ähnlich den Sammelrohr-Hauptzellen); (3) dazwischen eingestreut liegen Schaltzellen. Funktionell hat der Verbindungstubulus große Ähnlichkeit mit dem kortikalen Segment des Sammelrohrs und wird mit diesem zusammen besprochen.

Sammelrohr. Im Sammelrohr kommen zwei Zelltypen vor (▶ Abb. 19.**11 c**): **Hauptzellen** (Harnkonzentrierung) und **Schaltzellen** (Säure-Basen-Haushalt). Letztere machen im kortikalen Segment ca. 35 % aus, im äußeren Mark nehmen sie ab, im inneren Mark sind sie auf das obere Drittel beschränkt. Das funktionell wichtigste Merkmal des gesamten Sammelrohrs und des Verbindungstubulus sind die **wasserdichten Tight junctions** und die **hormonell regulierbare Wasserdurchlässigkeit** der apikalen Plasmamembran. Schlüsselhormon ist das Antidiuretische Hormon (**ADH**, Adiuretin, Vasopressin) aus dem Hypophysenhinterlappen (S. 514), das den **transzellulären Wasserdurchtritt** ermöglicht (s. u.). Verbindungstubulus und Sammelrohr sind diejenigen Segmente, in denen das Volumen des Endharns sehr rasch dem Bedarf angepasst werden kann.

Die ***Hauptzellen*** zeigen ein helles Zytoplasma; in den oberen Sammelrohr-Segmenten sind sie kubisch, in den medullären Segmenten zunehmend hochprismatisch. Die Hauptzellen weisen zahlreiche basale Fältchen auf, in denen Na^+/K^+-ATPase lokalisiert ist. Die Ausstattung der basolateralen Membran mit der ATPase und der Besatz der apikalen Membran mit dem epithelialen Na^+-Kanal (ENaC) werden durch **Aldosteron** und ADH gesteigert (S. 523).

Die Hauptzellen und ebenso die Verbindungstubulus-Zellen besitzen in ihren Membranen **Aquaporine** (AQP). Die basolaterale Membran ist ständig mit **AQP 3** (und in den innermedullären Segmenten auch mit AQP 4) ausgestattet. Das **AQP 2** ist dagegen nur in Anwesenheit von ADH in der apikalen Membran reichlich verfügbar; andernfalls steckt es in den Membranen von *intrazellulär* gelagerten Vesikeln (▶ Abb. 19.**14**). ADH veranlasst – nach Bindung an seinen Rezeptor in der basolateralen Membran –, dass die AQP-2-haltigen Vesikelmembranen nach dem Modus der Exozytose in die apikale Plasmamembran der Hauptzellen eingefügt werden, sodass das Epithel wasserdurchlässig wird. Damit kann Wasser, dem osmotischen Gradienten folgend, ins Interstitium austreten und bleibt dem Körper erhalten; ein kleines Volumen konzentrierten Endharns wird ausgeschieden (**Antidiurese**). Bei niedrigem ADH-Spiegel überwiegt die Endozytose der AQP-2-haltigen Membranen, die Wasserdurchlässig-

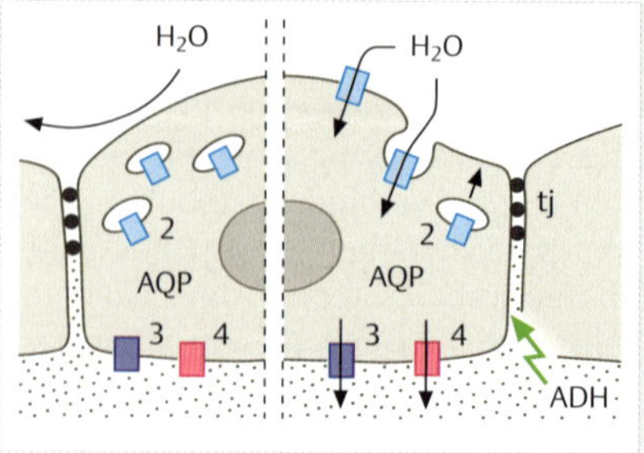

Abb. 19.14 Sammelrohr-Hauptzelle (Schema). AQP 2 (Aquaporin 2) ist unter Einfluss von ADH in der apikalen Membran vermehrt verfügbar (*rechts*), andernfalls steckt es überwiegend in der Membran von zytoplasmatischen Vesikeln (*links*) (AQP 4 nur in innermedullären Sammelrohr-Segmenten). Basallamina nicht eingezeichnet. **tj**, Tight junction. Näheres s. Text.

keit des Epithels sinkt. Folge: Ein großes Volumen von gering konzentriertem Endharn wird ausgeschieden (**Diurese**). Ein adäquater Reiz zur Sekretion von ADH ist z. B. erhöhte Osmolarität des Blutes.

Wenn ADH fehlt (z. B. erblicher Synthesedefekt, Zerstörung der synthetisierenden Neurone) oder die Niere nicht auf ADH anspricht (z. B. erblicher AQP-2-Mangel, Störungen des AQP-2-Pendelverkehrs, fehlende ADH-Rezeptoren), entsteht das Bild des zentralen bzw. des nephrogenen **Diabetes insipidus** (Harnflut von 10 – 20 Litern täglich).

Die ***Schaltzellen*** vom **Typ A** erscheinen dunkler als die Hauptzellen, sie enthalten relativ viele Mitochondrien und tragen Mikroplicae. Die **apikale Membran** besitzt eine **H^+-ATPase** und eine **H^+/K^+-ATPase**, durch die Protonen in den Harn sezerniert werden (bei azidotischer Stoffwechsellage) und K^+-Ionen resorbiert werden. Durch Membranrezirkulation (analog den Vorgängen in den Hauptzellen) kann die Verfügbarkeit der H^+-ATPase in der apikalen Plasmamembran dem Bedarf angepasst werden. Die basolaterale Membran besitzt einen Anionenaustauscher, der HCO_3^- im Tausch gegen Cl^- in Richtung Blut entlässt. In den selteneren Schaltzellen vom **Typ B** ist eine H^+-ATPase in der **basolateralen Membran** lokalisiert (Transport von Protonen zur Blutseite, bei alkalotischer Stoffwechsellage) und ein Anionenaustauscher in der **apikalen Membran**.

Juxtaglomerulärer Apparat (JGA)

Der JGA ist morphologisches Korrelat (a) für die **tubuloglomeruläre Rückkopplung**, (b) für das **Renin-Angiotensin-System**. Die strukturellen Komponenten des JGA (▸ Abb. 19.**6 b**) sind:

19

- **Macula densa** (Funktion: „Messung" der NaCl-Konzentration im Harn am Ende des dicken aufsteigenden Schenkels).
- **Extraglomeruläre Mesangiumzellen**

- **Reguläre glatte Muskelzellen** und Endothel der Arteriola afferens
- **Juxtaglomeruläre Zellen** = granulierte Zellen in der Wand der Arteriola afferens und in geringerer Zahl auch in der Arteriola efferens. Funktion: Renin-Sekretion.

Alle Zellen des JGA außer der Macula densa sind durch **Gap junctions** (Cx 40) unter einander verbunden.

Die Macula densa, die bereits im Zusammenhang mit dem distalen Tubulus beschrieben wurde (S. 557), liegt eng benachbart zu den extraglomerulären Mesangiumzellen, die den Winkel zwischen Arteriola afferens und efferens ausfüllen. Die juxtaglomerulären Zellen sind sympathisch innervierte, modifizierte *glatte Muskelzellen*. Ihre Besonderheit sind große zytoplasmatische Granula, in denen Renin enthalten ist.

Renin-Angiotensin-System. Renin ist eine Protease, die auf bestimmte Reize hin sezerniert wird und das im Blut zirkulierende **Angiotensinogen** (aus der Leber stammend) zu **Angiotensin I** spaltet. Dieses wird von dem Angiotensin-Conversions-Enzym (**ACE**, Vorkommen an der luminalen Oberfläche von Gefäßendothelien, besonders in der Lunge) zu **Angiotensin II** gespalten; Letzteres bewirkt (1) eine **Gefäßkonstriktion**, (2) eine Erhöhung der **Aldosteron**sekretion aus der Nebennierenrinde (Folge: verstärkte Retention von Na^+ und Wasser) (S. 562). Beide Effekte führen zur **Erhöhung des Blutdrucks**.

Die **Funktion des JGA** kann sich auf lokaler Ebene und systemisch bemerkbar machen. **(a)** Für die **lokale** Funktion (**tubuloglomeruläre Rückkopplung**) ist es wichtig zu beachten, dass der distale Tubulus mit der Macula densa *„sein"* Nierenkörperchen berührt. Wenn die Messung der NaCl-Konzentration durch die Macula densa einen zu hohen Wert ergibt (d. h. stromaufwärts liegende Nephronsegmente sind überfordert), wird die Arteriola afferens des zugehörigen Glomerulus sofort zur Konstriktion veranlasst (Folge: Drosselung der Primärharnbildung → Entlastung der überforderten Nephronsegmente. Vermuteter Mechanismus der **Signalübertragung**: Die stimulierten Macula-densa-Zellen setzen ATP frei. Dieses wird extrazellulär zu Adenosin dephosphoryliert. **Adenosin** bewirkt eine Konstriktion der Arteriola afferens. **(b)** Die **systemische** Funktion des JGA beruht auf der **Renin-Ausschüttung**. Diese kann u. a. durch Abfall des renalen Perfusionsdrucks oder des systemischen Blutdrucks sowie durch erhöhte Sympathikus-Aktivität in Gang gesetzt werden. Die systemische Funktion des JGA erklärt, warum Nierenerkrankungen oft mit hohem Blutdruck (renaler Hypertonus) einhergehen.

Niere und Hormone

Die Niere als „endokrines" Organ. In der Niere werden verschiedene Stoffe gebildet, die zwar nicht alle Hormone im klassischen Sinne sind, aber systemische Wirkung haben. Hier seien nur einige genannt:

- **Renin** (s. o.)
- **Erythropoietin** ist ein Glykoprotein, das als Wachstumsfaktor für die Erythropoiese (S. 352) nötig ist. Der adäquate Reiz zur Sekretion ist die *Hypoxie*. Als Produzenten gelten die interstitiellen Fibroblasten der Nierenrinde.

- **Vitamin-D-Hormon** (**Calcitriol** = 1,25-Dihydroxycholecalciferol), chemisch mit den Steroidhormonen verwandt, beeinflusst den Calcium-Haushalt im Sinne einer positiven Bilanz. Calcitriol entsteht im Epithel des proximalen Tubulus durch Hydroxylierung eines Vorläufers, der sequenziell in der Haut und der Leber gebildet wird. Calcitriol steigert die enterale Ca^{2+}-Resorption und in der Niere die tubuläre Rückresorption von Ca^{2+}.

Chronische Nierenkrankheiten sind oft mit Folgeerkrankungen verbunden: **renale Hypertonie** (erhöhte Renin-Sekretion), **renale Anämie** (Erythropoietin-Mangel) und **renale Osteopathie** (Knochenerweichung wegen ungenügender Mineralisation als Folge des Calcitriol-Mangels).

Die Niere als Zielorgan von Hormonen. Unter den Hormonen und systemisch vorkommenden Wirkstoffen, die die Nierenfunktion beeinflussen, seien folgende genannt:
- **ADH** (Vasopressin) (S. 559).
- **Vitamin-D-Hormon**, s. o.
- **Parathormon aus der Nebenschilddrüse** (S. 533): Steigerung der tubulären Ca^{2+}-Rückresorption und Steigerung der Phosphat-Ausscheidung; Förderung der Bildung von Vitamin-D-Hormon.
- **Aldosteron aus der Nebennierenrinde** (S. 523): Steigerung der Na^{+}-Resorption (und K^{+}-Sekretion) im letzten Abschnitt des distalen Konvoluts sowie im Verbindungstubulus und Sammelrohr (S. 559) und damit erhöhte Wasserresorption. Folge: u. a. Steigerung des Blutvolumens und damit des Blutdrucks; erhöhte K^{+}-Ausscheidung.
- **Atriales natriuretisches Peptid** (**ANP**, aus den Kardiomyozyten der Atrien) (S. 327): Steigerung der renalen Ausscheidung von Na^{+} und Wasser, also entgegengesetzt zur Aldosteron-Wirkung.
- **FGF 23 aus Osteozyten** (S. 188) Steigerung der Phosphat-Ausscheidung.

Mikroskopierhilfe Nierengewebe

Erkennung der Tubuli im Paraffinschnitt: Unterscheidung *proximaler/distaler Tubulus*: Bürstensaum; falls schlecht erhalten, ausgefranster apikaler Zellpol im proximalen Tubulus gegenüber gut begrenztem Epithel im distalen Tubulus. *Intermediärtubulus:* geringer Durchmesser, flaches Epithel; Verwechslungsmöglichkeit: Kapillaren. *Sammelrohr*: im Mark der menschlichen Niere die größten Kanälchen-Profile; klar begrenztes Lumen, Epithel hell, laterale Zellgrenzen oft sichtbar.

Durch **Beachtung der topographischen Verteilung** wird die Erkennung der einzelnen Tubulus-Segmente wesentlich erleichtert ▶ Abb. 19.4). In einem mikroskopischen Präparat der menschlichen Niere werden meist nicht alle Zonen enthalten sein, in Nierenpräparaten von kleinen Säugern (Ratte, Maus) ist mit allen Zonen zu rechnen. Jede enthält eine bestimmte Kombination von Nephronteilen:

- *Rindenlabyrinth*: Nierenkörperchen. Gewundene Teile der proximalen und distalen Tubuli. Anschnitte von proximalen Tubuli wegen ihrer größeren Länge viel zahlreicher als die von distalen Tubuli. Verbindungstubuli im Paraffinschnitt nicht sicher erkennbar.
- *Markstrahlen*: Sammelrohre sowie gerade Teile der proximalen und distalen Tubuli von kurzen Schleifen. Die hier vorkommenden Intermediärtubuli sind so kurz, dass sie kaum in Betracht kommen.
- *Außenstreifen des äußeren Markes*: Sammelrohre sowie gerade Teile von proximalen und distalen Tubuli.
- *Innenstreifen des äußeren Markes*: Sammelrohre, Intermediärtubuli und sehr viele Anschnitte von geraden Teilen der distalen Tubuli (TAL). *Keine* proximalen Tubuli. Außerdem auffallende Felder mit vielen Kapillaranschnitten (Vasa recta in dicken *Gefäßbündeln*).
- *Inneres Mark:* nur Sammelrohre und Intermediärtubuli.

19.2 Ableitende Harnwege

Die Wand der ableitenden Harnwege besteht aus Mukosa, Muskularis und Adventitia. Die **Mukosa** ist vom Nierenbecken bis zur proximalen Urethra mit **Urothel** ausgestattet. Die **Muskularis** ist lokal unterschiedlich stark ausgebildet. Eine bindegewebige **Adventitia** dient der Verankerung der ableitenden Harnwege in der Umgebung.

Urothel. Das Urothel beginnt in den Kelchen des Nierenbeckens (▶ Abb. 19.2). Das histologische Aussehen des Harnblasen-Urothels in Abhängigkeit von der Füllung des Organs wurde an anderer Stelle beschrieben (S. 136). Bemerkenswert sind vor allem die **Deckzellen**, (a) wegen ihrer extremen Lebensbedingungen (ständige Konfrontation mit dem meist nicht isotonen Harn und seinen aggressiven Bestandteilen); (b) wegen der ungewöhnlichen Struktur und Zusammensetzung ihrer apikalen Plasmamembran (▶ Abb. 19.15): Diese besteht überwiegend aus steifen Platten (**Plaques**) mit asymmetrischem Bau (äußere Lamelle dicker als innere), zwischen den Plaques liegen schmale Straßen („Scharniere“) aus flexibler Membran (mit symmetrischer Struktur). Der asymmetrische Bau der Plaques beruht auf dicht gepackten Aggregaten von speziellen transmembranären Partikeln, die die äußere Lipidlamelle überragen und sie daher dicker erscheinen lassen. Jedes dieser Partikel ist ein Tetramer aus

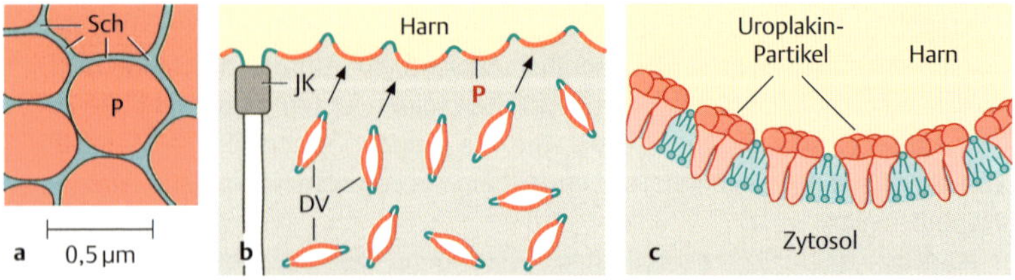

Abb. 19.15 Urothel, apikale Membran der Deckzellen (Schema). **a** Plaques (**P**) und „Scharniere" (**Sch**) in Aufsicht. **b** Wellige Kontur der apikalen Plasmamembran im Schnitt (EM-Schema). Jede konkave Strecke (*rot*) entspricht einer steifen Plaque (**P**), dazwischen flexible Scharniere (*grün*). Im apikalen Zytoplasma diskoide Vesikel (**DV**): Reservevesikel, die bei Bedarf in die PM eingefügt werden (*Pfeile*). **JK**, Junktionaler Komplex mit Tight junctions. **c** Molekulare Konstruktion (vereinfachte Darstellung): Uroplakin-Partikel, eingebettet in die Plasmamembran (*grün*).

vier verschiedenen Typen von **Uroplakinen**. Die Uroplakine sind verantwortlich für die chemische und mechanische Widerstandsfähigkeit der apikalen Membran und, zusammen mit den **Tight junctions** zwischen den Deckzellen, für die Undurchlässigkeit des Urothels gegenüber Wasser und wasserlöslichen Stoffen.

Im Zytoplasma der Deckzellen liegen zahlreiche flache („diskoide") Vesikel, deren Membranen ebenfalls aus Plaques und Scharnieren bestehen. Es handelt sich um Membranvorräte, die bei Bedarf nach dem Modus der Exozytose in die apikale Membran eingefügt werden. Ob dies tatsächlich der Oberflächenvergrößerung bei Füllung der Harnblase dient, wie vielfach angenommen, ist unklar. Dies wäre vermutlich schon zu erreichen durch Verstreichen der Mukosafalten (▶ Abb. 19.**16 b**), Änderung von Form und Anordnung der Epithelzellen (S. 137) und Glättung zahlreicher gröberer Unebenheiten in der apikalen Deckzellmembran. Möglicherweise dient die Einfügung neuer diskoider Vesikel auch der stetigen Erneuerung der apikalen Membran. Unklar ist ferner, ob und mit welchem Zeitgang alte Membranteile endozytiert und lysosomal abgebaut werden. – Erwähnenswert ist die Funktion des Urothels als **Sensor** für mechanische Reize (Dehnung der Deckzellen) und chemische Reize. Diese kann das Urothel mit der Freisetzung von Überträgersubstanzen (z. B. ACh, ATP) beantworten und damit andere Gewebe (z. B. Muskulatur, Nerven) in der Blasenwand beeinflussen.

Ureter. Der Ureter (Harnleiter) ist ein ca. 7 mm dickes Rohr (Länge ca. 30 cm), das im leeren Zustand aufgrund von Längsfalten der Mukosa ein sternförmiges Lumen zeigt (▶ Abb. 19.**16 a**). Die Muskularis ist mit reichlich Bindegewebe durchwachsen und in Spiralen angeordnet; daraus ergibt sich im Querschnitt das Bild der Zwei- bis Dreischichtigkeit. Die Muskularis befördert den Harn durch **Peristaltik** zur Harnblase.

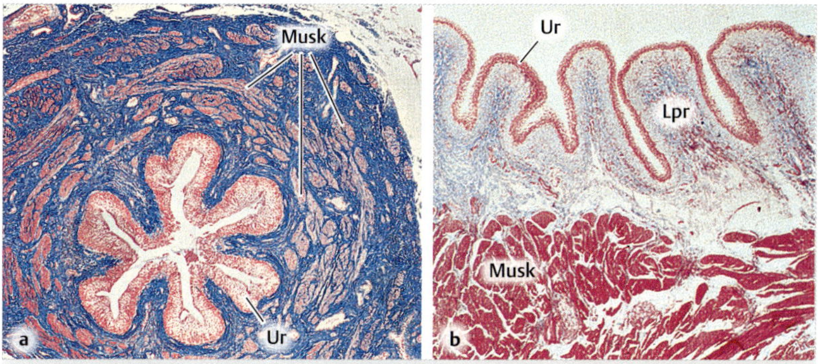

Abb. 19.16 **a** **Ureter** (Mensch). **Musk**, Muskularis. **Ur**, Urothel. **b** **Harnblase**, ungedehnt (Katze). **Lpr**, Lamina propria.. Azan. Vergr. 25fach (a), 20fach (b, höhere Vergr. ▶ Abb. 7.**6** a).

Harnblase. Die Harnblase besitzt eine relativ dicke Mukosa. Diese ist – außer am Trigonum vesicae – gegen die Muskularis gut verschieblich und weist im ungedehnten Organ deutliche Falten auf ▶ Abb. 19.**16 b**), die bei Füllung verstreichen. Unter dem Urothel liegt ein dichter Kapillarplexus. Das System der kräftigen Muskulatur (*M. detrusor vesicae*) ist kompliziert gebaut und im Schnitt nicht ohne weiteres zu analysieren. In der Blasenwand kommen vegetative Ganglienzellen, Nerven und Mechanorezeptoren (z. B. Vater-Pacini-Körperchen) vor. Afferente Nervenfasern vermitteln Informationen über die Dehnung der Wand (Harndrang, Schmerzen bei Überdehnung). Der für die Blasenentleerung verantwortliche M. detrusor ist *parasympathisch* innerviert.

Weibliche Urethra. Die ca. 4 cm lange weibliche Urethra (Harnröhre) hat durch Längsfalten der Mukosa ein sternförmiges Lumen. Der Anfangsteil ist von Urothel ausgekleidet, der übrige Bereich von unverhorntem mehrschichtigem Plattenepithel. Stellenweise kommen muköse *Glandulae urethrales* vor. In der breiten Lamina propria (*Tunica spongiosa*) liegt ein dichter venöser Plexus. Die Muskularis der Urethra hängt mit der Muskulatur des Blasenhalses zusammen.

Männliche Urethra. Die männliche Urethra gliedert sich in eine kurze *Pars intramuralis* (in der Muskelwand der Blase), *Pars prostatica* (Länge 4 cm), *Pars membranacea* (1 cm) und *Pars spongiosa* (ca. 15 cm). Pars prostatica und Pars spongiosa werden im Kapitel „männliche Geschlechtsorgane“ besprochen (S. 583). Die Pars membranacea ist vom willkürlichen Sphinkter umgeben, der zum Diaphragma urogenitale (*Membrana perinei*) gehört. Die **Epithelauskleidung** besteht bis zur Einmündung der Ductus ejaculatorii (S. 581) aus Urothel, distal davon aus mehrschichtigem Zylinderepithel. Dieses wird in der *Fossa navicularis*, einer Erweiterung kurz vor der äußeren Harnröhrenmündung, durch mehrschichtiges unverhorntes Plattenepithel abgelöst. Dessen obere Zellschichten sind reich an Glykogen, welches – wie im Vaginalmilieu der Frau (S. 617) – Nährboden für die hier physiologisch vorkommenden Milchsäurebakterien ist (saurer pH, Schutz vor Krankheitskeimen).

Mikroskopierhilfe: Verwechslungsmöglichkeiten ableitende Harnwege

Ureter/Ductus deferens (Letzterer hat ein engeres Lumen, zweireihiges Epithel mit Stereozilien, kompaktere Muskularis; s. ► Abb. 20.7 **b**).

Verwechslungen des Ureters mit anderen, oft genannten Organen (z. B. Ösophagus, Vagina, Arterie) kommen nicht in Betracht, wenn Kaliber, Epithel und Muskularis beachtet werden.

Harnblase/Ösophagus (Letzterer zeigt unverhorntes vielschichtiges Plattenepithel, Muscularis mucosae, muköse Drüsen, eindeutige Schichtung der Muskularis).

20 Männliche Geschlechtsorgane

Zu den männlichen Geschlechtsorganen gehören die paarigen **Hoden** (*Testes*), die **Samenwege**, die **akzessorischen Geschlechtsdrüsen** und das **äußere Genitale**.

Der **Hoden** (*Testis*) liegt außerhalb der Bauchhöhle im Skrotum. Er enthält die Hodenkanälchen (*Tubuli seminiferi*), in deren Epithel die Samenzellen (*Spermatozoen, Spermien)* gebildet werden (**Spermatogenese**). Dabei durchlaufen die Samenzellen folgende Stadien: Spermatogonien → Spermatozyten erster und zweiter Ordnung → Spermatiden → Spermatozoen (= Spermien). Zwischen den Hodenkanälchen liegen endokrine Zellen (**Leydig-Zellen**), sie produzieren 95 % der männlichen Geschlechtshormone (**Androgene**). Das wichtigste männliche Geschlechtshormon ist das **Testosteron**. Sowohl die Spermatogenese als auch die Androgenproduktion sind von den **Gonadotropinen** (LH und FSH) aus dem Hypophysenvorderlappen und indirekt vom hypothalamischen Steuerhormon **GnRH** (Gonadotropin-Releasing Hormone) abhängig.

Die Spermatozoen verlassen den Hoden über die **Samenwege**: *Ductuli efferentes* verbinden das Kanalsystem des Hodens mit dem **Nebenhodengang** (*Ductus epididymidis*). Dieser macht den Hauptanteil des Nebenhodens (*Epididymis*) aus und ist der Ort, wo die Spermatozoen ihre funktionelle Reife erwerben und gespeichert werden. Der Nebenhodengang setzt sich in den **Samenleiter** (*Ductus deferens*) fort, der durch den Leistenkanal in die Bauchhöhle eintritt und über ein kurzes Zwischenstück (*Ductus ejaculatorius*) in die Pars prostatica der *Urethra* einmündet. Die akzessorischen Drüsen sind die paarigen **Bläschendrüsen** (*Gll. vesiculosae*), die Vorsteherdrüse (**Prostata**) und die Anhangsdrüsen der Urethra. Eine aus dem Nebenhoden entleerte Suspension von Spermatozoen und die Sekrete der akzessorischen Drüsen bilden zusammen den Samen (*Sperma)*, der als *Ejakulat* durch die Urethra (*Harn-Samen-Röhre*) entleert wird.

20.1 Hoden

20.1.1 Entwicklung

Der Hoden entsteht in der **Genitalleiste** (Gonadenleiste), einer von verdicktem Zölomepithel überzogenen Mesenchymleiste medial von der Urnierenleiste (s. Embryologie-Bücher). In der 5./6. Embryonalwoche wandern **Urkeimzellen** (S. 626) in die Genitalleiste ein und siedeln sich in den **Keimsträngen** an. Dies sind Epithelstränge, die teils vom Zölomepithel ins Mesenchym eingewachsen sind, teils von Resten der Urniere abstammen. Durch Ansiedelung der Urkeimzellen werden die Keimstränge zu **Hodensträngen**. Diese entwickeln sich in der Pubertät durch Ausbildung eines Lumens zu **Hodenkanälchen.** Die Epithelzellen der Hodenstränge sind die Vorläufer der Sertoli-Zellen.

Bemerkenswert ist, dass die Entwicklung der männlichen Geschlechtsorgane – im Unterschied zu jener der weiblichen – von spezifischen Faktoren abhängig ist: **(1)** Für die Differenzierung des Hodens aus der anfangs geschlechtsindifferenten Gonadenanlage ist ein Gen auf dem Y-Chromosom (**SRY-Gen**, *sex-determining region of Y*) verantwortlich, das für den Transkriptionsfaktor **TDF** (*testis determining factor*) kodiert. Dieser bewirkt die Entwicklung des Hodens und damit die Ausbildung des männlichen Phänotyps. Bei Fehlen des Y-Chromosoms entsteht „automatisch" ein weiblicher Phänotyp, für dessen volle Ausprägung allerdings zwei X-Chromosomen nötig wären; bei X-chromosomaler Monosomie (45, XO; **Turner-Syndrom**) unterbleibt trotz weiblichen Entwicklungsmusters die volle Ausbildung der sekundären Geschlechtsmerkmale. **(2)** Die somatischen Zellen der Hodenstränge (künftige **Sertoli-Zellen**) bilden von der 8. Woche an ein **Anti-Müller-Hormon**, das für die Rückbildung der Müller-Gänge (Vorläufer der weiblichen Geschlechtswege) (S. 590) sorgt. **(3)** Im Interstitium zwischen den Hodensträngen entstehen riesige Komplexe von **fetalen Leydig-Zellen**, die bald nach der Geburt wieder verschwinden. Sie sezernieren unter dem stimulierenden Einfluss des plazentaren HCG (S. 632) von der 8. Woche an **Androgene**. Diese steuern den Hodendeszensus, die Differenzierung der Samenwege (S. 579) und die Ausbildung der äußeren Geschlechtsorgane.

Makroskopie. Die Hoden werden im Laufe der Fetalzeit aus der Bauchhöhle ausgelagert, indem sie entlang einem Fortsatz des Peritoneums (*Processus vaginalis peritonei*) durch den Leistenkanal in das Skrotum absteigen (**Deszensus**). Die normale Hodenentwicklung und später die Spermatogenese erfordern eine Temperatur von 34 – 35 °C. Hoden und Nebenhoden sind teilweise von einer serösen Hülle (*Tunica vaginalis testis*, Nachfolgestruktur des Processus vaginalis peritonei) bedeckt (▸ Abb. 20.1). Das viszerale Blatt (**Epiorchium**) ist mit der Tunica albuginea (s. u.) des Hodens verwachsen. Es schlägt am *Mediastinum testis* (Ein-

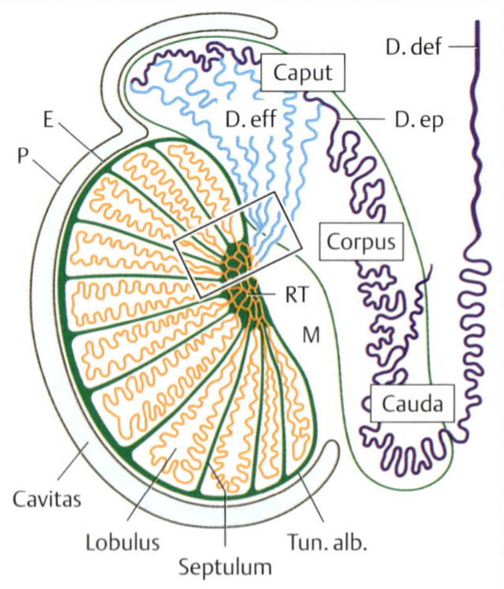

Abb. 20.1 Hoden und Nebenhoden (Schema). Jeder Lobulus testis enthält ein aufgeknäueltes Hodenkanälchen (*gelb*), das in das Rete testis (**RT**) mündet.
M, Mediastinum. **Tun. alb.**, Tunica albuginea. Cavitas vaginalis testis (*hellblau*) begrenzt von Epi- und Periorchium (**E, P**). **D. eff**, Ductuli efferentes (*blau*) bilden den Hauptteil des Caput epididymidis.
D. ep, Ductus epididymidis (*violett*), in der Cauda in den Ductus deferens (**D. def**) übergehend. Der Kasten markiert die Region, aus der ein kleiner Teil in ▸ Abb. 20.2 **a** gezeigt ist.

und Austrittsbereich für Leitungsbahnen) in das parietale Blatt (**Periorchium**) um. Zwischen beiden Blättern liegt ein mit wenig Flüssigkeit gefüllter, von Mesothel ausgekleideter Spalt (*Cavitas vaginalis testis*).

Kryptorchismus. Unvollständiger Deszensus (Hoden verborgen im Leistenkanal oder intraabdominal) führt – wenn nicht in früher Kindheit, meist durch Operation, korrigiert – zu Störungen der Keimzellentwicklung und zur Atrophie der Hodenstränge (später Sterilität). Außerdem besteht erhöhtes Risiko für die Entstehung eines von den Keimzellen ausgehenden malignen Tumors (z. B. Seminom).

20.1.2 Histologische Gliederung des Hodens

Der Hoden ist von einer derben Bindegewebskapsel (**Tunica albuginea**) umschlossen, die auch *glatte Muskelzellen* enthält und mit dem Bindegewebe des Mediastinum (s. o.) in Verbindung steht (▸ Abb. 20.**1**). Zarte Bindegewebssepten (*Septula testis*) ziehen vom Mediastinum radiär durch das Organ und gliedern es in etwa 370 keilförmige **Hodenläppchen** (*Lobuli testis*). Jedes Läppchen enthält ein oder mehrere **Hodenkanälchen** (Samenkanälchen, *Tubuli seminiferi contorti*). Diese sind jeweils ca. 30 cm lang, aber durch starke Knäuelung auf einer Strecke von ca. 3 cm untergebracht. Jeder Tubulus gleicht einer haarnadelförmigen Schlaufe, deren beide Enden über ein kurzes gerades Stück (*Tubulus rectus*) an das **Rete testis** angeschlossen sind. Dieses besteht aus anastomosierenden Spalten, die im Bindegewebe des Mediastinum liegen (▸ Abb. 20.**2 a**) und von einem einschichtigen flachen bis prismatischen Epithel ausgekleidet sind. Das Rete testis setzt sich in die Ductuli efferentes (S. 580) fort, die nahe dem oberen Hodenpol in den Nebenhodenkopf übertreten.

Das **Interstitium** im intertubulären Raum besteht aus sehr lockerem Bindegewebe. Es ist reich an Blutgefäßen und enthält Makrophagen sowie Gruppen von Zwischenzellen (**Leydig-Zellen**, ▸ Abb. 20.**2 b**), die Androgene bilden (S. 577). Lymphgefäße verlaufen in den Septula testis.

Hodenkanälchen

Die Hodenkanälchen (**Tubuli seminiferi contorti**, Durchmesser ca. 200 µm) sind von dem ca. 80 µm hohen **Keimepithel** ausgekleidet (▸ Abb. 20.**2**, ▸ Abb. 20.**3**). Dieses besteht aus zwei grundsätzlich verschiedenen Zellpopulationen, den *somatischen Zellen* (*Sertoli-Zellen*) und den *Keimzellen*, die in ver-

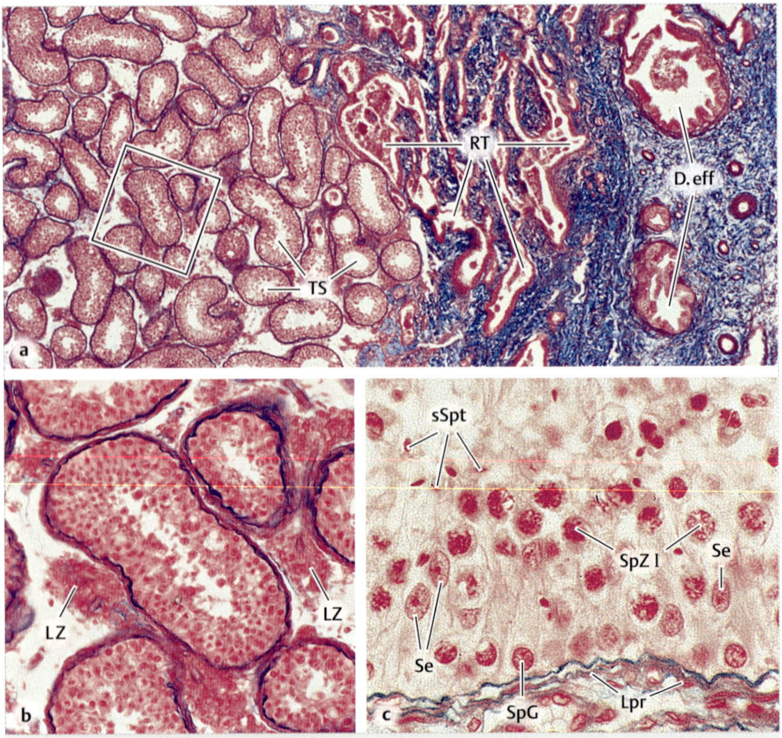

Abb. 20.2 **Hoden** (Mensch). **a** Übersicht über Tubuli seminiferi (**TS**), Rete testis (**RT**) und zwei Ductuli efferentes (**D. eff**). **b** Der Ausschnitt aus **a** zeigt Tubuli seminiferi und mehrere Gruppen von Leydig-Zellen (**LZ**). **c** Keimepithel. **Lpr**, Lamina propria. **Se**, Kerne von Sertoli-Zellen. **SpG**, Spermatogonie. **SpZ I**, Spermatozyten I. **sSpt**, späte Spermatiden. Azan. Vergr. 36fach (a), 125fach (b) und 500fach (c).

schiedenen Stadien der **Spermatogenese** anzutreffen sind: Die **Stammzellen** (**Spermatogonien**) liegen **basal**; mit zunehmender Reife steigen die Keimzellen im Epithel auf und werden schließlich als ausdifferenzierte Spermatozoen in das Tubulus-Lumen entlassen. Jedes Hodenkanälchen ist von einer *Basalmembran* und einer schmalen *Lamina propria* umgeben. Diese enthält mehrere Schichten von **Myofibroblasten**, durch deren Kontraktionen die noch bewegungsunfähigen Spermatozoen ins Rete testis transportiert werden.

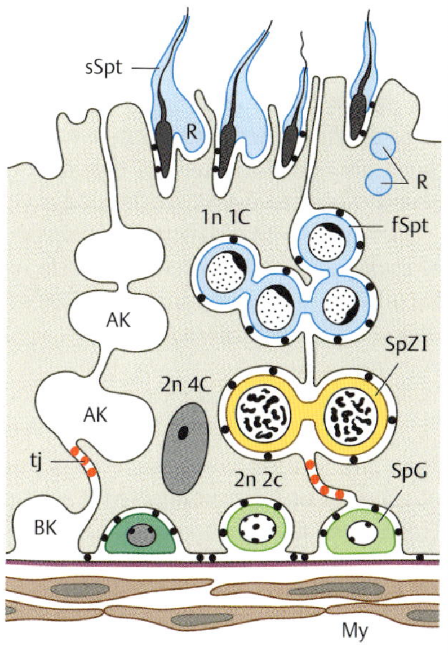

Abb. 20.3 Keimepithel (Schema). Die Sertoli-Zellen (*grau*) bilden mit Tight junctions (**tj**, *rot*) die Blut-Hoden-Schranke, durch die basales und adluminales Kompartiment (**BK** und **AK**) voneinander getrennt werden. **SpG**, Spermatogonien: Stammzelle (*dunkelgrün*) und proliferierende SpG (*hellgrün*). **SpZ I**, Spermatozyten I, durch Zytoplasmabrücke verbunden. Spermatozyten II nicht gezeigt, da wegen der kurzen Verweildauer sehr selten zu finden. **fSpt** und **sSpt**, frühe und späte Spermatiden. fSpt: Zelle und Kern rund, Bildung des Akrosoms (dunkle Kappe) hat begonnen; sSpt: Kern stark kondensiert, überflüssiges Zytoplasma wird abgeworfen und von den Sertoli-Zellen als Residualkörper (**R**) phagozytiert. Die vielfältigen Kontakte zwischen Sertoli-Zellen und Keimzellen sind angedeutet. **My**, peritubuläre Myofibroblasten. **n** und **C**, s. ▶ Abb. 20.4.

Sertoli-Zellen. Diese Zellen sind die Epithelzellen der Hodenkanälchen (▶ Abb. 20.3). Lichtmikroskopisch sind Sertoli-Zellen anhand ihres *Zellkerns* eindeutig von den Keimzellen zu unterscheiden (▶ Abb. 20.2 **c**): Kern meist oval, homogen gefärbt mit deutlichem **Nukleolus**; meist in der unteren Hälfte des Keimepithels gelegen. Sertoli- Zellen haften mittels Hemidesmosomen auf der Basallamina; ihre Zellleiber durchspannen die gesamte Höhe des Keimepithels bis zum Lumen des Tubulus und bilden durch Ausläufer und Einbuchtungen ein Gerüst (nur ultrastrukturell erkennbar), in dem sich die Keimzellen entwickeln. Die Sertoli-Zellen besitzen ein gut ausgebildetes Zytoskelett aus Aktin- und Intermediärfilamenten (vorwiegend Vimentin) sowie Mikrotubuli, und bilden Zellkontakte mit den Keimzellen aus (S. 577). Die lateralen Plasmamembranen benachbarter Sertoli-Zellen sind nahe dem basalen Pol durch ausgedehnte **Tight junctions** miteinander verbunden, die die Interzellularspalten zwischen den Sertoli-Zellen in diesem Bereich vollständig verschließen. Dadurch wird eine kontinuierliche Diffusionsbarriere im Keimepithel errichtet (**Blut-Hoden-Schranke**).

Blut-Hoden-Schranke. Das Keimepithel wird durch die Blut-Hoden-Schranke in ein **basales Kompartiment** und ein **adluminales Kompartiment** unterteilt. Das basale Kompartiment wird vom Blutmilieu bestimmt. Im adluminalen Kompartiment herrscht ein für die Spermatogenese notwendiges, spezielles Mikromilieu, das von den Sertoli-Zellen geschaffen wird. Die Schranke hat u. a. **immunologische** Bedeutung: „Verstecken" der Autoantigene aus den meiotischen und postmeiotischen Spermatogenese-Stadien gegenüber der adaptiven Immunabwehr; Abschirmung gegen Spermien-Autoantikörper. Außerdem schützt die Schranke die Keimzellen vor exogenen Schadstoffen, sofern sie hydrophil sind. Schließlich besitzen die Sertoli-Zellen **Exportpumpen** (S. 29) mit denen sie eingedrungene Schadstoffe wieder herausbefördern können.

20.1.3 Spermatogenese

Als Spermatogenese (▶ Abb. 20.4) werden alle Schritte zusammengefasst, die von der *Spermatogonie* über den *Spermatozyten I* und *Spermatozyten II* zur reifen *Spermatide* und schließlich durch Freilassung derselben aus dem Keimepithel zum *Spermatozoon* (Spermium) führen. Die Spermatogenese kann in drei Teilkapitel gegliedert werden: (1) **Vermehrung** der Spermatogonien (mitotische Teilungen), (2) **Reifung** der Spermatozyten (Meiose) (S. 119), (3) **Differenzierung** der Spermatiden. Die Vermehrung verläuft ausschließlich im basalen Kompartiment, Reifung und Differenzierung nur im adluminalen Kompartiment.

Vermehrung von Spermatogonien findet schon pränatal und dann von der Pubertät an lebenslang statt; die Reifung der Spermatozyten und die Differenzierung der Spermatiden sind jedoch erst von der Pubertät an möglich. Beim erwachsenen, geschlechtsreifen Mann dauert die gesamte Entwicklung von der Spermatogonie bis zum Spermatozoon ca. **10 Wochen**; hinzu kommen noch 12 Tage Aufenthalt im Nebenhoden, bis die Spermatozoen funktionstüchtig sind. Bei einem gesunden jungen Mann verlassen jede Stunde etwa 1 – 2 Millionen Spermatozoen den Hoden in Richtung Nebenhoden.

(1) Vermehrung der Spermatogonien

In einer *embryonalen Vermehrungsperiode* proliferieren die Urkeimzellen in den Hodensträngen und werden zu **Prospermatogonien**, die ebenfalls stark proliferieren. In der Kindheit verläuft ihre Vermehrung nur langsam, in der Präpubertät wieder schneller; hierauf beruht das Hodenwachstum.

Im Keimepithel des geschlechtsreifen menschlichen Hodens werden zwei Populationen von Spermatogonien unterschieden (▶ Abb. 20.4): **Typ A** und **Typ B**. Die Typ-A-Zellen gelten als die **Stammzellen** der Spermatogenese, sie lassen sich entsprechend der Anfärbbarkeit ihres Zellkerns weiter unterteilen in

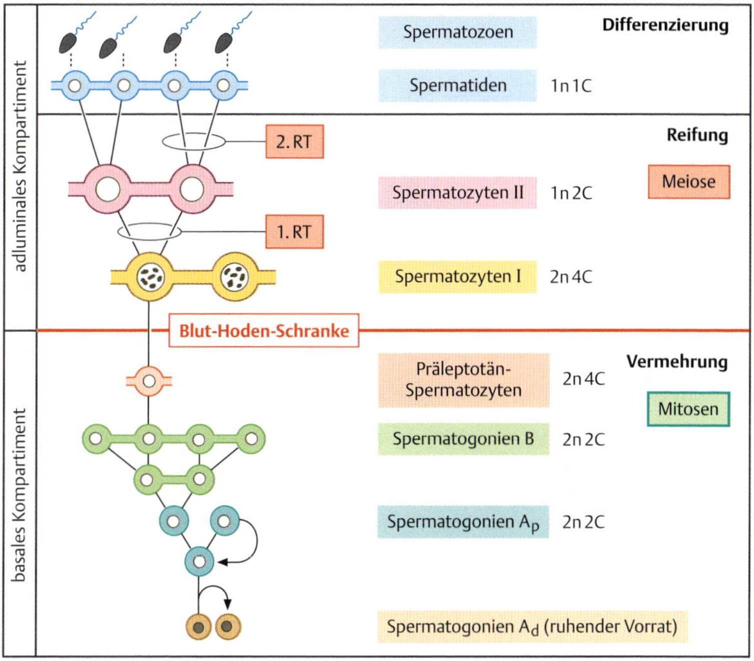

Abb. 20.4 Spermatogenese im menschlichen Hoden (Schema). **Vermehrung**: Beachte die Selbsterneuerung der Stammzell-Populationen A_{dark} (A_d) und A_{pale} (A_p). Die Zahl der Mitosen auf den Stufen der A_p- und B-Spermatogonien ist nicht genau bekannt aber vermutlich höher als hier gezeigt. **Reifung**: 1. RT und 2. RT, erste und zweite Reifeteilung. Die Stadien der Prophase I sind nicht gezeigt (vgl. ▶ Abb. 6.10). **Differenzierung**: Der Werdegang von der frühen Spermatide zum Spermatozoon ist nicht genauer gezeigt. n = Zahl der Chromosmensätze, C = Zahl der Chromatiden pro Chromosomenpaar bzw. (bei n = 1) pro Chromosom.

dunkle ($A_{dark} = A_d$) und blasse A-Spermatogonien ($A_{pale} = A_p$) (in Routinepräparaten nicht immer sicher zu unterscheiden). **A_d-Spermatogonien** stellen die ruhende Reserve dar, d. h. sie teilen sich unter normalen Bedingungen nur sehr selten. **A_p-Spermatogonien** gelten als die mitotisch aktiven Stammzellen, die für die Vermehrung und den ständigen Nachschub an Keimzellen hauptverantwortlich sind. Beide A-Populationen besitzen die Fähigkeit zur **Selbsterneuerung** (S. 113). Die Nachkommen der A_p-Zellen differenzieren sich zu **B-Spermatogonien.** Diese verlassen nach einigen Teilungen den mitotischen Zellzyklus und bereiten die erste Reifeteilung vor, indem sie ihren DNA-Gehalt verdoppeln (**prämeiotische S-Phase**) und dadurch zu **Präleptotän-Spermatozyten** werden (s. u.). Im Routinepräparat sind die Spermatogonien durch ihre basale Lage gut als solche zu erkennen. Die A-Spermatogonien sitzen der Basalmembran breit auf, die B-Spermatogonien haben oft nur geringe Verbindung zur Basalmembran.

Die aus der Teilung einer A_p-Zelle hervorgehenden B-Spermatogonien bleiben bei den nun folgenden Teilungsschritten aufgrund unvollständiger Teilung des Zellleibes durch **Zytoplasmabrücken** verbunden. Sie bilden jeweils eine Gruppe von Zellgeschwistern (**Klon**), die synchron alle folgenden Entwicklungsschritte durchlaufen und sich erst bei ihrer Freilassung als Spermatozoen trennen.

(2) Reifung (Meiose) der Spermatozyten

Ein Ziel der Reifeteilungen ist es, die Chromatinausstattung der Keimzellen von anfangs 2n2C (Spermatogonien-Stadium) auf 1n1C zu reduzieren (S. 119).

1. Reifeteilung. Die ehemaligen B-Spermatogonien gelangen als **Präleptotän-Spermatozyten** (► Abb. 20.4) mittels eines **Schleusenmechanismus** (S. 577) durch die Blut-Hoden-Schranke ins adluminale Kompartiment und treten hier in die meiotische Prophase ein. In diesem Stadium werden die Zellen als **Spermatozyten I** (primäre Spermatozyten) bezeichnet. Sie sind diploid (2n, 4C) und benötigen ca. **3 Wochen**, um die Stadien (Leptotän, Zygotän, Pachytän, Diplotän) der **Prophase I** zu durchlaufen (S. 122). Primäre Spermatozyten sind lichtmikroskopisch gut zu identifizieren: Es sind die größten Zellen des Keimepithels, ihre großen Zellkerne befinden sich in den verschiedenen Stadien der Prophase I und weisen– je nach Stadium – ein auffallend grobscholliges Chromatinmuster auf.

Durch Abschluss der 1. Reifeteilung gehen aus einem Spermatozyten I zwei **Spermatozyten II** (sekundäre Spermatozyten; 1n, 2C) hervor, die umgehend mit der **2. Reifeteilung** beginnen. Eine Verdopplung der DNA findet nicht mehr statt, da diese bereits früher erledigt wurde (Präleptotän-Spermatozyten). Die Spermatozyten II stellen ein kurzes Durchgangsstadium von nur wenigen Stunden dar, daher sind sie in histologischen Präparaten selten zu finden. Durch die 2. Reifeteilung entstehen aus zwei sekundären Spermatozyten rasch vier **Spermatiden** (1n, 1C).

Zum Vergleich: In der **Oogenese** (► Abb. 21.2) ist die Vermehrung schon vor der Geburt endgültig abgeschlossen und alle Keimzellen sind in die 1. Reifeteilung eingetreten (primäre Oozyten). Die 2. Reifeteilung wird erst mit dem Eindringen eines Spermatozoon beendet. Aus *einer* primären Oozyte geht nur *eine* befruchtbare Eizelle hervor, die anderen Tochterzellen werden als Polkörper verworfen. Eine Differenzierungsperiode gibt es in der Oogenese nicht.

(3) Differenzierung der Spermatiden (Spermiogenese)

Spermatiden sind die kleinsten Zellen im adluminalen Teil des Keimepithels, sie liegen dem Lumen des Hodenkanälchens meist am nächsten und zeichnen sich lichtmikroskopisch durch einen kleinen stark färbbaren Kern aus. Sie durchlaufen bis zum fertigen Spermatozoon mehrere morphologisch unterscheidbare Stadien. **Frühe Spermatiden** sind noch runde Zellen mit rundem Kern (▶ Abb. 20.**3**). Bei der Differenzierung zur **späten Spermatide** ändert sich die Zellform grundlegend; lichtmikroskopisch ist dies an der Änderung der Kernform erkennbar. Es kommt zur *Kernkondensierung*, Bildung des *Akrosoms* und zur *Schwanzbildung*. Die Spermatiden stecken kopfüber in apikalen Buchten der Sertoli-Zellen und sind hier durch Haftkontakte fixiert. Die Schwänze ragen in das Lumen des Hodenkanälchens. Vom **Spermatozoon** wird erst gesprochen, wenn die späte Spermatide aus dem Klon und dem Kontakt mit der Sertoli-Zelle entlassen worden ist (**Spermiation**) (S. 577). Bei der Freilassung bleiben überflüssige Teile des Zytoplasmas (und damit auch die Interzellularbrücken) zurück und werden von den Sertoli-Zellen als „Residualkörper" phagozytiert und abgebaut.

Durch maximale **Kernkondensierung** wird das Kernvolumen auf ca. 10 % reduziert; die extrem starke Kompaktierung der DNA erfolgt mit Hilfe von *Protaminen*, kleinen stark basischen Proteinen, die die Histone (S. 98) größtenteils ersetzen. Das **Akrosom** geht aus dem Golgi-Apparat hervor und ist ein modifiziertes Lysosom. Es ist einer flachen Tasche vergleichbar, die sich kappenförmig über den rostralen Kernpol legt (▶ Abb. 20.**5**). Die innere Membran des Akrosoms ist unverschieblich an der Kernhülle verankert. Das Akrosom enthält verschiedene hydrolytische Enzyme (u. a. das proteolytische *Akrosin*), die bei der Befruchtung für die Durchdringung der Zona pellucida wichtig sind (Akrosom-Reaktion, ▶ Abb. 21.**15**). Bei der **Schwanzbildung** entsteht der Bewegungsapparat aus Mikrotubuli und Dynein (Axonema) (S. 46). Das Axonema wächst von einem der beiden Zentriolen aus. Das Zytoplasma wird nach kaudal verschoben, die Mitochondrien ordnen sich manschettenartig um den proximalen Teil des Axonema an.

Spermatozoon

Am fertigen Spermatozoon können der paddelförmige ovale Kopf und der Schwanz (ca. 60 µm lang) unterschieden werden (▶ Abb. 20.**5**). Der **Kopf** enthält Zellkern und Akrosom (s. o.). Der **Schwanz** wird in seiner ganzen Länge vom *Axonema* durchzogen, welches genau wie das Axonema der Kinozilien aufgebaut ist (Mikrotubuli und Dynein, 9 + 2-Struktur, ▶ Abb. 3.**9 c**). Es befähigt das Spermatozoon, wenn funktionell ausgereift, zu **progressiver Motilität**. Das Axonema wird von 9 peripher liegenden Längsfasern (**Außenfibrillen**)

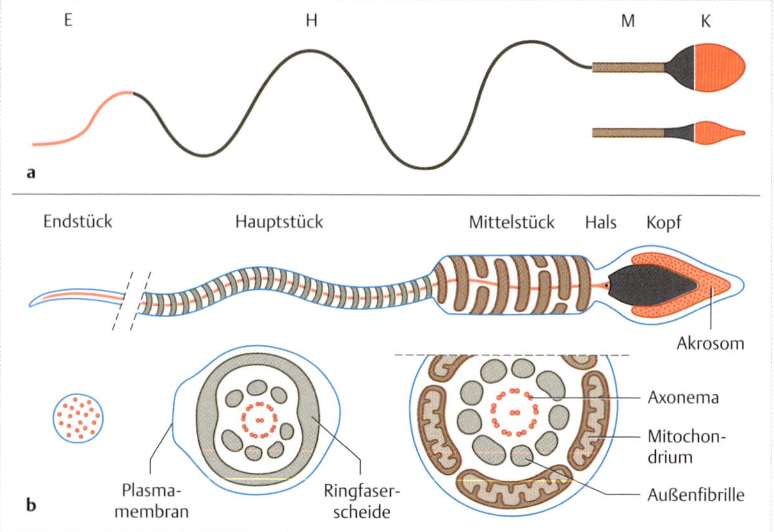

Abb. 20.5 Spermatozoon (schematisch). **a** Darstellung in annähernd richtigen Proportionen. Kopf in Flächenansicht (oben) und im Profil. Farben wie in b. **b** Ultrastruktur. Akrosom und Zytoplasmasaum im Kopf sind übertrieben breit gezeichnet. Beachte die Befestigung der inneren Akrosomenmembran an der Kernhülle (vgl. auch ▸ Abb. 21.**15**).

begleitet, die der mechanischen Stabilisierung dienen. Der Schwanz gliedert sich in mehrere Abschnitte. **Halsstück**: Verankerung des Axonema in einem der beiden Zentriolen, Steuerung der Schwanzbewegung. Im Halsstück liegt außerdem das übrig gebliebene zweite Zentriol (wichtig für die Mitosespindel bei der ersten Teilung der Zygote) (S. 621). **Mittelstück**: Axonema und Längsfasern sind umgeben von einer Manschette aus ca. 100 Mitochondrien, die zu langen Schlangen fusionieren und sich spiralig anordnen (Energiegewinnung für die Bewegung). **Hauptstück** (längster Teil): Axonema und Längsfasern sind umgeben von einer Scheide aus rippenförmigen Ringfasern (Ringfaserscheide). **Endstück**: ungeordnete Mikrotubuli.

Die im Lumen der Samenkanälchen liegenden Spermatozoen sind zwar morphologisch voll differenziert, aber *funktionell unreif* und haben weder die Fähigkeit zur Eigenbewegung noch zur Befruchtung. Sie sind in einer von den Sertoli-Zellen sezernierten Flüssigkeit suspendiert, in der sie durch die peristaltische Aktivität der peritubulären Myofibroblasten zum Rete testis transportiert werden. Fortsetzung in Gestalt der Samenwege (S. 579).

Verteilungsmuster der Entwicklungsstadien. Die Mitglieder eines Klons (S. 574) entwickeln sich synchron. Sie steigen gemeinsam von basal nach luminal auf und werden 74 Tage nach dem Start als Spermatozoen freigesetzt. Weitere Klone, die im Abstand von je 16 Tagen aus A-Spermatogonien hervorgehen, rücken nach. Im Keimepithel liegen also von basal nach luminal mehrere Generationen übereinander. Da die A-Spermatogonien eines Kanälchenquerschnittes im menschlichen Hoden ihre Nachkommen aber nicht synchron, sondern zeitlich versetzt auf den Weg schicken, ist die Kombination von Entwicklungsstadien in einem beliebigen Querschnitt nicht in der ganzen Zirkumferenz einheitlich. Vielmehr zeigen die einzelnen Sektoren des Querschnitts unterschiedliche Kombinationen. Dies ist ein Unterschied gegenüber den üblichen Labortieren, bei denen innerhalb eines beliebigen Querschnitts rundum dieselbe Kombination von Entwicklungsstufen zu finden ist.

Zellkontakte. Benachbarte Sertoli-Zellen sind im Bereich der **Blut-Hoden-Schranke** (S. 572) nicht nur durch die schon erwähnten Tight junctions sondern auch durch **Gap junctions** sowie **Desmosomen** und **Adhärens-Kontakte** untereinander verbunden. Dieses ganze Arrangement muss beim Aufstieg der Präleptotän-Spermatozyten ins adluminale Kompartiment völlig umgebaut werden, ohne dass die Schranke undicht wird (**Schleusenmechanismus**): Sämtliche Kontakte oberhalb der passierenden Zelle müssen gelöst und unterhalb gleichzeitig neu geknüpft werden. Auch zwischen Sertoli-Zellen und Keimzellen bestehen Kontakte. Besonders wichtig sind diejenigen im **oberen Bereich des Keimepithels**: Hier halten ausgedehnte spezielle Haftkontakte die fortgeschrittenen, aber noch nicht ganz ausgereiften Spermatiden in Position und sorgen dafür, dass diese nicht von der im Tubulus-Lumen herrschenden Strömung vorzeitig abgerissen werden. Für die geordnete Freilassung der reifen Spermatiden (**Spermiation**) ist **die kontrollierte Beseitigung der Haftkontakte** durch die Sertoli-Zelle erforderlich (wahrscheinlich durch Endozytose der beteiligten Proteine).

Veränderungen. Die Spermatogenese hält an sich lebenslang an. Dennoch kann sie durch diverse Schädigungen stellenweise vermindert oder ausgelöscht werden. Histologisches Korrelat: Unordnung oder Erniedrigung des Keimepithels; völliger Schwund der Keimzellen (nur Sertoli-Zellen im betroffenen Tubulus seminifer) oder Untergang des Tubulus unter Bildung eines Bindegewebsstranges („Tubulusschatten"). Solche degenerativen Veränderungen sind mit zunehmendem Alter des Mannes häufiger zu finden und auch in Kurspräparaten anzutreffen. Gelegentlich sind mehrkernige *Riesenspermatiden* im Lumen einzelner Tubuli zu beobachten. Solche Gebilde kommen durch Störungen an den Interzellularbrücken zustande: Spermatiden eines Klons fließen zu einer großen Zelle zusammen.

Endokrine Funktion und Regulation des Hodens

Androgene. Produzenten der Androgene (vor allem **Testosteron**) sind die **Leydig-Zellen** (▸ Abb. 20.2, ▸ Abb. 20.6). Diese zytoplasmareichen Zellen liegen gruppenweise zwischen den Hodenkanälchen (daher auch als *Interstitialzellen* oder *Zwischenzellen* bezeichnet) und haben enge Beziehung zu Kapillaren (Endothel vom *kontinuierlichen* Typ). Funktionell entsprechen die Leydig-Zellen den Theca interna-Zellen des Ovars (S. 599). Die Androgene gehören zu den Steroidhormonen; die Leydig-Zellen weisen die entsprechenden ultrastruktu-

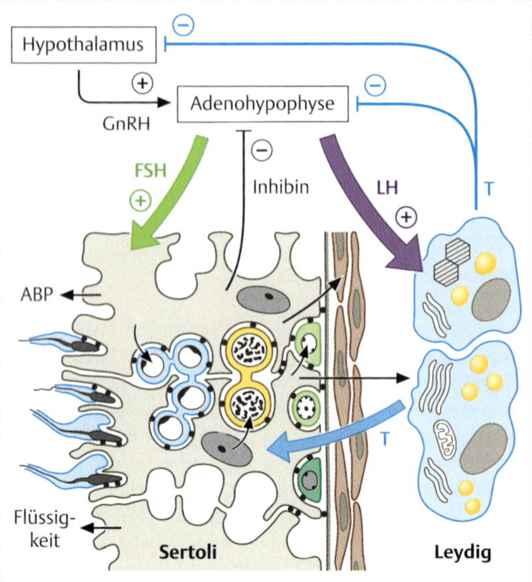

Abb. 20.6 Hormonelle Steuerung der Spermatogenese. ABP, Androgenbindendes Protein. **FSH**, Follikel-stimulierendes Hormon. **LH**, Luteinisierendes Hormon. **T**, Testosteron. In den Leydig-Zellen Lipidtröpfchen, glattes ER, tubuläre Mitochondrien und Reinke-Kristalle (Sechsecke). Vielfältige Beeinflussung der Keimzellen durch die Sertoli-Zellen (kleine Pfeile). Die Kontakte zwischen den Sertoli-Zellen und Keimzellen sind angedeutet. Einzelheiten s. Text. Peritubuläre Myofibroblasten *braun*.

rellen Merkmale (S. 522) auf: Lipidtröpfchen, reichlich glattes ER, tubuläre Mitochondrien. Eine Besonderheit der menschlichen Leydig-Zellen sind die *Reinke-Kristalle* im Zytoplasma: kristalline Aggregate möglicherweise aus Proteinen, Bedeutung unklar.

Die Leydig-Zellen synthetisieren außer Androgenen verschiedene Neuropeptide, mit denen sie durch parakrine Sekretion sowohl die Durchblutung als auch die Spermatogenese beeinflussen.

Von den vielfältigen **Wirkungen des Testosteron** seien hier nur die auf die Geschlechtsorgane gerichteten genannt: Stimulierung der Spermatogenese; Entwicklung und Funktionserhaltung der Samenwege, akzessorischen Geschlechtsdrüsen und sekundären Geschlechtsmerkmale. Einige Zielgewebe (z. B. Prostata, Nebenhodenepithel, Haarfollikel) sprechen stärker auf den Metaboliten **Dihydrotestosteron** an. Dieser entsteht in den Zielzellen aus Testosteron (Enzym: **5α-Reduktase**). Die endokrine Aktivität der Leydig-Zellen wird durch das Luteinisierende Hormon (**LH**) aus der Hypophyse (S. 516) und indirekt vom hypothalamischen Steuerhormon **GnRH** (S. 518) stimuliert. Langfristig hat LH trophische Wirkung auf die Leydig-Zellen. Hohe Testosteronspiegel im Blut hemmen die Ausschüttung von LH und GnRH (negative Rückkopplung).

Endokrine Regulation der Spermatogenese. Für die Initiierung und Aufrechterhaltung einer normalen Spermatogenese sind **FSH** (Follikel-stimulierendes Hormon aus der Hypophyse) (S. 516) und **Testosteron** unbedingt notwendig. Dabei scheinen die *Sertoli-Zellen* die Vermittler dieser Hormonwirkungen zu sein. Die Ausschüttung von FSH wird durch ein Peptid (**Inhibin**) aus den Sertoli-Zellen gebremst (negative Rückkopplung). Die Inhibin-Konzentration im Blut kann in der Praxis als Indikator für die Funktion der Sertoli-Zellen genutzt werden.

Die **Mechanismen**, durch welche die **Sertoli-Zellen** die Spermatogenese fördern, sind vielfältig und nicht alle ausreichend geklärt. Am besten erforscht sind die Zellkontakte (S. 577) und die Funktion der Sertoli-Zellen als **Stammzell-Nische** (S. 114). Außerdem sezernieren die Sertoli-Zellen verschiedene Zytokine und Wachstumsfaktoren sowie das **Androgen-bindende Protein** (**ABP**). Es sorgt durch die Bindung von Testosteron (aus den Leydig-Zellen) für eine hohe Hormonkonzentration in den Hodenkanälchen sowie in den Samenwegen.

Estrogene beim Mann. Bemerkenswert ist, dass Leydig-Zellen, Sertoli-Zellen und die Keimzellen sowie verschiedene andere Gewebe außerhalb des Hodens (z. B. Fettgewebe, Leber, Muskulatur, Hirn) das Enzym **Aromatase** (vgl. ▶ Abb. 21.**6**) besitzen und aus Androgenen **Estrogene** bilden können. Estrogene haben physiologische Bedeutung für die männliche Fertilität (z. B. Samenzellreifung und resorptive Funktion der Samenweg-Epithelien) sowie für andere Funktionen (z. B. Knochenhaushalt) (S. 200). **Erblicher Aromatase-Mangel** beim Mann führt u. a. zu Sterilität und Osteoporose. Erhöhte Estrogenspiegel infolge eines **Leydig-Zell-Tumors** verursachen eine Femininisierung (S. 663).

20.2 Samenwege und akzessorische Drüsen

Die Myofibroblasten des Hodens befördern die zunächst noch immobilen Spermatozoen über das Rete testis in die ableitenden Samenwege. Diese bestehen aus den **Ductuli efferentes**, dem Nebenhodengang (**Ductus epididymidis**) und dem Samenleiter (**Ductus deferens**) (▶ Abb. 20.**1**). Es sind Derivate der Urnierenkanälchen (Ductuli efferentes) bzw. des Urnierenganges (*Wolff-Gang*). Die **akzessorischen Drüsen**, insbesondere die paarigen Bläschendrüsen und die Prostata, liefern mit ihren Sekreten den Hauptanteil des Ejakulats.

Post-testikuläre Reifung der Spermien. Bei Verlassen des Hodens sind die Spermien noch nicht tauglich, eine Oozyte zu befruchten. Dies beruht u. a. auf funktionellen „Mängeln“ der Plasmamembran über dem Spermienkopf. Diese Mängel werden während des Aufenthaltes im **Nebenhodengang** und bei Kontakt mit dem **Prostatasekret** korrigiert: Die Epithelien beider Organe sezernieren elektronenmikroskopisch nachweisbare **extrazelluläre Vesikel** (S. 75), die wahrscheinlich der Modifikation der Spermienplasmamembran dienen (Interaktion der Spermienoberfläche mit den Vesikeln, Übertragung von Oberflächenproteinen, Lipiden, RNA usw.). Die in der Nebenhodenflüssigkeit nachweisbaren Extrazellulären Vesikel werden als **Epididymosomen** bezeichnet (Sekretionsmodus nicht geklärt, möglicherweise apokrin). Die Vesikel im Prostatasekret entstehen wahrscheinlich nach Art der Exosomen (▶ Abb. 5.**5 c**), sie werden **Prostasomen** genannt (S. 75). Die volle Fähigkeit zur Befruchtung erlangen die Spermien erst während der Passage durch den weiblichen Reproduktionstrakt (**Kapazitation**) (S. 620).

20.2.1 Nebenhoden (Epididymis)

Makroskopie. Der Nebenhoden (*Epididymis*) dient der **funktionellen Ausreifung** (Dauer ca. 12 Tage) und **Speicherung** der Spermatozoen. Er ist makroskopisch in Kopf (*Caput*), Körper (*Corpus*) und Schwanz (*Cauda*) gegliedert (▶ Abb. 20.**1**). Im Caput liegen die Ductuli efferentes und die Anfangsstrecke des Nebenhodenganges. Corpus und Cauda enthalten die meisten Windungen des Nebenhodenganges, die Cauda zusätzlich den Beginn des Samenleiters (**Ductus deferens**).

Ductuli efferentes. Jeder der etwa 12 Ductuli ist ca. 12 cm lang (auf 1 cm zusammengeknäuelt), von mehreren Lagen dünner, wenig differenzierter glatter Muskelzellen umgeben (Spermientransport) und mündet End-zu-Seit in den Nebenhodengang. In dem 1- bis 2-reihigen **Epithel** der Ductuli efferentes wechseln Gruppen von *hochprismatischen Zellen* und Gruppen von *niedrigen Zellen* miteinander ab, was im Präparat das Bild einer *wellenförmigen Oberfläche* hervorruft (▶ Abb. 20.**2 a**). Manche Zellen tragen Kinozilien und helfen beim Spermientransport. Andere tragen Mikrovilli und haben resorptive Funktion: Volumenreduktion der aus dem Hoden kommenden Spermiensuspension durch Flüssigkeitsentzug, dadurch entsprechende Erhöhung der Spermienkonzentration.

Ductus epididymidis. Der **Nebenhodengang** ist 5 – 6 m lang und auf ca. 6 cm zusammengeknäuelt (zahlreiche Anschnitte im Präparat). Er besitzt ein gleichmäßig hohes **zweireihiges Zylinderepithel mit langen Stereozilien** (▶ Abb. 20.**7 a**; ▶ Abb. 2.**4 c**; ▶ Abb. 7.**3 c**), das aus hohen Hauptzellen und niedrigen Basalzellen besteht; im Lumen meist Ansammlungen von Spermatozoen. Um die *Caput*- und *Corpus*-Abschnitte des Ductus herum liegen dünne, wenig differenzierte glatte Muskelzellen, der *Cauda*-Abschnitt dagegen ist von einer Manschette aus dicken glatten Muskelzellen umgeben. Die Hauptzellen des

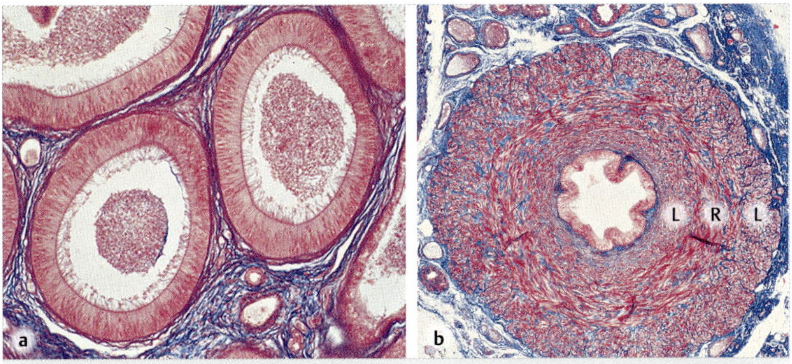

Abb. 20.7 Ableitende Samenwege. **a** **Ductus epididymidis**. Zweireihiges Zylinderepithel mit Stereozilien (höhere Vergr. ▸ Abb. 7.3). Im Lumen Ansammlungen von Spermatozoen. **b** **Ductus deferens** (Strecke im Samenstrang). Sternförmiges Lumen, scheinbare Dreischichtung des dicken Muskelmantels; **L** und **R**, Längs- und Ringschicht. Azan. Vergr. 75fach (a), 25fach (b).

Epithels sind mit rauem ER und großem Golgi-Apparat ausgestattet. Sie betreiben Resorption (Verminderung des Flüssigkeitsvolumens), unterhalten mittels einer apikalen Protonenpumpe ein mäßig saures Milieu (pH 6,5; Hemmung der Spermatozoen-Motilität) und sezernieren die **Epididymosomen** (s. u.)

Das Epithel wird von proximal (Caput) nach distal (Cauda) niedriger. Die Gangabschnitte in *Caput* und *Corpus* dienen vorwiegend der **Spermienreifung:** Die dünnen glatten Muskelzellen sind spontan aktiv und befördern den Inhalt durch Peristaltik langsam voran. Der dicke Muskelmantel in der Cauda verhält sich dagegen ruhig und kontrahiert sich nur nach neuronaler Stimulation im Rahmen der Emission (s. u.). Die Cauda ist das **Reservoir**, in dem die Spermien für die Emission bereit liegen. Das Nebenhodenepithel wird mit Androgenen (Dihydrotestosteron) versorgt, die – an ABP (s. o.) gebunden – in der Samenflüssigkeit enthalten sind.

20.2.2 Ductus deferens (Samenleiter)

Makroskopie. Der Ductus deferens ist ein ca. 40 cm langer und 3 mm dicker Schlauch, der dem **Transport** der Spermiensuspension in die Urethra dient. Er läuft im Samenstrang nach kranial durch den Leistenkanal und zieht ins kleine Becken (s. Bücher der Makroskopischen Anatomie). Kurz vor Erreichen der Prostata erweitert er sich zur **Ampulla ductus deferentis**, in die der Ausführungsgang der Bläschendrüse mündet; die Fortsetzung ist der durch die Prostata ziehende **Ductus ejaculatorius** (▸ Abb. 20.9), der sich auf dem Colliculus seminalis in die Pars prostatica urethrae öffnet.

Der Ductus deferens wird meist an Schnitten durch den Samenstrang (s. u.) mikroskopiert. Hier ist er durch folgende Merkmale gekennzeichnet (► Abb. 20.7 **b**): scheinbar dreischichtige **dicke Muskelwand**; sternförmiges, auffallend **enges Lumen**; zwei- oder mehrreihiges **Zylinderepithel mit Stereozilien**. Unter dem Epithel liegt eine dünne Lamina propria. Die glatte Muskulatur ist in Spiraltouren mit unterschiedlichen Steigungswinkeln angeordnet, daraus entsteht das Bild der Dreischichtigkeit (innere und äußere Längs-, mittlere Ringmuskelschicht). Die Muskulatur ist außerordentlich dicht **noradrenerg innerviert**. Viele Muskelzellen haben enge Kontakte zu noradrenergen Varikositäten, die außerdem diverse Neuropeptide und ATP als Co-Transmitter enthalten. Die dichte Innervation der Muskulatur entspricht der speziellen **Transportfunktion** des Ductus deferens: sehr rasche Beförderung der Spermiensuspension aus der Cauda des Nebenhodens in die Harnröhre (**Emission**).

Im Beckenabschnitt des Ductus deferens zeigt das Epithel keine Stereozilien mehr. Die Schleimhaut in der Ampulla und im Ductus ejaculatorius ähnelt derjenigen der Bläschendrüse. Die Ampulle besitzt eine dünne Muskelschicht, der Ductus ejaculatorius ist von Prostatagewebe umgeben (s. u.) und hat kaum eigene Muskulatur.

Samenstrang (*Funiculus spermaticus*). Hier seien nur die Strukturen aufgezählt, mit denen im Schnittpräparat zu rechnen ist (Einzelheiten s. Bücher der Makroskopischen Anatomie): Ductus deferens; meist zwei dünne Äste der A. testicularis; A. ductus deferentis; zahlreiche Anschnitte des *Plexus pampiniformis* (Venen mit weitem Lumen und auffallend dicker Muskelschicht); Lymphgefäße; viele Nervenanschnitte; M. cremaster (Skelettmuskulatur).

20.2.3 Bläschendrüsen

Die paarigen Bläschendrüsen (*Glandulae vesiculosae*) entwickeln sich als Ableger der Samenleiter. Jede Bläschendrüse (► Abb. 20.**8 a**) besteht aus einem 15 cm langen, unregelmäßig geformten Schlauch, der auf 5 cm zusammengefaltet (mehrere Anschnitte im Präparat) und von einer Bindegewebskapsel umgeben ist. Der Drüsenschlauch mündet in den seitengleichen Samenleiter, kurz bevor dieser in die Prostata eintritt. Die Wand der Drüse enthält **glatte Muskulatur**. Das Lumen ist durch schmale **Schleimhautfalten** (mit Sekundär- und Tertiärfältchen) in viele Nischen unterkammert. Die Schleimhaut trägt ein ein- bis zweischichtiges **prismatisches Epithel**. Die Zellen produzieren ein an **Fructose** und Glucose reiches, leicht alkalisches **Sekret**, das ca. 70 % des Ejakulats ausmacht. Die Zucker dienen als Energiequelle für die Spermien. Ein wichtiges Protein ist **Semenogelin**. Es lässt das Ejakulat rasch zu einer gelartigen Masse koagulieren, in der die Spermien eingeschlossen und unbeweglich sind; Verflüssigung des Koagulums durch PSA (s. u.). Die sekretorische Funktion der Bläschendrüse ist von **Testosteron** abhängig.

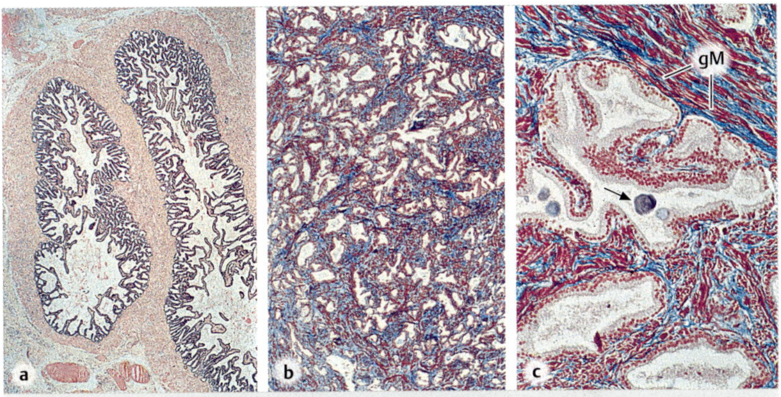

Abb. 20.8 Akzessorische Drüsen. a **Bläschendrüse.** Zwei Anschnitte des aufgeknäuelten Schlauches. Das Lumen ist durch Schleimhautfältchen unterkammert. Die übrigen Wandschichten der Bläschendrüse bestehen aus glatter Muskulatur und Bindegewebe. b, c **Prostata.** Übersicht und höhere Vergrößerung. Zahlreiche tubuloalveoläre Drüsen und fibromuskuläres Stroma. **gM**, glatte Muskelzellen (rot). **Pfeil** weist auf einen kleinen Prostatastein im Drüsenlumen. H.E. (a) und Azan. Vergr. 9,5fach (a, b), 75fach (c).

20.2.4 Prostata

Makroskopie. Die Prostata (Vorsteherdrüse) (Gewicht beim jungen Mann ca. 20 g, später mehr) liegt zwischen Harnblase und *Membrana perinei* (▶ Abb. 20.**9**) und ist als derbes Gebilde vom Rektum aus zu tasten. Das Organ wird von der Urethra (**Pars prostatica urethrae**) und den beiden **Ductus ejaculatorii** durchzogen. An der dorsalen Urethrawand ragt der **Colliculus seminalis** in das Lumen; auf seinem Gipfel liegt die Mündung des *Utriculus prostaticus* (ein 1 cm langer blinder Schlauch, Rudiment des Müller-Ganges), beidseits flankiert von den Öffnungen der Ductus ejaculatorii. Die **prostatische Urethra** ist leicht nach ventral abgeknickt und dadurch in ein **proximales** und ein **distales Segment** (ab Colliculus seminalis) gegliedert.

Histologie. Die Prostata (▶ Abb. 20.**8**, ▶ Abb. 20.**9**) besteht aus 30 – 50 verzweigten, **tubuloalveolären Einzeldrüsen**, die mit 15 – 30 Ausführungsgängen (*Ductuli prostatici*) überwiegend in das distale Segment der prostatischen Urethra münden. Die Prostatadrüsen sind in ein bindegewebiges **Stroma** eingebettet, das mit der fibromuskulären Organkapsel zusammenhängt. Höchst charakteristisch für die Prostata sind die vielen **glatten Muskelzellen** im Stroma (Funktion: Emission des Sekrets in die Urethra). Die Drüsenlumina sind unterschiedlich weit und werden von kleinen Falten unvollständig unterkammert.

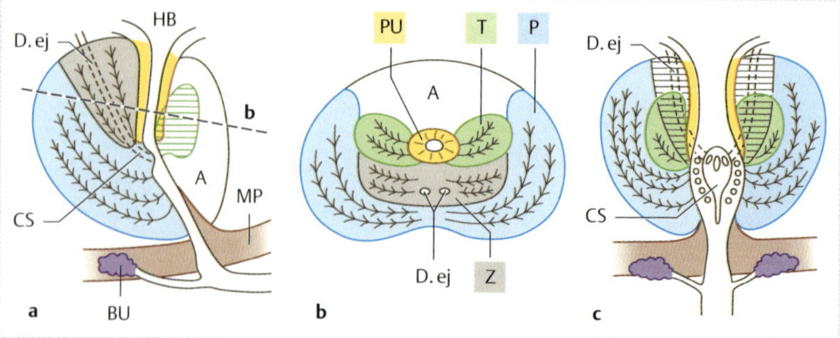

Abb. 20.9 Gliederung der Prostata in histologische Zonen (nach McNeal [55]). Periphere (**P**), zentrale (**Z**), Transitions- (**T**), Periurethral- (**PU**) und anteromediane drüsenfreie (**A**) Zone. **a Sagittalschnitt.** Pars prostatica urethrae leicht nach ventral abgewinkelt, proximales und distales Segment (ab Colliculus seminalis, **CS**). **D. ej**, Ductus ejaculatorius (gestrichelt, da hinter der Schnittebene) mit Mündung auf dem CS. Transitionszone gestreift, da hinter der Schnittebene. **HB**, Harnblase. **MP**, Membrana perinei. **BU**, Bulbourethraldrüse. **b Transversalschnitt** in Höhe des proximalen Urethrasegments wie in a angegeben. Mündungen der Prostatadrüsen-Ausführungsgänge nicht angeschnitten. **c Frontalschnitt** (Abwinkelung der Urethra vernachlässigt). Zentrale Zone gestrichelt, da hinter der Schnittebene. Auf dem CS die Mündungen des Utriculus (Mitte) und der D.ej (seitlich). Lateral vom CS und seiner kaudalen Fortsetzung (Crista urethralis) Mündungen der Prostatadrüsen-Ausführungsgänge.

Das zweireihige **Epithel** besteht aus Basalzellen und Hauptzellen, die je nach sekretorischer Aktivität kubisch oder zylindrisch sein können. In ihrem Zytoplasma liegen zahlreiche Sekretvakuolen, die mit kleinsten Vesikeln gefüllt sind. Die Sekretvakuolen entleeren ihren Inhalt vermutlich durch Exozytose in das Drüsenlumen, die dadurch entstehenden **Extrazellulären Vesikel** werden nun **Exosomen** genannt (▸ Abb. 5.5 c), oder – Organ-spezifisch – als **Prostasomen** bezeichnet. Diese sind im Prostatasekret nachweisbar (S. 580). Außerdem kommen im Epithel **endokrine Zellen** vor (S. 536), die **Serotonin** sezernieren. Im Lumen der Drüsenalveolen sind gelegentlich einzelne **Prostatasteine** (bis zu 2 mm groß) zu finden; sie entstehen als konzentrische Konkremente aus Sekretbestandteilen und abgeschilferten Epithelzellen.

Die **Innervation** der Prostata ist vielfältig. Am wichtigsten sind folgende Fakten: Für die Kontraktion und den Dauertonus der glatten Muskulatur ist die noradrenerge Innervation (Prostata-typische **α_1-Adrenozeptoren**) hauptverantwortlich; die sekretorische Aktivität wird durch cholinerge Innervation stimuliert.

Funktion. Das dünnflüssige, schwach saure **Sekret** (pH 6,4) der Prostatadrüsen trägt ca. 30% zum Volumen des Ejakulates bei. Es geht bei der Ejakulation dem Sekret der Bläschendrüsen voraus und enthält den Großteil der Spermatozoen. In dem Sekret sind zahlreiche Zutaten zu finden: u. a. die Prostata-spezifische **saure Phosphatase** (physiologische Funktion unklar) und das **Prostata-spezifische Antigen (PSA).** Beide haben diagnostische Bedeutung: sie tauchen beim Prostata-Karzinom in erhöhter Konzentration im Blut auf. Die physiologische Funktion des als Protease wirkenden PSA besteht in der **Verflüssigung** des koagulierten Ejakulats durch **Spaltung des Semenogelins** (S. 582). Dadurch werden die Spermien aus dem Koagulum befreit und gewinnen nun endlich ihre progressive Motilität. Das Wachstum der Prostata während der Pubertät sowie ihre Funktion nach Erreichen der Geschlechtsreife sind abhängig von **Dihydrotestosteron** (Entstehung aus Testosteron mittels der **5α-Reduktase** hauptsächlich in den Stromazellen).

Gliederung der Prostata. In der Klinik ist die Gliederung in histologische Zonen (nach McNeal) heute am geläufigsten ▸ Abb. 20.9): (a) **Periphere Zone** („Außenzone“ einer älteren Nomenklatur; ca. 70% der Organmasse): hinterer, seitlicher und kaudaler Bereich. (b) **Zentrale Zone** („Innenzone“; ca. 25% der Organmasse): kranialer keilförmiger Bereich, durchzogen von den Ductus ejaculatorii und dem Utriculus prostaticus. (c) **Periurethralzone:** schmale Manschette von kurzen Urethra-eigenen Drüsen in der glattmuskulären Wand des *proximalen* Urethrasegments. (d) **Transitionszone** (Übergangszone, 5 – 10% der Organmasse beim gesunden jungen Mann): zwei Bereiche beidseits vom *proximalen* Urethrasegment, zwischen Periurethralzone und peripherer Zone gelegen. (e) **Anteromediane drüsenfreie Zone** aus fibromuskulärem Stroma. Die Zonen unterscheiden sich bezüglich der Gestalt der Drüsen und der Anfälligkeit für Krankheiten. Die Grenzen lassen sich auch durch transrektale Ultraschalluntersuchung darstellen.

Vergrößerungen der Prostata: Ihr abnormes Wachstum wird durch *Dihydrotestosteron* (s. o.) unterhalten. Die (benigne) **Prostatahyperplasie** ist gekennzeichnet (a) durch Massenzunahme von Stroma und Drüsen und betrifft meist die *Transitionszone*, manchmal auch die *Periurethralzone*; (b) durch erhöhten Tonus der glatten Muskulatur. Folge: Einengung der Urethra, Harnverhaltung mit potenziell lebensbedrohenden Konsequenzen für den Harntrakt. Häufigkeit mit dem Alter zunehmend; in der Prostata fast jedes Mannes jenseits des 70. Lebensjahres sind histologische Zeichen der Hyperplasie zu finden. Therapie: chirurgisch (u. a. Transurethrale Prostata-Resektion), medikamentös (u. a. Blockierung der Prostata-typischen α_1-Adrenozeptoren; Inhibierung der 5α-Reduktase). – Das **Prostata-Karzinom** entsteht in der Mehrzahl der Fälle (ca. 70 %) in der *peripheren Zone*; es ist der häufigste maligne Tumor bei Männern nach dem 70. Lebensjahr. Fernmetastasen oft im Skelettsystem. Mögliche medikamentöse Therapie beim Prostata-Karzinom: Drosselung der Testosteron-Sekretion durch Ausschaltung der GnRH-Sekretion) (S. 520).

20.2.5 Anhangsdrüsen der Urethra

Die paarigen, erbsgroßen **Gll. bulbourethrales** (*Cowper-Drüsen*) liegen im Diaphragma urogenitale (*Membrana perinei*) (▸ Abb. 20.**9**) und münden mit je einem Gang in den Anfangsteil der *Pars spongiosa urethrae*. Es handelt sich um verzweigte tubulöse, *muköse Drüsen*. Zusätzlich gibt es im Verlauf der Pars spongiosa urethrae zahlreiche kleine, ebenfalls Schleim-bildende Drüsen, die **Gll. urethrales** (*Littré-Drüsen*) (▸ Abb. 20.**10 b**). Das Sekret aus den Anhangsdrüsen der Urethra erscheint vor dem Ejakulat in einigen Tropfen an der Harnröhrenöffnung.

20.3 Äußeres männliches Genitale

20.3.1 Penis

Makroskopie. Der Hauptteil des männliche Glieds (*Penis*) wird von den paarigen Penisschwellkörpern (**Corpora cavernosa**) sowie dem Harnröhrenschwellkörper (**Corpus spongiosum**) eingenommen (▸ Abb. 20.**10**). Letzterer setzt sich in die Eichel (*Glans*) fort. Die Corpora cavernosa sind von einer derben bindegewebigen **Tunica albuginea** umgeben und durch das kammartig durchbrochene *Septum penis* unvollständig voneinander getrennt. Das Corpus spongiosum besitzt eine dünnere Bindegewebshülle. Alle Schwellkörper zusammen sind von der *Fascia penis* umgeben. Die Haut des Penis ist dünn, frei von Fettgewebe und gut verschieblich. Über der Glans bildet die Haut eine Duplikatur, die Vorhaut (**Praeputium**). Glans und Praeputium tragen mehrschichtiges unverhorntes bis verhorntes Plattenepithel.

Das **Corpus cavernosum** ist ein Schwellkörper mit **arterieller** Blutzufuhr. Es besteht aus anastomosierenden Hohlräumen (*Cavernae*), die von Endothel ausgekleidet sind. Die Kavernen sind in ein Trabekelgerüst aus Bindegewebe und glatter Muskulatur eingelagert. Die Trabekel stehen mit der Tunica albuginea in Verbindung. Zentral in jedem Schwellkörper verläuft eine *A. profunda penis*. Ihre Äste (*Aa. helicinae*) münden in die Kavernen. Das **Corpus spongiosum** umgibt die Urethra. Es besteht aus einem dichten *Venengeflecht*, das sich bis in die Glans fortsetzt.

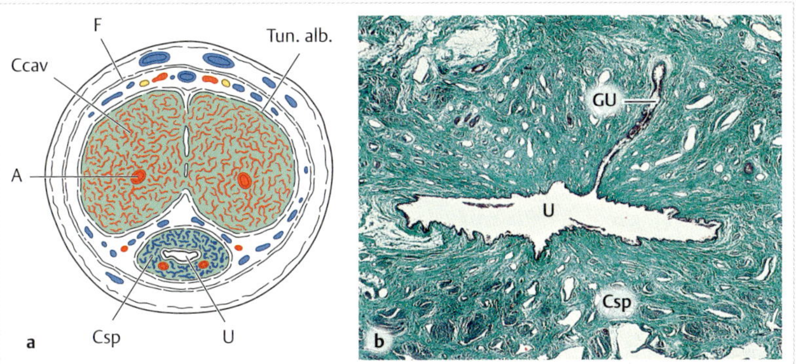

Abb. 20.10 Corpus penis im Querschnitt. **a** Schema. **Ccav**, Corpus cavernosum (Blutgefüllte Räume *rot*, da arterielle Blutzufuhr) mit A. profunda penis (**A**). **Csp**, Corpus spongiosum mit Urethra (**U**) und A. urethralis. **F**, Fascia penis. **Tun. alb.**, Tunica albuginea. **b** Urethra (**U**) umgeben vom Venenplexus des Csp. **GU**, Gl. urethralis. Goldner. Vergr. 12,5fach (b).

Erektion. Die Erektion des Penis beruht auf maximaler Blutfülle in den Kavernen der Corpora cavernosa (Folge eines erhöhten Blutzuflusses bei gedrosseltem Abfluss). Voraussetzung für die Blutfülle ist die **Erschlaffung der glatten Muskulatur** in den zuführenden **Arterien** (s. o.) und den **Trabekeln der Corpora cavernosa**. Ursache für den **gedrosselten Abfluss** ist die Kompression der abführenden Venen beim Durchtritt durch die kaum dehnbare Tunica albuginea. Gleichzeitig füllt sich auch das Venengeflecht des Corpus spongiosum und der Glans, ohne jedoch die Urethra einzuengen.

Zelluläre Mechansimen: Freisetzung von **NO** aus nitrergen Nervenfasern des Parasympathikus und aus den Endothelien der Arterien und Kavernen → Aktivitätserhöhung der löslichen Guanylatcyclase in den glatten Muskelzellen → **Anstieg des cGMP** (zyklisches Guanosinmonophosphat) in den Muskelzellen → **Erschlaffung** der glatten Muskulatur. **Ende der Erschlaffung**, damit Ende der Erektion infolge Abbaus des cGMP durch die **Phosphodiesterase 5**, die für diese glatte Muskulatur typisch ist (Hemmung des Enzyms z. B. durch Sildenafil = Viagra®).

20.3.2 Skrotum

Die Haut des Hodensackes (*Scrotum*) ist relativ stark pigmentiert, dünn, frei von Fettgewebe und leicht verschieblich. Sie enthält große Talgdrüsen, ekkrine Schweißdrüsen und einzelne Duftdrüsen. Bemerkenswert ist ein in der Dermis gelegenes Geflecht von Myofibroblasten (*Tunica dartos*), deren Kontraktion zur Runzelung der Haut führt.

20.4 Sperma

Das Sperma (Samen, Ejakulat) hat ein durchschnittliches Volumen von 3 ml. Es besteht aus dem **korpuskulären Anteil** (vor allem Spermatozoen, außerdem einige unreife Keimzellen und abgeschilferte Epithelzellen) und dem **flüssigen Anteil** (*Seminalplasma*). Letzterer stammt aus Hoden, Nebenhoden, Bläschendrüse (ca. 70 %) und Prostata (ca. 30 %). Der pH beträgt 7,2 – 7,8. Dies ist für die Bewegungsfähigkeit der Spermatozoen im primär sauren (und daher Spermien-lähmenden) Vaginalmilieu (S. 617) wichtig.

Bei der **Infertilitätsdiagnostik** wird das Sperma mikroskopisch und laborchemisch untersucht. Die normale Spermienkonzentration beträgt 20 Millionen oder mehr pro ml; auch im normalen Sperma weisen nicht alle Spermien die regelrechte Struktur und Beweglichkeit auf: > 30 % müssen normal gestaltet sein, > 50 % müssen progressive Motilität zeigen.

Mikroskopierhilfe Spermatogenese

Die Zellen des Keimepithels und Stadien der Spermatogenese sind am sichersten an ihren typischen Kernen zu erkennen. Die Lage im Verhältnis zum Tubulus-Lumen ist kein ganz zuverlässiges Kriterium (Ausnahme: Spermatogonien).
Sertoli-Zellen: meist ovaler Kern und deutlicher Nukleolus, Lage des Kerns oft (aber nicht immer) relativ nahe der Basis des Keimepithels. Zellleib in Paraffinschnitten nicht eindeutig abzugrenzen.
Spermatogonien: Kern stets auf oder sehr nahe der Basalmembran liegend.
Spermatozyten I: Die größten Kerne im Keimepithel, oft sehr grobes Chromatinmuster (Stadien der Prophase I) (S. 574). Spermatozyten II in Routineschnitten nicht sicher zu erkennen.
Spermatiden (Spt): späte Spt mit ovalem, sehr kleinem, maximal verdichtetem Kern, häufig (aber nicht immer) relativ nahe zum Lumen des Tubulus gelegen. Frühe Spt mit rundem Kern, der verglichen mit den Kernen der Spermatozyten I klein wirkt; Lage meist oberhalb der Spermatozyten I. Frühe und späte Spt meist nicht wie im Schema direkt übereinander geschichtet, sondern auf unterschiedliche Sektoren des Tubulus-Querschnitts verteilt.

Mikroskopierhilfe: Histologische Merkmale zur Erkennung der Samenwege und akzessorischen Drüsen

Ductuli efferentes: Lokalisation; wellige Epitheloberfläche.
Ductus epididymidis: zahlreiche Anschnitte; gleichmäßig hohes, zweireihiges prismatisches Epithel mit Stereozilien; im Lumen Massen von Spermatozoen.
Ductus deferens: enges, sternförmiges Lumen; kompakter, scheinbar 3-schichtiger Muskelmantel; Epithel wie im D. epididymidis. *Verwechslungsmöglichkeit: Ureter* (S. 564) (weiteres, sternförmiges Lumen; Muskelmantel weniger kompakt; Urothel).
Bläschendrüse: Lumen mehrfach angeschnitten; zarte Schleimhautfältchen, zahlreiche Nischen. Epithel 1- bis 2-reihig prismatisch. *Verwechslungsmöglichkeit: Gallenblase* (► Abb. 17.**11**, nur 1 Lumen; Zylinderepithel streng 1-schichtig zylindrisch; Faltenprofil gröber).
Prostata: zahlreiche tubuloalveoläre Drüsen, Lumen teilweise unterkammert; Epithel 2-reihig, Hauptzellen variabel hoch; Prostatasteine; Stroma reich an glatten Muskelzellen. *Verwechslungsmöglichkeit: laktierende Mamma* (► Abb. 22.**13**, Stroma viel spärlicher, keine glatten Muskelzellen).

21 Weibliche Geschlechtsorgane

Zu den weiblichen Geschlechtsorganen gehören die paarigen **Ovarien** (Eierstöcke), die paarigen **Tuben** (Eileiter, *Tubae uterinae*), der **Uterus** (Gebärmutter), die **Vagina** (Scheide) und die **Vulva** (äußeres Genitale). Tuben, Uterus und Vagina bilden ein Hohlraumsystem, das über die Vulva zur Außenwelt und über die trichterförmigen Öffnungen der Tuben zur Bauchhöhle Verbindung hat. Das Ovar ist während der Geschlechtsreife für die Bereitstellung von befruchtbaren **Eizellen** (*Oozyten*) und die Produktion der **weiblichen Sexualhormone** verantwortlich.

Die vielfältigen Funktionsabläufe im Reproduktionstrakt der geschlechtsreifen Frau werden durch Hormone reguliert. Das Prinzip des hierarchisch gegliederten Endokriniums einschließlich der negativen Rückkopplung ist in ▸ Abb. 18.**2 c** dargestellt, dort allerdings für die Nebenniere; das Schema der Regulationsvorgänge lässt sich aber auf die Hormone des Reproduktionstraktes übertragen.

Ovar und Schleimhaut des Uterus (Endometrium) machen während der Reproduktionsphase periodisch wiederkehrende Veränderungen durch: den **ovariellen Zyklus** unter der Regie der gonadotropen Hormone (FSH, LH) aus dem Hypothalamus-Hypophysen-System und den **Menstruationszyklus** (Zyklus des Endometriums) unter Regie der ovariellen Hormone (Estrogene und Gestagene).

Wird eine Eizelle befruchtet, so nistet sich der Keim in die Uterusschleimhaut ein (*Implantation*). Embryonales Gewebe und Schleimhaut verwachsen miteinander zur **Plazenta,** sie dient dem Stoffaustausch zwischen embryonalem/fetalem und mütterlichem Organismus.

Entwicklung. Das **Ovar** entsteht in der *Genitalleiste* (S. 567). In der 5./6. Embryonalwoche wandern **Urkeimzellen** (S. 121) in die Genitalleiste ein und siedeln sich innerhalb von Epithelsträngen (**Keimsträngen**) an. Diese stammen vermutlich teils vom einwachsenden Zölomepithel, teils von Resten der Urniere ab und gelten als Vorläufer des **Follikelepithels**. **Tuben**, **Uterus** und **Vagina** entwickeln sich aus dem **Müller-Gang**. Dieser entsteht durch eine longitudinale Einfaltung des Zölomepithels im lateralen Bereich der Genitalleiste (Einzelheiten s. Embryologie-Bücher).

21.1 Ovar

Die reifen Ovarien sind flach-ovale Organe (3 × 2 × 1 cm), die beidseits an der lateralen Wand des kleinen Beckens liegen. Sie sind von Peritoneum überzogen und durch das Mesovar an der Dorsalseite des Lig. latum befestigt.

Die beiden Funktionen des Ovars (Bereitstellung von Eizellen und Produktion der weiblichen Geschlechtshormone) sind eng miteinander verknüpft. Die morphologischen Korrelate sind **Follikel** und **Corpus luteum** (Gelbkörper). Der Follikel besteht aus der Oozyte und umgebenden somatischen Zellen (Follikelepithel), das Corpus luteum ist die Nachfolgestruktur des Follikels und seiner Hülle nach dem Eisprung. Wachsende Follikel und das Corpus luteum beherrschen die Funktion des Ovars im Verlauf des **ovariellen Zyklus** abwechselnd. Das zentrale Ereignis am Tag 14 des Zyklus ist die Öffnung des reifen Follikels und die Freisetzung der befruchtbaren Eizelle (Eisprung, **Ovulation**). Die präovulatorische Zyklushälfte (**Follikelphase**) ist durch eine Gruppe (*Kohorte*) rasch wachsender Follikel gekennzeichnet, welche **Estrogene** produzieren. Die postovulatorische Hälfte (**Lutealphase**) wird vom Corpus luteum bestimmt, welches das Gestagen **Progesteron** sezerniert. Der Zyklus wird von den hypophysären Gonadotropinen **FSH** (Follikel-stimulierendes Hormon) und **LH** (Luteinisierendes Hormon) und indirekt vom hypothalamischen Steuerhormon **GnRH** (Gonadoliberin) dirigiert (S. 516).

Ein bemerkenswerter Vorgang ist das sukzessive Absterben (**Atresie**) (S. 602) von Follikeln und damit von Eizellen. Dies beginnt schon vor der Geburt und führt im Laufe von 50 Jahren zum Verschwinden aller Follikel (= Ende der Fortpflanzungsfähigkeit); von den etwa 400 000 Follikeln, die bei Beginn der Pubertät vorhanden sind, erreichen nur etwa 400 Follikel die Sprungreife.

21.1.1 Histologische Gliederung des Ovars

Das Peritonealepithel auf dem Ovar (Oberflächenepithel, Mesothel) ist bei jungen Frauen *kubisch*. Darunter folgt eine schmale Bindegewebsschicht (**Tunica albuginea**). Der größte Teil des Ovars wird von der **Rinde** eingenommen. Das Rindenstroma besteht aus einem ungewöhnlich zellreichen *spinozellulären Bindegewebe*, in das die Follikel sowie deren Nachfolgestrukturen eingebettet sind (▸ Abb. 21.**1**, ▸ Abb. 21.**3**). Das **Mark** besteht aus lockerem Bindegewebe und enthält viele Blutgefäße und Nerven sowie kleine Gruppen von endokrin aktiven interstitiellen Zellen (**Hilus-Zellen**), die den Leydig-Zellen des Hodens entsprechen und Androgene sezernieren (Virilisierung bei Hyperplasie der Hilus-Zellen). Follikel fehlen im Mark.

Das **Peritonealepithel** (Müller-Epithel) auf dem Ovar enthält Stammzellen, deren Nachkommen wahrscheinlich an der Heilung des bei der Ovulation entstandenen Epitheldefektes beteiligt sind. Von diesen Zellen können maligne epitheliale **Ovarialtumoren** ausgehen.

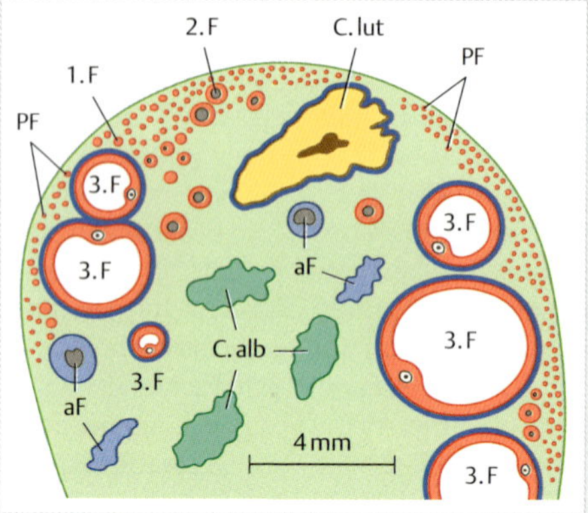

Abb. 21.1 Menschliches Ovar, Rindenregion (halbschematische Zeichnung nach Originalschnitten). **PF**, Primordialfollikel. **1. F**, **2. F**, **3. F**, Primär-, Sekundär-, Tertiärfollikel. **C. lut**, Corpus luteum. **C. alb**, Corpus albicans. **aF**, atretischer Follikel. *rot*, Follikelepithel. *blau*, Theca interna und deren Nachfolger. *hellgrün*, Rindenstroma. Beachte: Alle gezeigten Tertiärfollikel sind noch relativ klein. Ein sprungreifer Follikel wäre ca. 20 mm groß und würde die Organoberfläche vorwölben.

21.1.2 Follikel

Jeder Follikel besteht aus einer *Keimzelle* (**Oozyte**, Ovozyte) und *somatischen Begleitzellen* (**Follikelepithel = Granulosazellen**), die die Oozyte umschließen. Follikel in fortgeschrittenen Entwicklungsstadien besitzen eine Hülle (**Theca**) aus Stromazellen. Die Follikel erfüllen zwei Aufgaben: (1) Beherbergung der Oozyte; (2) Produktion von **Estrogenen** (nur in späten Tertiärfollikeln).

Oogenese und Entstehung der Follikel

Die Oogenese (Bildung und Reifung der Oozyte zur befruchtbaren Eizelle) beginnt in der Embryonalzeit (▸ Abb. 21.2) und gliedert sich in **Vermehrungsperiode (mitotische Teilungen)** und **Reifungsperiode (Meiose)**. Die Vermehrung ist vor der Geburt beendet, die Meiose beginnt pränatal, wird dann aber für 12 – 50 Jahre unterbrochen. Die Bildung von Follikeln (Umhüllung jeder einzelnen Oozyte mit Epithel) beginnt etwa in der 17. Entwicklungswoche und ist bis zur Geburt abgeschlossen.

Vermehrungsperiode und Bildung der Primordialfollikel. Die eingewanderten **Urkeimzellen** vermehren sich in den Keimsträngen rasch und differenzieren zu proliferierenden **Oogonien**. Diese liegen als Zellklone vor und hängen (ähnlich wie die Spermatogonien) (S. 572) über Zytoplasmabrücken zusammen. Von der 13. Entwicklungswoche an beginnen die Oogonien nach und nach, ihre DNA zu verdoppeln, um in die **Meiose** (S. 119) einzutreten. Von da an bis kurz vor der Ovulation werden die Zellen als **primäre Oozyten** bezeichnet, entsprechend den Spermatozyten I im Hoden (nicht zu verwechseln mit Primordialfollikeln, s. u.). Am Ende der Prophase I wird die Meiose unterbro-

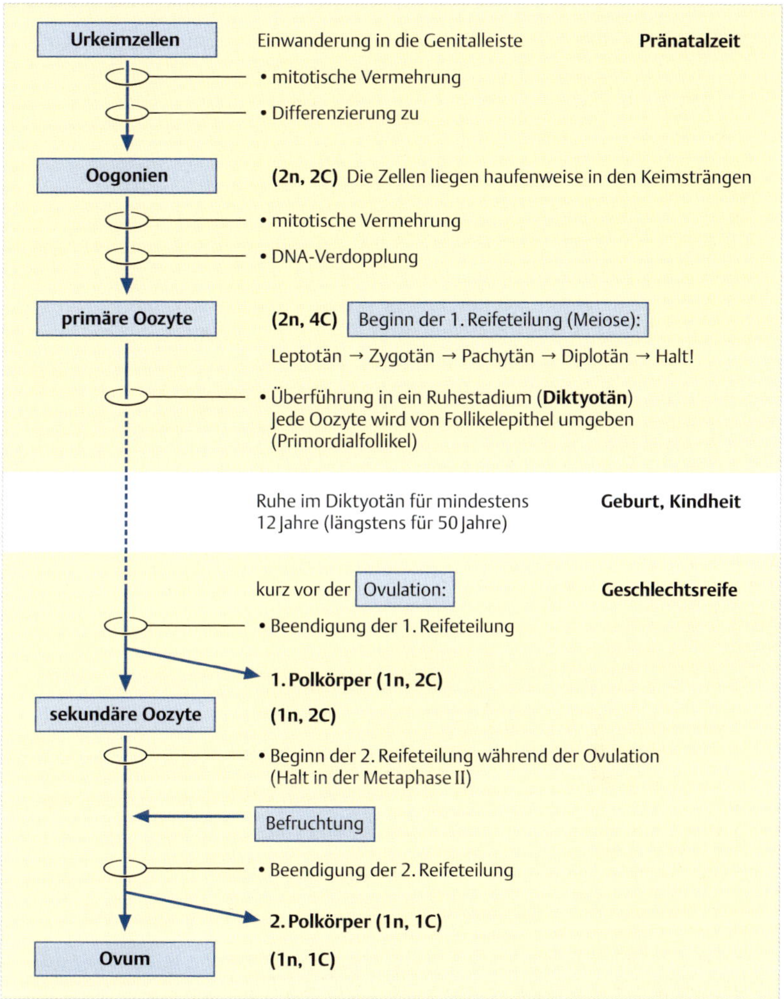

Abb. 21.2 Oogenese. n = Zahl der Chromosomensätze, C = Zahl der Chromatiden pro Chromosomenpaar bzw. (bei n = 1) pro Chromosom. Der erste Polkörper teilt sich nicht mehr sondern degeneriert rasch, desgleichen auch der zweite Polkörper.

chen, in diesem Stadium erhält jede Oozyte eine eigene Hülle aus flachem einschichtigem Epithel. Damit ist der **Primordialfollikel** entstanden. Bis zur Geburt ist die Bildung von Primordialfollikeln abgeschlossen. Die **Zahl** der Keimzellen beträgt auf ihrem Gipfel im 5. Entwicklungsmonat ca. *7 Millionen*, sinkt aber durch Zelluntergang wieder ab. Bei der Geburt besitzen beide Ovarien zusammen ca. *1 Million* Follikel.

Reifungsperiode. Die im Diplotän der Prophase I arretierte primäre Oozyte verharrt in einem speziellen Ruhestadium (**Diktyotän**), bis sie entweder samt ihrem Follikelepithel untergeht oder irgendwann während der Reproduktionszeit (d. h. 12 – 50 Jahre nach Beginn der Prophase I) als Bewohnerin eines dominanten Follikels (S. 598) die Ovulation erlebt. Im Diktyotän *dekondensieren* die gepaart liegenden homologen Chromosomen teilweise, sodass Erbinformation abgelesen werden kann. Auch ein Nukleolus erscheint. Während des Follikelwachstums vergrößert die **Oozyte** ihren Durchmesser und erreicht ihre endgültige Größe von ca. **120 – 140 µm** im frühen Tertiärfollikel (▸ Abb. 21.**3**). Sie bildet zunehmend Zellorganellen (raues ER, Golgi-Apparat, **Rindengranula**) (S. 621) aus und umgibt sich mit einer Hülle aus Glykoproteinen (**Zona pellucida**) (S. 596).

Kurz vor der Ovulation (S. 600) vollendet die Oozyte die 1. Reifeteilung. Hierbei werden die homologen Chromosomen symmetrisch, das Zytoplasma jedoch ungleich auf die Tochterzellen verteilt: Es entsteht die große **sekundäre Oozyte** (1n2C) und ein kleiner Polkörper, der nach der Ovulation bald untergeht. Während der Ovulation beginnt die sekundäre Oozyte mit der **2. Reifeteilung**, bleibt aber wieder auf halbem Wege stecken, diesmal in der Metaphase. Die 2. Reifeteilung wird nur nach Eindringen eines Spermatozoon (Befruchtung) (S. 621) abgeschlossen; dabei wird der **2. Polkörper** abgeschnürt, während die Masse des Zytoplasmas der Eizelle (**Ovum**) zukommt. Ohne Befruchtung **stirbt** die sekundäre Oozyte **nach weniger als 24 Stunden** ab. Über die Polkörperdiagnostik weiter unten (S. 624).

Follikelwachstum, Follikelstadien

Histologische Einteilung der Follikel

Folgende Stadien (▸ Abb. 21.**3**, ▸ Abb. 21.**4**) werden entsprechend der internationalen Terminologia histologica (2008) nach dem histologischen Aufbau unterschieden:

- **Primordialfollikel** (S. 594), Durchmesser bis 40 µm.
- **Primärfollikel**, Durchmesser bis 100 µm.
- **Sekundärfollikel**, Durchmesser bis 200 µm
- **Tertiärfollikel** (Bläschenfollikel, antraler Follikel), Durchmesser je nach Reifezustand bis 25 **mm**.

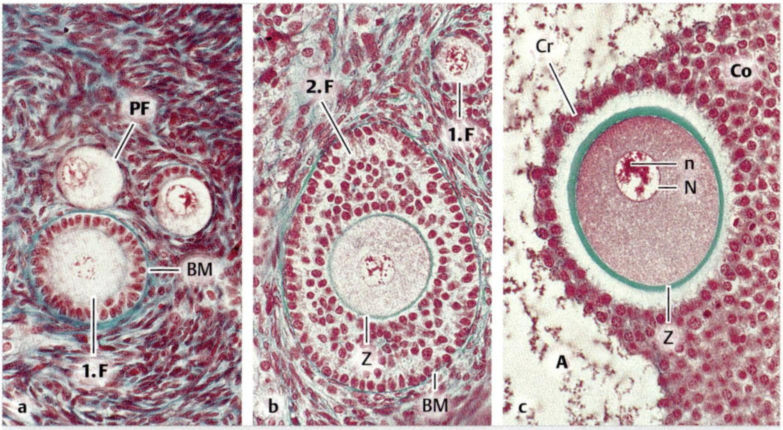

Abb. 21.3 Menschliche Oozyten in Follikeln verschiedener Stadien. **a** Primordialfollikel (**PF**) mit flachem Follikelepithel. Primärfollikel (**1. F**) mit *einschichtigem* zylindrischem Epithel. Der Follikel am rechten Bildrand ist im Übergang zwischen PF und 1. F (Epithel stellenweise kubisch). **BM**, Basalmembran. Die Follikel sind in das *spinozelluläre Bindegewebe* des Rindenstromas eingebettet. **b** Sekundärfollikel (**2. F**) mit *mehrschichtigem* Epithel und ein Primärfollikel. **Z**, Zona pellucida. **c** Cumulus oophorus (**Co**) in einem Tertiärfollikel. Die Oozyte hat ihre endgültige Größe erreicht. **N**, Kern der Oozyte. **n**, Nukleolus. **Cr**, Corona radiata (Follikelepithelzellen in direkter Nachbarschaft zur Zona pellucida). **A**, Antrum folliculare. Die Strukturen im Antrum sind Proteinpräzipitate des Liquor follicularis. Goldner. Beachte die Größenzunahme der Oozyten; **identische Vergr. bei allen drei Bildern**, 200fach.

Primordialfollikel, die kleinsten Follikel, liegen dicht unter der Oberfläche des Ovars. Die Oozyte ist von einem flachen einschichtigen Follikelepithel umgeben.

Primärfollikel: Einschichtiges kubisches Epithel. Zwischen dem Epithel und dem Stroma wird die **Basalmembran** lichtmikroskopisch sichtbar. Zwischen Epithel und Oozyte deutet sich eine Hülle an (**Zona pellucida**, s. u.).

Sekundärfollikel: Das Epithel ist mehrschichtig. Die Zona pellucida wird deutlicher. Die umgebenden Stromazellen ordnen sich zirkulär um den Follikel herum an (**Theca folliculi**). Die Follikelumgebung erhält eine dichte Gefäßversorgung.

Tertiärfollikel: Zwischen den Epithelzellen bilden sich flüssigkeitsgefüllte Spalten, die rasch zur Follikelhöhle (**Antrum folliculare**) konfluieren (**antraler Follikel**, s. u.). Mehrere Schichten von Granulosazellen kleiden das Antrum aus (► Abb. 21.**4**). Es enthält den **Liquor follicularis**, eine Flüssigkeit, die reich an Hyaluronan und Proteoglykanen ist. Die Oozyte hat bis zum frühen Tertiärfolli-

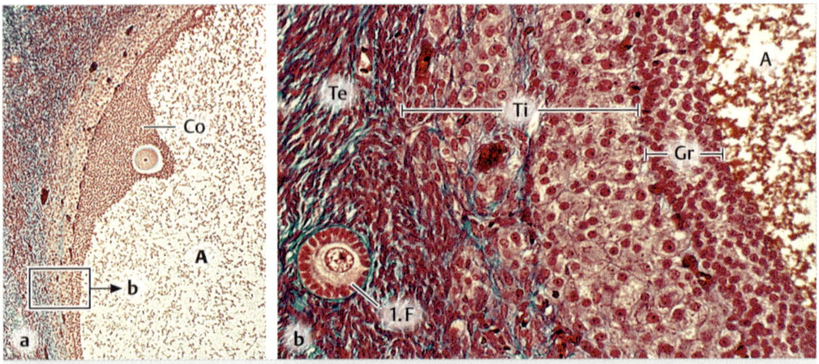

Abb. 21.4 Menschlicher Tertiärfollikel. a A, Antrum. **Co**, Cumulus oophorus mit Oozyte. b Wand und Hüllen des Follikels; markierter Ausschnitt aus a. **Gr**, Granulosazellen (Follikelepithel). **Ti**, Theca interna. **Te**, Theca externa. **1. F**, Primärfollikel. Goldner. Vergr. 32fach (a); 180fach (b).

kel ihre endgültige Größe erreicht und ist von einer dicken Zona pellucida umgeben. Bei Bildung des Antrum bleibt die Oozyte an einem Pol des Follikels wandständig und wird weiterhin von Granulosazellen umhüllt. Es entsteht der exzentrisch gelegene Eihügel (**Cumulus oophorus**). Die Granulosazellen in unmittelbarer Umgebung der Oozyte bilden die **Corona radiata**, von der die Oozyte auch nach der Ovulation auf dem Wege in die Tube umhüllt bleibt. In der Theca folliculi sind jetzt **Theca interna** (mehrere Schichten von epitheloiden Zellen) und **Theca externa** (konzentrisch angeordnete Schicht aus Myofibroblasten) zu unterscheiden. Die Theca interna ist vaskularisiert, das Follikelepithel dagegen gefäßfrei. Nach funktionellen Kriterien (S. 599) muss die Theca interna eigentlich zum antralen Follikel hinzugerechten werden.

Die **Zona pellucida** ist eine Hülle aus Glykoproteinen, die überwiegend von der Oozyte gebildet wird. Die Zona ist von Mikrovilli der Oozyte und langen Fortsätzen der Corona-radiata-Zellen durchzogen (funktionelle Kopplung der Oozyte und ihrer Begleitzellen durch **Gap junctions**). Die Zona spielt eine wichtige Rolle bei der Befruchtung und bei der Frühentwicklung des Keimes (S. 619).

Einteilung der Follikel unter funktionellen Gesichtspunkten

Die moderne Reproduktionsmedizin teilt die Follikel nicht in histologische Stadien ein sondern nach Kriterien, die an der Patientin direkt ermittelt werden können. Dies betrifft vor allem die antralen Follikel. Diese werden nach den **Durchmessern** klassifiziert, die man ab 2 mm (früh-antrale Follikel) an der Patientin durch transvaginale Ultraschalluntersuchung ermitteln kann. Der Durchmesser erlaubt wichtige Rückschlüsse auf den funktionellen Status eines individuellen Follikels.

Drei funktionell unterschiedliche Populationen von Follikeln können bei der geschlechtsreifen Frau beschrieben werden:

- Ruhender Vorrat
- Heranwachsende Follikel
- Follikel-Kohorte eines Zyklus

(1) Ruhender Vorrat. Das sind die **Primordialfollikel**, bei weitem die größte Fraktion. Der Bestand an Primordialfollikeln wird auch als **ovarielle Reserve** bezeichnet. Aus dem ruhenden Vorrat werden kontinuierlich Follikel geweckt und beginnen zu wachsen. Dies wird vor allem durch lokale Faktoren gesteuert (u. a. aktivierende und hemmende Signale aus Oozyten, Granulosazellen, umgebenden Stromazellen, benachbarten Follikeln). Dabei spielen z. B. Wachstumsfaktoren der TGFβ-Familie, u. a. das **Anti-Müller-Hormon** (**AMH**), eine Rolle.

Das **Anti-Müller-Hormon**, produziert von den Granulosazellen heranwachsender Follikel, ist ein hemmender Faktor in der großen Kollektion von Stoffen, die das Erwecken und Wachsen der Primordialfollikel steuern. Vermehrte Aktivierung von Primordialfollikeln infolge mangelnder Hemmung kann zu beschleunigtem Verbrauch der **ovariellen Reserve** führen (Folge: vorzeitige Menopause). Die Konzentration von AMH im Serum korreliert mit der Größe der ovariellen Reserve und wird klinisch zu deren Beurteilung herangezogen.

(2) Heranwachsende Follikel. Diese Population umfasst wachsende Follikel in unterschiedlichen histologischen Stadien (Primärfollikel bis frühe antrale Follikel). Das Wachstum beruht auf Vergrößerung der Oozyte, Proliferation der Granulosazellen und Flüssigkeitsansammlung im Extrazellulärraum des Follikels. Dieses Wachstum geschieht **unabhängig von Gonadotropinen**. Es beginnt bereits in der **Fetalzeit** und läuft die ganze **Kindheit** hindurch ab, kommt aber über das Stadium des frühen antralen Follikels nicht hinweg. Vor der Pubertät enden sämtliche heranwachsenden Follikel in der **Atresie** (S. 602), d. h. sie gehen unter. Wenn mit Beginn der Pubertät der Hypophysenvorderlappen Gonadotropine sezerniert, wird das Wachstum beschleunigt, und früh-antrale Follikel mit Durchmessern von **2–5 mm** haben nun die Möglichkeit, unter Gonadotropin-Einfluss für die Kohorte eines Zyklus herangezogen zu werden (**Rekrutierung**). Die Entwicklung vom Primärfollikel zum rekrutierbaren antralen Follikel nimmt mehr als **6 Monate** in Anspruch (▸ Abb. 21.5).

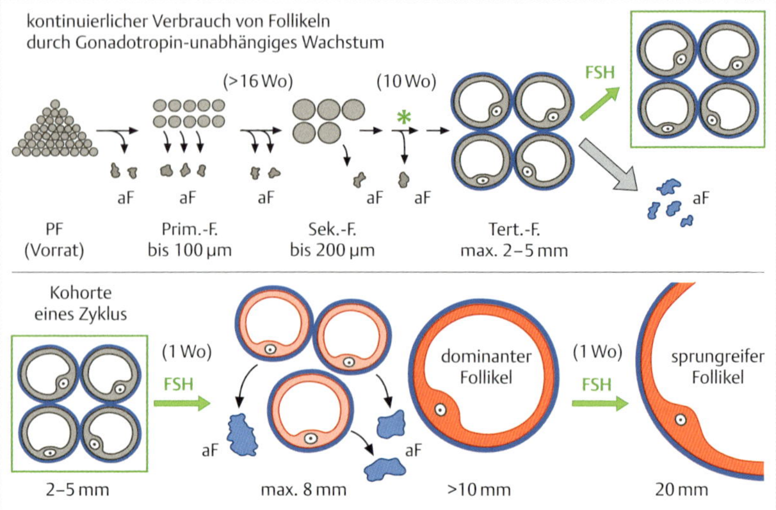

Abb. 21.5 Dynamik der Follikel. Oben: Gonadotropin-unabhängiges Wachstum vom Primordialfollikel (**PF**) bis zum rekrutierbaren Tertiärfollikel (2 – 5 mm). Dies sind die größten Follikel, die am Ende der Lutealphase zu finden sind. Die meisten Follikel fallen schon auf dem Weg bis dahin der Atresie (**aF**) anheim. Die Durchmesser der Follikel und die Zeitspanne zwischen den gezeigten Stadien sind angegeben. *Grüner Stern:* Ab hier Beschleunigung des Follikelwachstums durch FSH möglich. *Grüner Kasten:* FSH-abhängige Rekrutierung der am weitesten fortgeschrittenen Follikel als Kohorte für einen Zyklus. **Unten: Gonadotropin-abhängige Kohorte** (Zeitraum *14 Tage*). Zunächst Wachstum aller Kohorten-Follikel, dann Selektion des dominanten und Atresie der untergeordneten Follikel. Wachstum und Reifung des dominanten Follikels bis zur Sprungreife. *rosa* bzw. *rot*, schwache bzw. starke *Estrogenproduktion*. *blau*, Theca interna und Haufen von hypertrophierten Thekazellen der atretischen Follikel (*Androgenproduktion*).

(3) Gonadotropinabhängige Entwicklung der Kohorte eines Zyklus. Eine Gruppe von früh-antralen Follikeln (10–20 pro Zyklus) entwickelt sich Gonadotropin-abhängig weiter und wird zur Zyklus-Kohorte. Bemerkenswert ist das rasche Wachstum der Kohorten-Follikel, das durch **FSH** induziert wird: Sie erreichen in gut einer Woche Durchmesser von ca. 8 mm. Aus dieser Kohorte wird *ein* Follikel ausgewählt (**Selektion**) (S. 604), der als dominanter Follikel innerhalb einer weiteren Woche zum sprungreifen Follikel (auch als Graaf-Follikel bezeichnet) heranwächst (Durchmesser **20–25 mm**). Die übrigen Follikel der Kohorte fallen der Atresie anheim (▸ Abb. 21.5).

Hormonproduktion in den Kohorten-Follikeln

Die Hormone des Ovars gehören zu den Steroidhormonen (▶ Abb. 21.**6**). Die für die Follikelphase des Zyklus typische Hormongruppe sind die **Estrogene** (Hauptvertreter **Estradiol**). Diese entstehen durch Kooperation von Theca interna und Granulosazellen: Die Zellen der Theca interna, vermutlich aus Stromazellen entstanden, übernehmen unter LH-Stimulierung die Syntheseschritte vom Cholesterin bis zu den **Androgenen**. Die Granulosazellen setzen mittels des Enzymkomplexes der **Aromatase** die Androgene in **Estrogene** um. Für die Befähigung der Kohorten-Follikel zur Estrogenbildung sind beide Gonadotropine nötig, entscheidend ist dabei das FSH, welches in den Granulosazellen die Expression von Aromatase induziert. In der 1. Woche des Zyklus sind alle Follikel der Kohorte an der Estrogenbildung beteiligt. Für den steilen Anstieg der Estrogenproduktion in der 2. Woche ist der dominante Follikel verantwortlich.

Aromatase kommt auch andernorts vor, z. B. in den Zellen des Unterhautfettgewebes, in Haarfollikeln, Muskulatur, Leber, Hirn (auch beim Mann) (S. 579). Somit ist auch außerhalb des Ovars die Umwandlung von Androgenen in Estrogene möglich; die Wirkung dieser Estrogene ist vermutlich lokal begrenzt (parakrine Sekretion).

Die **systemische Wirkung** der endokrin sezernierten Estrogene besteht u. a. darin, dass sie die **Proliferation** der Gewebe im weiblichen Reproduktionstrakt (insbesondere der Uterusschleimhaut) (S. 610) sowie in der Brustdrüse (S. 661)

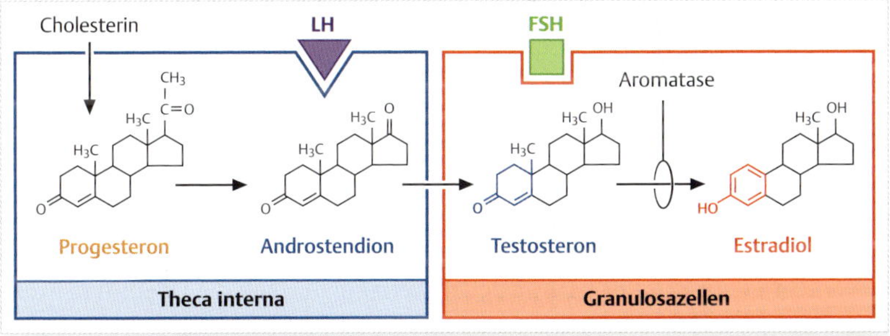

Abb. 21.6 Estrogenproduktion durch Kooperation von Theca interna und Granulosazellen. LH stimuliert die Androgen-Synthese, FSH induziert die Expression der Aromatase (Vorbedingung für die Estrogenbildung). Die wesentlichen Schritte bei der Überführung von Androgenen in Estrogene sind die Entfernung einer Methylgruppe und die Umwandlung des teilweise gesättigten Ringes in einen ungesättigten (= *aromatischen*) Ring. Dies wird durch den *Aromatase*-Enzymkomplex katalysiert.

stimulieren. Dies gilt sowohl für das zyklische Geschehen während der Geschlechtsreife als auch für die volle Entwicklung der weiblichen Reproduktionsorgane während der Pubertät.

Ovulation

Die Ovulation wird durch einen **steilen Anstieg der LH-Konzentration** im Blut induziert (▶ Abb. 21.**9**). Zunächst vollendet die Oozyte des dominanten Follikels die 1. Reifeteilung und beginnt sofort mit der 2. Reifeteilung. Der sprungreife Follikel ist so ausgerichtet, dass der dem Cumulus oophorus entgegengesetzte Pol direkt unter der Tunica albuginea liegt. Die Kuppe des Follikels buckelt die Organoberfläche vor (*Stigma*). Die Cumuluszellen produzieren vermehrt Hyaluronan, der Cumulus fällt auseinander, die Oozyte samt Corona radiata löst sich von der Follikelwand und flottiert im Liquor. Im Bereich des Stigma wird die Extrazellulärmatrix durch proteolytische Enzyme abgebaut. Follikelwand, Tunica albuginea und Oberflächenepithel zerreißen. Unter Mitwirkung der kontraktilen Myofibroblasten der Theca externa entleert sich der Follikel und kollabiert. Die Oozyte, umgeben von der Corona radiata, wird mit der Follikelflüssigkeit herausgeschwemmt und von der Tube aufgenommen (S. 605). Die Oozyte verharrt bis zur Befruchtung (S. 621) in der Metaphase der 2. Reifeteilung. Bleibt die Befruchtung aus, so stirbt die Oozyte innerhalb von < 24 Stunden.

Die Gewebszerreißungen verursachen kleine Einblutungen in die kollabierte Follikelhöhle. Dadurch entsteht hier ein Blutgerinnsel, das den Follikelrest vorübergehend zum **Corpus haemorrhagicum** (rubrum) macht. Die Wunde an der Ovaroberfläche verheilt (S. 591).

21.1.3 Corpus luteum (Gelbkörper)

Nach der Ovulation verwandeln sich die verbliebenen Teile des Follikels und seiner Hülle sehr rasch in das C. luteum (▶ Abb. 21.**7**). Dieses besteht aus **Theka-Luteinzellen** (kleine Zellen in peripherer Lage, Nachfolger der Theca interna) und großen **Granulosa-Luteinzellen**; letztere machen die Hauptmasse aus. Das ehemalige Antrum enthält anfangs ein Blutgerinnsel und später mesenchymartiges Bindegewebe. Die Granulosa-Luteinzellen sezernieren **Gestagene** (Hauptvertreter **Progesteron**) neben kleineren Mengen von Estrogenen, die Theka-Luteinzellen sollen weiterhin Androgene sezernieren (▶ Abb. 21.**6**). **Hauptwirkung** der Gestagene: **Differenzierung** der Gewebe des Reproduktionstraktes (insbesondere Uterusschleimhaut) und gegebenenfalls Aufrechterhaltung der Schwangerschaft.

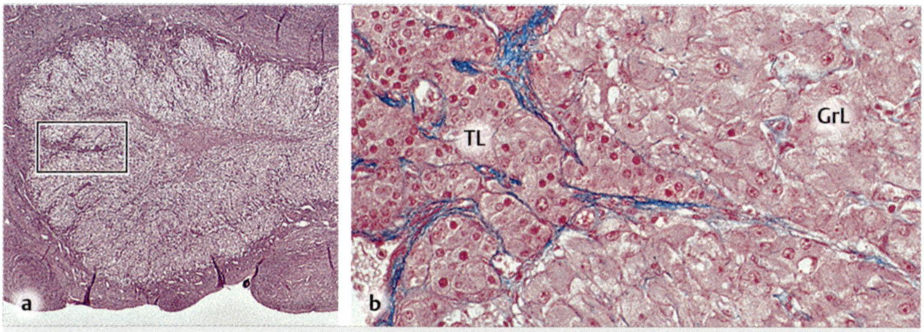

Abb. 21.7 Corpus luteum menstruationis (Mensch). Faltige Kontur des C. luteum und kollabiertes, mit Bindegewebe aufgefülltes ehemaliges Antrum in der Mitte. Die Hauptmasse des C. luteum besteht aus den großen Granulosa-Luteinzellen (**GrL**). Peripher liegen kleinere Theka-Luteinzellen (**TL**). In **b** ist ein Ausschnitt aus der Peripherie gezeigt, der dem in **a** markierten Bezirk entspricht. H.E. (a) und Azan (b). Vergr. 12,5fach (a), 150fach (b).

Bei der **Luteinisierung** vollziehen sich innerhalb weniger Tage zwei wesentliche Veränderungen: (**a**) Einsprossen von **Blutgefäßen** in das zuvor gefäßfreie Follikelepithel; (**b**) Vergrößerung und Umwandlung der Granulosazellen zu typischen Steroidhormon-produzierenden Zellen, die vermehrt **LH-Rezeptoren** besitzen. Während sie vor der Ovulation nur die letzen chemischen Schritte der Estrogenbildung besorgten, synthetisieren sie nun selber zusätzlich Progesteron aus Cholesterin. Sie bilden die dafür nötigen Enzyme und Zellorganellen (z. B. Mitochondrien vom tubulären Typ, reichlich glattes ER) aus (S. 522) und lagern zunehmend Lipidtröpfchen ein. Dies ist auch der Grund für die Gelbfärbung dieses Gewebes.

Das C. luteum des normalen Zyklus (**C. luteum menstruationis**) hat eine Funktionsdauer von 12 – 14 Tagen mit einer „Hochblüte" der Hormonsekretion ca. 7 Tage nach der Ovulation. Danach verdämmert das C. luteum (**Luteolyse**). Nach ca. 6 Wochen ist nur noch eine bindegewebige Narbe übrig, die die Umrisse des ehemaligen Corpus luteum erahnen lässt (**Corpus albicans**). Wegen der langen Verweildauer findet man meist mehrere Corpora albicantia. Im Falle einer Schwangerschaft bildet der Gelbkörper sich nicht sofort zurück. Vielmehr wächst er unter dem Einfluss des vom Keim gebildeten, LH-artig wirkenden Hormons **HCG** (humanes Chorion-Gonadotropin) (S. 613) zum **C. luteum graviditatis** (bis 30 mm) heran. In den ersten 2 Monaten ist dieses allein für die Produktion von Progesteron und Estrogenen verantwortlich, danach übernimmt die Plazenta zunehmend diese Funktion.

21.1.4 Atresie

Atresie bezeichnet im vorliegenden Zusammenhang den programmierten Untergang von Follikeln, ehe sie die Sprungreife erreicht haben (atretisch = uneröffnet). Dies ist das Schicksal der allermeisten Follikel. Der unaufhaltsam fortschreitende Verlust von Follikeln sei durch folgende Zahlen verdeutlicht: Gesamtzahl der Keimzellen im 5. Entwicklungsmonat ca. 7 Millionen; bei Geburt Zahl der Follikel 1 Million; bei Pubertätsbeginn ca. 0,4 Million; von da an beträgt der Verlust ca. 1000 Follikel pro Monat, vom 35. Lebensjahr wird der Abstieg noch steiler. Kurz vor der Menopause sind vielleicht noch 1000 übrig. Nur maximal 400 Follikel haben überhaupt Gelegenheit, die Ovulation zu erleben. Alle anderen gehen den Weg der Atresie, die aus jedem Stadium erfolgen kann.

Bei der **Atresie** gehen Oozyte und Granulosazellen durch **Apoptose** (S. 117) zugrunde. Bei einem Follikel, der in frühem Stadium atretisch wird, bleibt die Zona pellucida zunächst noch sichtbar, bis alles spurlos verschwindet. Bei den untergehenden Tertiärfollikeln einer Zyklus-Kohorte (S. 598) dagegen überlebt die Theca interna längere Zeit. Die Zellen hypertrophieren zu **sekundären interstitiellen Zellen** („Thekaorgan“, „Interstitielle Drüse“). Sie sezernieren **Androgene**, die durch die Aromatase vitaler Follikel oder extraovarieller Lokalisationen zu Estrogenen umgewandelt werden können.

Atretisch werdende Tertiärfollikel sind an folgenden **histologischen Merkmalen** zu erkennen (▸ Abb. 21.**8**): (a) Verlust der Granulosazellen und der Oozyte. (b) Kollaps des Antrum; Einwucherung von Bindegewebe; faltige Kontur des kollabierten ehemaligen Follikels. (c) Verdickung der Basalmembran, als geschlängelte Linie zu erkennen. (d) Hypertrophie der Theca interna zu einem mehrere Millimeter großen Komplex aus Thekazellen. Im Unterschied zum C. luteum *fehlen* die Granulosa-Luteinzellen.

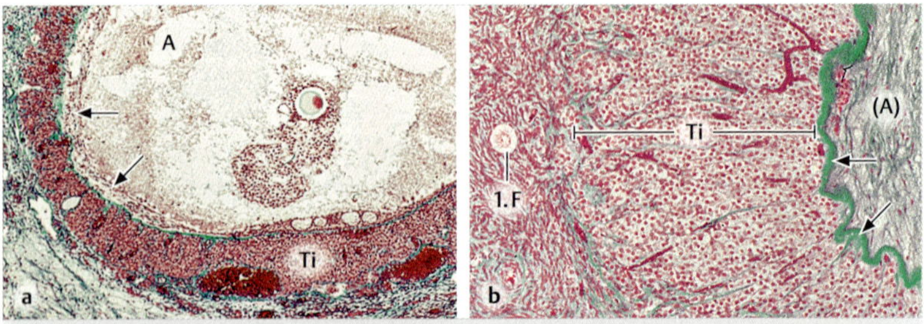

Abb. 21.8 Atresie von Tertiärfollikeln (Mensch). **a** Im Antrum (**A**) flottieren Cumulusreste mit Oozyte. Follikelepithel fehlt weitgehend; Antrum stellenweise mit Bindegewebe ausgekleidet (*Pfeile*). Theca interna (**Ti**) verbreitert. **b** Ehemaliges Antrum mit Bindegewebe aufgefüllt, Granulosazellen fehlen, Theca interna verbreitert. **Pfeile** weisen auf verdickte Basalmembran. **1.F**, Primärfollikel. Goldner. Vergr. 48fach (a), 75fach (b).

21.1.5 Hormonelle Regulation der Vorgänge im Ovar

Eine biologische Besonderheit des weiblichen Reproduktionstraktes während der fortpflanzungsfähigen Zeit besteht darin, dass seine Gewebe periodisch wiederkehrende strukturelle und funktionelle Änderungen durchmachen (**Zyklus**, Dauer im Mittel 28 Tage). Hierbei spielt der vom Hypothalamus-Hypophysen-System dirigierte **ovarielle Zyklus** die zentrale Rolle. Er wird von synchron verlaufenden Änderungen in den Zielgeweben der ovariellen Hormone begleitet. Für alle zyklischen Vorgänge im weiblichen Reproduktionstrakt gilt üblicherweise der erste Tag der Menstruationsblutung wegen seiner leichten Bestimmbarkeit als Tag 1.

Steuerung des ovariellen Zyklus

Für den gesamten Zyklus sind **beide Gonadotropine** aus dem Hypophysenvorderlappen unerlässlich, allerdings beherrschen sie die einzelnen Phasen unterschiedlich stark (► Abb. 21.9). *Frühe Follikelphase*: **FSH** (Wachstum der Kohor-

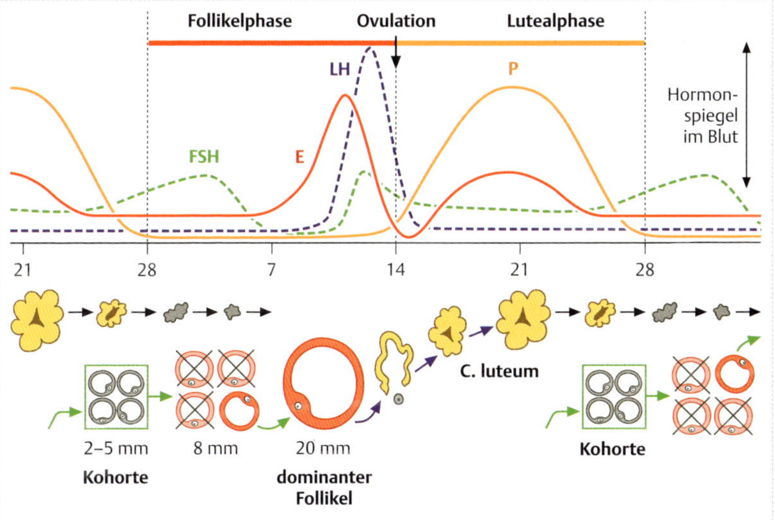

Abb. 21.9 Ovarieller Zyklus. Zeitachse in Tagen. **Unten** Vorgänge im Ovar: Rekrutierung und Wachstum der Kohorten-Follikel, Selektion und Reifung des dominanten Follikels, Ovulation, Luteinisierung, Luteolyse. **Oben** Verlauf der Hormonspiegel im Blut (schematisch). Durchgezogene Kurven: Ovarielle Hormone Estrogene (**E**) und Progesteron (**P**). Gestrichelte Kurven: Gonadotropine FSH und LH. Näheres s. Text.

ten-Follikel und Reifen des dominanten Follikels, Steigerung seiner Estrogenproduktion). *Späte Follikelphase* und *Lutealphase*: **LH** (Vorbereitung zur Auslösung der Ovulation, Luteinisierung der Granulosazellen, Gestagenproduktion). *Späte Lutealphase*: **FSH** (Rekrutierung der Kohorte für den nächsten Zyklus). Die Ausschüttung der Gonadotropine wird vor allem durch das hypothalamische Steuerhormon **GnRH** (▶ Tab. 18.1) und durch Rückkopplungsmechanismen (S. 519) reguliert. Es ist bemerkenswert, dass beide Gonadotropine von demselben hypophysären Zelltyp sezerniert werden und dieser wiederum von nur *einem* Steuerhormon regiert wird. Die Ausschüttung von GnRH erfolgt vorwiegend **pulsatil**. Dabei entscheidet wahrscheinlich die Frequenz der GnRH-Pulse darüber, ob die gonadotropen Zellen bevorzugt FSH (Pulse alle 120 Minuten) oder LH (Pulse alle 40 Minuten) sezernieren (Zeitangaben gelten für Beobachtungen an Ratten). Kurz vor der Ovulation wird die GnRH-Ausschüttung kurzzeitig drastisch gesteigert, was besonders die LH-Sekretion fördert (s. u.). Nach neuen Befunden wird die GnRH-Ausschüttung durch hypothalamische Neurone reguliert, die das Neuropeptid **Kisspeptin** bilden. Diese Neurone vermitteln auch die unterschiedlichen Rückkopplungseffekte der Estrogen–Spiegel (s. u.).

Selektion des dominanten Follikels. Die wachsenden Kohorten-Follikel produzieren steigende Mengen von **Estrogen** (Folge: negative Rückkopplung für die GnRH/FSH-Sekretion) und sezernieren außerdem **Inhibin**, ein Peptid mit ebenfalls hemmender Wirkung auf die FSH-Sekretion (S. 579). Der FSH-Spiegel sinkt ab. Unter diesen Bedingungen hat derjenige Kohorten-Follikel, der zu diesem Zeitpunkt am weitesten entwickelt ist, aufgrund seines höheren Gehaltes an Granulosazellen und FSH-Rezeptoren einen Überlebensvorteil. Er steigert seine Estrogen- und Inhibin-Produktion drastisch. Außerdem beginnen die Granulosazellen, LH-Rezeptoren zu bilden, der Follikel wird zunehmend FSH-unabhängig. Den anderen Kohorten-Follikeln fehlen Überlebenssignale, sie werden atretisch.

Ovulation, Lutealphase, Rekrutierung der nächsten Kohorte. Der rasant ansteigende Estrogenspiegel gegen Ende der Follikelphase löst durch *positive Rückkopplung* (über Kisspeptin-Neurone) einen akuten Anstieg der GnRH-Sekretion aus, der zu einer explosionsartigen LH-Ausschüttung führt (**LH-Gipfel**). Dies bewirkt eine maximale Stimulation von LH-Rezeptoren auf Granulosa- und Thekazellen des sprungreifen Follikels und induziert dadurch die Ereignisse, die ca. 24 Stunden später zur Ovulation und nachfolgend zur Luteinisierung des Restfollikels führen (S. 600).

Die Funktion des C. luteum ist von LH abhängig, dessen Spiegel im Laufe der Lutealphase rasch sinkt (negative Rückkopplung durch den Progesteron-Spiegel). Die Progesteronsekretion schläft ein, zugleich sinkt auch die Estrogenproduktion im C. luteum. Dies bewirkt den erneuten **Anstieg der FSH-Sekretion**, was ca. 3 Tage vor Zyklusende zur **Rekrutierung** einer neuen Follikel-Kohorte führt.

Der Wirkungsmechanismus der **Ovulationshemmer (die klassische „Antibabypille")** basiert auf dem Prinzip der negativen Rückkopplung. Die Medikamente enthalten synthetische Estrogene und Gestagene in Dosierungen, die die hypophysäre Gonadotropin-Sekretion unterdrücken. Dadurch entfallen alle Gonadotropin-abhängigen Prozesse (Follikelrekrutierung, Entstehung eines sprungreifen Follikels, Ovulation).

21.2 Tube

Die ca. 15 cm lange **Tube** (Eileiter, **Tuba uterina**; gr.: *Salpinx*) ist ein muskulärer Schlauch, der sich trichterförmig (**Infundibulum**) zur freien Bauchhöhle hin öffnet und andererseits mit dem Uteruslumen kommuniziert. Mit Hilfe des Infundibulum und beweglicher Fransen (**Fimbriae**) am Trichterrand wird die Eizelle von der Oberfläche des Ovars abgenommen. Die Befruchtung der Eizelle und die ersten Schritte der Keimentwicklung finden in der Tube statt (S. 621). Sie ist daher auch für den **Keimtransport** (durch Kinozilienschlag und Peristaltik) sowie für die Unterstützung der frühen Keimentwicklung während der Transportzeit (ca. 4 Tage) verantwortlich.

21.2.1 Aufbau und Funktion der Tube

Die Tube besteht makroskopisch aus *Infundibulum*, *Ampulla* (längste Strecke; Ort der Befruchtung), *Isthmus* und *Pars uterina*. Letztere (in der Klinik auch als intramuraler oder interstitieller Teil bezeichnet) durchsetzt die Uteruswand und mündet mit dem *Ostium uterinum tubae* in das Uteruslumen. Die Tube liegt intraperitoneal und ist durch die Mesosalpinx mit dem Lig. latum verbunden. Mit dem trichterförmigen Infundibulum öffnet sich die Tube zur Bauchhöhle. Am Rand des Infundibulum sind eigenbewegliche Fransen (**Fimbrien**) ausgebildet, die auf der Oberfläche des Ovars „herumfingern", um die Eizelle einzufangen (**Eiabnahme-Mechanismus**).

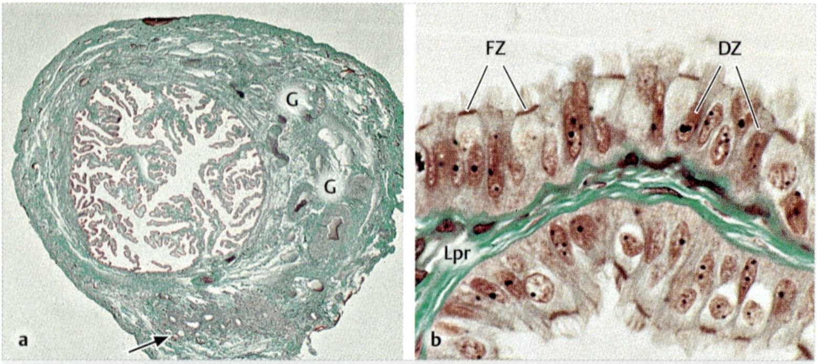

Abb. 21.10 Tube, Querschnitt durch Ampulle (Mensch). **a** Übersicht. Der Faltenapparat der Mukosa füllt das Lumen weitgehend. Die Architektur der Muskularis ist bei dieser Vergrößerung nicht zu erkennen. In der Subserosa liegen viele Gefäßanschnitte (**G**). Der **Pfeil** zeigt auf mehrere Anschnitte von Resten der Urniere (Epoophoron und Paroophoron) im Ansatz der Mesosalpinx. **b** Mukosa. **FZ**, Flimmerzellen. Die Drüsenzellen (**DZ**) unterbrechen die Linie der Basalkörper. **Lpr**, Lamina propria. Goldner. Vergr. 6fach (a), 500fach (b).

Die **Schichten** der Wand sind *Tunica mucosa*, *Tunica muscularis*, gefäßführende *Tela subserosa* und *Tunica serosa*. Kennzeichnend für die Ampulle ist der komplexe **Faltenapparat der Mukosa**, der das Lumen weitgehend ausfüllt (► Abb. 21.**10**). Die Falten nehmen zum Isthmus hin ab, im intramuralen Teil sind sie nur schwach ausgebildet. Die Dicke der Muskelschicht nimmt uteruswärts zu.

Verwachsungen der Schleimhautfalten im Zuge von Entzündungen (Salpingitis) können den Keimtransport behindern, sodass der Keim sich in der Tubenwand einnistet: **Tubargravidität**. Gefahr der **Tubenruptur**: lebensbedrohende innere Blutung aus den eröffneten arteriellen Gefäßen der Tube. Völliger Verschluss beider Tuben durch Verwachsungen verhindert den Aufstieg der Spermatozoen; Folge: Sterilität.

Die **Tunica mucosa** der Ampulle bildet durch Längsfalten, von denen Sekundär- und Tertiärfalten entspringen, ein Faltenlabyrinth, das nur schmale Spalten für die Passage freilässt. Das **Epithel** der Tube, das auch die Fimbrien bedeckt, ist *einschichtig hochprismatisch* und aus **Flimmerzellen** (Zilienschlag uteruswärts, Keimtransport) und **Drüsenzellen** zusammengesetzt. Letztere liefern Sekret für das Tubenmilieu, es enthält u. a. Nährstoffe, Wachstumsfaktoren und Enzyme zur Förderung von Befruchtung und Keimentwicklung. Das Gerüst der Falten (Lamina propria) besteht aus lockerem Bindegewebe und enthält reichlich Blut- und Lymphgefäße.

Das Verhältnis von Flimmer- zu Drüsenzellen ist lokal unterschiedlich und vom **Zyklusstadium** abhängig. Postovulatorisch ist die Zilienschlagfrequenz gesteigert. Gegen Zyklusende treten außerdem stark färbbare **Stiftchenzellen** auf, die für inaktive Drüsenzellen oder untergehende Zellen gehalten werden.

Fimbrien-Epithelzellen, die auf das Ovar „abtropfen" und bei postovulatorischen Reparaturvorgängen (S. 600) unter Bildung von Inklusionszysten in das Stroma des Ovars geraten und entarten, gelten – neben dem Müller-Epithel (S. 591) – als weitere Quelle maligner epithelialer **Ovarialtumoren**.

Die glatte **Muskulatur** der Tube besteht aus drei unscharf getrennten Systemen. Nahe der Mukosa liegt die *tubeneigene Muskularis* (in einer Doppelspirale angeordnet), die für **Peristaltik** verantwortlich ist (Keimtransport). Weiter außen liegen Muskelbündel, die der Tube, insbesondere den Fimbrien, Eigenbeweglichkeit verleihen.

Relikte aus der Embryonalentwicklung. In der Mesosalpinx sind oft Anschnitte des **Epoophoron** und **Paroophoron** (Reste der Urnierenkanälchen und des Wolff-Ganges) zu finden. Die Querschnitte dieser blinden Gänge zeigen ein kubisches Epithel. Aus diesen Relikten können große Zysten (**Paraovarialzysten**) entstehen. Reste des Wolff-Ganges können auch in der lateralen Wand von Uterus, Zervix und Vagina persistieren (dann als **Gartner-Gänge** bezeichnet) und sich ebenfalls zystisch vergrößern.

21.3 Uterus

Der Uterus (Gebärmutter; gr.: *Metra*) ist ein muskelstarkes Hohlorgan (Länge ca. 8 cm). Er wird makroskopisch in das **Korpus** (*Corpus uteri*, Uteruskörper) mit Fundus, den kurzen **Isthmus** und die **Zervix** (*Cervix uteri*, Uterushals) unterteilt (▸ Abb. 21.11). Das Lumen des Korpus (*Cavitas uteri*) kommuniziert über die Tuben mit der Bauchhöhle und über Isthmus und Zervikalkanal (*Canalis cervicis*) mit der Vagina. Die Aufgaben des Uterus sind die Beherbergung des Feten während der Schwangerschaft und die Austreibung des Kindes während der Geburt (Wehen).

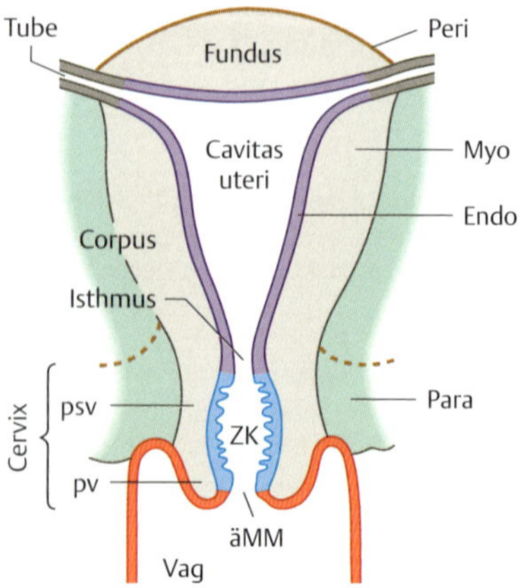

Abb. 21.11 Uterus (Frontalschnitt, Schema). **ZK**, Zervikalkanal. **äMM**, äußerer Muttermund. **Vag**, Vaginallumen. **Myo**, Myometrium. **Endo**, Endometrium. **Peri**, Perimetrium. Peritoneum kaudal als gestrichelte Linie dargestellt, weil nicht in der Schnittebene. **Para**, Parametrium und Bindegewebe des Lig. latum, *grün*. **psv** und **pv**, Portio supravaginalis und Portio vaginalis cervicis.

Die Hauptmasse des Uterus ist glatte Muskulatur (**Myometrium**). Die Schleimhaut des Korpus ist das **Endometrium.** Es durchläuft in Abhängigkeit vom ovariellen Zyklus den **Schleimhautzyklus**, der sich als **Menstruationszyklus** manifestiert. Die Schleimhaut des Zervikalkanals unterscheidet sich grundsätzlich vom Endometrium des Korpus und wird gesondert besprochen.

21.3.1 Corpus uteri

In der Wand des Korpus (Dicke ca. 2 cm) können von innen nach außen folgende Schichten unterschieden werden:

- **Endometrium** (*Tunica mucosa*),
- **Myometrium** (*Tunica muscularis*),
- **Perimetrium** (*Tunica serosa* und *Tela subserosa*).

Endometrium. Die Uterusschleimhaut sitzt dem Myometrium unmittelbar auf (► Abb. 21.12). Sie trägt einschichtiges, hochprismatisches **Oberflächenepithel** (mit einigen Flimmerzellen) und besitzt **tubulöse Drüsen**, die die gesamte Höhe der Schleimhaut durchspannen. Das von Oberflächenepithel und Drüsen produzierte Uterussekret ist sehr proteinreich, seine Zusammensetzung variiert zyklusabhängig. Das **Stroma** (Lamina propria), in das die Drüsen eingebettet sind, besteht aus sehr zellreichem, faserarmem Bindegewebe. Nach dem Verhalten während des Zyklus sind im Endometrium zwei Schichten zu unterscheiden:

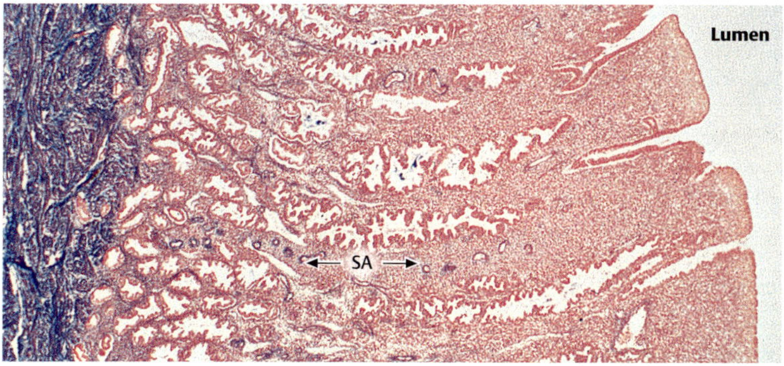

Abb. 21.12 Uterus (Mensch). Teil des Myometriums (**Myo**) und das Endometrium (in der späten Sekretionsphase). **B**, Basalis. **SA**, mehrfache Anschnitte einer Spiralarterie. Azan. Vergr. 19fach.

- **Stratum functionale** (**Funktionalis**): Eine Schicht von wechselnder Breite (bis 5 mm), die ausgeprägte zyklische Änderungen durchläuft und periodisch abgestoßen wird (s. u.).
- **Stratum basale** (**Basalis**): Der unterste schmale Bereich (ca. 1 mm), der kaum zyklische Änderungen durchmacht, bei der Desquamation *nicht* abgestoßen wird und von dem der Wiederaufbau der Schleimhaut ausgeht. Die Grenze zwischen Basalis und Myometrium verläuft unscharf, die Enden der Uterusdrüsen reichen stellenweise in die Muskelschicht hinein.

Das **Myometrium** (Dicke ca. 1,5 cm) besteht aus einem komplizierten System von longitudinalen, zirkulären und schrägen Zügen glatter Muskulatur, die von gefäßführendem Bindegewebe durchsetzt ist. Im nicht schwangeren Uterus sind die glatten Muskelzellen ca. 50 µm lang. Während der **Schwangerschaft** passt sich das Myometrium dem Wachstum des Feten durch *Hyperplasie* (Vermehrung) und *Hypertrophie* (Vergrößerung, bis 800 µm lang) der Muskelzellen an. Außerdem nehmen die Gap junctions (Connexin 43) enorm zu. Dies dient der Vorbereitung auf die Koordination bei der **Wehentätigkeit**, welche durch **Oxytocin** aus der Neurohypophyse (S. 514) induziert wird. Gegen Ende der Schwangerschaft erhöht sich die Dichte der Oxytocin-Rezeptoren im Myometrium um ein Vielfaches. Daher löst Oxytocin normalerweise nur am Geburtstermin Wehen aus.

Das Myometrium lässt drei unscharf begrenzte **Schichten** erkennen. Die mittlere und breiteste Schicht (*Stratum vasculosum*) enthält viele Blutgefäßanschnitte. Sie ist hauptverantwortlich für die Wehen in der Eröffnungsphase der Geburt. Innen und außen davon liegen dünnere Muskelschichten (*Stratum submucosum* und *Stratum supravasculosum*).

Das **Perimetrium** ist der Serosaüberzug, von dem Fundus, Vor- und Rückseite des Korpus sowie Rückseite der Zervix bedeckt sind. Es setzt sich lateral beidseits in den Überzug des Lig. latum fort. Das subseröse Bindegewebe geht lateral in das Bindegewebe des klinisch überaus wichtigen **Parametrium** über (▶ Abb. 21.**11**), welches den Uterus an der Beckenwand verankert (Uterus-Haltebänder) und Ureter und A. uterina enthält (s. Lehrbücher der Makroskopie).

21.3.2 Zyklus des Endometriums (Menstruationszyklus)

Die zyklisch schwankenden Konzentrationen der ovariellen Hormone induzieren den **Schleimhautzyklus** im Endometrium des Korpus. Der Zyklus betrifft alle Bestandteile (Drüsen, Stroma, Gefäße) der Funktionalis und ist eine im 28-Tage-Rhythmus sich wiederholende Abfolge von **Proliferation**, **Differenzierung**, Gewebsnekrose mit nachfolgender **Abbruchblutung** (= Tag 1 des Zyklus) und **Wundheilung**. Der Schleimhautzyklus gleicht einem Spiegelbild des ovariellen Zyklus (▶ Abb. 21.**13**): Der hohe Estrogenspiegel in der Follikelphase verursacht rasches Wachstum der Funktionalis. Der hohe Progesteron-Spiegel in der Lutealphase bewirkt die Differenzierung. Der starke Abfall des Progesteron-Spiegels gegen Ende der Lutealphase führt 14 Tage nach der Ovulation zu Gewebsnekrosen, Abstoßung und Blutung. Der **biologische Zweck** des Schleimhautzyklus besteht darin, das Endometrium jeweils bis zum 6./7. Tag nach der Ovulation (= Tag 21 des Zyklus), also bis zum potenziellen Beginn der Implantation eines Keimes (S. 628), in den Zustand optimaler **Rezeptivität** (Empfängnisbereitschaft) zu bringen.

Zur Abbruchblutung kann es nur kommen, wenn das Endometrium zuvor unter Estrogeneinwirkung auf eine Höhe angewachsen ist, in der es Progesteron als Überlebensfaktor braucht. Daher gibt es außerhalb der Fortpflanzungsperiode keine physiologische Abbruchblutung. Die erste Menstruationsblutung (**Menarche**, etwa im 13. Lebensjahr) ist Indiz dafür, dass erstmals Kohorten-Follikel bis zum späten Tertiärstadium (starke Estrogenproduktion) gereift sind. Das endgültige Ausbleiben der monatlichen Blutung (**Menopause**, ca. 50. Lebensjahr) zeigt an, dass der Follikelvorrat erschöpft und die Quellen für hohe Estrogenspiegel versiegt sind (Folge: Atrophie des Endometriums).

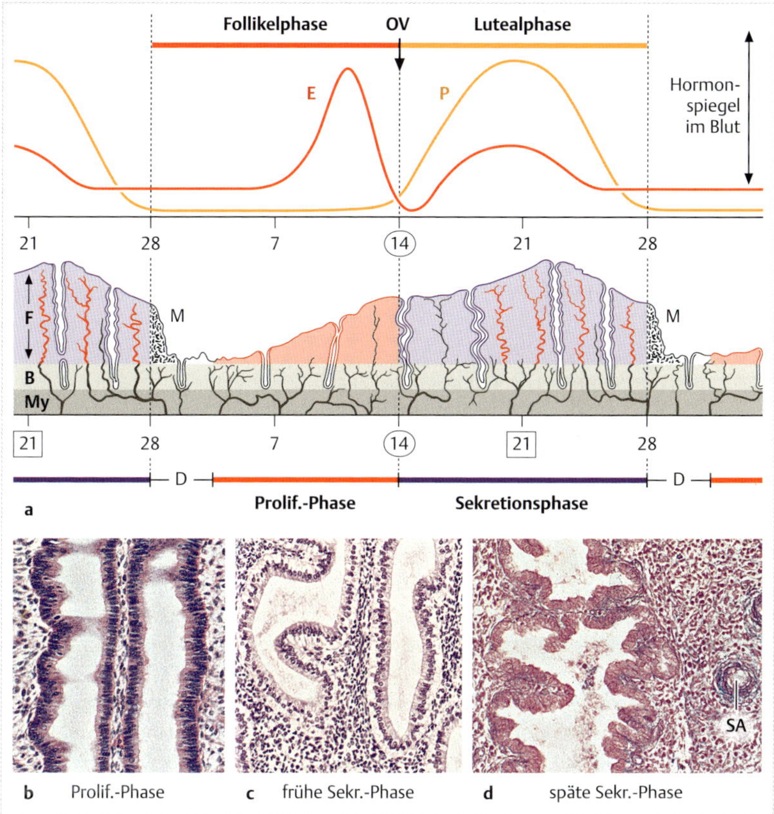

Abb. 21.13 Zyklus des Endometriums. **a** Periodischer Wandel der Schleimhaut als Folge der periodischen Schwankungen der Hormonspiegel im Blut (vgl. ▶ Abb. 21.**9**). Zeitachse in Tagen. **M**, Menstruationsblutung. **D**, Desquamationsphase. **F**, Funktionalis. **B**, Basalis. **My**, Myometrium. Die Spiralarterien in der späten Sekretionsphase sind rot markiert. Tag **14**: Ovulation (**OV**). An Tag **21** hätte im Falle einer Befruchtung der Keim mit der Implantation begonnen. **b** – **d** Drüsen in den angegebenen Phasen. Beachte in **c** die „retronukleären Vakuolen" (Glykogen) sowie in **d** die Sägeblatt-Form der Drüsen, die Prädeziduazellen des Stomas und den Anschnitt der Spiralarterie (**SA**); vgl. ▶ Abb. 21.**12**. H.E. (b, c) und Azan (d). Vergr. 100fach.

Phasen des Schleimhautzyklus

Im Einzelnen können histologisch folgende Phasen unterschieden werden (▸ Abb. 21.**13**):

- **Desquamationsphase** (Menstruationsphase): Tag 1 – 3,
- **Proliferationsphase**: bis zur Ovulation (Tag 4 – 14),
- **Sekretionsphase**: Tag 15 – 28.

Für die histologische Erkennung von Proliferations- und Sekretionsphase sind folgende Kriterien wichtig: Höhe der Funktionalis, Gestalt der Drüsen, Struktur der Drüsenzellen, Inhalt des Drüsenlumens, Verlauf der Arterien, Struktur der Stromazellen.

Desquamationsphase. Die Funktionalis zerfällt, Blutgefäße werden eröffnet, die Blutgerinnung ist lokal herabgesetzt, Blut und Trümmer der Funktionalis erscheinen als Menstrualblut. Die Basalis bleibt mit einer Wundfläche zurück.

Proliferationsphase. Schon vor dem Stillstand der Blutung beginnt die Deckung der Wundfläche mit neuem Epithel, das von den verbliebenen Drüsenstümpfen der Basalis auswächst. Durch Proliferation des Drüsenepithels und der Stromazellen wird die Schleimhaut rasch höher. Es sind vermehrt Mitosen zu finden. In der frühen Proliferationsphase verlaufen die Drüsen gestreckt, später zunehmend geschlängelt, da sie schneller wachsen als das Stroma.

Sekretionsphase. Die Proliferation kommt zum Stillstand. Drüsen und Stroma entwickeln Zeichen der spezifischen Funktion (= Differenzierung). In der **frühen Sekretionsphase** zeigen die Drüsenzellen **„retronukleäre Vakuolen“**: Die Zellkerne sind nach apikal verschoben, das basale Zytoplasma erscheint leer. Es handelt sich nicht um echte Vakuolen, sondern um zytoplasmatische Ansammlungen von **Glykogen**, das in üblichen Präparaten nicht angefärbt ist. Dieser Befund erreicht am Tag 4 nach der Ovulation sein Maximum. An Tag 6 sind kaum noch Vakuolen zu finden.

In der **Mitte der Sekretionsphase** (etwa am 21. Zyklustag) erreicht die Funktionalis den für die Implantation eines Keimes optimalen Zustand (höchste Empfängnisbereitschaft des Endometriums). Folgende histologischen Merkmale sind kennzeichnend: Die Drüsen zeigen **„Sägeblatt-Form“**; das Drüsenepithel ist in kleine Fältchen aufgeworfen. Das Lumen der Drüsen enthält Sekret (Glykoproteine, Muzine, Lipide; u. a. zur Ernährung des Keims). Die Arterien sind spiralig gewunden (**Spiralarterien**, zuführende Arterien für eine potentielle Plazenta). Durch ein **Ödem** des Stromas nimmt die Höhe der Funktionalis noch zu. Die Stromazellen lagern Glykogen, Proteine und Lipide ein (Nahrung für den sich möglicherweise einnistenden Keim) und schwellen zu breiten rundkernigen Zellen an, den **Prädeziduazellen**, Vorläufer der Dezidualzellen der Plazenta (S. 628). Dieser Prozess und zahlreiche weitere strukturelle und funktionelle Veränderungen des Stromas, insgesamt als **Dezidualisierung** bezeichnet, bereiten das Endometrium in jedem Zyklus auf die mögliche Implantation eines Embryos vor. Dazu gehört auch die Einwanderung von speziellen Immunzellen (u. a. uterusspezifische Natürliche Killerzellen). Die Dezidualisierung beginnt in der oberen Funktionalis und um die Spiralarterien herum, und schreitet nach basal fort. Die Funktionalis kann jetzt in ein oberes *Stratum compactum* (enge Drüsenlumina, starke Dezidualisierung) und ein unteres *Stratum spongiosum* (weite Drüsenlumina) unterteilt werden (▸ Abb. 21.**12**).

Gegen Ende der Sekretionsphase kommt es durch Absinken des Progesteron-Spiegels zur Dauerkonstriktion der Spiralarterien, dadurch wird die Funktionalis von der Blutzufuhr abgeschnitten (**Ischämie**). Die Höhe des Endometriums geht zurück, viele Zellen sterben ab. Bei Einschießen des Blutes nach erneuter Eröffnung der Spiralarterien zerreißen die ischämisch geschädigten Gefäßwände, Blut tritt aus, die Funktionalis zerfällt: **Menstruationsblutung**.

Endometriose ist eine relativ häufige Erkrankung, die durch das Vorkommen von versprengtem **ektopem Endometrium-Gewebe** gekennzeichnet ist (häufige Lokalisationen: z. B. Myometrium; Peritoneum und Bindegewebe des kleinen Beckens, besonders an der Zervixrückseite; Ovar). Die Endometrium-Inseln sind Hormon-sensitiv und nehmen am Menstruationszyklus teil. Dies führt zu peritonealen Blutungen und Verwachsungen, Ovarialzysten, Unfruchtbarkeit. Symptome sind u. a. **Dysmenorrhö** und **Hypermenorrhö**. Von den verschiedenen Entstehungshypothesen sei hier nur die der retrograden Menstruationsblutung genannt: Verschleppung von abgestoßenen Endometrium-Fragmenten durch die Tube ins kleine Becken, dort Anwachsen und Überleben der Schleimhaut-Fragmente.

Gravidität. Wenn die Oozyte befruchtet wurde (S. 619), beginnt der Keim am 6./7. Tag post conceptionem (pc) (= Tag 21 des Zyklus) mit der Implantation (▸ Abb. 21.**16**). Von da an reguliert er selbst die Erhaltung des C. luteum und damit des Endometriums: Der *Trophoblast* (Teil des künftigen Chorions) sezerniert in den mütterlichen Organismus ein LH-artig wirkendes Hormon (**humanes Chorion-Gonadotropin, HCG**), das die Rückbildung des Corpus luteum verhindert und dieses sogar noch bedeutend größer werden lässt (**C. luteum graviditatis**). Die Progesteronsekretion steigt enorm. Das Endometrium überlebt, die Menstruationsblutung bleibt aus. Implantation und Plazenta werden weiter unten (S. 628) besprochen.

Der Nachweis von **HCG** im Serum oder Harn der Frau dient als **Schwangerschaftsnachweis**. Mit empfindlichen Methoden ist HCG schon am Tag 8 pc im Serum nachweisbar, am Ende der 2. Woche auch im Harn.

21.3.3 Isthmus uteri

Der Isthmus (das **untere Uterinsegment** in der Geburtshilfe) ist der 5 – 9 mm lange Uterusabschnitt zwischen Korpus und Zervix (► Abb. 21.**11**). Er ist grundsätzlich wie das Korpus aufgebaut. Unterschiede: Das Myometrium ist weniger reich an Gefäßen (daher hier operativer Zugang beim **Kaiserschnitt**). Das Endometrium ist niedriger, es ähnelt der Basalis und nimmt kaum an den zyklischen Veränderungen teil (nur Abstoßung des Oberflächenepithels).

21.4 Cervix uteri und Vagina

21.4.1 Zervix

Die Zervix (► Abb. 21.**11**, ► Abb. 21.**14**) besteht makroskopisch aus einem oberen Teil, der vom Bindegewebe des Parametrium umgeben ist (**Portio supravaginalis cervicis**), und einem in die Vagina ragenden unteren Teil (**Portio vaginalis cervicis**, s. u.). Die Zervix ist vom spindelförmigen **Zervikalkanal** durchzogen, der mit dem **äußeren Muttermund** auf der Portio vaginalis mündet. Die Zervix stellt den Verschlussapparat des Uterus dar (gegen aufsteigende Krankheitskeime; Verhinderung des vorzeitigen Abgangs des Feten). Die Wand der Zervix enthält glatte Muskulatur, die mit reichlich kollagenem Bindegewebe durchsetzt ist.

Beim **Geburtsvorgang** sind unteres Uterinsegment (s. o.) und Zervix die passiven Teile des Uterus, während das Myometrium des Corpus uteri durch Erzeugung der Wehen den Motor darstellt. Der Zervikalkanal ist die „schwierigste" Strecke im ganzen Weichteilrohr des Geburtskanals. Während der Eröffnungsphase, die sich meist über viele Stunden hinzieht, muss der Zervikalkanal durch den andrängenden „vorangehenden Kindsteil" auf Kopfdurchgängigkeit geweitet werden, bis der äußere Muttermund schließlich „vollständig" ist (Durchmesser von 10 – 12 cm). Voraussetzung dafür ist, dass das Zervixgewebe vor dem Geburtstermin unter dem Einfluss des Peptidhormons **Relaxin** (vorwiegend aus der Plazenta) durch Umbau der Extrazellulärmatrix stark aufgelockert und dehnbar wird (**„reife Zervix"**).

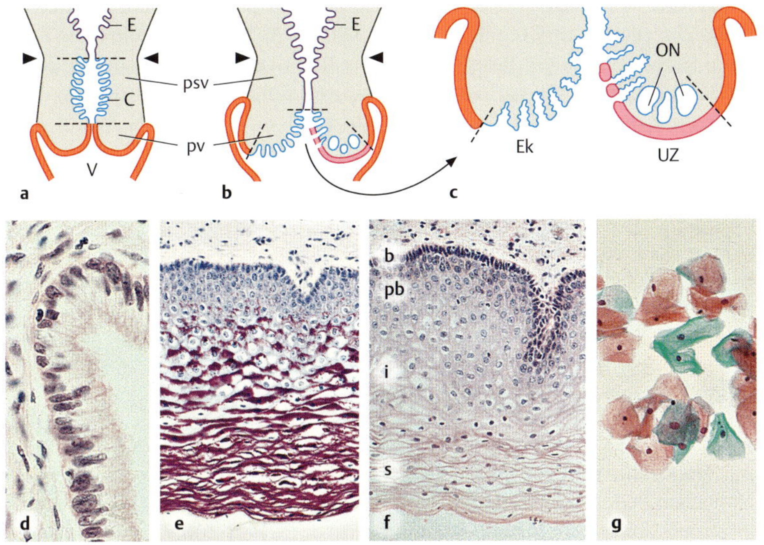

Abb. 21.14 Cervix uteri. **a** – **c** Epithelverhältnisse vor der Pubertät (a) und in der Reproduktionsphase (b,c). psv, Portio supravaginalis cervicis. **pv**, Portio vaginalis cervicis („*Portio*"). **E**, Endometrium (*violett*). **C**, Schleimhaut des Canalis cervicis (*blau*). **V**, Vagina, ausgekleidet mit unverhorntem mehrschichtigem Plattenepithel (*rot*). **Pfeilköpfe** markieren die Lage des anatomischen inneren Muttermundes (= Beginn des engen Ausgangskanals). *Gestrichelte Linien* markieren die Grenzen der Zervikalschleimhaut. **c**, Vergrößerung aus **b**. In **a** ist die Grenze zwischen den Epitheltypen kolposkopisch nicht sichtbar. In **b**, **c** ist die Zervikalschleimhaut ektropioniert (ausgekrempelt) (**Ek**); in der rechten Bildhälfte ist das Ektropion von durch Metaplasie entstandenem, unverhorntem mehrschichtigem Plattenepithel (*hellrot*) bedeckt (Umwandlungszone, **UZ**). Einige Zervikaldrüsen haben dadurch ihren Ausgang verloren und sind zu Retentionszysten geworden („Ovula Nabothi", **ON**). **d** **Schleim-bildendes Zylinderepithel** der Zervikalschleimhaut. **e**, **f** **Plattenepithel** der Portio: e, PAS-Färbung zur Darstellung des *Glykogens*; f, H.E.-Färbung. **Schichten**: Basal- (**b**), Parabasal- (**pb**), Intermediär- (**i**) und Superfizialschicht (**s**). **g** **Zytologisches Abstrichpräparat** vom Plattenepithel der Portio (unter Vorherrschaft von Estrogen). Färbung nach Papanicolaou. Normalbefund, typische Morphologie oberflächlicher Epithelzellen. Vergr. 300fach (d), 110fach (e, f), 150fach (g). Originalpräparat g: E. Sprenger, Inst. f. Zytopathologie, Kiel.

Die **Schleimhaut des Zervikalkanals** ist völlig anders gebaut als das Endometrium. Sie ist durch parallele Falten (*Plicae palmatae*) und dazwischen liegende tiefe Täler (Krypten) stark zerklüftet, was im histologischen Schnitt das Bild von tubulösen Drüsen (**Zervixdrüsen**) vortäuscht. Das **Epithel** besteht fast einheitlich aus einer Lage von zylindrischen, Schleim-produzierenden Zellen mit hellem Zytoplasma und basal liegendem Kern (▶ Abb. 21.**14 d**); einzelne Zellen tragen Kinozilien. An der Basis des Epithels sind Gruppen von niedrigen **Reservezellen** zu finden, die für den Nachschub im Rahmen des natürlichen Zellumsatzes sorgen. Die Zervikalschleimhaut zeigt im Verlauf des Zyklus keine wesentlichen histologischen Änderungen.

Der **Zervikalschleim** befeuchtet das Epithel der drüsenlosen Vaginalschleimhaut und versieht den Zervikalkanal mit einem schützenden Pfropf. Die meiste Zeit des **Zyklus** ist der Zervikalschleim zäh. Zur Zeit der Ovulation ist er dünnflüssig („spinnbar") und gut durchgängig für Spermien. Er ist leicht alkalisch, was – im Gegensatz zum sauren Milieu der Vagina (s. u.) – die Beweglichkeit der Spermien begünstigt.

21.4.2 Portio vaginalis cervicis und Vagina

Die Oberflächen von Portio vaginalis und Vaginalwand werden von **mehrschichtigem unverhorntem Plattenepithel** bedeckt. Wegen der praktisch-medizinischen Bedeutung dieses Epithels werden die beiden Strukturen hier trotz ihrer unterschiedlichen makroskopisch-anatomischen Zuordnung zusammen besprochen.

Portio vaginalis cervicis. Die Portio vaginalis cervicis („*Portio*" der Kliniker) ragt frei in die Vagina hinein. Im Zentrum liegt der *äußere Muttermund* (Mündung des Zervikalkanals). Die Epithelverhältnisse auf der Portio sind von großem praktischem Interesse wegen der möglichen malignen Entartung (Zervixkarzinom, s. u.).

Vagina. Die Scheide (gr.: *Kolpos*) ist ein ca. 10 cm langer dünnwandiger Schlauch mit folgenden Wandschichten: *Mukosa* mit mehrschichtigem unverhorntem Plattenepithel und bindegewebiger Lamina propria; dünne, von Bindegewebe durchsetzte *Muskularis*; bindegewebige *Adventitia*. Die Mukosa ist drüsenfrei, ihre Oberfläche wird von Zervikalschleim und möglicherweise von Gewebsflüssigkeit, die durch das Epithel dringt (Transsudat), befeuchtet. Das Epithel zeigt folgende Schichten (▶ Abb. 21.**14 e**, **f**): *Stratum basale* (Proliferation), *Str. parabasale* (beginnende Differenzierung), *Str. intermedium* und *Str. superficiale* (höchste Differenzierungsstufe). Wie bei diesem Gewebetyp üblich (S. 135), enthalten die Zellen der beiden oberen Stockwerke als Ausdruck ihrer Differenzierung reichlich **Glykogen**. In der Vaginalschleimhaut kommen **Langerhans-Zellen** (im Epithel) (S. 641) und subepitheliale **dendritische Zellen** (DZ) (S. 370) vor.

Das Epithel macht **zyklische Schwankungen** durch: Präovulatorisch sind unter starkem Estrogeneinfluss alle vier Stockwerke voll ausgebildet. Nach der Ovulation schilfern Teile des Stratum superficiale ab und das Stratum intermedium liegt teilweise frei. Die abgeschilferten Zellen zerfallen, und das freigesetzte **Glykogen** dient den in der Scheide physiologisch vorkommenden **Milchsäurebakterien** (*Lactobacillus acidophilus,* Döderlein-Stäbchen) als Nahrung. Durch den Abbau von Glucose zu Milchsäure entsteht das **saure Scheidenmilieu** (pH 4 – 5, wichtiger Schutz gegen die Besiedelung mit pathogenen Bakterien und Pilzen).

Langerhans-Zellen und subepitheliale dendritische Zellen der Vaginalschleimhaut begünstigen den Eintritt des **AIDS-Erregers HIV-1** in den Körper. Sie binden das Virus mittels Lektinen auf ihrer Oberfläche und schleppen es in die regionären Lymphknoten, wo sie es an die $CD4^{+}$-T-Lymphozyten weitergeben.

Epithelverhältnisse auf der Portio

Die Oberfläche der Portio kann durch direkte Inspektion bei der gynäkologischen Untersuchung beurteilt werden (Lupenvergrößerung mittels **Kolposkop**). Vor der Pubertät ist die ganze Portio von Plattenepithel bedeckt, die Grenze zum Zylinderepithel liegt endozervikal (oberhalb des äußeren Muttermundes) und ist kolposkopisch nicht sichtbar (▶ Abb. 21.**14 a – c**). Bei der geschlechtsreifen Frau *kann* sich die Schleimhaut unter Wirkung der ovariellen Hormone ein Stück weit aus dem Kanal herauskrempeln (ektropionieren) und erscheint auf der Portio-Oberfläche. Die zerklüftete Zervikalschleimhaut und die scharfe Grenze zum Plattenepithel sind außerhalb des Muttermundes sichtbar (**Ektropion** oder **Ektopie**). Nach der Menopause verlagert sich die Zervikalschleimhaut zurück, die Grenze zwischen den Epitheltypen liegt wieder endozervikal.

Im Ektropion-Bereich kann es zur Umwandlung (**Metaplasie**) von einschichtigem Zylinderepithel in mehrschichtiges unverhorntes Plattenepithel kommen, das in Struktur und zyklischem Verhalten dem regulären Plattenepithel der Portio gleicht (**Umwandlungszone**, ▶ Abb. 21.**14 c**). Die Metaplasie (S. 138) beruht auf einer Umstellung des Differenzierungsprogramms der nachwachsenden Reservezellen (S. 616) im Rahmen der natürlichen Epithelerneuerung und stellt wahrscheinlich eine Anpassung an das Scheidenmilieu dar. Die Ausgänge der Zervixdrüsen in der Umwandlungszone können von Plattenepithel überwachsen und verschlossen werden. Dadurch entstehen makroskopisch sichtbare **Retentionszysten** („*Ovula Nabothi*").

Zervixkarzinom. Besonders in der Umwandlungszone kann das Plattenepithel maligne entarten. Ein wichtiger pathogenetischer Faktor hierbei ist die Infektion des Epithels mit bestimmten Typen des **humanen Papilloma-Virus** (z. B. HPV-16, HPV-18, sexuell übertragen), die bestimmte Zellzyklus-überwachende Proteine, z. B. p53 und Rb (S. 111), außer Funktion setzen. Die Entartung des Epithels zum invasiven Plattenepithelkarzinom ist ein langer Prozess (Jahre), der durch die zytologische Untersuchung von **Abstrichpräparaten** im Frühstadium erkannt werden kann. Ein Abstrich enthält stets die zuoberst liegenden Zellen, die (bei gesundem Epithel) die Zeichen der Differenzierung aufweisen sollten (► Abb. 21.**14 g**). Das Fehlen dieser Merkmale zeigt an, dass eine Differenzierung der Zellen während der Wanderung von basal nach superfizial nicht stattfindet, weil die Zellen bis oben hin mit Proliferation beschäftigt sind (Vor- oder **Frühstadium eines Karzinoms**). Solche Stellen müssen gegebenenfalls gezielt entfernt werden. Zur makroskopischen Markierung zwecks Planung des operativen Vorgehens macht man sich den **Glykogengehalt** des umliegenden gesunden Epithels zunutze: Anfärbung des Glykogens durch Betupfen der Portio-Oberfläche mit einer iodhaltigen Lösung unmittelbar vor dem Eingriff (**Iodprobe nach Schiller**). Das ungefärbt bleibende Areal entspricht der Flächenausdehnung des nicht differenzierten Epithels. Es wird samt einem Kegel des darunterliegenden Stromas herausgeschnitten (**Konisation**). – Neuerdings gibt es eine **Impfung** gegen HPV-16 und -18, die hauptverantwortlich für die meisten Zervixkarzinome sind.

21.5 Äußeres weibliches Genitale (Vulva)

Als **Vulva** werden die Clitoris, die großen und kleinen Labien sowie der Scheidenvorhof (*Vestibulum vaginae*) mit seinen Drüsen und den äußeren Öffnungen von Harnröhre und Vagina zusammengefasst. Die Entwicklungsgeschichte (s. Bücher der Embryologie) macht es verständlich, dass die äußeren weiblichen Geschlechtsorgane im *grundsätzlichen histologischen* Aufbau weitgehend mit den männlichen vergleichbar sind.

Die **Clitoris** enthält einen Schwellkörper, der dem Corpus cavernosum penis homolog ist. Die **großen Labien** sind pigmentierte Hautwülste (vgl. Skrotalhaut), die glatte Muskelzellen sowie Talg-, Schweiß- und Duftdrüsen enthalten. Im Unterschied zur Skrotalhaut ist hier subkutanes Fettgewebe vorhanden. Die Außenseite ist behaart, die Innenseite haarfrei. Eine Besonderheit sind die vielen freien Talgdrüsen (d. h. ohne begleitende Haarfollikel). Die **kleinen Labien** sind unbehaarte, fettgewebsfreie Hautfalten, die einen Schwellkörper (homolog zum Corpus spongiosum penis) enthalten. Sie tragen auf der Außenseite schwach verhorntes, auf der Innenseite unverhorntes Plattenepithel.

Nahe der Harnröhrenmündung öffnen sich **Gll. vestibulares minores**, die den Gll. urethrales des Mannes entsprechen. Die paarigen **Gll. vestibulares majores** (*Bartholin-Drüsen*) sind Schleim-bildende, tubuloalveoläre Drüsen, die mit einem 1 cm langen Gang auf der Innenfläche der kleinen Labien in den dorsalen Bereich des Vestibulum münden. Sie gleichen histologisch den Bulbourethraldrüsen des Mannes. Bakterielle Besiedlung einer Drüse führt zur „*Bartholinitis*“, ein Verschluss des Ausführungsganges verursacht eine Retentionszyste.

21.6 Befruchtung, Frühentwicklung des Keims, Bildung und Bau der Plazenta

Durch die **Befruchtung** entsteht die **diploide Zygote** als Beginn eines neuen Individuums. Die Zygote entwickelt sich innerhalb von 4 Tagen zur **Blastozyste**, deren Zellen bereits in zwei unterschiedliche Populationen differenziert sind: **Trophoblast** und **Embryoblast**. Der Trophoblast ist verantwortlich für die Einnistung des Keims im Endometrium (**Implantation**, Beginn am Tag 6/7). Bis zum Ende der 3. Woche entwickelt sich aus Trophoblast und extraembryonalem Bindegewebe ein vaskularisierter Zottenapparat (**Chorion**), der im Stroma des Endometriums (**Dezidua**) verankert ist. Die Chorionzotten haben mit dem mütterlichen Blut Kontakt und dienen dem Stoffaustausch. Das Chorion, der mit maternalem Blut gefüllte Raum zwischen den Chorionzotten (**intervillöser Raum**) und die Dezidua sind die wesentlichen Teile der **Plazenta**, die im 4. Monat ihre definitive Gestalt erreicht.

Der **Embryo**, dessen Wachstum anfangs hinter dem des Trophoblasten zurückbleibt, stellt zum Zeitpunkt der Implantation eine Scheibe aus zwei Zellschichten (Epiblast und Hypoblast) dar. Der **Epiblast** differenziert sich im Laufe der 3. Woche zur **dreiblättrigen Keimscheibe** (Endoderm, Mesoderm, Ektoderm), aus welcher der gesamte embryonale Körper und die Urkeimzellen hervorgehen. Der **Hypoblast** liefert extraembryonales Bindegewebe, das u. a. das Grundgerüst des Chorions und der Nabelschnur bildet.

21.6.1 Zeitperioden der pränatalen Entwicklung

Die pränatale Entwicklung wird in folgende Perioden eingeteilt:
- Frühentwicklung: Befruchtung bis Ende der 3. Entwicklungswoche.
- Embryonalperiode: bis Ende der 8. Entwicklungswoche.
- Fetalperiode: 9. Woche bis zur Geburt (= Ende der 38. Entwicklungswoche).

In der Embryologie wird meist in **Entwicklungswochen** (Wochen *post conceptionem*, pc) gezählt, in der praktischen Medizin dagegen wird in **Schwangerschaftswochen** (SSW) gerechnet, wobei der *Termin der letzten Menstruation* zugrunde gelegt wird. Der regelrechte **Geburtstermin** liegt am Ende der 40. SSW (= 38. Entwicklungswoche).

21.6.2 Befruchtung und Frühentwicklung

Befruchtung

Die Befruchtung (**Fertilisation, Konzeption**) vollzieht sich in der Ampulla tubae (S. 605), sie dauert ca. 24 Stunden und umfasst folgende Ereignisse (▶ Abb. 21.**15**, ▶ Abb. 21.**16**): Eindringen eines Spermiums in die Oozyte, Beendigung der 2. Reifeteilung der Oozyte (Bildung des haploiden mütterlichen und haploiden väterlichen **Vorkerns** (jeder 1n1C), Verdopplung der DNA in beiden Vorkernen (jeder 1n2C), Vereinigung der mütterlichen und väterlichen Chromosomen in einer gemeinsamen Mitosespindel. Ergebniss: die **diploide Zygote** (2n4C), bereit zur ersten mitotischen Teilung.

Eindringen des Spermiums (Imprägnation). Eine relativ geringe Anzahl von Spermien (einige Hundert von ca. 100 – 200 Millionen eines Ejakulats) kommt der Oozyte bis in den ampullären Teil der Tube entgegen. Die Spermien erfahren während des Aufenthalts in den flüssigen Medien des weiblichen Genitaltraktes zahlreiche funktionelle und molekulare Veränderungen (**Kapazitation**) (S. 580), die vor allem die Plasmamembran über dem Akrosom betreffen und ohne die die folgenden Schritte nicht gelingen. Vor der Vereinigung der Gameten (S. 121) müssen Corona radiata und Zona pellucida (S. 596) vom Spermium durchdrungen werden. Die Glykoproteine der Zona pellucida besitzen spezifische **Bindungsstellen**

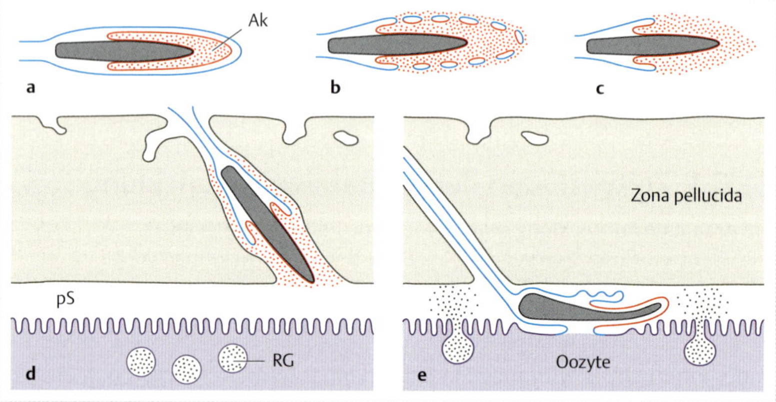

Abb. 21.15 Einige Teilvorgänge bei der Befruchtung. **a** – **c** Bindung des Spermiums an die Zona pellucida (nicht gezeigt) löst die *Akrosom-Reaktion* aus (**Ak**, Akrosom): Durch Fusion der Plasmamembran (*blau*) und der äußeren Akrosomenmembran (*rot*) werden die akrosomalen Enzyme freigesetzt und die innere Akrosomenmembran wird exponiert. **d** Das Spermium schafft sich mit Unterstützung der Enzyme einen Durchgang durch die Zona pellucida. **pS**, perivitelliner Spalt **e** Die am Spermienäquator erhaltene Plasmamembran fusioniert mit der Oozytenmembran. Dies löst in der Oozyte die Freisetzung von Enzymen aus den Rindengranula (**RG**) aus (*kortikale Reaktion*).

für Spermien. Die Bindung löst die **Akrosom-Reaktion** im Spermium aus (▶ Abb. 21.**15**), was zur Freisetzung der akrosomalen Enzyme (S. 575) führt. Diese verschaffen dem schnellsten Spermium durch lokale Zersetzung der Zona einen Durchgang in den *perivitellinen Spalt* zwischen Zona und Oozyte. Die Plasmamembran am *Äquator des Spermienkopfes* fusioniert mit der Oozytenmembran, der Spermienkern sowie die intrazellulären Bestandteile des Schwanzes (S. 575) sinken in das Zytosol der Oozyte ein. Die **Membranfusion** setzt seitens der Oozyte die **kortikale Reaktion** in Gang: Die in den **Rindengranula** enthaltenen Enzyme werden ausgeschüttet und verändern die Glykoproteine der Zona pellucida derart (**Zona-Reaktion**), dass Bindung und Eindringen weiterer Spermatozoen unmöglich werden (Verhinderung der **Polyspermie**).

Vorgänge in der Eizelle nach Eindringen des Spermiums. Die Oozyte vollendet die **2. Reifeteilung** (Abschnürung des 2. Polkörpers), die Chromosomen werden in eine neue Kernhülle eingeschlossen (**mütterlicher Vorkern**). Der Spermienkern, der seine Kernhülle beim Eintritt verloren hat, wird *dekondensiert* (durch Faktoren des Eizell-Zytosols) und erhält ebenfalls eine neue Kernhülle (geliefert von der Eizelle); damit ist der **väterliche Vorkern** gebildet. In jedem Vorkern wird die DNA verdoppelt. 15 – 20 Stunden nach der Imprägnation lösen sich die Hüllen der Vorkerne auf, die Chromosomen ordnen sich auf einer gemeinsamen Mitosespindel an (Zentriolen vom Spermium geliefert), die **diploide Zygote** ist bereit zur ersten Teilung. Hiermit ist der **Befruchtungsvorgang abgeschlossen**. Die Bestandteile des Spermienschwanzes werden von Enzymen der Zygote vernichtet, die väterlichen Mitochondrien werden durch Autophagie abgeräumt. Daher wird das mitochondriale Genom nur von der Mutter vererbt.

Entwicklung bis zur zweischichtigen Keimscheibe

In den ersten zwei Wochen laufen folgende Vorgänge ab (▶ Abb. 21.**16**, ▶ Abb. 21.**17**): Die ersten Teilungen (Furchungen) der Zygote während der **Tubenwanderung**; Ankunft der Morula im Uterus (Tag 3/4); Ausbildung der Blastozyste, ihre Gliederung in **Trophoblast** und **Embryoblast** und Ausschlüpfen des Keims aus der Zona pellucida (Tag 4/5); Beginn der **Implantation** (ab Tag 6/7) (S. 628); Differenzierung des Embryoblasten zur **zweischichtigen Keimscheibe**, bestehend aus **Epiblast** und **Hypoblast**; Bildung von Chorion, Haftstiel, Dottersack und Amnionhöhle.

Während der **Tubenwanderung** vollziehen sich die Teilungen der Zygote innerhalb der Zona pellucida (Schutz vor vorzeitiger Implantation in der Tubenschleimhaut). Der Keim erreicht das Morula-Stadium (16 Zellen). Die entstehenden Zellen (**Blastomere**) werden zusehends kleiner, weil das Zytoplasma der Eizelle auf 2 – 4 – 8 – 16 Zellen verteilt wird, ohne dass der Keim sich in seinem „Käfig“ vergrößern kann. Das **8-Zell-Stadium** ist aus zwei Gründen ein wichtiger Markstein: (1) Bis hier sind die Blastomeren **totipotent**, d. h. aus jeder der 8 Zellen kann theoretisch ein kompletter Embryo samt Chorion entstehen. Jenseits des 8-Zell-Stadiums differenzieren sich die Blastomeren in verschiedene Richtungen und verlieren damit ihre Totipotenz. (2) Bis hier regieren noch die mütterlichen mRNAs das Geschehen; jenseits des 8-Zell-Stadiums werden die Gene des neuen Individuums aktiv, während die mütterlichen mRNAs nach und nach zerstört werden.

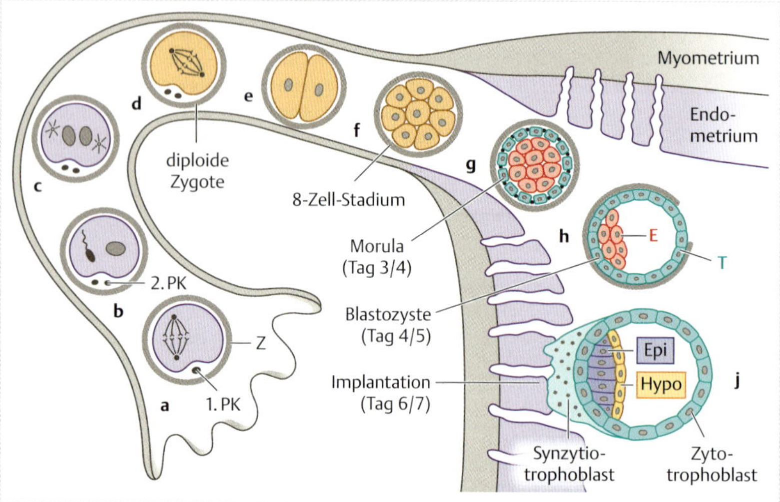

Abb. 21.16 Tubenwanderung und Frühentwicklung bis zur Implantation. **a** Sekundäre Oozyte nach der Ovulation, arretiert in der Metaphase der 2. Reifeteilung. **1. PK**, 1. Polkörper. **Z**, Zona pellucida. Corona radiata nicht gezeigt. **b** Ein Spermatozoon ist – unter Zurücklassung seiner Plasmamembran – in das Zytoplasma der Oozyte eingesunken, diese hat die 2. Reifeteilung vollendet (daher jetzt zwei Polkörper); mütterlicher Vorkern. **c** Väterlicher und mütterlicher Vorkern (Reduplikation der DNA in jedem Vorkern). **d** Diploide Zygote: väterliche und mütterliche Chromosomen in einer gemeinsamen Mitosespindel. **e** Ergebnis der ersten Furchungsteilung: zwei Blastomeren. **f** 8-Zell-Stadium (4-Zell-Stadium nicht gezeigt). Bis hier sind die Blastomeren totipotent. **g** Morula-Stadium; Differenzierung der Blastomere in Trophoblast (*grün*, mit Zellkontakten) und Embryoblast (*rot*). **h** Blastozyste, Schlüpfen aus der Zona pellucida nicht gezeigt. Embryoblast (**E**) als „innere Zellmasse" sichtbar. **T**, Trophoblast. **j** Beginn der Implantation. Gliederung des Trophoblasten in zwei Anteile, Differenzierung des Embryoblasten in Epiblast (**Epi**, *dunkelblau*) und Hypoblast (**Hypo**, *gelb*).

Morula, Blastozyste. Im **Morula-Stadium** ist der Keim ein kompaktes Gebilde, in dem sich bereits eine Gliederung in zwei Zellpopulationen andeutet. Im frühen **Blastozysten-Stadium** bildet sich ein flüssigkeitsgefüllter Hohlraum. Innen an der Wand haftet ein Zellaggregat: **„innere Zellmasse"** oder **Embryoblast**. Diese Zellen haben zwar ihre Totipotenz verloren, sie sind aber noch **pluripotent**. Aus ihnen leitet sich der gesamte embryonale Körper samt den Urkeimzellen ab. Der äußere Zellverband (**Trophoblast**) ist dazu bestimmt, den Kontakt mit dem Endometrium und später mit dem maternalen Blut herzustellen und zu unterhalten. Der Trophoblast beginnt am Tag 6/7 mit dem Eindringen in das Endometrium (**Implantation**) (S. 628), und gliedert sich alsbald in Zytotrophoblast und Synzytiotrophoblast. Vergrößerung und Differenzierung des Trophoblasten schreiten zunächst wesentlich schneller voran als die des Embryoblasten.

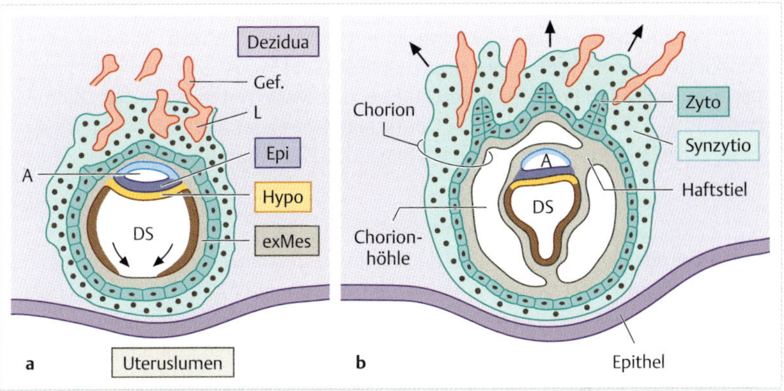

Abb. 21.17 Zweischichtige Keimscheibe, Implantation. Die Keimscheibe besteht aus dem Epiblast (**Epi**), der den Boden der sich gerade bildenden Amnionhöhle (**A**) darstellt, und Hypoblast (**Hypo**), der das Dach des Dottersacks (**DS**) darstellt. Der Epiblast liefert zu dieser Zeit das Amnionepithel (*hellblau*), der Hypoblast das Dottersackepithel (*braun*) und extraembryonales Mesoderm (**exMes**, *grau*). Die Keimanlage ist von Trophoblast umgeben, der in Zytotrophoblast (**Zyto**, *dunkelgrün*, *Zellgrenzen*) und Synzytiotrophoblast (**Synzytio**, *hellgrün, keine Zellgrenzen*) gegliedert ist. Im Synzytiotrophoblast sind Lakunen (**L**) entstanden, die mit kleinen mütterlichen Gefäßen (**Gef**) kommunizieren und daher mütterliches Blut (*hellrot*) enthalten. **a Tag 9/10**. Der Keim ist ganz im Endometrium untergetaucht. Die Wände von Amnionhöhle und Dottersack sind durch extraembryonales Mesoderm vom Trophoblasten getrennt. **b Tag 13/14**. Im extraembryonalen Mesoderm sind Hohlräume entstanden und zur Chorionhöhle zusammengeflossen. Dadurch ist das extraembryonale Mesoderm jetzt in viszerales und parietales Blatt gegliedert. Letzteres bildet zusammen mit dem Trophoblasten das Chorion. Durch Vordringen von Zytotrophoblastzapfen in den Synzytiotrophoblasten entstehen Primärzotten. Die *Pfeile* deuten an, in welche die Richtung der Synzytiotrophoblast vorandrängt. Der Haftstiel ist Vorläufer der Nabelschnur.

In-vitro-Fertilisation (IVF) und intrazytoplasmatische Spermatozoeninjektion (ICSI). Hormonelle Vorbehandlung der Frau zwecks Erhöhung der Zahl von sprungreifen Follikeln und damit von ausgereiften Metaphase-II-arretierten Oozyten; Gewinnung der Oozyten durch Abpunktieren der Follikelflüssigkeit, Zwischenlagerung der Oozyten in einer Kulturschale (*in vitro*) mit einer Tubenmilieu-ähnlichen Kulturflüssigkeit; Zugabe einer Spermatozoen-Suspension (IVF) bzw. Injektion eines Spermatozoon in die Oozyte (ICSI); nach erfolgter Befruchtung Ablauf der in ▸ Abb. 21.**16** dargestellten ersten Zellteilungen (= Keimentwicklung). Transfer der mehrzelligen frühen Embryonen (Blastozysten oder frühere Stadien) in den Uterus, dessen Endometrium durch hormonelle Vorbehandlung in einem rezeptiven Zustand ist (S. 610).

Embryonale Stammzellen (ESZ). Die „innere Zellmasse" (▶ Abb. 21.**16 h**) ist Ausgangsmaterial für die Gewinnung von ESZ (S. 115) aus „überzähligen" Embryonen, die durch **IVF** entstanden und bis zum Blastozysten-Stadium in Kulturmedium gehalten worden sind. In Deutschland verbietet das Embryonenschutzgesetz die Gewinnung von menschlichen ESZ zu Forschungszwecken.

Polkörperdiagnostik (PKD) dient dem indirekten Nachweis bzw. Ausschluss von Aneuploidien der Oozyte. Aneuploide Oozyten sind für die IVF unbrauchbar, da die Embryonen meist in frühen Entwicklungsstadien absterben. Die meisten Chromosomen-Fehlverteilungen ereignen sich während der 1. und der 2. Reifeteilung der Oozyte) (S. 123), die Häufigkeit nimmt mit dem Alter der Frau zu. Bei IVF-Patientinnen im Alter von ≥ 35 Jahren zeigt etwa die Hälfte der gewonnenen Oozyten Aneuploidien. Bei der **PKD** werden 1. und 2. Polkörper, noch ehe sich mütterlicher und väterlicher Vorkern vereinigen (▶ Abb. 21.**16 c**), auf Aneuploidien untersucht. Das Ergebnis erlaubt Rückschlüsse auf den Chromosomen-Status der Oozyte. Bezüglich des Vorhersagewertes der PKD muss aber eingeräumt werden, (1) dass es auch noch während der ersten Zellteilungen zu Aneuploidien kommen kann, die natürlich der PKD entgehen; (2) dass der väterliche Beitrag zu einer möglichen Aneuploidie des Keimes durch die PKD nicht erkannt wird.

Die **Präimplantationsdiagnostik (PID)** dient zwei Zielen: (1) Vermeidung des Transfers von aneuploiden Embryonen; (2) Ausschluss genetischer Fehler, die angesichts einer bekannten erblichen Vorbelastung der Eltern höchstwahrscheinlich zu schwerwiegenden Erbkranheiten beim Kind führen würden. Bei der PID werden der Blastozyste (▶ Abb. 21.**16 h**) vor dem Transfer einige Zellen des Trophoblasten entnommen und genetisch untersucht. In Deutschland ist die Trophoblastenbiopsie nur unter ganz strengen Bedingungen zulässig, jeder Einzelfall muss von einer Ethik-Kommission geprüft und genehmigt werden.

Differenzierung des Embryoblasten. Der Embryoblast entwickelt sich während der Implantation zur **zweischichtigen Keimscheibe** (▶ Abb. 21.**16**), die aus Epiblast und Hypoblast (Letzterer zur Blastozystenhöhle orientiert) besteht. Damit sind Dorsal- und Ventralseite des künftigen Körpers festgelegt. Im Laufe der 2. Woche (▶ Abb. 21.**17**) liefert der **Hypoblast** (a) das **Dottersackepithel**, welches bald die Blastozystenhöhle (dann „primitiver Dottersack") auskleidet, und (b) das **extraembryonale Mesoderm**, das bald die ganze Keimanlage umwächst und sie rundum vom Trophoblasten trennt. Durch Hohlraumbildung (Chorionhöhle) im extraembryonalen Mesoderm entsteht ein viszerales und ein parietales Blatt, Letzteres liegt dem Trophoblasten an und bildet mit ihm zusammen das **Chorion**, den embryonalen Teil der künftigen Plazenta. Eine Verbindung (**Haftstiel**) bleibt zwischen den beiden Blättern des extraembryonalen Mesoderms erhalten und wird später zum Grundgerüst der

Nabelschnur. Der **Epiblast** liefert in dieser Zeit kleinere Beiträge zum extraembryonalen Mesoderm sowie die Epithelauskleidung der **Amnionhöhle**, die sich dorsal über dem Epiblasten bildet. Die Amnionhöhle wird sich später (nach Abfaltung des embryonalen Körpers) auf Kosten der obliterierenden Chorionhöhle zunehmend vergrößern und den mit **Fruchtwasser** gefüllten Raum bilden, in dem der Fetus bis zur Geburt lebt.

Differenzierung der drei definitiven Keimblätter aus dem Epiblasten

Die Keimscheibe spannt sich zwischen Amnionhöhle (dorsal) und Dottersack (ventral) aus (▸ Abb. 21.**17**). In der 3. Woche bilden sich aus dem Epiblasten die drei definitiven Keimblätter **Ektodem, Mesoderm** und **Endoderm** (▸ Abb. 21.**18**). Dieser Vorgang wird als **Gastrulation** bezeichnet. Die „Verwandschaftsverhältnisse" der bisher genannten Strukturen sind in ▸ Abb. 21.**19** zusammengefasst; dort ist auch die Zuordnung einiger definitiver Gewebe und Organe zu den drei Keimblättern aufgelistet (S. 625).

Gastrulation. Im künftigen kaudalen Bereich des Epiblasten bildet sich in der Medianlinie eine Zellverdichtung (Primitivstreifen), die rostral zu einem Knoten (Primitivknoten) verdickt ist. Damit ist die kranio-kaudale Körperachse festgelegt. Vom **Primitivstreifen** aus wandern Epiblastzellen (nach lokaler Auflösung der Basalmembran und der Zellkontakte) in die Tiefe und verteilen sich flächig zwischen Epi- und Hypoblast. So entsteht das mittlere Keimblatt (**Mesoderm**). Das Gewebe darin wird als **Mesenchym** bezeichnet (S. 147). Die Epiblastzellen, die im Bereich des **Primitivknotens** in die Tiefe ausschwärmen, drängen sich in die Ebene des Hypoblasten, folgen aber im Übrigen unterschiedlichen Wegen: Die genau in der Mediane wandernden Zellen bilden den Chordafortsatz, aus dem in der 4. Woche durch Einfaltung ein Rohr, die **Chorda dorsalis** (Vorläufer des Achsenskeletts), entsteht. Die weiter lateral liegenden Zellen breiten sich radiär aus und liefern das innere Keimblatt (**Endoderm**), indem sie den Hypoblasten allmählich völlig nach lateral, kranial und kaudal verdrängen. Das Endoderm überwächst später auch die Ventralseite der Chorda dorsalis, sodass eine kontinuierliche Endodermschicht entsteht. Die dorsal verbleibenden Epiblastzellen werden zum **Ektoderm.** Der Chordafortsatz induziert in dem darüberliegenden Ektoderm die Differenzierung zum **Neuroektoderm**, das vor allem durch die **Neuralplatte** repräsentiert wird; diese bildet bald die **Neuralrinne** aus, die sich von der 4. Woche an allmählich zum **Neuralrohr** schließt (S. 217). Das übrige Ektoderm wird zum **Oberflächenektoderm** und überwächst später das Neuralrohr dorsal.

Derivate der drei Keimblätter. Hier soll nur eine Auswahl von Abkömmlingen aufgelistet werden (vollständige Angaben und Einzelheiten s. Embryologie-Bücher). **Ektoderm: Neuroektoderm**: Neuralrohr → ZNS; Neuralleiste (S. 216) → Zellen des peripheren Nervensystems, Nebennierenmark, Melanozyten, Kopfmesenchym (für Bindegewebe, Knorpel, Knochen im Kopfbereich sowie Odontoblasten). **Oberflächenektoderm**: u. a. Epithel von Haut und Hautanhangsgebilden (Haare, Drüsen), Adenohypophyse, Linse, Schmelzorgan der Zahnanlage. **Mesoderm:** Bindegewebe, Knorpel, Knochen, Skelettmuskulatur, glatte Muskulatur der Eingeweide, Herz, Blut- und Lymphgefäße, Knochenmark, Blutzellen, sekundäre lymphatische Organe, Niere, Nebennierenrinde, Gonaden, seröse Häute. **Endoderm:** Die epithelialen An-

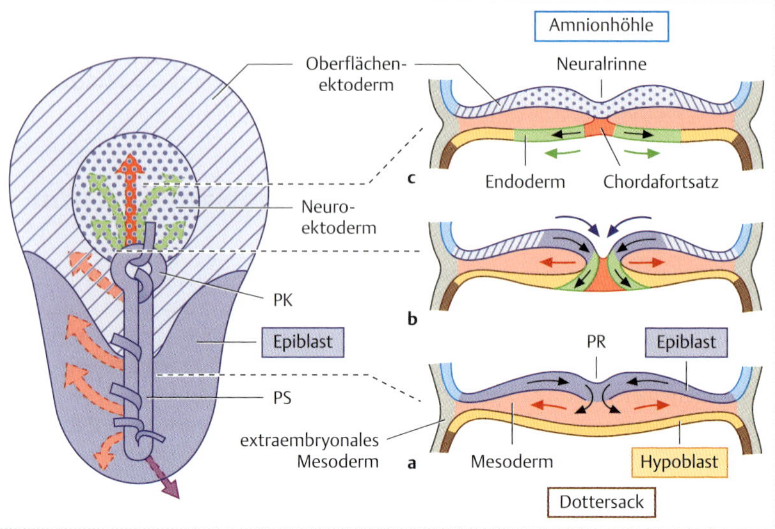

Abb. 21.18 Entstehung der dreischichtigen Keimscheibe aus dem Epiblasten (Gastrulation). Links Aufsicht auf die Dorsalfläche der Keimscheibe nach Entfernung der Amnionhöhle (ca. Tag 16). **Rechts** Querschnitte durch die Keimscheibe in den angegebenen Höhen. **PS**, Primitivstreifen mit Primitivrinne (**PR**). **PK**, Primitivknoten. Pfeile im linken Bild deuten die Wanderung der Zellen an, die aus dem **Epiblasten** (*dunkelblau*) in tiefere Schichten ausschwärmen (*Pfeile unter der Oberfläche fortgesetzt in Rot, Grün oder Violett*). Vom kaudalen Abschnitt des PS wandern die **Urkeimzellen** (*violetter Pfeil*) in das extraembryonale Mesoderm aus. Die übrigen aus dem PS in die Tiefe wandernden Zellen werden zum embryonalen **Mesoderm** (*rot*). Die aus dem PK genau in der Medianlinie untertauchenden Zellen (*rot*) bilden den **Chordafortsatz** (spätere Chorda dorsalis); die anderen werden zum **Endoderm** (*grün*), indem sie den Hypoblasten verdrängen und später (nach Bildung der Chorda dorsalis) als durchgehende Schicht die ganze Unterseite der Keimanlage bedecken. Durch induktive Wirkung des Chordafortsatzes hat sich die Schicht dorsal über ihm zum **Neuroektoderm** (*punktiert*) differenziert, das übrige Ektoderm wird zum **Oberflächenektoderm** (*gestreift*). Dieses bedeckt später (nach Schluss der Neuralrinne zum Neuralrohr) die gesamte Dorsalfläche der Keimanlage.

teile von Trachea und Lunge; von Ösophagus und Magen-Darm-Trakt samt Anhangsdrüsen (Leber, Pankreas); von Tonsillen, Schild- und Nebenschilddrüse sowie einem Großteil des Thymusepithels.

Herkunft der Urkeimzellen. Die primordialen Geschlechtszellen oder Urkeimzellen leiten sich auch aus dem Epiblasten ab (**Keimbahn**) (S. 121). Wahr-

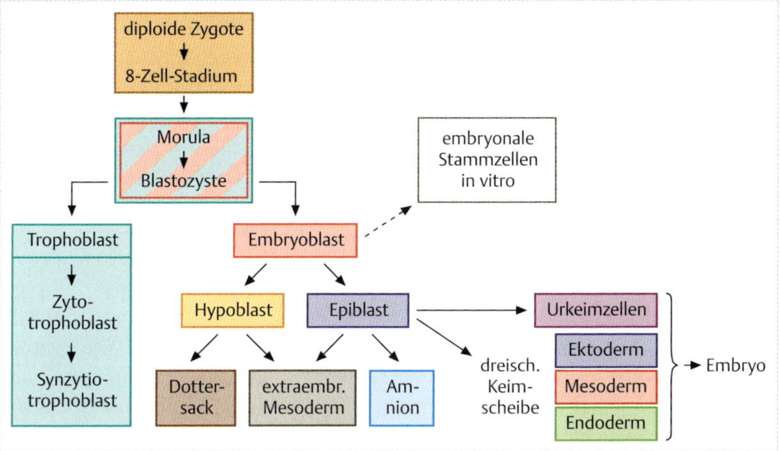

Abb. 21.19 „Nachkommen" der diploiden Zygote (bis zur 3. Woche). Farben wie in ▶ Abb. 21.**16** bis ▶ Abb. 21.**18**.

scheinlich werden sie schon sehr früh für diesen Differenzierungsweg festgelegt. Sie wandern im kaudalen Bereich des Primitivstreifens aus dem Epiblasten aus (violetter Pfeil in ▶ Abb. 21.**18**) und lassen sich zunächst in extraembryonalem Gebiet (Haftstiel, Dottersackwand) nieder. Hier werden sie „zwischengelagert", ehe sie nach der Krümmung und Abfaltung des embryonalen Körpers in der 5./6. Woche über die Wand des Hinterdarms und dessen Mesenterium in die Genitalleiste einwandern (S. 567).

21.6.3 Plazenta

Die Plazenta (▶ Abb. 21.**20**) dient dem Stoffaustausch zwischen fetalem und mütterlichem Blut. Der fetale (größere) Teil wird als **Chorion** bezeichnet. Der mütterliche Teil ist die **Dezidua** (Bezeichnung für die Funktionalis des Endometriums nach der Implantation). Die für den Stoffaustausch wichtigste Einrichtung sind die **Plazentazotten** (**Chorionzotten**). Sie führen die fetalen Blutgefäße und werden von mütterlichem Blut umspült. Die Zotten sind von **Synzytiotrophoblast** bedeckt. Dies ist ein vielkerniges, großflächiges Zellgebilde ohne seitliche Zellgrenzen, das den Stofftransport besorgt, zugleich die entscheidende Diffusionsschranke zwischen mütterlichem und fetalem Blut darstellt und außerdem wichtige endokrine Funktionen erfüllt.

Implantation und Entwicklung der Plazenta

Der Trophoblast nimmt durch molekulare Adhäsionsmechanismen (u. a. L-Selectin, Integrine) Kontakt mit dem Uterusepithel auf und dringt dann aktiv in das Endometrium ein (**Implantation**). Dabei gliedert er sich in zwei Anteile: Synzytiotrophoblast (außen) und Zytotrophoblast (innen). Die Trophoblastzellen, die mit maternalem Gewebe in direkten Kontakt kommen, fusionieren zu einem vielkernigen Zellgebilde ohne seitliche Zellgrenzen (= **Synzytium**) und werden zum **Synzytiotrophoblasten** (▶ Abb. 21.**16**, ▶ Abb. 21.**17**, ▶ Abb. 21.**20**). Seine Masse vergrößert sich ständig dadurch, dass Zellen des mitotisch aktiven **Zytotrophoblasten** mit dem Synzytiotrophoblasten fusionieren (s. u.). Die Fusion wird durch fusogene Proteine (Syncytin, Dysferlin (S. 280)) vermittelt. Um den Tag 10 ist der Keim völlig im Endometrium untergetaucht. Das Stratum functionale wird jetzt als **Dezidua** bezeichnet (deciduus = hinfällig, weil nach der Entbindung abgestoßen). Die Ernährung des Keims ist zunächst durch die Vorratsstoffe gesichert, welche die Stromazellen (→**Deziduazellen**) während der Sekretionsphase des Zyklus eingelagert haben (S. 612).

Ab Tag 9 entstehen im Synzytiotrophoblasten **Lakunen** (▶ Abb. 21.**20 a**), die zu einem Labyrinth zusammenfließen (künftiger **intervillöser Raum**). Nachdem der Synzytiotrophoblast kleine Gefäße in der Dezidua arrodiert hat, füllen sich die Lakunen mit maternalem Blut. Nun bilden sich Chorionzotten: Sie bestehen anfangs nur aus den beiden Trophoblastschichten (**Primärzotten**) und bekommen bald darauf ein Binnengerüst aus Mesenchymgewebe des extraembryonalen Mesoderms (**Sekundärzotten**). Darin entstehen (ab Ende 3. Woche) Blutgefäße (dann **Tertiärzotten**), die am Ende der 4. Woche über den Haftstiel Anschluss an den bereits funktionierenden Blutkreislauf des Embryo bekommen. In manchen Zotten (den späteren **Haftzotten**, s. u.) wachsen Zellsäulen des Zytotrophoblasten durch den Synzytiotrophoblasten hindurch aggressiv bis in die Dezidua vor (**extravillöser Trophoblast**), breiten sich hier flächig aus und bilden die **Zytotrophoblast-Schale.** Diese sorgt durch Produktion von adhäsiver Extrazellulärmatrix (Fibrinoid) (S. 632) für die **Verankerung** des Chorions in der Dezidua.

In den ersten Wochen ist die Keimanlage rundum von Chorionzotten umgeben. Das weitere Zottenwachstum beschränkt sich auf den Embryonalpol (*Chorion frondosum*), während die übrigen Zotten veröden (*Chorion laeve*). Am embryonalen Pol bildet sich bis zum 4. Monat die **definitive Plazenta**; die darin einbezogene Dezidua wird als **Decidua basalis** bezeichnet, im Gegensatz zu den übrigen Deziduaregionen (D. capsularis, D. parietalis), die nicht unmittelbar an der definitiven Plazenta beteiligt sind.

Bemerkenswert ist die **Immuntoleranz** der Mutter gegenüber dem halballogenen Embryo. Dieser tritt ihr sofort mit Beginn der Implantation in Gestalt des Trophoblasten entgegen, ohne dass es zur Abstoßung kommt. Die hierfür

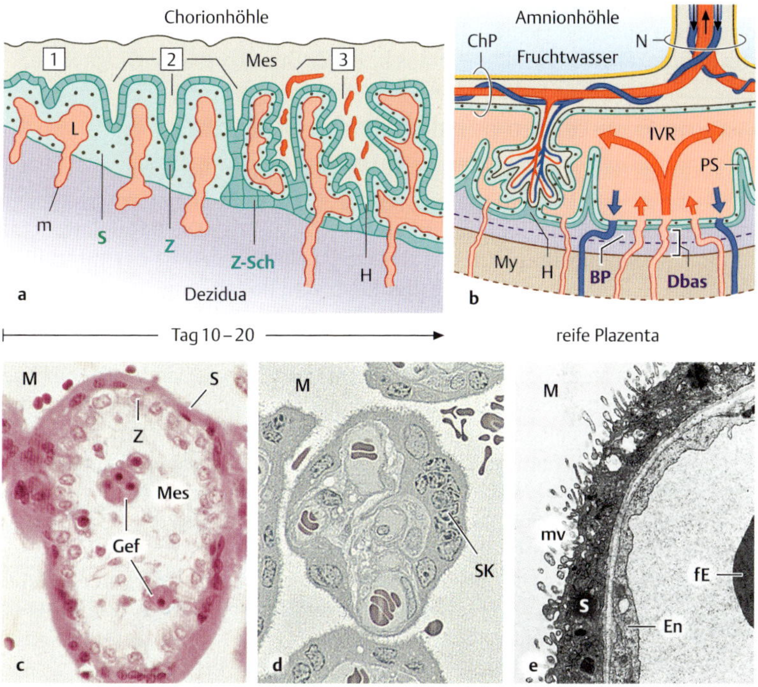

Abb. 21.20 Plazenta (Mensch). **a** **Frühentwicklung der Chorionzotten** (Schema). **1, 2, 3,** Primär-, Sekundär- und Tertiärzotten (embryonale Gefäße dunkelrot). **Mes**, Mesenchm (*grau*). **S**, Synzytiotrophoblast (*hellgrün*). **Z**, Zytotrophoblast (*dunkelgrün*). **Z-Sch**, Zytotrophoblast-Schale. **L**, Lakunen, schon mit kleinen maternalen Gefäßen (**m**) kommunizierend und daher mit Blut gefüllt (hellrot). **H**, Haftzotte. **b** **Reife Plazenta** (Schema, Vergr. geringer als Abb. a). **ChP**, Chorionplatte. Amnionhöhle von Amnionepithel ausgekleidet (*gelb*) und mit Fruchtwasser gefüllt. **N**, Nabelschnur mit 2 Arterien (*blau*, O_2-armes Blut) und einer Vene (*rot*, O_2-reiches Blut). **IVR**, intervillöser Raum, gefüllt mit mütterlichem Blut (*hellrot*). Die obere Hälfte der Decidua basalis (**Dbas**) entspricht etwa der Basalplatte (**BP**), darin ein Gemisch aus Deziduazellen und Trophoblastzellen. Die gestrichelte Linie in Dbas deutet die „Bruchstelle" bei der nachgeburtlichen Ablösung der Plazenta an. **PS**, Plazentaseptum. **My**, Myometrium. **c** Plazentazotte im 2. Monat. **M**, mütterliches Blut im IVR. **Gef**, embryonale Gefäße mit kernhaltigen Erythrozyten. Beachte die relativ lange Diffusionsstrecke zwischen embryonalem und mütterlichem Blut. **d** **Terminalzotte der geborenen Plazenta** (Semidünnschnitt). Kurze Diffusionsstrecke zwischen fetalem und mütterlichem Blut. **SK**, Synzytialknoten. **e** **Ultrastruktur** der Trennschichten: Synzytiotrophoblast (**S**), Basallaminae und Endothel (**En**) der fetalen Kapillare. **mv**, Mikrovilli. **fE**, Teil eines fetalen Erythrozyten. Färbung H.E. Vergr. 300fach (c), 480fach (d), 4500fach (e).

verantwortlichen Mechanismen sind noch nicht vollständig klar. Wahrscheinlich spielen spezielle Oberflächenantigene des Trophoblasten und regulatorische Immunzellen des Endometriums bzw. der Dezidua eine wichtige Rolle.

Bau und Funktionen der definitiven Plazenta

Die ausgewachsene Plazenta (Gewicht ca. 500 g) hat die Form einer dicken Scheibe und einen Durchmesser etwa so groß wie zwei Handflächen. Sie wird gern mit einem flachen Topf verglichen (▶ Abb. 21.**20 b**): Die **Basalplatte** bildet den Boden, die **Chorionplatte** den Deckel. Das Topflumen ist der **intervillöse Raum**, der ca. 150 ml mütterliches Blut fasst. Vom Boden ausgehende **Plazentasepten** unterteilen den Topf unvollständig in kleinere Einheiten (**Kotyledonen**). Von der Chorionplatte entspringen **Zottenbäume**, die reich verzweigt sind und im mütterlichen Blut flottieren. **Haftzotten** (s. o.) sind an ihrem Apex mit der Basalplatte verwachsen und verankern die Plazenta an der Dezidua. Sämtliche Oberflächen an Zotten, Basalplatte, Plazentasepten und Chorionplatte, die mit mütterlichem Blut in Kontakt kommen, sind von Synzytiotrophoblast bekleidet.

Die **Basalplatte** (überwiegend maternal) ist der obere Teil der Decidua basalis und enthält ein Gemisch aus Deziduazellen (blass gefärbt) und eingewanderten Zellen des extravillösen Trophoblasten (basophil) (**materno-fetale Durchdringungszone**). Die **Chorionplatte** (fetal) besteht aus extraembryonalem Mesenchym, das mit dem Mesenchym der Nabelschnur und der Zottenstämme in Verbindung steht. Auf der fetalen Seite ist die Chorionplatte (nach Obliteration der Chorionhöhle zugunsten der vergrößerten Amnionhöhle) (S. 625) von einschichtigem kubischem **Amnionepithel** bedeckt.

Blutzirkulation. Das *fetale* Blut wird über zwei **Nabelarterien** in die radiär angeordneten Arterien der Chorionplatte und von dort in die Zottenstämme geführt. Nach Passage des Kapillarbettes in den Terminalzotten verlässt es schließlich die Plazenta über die **Nabelvene** in Richtung Fetus. Ein für die Erhaltung der Schwangerschaft sehr wichtiger Vorgang ist der im ersten Trimester stattfindende Umbau der **mütterlichen Spiralarterien,** von dem die Arterien in ihrer ganzen Länge, bis ins Myometrium hinunter, erfasst werden: die glatte Muskulatur der Media verschwindet, die Gefäßweite nimmt zu. Das **Endothel** wird durch Zellen des **extravillösen Trophoblasten** ersetzt. Durch den Umbau werden die Arterien zu **Niederdruckgefäßen** mit großem Volumendurchfluss; das mütterliche Blut ergießt sich direkt in den **intervillösen Raum**. Nur durch diesen Umbau ist die zugeführte Blutmenge groß genug, um den Fetus ausreichend zu versorgen. Andernfalls bleibt er im Wachstum zurück oder stirbt ab.

Plazentazotten. Für den Stoffaustausch sind die reich kapillarisierten **Terminalzotten** ▸ Abb. 21.**20**) mit einer Gesamtoberfläche (in der ausgewachsenen Plazenta) von ca. **12 m²** am wichtigsten. Der Zottenkern besteht aus Mesenchym, in dem Makrophagen (**Hofbauer-Zellen**) vorkommen. Die Zotten sind im 1. Drittel der Gravidität von zwei Zellschichten bedeckt (▸ Abb. 21.**20 c**): innen eine durchgehende Schicht von **Zytotrophoblast-Zellen** (**Langhans-Zellen**), zum mütterlichen Blut hin der **Synzytiotrophoblast**. Der Zytotrophoblast stellt den Vorrat teilungsfähiger Zellen dar, aus dem das Synzytium ständig neue Zellkerne und -organellen zugeliefert bekommt. Überflüssige Kerne des Synzytiums häufen sich an vielen Stellen an, sie werden als Pakete (**Synzytialknoten**) in den intervillösen Raum hinein abgeschnürt und sind im Blut der Mutter nachweisbar. Die Zytotrophoblast-Schicht verbraucht sich im Laufe der Zeit weitgehend, in der geborenen Plazenta sind nur noch wenige von diesen Zellen zu finden.

Plazentaschranke. Als anatomische **Plazentaschranke** werden die Strukturen zusammengefasst, die maternales und embryonales/fetales Blut trennen und beim Stoffaustausch durchquert werden müssen: *Synzytiotrophoblast, Zytotrophoblast* (soweit vorhanden), *Basallamina, Mesenchym, Basallamina der fetalen Kapillare, Endothel* (vom geschlossenen Bautyp). Die Diffusionsstrecke ist in der jungen Plazenta relativ lang (ca 50 µm, ▸ Abb. 21.**20 c**), in der zweiten Hälfte der Gravidität wird sie zunehmend kürzer. Gegen Ende sind mütterliches und fetales Blut im Mittel 3,5 µm voneinander entfernt und an vielen Stellen nur durch Synzytiotrophoblast, (zum Teil verschmolzene) Basallaminae und Kapillarendothel getrennt (▸ Abb. 21.**20 e**).

Gase und hydrophobe Moleküle diffundieren einfach passiv durch die Trennschichten hindurch. Für hydrophile Moleküle stellt die **Plasmamembran des Synzytiotrophoblasten** die entscheidende **Diffusionsbarriere** dar; Zellkontakte spielen hier wegen der fehlenden Interzellularspalten keine Rolle. Zugleich ist der Synzytiotrophoblast aber auch verantwortlich für die **selektive Durchschleusung** von physiologischen hydrophilen Molekülen: Aminosäuren und Glucose mittels membranständiger Transporter; Proteine wie z. B. Antikörper (IgG) durch Rezeptor-vermittelte Transzytose. Außerdem besitzt der Synzytiotrophoblast viele verschiedene ABC-Transporter (S. 29), die eingedrungene Arznei- und Schadstoffe zum Schutz des Feten herauspumpen. Die dem maternalen Blut zugewandte Oberfläche ist durch *Mikrovilli* um ein Vielfaches vergrößert.

Für die medizinische Praxis kann als Faustregel gelten, dass die **plazentare Diffusionsbarriere** etwas weniger dicht ist als die Blut-Hirn-Schranke (S. 257); d. h. alle Medikamente und Genussgifte, die im Gehirn der Mutter wirken, werden auch den Feten erreichen.

Hormonbildung. Der Synzytiotrophoblast produziert Hormone, die überwiegend auf den mütterlichen Organismus, zum Teil auf den des Feten wirken. Hier seien nur einige genannt: Anfangs **HCG** (humanes Chorion-Gonadotropin) (S. 613) zur Aufrechterhaltung des Corpus luteum. Später **Progesteron**, selbst synthetisiert aus Cholesterin. Wirkungen: u. a. Aufrechterhaltung der Dezidua, Ruhigstellung des Myometriums, Differenzierung der Brustdrüse. **Estrogene**, hergestellt (mittels Aromatase) (S. 599) aus dem Androgen-Vorläufer DHEA-Sulfat, der von der fetalen Zone der Nebennierenrinde (S. 521) geliefert wird. Wirkung: u. a. Wachstum des Uterus und der Brustdrüse.

Weitere Hormone der Plazenta: **Relaxin:** Reifung der Zervix (S. 614), Lockerung der Bänder des Beckengürtels. **Plazentares Wachstumshormon (GH-V):** Induktion einer Insulin-Resistenz bei der Mutter → Hyperglykämie → hohes Glucose-Angebot für den Feten. **Humanes plazentares Lactogen (HPL):** Wachstum der Brustdrüse. Zunahme der B-Zellmasse im Pankreas der Mutter und Steigerung der Insulin-Sekretion → Schutz der Mutter vor einem Schwangerschaftsdiabetes; Normalisierung nach Beendigung der Schwangerschaft. **Corticotropin releasing hormone (CRH,** ▶ Tab. 18.1), besonders am Ende der Schwangerschaft → Produktion von ACTH u. a. in der fetalen Hypophyse → Aktivierung der Produktion von Cortisol (Förderung der Lungenreifung) und von DHEA-Sulfat in der fetalen Nebennierenrinde → Steigerung der Estrogensynthese in der Plazenta (s. o.) → vermehrte Bildung von Oxytocin-Rezeptoren im Myometrium (erhöhte Wehenbereitschaft).

Fibrinoid. An verschiedenen Stellen der Plazenta entstehen Ablagerungen von eosinophilem Extrazellulärmaterial (Fibrinoid), je *nach Lokalisation* benannt nach **Langhans** (zum maternalen Blut weisende Fläche der Chorionplatte), **Rohr** (zum maternalen Blut weisende Oberflächen von Basalplatte und Zotten) und **Nitabuch** (in der maternofetalen Durchdringungszone der Basalplatte). Nach Zusammensetzung und Funktion gibt es zwei Arten von Finbrinoid: (1) Ablagerungen von **Serumfibrin** (aus dem maternalen Blut); sie entstehen dort, wo Synzytiotrophoblast zugrunde gegangen ist (Funktion: wahrscheinlich Ersatz der Barriere). (2) **Basallamina-artige Matrix**, die vom extravillösen Trophoblasten sezerniert wird (Funktion: Vermittlung der Zelladhäsion zwecks Verankerung des Chorions in der Dezidua).

Lösung der Plazenta. Während der Nachgeburtsphase löst sich die Plazenta entlang einer Demarkationszone innerhalb der Decidua basalis (▶ Abb. 21.20 b). Nach Ausstoßung der **Nachgeburt** (Plazenta und Eihäute) wird auch die restliche Decidua abgestoßen. Das Endometrium wird von der Basalis aus regeneriert.

Nabelschnur

Die bei der Geburt ca. 60 cm lange Nabelschnur verbindet den Feten mit der Plazenta. Sie führt zwei Nabelarterien (*Aa. umbilicales*), und eine Nabelvene (*V. umbilicalis*), ihre Oberfläche ist vom Amnionepithel überkleidet. Das Stroma besteht aus **gallertigem Bindegewebe**: Mesenchymzellen, lockere Kollagenfasern, Hyaluronan-reiche und daher sehr wasserreiche Grundsubstanz (S. 170). In histologischen Präparaten von der geborenen Nabelschnur sind die Gefäße durch Verkürzung der glatten Muskulatur verengt, das Bild entspricht nicht dem Zustand in vivo. Im Fetus-nahen Teil der Nabelschnur sind gelegentlich isolierte Epithelien als Reste des Allantois-Ganges und des Dottersackganges zu finden.

Mikroskopierhilfe Plazenta

Bei Schnitten durch alle Schichten der geborenen Plazenta zuerst Orientierung: (a) **Chorionplatte** (freie Oberfläche mit einschichtigem kubischem Amnionepithel bedeckt); (b) **Basalplatte** auf der anderen Seite des Präparates (Oberfläche nicht intakt sondern zerklüftet aufgrund der Ablösung), große, helle Deziduazellen; (c) zwischen a und b **Zotten** verschiedener Größenordnung, im intervillösen Raum das mütterliche Blut. Am wichtigsten für das Verständnis der Plazenta-Funktion sind genaue Kenntnisse über den Aufbau und die Funktionen der Terminalzotten.

22 Haut und Hautanhangsgebilde

Die Haut (**Kutis**) setzt sich aus einem epithelialen Anteil (*Epidermis*: verhorntes mehrschichtiges Plattenepithel) und einem bindegewebigen Anteil (*Dermis*) zusammen. Die Kutis und die darunter liegende Schicht aus Binde- und Fettgewebe (*Tela subcutanea*, Unterhaut, **Subkutis**) bilden gemeinsam die **Hautdecke** (**Integumentum commune**). Im praktisch-medizinischen Sprachgebrauch werden die Begriffe *Haut* und *Hautdecke* meist nicht scharf getrennt; abweichend von der offiziellen histologischen Nomenklatur ist mit „*Haut*" meist die ganze *Hautdecke* gemeint. Die **Hautanhangsgebilde** entwickeln sich als Derivate der Epidermis. Zu ihnen zählen zwei spezielle Verhornungsprodukte (**Haare** und **Nägel**) und die **Hautdrüsen** (*Talg-* und *Schweißdrüsen*). Auch die **Brustdrüse** entwickelt sich als Hautanhangsorgan und wird deshalb in diesem Kapitel besprochen.

Die Haut erfüllt lebenswichtige Aufgaben: Die Epidermis als äußere Abdeckung des Körpers schützt vor Wasserverlust und zahlreichen schädigenden Einflüssen der Außenwelt; als Sitz von kleinen Sinnesorganen (S. 666) ermöglicht die Haut die Wahrnehmung von verschiedenen Reizen aus der Umwelt; aufgrund der Gefäßarchitektur und der Schweißdrüsen ist sie ein wichtiges Glied der Thermoregulation.

22.1 Hautdecke

Die Haut bedeckt beim Erwachsenen eine Fläche von knapp 2 m^2. Ihr makroskopisch sichtbares **Oberflächenrelief** ist regional unterschiedlich: Der größte Teil des Körpers ist von **Felderhaut** bedeckt (rhombische Felderung; in der dermatologischen Praxis meist als **„behaarte" Haut** bezeichnet). Sie besitzt außer Haaren ekkrine Schweißdrüsen und Talgdrüsen. Die Palmar- und Plantarflächen tragen **Leistenhaut** (**„unbehaarte Haut"**; genetisch determiniertes, individuell spezifisches Leistenmuster; Fingerabdruck); sie besitzt Schweißdrüsen aber keine Talgdrüsen.

Die **Schichten der Hautdecke** sind Epidermis, Dermis und Subkutis. Die **Epidermis** (Dicke an der Felderhaut meist 50 – 100 µm, an der Leistenhaut bis zum Zehnfachen) ist ein verhorntes mehrschichtiges Plattenepithel. Es stellt die eigentliche *Deckschicht* des Körpers dar. Die bindegewebige **Dermis** ist für die *mechanische Widerstandsfähigkeit* der Kutis verantwortlich und führt die terminalen Blutgefäße, während die Epidermis gefäßfrei ist. Dermis und Epidermis sind in der **dermo-epidermalen Verbindungszone** eng miteinander

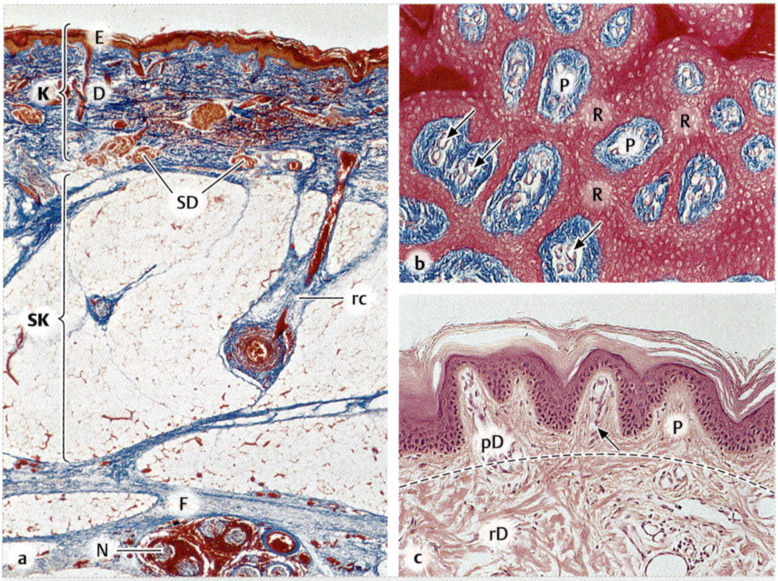

Abb. 22.1 Schichten der Hautdecke (Felderhaut). **a** Hautdecke am Unterarm eines menschlichen Neugeborenen. **K**, Kutis, bestehend aus Epidermis (**E**) und Dermis (**D**). **SK**, Subkutis. **SD**, Schweißdrüsen-Knäule. **rc**, Retinaculum cutis. **F**, Faszie. **N**, Nerv. **b**, **c** Epidermis und papilläre Dermis (Fingerrücken), tangential und senkrecht geschnitten. **P**, Papillen. **Pfeile** weisen auf Anschnitte von Kapillaren. In b sieht man, dass die Papillen von Reteleisten (**R**) der Epidermis umgeben sind. Die gestrichelte Linie in c deutet die Grenze zwischen retikulärer Dermis (**rD**, Stratum reticulare) und papillärer Dermis (**pD**, Stratum papillare) an. Azan (a, b); H.E. (c). Vergr. 19fach (a), 100fach (b, c). Präparate: B. Tillmann, Anat. Inst., Kiel.

verzahnt. Dies äußert sich lichtmikroskopisch im undulierenden Verlauf der Grenze: aus der Dermis ragen zapfenförmige Fortsätze (*Papillen*) empor, die von *Reteleisten* der Epidermis umgeben sind (▸ Abb. 22.**1 b, c**). Die **Subkutis** stellt die Verbindung zwischen der Kutis und tiefer liegenden Strukturen (Faszien, Periost) her und dient als *Verschiebeschicht* und *Druckpolster*. Die Hautdrüsen und Haarfollikel sind in die Dermis eingelagert, können aber auch bis in die Subkutis hinunterreichen.

22.1.1 Epidermis

Das verhornte mehrschichtige Epithel der Epidermis besteht aus **Keratinozyten**. Weiter gibt es in der Epidermis Pigment-bildende **Melanozyten** (S. 640), zum Immunsystem gehörige **Langerhans-Zellen** (S. 641) und **Merkel-Zellen** (S. 666).

Die Epidermis ist in **vier Etagen** gegliedert (▸ Abb. 22.**2** u. ▸ Abb. 7.**5 c**). Die drei unteren bestehen aus **vitalen Keratinozyten**, die oberste aus **toten Hornzellen**, die schließlich abgeschilfert und durch nachrückende Zellen ersetzt werden. In der Epidermis findet eine permanente Zellwanderung von basal nach superfizial statt. Dabei durchlaufen die Keratinozyten verschiedene Differenzierungsschritte (koordiniert durch Gap junctions). Die **Hornzellen** sind nicht etwa ein Abfallprodukt, sondern das eigentliche **Ziel der Differenzierung**.

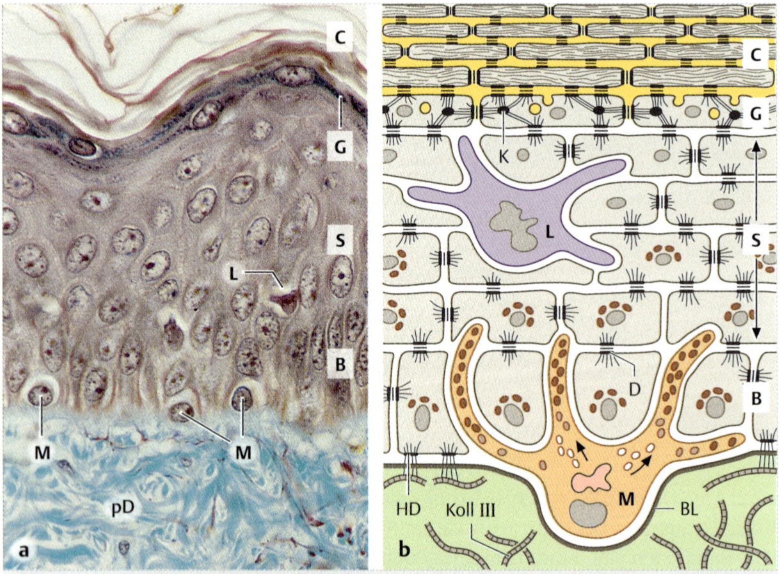

Abb. 22.2 Schichten der Epidermis **a** Wangenhaut (Mensch). **B**, Stratum basale. **S**, Str. spinosum. **G**, Str. granulosum. **C**, Str. corneum. **L**, Langerhans-Zelle. **M**, Melanozyt. **pD**, papilläre Dermis. Goldner/Resorcin-Fuchsin. **b** Vereinfachtes Schema. **K**, Keratohyalingranulum. **BL**, Basallamina. **D**, Desmosom. **HD**, Hemidesmosom. **Koll III**, Fibrillen aus Kollagen Typ III. Die durch die Keratinozyten ziehenden Tonofilamente sind nur teilweise gezeigt. Beachte die polaren Lipide (*gelb*, Diffusionsbarriere) in den Interzellulärspalten des Str. corneum. Pfeile im Melanozyten: Richtung des Transportes der reifenden Melanosomen. Vergr. 560fach (a).

Erst durch die Hornschicht erfüllt die Epidermis ihre wichtigste Aufgabe, nämlich die Aufrechterhaltung einer mechanisch und chemisch widerstandsfähigen Abdeckung und einer nahezu wasserdichten Diffusionsbarriere. Das **Schichtenbild der Epidermis** kommt dadurch zustande, dass Zellen gleichen Differenzierungsgrades jeweils in derselben Höhe liegen und gemeinsam aufsteigen.

- Das **Stratum basale** besteht aus *einer* Lage von prismatischen Zellen, die direkt auf der Basallamina sitzen. Die Basalschicht ist für den ständigen Zellnachschub verantwortlich. In der normalen Epidermis finden ausschließlich hier **Mitosen** statt. Das Stratum basale enthält epidermale Stammzellen (S. 651) und teilungsfreudige **Progenitorzellen** (transitorisch amplifizierende Zellen), deren Nachkommen dann in die höheren Schichten aufsteigen (damit Beendigung der Proliferation und Beginn der Differenzierung).
- Das **Stratum spinosum** (Stachelzellschicht) umfasst 2 – 5 Lagen polygonaler Zellen, die im üblichen Präparat aufgrund artifizieller Schrumpfung ihre Desmosomen-Kontakte besonders deutlich erkennen lassen (daher das Bild der Stachelzellen). Im Str. spinosum beginnt bereits die Synthese der Zutaten für den Verhornungsprozess.
- Im **Stratum granulosum** (ca. 3 Lagen) enthalten die Zellen lichtmikroskopisch sichtbare **Keratohyalingranula**. Dies sind *keine* Sekretgranula sondern zytoplasmatische Aggregate aus Zytokeratinfilamenten und Proteinen (Profilaggrin, Loricrin), die mit dem Verhornungsprozess (s. u.) in Zusammenhang stehen.
- Im **Stratum corneum** (Hornschicht) werden die Zellen ganz flach. Sie werden jetzt als **Korneozyten** (Hornzellen) bezeichnet. Ihr Wassergehalt sinkt drastisch (auf ca. 40 %). Sie besitzen keinen Kern und keine Zellorganellen mehr. Diese Schicht ist in üblichen Präparaten meist schlecht erhalten und lässt die einzelnen Zellen lichtmikroskopisch nicht erkennen. Die **Korneozyten** sind polygonale Plättchen (0,5 µm dick, 30 µm im Durchmesser), die durch modifizierte Desmosomen (**Corneodesmosomen**, s. u.) zusammengehalten werden. Die Hornschicht der Felderhaut besteht aus etwa 25, die der Leistenhaut aus bis zu 100 Zelllagen. Die Hornschicht wird fortwährend erneuert: Die obersten Hornzellen werden einzeln abgeworfen (**Desquamation**) (makroskopisch sichtbare Schuppen sind größere Aggregate von Hornzellen), von unten werden laufend neue Hornzellen nachgeliefert. Die **Zeitspanne** von der Neuentstehung eines Keratinozyten in der Basalschicht bis zur Abschilferung als Hornzelle beträgt etwa 4 Wochen (die Hälfte davon Aufenthalt im Str. corneum). In der Leistenhaut ist zwischen Stratum granulosum und corneum zusätzlich eine eosinophile Übergangszone (**Stratum lucidum**) zu beobachten. Sie enthält Übergangsstadien zwischen Keratinozyten und Hornzellen (ganz selten mit schattenhaften Kernresten). Die Mechanismen, die zum

spurlosen Verschwinden von Kern und Organellen führen, sind nicht ganz geklärt. Es scheint ein sehr rasch verlaufender Prozess von wenigen Stunden zu sein.

Ultrastruktur der Epidermis, Verhornung, Barrierefunktion

Die Keratinozyten werden von zahlreichen **Desmosomen** zusammengehalten; die Basalzellen sind durch **Hemidesmosomen** an der Basallamina verankert (S. 642). An der intrazellulären Portion jedes Haftkontaktes inserieren dicke Bündel aus **Zytokeratinfilamenten** (Tonofilamenten), die den Keratinozyten in verschiedenen Richtungen durchziehen (▶ Abb. 3.**10**). Durch die Filamente und Haftkontakte entsteht ein **Zugkräfte übertragendes Netzwerk**, das die ganze Epidermis durchsetzt und über die Hemidesmosomen der dermo-epidermalen Verbindungszone (S. 642) an die Kollagenfasern der Dermis angeschlossen ist.

Außer den genannten Kontakten kommen in der Epidermis auch Fokalkontakte (S. 642), Adhärens-Kontakte, Gap junctions und Tight junctions (s. u.) vor, sie sind aber morphologisch sehr viel weniger auffällig als die Desmosomen und am besten durch immunhistochemische Darstellung ihrer molekularen Bestandteile nachzuweisen.

Verhornung. Im Laufe der **Differenzierung** tauchen in den vitalen Keratinozyten Syntheseprodukte auf, die für die Erstellung der Hornschicht benötigt werden. Nur einige seien genannt: **(1)** Im Stratum granulosum tritt das riesige Protein **Profilaggrin** auf, das stellenweise eine Aggregation der Zytokeratinfilamente verursacht (**Keratohyalingranula**). **(2)** Mit Beginn des Stratum corneum wird Profilaggrin enzymatisch zu kleinen **Filaggrin-Fragmenten** gespalten. Diese führen die völlige Aggregation der Filamente herbei. Das so entstehende mechanisch und chemisch widerstandsfähige Material (**Keratin**) füllt die ganze Hornzelle aus. **(3)** Um jede Hornzelle herum bildet sich ein unlöslicher, widerstandsfähiger, jedoch flexibler Panzer aus Proteinen (**Hornhülle**, *cornified envelope*): Dazu lagern sich mehrere spezielle Proteine (z. B. Envoplakin, Involukrin, Loricrin) schichtweise an der Innenseite der Plasmamembran ab und werden unter Vermittlung einer membranständigen Transaminase untereinander sowie mit dem Keratingerüst und den Corneodesmosomen kovalent verbunden. Die Plasmamembran wird durch eine einschichtige Lage polarer Lipide ersetzt, die sich der Hornhülle außen anlegen, mit dieser kovalent verbunden werden und zugleich den Anschluss an die polaren Lipide in den Interzellulärspalten (s. u.) vermitteln.

Die **Corneodesmosomen** unterscheiden sich von üblichen Desmosomen durch ein „Klebeprotein" (**Corneodesmosin**). Es wird vom Str. granulosum sezerniert und im unteren Str. corneum in den extrazellulären Spalt zwischen den Haftplatten der Desmosomen eingelagert. Dadurch gewinnt das Gefüge der Hornzellen seine enorme mechanische Widerstandsfähigkeit. Die Zahl der Corneodesmosomen nimmt vom unteren zum oberen Str. corneum ab (letzteres auch als *Stratum disjunctum* bezeichnet). Schließlich verschwinden sie vollständig dadurch, dass das Corneodesmosin proteolytisch gespalten wird (u. a. durch Enzyme der Kallikrein-Familie). Dies ist die wesentliche Grundlage der **Desquamation.**

Barrierefunktionen. Die Epidermis stellt eine **antimikrobielle Barriere** dar. Zugleich dient sie als **Diffusionsbarriere**, die den Austritt von Wasser und damit den **transepidermalen Wasserverlust** sowie das Eindringen hydrophiler Stoffe weitgehend verhindert. Die Hornschicht ist chemisch widerstandsfähig und schützt bis zu einem gewissen Grade gegen Säuren (weniger gegen Laugen).

Antimikrobielle Barriere. Die ständig den ubiquitären Bakterien ausgesetzte Hautoberfläche ist durch verschiedene antibakterielle Stoffe geschützt, die teils von den Keratinozyten, teils auch von den ekkrinen Schweißdrüsen sezerniert werden: z. B. *Psoriasin, Dermcidin, β-Defensine, Cathelicidin, Lysozym*. Außerdem können die Keratinozyten nach Stimulation durch diverse Noxen (z. B. UV-Strahlen, Traumen) eine Fülle von Zytokinen und Chemokinen freisetzen, durch die z. B. Entzündungen ausgelöst und Abwehrzellen angelockt werden.

Die **Diffusionsbarriere** beruht auf zwei Faktoren: Lipidverschluss und Tight junctions. **Lipidverschluss**: Die Spalten zwischen den Hornzellen sind durch **polare Lipide** (Ceramide) versiegelt. Die Vorläufer (z. B. Glucosylceramide) werden im Str. spinosum und Str. granulosum synthetisiert und in kleinen Lamellenkörpern (**Odland-Körper**, nur elektronenmikroskopisch sichtbar) gespeichert. Nach exozytotischer Freisetzung und metabolischer Modifizierung verteilen sich die Lipide in den Interzellulärspalten des Str. corneum und füllen diese völlig aus. Die Odland-Körper enthalten außerdem verschiedene proteolytische Enzyme, die ebenfalls sezerniert werden und bei der Desquamation beteiligt sind (s. o.). **Tight junctions**: Die Zellen des mittleren Str. granulosum sind durch Zonulae occludentes verbunden, die für die Diffusionsbarriere genau so wichtig sind wie der Lipidverschluss. Wenn bei Mäusen der eine oder andere Mechanismus experimentell durch Gen-Inaktivierung ausgeschaltet wird, kommt es zu tödlichem transepidermalem Wasserverlust.

Die **Epidermis-Barriere** verhindert auch den Eintritt wasserlöslicher Moleküle von außen. Arznei- und Giftstoffe können durch die intakte Epidermis nur eindringen, wenn sie ausreichend lipophil sind (z. B. Steroidhormone in Salben, Opioide als Pflaster).

Bei der **Psoriasis** (Schuppenflechte), einer häufigen Erkrankung, weist die Haut gerötete Herde mit groblamellär schuppender Oberfläche auf. Aufgrund genetischer Prädisposition kommt es zu fehlgesteuerten Entzündungsprozessen, die durch multiple Faktoren der angeborenen und adaptiven Immunität induziert und unterhalten werden. Immunzellen und Keratinozyten beeinflussen sich gegenseitig. Letztere reagieren mit Hyperproliferation (verdickte Epidermis, Mitosen auch suprabasal) und unvollständiger terminaler Differenzierung (kaum ein Str. granulosum, Kernreste im Str. corneum). Zeichen der Entzündung: Dilatation der Gefäße in den Papillen und herdförmige Ansammlungen verschiedener Immunzellen in der Epidermis und Dermis der Psoriasis-Herde.

Andere Zelltypen in der Epidermis

Melanozyten, *Langerhans-Zellen* und *Merkel-Zellen* machen nur ca. 10 % des gesamten Zellbesatzes in der Epidermis aus, sind aber von erheblicher Bedeutung. Merkel-Zellen dienen dem Tastsinn und werden in anderem Zusammenhang besprochen (S. 666). Melanozyten und Langerhans-Zellen sind lichtmikroskopisch nur mittels Spezialfärbungen eindeutig zu identifizieren; in üblichen Präparaten sind sie höchstens verdachtsweise anzusprechen, da sie sich durch ihren hellen Zellleib von den Keratinozyten abheben (▶ Abb. 22.**2 a**). Melanozyten gehören ausschließlich in die Basalschicht, Langerhans-Zellen liegen vorwiegend im Stratum spinosum; beide Zelltypen stehen über Zelladhäsionsmoleküle mit den benachbarten Keratinozyten in Beziehung.

22

Melanozyten sind in der Entwicklung aus der Neuralleiste eingewandert und unterhalten ihre epidermale Population durch Zellteilung. Sie sind für die Pigmentierung der Haut verantwortlich. In speziellen Zellorganellen, den **Melanosomen** (S. 86), synthetisieren sie das dunkelbraune Pigment **Melanin** und übergeben die Melanosomen dann den Keratinozyten der unteren Zelllagen. Das Versorgungsgebiet eines Melanozyten umfasst durchschnittlich 36 Keratinozyten (*epidermale Melanin-Einheit*). Melanin schützt durch Absorption von UVB-Strahlen die mitotisch aktiven Basalzellen vor Genom-schädigenden Wirkungen des Sonnenlichtes. Die Melanozyten selbst sind relativ schwach pigmentiert, da sie die Melanosomen fortwährend an die Keratinozyten abgeben. Die Synthese-Aktivität der Melanozyten wird durch verschiedene Zytokine (z. B. TNF-α) und die Hormone **ACTH** und **α-MSH** (zwei POMC-Fragmente) (S. 517) gesteigert. Die Wirkstoffe werden von den Keratinozyten parakrin sezerniert, in erhöhtem Maße bei UV-Bestrahlung (Ergebnis: *Bräunung der Haut*) (s. auch abnorme Hautbräunung bei Addison-Krankheit) (S. 524).

Die **Melanozyten** liegen mit ihrem Perikaryon direkt oberhalb der Basallamina und reichen mit langen Ausläufern zwischen die Keratinozyten. Die primären **Melanosomen** entstehen im Zentrum der Zelle. Sie werden während der Reise in die Ausläuferspitzen durch Synthese und Anreicherung von Melanin zu reifen Melanosomen (S. 86). Für den **Transport** in die Ausläufer sind Mikrotubuli samt Kinesin verantwortlich, der Kurzsteckentransport in die äußersten Spitzen wird von Aktin samt Myosin V bewerkstelligt (▶ Abb. 3.**4**). Die Mechanismen des **Pigmenttransfer** zu den Keratinozyten sind nicht völlig geklärt. Folgende zwei Möglichkeiten sind am wahrscheinlichsten: Phagozytose von apozytotisch abgeschnürten Melanosomen-haltigen Filopodienspitzen durch die Keratinozyten; oder Exozytose des Pigments aus den Melanosomen und Endozytose durch die Keratinozyten. Innerhalb der Keratinozyten ordnen sich (bei weißer Haut) Gruppen von Melanosomen wie ein Schutzschirm über dem Zellkern an. In den höheren Schichten der Epidermis werden die Melanosomen allmählich abgebaut.

Determinierte **Unterschiede in der Pigmentierung** einzelner Hautregionen beruhen auf unterschiedlicher Dichte der Melanozyten (zwischen 800 und 1500 Zellen pro mm^2). Ethnisch bedingte *dunkle Hautfarbe* kommt durch höhere Grundaktivität der Melaninsynthese sowie größere und im Keratinozyten gleichmäßig verteilte solitäre Melanosomen zustande, *nicht* durch höhere Dichte der Melanozyten. – Neben dem dunkelbraunen **Eumelanin** gibt es mit diesem chemisch verwandte Schwefel-haltige **Phäomelanine**, rötlich-gelbe Pigmente, die vor allem bei rotblonden Menschen vorkommen und weniger gut vor Lichtschäden schützen.

Rotblonde Menschen tragen ein erhöhtes Risiko, einen durch UV-Strahlen induzierten Hauttumor zu erwerben. Am meisten gefürchtet ist das **maligne Melanom** (schwarzer Hautkrebs), es geht von den Melanozyten aus.

Langerhans-Zellen (LZ). Sie sind **die professionellen Antigen-präsentierenden Zellen** der Epidermis und einiger Schleimhäute mit mehrschichtigem Plattenepithel (oral, vaginal, anal). Sie weisen Charakteristika von unreifen dendritischen Zellen (DZ) und Makrophagen auf. LZ sind sternförmige Zellen, die in regelmäßigen Abständen (ca. 500 Zellen pro mm^2) zwischen den Keratinozyten des Str. spinosum sitzen und mit langen Ausläufern ihre Domäne überwachen. Dadurch kommt ein lückenloses „Abfangnetz" für Antigene zustande. Aktivierte LZ strecken ihre Ausläufer sogar durch die Tight junctions hindurch bis ins Str. corneum vor, um Antigene einzusammeln, ohne dass dabei die Schranke durchlässig wird, denn zwischen den LZ-Ausläufern und den Str.-granulosum-Zellen werden sofort neue Tight junctions gebildet. Nach Aufnahme von Antigenen wandern die LZ unter Zytokin-gesteuerter Reifung in den Lymphbahnen zum nächsten Lymphknoten und lassen sich in der tiefen T-Zone als **reife dendritische Zellen** nieder.

Hier erfüllen sie die entscheidende Funktion von **dendritischen Zellen**, nämlich den naiven T-Zellen Fragmente von Antigenen zu präsentieren (S. 370), die sie in der Epidermis akquiriert haben. Die LZ sind **embryonalen Ursprungs** und wandern schon vor Beginn der Knochenmark-Hämatopoiese in die Epidermis ein. Sie werden zu den **Gewebe-residenten Makrophagen** (S. 342) gezählt und können ihre Population unter Normalbedingungen ohne Beiträge der Knochenmark-Hämatopoiese durch Selbsterneuerung aufrechterhalten. – Ein kennzeichnendes Organell der LZ sind die **Birbeck-Granula**, ein Subtyp der Endosomen. Sie enthalten das Transmembranprotein **Langerin**, ein Lektin (S. 26), das auch an der Plasmamembran erscheint und an der Bindung und Endozytose pathogener Keime beteiligt ist.

Dermo-epidermale Verbindungszone

Die Epidermis ist fest an der Dermis verankert. Scherkräfte, die auf die Epidermis einwirken, werden über die Basalmembran auf die Kollagenfasern der Dermis übertragen. Zu diesem Zweck sind die Zytokeratinfilamente der basalen Keratinozyten, die Basallamina und die papilläre Dermis (s. u.) im Bereich der Hemidesmosomen durch eine **Kette von Haftmechanismen** miteinander verbunden (Einzelheiten s. ▶ Abb. 22.**3**). Zusätzlich gibt es hier **Fokalkontakte** (s. u.), die mit Aktinfilamenten assoziiert sind (▶ Abb. 4.**2 d**).

Das Bauprinzip der **Hemidesmosomen** wurde schon an anderer Stelle erklärt (▶ Abb. 4.**2 c**; ▶ Abb. 8.**10**). Die Zytokeratinfilamente sind durch Adaptor-Proteine (u. a. *Plektin* und *BP 230*) in den intrazellulären Plaques befestigt. Die Verbindung zur Lamina densa der Basallamina wird durch Transmembranproteine (*Integrine* und *BP 180* = Kollagen XVII) hergestellt. Die Lamina densa hat ihrerseits durch Ankerfibrillen (aus *Kollagen VII*, Produkt der Keratinozyten) Anschluss an die Kollagenfibrillen (*Kollagen III*) der papillären Dermis. Bezüglich der **Fokalkontakte** der Epidermis ist das Plaque-Protein **Kindlin-1** erwähnenswert. Es aktiviert die β-Integrine, wodurch deren Bindung an die Basallamina verstärkt wird. Bei Fehlen von Kindlin halten die Fokalkontakte nicht (Kindler-Syndrom).

Epidermolysis bullosa ist eine Sammelbezeichnung für eine Gruppe von meist erblichen Krankheiten, bei denen sich die Epidermis von der Unterlage ablöst. Meist liegt der Fehler in den **Hemidesmosomen**, es fehlt irgendein Glied in der molekularen Kette, die insgesamt das Hemidesmosom ausmacht. In ▶ Abb. 22.**3** sind die Proteine markiert, die für eine Epidermolyse verantwortlich sein können, wenn sie infolge Mutation oder aufgrund von Autoimmunprozessen nicht funktionieren. Scherkräfte, die eine gesunde Epidermis leicht aushält, führen zu Rissen in der Höhe des molekularen Defektes (oberhalb oder unterhalb der Basallamina). Folge: Bildung von Blasen (*Bullae*), in manchen Fällen großflächige Ablösung der Epidermis. Eine besonders schwere Form der Epidermolyse kommt durch das Fehlen von Kollagen VII (Ankerfibrillen) zustande. Bei erblichen Plektin-Defekten ist die Epidermolyse mit einer Myopathie vergesellschaftet (S. 272). – **Bullöse Autoimmundermatosen** sind erworbene Krankheiten mit blasiger Ablösung oder Spaltbildung der Epidermis, verursacht durch Autoantikörper gegen Bestandteile der Hemidesmosomen (z. B. Kollagen VII; oder BP180 bzw. BP230 → **bullöses Pemphigoid**) oder der Desmosomen (z. B. Desmogleine → intraepidermale Blasenbildung, **Pemphigus vulgaris**) (S. 56).

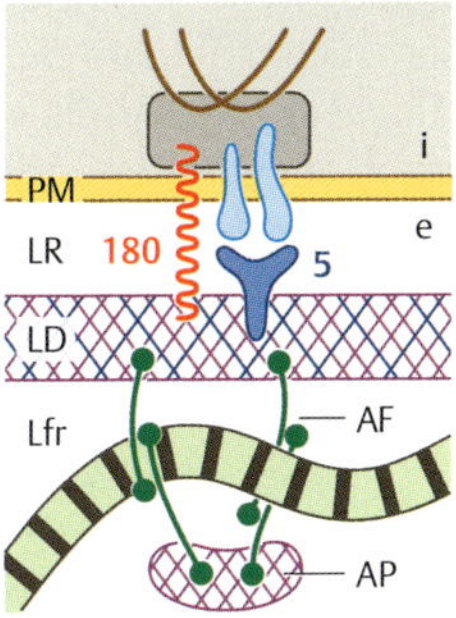

Abb. 22.3 Hemidesmosomen in der Dermo-epidermalen Verbindungszone. Schema der an der Haftung beteiligten Proteine und Strukturen im Bereich eines Hemidesmosoms. Defekte der markierten Proteine (*, genetisch und/oder erworben) führen zu Blasenbildung und Ablösung der Epidermis. **PM**, Plasmamembran. **LR, LD, Lfr**, Lamina rara, L. densa und L. fibroreticularis der Basalmembran. **AP**, Ankerplatte aus Kollagen IV. **e, i**, Extra- und Intrazellulärraum.

22.1.2 Dermis und Subkutis

Die **Dermis** (*Corium*, Lederhaut) besteht aus kollagenem Bindegewebe. Zwei Etagen sind zu unterscheiden: als **Stratum papillare** oder Papillarkörper wird die Gesamtheit der Bindegewebspapillen bezeichnet (in der Dermatologie *papilläre Dermis*); der übrige, meist sehr viel mächtigere Teil der Lederhaut ist das **Stratum reticulare** (*retikuläre Dermis*).

Die **papilläre Dermis** besteht aus lockerem Bindegewebe, das dünne Fasern aus Kollagen (Typ III und I), elastische Fasern und relativ viele Zellen enthält, darunter Zellen der Abwehr. Die **Makrophagen** und **dendritischen Zellen** der Dermis gehen, im Gegensatz zu den LZ der Epidermis, aus der Knochenmark-Hämatopoiese hervor. Jede Papille besitzt eine eigene Kapillarschlinge und ist reichlich mit freien Nervenendigungen ausgestattet, die u. a. Schmerz- und Juckempfindungen vermitteln. In den Papillen der Leistenhaut liegen **Meissner-Tastkörperchen** (S. 666).

In der papillären Dermis spielen sich viele **kutane Entzündungen** ab. Hierbei nutzen die beteiligten Abwehrzellen die **postkapillären Venolen** des oberflächlichen Gefäßplexus (s. u.), um ins Interstitium zu emigrieren (S. 316). Erwähnenswert sind in diesem Zusammenhang die dermalen **Mastzellen**: Durch die Ausschüttung von Histamin und anderen Wirkstoffen sind sie mitverantwortlich für die typischen Zeichen der akuten Entzündungsreaktion an der Haut (z. B. Steigerung der Gefäßpermeabilität, Schwellung, Rötung, Juckreiz).

Die **retikuläre Dermis** ist ein straffes, geflechtartiges Bindegewebe mit dicken Kollagenfasern (Typ I) und begleitenden elastischen Fasern. Die retikuläre Dermis verleiht der Haut ihre mechanische Widerstandsfähigkeit; die Dermis ist *reißfest,* aber *reversibel dehnbar.* Die Dehnbarkeit beruht auf Reserven, die durch den gewellten Verlauf der Kollagenfasern und ihre gitterartige Anordnung zustandekommen. Bei Zug werden die Fasern entwellt und die Gitter bis zur Parallelausrichtung verstellt. Bei Nachlassen der Zugkräfte stellen die elastischen Fasern den ursprünglichen Zustand wieder her.

Die Hauptverlaufsrichtung der Kollagenfasern ist regional unterschiedlich. Die von Langer beschriebenen **Spaltlinien der Haut** entsprechen der Richtung der geringsten Dehnbarkeit. Chirurgische Hautschnitte entlang den Spaltlinien klaffen weniger und heilen besser als Schnitte senkrecht dazu. Die Vorgänge bei der **Wundheilung** sind in Kapitel 8 beschrieben (S. 166). – Mechanische Minderwertigkeit der elastischen Fasern als Folge genetisch bedingter Defekte im Elastin oder Fibulin 5 (S. 158) verusacht das Syndrom der **Cutis laxa** (faltige, stark „ausgeleierte" Haut).

Die **Subkutis** besteht aus lockerem Bindegewebe und enthält regional unterschiedlich große Anteile von Fettgewebe, in das die epifaszialen Leitungsbahnen der Haut eingebettet sind (Präparierkurs: Darstellung von Hautnerven und -venen). Das subkutane Fettgewebe wird von Bindegewebszügen (*Retinacula cutis*) (► Abb. 22.**1 a**) durchzogen, die die Kutis mehr oder weniger *verschieblich* an tiefer liegenden Strukturen (z. B. Faszien, Periost) verankern. Das Fettgewebe dient je nach Körperregion als Druckpolster (z. B. Fußsohle) oder als Energiespeicher und Wärmeisolator.

Die Bindegewebsfasern der Dermis und Subkutis sind in eine gelartige Grundsubstanz eingebettet, die reich an **Hyaluronan** und **Proteoglykanen** (S. 160) ist. Diese Makromoleküle machen durch ihre Wasser-bindenden Eigenschaften die Hautdecke zu einem wichtigen Wasserspeicher. Der Wassergehalt ist bestimmend für den **Turgor** der Haut.

Eine **Exsikkose** (Austrocknung des Körpers) ist u. a. an dem deutlich herabgesetzten Hautturgor zu erkennen: aufgehobene Hautfalten bleiben vorübergehend stehen, statt wie normalerweise sofort zu verstreichen.

Regionale Unterschiede. Der beschriebene Aufbau der Hautdecke ist überall grundsätzlich gleich, jedoch gibt es im Einzelnen erhebliche regionale Unterschiede. Sie betreffen u. a. die Dicke der Epidermis (insbesondere der Hornschicht), die Papillenarchitektur, die Dicke des subkutanen Fettgewebes, die Verschieblichkeit der Kutis (abhängig von der Architektur der Retinacula cutis) und die Ausstattung mit Haaren und Drüsen. Die Merkmale einer Hautregion sind **determiniert** und werden stets beibehalten. Dies ist u. a. bei der Auswahl eines Hautlappens zu beachten, der (zwecks Deckung eines größeren Hautdefektes) in eine andere Region verpflanzt werden soll.

Leitungsbahnen der Haut

Das **Blutgefäßsystem** der Haut dient nicht nur der Versorgung, sondern vor allem der **Thermoregulation**. Die Gefäßarchitektur ist durch zwei oberflächenparallele Geflechte gekennzeichnet (▶ Abb. 22.4): **Plexus superficialis** (oberflächlicher Plexus) an der Grenze zwischen papillärer und retikulärer Dermis; **Plexus profundus** (tiefer Plexus) an der Grenze zwischen Dermis und Subkutis. Beide Geflechte sind durch vertikale Gefäße verbunden. Vom oberflächlichen Plexus entspringen die Kapillarschlingen für die Papillen. Für die *Wärmeabstrahlung* ist der Blutfluss im venösen Teil des oberflächlichen Plexus am wichtigsten (Regulierung der Weite der zuführenden kleinen Arterien durch den Sympathikus). Das **Lymphgefäßsystem** beginnt mit Lymphkapillaren in der papillären Dermis, die Anschluss an Kollektoren in der Dermis und Subkutis haben. Die **Sinnesorgane** der Haut werden im Kapitel 23 besprochen.

Die **Nervenversorgung** ist wie das Blutgefäßsystem in Form zweier Geflechte organisiert. Diese enthalten sensorische und sympathische Fasern. Dick myelinisierte sensorische Aβ-Fasern (Klasse II) ziehen zu den „Sinnesorganen" der Haut (S. 666). Dünn myelinisierte und marklose Fasern (Aδ- und C-Fasern, Klassen III und IV) bilden **freie Nervenendigungen** (S. 670), von denen manche bis in die Epidermis vordringen. Sie erfüllen zumeist **nozizeptive** Funktion (Vermittlung von Juck- und Schmerzempfindungen). Die postganglionären sympathischen Fasern innervieren Blutgefäße, Schweißdrüsen und Mm. arrectores pilorum (S. 649).

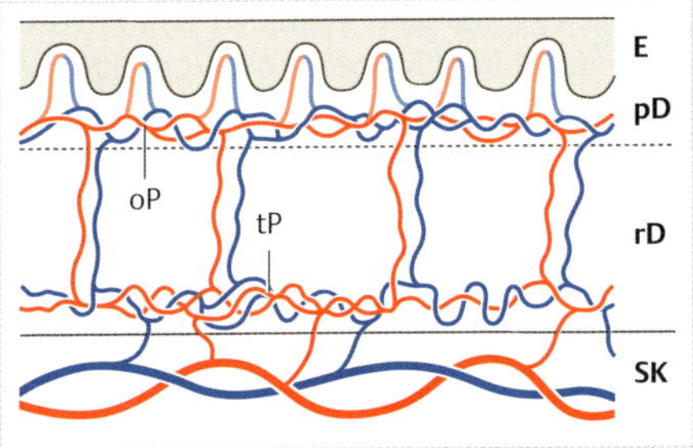

Abb. 22.4 Blutgefäße der Haut (Schema). **E**, Epidermis. **pD** und **rD**, papilläre und retikuläre Dermis. **SK**, Subkutis. **oP** und **tP**, oberflächlicher und tiefer Gefäßplexus. Beachte die Kapillarschlinge in jeder Papille.

22.2 Hautanhangsgebilde

Alle Hautanhangsorgane sind Bildungen der Epidermis, die sich unter dem steuernden Einfluss der Dermis entwickeln. Sie entstehen dadurch, dass zunächst solide Epithelzapfen in die Tiefe wachsen, die sich anschließend differenzieren.

22.2.1 Haare und Nägel

Haar (*Pilus*) und Nagel (*Unguis;* gr.: *onyx*) sind als Verhornungsprodukte der Epidermis aufzufassen. Sie wachsen aus Epidermiseinstülpungen hervor, die in der Tiefe mitotisch aktive Zellen beherbergen (**Matrixzellen**, vergleichbar den teilungsfreudigen Keratinozyten des epidermalen Stratum basale). Die aus den Matrixzellen hervorgehenden Zellen differenzieren sich zu speziellen **Hornzellen**, aus denen Haarschaft und Nagelplatte zusammengesetzt sind. Die Vorgänge entsprechen also grundsätzlich denen in der Epidermis. Unterschiede betreffen vor allem die Wachstumskinetik sowie die Geometrie und Härte des Verhornungsproduktes.

Die besondere **Härte und Widerstandsfähigkeit** (sowohl mechanisch wie chemisch) beruht auf biochemischen Besonderheiten der Zytokeratinfilamente (spezielle Typen von **„harten" Keratinen**) wie auch der Zytokeratin-Begleitproteine, in die die Filamente eingebettet sind. Beide Komponenten sind haar- bzw. nagelspezifisch und erlauben aufgrund eines höheren Cysteingehaltes eine viel stärkere Vernetzung (über Disulfidbrücken) als in den epidermalen Korneozyten. Die Hornzellen der Haare und Nägel werden durch **Corneodesmosomen** (S. 638) zusammengehalten.

Haare

Jedes Haar entsteht in einer zylindrischen Epidermiseinstülpung, die in die Dermis oder Subkutis hinunterreicht und als **Haarfollikel** bezeichnet wird (▶ Abb. 22.**5**, ▶ Abb. 22.**6**, ▶ Abb. 22.**10 a**). Jedem Follikel sind eine Talgdrüse (*Haar-Talgdrüsen-Einheit*) und ein glatter Muskel (*M. arrector pili*) zugeordnet. Alle Follikel werden vor der Geburt angelegt, danach entstehen keine neuen mehr. Das einzelne Haar wächst nicht kontinuierlich, sondern unterliegt einer periodischen Erneuerung (zyklische Folge von Wachstum, Stillstand, Ausfall: **Haarzyklus**, ▶ Abb. 22.**7**).

Man kann in der postnatalen Haarausstattung des Menschen **zwei Grundtypen von Haaren** unterscheiden: (1) **Vellushaare** (Flaumhaare, entsprechend den fetalen Lanugohaaren), die beim Kind und bei der Frau den größten Teil des Körpers bedecken: dünn (bis 20 µm), kurz, Haarschaft nur aus Rinde bestehend, kaum pigmentiert, Follikel in der Dermis. (2) **Terminal-**

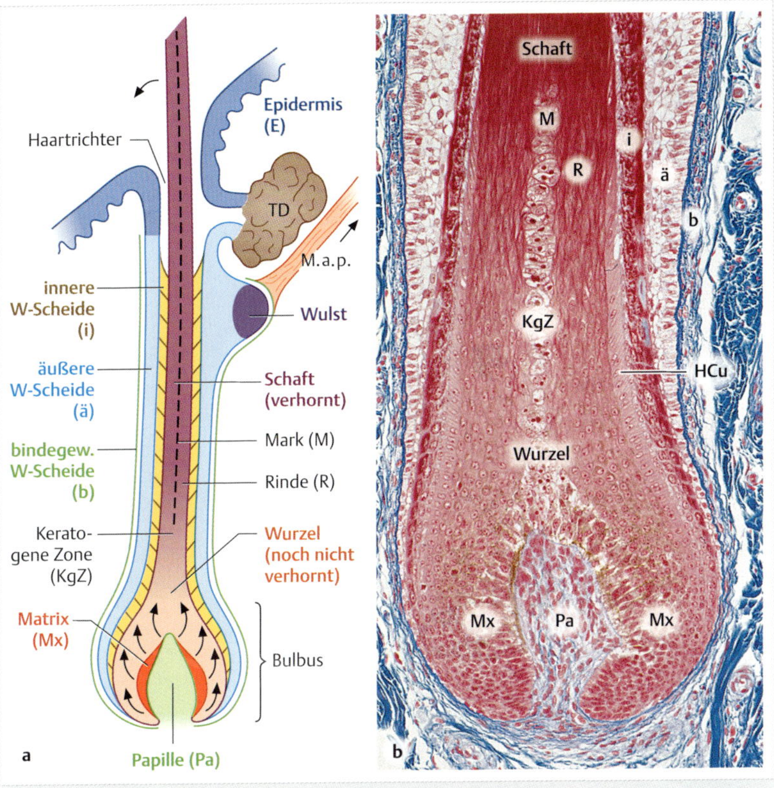

Abb. 22.5 Haarfollikel (Längsschnitt). **a** Schema. **TD**, Talgdrüse. **M. a. p.**, M. arrector pili. Der Follikel steckt *schräg* in der Haut; zwecks Platzersparnis ist hier die Epidermis schräg gezeichnet. **Pfeile** oben geben die Zugrichtung des M. arrector und die Kipprichtung des Haarschaftes an. **Pfeile** im Bulbus geben die Richtung an, in der die Abkömmlinge der Matrixzellen in die einzelnen Teile des Haares und Follikels eingehen. **b** Follikel einer Augenwimper. Abkürzungen wie in a angegeben. Zwischen Wurzel und Schaft liegt die keratogene Zone (**KgZ**), in der die Verhornung vonstatten geht. In den der Rinde zugeordneten Matrixzellen sind Melaningranula zu sehen. **HCu**, Haarcuticula, hier noch nicht verhornt. Azan. Vergr. 150fach.

haare (Langhaare): dick (bis 100 µm), Haarschaft aus Rinde und Mark bestehend, pigmentiert, Follikel in die Subkutis reichend (Beispiele: Haupthaare, Wimpern, Brauen, Schamhaare, beim Mann Barthaare).

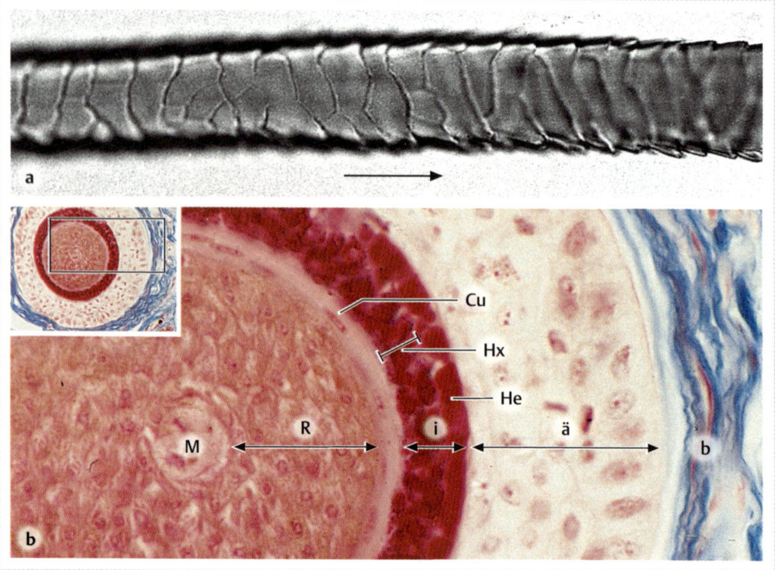

Abb. 22.6 **a** **Haarcuticula.** Haarschaft eines Vellushaares (Hund, LM-Bild). Die „Dachziegel“ sind zu erkennen, links in Aufsicht, rechts im Profil. Der Pfeil zeigt in Richtung Haarspitze. **b** **Haarfollikel** (Haupthaar, Mensch). Querschnitt in Höhe der keratogenen Zone. Der im Einsatzbild markierte Ausschnitt ist gezeigt. Abkürzungen wie in ▶ Abb. 22.**5**. Die innere Wurzelscheide besteht aus der schmalen Henle-Schicht (**He**), der 1 – 2 Zellen breiten Huxley-Schicht (**Hx**) und der Scheidencuticula (**Cu**). Diese ist hier nicht sicher von der Haarcuticula abzugrenzen. Azan. Vergr. 700fach (a), 75fach und 500fach (b).

Histologische Bestandteile des Haares und Haarfollikels

- Der **Haarschaft** ist der *vollständig verhornte* Teil des Haars. Sein unteres Ende steckt im Follikel; mit seinem größeren Teil überragt er die Hautoberfläche („Haar“ im landläufigen Sinne). Die Hauptmasse des Haarschaftes besteht aus der **Rinde**. Sie ist aus langgestreckten, dicht gepackten Hornzellen (**Trichozyten**) zusammengesetzt, in denen Melanosomen enthalten sind (Haarfarbe). Außen ist die Rinde von der **Haarcuticula** bedeckt (▶ Abb. 22.**6 a**), sie besteht aus platten, dachziegelartig angeordneten Hornzellen (Streichrichtung zur Haarspitze). **Mark** (ein nicht kontinuierlicher dünner Faden aus locker gepackten Hornzellen und lufthaltigen Hohlräumen) kommt nur im Terminalhaar vor.

- Die **Haarwurzel** hat schon dieselbe zylindrische Form und dieselben Anteile wie der Haarschaft, ihre Zellen sind jedoch noch *nicht verhornt*. Zwischen Haarwurzel und -schaft liegt die *keratogene Zone*, in der die Verhornung der Haarzellen vonstatten geht.
- Der **Haarbulbus** (Haarzwiebel) ist der kolbig aufgetriebene epitheliale Anfang der Haarwurzel am Boden des Follikels. Der Bulbus enthält die teilungsfreudigen **Matrixzellen** (transitorisch amplifizierende Zellen), die für das Wachstum des Haares verantwortlich sind. Die Nachkommen der Matrixzellen steigen auf und differenzieren sich, je nach Startposition, zu Zellen von Mark, Rinde oder Cuticula sowie zur inneren Wurzelscheide (s. u.). Zwischen den Matrixzellen liegen **Melanozyten**, die den künftigen Rindenzellen Melanosomen mit auf den Weg geben.
- Die **Haarpapille** ist ein aus zellreichem **Bindegewebe** bestehender Fortsatz der Dermis, der von unten in den Haarbulbus hineinragt. Die Papille enthält eine *Kapillarschlinge* zur Versorgung des Haarbulbus. Die *Fibroblasten* der Papille steuern durch parakrin sezernierte Faktoren, die nur teilweise bekannt sind, das Teilungsverhalten der Matrixzellen und damit das Wachstum des Haares. Ohne Papille ist die Bildung eines Haares nicht möglich.
- Der **Haartrichter** (*Infundibulum*) ist die Mündung des Follikels zur Hautoberfläche hin. Am Boden des Trichters mündet der Ausführungsgang der Talgdrüse, kurz darüber der Gang der apokrinen Schweißdrüse (s. u.), falls vorhanden.
- Die **epithelialen Wurzelscheiden** bilden innerhalb des Follikels konzentrische Hüllen um Haarwurzel und Haarschaft. Die **innere Wurzelscheide** verhornt früh (schon vor den Zellen des Haarschaftes). Sie bildet mit Haarwurzel bzw. Haarschaft einen festen Komplex bis hinauf zum Boden des Haartrichters, wo ihre Zellen abgeschilfert werden. Die Schichten der inneren Wurzelscheide sind (von innen nach außen) *Scheidencuticula, Huxley-Schicht, Henle-Schicht*. Es folgt eine einzellige Schicht (*companion layer*), deren Zellen zunächst nicht verhornen und durch zahlreiche Desmosomen mit der bereits verhornten Henle-Schicht verbunden sind. Die **äußere Wurzelscheide** besteht aus mehreren Schichten heller (weil Glykogen-reicher), *unverhornter* Zellen. Erst im Haartrichter verhornt diese Schicht und geht nahtlos in die Epidermis über. Ein biologisch wichtiger Teil der äußeren Wurzelscheide ist der **Wulst** kurz unterhalb des Haartrichters. Der Wulst enthält **Stammzellen**, aus denen die Matrixzellen für ein neues Haar hervorgehen (s. u.).
- Die **bindegewebige Wurzelscheide** umhüllt den Follikel. Zwischen ihr und der epithelialen Wurzelscheide liegt eine dicke Basalmembran („Glasmembran").
- Der **M. arrector pili** ist ein glatter Muskel, der unterhalb der Talgdrüse an der bindegewebigen Wurzelscheide inseriert (Ursprung in der oberen Dermis).

Muskel und Talgdrüse liegen stets auf der Leeseite (der „windabgewandten" Seite) des Follikels. Der M. arrector pili kann den primär schräg ausgerichteten Follikel in eine steilere Position kippen (Drehpunkt in Höhe des Haartrichters) und dadurch das Haar aufrichten („Gänsehaut"); dabei wird zugleich die Talgdrüse ausgepresst. Noradrenerge Innervation des Muskels.

Wachstum des Haares und Verankerung im Follikel. Das **Wachstum** des Haupthaares beträgt ca. 1 cm/Monat. Es beruht auf der mitotischen Aktivität der Matrixzellen und den nachfolgenden Differenzierungsprozessen, durch die die verhornten Haarzellen entstehen. Der wachsende Haarschaft samt der inneren Wurzelscheide und dem Companion Layer gleiten wahrscheinlich langsam an der feststehenden äußeren Wurzelscheide vorbei im Follikel aufwärts. Die Einzelheiten des Gleitvorganges sind nicht ausreichend geklärt. Für die Verankerung des Haarschaftes sind vor allem die Cuticulae verantwortlich: Die Streichrichtung der „Dachziegel" von Haarcuticula und Scheidencuticula verlaufen gegensinnig, sodass die Zellen sich ineinander verhaken.

Haarzyklus. Alle Haarfollikel durchlaufen einen Zyklus (▸ Abb. 22.7), der wenige Monate (z. B. Brauen) oder mehrere Jahre (Haupthaar) dauern kann. Er umfasst folgende Phasen (Zeitangaben für Haupthaar): **Anagen** (Wachstum, 3 – 8 Jahre); **Katagen** (Rückbildung, ca. 3 Wochen); **Telogen** (Ruhe, ca. 3 Monate), das mit dem Ausfall des Haares endet und von einer neuen Anagen-Phase gefolgt ist. Beim Menschen sind die Zyklen der einzelnen Follikel nicht synchronisiert (im Gegensatz zu vielen anderen Säugern mit sichtbarem Fellwechsel). Etwa 90 % der Haupthaare sind im Anagen. Bei ausgeglichener Bilanz fallen pro Tag nicht mehr als ca. 100 Haare aus.

Der **Haarzyklus** wird von den *Fibroblasten der Haarpapille* nach einem inneren Zeitplan gesteuert. Wenn diese aufhören, die Matrixzellen zu stimulieren, sistiert das Wachstum und das Katagen beginnt. Der ganze untere Teil des Follikels wird durch Apoptose der Zellen kürzer, bis sein Boden (samt der inaktiven Haarpapille) bis in die Höhe des Wulstes aufgestiegen ist. Hierdurch werden die **Stammzellen im Wulst** aktiviert und liefern künftige Matrixzellen. Diese wachsen abwärts, aktivieren zugleich die Fibroblasten der Papille, die nun ihrerseits ihre steuernde Funktion wieder aufnehmen. Das alte Haar fällt spätestens aus, wenn das neue an der Oberfläche erscheint. Die Stammzellen im Wulst legen sich wieder zur Ruhe (daher ist der Wulst im Anagen-Follikel auch wenig prominent).

Durch **Schädigungen der Matrixzellen** (z. B. im Rahmen einer Tumor-Chemotherapie) wird das Wachstum plötzlich beendet und die Haarwurzel bricht ab. Folge: synchronisierter Haarausfall. Dieser ist reversibel, da die Zellen der Haarpapille und die Stammzellen im Wulst wegen ihrer niedrigen mitotischen Aktivität in der Regel unbeschädigt bleiben.

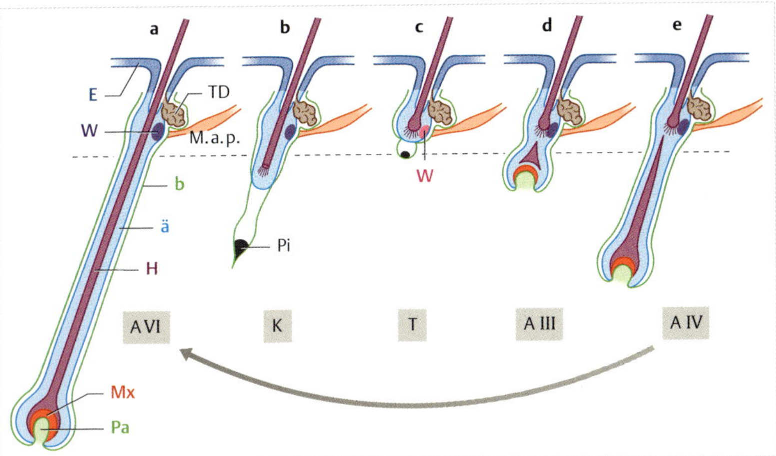

Abb. 22.7 Haarzyklus (vereinfachtes Schema). **H**, Haarschaft. Sonstige Abkürzungen und Farben wie in ▶ Abb. 22.5. Die innere Wurzelscheide ist weggelassen. **A**, Anagen (Wachstumsphase) in verschiedenen Stadien (nur einige gezeigt). **K**, Katagen (Rückbildungsphase). **T**, Telogen (Ruhephase). Auf folgende Einzelheiten sei hingewiesen: In **b** und **c** fehlen die Matrixzellen und die Papille ist inaktiv (**Pi**, *schwarz*). **Pa** (*grün*), Papille aktiv. Die Stammzellen im Wulst (**W**) sind in **c** mitotisch aktiv (*rot*), um neue Matrixzellen zu generieren; in allen anderen Teilabbildungen ist der Wulst im Ruhezustand (*violett*). Der Follikel in **e** enthält das neue heranwachsende und das alte, im Ausfallen begriffene Haar. Die **gestrichelte Linie** markiert die Grenze zwischen dem oberen, dauerhaften Teil des Follikels und dem unteren Teil, der sich im Laufe des Haarzyklus zurückbildet und wieder neu erstellt wird. Näheres s. Text.

„Haarkosmetik". Die **Haarfarbe** ist abhängig von der Menge der Melanine und Phäomelanine, die die Melanozyten den künftigen Rindenzellen übergeben. In den Follikeln *grauer* bzw. *weißer Haare* sind die Melanozyten vermindert bzw. untergegangen. Die maximal erreichbare **Länge** eines Haars ist proportional der Dauer des Anagen und umgekehrt proportional zur Brüchigkeit des Haarschaftes. Die **Dicke** des einzelnen Haares ist abhängig von der Größe der Haarpapille, die wiederum die Zahl der Matrixzellen bestimmt. Die **Form** des Haarschaftes wird durch die Form der inneren Wurzelscheide („Gussform" für die keratogene Zone des Haars) bestimmt: im Querschnitt rund → glattes Haar; leicht oval → gewelltes Haar; stark oval → krauses Haar. Die Androgen-abhängige **„Glatze"** des Mannes entsteht dadurch, dass die Haarfollikel miniaturisiert werden und das Anagen sich verkürzt (Folge: kurze, dünne Härchen). Ursache: geänderte Reaktion des Follikels auf Dihydrotestosteron (S. 578).

Stammzellen der Haut. Pränatal gibt es (bei der Maus) im epithelialen Teil der Haut wahrscheinlich *eine* Population von multipotenten Stammzellen (SZ), aus denen um die Geburt herum alle adulten SZ hervorgehen. Nach heutiger Kenntnis besitzt das voll entwickelte epitheliale Kompartiment der Haut **mehrere Populationen von SZ**, die man durch Nachweis bestimmter Marker-Moleküle unterscheiden kann:

(1) SZ im **Wulst**, zuständig für die Erneuerung eines Haares im Rahmen des Haarzyklus (▸ Abb. 22.**7**).

(2) SZ im Str. basale der **interfollikulären Epidermis** (S. 637).

(3) SZ im **Isthmus** (Engstelle des Haartrichters in Höhe der Mündung des Talgdrüsenganges). Diese SZ liefern (a) Nachschub für die Zellen der Talgdrüse, die durch den holokrinen Sekretionsmodus dauernd Zellen verliert und ersetzen muss (S. 653); (b) wahrscheinlich auch Nachschub für die interfollikulären Stammzellen. Bei der **Wundheilung** (S. 166), bei der rasch viele mitotisch aktive Zellen zur Reparatur der interfollikulären Epidermis benötigt werden, springen wahrscheinlich die SZ des Isthmus und des Wulstes als Helfer ein und schicken Abkömmlinge in die verletzte Region.

Nägel

Der Nagel besteht aus dicht gepackten Hornschuppen. Seine Teile (▸ Abb. 22.**8**) sind (a) die **Nagelplatte**, die proximal und seitlich in Hauttaschen (*Nagelfalz*) eingelassen ist und hier jeweils von einer Hautfalte (*Nagelwall*) überragt wird; (b) die **Nagelwurzel**, die unter dem proximalen Nagelwall versteckt liegt. Das Nagelhäutchen *(Eponychium)* verschließt den proximalen Nagelfalz zum Schutz der Nagelwurzel. Die Nagelplatte ist am Epithel des **Nagelbettes** verankert. Das Epithel (nur aus Stratum basale und spinosum bestehend) geht proximal in die **Nagelmatrix** über; diese ist für das Nagelwachstum verantwortlich: Die Nachkommen der mitotisch aktiven Basalzellen differenzieren sich zu Hornzellen, die fortwährend tangential in die Nagelwurzel eingefügt werden. Das Nagelwachstum (0,5 – 1 mm/Woche) verläuft kontinuierlich.

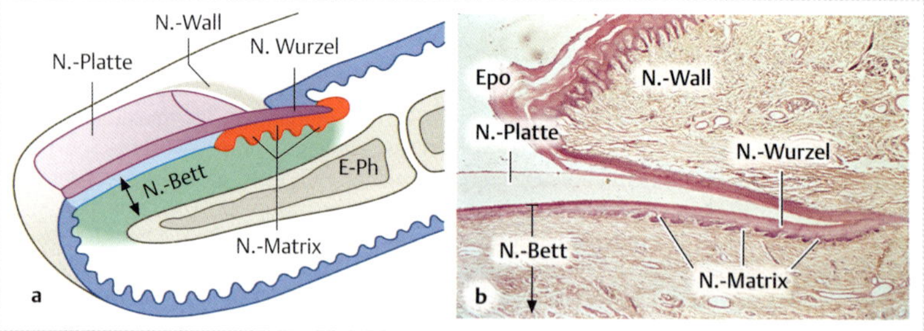

Abb. 22.8 Fingernagel, Längsschnitt. **a** Schema. Das *Nagelbett* ist das Gebiet zwischen Nagelplatte und Endphalanx (**E-Ph**) und besteht aus Epithel (*hellblau*) und Dermis (*grün*). **b** Histologischer Schnitt. **Epo**, Eponychium (artifiziell hochgeklappt). H.E. Vergr. 9,5fach. Präparat: B. Tillmann, Anat. Inst., Kiel.

Die Dermis des Nagelbettes ist oben an die Nagelplatte, unten (ohne Subkutis) an das Periost der Endphalanx gefesselt. Daher verursachen Flüssigkeitsansammlungen im Nagelbett (Entzündung, Blutung) schmerzhafte Druckerhöhung.

22.2.2 Drüsen der Haut

Die Haut besitzt **Talgdrüsen** sowie ekkrine und so genannte apokrine **Schweißdrüsen** (▸ Abb. 22.**10 a**). Die Talgdrüsen und die apokrinen Schweißdrüsen sind meist an Haarfollikel angeschlossen; ihre Ausführungsgänge münden in den Haartrichter. Die ekkrinen Schweißdrüsen dagegen sind stets unabhängig von Haarfollikeln und münden auf der freien Epidermis (an der nicht behaarten Haut auf den Leistenkämmen).

Talgdrüsen

Talg (*Sebum*) ist ein öliges Sekret, das aus den Resten der zerfallenen Talgdrüsenzellen (**Sebozyten**) und ihren Lipiden (u. a. Triacylglycerine und Wachse) besteht (**holokrine Sekretion**) (S. 140). Das *Endstück* der Talgdrüse (▸ Abb. 22.**9**) ist ein in der Dermis liegender, gelappter Ballen aus Epithelzellen. Peripher liegen mitotisch aktive Basalzellen; die Zellen in den Schichten darüber differenzieren sich, indem sie zunehmend mehr Lipidtröpfchen ausbilden und der Kern allmählich pyknotisch wird. Die reifsten Zellen liegen dem kurzen Ausführungsgang am nächsten, sie sterben ab und werden als Ganzes zum Sekret. Durch Untergang und Nachwachsen wird der Zellbesatz des Endstücks in 3 – 4 Wochen vollkommen ausgetauscht.

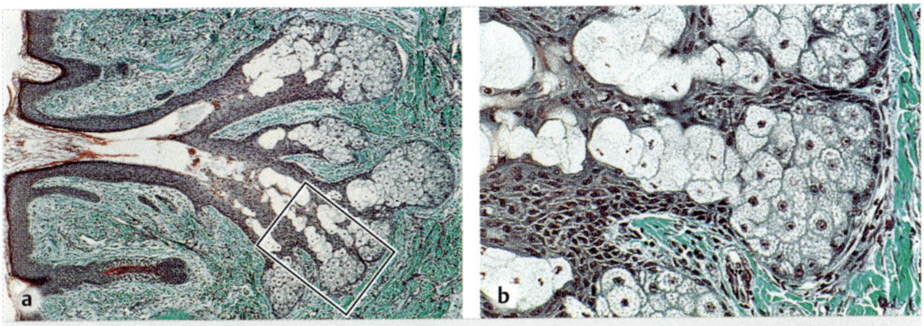

Abb. 22.9 Freie, besonders große **Talgdrüse**, typisch für die Haut am Nasenflügel, Übersicht und Ausschnitt. Goldner/Resorcin-Fuchsin. Vergr. 40fach (a), 150fach (b).

Freie Talgdrüsen ohne Beziehung zu Haarfollikeln kommen an verschiedenen Stellen vor (z. B. Lippen, äußere Genitalien, Brustwarzen, Nasenflügel (▶ Abb. 22.**9**). Wachstum und Sekretionsaktivität der Talgdrüsen werden durch **Androgene** stimuliert. Eine Sonderform stellen die **Meibom-Drüsen** der Augenlider dar (S. 719).

Die Verlegung des Haartrichters durch abgeschilferte Hornzellen kann bei gesteigerter Talgproduktion zum Rückstau von Talg führen (*Comedo*, Mitesser). Durch sprunghafte Vermehrung von eigentlich harmlosen Bakterien in dem Talg kommt es dann zu lokalen Entzündungsreaktionen der Haut (**Akne vulgaris**).

Schweißdrüsen

Beide Typen von Schweißdrüsen (▶ Abb. 22.**10 a**) bestehen jeweils aus *einem* langen, unverzweigten Schlauch, der in sekretorisches Endstück und Ausführungsgang gegliedert ist. Das Endstück ist stark aufgeknäuelt (viele Anschnitte).

Ekkrine Schweißdrüsen

Die ekkrinen (oder kleinen) Schweißdrüsen stehen vor allem im Dienste der **Thermoregulation**. Das Epithel des Endstücks sezerniert eine isotone NaCl-Lösung, aus der das Ausführungsgang-Epithel die meisten Ionen wieder zurückholt. Der Schweiß kommt also unter Ruhebedingungen als *verdünnte Elektrolytlösung* auf der Hautoberfläche an. Die Verdunstung entzieht dem Körper Wärme. Schweiß ist primär geruchlos (Geruchsstoffe durch Bakterieneinwirkung). An der Haut des Menschen kommen ekkrine Schweißdrüsen fast überall vor (am dichtesten an Stirn, Palma und Planta).

Das Endstück und das ebenfalls aufgeknäuelte Anfangssegment des Ausführungsganges liegen meist in der tiefen Dermis (▶ Abb. 22.**1**). Der Gang steigt gerade zur Epidermis auf und durchquert diese spiralig (hier ohne eigene Wandauskleidung). Das **Endstück** besitzt ein *einschichtiges Epithel* mit unterschiedlicher Höhenverteilung der Kerne sowie **Myoepithelzellen**; der **Ausführungsgang** dagegen zeigt stets ein *zweischichtiges kubisches Epithel* und ist stärker gefärbt als das Endstück (▶ Abb. 22.**10 b**).

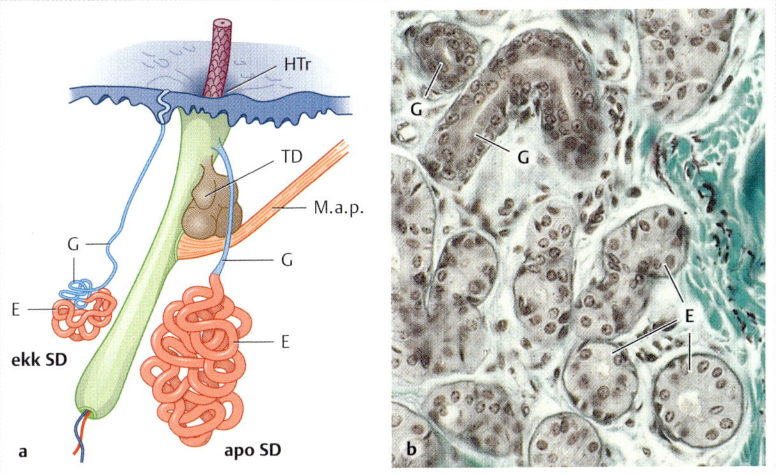

Abb. 22.10 Hautdrüsen und Haarfollikel. **a** Räumliche Darstellung. **HTr**, Haartrichter. **ekk SD, apo SD**, ekkrine bzw. apokrine Schweißdrüse. **TD**, Talgdrüse. **M.ap**, M. arrector pili. **b** **Ekkrine Schweißdrüse.** Zwei Anschnitte des initialen Ausführungsganges (**G**; Epithel zweischichtig und stark angefärbt); alles andere sind Anschnitte des aufgeknäuelten Endstücks (**E**; Epithel einschichtig, in Routinefärbungen stets heller als das Gangepithel). Goldner. Vergr. 280fach.

Struktur-Funktions-Beziehungen. Im **Endstück** kommen zwei Zelltypen vor (in Standardpräparaten nicht zu unterscheiden): Die **dunklen Zellen** enthalten Sekretgranula, in denen Sialoglykokonjugate nachgewiesen wurden (Funktion unklar). Außerdem sezernieren die Zellen antibakterielle Stoffe (Lysozym, β-Defensin). Die **hellen Zellen** enthalten viel Glykogen (daher hell), haben eine durch basale und apikale Falten vergrößerte Plasmamembran und sind verantwortlich für die Sekretion *von* Na^+ *und* Cl^- *sowie Wasser*. So entsteht der isotone *Primärschweiß* (Mechanismen vgl. ► Abb. 15.3 b).

Das Epithel im Anfangsteil des **Ausführungsganges** ist zuständig für die **Rückresorption der Ionen**, denen Wasser wegen der **dichten Tight junctions** jedoch nicht folgen kann. Der *Endschweiß* ist daher unter Ruhebedingungen stark hypoton. Die beiden Zellschichten des Schweißdrüsenganges sind durch Gap junctions (Connexin 26) verbunden und verhalten sich bezüglich der Ionenströme wie *eine* Zellschicht.

Das tägliche Schweißvolumen beträgt in Ruhe ca. 200 ml, unter Extrembedingungen 10 l oder mehr. In solchen Fällen ist das Gangepithel bezüglich der Rückresorption der Ionen überfordert, es erscheinen vermehrt Na^+ und Cl^- im Endschweiß (Gefahr des Elektrolytverlustes; prophylaktische Gegenmaßnahme beim Marathon-Lauf: Salzgurken). Die Schweißsekretion wird durch den **Sympathikus** gesteigert. Bemerkenswert ist, dass das postganglionäre sympathische Neuron hier ausnahmsweise **Acetylcholin** statt Noradrenalin als Überträgerstoff benutzt.

Bei der **zystischen Fibrose** (Mukoviszidose) ist der NaCl-Gehalt des Endschweißes 2- bis 3fach gegenüber der Norm erhöht. Dies wird für einen Schnelltest zur Diagnose der Erkrankung genutzt (genetischer Defekt des Chloridkanalproteins CFTR in der apikalen Membran des Gangepithels) (S. 502).

Apokrine Schweißdrüsen

Die als apokrin bezeichneten Schweißdrüsen (Duftdrüsen, große Schweißdrüsen) kommen beim Menschen nur an wenigen Stellen regelmäßig vor (z. B. Axilla, Perigenital- und Perianalregion, Umgebung der Brustwarzen). Sie nehmen (im Gegensatz zu den ekkrinen Schweißdrüsen) ihre Aktivität erst mit Beginn der Geschlechtsreife auf. Über die Sekretionsprodukte und die funktionelle Bedeutung der apokrinen Schweißdrüsen für die menschliche Haut besteht Unklarheit. Sonderformen gibt es in der Haut des äußeren Gehörganges (Zeruminaldrüsen) (S. 676) und im Augenlid (Moll-Drüse) (S. 719); diese Drüsen sind schon in der Kindheit aktiv.

Die so genannten apokrinen Schweißdrüsen unterscheiden sich histologisch von den ekkrinen vor allem durch die Gestalt der **Endstücke** (▸ Abb. 7.**12**): Knäuel größer (mehr Anschnitte); *Lumenweite* viel größer und sehr variabel; sehr deutliche Myoepithelzellen. Kennzeichnend ist außerdem die wechselnde Höhe der Epithelzellen, von denen gelegentlich apikale Teile abgeschnürt zu werden scheinen (daher die Bezeichnung „apokrin").

Klinische Bedeutung gewinnen die apokrinen Schweißdrüsen dann, wenn sie Sitz eines *Schweißdrüsenabszesses* (z. B. in der Axilla) sind.

22.3 Brustdrüse

Die Brust (**Mamma**) besteht aus der Brustdrüse (*Glandula mammaria*) und einem bindegewebigen Stroma, das auch Fettgewebe enthält. Die Brustdrüse ist aus 10 – 20 Einzeldrüsen (**Lobi**) zusammengesetzt (▸ Abb. 22.**11**). Jeder Lobus mündet mit einem eigenen Ausführungsgang (Milchgänge, **Ductus lactiferi**) auf der Brustwarze (*Papilla mammae*) und gleicht einem Baum aus verzweigten Gängen, an deren Enden rudimentäre Endstücke sitzen (nicht laktierende Brustdrüse). Die Endstücke sind in Gruppen (**Lobuli**) angeordnet. Zur vollen Entfaltung kommt das Organ nur, wenn es im Laufe einer Schwangerschaft zur laktierenden Brustdrüse umgebaut wird.

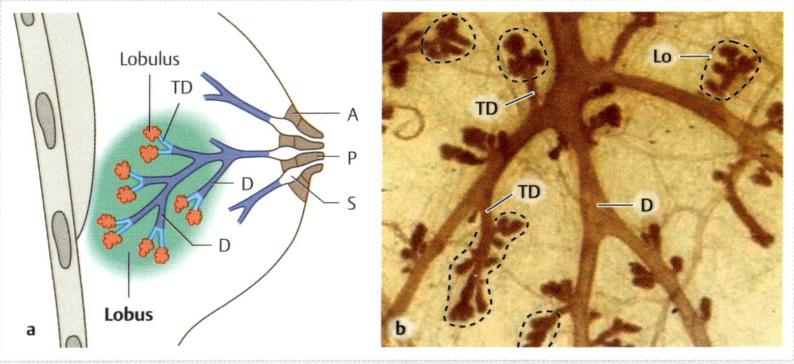

Abb. 22.11 Mamma. **a** Sagittalschnitt (Schema). **A**, Areola (Warzenhof). **P**, Papilla mammae (Brustwarze). Das Gangsystem ist schematisch für einen Lobus gezeigt. **S**, Sinus lactifer. **D**, Ductus lactifer (*dunkelblau*). **TD**, Terminalductus (*hellblau*). *Inter*lobuläres (faserreiches) Bindegewebe *grün*. **b** **Epitheliale Anteile** der Brustdrüse (Rhesus-Äffin, Totalpräparat, Hämatoxylin, Lupenvergrößerung). Man erkennt mehrere verzweigte Ductus lactiferi unterschiedlichen Kalibers, die über Terminalductus mit Lobuli (**Lo**, einige durch gestrichelten Rahmen markiert) verbunden sind. Alle scheinbar leeren Räume sind mit faserreichem Bindegewebe gefüllt, das hier nicht angefärbt ist. Originalpräparat von W. Bargmann (1959).

Entwicklung. Die Brustdrüsen entstehen bei beiden Geschlechtern im Bereich der **Milchleiste**, einem Epithelstrang, der beidseits von der Axilla bis zur Leistenbeuge zieht. Bis auf das thorakale Paar bilden sich beim Menschen alle Anlagen zurück (in seltenen Fällen akzessorische Brustwarzen oder -drüsen). Aus den zwei verbleibenden Epithelknospen sprossen bis zur Geburt Milchgänge in die Subkutis. Während der Kindheit wachsen sie langsam weiter und verzweigen sich. Es bilden sich Terminalductus aber kaum Lobuli. In diesem Zustand verbleibt die **männliche Brustdrüse** normalerweise aufgrund der hemmenden Wirkung der Androgene zeitlebens. Beim Mädchen induzieren die weiblichen Sexualhormone mit Beginn der Pubertät die allmähliche Zunahme des Stromas, die Proliferation des Gangsystems und die Ausbildung von Lobuli.

22.3.1 Nicht laktierende Brustdrüse

In der praktischen Medizin hat die Histologie der nicht laktierenden Brustdrüse wegen der hier vorkommenden gut- und bösartigen Tumoren weitaus größeres Gewicht als die der laktierenden Drüse. Das **Mamma-Karzinom** ist der häufigste maligne Tumor der Frau (in den Industriestaaten erkranken ca. 12 % der Frauen im Laufe ihres Lebens, Häufigkeitsgipfel um die Menopause herum).

Gliederung der Einzeldrüse

- Der **Hauptausführungsgang** eines Lobus mündet trichterförmig (Milchporus) auf der Brustwarze. Kurz davor weist er eine spindelförmige Erweiterung auf,
- den **Sinus lactifer** (in Standardpräparaten meist nicht enthalten; Lumen im leeren Zustand sternförmig; Epithel ein- bis zweischichtig prismatisch).
- Als **Ductus lactiferi** (Milchgänge) werden die Zweige des Gangsystems bezeichnet. Sie besitzen ein *zweischichtiges* Epithel: innen prismatische Zellen, außen eine nahezu *geschlossene* Schicht von etwa kubischen **Myoepithelzellen.**
- Als **Terminalductus** werden die kleinsten, letzten Zweige bezeichnet, die die Endstücke jeweils eines Lobulus drainieren (▶ Abb. 22.**11 b**). Kubisches Epithel und Myoepithelschicht (▶ Abb. 22.**12**).
- Die **Endstücke** sind enge Tubuli oder kleine Epithelknospen (oft ohne erkennbares Lumen), die mit einem Terminalductus in Verbindung stehen. Auch in den Endstücken ist das reguläre Epithel außen herum von einer geschlossenen Schicht fast kubischer Myoepithelzellen umgeben. In der Pathohistologie werden die Endstücke meist als „Acini" bezeichnet.

Ein **Lobulus** (Durchmesser ca. 0,5 mm) umfasst alle Endstücke, die jeweils von *einem* Terminalductus drainiert werden. Der Lobulus und sein Terminalductus stellen die Funktionseinheit der Brustdrüse dar: **Terminalductus-Lobulus-Einheit (TDLE)** (engl.: *terminal duct lobular unit, TDLU*). Im intralobulären Abschnitt des Terminalductus liegen **Stammzellen**, aus denen der riesige Zellzuwachs während des Umbaus zur laktierenden Drüse hervorgeht. Die TDLE ist besonders in der Pathohistologie von Bedeutung, weil sie der Entstehungsort der meisten gut- und bösartigen epithelialen Mammatumoren ist.

Histologisches Bild. Die nicht laktierenden Mamma ist gekennzeichnet durch den sehr geringen Anteil des Drüsenepithels (ca. 15 %; nach der Menopause ca. 5 %) gegenüber dem riesigen Anteil des Stromas: (a) Große Areale aus faserreichem Stroma (*inter*lobuläres Bindegewebe) mit individuell unterschiedlich vielen Fettzellen; in diesem Bindegewebe sind die Anschnitte von größeren und kleineren Ductus lactiferi zu finden. (b) **Lobuli**: Endstückgruppen, die in umschriebenen Feldern aus lockerem, zellreichem Bindegewebe (*intra*lobuläres Bindegewebe, **Mantelgewebe**) liegen. Das Mantelgewebe enthält regelmäßig Zellen der Abwehr.

Zyklus- und altersabhängige Veränderungen. Die intralobulären Epithelien und das Mantelgewebe besitzen Rezeptoren für Estrogene und Progesteron und machen parallel zum Menstruationszyklus leichte histologische Verände-

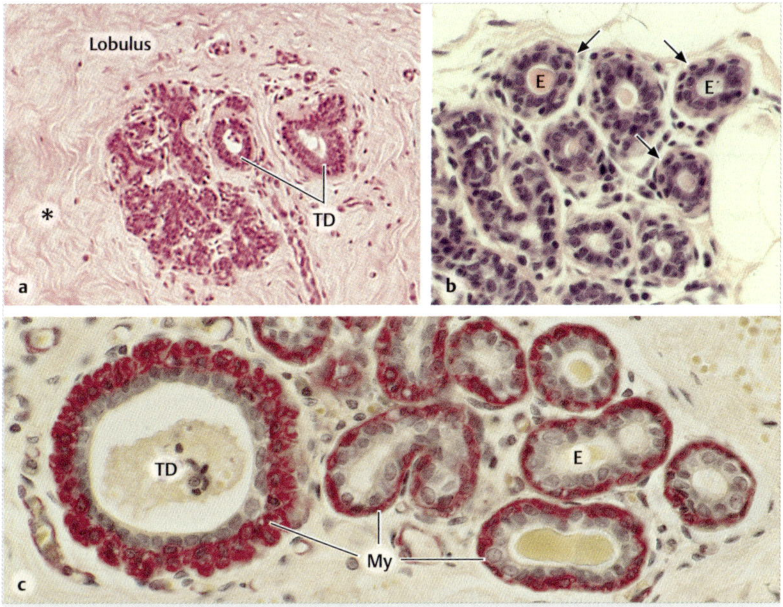

Abb. 22.12 Mamma, nicht laktierend (Mensch). a Ein Lobulus mit zahlreichen Endstücken, die in zellreiches *intra*lobuläres Bindegewebe (Mantelgewebe) eingebettet sind. **TD**, Terminalductus. * Faserreiches *inter*lobuläres Bindegewebe. H.E. b Endstücke (**E**) bei höherer Vergrößerung: enges Lumen von kubischem Epithel umgeben. *Pfeile* weisen auf Stellen, an denen die Zweischichtigkeit des Epithels (Myoepithel außen) deutlich erkennbar ist. H.E. c Immunhistochemische Darstellung (*rot*) des Myoepithels (**My**) mittels eines Antikörpers gegen glattmuskeltypisches α-Aktin. Zwischen den Endstücken Zellen des Mantelgewebes. Vergr. 125fach (a), 300fach (b, c). Präparat a: U. Welsch, Anat. Inst., München. Präparate b und c: K. Peters, Inst. f. Pathol., Kiel.

rungen durch (z. B. Zunahme der Epithelproliferation mit Gipfel in der mittleren Lutealphase und nachfolgend vermehrte Apoptose). Das Absinken der Hormonspiegel nach der Menopause führt rasch zur Atrophie der Lobuli und des bindegewebigen Stromas (**Altersinvolution**), der relative Anteil des Fettgewebes steigt. Das Gangsystem und einzelne Lobuli bleiben bestehen (und damit auch die Möglichkeit der Karzinomentstehung).

Estrogene fördern die Proliferation der Brustdrüsen-Epithelien. Dies wird in umgekehrtem Sinne bei der medikamentösen Zusatz-Therapie des **Mamma-Karzinoms** ausgenutzt: Gabe von **Estrogen-Antagonisten** oder **Aromatase-Inhibitoren** (S. 599), sofern die Tumorzellen noch differenziert genug sind, um Estrogenrezeptoren zu besitzen. Hier ist anzumerken, dass es auch nach der Menopause noch *lokale* Estrogenquellen gibt: z. B. Fettzellen (S. 173) besitzen Aromatase und können unwirksame Hormonvorläufer aus der Nebennierenrinde in Estrogene umwandeln.

Die **Brustwarze** besteht aus einem bindegewebigen Grundstock und ist ebenso wie der Warzenhof (*Areola*) von relativ stark pigmentierter Epidermis bedeckt. In der Dermis liegt ein System von glatten Muskelzellen (Innervation: Sympathikus), deren Kontraktion die Erektion der Brustwarze herbeiführt. Es kommen apokrine Schweißdrüsen und freie Talgdrüsen vor.

22.3.2 Laktierende Brustdrüse

In der laktierenden Drüse sind die Lobuli gegenüber dem Ruhezustand enorm vergrößert, die weitlumigen *alveolären Endstücke* liegen dicht gepackt, intra- und interlobuläres Bindegewebe sind stark reduziert (▶ Abb. 22.**13**). Das Epi-

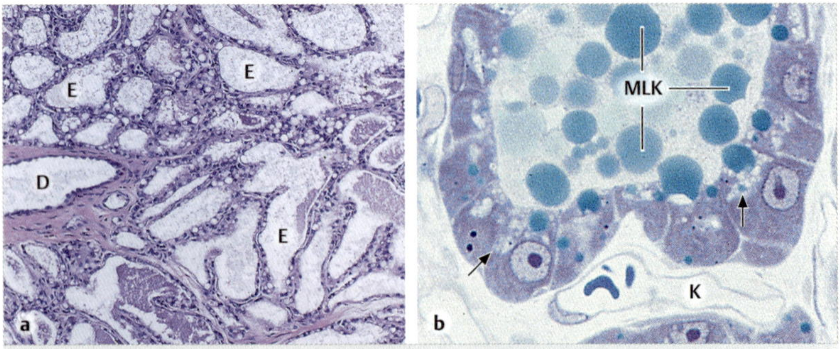

Abb. 22.13 Mamma, laktierend (Rhesus-Äffin bzw. Ratte). **a** Die Endstücke (**E**) sind weit, das Bindegewebe ist stark reduziert. Nur um einen Ductus lactifer (**D**) herum ist Bindegewebe deutlich erkennbar. **b** Endstück, Semidünnschnitt. Im Lumen liegen zahlreiche Milch-Lipidkugeln (**MLK**), die wegen ihrer Umhüllung mit Plasmamembran nicht zusammenfließen. Die **Pfeile** weisen auf supranukleäre Vakuolen, die dem Golgi-Apparat und großen Sekretvesikeln (Inhalt: Lactose, Kasein, Wasser) entsprechen. **K**, Kapillare. H.E (a), Toluidinblau (b). Vergr. 75fach (a), 800fach (b).

thel der Endstücke erscheint jetzt einschichtig; die zuvor kubischen Myoepithelzellen haben jetzt eine flache sternförmige Gestalt angenommen, wie sie für diese Zellart typisch ist (▸ Abb. 7.**12**), und sind in Routinepräraten oftmals kaum zu wahrzunehmen. Der **Umbau** zur laktierenden Drüse beginnt bereits im 1. Trimenon (Dreimonatsabschnitt) der Schwangerschaft. Er ist hormonell gesteuert. Hier seien nur die Wirkungen der wichtigsten ovariellen bzw. plazentaren Hormone und des hypophysären Prolaktin genannt. **Estrogene:** Proliferation des Gangsystems. **Progesteron**, **Prolaktin** und humanes Plazenta-Lactogen (HPL) (S. 632): Proliferation und Differenzierung der Endstücke.

Laktation

Für die **Synthese** und **Sekretion** der Milch (**Laktation**) ist die stimulierende Wirkung von **Prolaktin** nötig, diese ist jedoch vor der Entbindung durch den hohen Progesteron-Spiegel behindert (s. u.) und kommt erst nach Ausstoßung der Plazenta in Gang. Am Tag 5 post partum beträgt das tägliche Milchvolumen ca. 500 ml, im weiteren Verlauf der Stillperiode ca. 800 ml.

Milch ist eine isotone wässrige Flüssigkeit, in der Proteine (1 %) und Lactose (7 %) gelöst und Milch-Lipidkugeln (4 %) suspendiert sind; 88 % des Gewichtes ist Wasser. Außerdem enthält die Milch u. a. Immunglobuline (IgA), Ionen (insbesondere Phosphat-, Ca^{2+}- und I^{-}-Ionen in höherer Konzentration als im Blut der Mutter) und antimikrobielle Stoffe. Die Synthese von **Lactose** (Disaccharid aus Glucose und Galactose), die im Golgi-Apparat stattfindet, ist Vorbedingung für die Sekretion von **Wasser** (und damit von Milch), denn Lactose zieht osmotisch Wasser in die Sekretvesikel und in das Endstücklumen. Vor der Entbindung wirkt **Progesteron** als **„Milchbremse"**: Progesteron hemmt die Synthese von **β-Lactalbumin**, welches bei der Lactose-Synthese als Co-Faktor erforderlich ist.

Sekretionsmodus. Die verschiedenen Milchbestandteile werden unterschiedlich sezerniert: Fett in Form von Milch-Lipidkugeln durch **apokrine** Sekretion (▸ Abb. 7.**7**); Lactose und Proteine (vorwiegend Kasein) durch **Exozytose**; Calcium teils durch eine **Ionenpumpe**, teils als Komplex mit Kasein; IgA (von den Plasmazellen des Mantelgewebes produziert) durch **Transzytose** (▸ Abb. 5.**12 a**) (immunologischer Schutz für die Brustdrüse selbst und für den oberen Atemtrakt und Verdauungstrakt des Säuglings).

Bildung der **Milch-Lipidkugeln:** Kleine zytoplasmatische Fetttröpfchen entstehen am ER wie im Kapitel 5 (S. 93) beschrieben und fusionieren zu einem größeren Tropfen. Dieser wird zum apikalen Zellpol transportiert und buckelt die Plasmamembran zunehmend vor. Schließlich wird er samt umhüllender Plasmamembran als Milch-Fettkugel ins Endstücklumen hinein „abgenabelt". Die Milch-Lipidkugel besitzt also zwei Hüllen: innen eine monomolekulare Schicht aus polaren Lipiden wie jedes Fetttröpfchen (S. 93), und außen eine Hülle aus kompletter Plasmamembran. Letztere, die wegen der Glykokalyx negativ geladen ist, verhindert, dass die Fettkugeln in der Milch zu einem unverdaulichen Fettklumpen zusammenlaufen. Die Milch-Fettkugeln überdauern mindestens bis in den Magen des Säuglings. Hier leitet die **Magenlipase** die ersten Schritte der Fettverdauung ein, während die Pankreaslipase bei jungen Säuglingen noch unreif ist. Außerdem enthält die Milch selbst eine Lipase, die im Duodenum durch Gallensäuren aktiviert wird.

Milchejektion und Unterhaltung der Laktation. Für die **Austreibung** der Milch (*Ejektion*) aus den Endstücken und durch die Gänge bis in die Sinus lactiferi sind die **Myoepithelzellen** verantwortlich. Diesem Vorgang liegt der **Milchejektionsreflex** zugrunde: Der durch den Säugling ausgelöste taktile Reiz an der Haut von Brustwarze und Areola bewirkt auf neuronalem Wege reflektorisch die Stimulation neurosekretorischer Neurone im Hypothalamus und dadurch die Freisetzung des Hormons **Oxytocin** aus dem Hypophysenhinterlappen (S. 512). Oxytocin verursacht die Kontraktion der Myoepithelzellen. Für die Aufrechterhaltung der Laktation ist ebenfalls das Säugen nötig: Der taktile Reiz bewirkt über neuronale Afferenzen zum Hypothalamus die Ausschüttung von **Prolaktin** aus dem Hypophysenvorderlappen (S. 511).

Laktation und Calcium-Haushalt. Der Aufbau des kindlichen Skeletts erfordert ein hohes Calcium-Angebot in der Milch. Dazu werden die Calcium-Vorräte des mütterlichen Skeletts „angezapft“. Für die funktionelle Kopplung Brustdrüse/Knochen ist das **PTHrP** (*Parathyroid Hormone-related Peptide*) verantwortlich, das üblicherweise nur parakrin wirkt. Während der Laktation jedoch wird es vom Epithel der Brustdrüsenendstücke in großen Mengen in die Milch (Funktion unbekannt) und ins Blut, also endokrin sezerniert. Es bindet an denselben Rezeptor der Osteozyten wie PTH (S. 200). Unter PTHrP-Einfluss aktivieren die **Osteozyten** nicht nur die Osteoklasten, sondern bauen auch selbst um sich herum Knochenmatrix ab zwecks Freisetzung von Calcium (**osteozytäre Osteolyse**) (S. 200). Die Knochenlakunen werden nachweislich weiter. Vor einem zu starken Abbau wird das mütterliche Skelett durch **Calcitonin** (aus C-Zellen der Schilddrüse) geschützt, indem dieses die Osteoklasten (S. 200) hemmt.

Involution. (Rückbildung). Unterbleibt das Stillen (**Abstillen**), so entfällt die Prolaktinausschüttung und die Milchsekretion versiegt. Die Fettkugeln der noch in den Endstücken verbliebenen Milch werden (jedenfalls bei der Maus) von den Epithelzellen phagozytiert und den Lysosomen zugeführt (Entstehung großer Phagolysosomen). Durch die lysosomale Lipase werden aus den Triacylglycerinen Fettsäuren freigesetzt, u. a. Ölsäure. Diese permeabilisiert die Lysosomenmembran, die proteolytischen Enzyme lecken ins Zytosol und zerstören die Zelle. Die Trümmer werden von Makrophagen beseitigt. Die Drüse kehrt in den Ruhezustand zurück.

Unter **Galaktorrhö** versteht man die abnorme Absonderung von Milch außerhalb der Stillperiode. Auslösend ist ein erhöhter Prolaktin-Serumspiegel, z. B. aufgrund eines Prolaktinoms (S. 517) oder induziert durch Dopamin-antagonistisch wirkende Arzneistoffe (Dopamin hemmt physiologischerweise die Prolaktin-Sekretion) (S. 518). Eine **Gynäkomastie** ist die Ausbildung von Mammae beim Mann. Dies beruht auf einer hormonell induzierten Fortentwicklung der normalerweise nur rudimentär ausgebildeten männlichen Brust; auslösend sind z. B. Hyperprolaktinämie (s. o.) oder erhöhter Estrogen-Serumspiegel (z. B. infolge eines Leydig-Zell-Tumors) (S. 579).

Mikroskopierhilfe Haut und Hautanhangsgebilde

Leistenhaut: Meist dickes Stratum corneum; keine Haare, keine Talgdrüsen, nur ekkrine Schweißdrüsen. **Felderhaut:** Haare, Talgdrüsen und ekkrine, manchmal auch apokrine Schweißdrüsen.
Schweißdrüsen (SD). *Ekkrine SD*: nie mit Haarfollikeln assoziiert; Endstücke einschichtiges, Ausführungsgänge zweischichtiges Epithel. *Unterscheidung ekkrine/apokrine SD*: Weite der Endstücke beachten. Vorkommen: ekkrine SD fast überall; apokrine SD nur in wenigen Regionen (z. B. Axilla), stets mit Haarfollikeln assoziiert.
Brustdrüse. *Nicht laktierende Drüse:* keine Verwechslungsmöglichkeiten. *Laktierende Drüse:* Epithelien einschichtig, da die Myoepithelzellen – anders als in der ruhenden Drüse – jetzt schlank und in Routinepräparaten kaum erkennbar sind.
Verwechslungsmöglichkeiten: oberflächliche Ähnlichkeit mit *Prostata* und *Schilddrüse*.

23 Organe der somatoviszeralen Sensorik

Sensorik ist die Fähigkeit des Körpers, mittels Rezeptoren (Sensoren) Reize aufzunehmen, die Information über Nervenfasern ins Zentralnervensystem (ZNS) zu leiten und dort zu verarbeiten. Die **somatoviszerale Sensorik** ist mit Reizen befasst, die von Rezeptoren der Haut und einiger Schleimhäute (z. B. Mund- und Nasenhöhle) (*Oberflächensensorik*), des Bewegungsapparates (*Tiefensensorik*) und der Eingeweide (*Viszerosensorik*) aufgenommen werden. Sie kann dadurch von anderen Sinnesbereichen wie Sehen, Hören, Riechen, Schmecken abgegrenzt werden.

Aufgabe eines **Rezeptors** (Sensors) ist es, einen physikalischen oder chemischen Reiz in eine elektrische Erregung (**Rezeptorpotenzial**) zu übersetzen (**Transduktion**). Nach der Art des Reizes, für den ein Rezeptor am empfindlichsten ist, kann man *Mechano-*, *Thermo-* und *Chemorezeptoren* unterscheiden. *Nozizeptoren*, die die Empfindung von Schmerz vermitteln, reagieren auf unterschiedliche Reize hoher Intensität.

In diesem Kapitel werden vor allem die **Mechanorezeptoren** und die **Nozizeptoren** besprochen. Ein Typ von Chemorezeptoren (in den Glomusorganen) wurde im Kapitel „Kreislauforgane“ (S. 318) erwähnt. Weitere folgen in Kapitel 24.

Zur Nomenklatur: Die Sinnesphysiologen benutzen statt des Begriffs „Rezeptor“ zunehmend den Begriff „Sensor“, um einer Verwechslung mit molekularen Rezeptoren (spezifischen Bindungsproteinen für Wirkstoffe) vorzubeugen. In der Anatomie ist der Begriff des (sensorischen) Rezeptors noch üblich. Der Begriff „Sensibilität“ ist international unüblich und wird auch im Deutschen heute durch den Begriff „Sensorik“ ersetzt, der alle Qualitäten der afferenten Reizverarbeitung umfasst.

23.1 Allgemeine Vorbemerkungen zur Struktur von Rezeptoren

Das Ergebnis der Reiz-Transduktion ist ein **abgestuftes Rezeptorpotenzial**. Dieses löst direkt oder durch synaptische Übertragung an einer afferenten Nervenfaser ein Aktionspotenzial aus, das ins Zentralnervensystem geleitet wird. Für die Rezeptorfunktion können verschiedene Strukturen verantwortlich sein: primäre Sinneszelle, sekundäre Sinneszelle, Endabschnitt eines sensorischen Axons (Axonendigung).

- Die **primäre Sinneszelle** besitzt sowohl einen rezeptorischen (dendritischen) Fortsatz als auch ein ins ZNS ziehendes Axon. Beispiel: Geruchsorgan (S. 671).
- Die **sekundäre Sinneszelle** bildet eine Synapse mit einer afferenten Nervenfaser. Bei Erregung setzt die Sinneszelle einen Transmitter frei, der an der Nervenfaser ein Aktionspotenzial auslöst. Die afferente Faser ist das periphere **dendritische Axon** (S. 263) eines primären sensorischen Neurons, dessen Perikaryon in einem Spinalganglion oder einem Hirnnerven-Ganglion liegt (S. 263). Beispiele: Geschmacks- (S. 673), Gehör- und Gleichgewichtsorgane (S. 677).
- Der **Endabschnitt des dendritischen Axons** einer sensorischen Nervenzelle kann der Ort sein, an dem das Rezeptorpotenzial entsteht (**Reiz-Transduktion** an der rezeptorischen Endigung) (S. 263). Nach Überschreiten einer Schwelle wird ein Aktionspotenzial ausgelöst. Die meisten Rezeptoren der somatoviszeralen Sensorik funktionieren nach diesem Prinzip. Die Axonendigung ist entweder nur lückenhaft von Schwann-Zellen bedeckt und frei von Perineurium (**„freie" Nervenendigung**) (S. 670), oder sie ist von Hilfseinrichtungen umgeben (**„Sinneskörperchen"**). Die freien Nervenendigungen sind bei weitem der häufigste Rezeptortyp der somatoviszeralen Sensorik, dazu gehören u. a. die Fühler der Nozizeption und Thermorezeption. Ultrastrukturell sind sensorische Axonendigungen durch Auftreibungen gekennzeichnet, die viele Mitochondrien enthalten (s. ▶ Abb. 23.**2**).

23.2 Mechanorezeptoren

Die Mechanorezeptoren der somatoviszeralen Sensorik sind Axonendigungen, an denen die Reiz-Transduktion wahrscheinlich durch Öffnung mechanosensitiver Ionenkanäle geschieht. Sie können als **freie Nervenendigungen** vorliegen, die nur durch Spezialfärbungen darstellbar sind, oder von speziellen Hilfseinrichtungen umgeben sein, die ihre Transduktionsfunktion unterstützen. Einige dieser Hilfseinrichtungen bilden regelrechte kleine **„Sinnesorgane"** aus Gliazellen, Bindegewebsfasern und einer mehr oder weniger komplexen **Perineuralkapsel.** Diese sind (z. B. als **Lamellenkörperchen**) schon im histologischen Routinepräparat deutlich erkennbar.

Im Folgenden werden die **Mechanorezeptoren mit Hilfseinrichtungen** vor allem am Beispiel der Haut und des Bewegungsapparates besprochen. Es sei aber darauf hingewiesen, dass auch innere Organe sowie einige Schleimhäute (z. B. jene von Mundhöhle, Rachen und Atemtrakt) und der Kauapparat mit Mechanorezeptoren versehen sind.

23.2.1 Mechanorezeptoren der Haut

Die Haut einschließlich der Haarfollikel ist reich mit Mechanorezeptoren ausgestattet. Je nach der Konstruktion und der Geschwindigkeit, mit der sie an den Reiz adaptieren, dienen sie vorzugsweise der Rezeption von *Druck* (Merkel-Zellen), *Dehnung* (Ruffini-Körperchen), *Berührung* (Meissner-Körperchen) oder *Vibration* (Vater-Pacini-Körperchen). Die Axonendigungen gehören zu dick myelinisierten Aβ-Fasern (Klasse II) (S. 242). Ihre Myelinscheide endet vor Beginn des rezeptorischen Abschnittes, bei eingekapselten Axonendigungen am Durchtritt durch die Perineuralkapsel.

Der **Merkel-Zell-Axon-Komplex** ist die einzige Einrichtung der Oberflächensensorik, bei der eine rezeptorische Axonendigung mit einer besonderen **mechanosensitiven Zelle** zusammenarbeitet, um unterschiedliche mechanische Reize zu transduzieren. Merkel-Zellen (MC) liegen im Stratum basale und unteren Str. spinosum der Epidermis (besonders in der **unbehaarten Haut**) und in den Wurzelscheiden von **Haarfollikeln**. Basal liegt der MC-Plasmamembran eine scheibenförmige Verbreiterung der Axonendigung an. Im angrenzenden Zytoplasma der MC kommen zahlreiche Vesikel mit elektronendichtem Inhalt vor, die u. a. Serotonin und Neuropeptide enthalten. Die Konstruktion des MC-Axon-Kontaktes ähnelt einer Synapse, allerdings ist die Funktion noch nicht vollständig geklärt. Nach neuen Befunden (an der Maus) reagiert die MC auf mechanische Stimuli mit Ausschüttung von Serotonin, das über Serotonin-Rezeptoren auf das Axon wirkt. Die MC scheint sowohl die Intensität als auch die Dauer der Aktionspotenzial-Salven der Axonendigung zu beeinflussen. Dadurch wird eine differenzierte Antwort auf dynamische Stimuli (z. B. beim Ertasten von Ecken und Rundungen eines Objektes) und kontinuierliche Stimuli (Druck) ermöglicht.

Ruffini-Körperchen liegen in der **Dermis der Leisten- und Felderhaut**. Sie sind ähnlich wie Golgi-Sehnenorgane (s. u.) konstruiert: eine zylinderförmige Perineuralkapsel wird von Kollagenfibrillen durchzogen, zwischen denen reich verzweigte Axonendigungen verlaufen. Zug- und Scherkräfte, die auf die Kollagenfibrillen einwirken, teilen sich den Axonendigungen mit. Die präterminale Nervenfaser tritt an einem Ende seitlich in den Perineuralzylinder ein.

Meissner-Tastkörperchen (▶ Abb. 23.**1 b**, **c**) sind ovale Gebilde, die in den **Bindegewebspapillen der Leistenhaut** liegen (am dichtesten an den **Fingerspitzen: Tastsinn**). Sie bestehen aus einem Stapel von annähernd keilförmigen Schwann-Zellen, zwischen denen Kollagenfibrillen verlaufen; diese ziehen über das Meissner-Körperchen hinaus zur Basalmembran der Epidermis und sind dort verankert. Die Perineuralkapsel ist auf den basalen Teil des Körperchens beschränkt. Hier treten mehrere Axone unter Verlust der Markscheide ein, die Axonendigungen schlängeln sich spiralig zwischen den Schwann-Zell-Lamellen hindurch. Jede Bewegung der Basalmembran teilt sich über die Kollagenfibrillen den Schwann-Zellen und den Axonendigungen mit.

Vater-Pacini-Körperchen liegen vor allem in der **Subkutis**. Es sind ovale, bis 4 mm lange Lamellenkörperchen, die im histologischen Schnitt als zwiebelartige Strukturen auffallen (▶ Abb. 23.**1 a**). Die im Zentrum gelegene, gerade Axonendigung wird von zahlreichen Schwann-Zellen umhüllt (Innenkolben). Nach außen folgen viele (bis zu 50) konzentrische,

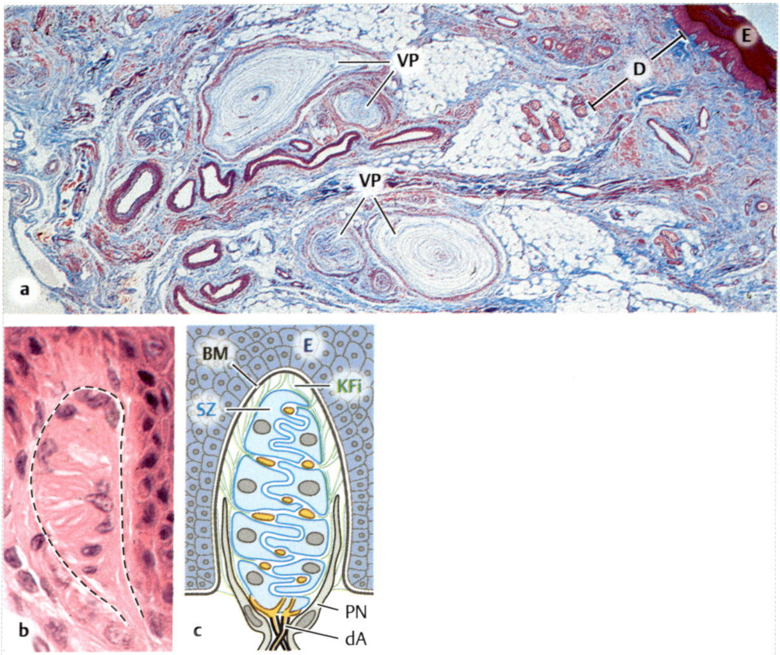

Abb. 23.1 Mechanosensoren in der Leistenhaut (Fingerbeere). a Übersicht, typische Lage der Vater-Pacini-Körperchen (**VP**) in der Subcutis. **D**, Dermis. **E**, Epidermis. b, c Meissner-Tastkörperchen in einer Papille der Dermis, histologisches Bild (Umriss markiert) und vereinfachtes Schema. Endigungen dendritischer Axone (**dA**, gelb) verlaufen gewunden zwischen den ineinander verzahnten, lamellenartigen Fortsätzen der Schwann-Zellen (**SZ**) hindurch und sind daher mehrfach im Querschnitt angetroffen. Weitere Details siehe Text. **BM**, Basalmembran; **KFi**, Kollagenfibrillen; **PN**, Perineuralzellen. Vergr. 20fach (a), 400fach (b).

locker geschichtete Lagen (Lamellen) von abgeplatteten Perineuralzellen, zwischen denen sich eine visköse Flüssigkeit befindet.

Die **Haarfollikel** sind von verschiedenen Rezeptoren umgeben: Freie Nervenendigungen, Merkel-Zell-Axon-Komplexe sowie Organe, die den Meissner-Körperchen und den Vater-Pacini-Körperchen ähneln. Funktion: Registrierung der Auslenkung des Haars zwecks Vermittlung der Wahrnehmung von Berührung.

23.2.2 Mechanorezeptoren des Bewegungsapparates

Propriozeptoren gehören zur Tiefensensorik und vermitteln Information über die Stellung und Bewegung von Rumpf und Extremitäten. Spezifische Einrichtungen sind die *Muskelspindeln* und *Golgi-Sehnenorgane*.

Muskelspindeln. Diese Sensoren (► Abb. 23.2) fungieren als Dehnungsrezeptoren. Es sind mehrere Millimeter lange Gebilde, die mit beiden Enden im Perimysium des Muskels verankert sind. Sie bestehen aus einer Perineuralkapsel und dünnen **intrafusalen quergestreiften Muskelfasern**. Diese sind parallel zu den (extrafusalen) Arbeitsfasern angeordnet. Die Perineuralkapsel steht mit dem extrafusalen Bindegewebe und dem Perineurium der eintretenden Nervenfasern in Verbindung. Die intrafusalen Muskelfasern sind von einem eigenen Endomysium umgeben und inserieren innen an der Kapsel oder außerhalb der Kapsel im Endomysium der Arbeitsmuskulatur. In der Äquatorregion der

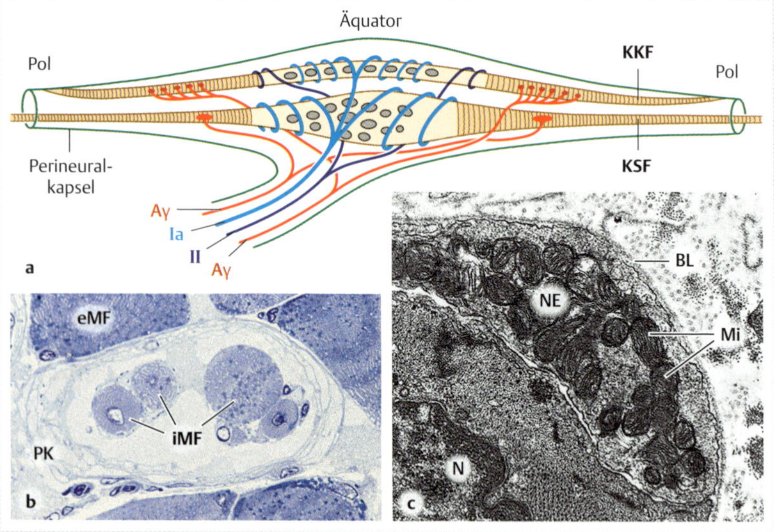

Abb. 23.2 Muskelspindel. **a** Schema. **KKF**, **KSF**, Kernketten- und Kernsackfaser. Die Klassenbezeichnungen der afferenten (Ia, II) und efferenten (Aγ) Nervenfasern sind angegeben. **b** Querschnitt durch Muskelspindel (Maus). **iMF**, **eMF**, intrafusale und extrafusale Muskelfasern; beachte die unterschiedlichen Kaliber. **PK**, Perineuralkapsel. Semidünnschnitt, Toluidinblau. **c** Teil einer sensorischen Nervenendigung (**NE**) an einer KKF (EM-Bild). **BL**, Basallamina. **Mi**, Mitochondrien. **N**, Zellkern der KKF. Vergr. 540fach (b), 17 000fach (c).

intrafusalen Fasern liegen zahlreiche Zellkerne, entweder haufenförmig versammelt (**Kernsackfasern** oder Kernhaufenfasern) oder zu einer Kette aufgereiht (**Kernkettenfasern**).

Afferente und efferente Nervenfasern treten am Äquator in die Spindel ein und bilden unterschiedliche Typen von sensorischen und motorischen Endigungen an den intrafusalen Muskelfasern. Eine Ia-Nervenfaser verzweigt sich innerhalb der Spindel, ihre Endigungen umschlingen als **primäre (anulospiralige) sensorische Endigungen** spiralig die nicht kontraktile Äquatorregion jeder einzelnen Muskelfaser. Eine Klasse-II-Nervenfaser bildet zusätzlich **sekundäre sensorische Endigungen**, vorwiegend an den Kernkettenfasern. Beide Muskelfasertypen werden **motorisch durch Aγ-Fasern** innerviert, die neuromuskulären Kontakte liegen in der kontraktilen, polnahen Region. Kernsackfasern tragen motorische Endplatten, Kernkettenfasern weit verstreute primitive Kontakte.

Der adäquate Reiz für die sensorischen Endigungen ist die **Dehnung des Äquatorbereichs** der intrafusalen Muskelfasern. Durch die efferente Innervation der kontraktilen Polregion kann die Äquatorregion vorgedehnt (Erhöhung der Empfindlichkeit) und die Länge der intrafusalen Muskelfasern an die der Arbeitsmuskulatur angepasst werden.

Golgi-Sehnenorgane. Im Bereich der Muskel-Sehnen-Übergänge liegen die Golgi-Sehnenorgane und messen die **Muskelspannung**. Sie besitzen eine Perineuralkapsel, die von Sehnenfasern durchzogen wird. Die terminalen Verzweigungen der in die Kapsel eintretenden Axone durchflechten die Sehnenfasern. Zugkräfte, die auf die Sehne einwirken, führen zur Kompression der Axonendigungen. Der adäquate Reiz für die Golgi-Sehnenorgane ist also *Zug an der Sehne*.

Die **Gelenkkapseln** und Bänder sind außerdem mit Ruffini- und Vater-Pacini-Körperchen sowie freien Nervenendigungen ausgestattet, die ebenfalls im Dienste der Propriozeption stehen.

23.2.3 Mechanorezeptoren der Eingeweide

Vater-Pacini-Körperchen oder kleinere Versionen dieses Bautyps kommen vielfach im Bindegewebe der Eingeweide vor: z. B. Mesenterium, Pankreas, Harnblase, in der Nähe großer Blutgefäße, usw. An vielen Stellen gibt es Mechanorezeptoren, deren Funktion zwar gut untersucht ist, über deren Struktur jedoch wenig bekannt ist, es handelt sich wohl vorwiegend um freie Nervenendigungen. Beispiele: Dehnungsrezeptoren, Rezeptoren in der Schleimhaut der Atemwege (Hustenreflex), Rezeptoren für die Wandspannung von Hohlorganen, Barorezeptoren (in der Wand des Sinus caroticus und Aortenbogens).

23.3 Nozizeptoren

Nozizeptoren registrieren gewebsschädigende Reize (lat.: *nocere*, schädigen) und vermitteln Schmerzempfindung. Das morphologische Korrelat sind **freie Nervenendigungen**: terminale Verzweigungen von dünn myelinisierten Aδ-Fasern (Klasse III) und marklosen C-Fasern (Klasse IV) (S. 242). Die Umhüllung der Endigungen mit Schwann-Zellen ist lückenhaft, stellenweise ist die Membran des Axonendes nur von Basallamina bedeckt, hier entsteht wahrscheinlich das Rezeptorpotenzial. Nozizeptoren kommen in allen schmerzempfindlichen Geweben und Organen vor, z. B. Haut, Kornea, Hirnhäute, Zahnpulpa, Periost, Gelenkkapseln, Muskulatur, Eingeweide usw. In der Haut und Kornea dringen die freien Nervenendigungen sogar bis ins Epithel vor. Nozizeptorische Endigungen von dünn myelinisierten Aδ-Fasern vermitteln den schnellen (scharfen) Schmerz, solche von marklosen C-Fasern den langsamen (dumpfen) Schmerz.

Nozizeptoren können auf mechanische, thermische und chemische Reize (z. B. Entzündungsmediatoren) ansprechen. Die molekularen Mechanismen der **Transduktion** von noxischen Reizen sind komplex. Hier soll nur *ein* Glied der intrazellulären Signalkette erwähnt werden: die **TRP-Kanäle** (*transient receptor potential*, der Name ist historisch bedingt und sagt nichts über die Funktion aus). Es handelt sich um eine Großfamilie von Kationen-Kanälen. Die TRP-Kanäle der Nozizeption sind besonders gut untersucht. TRP-Kanäle kommen aber außer in sensorischen Neuronen auch in sehr vielen anderen Zelltypen vor. Die Funktionen jedes einzelnen TRP-Kanals und der verschiedenen Typen sind äußerst vielfältig (je nach Organsystem).

23.4 Thermorezeptoren

Die Thermorezeptoren der Haut sind freie Axonendigungen in der Dermis und Epidermis. Sie gehören zu Aδ-Fasern (Kälte) und C-Fasern (Wärme). An den intrazellulären Transduktionskaskaden sind bestimmte **TRP-Kanäle** (unterschiedliche für Wahrnehmung von kalt, warm und heiß) beteiligt.

24 Geruchs- und Geschmacksorgane

Die Rezeptorzellen des Geruchssinns (**olfaktorische sensorische Neurone**) liegen in der **Riechschleimhaut** (*Regio olfactoria*) der Nase, jene für den Geschmackssinn in den **Geschmacksknospen**, die hauptsächlich auf der Zunge vorkommen. Die Rezeptoren beider Organe reagieren auf chemische Reize. Die Riechzellen sind primäre Sinneszellen, deren Axone in das Zentralnervensystem ziehen. Die Geschmacksknospen besitzen sekundäre Sinneszellen, die eine Erregung an den Endigungen afferenter Nervenfasern hervorrufen. Die Sinneszellen beider Organe haben nur begrenzte Lebensdauer und werden ständig ersetzt.

24.1 Geruchsorgan

Die Riechschleimhaut nimmt im Dach der Nasenhöhle beidseits eine Fläche von je ca. 3 cm^2 ein. Sie besteht aus einem relativ hohen, mehrreihigen Epithel und der Lamina propria. Das Epithel (▶ Abb. 24.**1**) enthält vier Zelltypen: Sinneszellen, Stützzellen, Basalzellen und Mikrovillizellen (Funktion unklar; in ▶ Abb. 24.**1** nicht gezeigt). Die Oberfläche ist mit einer dünnen Schicht spezifischen Schleims (**Riechschleim**) bedeckt, der von Bowman-Drüsen (*Glandulae olfactoriae*) sezerniert wird.

Sinneszellen. Hierbei handelt es sich um **bipolare Nervenzellen** (olfaktorische sensorische Neurone). Ihre Perikaryen liegen in der basalen Hälfte des mehrreihigen Riechepithels, während die Zellleiber der Stützzellen die obere Hälfte

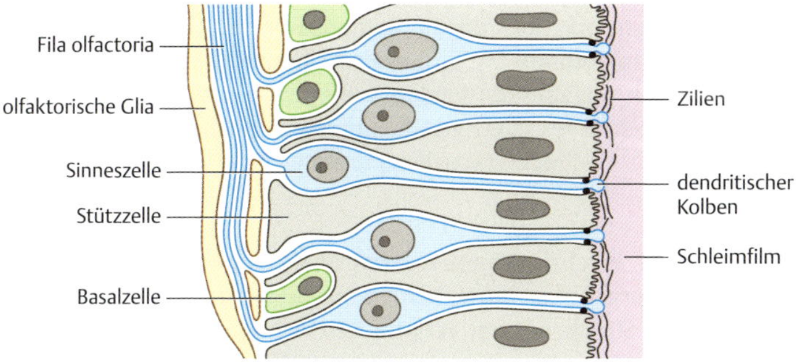

Abb. 24.1 Riechepithel (Schema).

einnehmen. Jede Sinneszelle entsendet nach apikal einen dünnen dendritischen Fortsatz, der die Epitheloberfläche überragt und sich oben zu einem **dendritischen Kolben** verdickt. Von diesem entspringen mehrere lange **Zilien**, die parallel zur Epitheloberfläche im Riechschleim liegen. Die Zilien sind unbeweglich (keine Dyneinarme). Sie besitzen im Anfangsteil Mikrotubuli in der 9 + 2-Anordnung, weiter distal werden die Mikrotubuli weniger und unregelmäßig. Von der Basis der Sinneszellen geht das sehr dünne Axon (0,2 µm) ab.

Die **olfaktorischen Zilien** sind derjenige Teil der Riechsinneszelle, an dem die Bindung der **Odorantien** (Geruchsstoffe) an die passenden **Rezeptoren** (G-Protein-gekoppelt) und die **Transduktion** (s. u.) stattfinden; denn alle dafür nötigen molekularen Komponenten sind in der Plasmamembran der Zilien konzentriert. Der Zweck der Zilien besteht wohl in der Oberflächenvergrößerung (im Vergleich zu einer glatten Oberfläche) für die Unterbringung der diversen Rezeptor- und Transduktionsmoleküle. Als Ergebnis der Transduktionskette entsteht an der Zilienmembran schließlich eine **Depolarisation**, die sich auf Dendrit und Perikaryon ausdehnt. Folge: Bildung eines fortgeleiteten Aktionspotentials am Beginn des Axons. Die Axone enden in synaptischen Komplexen des Bulbus olfactorius (Glomeruli; Näheres s. Bücher der Neuroanatomie und Physiologie).

Die **Axone** werden bei Eintritt in die Lamina propria der Riechschleimhaut von besonderen **olfaktorischen Gliazellen** (engl.: *ensheathing cells*) zu großen Bündeln zusammengefasst, die als ca. 20 *Fila olfactoria* ins ZNS ziehen. Die olfaktorische Glia, die Eigenschaften sowohl von Schwann-Zellen als auch von Astrozyten aufweist, begleitet die Axonbündel auf dem gesamten Weg bis zu den synaptischen Endigungen im ZNS.

Stützzellen und Basalzellen. Die hochprismatischen Stützzellen tragen Mikrovilli. Sie umhüllen mit ihren apikalen Zellbereichen die Dendriten der sensorischen Neurone und bilden mit ihnen junktionale Komplexe aus (Adhärens-Kontakte sowie Tight junctions für die Epithelbarriere). Ihre basalen Fortsätze erreichen die Basalmembran. Die Basalzellen sind undifferenzierte Stammzellen, aus denen sich die anderen beiden Zelltypen regenerieren. Über die Lebensdauer der Riechsinneszellen gibt es unterschiedliche Angaben. Gesichert ist aber, dass sie in Abständen (Wochen) und besonders nach Schädigung ersetzt werden.

Regeneration. Die Riechsinneszellen (Neurone!) werden regelmäßig nachgebildet. Dieser Vorgang ist umso bemerkenswerter, als die aussprossenden Axone über weite Strecken ihren Weg zu den richtigen Zielneuronen im ZNS finden müssen. Eine Regeneration dieses Ausmaßes ist, soweit man weiß, in keinem anderen neuronalen System des Säuger-ZNS möglich, weil üblicherweise die zentrale Glia regenerierenden Axonen den Weg versperrt. Vielleicht dient die **olfaktorische Glia** durch Bildung eines geeigneten Mikromilieus und durch Sekretion von neurotrophen Faktoren als Leitschiene für die Axone.

Die **Bowman-Drüsen** (*Glandulae olfactoriae*) sind tubuloalveoläre Drüsen in der Lamina propria. Ihr Sekret („Riechschleim") bedeckt das Riechepithel und spült es zugleich. Der Riechschleim dient u. a. als Vehikel für die flüchtigen Odorantien. Er bildet ein spezifisches Mikromilieu, dessen Ionenkonzentration für die Signaltransduktion an den Zilien von Bedeutung ist. Außerdem enthält er spezielle Proteine, welche die Odorantien reversibel binden können: **Odorant-Bindungsproteine** (**OBP**). Viele Odorantien haben als hydrophobe Substanzen nicht ohne weiteres Zugang zu den olfaktorischen Zilien, da diese in wässrigem Milieu liegen. Erst aufgrund der Bindung an die OBP können die Substanzen sich in dem Schleim aufhalten, von den Rezeptoren erkannt und von den Sekreten auch wieder weggespült werden.

Olfaktorische Signaltransduktion. Säugetiere besitzen mehr als 1000 Gene für verschiedene Geruchsrezeptorproteine (G-Protein gekoppelte Rezeptoren). Beim Menschen werden viele der Gene nicht transkribiert (Pseudogene); man nimmt an, dass etwa 200–400 unterschiedliche Rezeptorproteine produziert werden. Jede Riechsinneszelle synthetisiert nur einen Rezeptortyp, der bestimmte Geruchsstoffe mit hoher Affinität binden und daraufhin über komplexe Mechanismen ein Aktionspotenzial auslösen kann (Näheres s. Lehrbücher der Physiologie). Alle Riechsinneszellen, die denselben Rezeptortyp produzieren, senden ihre Axone in wenige, bestimmte Glomeruli des Bulbus olfactorius. Verschiedene Geruchsstoffe erzeugen daher unterschiedliche, für die einzelnen Geruchsstoff charakteristische räumliche Aktivierungsmuster von Glomeruli. Diese Muster werden vom Gehirn interpretiert. Störungen in diesem System (durch Verletzungen oder Infektionen) können zu Verlust der Geruchswahrnehmung (**Anosmie**) oder zu äußerst unangenehmen Fehlwahrnehmungen führen (**Kakosmie**; z. B. „alles riecht nach Benzin").

24.2 Geschmacksorgan

Die „klassischen" Geschmackqualitäten sind salzig, sauer, süß, bitter und umami (von Japanisch „intensiver Wohlgeschmack"), letzterer hervorgerufen durch Glutamat und Aspartat. Wahrscheinlich gibt es auch eine Qualität „fettig", ausgelöst durch langkettige Fettsäuren, die von der Zungenlipase (s. u.) aus den Triacylglycerinen freigesetzt werden.

Geschmacksempfindungen werden durch die **sekundären Sinneszellen der Geschmacksknospen** vermittelt. Die meisten Knospen liegen auf der Zunge, und zwar im seitlichen Epithel der *Papillae vallatae* (▸ Abb. 15.2), in geringerer Zahl im Epithel der *Papillae foliatae* und *Papillae fungiformes* sowie des weichen Gaumens, der Rachenwand und der Epiglottis. Die Geschmacksknospe nimmt die ganze Höhe des mehrschichtigen unverhornten Plattenepithels ein und hebt sich im histologischen Schnitt vom Epithel als helles, ovales Gebilde ab (▸ Abb. 24.2). Sie besteht aus ca. 50 spindelförmigen Zellen, die die ganze Höhe der Knospe durchspannen, sowie einigen Basalzellen.

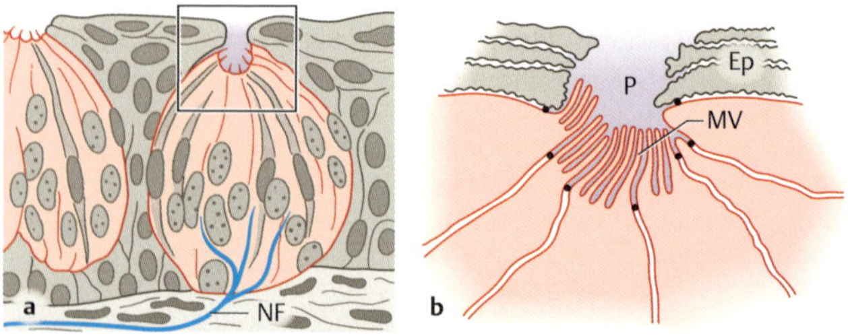

Abb. 24.2 Geschmacksknospe (Schemata). **a** Übersicht. **b** Ausschnitt aus a. **Ep**, Epithel (Superfizialzellen). **MV**, Mikrovilli der Sinneszellen. **NF**, Nervenfaser. **P**, Geschmacksporus, gefüllt mit Schleim.

Die Zellen der Knospe treffen sich mit ihren Spitzen an einer kleinen grübchenförmigen Öffnung der Epitheloberfläche, dem **Geschmacksporus** (*Porus gustatorius*). Die Zellen ragen mit Mikrovilli in eine Schleimsubstanz hinein, die den Geschmacksporus ausfüllt. Die Plasmamembran dieser **Mikrovilli** gilt als **Rezeptoroberfläche** für die verschiedenen Geschmacksstoffe. Von basal treten mehrere Nervenfasern unter Verlust der Myelinscheide in die Geschmacksknospe ein, verzweigen sich und bilden mit einigen Zellen Synapsen.

Über **Zelltypen und Funktion** der menschlichen Geschmacksknospen ist nicht viel Gesichertes bekannt. Im histologischen Routinepräparat sind verschiedene Zelltypen nicht zu identifizieren. Die folgende Darstellung beruht auf neueren Befunden an Nagern. Vier Zelltypen werden unterschieden. Typ IV sind die undifferenzierten Basalzellen, verantwortlich für den Nachschub der kurzlebigen Sinneszellen (8 – 10 Tage). Die übrigen Zelltypen werden weniger durch ihre Struktur als vielmehr durch ein jeweils spezifisches Muster von Marker-Proteinen (Immunhistochemie) sowie anhand elektrophysiologischer Merkmale identifiziert.

- **Typ-I-Zellen** (der häufigste Typ) galten bisher nur als Stützzellen mit ähnlichen Aufgaben wie die Astrozyten im ZNS. Möglicherweise befinden sich darunter Zellen für die Empfindung „Salzig“, die durch einen epithelialen Na^+-Kanal vermittelt wird. Über die Informationsübertragung auf sensorische Axone ist nichts Sicheres bekannt.
- **Typ-II-Zellen** mit 3 Untergruppen, die jeweils eine spezifische Kombination von G-Protein-gekoppelten Rezeptoren (S. 229) für die selektive Wahrnehmung von „Süß“, „Bitter“ oder „Umami“ tragen. Eine lange Transduktionskette (darunter auch TRP-Kanäle) (S. 670) führt schließlich zur Freisetzung von **ATP** durch spezielle Kanäle, möglicherweise auch Pannexin-Halbkanäle (S. 63). Das ATP wirkt wahrscheinlich über Purinrezeptoren stimulierend auf benachbarte Typ-III-Zellen oder sensorische Axone in der Nähe. Typ-II-Zellen bilden selbst keine Synapsen.
- **Typ-III-Zellen** sind zuständig für „Sauer“, nach neuesten Befunden vermittelt durch einen Proton-selektiven Ionenkanal, der durch *Otopetrin1* gebildet wird. Die Typ-III-Zellen sind die einzigen gustatorischen Sinneszellen, die echte **Synapsen** mit Axonen unterhalten. Der Überträgerstoff ist möglicherweise **Serotonin.**

Von Ebner-Drüsen. Diese Drüsen, die vor allem mit den Papillae vallatae verbunden sind (▶ Abb. 15.2), produzieren ein dünnflüssiges Sekret, dem Spülfunktion zugeschrieben wird. Außerdem enthält das Sekret die **Zungenlipase** (s. o.) und ein spezielles Protein (**Von-Ebner-Gland-Protein**, VEG-Protein), das chemisch mit den Odorant-Bindungsproteinen (S. 673) des Riechschleims verwandt ist und wahrscheinlich eine ähnliche Funktion hat.

25 Ohr

Im Innenohr sind Gehörorgan (**Cochlea**) und Gleichgewichtsorgan (**Vestibularorgan**) vereint. Beide entstehen aus einer gemeinsamen Anlage. Die Sinneszellen beider Organe sind sich strukturell und funktionell sehr ähnlich, sie arbeiten nach Art von **Mechanorezeptoren.**

Zum Ohr gehören folgende Teile: **Äußeres Ohr** (Ohrmuschel, äußerer Gehörgang); **Mittelohr** (u. a. Trommelfell, Paukenhöhle mit den Gehörknöchelchen, angeschlossen die *Tuba auditiva*); **Innenohr** (häutiges Labyrinth mit den Sinnesepithelien, knöchernes Labyrinth, Perilymphraum, N. vestibulocochlearis).

Vorbemerkungen zur Funktion des Gehörorgans. **Schallwellen (periodische Druckschwankungen der Luft)** versetzen das *Trommelfell* in Schwingungen. Durch die Kette der *Gehörknöchelchen* (Hammer, Amboss, Steigbügel), die in der lufthaltigen Paukenhöhle liegen, werden die Schwingungen auf ein **wässriges Medium** in der *Cochlea* (Schnecke) übertragen. Dadurch entstehen in der Wand des cochleären häutigen Labyrinths Wanderwellen, die von den *Sinneszellen des Corti-Organs* schließlich in elektrische Erregungen übersetzt werden. Für nähere Ausführungen zur Makroskopischen Anatomie und Physiologie wird auf die einschlägigen Lehrbücher verwiesen.

25.1 Äußeres Ohr

Das Gerüst der **Ohrmuschel** besteht aus elastischem Knorpel. Die Haut über der lateralen Fläche ist unverschieblich mit dem Perichondrium verbunden. Der **äußere Gehörgang** ist im Anfangsteil durch elastischen Knorpel, im inneren Teil durch Knochen versteift. Die Haut des knorpeligen Teils, die fest mit dem Perichondrium verwachsen ist, enthält Haare, *Talgdrüsen* und *Zeruminaldrüsen* (Ohrschmalzdrüsen), die den so genannten apokrinen Schweißdrüsen (S. 656) ähneln. Das dünnflüssige Sekret dieser Drüsen bildet zusammen mit Talg und abgestoßenen Epithelzellen das **Zerumen**.

25.2 Mittelohr

Die mit Luft gefüllte knöcherne **Paukenhöhle** (*Cavitas tympani*) ist von Schleimhaut ausgekleidet, die mit dem Periost verwachsen ist. Die Schleimhaut überzieht auch die Gehörknöchelchen. Das Epithel ist überwiegend einschichtig kubisch, in Nähe der Tubenmündung enthält es Zilien-tragende und Schleim-bildende Zellen. In der schmalen Lamina propria liegen vereinzelt muköse Drüsen, Blut- und Lymphkapillaren sowie ein ausgedehnter Nervenplexus.

Das **Trommelfell** besteht aus drei Schichten, von außen nach innen: dünnes *Stratum cutaneum* (Fortsetzung der Epidermis des äußeren Gehörgangs); *Stratum fibrosum* aus radiär sowie zirkulär verlaufenden kollagenen und elastischen Fasern; *Stratum mucosum* (Fortsetzung des tympanalen meist einschichtigen Plattenepithels). Das Trommelfell wird von außen und innen reichlich mit Kapillaren und Nervenfasern versorgt.

Die **Tuba auditiva** verbindet die Paukenhöhle mit dem Epipharynx (Details zur Schleimhaut im Kapitel 14) (S. 410). Die Ohr-nahe *Pars ossea* besitzt eine knöcherne Wand, im pharyngealen Teil (*Pars cartilaginea*) ist die Wand medial und kranial durch elastischen Knorpel versteift, die laterale Wand (*Lamina membranacea*) dagegen besteht nur aus Bindegewebe. Das Lumen in diesem Teil ist schlitzförmig und weitgehend geschlossen. Geöffnet wird es u. a. durch Zug an der Lamina membranacea (M. tensor veli palatini) (wichtig für Belüftung der Paukenhöhle).

25.3 Innenohr

Das Innenohr liegt im Felsenbein (▶ Abb. 25.1). Die Sinnesepithelien des Gehör- und des Gleichgewichtsorgans sitzen in der Wand eines komplizierten Schlauchsystems (**häutiges Labyrinth**). Dieses ist mit **Endolymphe**, einer Flüssigkeit mit ungewöhnlicher Elektrolytzusammensetzung (hohe K^+- und niedrige Na^+-Konzentration) gefüllt. Das Schlauchsystem liegt eingeschlossen in ein entsprechend geformtes knöchernes Hohlraumsystem (**knöchernes Labyrinth**). Zwischen dem häutigen Labyrinth und den knöchernen Wänden liegt ein Spalt, der mit **Perilymphe**, einer interstitiellen Flüssigkeit, gefüllt ist (**Perilymphraum**).

25.3.1 Häutiges und knöchernes Labyrinth

Das **häutige Labyrinth** hat zwei Anteile: (1) Das **cochleäre Labyrinth** (*Ductus cochlearis*) liegt in der *Cochlea* (Schnecke) und enthält das Sinnesepithel des Gehörorgans. (2) Das **vestibuläre Labyrinth** besteht aus fünf Unterabteilungen (s. u.), von denen jede ein Sinnesepithel des Gleichgewichtsorgans (*Vestibularorgan*) beherbergt. Cochleäres und vestibuläres Labyrinth kommunizieren durch den *Ductus reuniens* miteinander (▶ Abb. 25.1).

Das **knöcherne Labyrinth** hat zwar ähnliche Konturen wie das häutige, ist aber wesentlich weiter. Der überschüssige Raum ist mit *Perilymphe* gefüllt, die wie ein Flüssigkeitsmantel das häutige Labyrinth umgibt. Die Auskleidung der **Perilymphräume** besteht aus einem meist flachen, mesothelartigen Verband von Fibroblasten. Im vestibulären Teil durchziehen Bindegewebstrabekel den Perilymphspalt. Zentraler Raum ist das **Vestibulum**, der Vorraum zum knöchernen Schneckenkanal und zu den Bogengängen. Es hat über das **ovale Fens-**

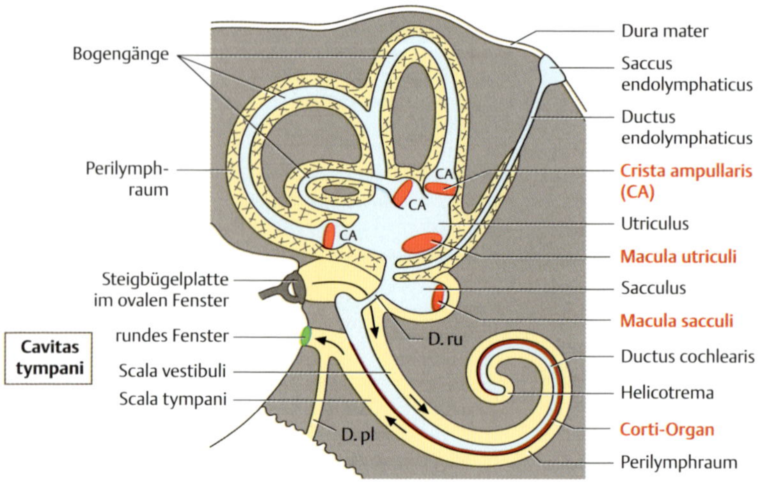

Abb. 25.1 Gehör- und Gleichgewichtsorgan (Schema). Häutiges Labyrinth mit Endolymphraum *blau*, Perilymphraum *gelb*. Sinnesepithelien des Vestibularorgans und der Cochlea *rot*. Knochen *grau*. **D. ru**, Ductus reuniens. **D. pl**, Ductus perilymphaticus. Der Perilymphraum des vestibulären Labyrinths wird von Bindegewebstrabekeln durchzogen. Die Ausdehnung des Vestibulum (zentraler Raum des knöchernen Labyrinths) ist hier nicht zu erkennen, da es mit diversen Anteilen des häutigen Labyrinths besetzt ist.

ter (*Fenestra vestibuli*) auch funktionelle Beziehung zur Paukenhöhle: In der Fensteröffnung ist die **Steigbügelplatte** beweglich befestigt. Sie überträgt die Schwingungen der Gehörknöchelchen auf die Perilymphe.

Peri- und Endolymphe. Perilymphe ist eine wässrige Flüssigkeit mit einer Elektrolytzusammensetzung, die weitgehend derjenigen der allgemeinen interstitiellen Flüssigkeit entspricht (hohe Na^+- und niedrige K^+-Konzentration). In der **Endolymphe** ist das Ionenverhältnis umgekehrt (niedrige Na^+- und **hohe K^+-Konzentration**).

Die Mechanismen der Bildung und des Umsatzes der **Perilymphe** sind nicht ausreichend geklärt. Über den *Ductus perilymphaticus* soll eine Verbindung zum Subarachnoidalraum bestehen. Die **Endolymphe** wird kontinuierlich von der *Stria vascularis* der Cochlea (S. 687) sowie bestimmten Epithelregionen des vestibulären Labyrinths sezerniert. Ihre Ableitung erfolgt über einen Gang (*Ductus endolymphaticus*), der an der Felsenbein-Hinterfläche mit einer epidural gelegenen Aussackung (*Saccus endolymphaticus*) endet, hier findet die Resorption der Endolymphe statt.

25.3.2 Cochlea

Die Sinneszellen der Cochlea (Schnecke) wandeln Schallwellen mit Frequenzen zwischen **16 Hz** und ca. **16 000 Hz** in elektrische Potenziale um, die synaptisch auf den N. cochlearis übertragen werden und im Gehirn auditorische Sensationen auslösen.

Die Sinneszellen liegen im **Corti-Organ**, das auf der **Basilarmembran** des **Ductus cochlearis** ruht. Der mit Endolymphe gefüllte Ductus cochlearis wird von zwei Anteilen des Perilymphraumes flankiert. Schwingungen der Steigbügelplatte im ovalen Fenster werden auf die Perilymphe übertragen. Dadurch werden die Wände des Ductus cochlearis deformiert. Dies führt zu Wellenbewegungen, die entlang der Basilarmembran wandern (**Wanderwellen**). Hierdurch kommt es zu Scherbewegungen am Corti-Organ. Die Stereozilien der Sinneszellen werden abgeknickt (**Deflektionen**). Diese mechanischen Ereignisse werden von den Sinneszellen in Rezeptorpotenziale umgewandelt (**mechanoelektrische Transduktion**).

Zur Terminologie: Die Ortsbezeichnung „innen" bedeutet zur Achse (Modiolus), „außen" zur lateralen Wand, „oben" zur Spitze, „unten" zur Basis der Schnecke hin orientiert.

Räume der Cochlea

Der beim Menschen ca. 35 mm lange **knöcherne Schneckenkanal** (*Canalis spiralis cochleae*) windet sich 2,5-mal um eine konische Achse (*Modiolus*), die von zahlreichen Hohlräumen durchsetzt ist (▸ Abb. 25.**2**). In diesen Räumen liegen die sensorischen Ganglienzellen (*Ganglion spirale*) und die Fasern des N. cochlearis. Der Schneckenkanal ist in seinem ganzen Verlauf in drei Etagen unterteilt (▸ Abb. 25.**2**, ▸ Abb. 25.**3**): oben und unten je ein Perilymphraum (**Scala vestibuli** und **Scala tympani**), in der Mitte ein Endolymphraum, der **Ductus cochlearis** (*Scala media*). Scala vestibuli und tympani stehen in der Schneckenspitze über das Schneckenloch (*Helicotrema*) in Verbindung (▸ Abb. 25.**1**). Der Ductus cochlearis dagegen ist ein blinder Schlauch (abgesehen von seiner Verbindung zum vestibulären Labyrinth über den dünnen Ductus reuniens).

Für die **Schalltransduktion** im Innenohr sind zwei anatomische Beziehungen zwischen **Mittelohr** und **Perilymphräumen** der Cochlea wichtig (▸ Abb. 25.**1**): Das **ovale Fenster** (*Fenestra vestibuli*) und die darin befestigte Steigbügelplatte wurden bereits erwähnt (S. 677). Das **runde Fenster** (*Fenestra cochleae*) zwischen Scala tympani und Cavitas tympani ist durch eine bewegliche Membran verschlossen. Jede Verdrängung der Perilymphe in der Scala vestibuli (durch Einwärtsbewegung der Steigbügelplatte) führt zu einer Eindellung der Wände des

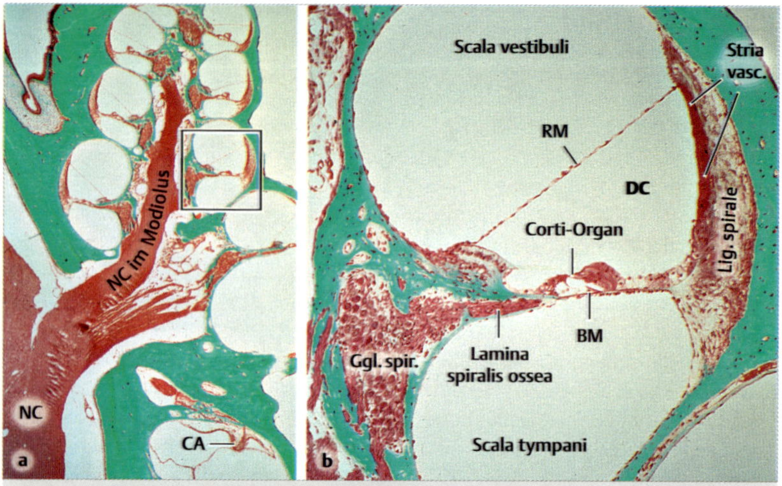

Abb. 25.2 Cochlea (Meerschweinchen). **a** **Übersicht.** Die Hohlräume des Modiolus sind durch Ganglienzellen und Nervenfasern weitgehend ausgefüllt. **CA**, Crista ampullaris eines Bogenganges. **NC**, N. cochlearis. **b** **Ausschnitt. BM**, Basilarmembran. **DC**, Ductus cochlearis. **Ggl. spir.**, Ganglion spirale im Canalis spiralis modioli. **RM**, Reissner-Membran. **Stria vasc.**, Stria vascularis. Goldner. Vergr. 9fach (a), 75fach (b).

Ductus cochlearis, die als Welle von der Schneckenbasis zur Spitze wandert (**Wanderwelle**) (S. 686). Kompensatorisch wird am unteren Ende der Scala tympani die Membran des runden Fensters in Richtung Paukenhöhle ausgebeult. Dieses Ereignis wiederholt sich periodisch entsprechend der Frequenz der Schallwellen.

Ductus cochlearis

Die senkrechte Schnittfläche durch den Ductus cochlearis ähnelt einem rechtwinkligen Dreieck, dessen eine Spitze nach innen (zum Modiolus) zeigt (▸ Abb. 25.3). Die **Epithelauskleidung** ist zwar an den Wänden des Dreiecks sehr unterschiedlich; ein generelles Merkmal ist jedoch, dass sie mittels *Tight junctions* überall eine **Diffusionsbarriere** bildet, die den Endolymphraum vom umgebenden Milieu der Perilymphe abriegelt.

Die **Reissner-Membran** bildet das Dach des Ductus cochlearis. Sie besteht nur aus einer Basalmembran, die zum Ductus hin von einschichtigem flachem Epithel, zum Perilymphraum der Scala vestibuli hin von Mesothel bedeckt ist.

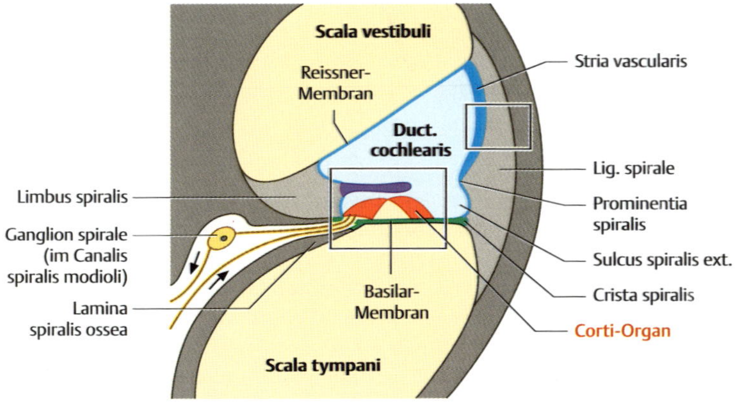

Abb. 25.3 Die drei Stockwerke des Schneckenkanals (Schema entsprechend ▶ Abb. 25.2 **b**). Corti-Organ *rot*. Endolymphraum (Ductus cochlearis) und begrenzende Epithelien *blau*. Räume der Perilymphe und Corti-Lymphe *gelb*. Tektorialmembran *violett*. Die markierten Ausschnitte sind in ▶ Abb. 25.**4** und ▶ Abb. 25.**7 a** dargestellt.

Äußere Wand. Diese wird durch das **Lig. spirale** und seine Epithelbedeckung gebildet. Das Lig. spirale liegt dem Knochen an und besteht aus Bindegewebe mit spezialisierten Fibrozyten (S. 687). Es weist zwei Vorsprünge auf: *Prominentia spiralis* und *Crista spiralis* (▶ Abb. 25.**3**). Im Bereich zwischen Prominentia spiralis und Ansatz der Reissner-Membran ist das Lig. spirale von einem speziellen Epithel, der **Stria vascularis**, bedeckt (S. 687). Die Bucht zwischen Prominentia und Crista spiralis ist der *Sulcus spiralis externus*. Von seinem Epithel aus ragen **Wurzelzellen** mit langen Ausläufern in das Lig. spirale hinein (▶ Abb. 25.**4**).

Boden. Der Boden des Ductus cochlearis besteht aus der Lamina spiralis ossea und der **Basilarmembran**, auf Letzterer liegt das **Corti-Organ**. Die **Lamina spiralis ossea** ist ein Knochenvorsprung, der vom Modiolus entspringt und sich wie ein Schraubengewinde durch die ganze Höhe der Schnecke zieht. Die Lamina spiralis besteht aus zwei Lamellen, zwischen denen Nervenfasern zum Corti-Organ ziehen (▶ Abb. 25.**4**). Auf der Lamina, im inneren Winkel des Ductus cochlearis, liegt der **Limbus spiralis**. Er besteht aus einem bindegewebigen Grundstock, der von **Interdentalzellen** bedeckt ist. Diese produzieren die **Membrana tectoria** (s. u.). Das Gerüst der **Basilarmembran** (▶ Abb. 25.**4**) besteht aus einem komplizierten Flechtwerk von Kollagenfibrillen, das zwischen der Lamina spiralis ossea und der Crista spiralis ausgespannt und in amorphe Extrazellulärmatrix eingebettet ist. Die Basilarmembran wird von der Basal- zur Apikalwindung der Schnecke kontinuierlich breiter (von 100 µm bis 500 µm). Dies hat Bedeutung für die **Frequenzanalyse** (S. 686).

Corti-Organ

Das Corti-Organ (*Organum spirale*) ist wulstartig aufgeworfen. Innen und außen davon ist das Epithel relativ flach (*Sulcus spiralis internus* und *externus*). Das Corti-Organ besteht aus einem streng geordneten System von Sinnes- und Stützzellen. Darüber liegt die **Tektorialmembran** (*Membrana tectoria*).

Die **Sinneszellen** (Haarzellen) (S. 684) sind apikal mit je ca. 100 **Stereozilien** versehen (4 – 8 µm lang, im Lichtmikroskop als Haarschopf sichtbar). Basal bilden die Haarzellen Synapsen mit den Endigungen afferenter und efferenter Nervenfasern (▸ Abb. 25.4, ▸ Abb. 25.5). Die auffälligsten **Stützzellen** sind **Phalangenzellen** (Stützen für die Sinneszellen) und **Pfeilerzellen** (Bildung des inneren Tunnels). Sämtliche Stützzellen sind durch ein ausgeprägtes Zytoske-

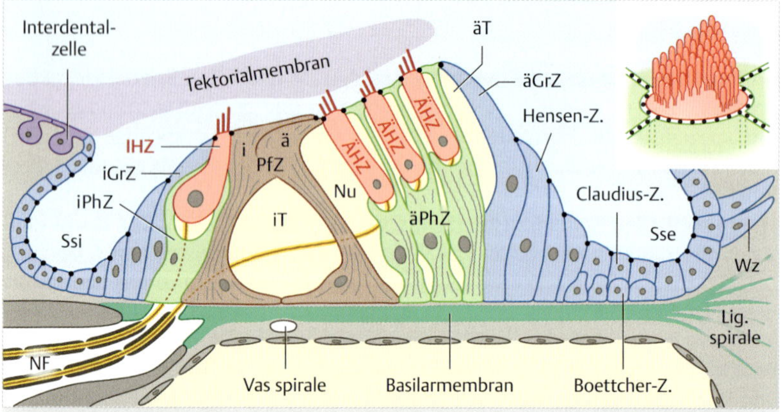

Abb. 25.4 Corti-Organ (Schema). Basilarmembran (Matte aus Kollagenfasern *grün*). **ÄHZ, IHZ**, äußere und innere Haarzellen. **äGrZ, iGrZ**, äußere bzw. innere Grenzzelle. **NF**, Nervenfasern, die ihre Myelinscheide vor Durchtritt durch die Basilarmembran verlieren. **PfZ**, Pfeilerzelle (innere und äußere). **PhZ**, Phalangenzellen (innere und äußere). **T**, Tunnel (innerer und äußerer). **Nu**, Nuel-Raum. **Sse, Ssi**, Sulcus spiralis externus und internus. Endolymphe *blau*. Perilymphe und Corti-Lymphe *gelb*. Boettcher-Zellen kommen nur in der Basalwindung vor. **WZ**, Wurzelzellen. **Einsatzbild**: ÄHZ, Ansicht von apikal. Die Stereozilien sind V-förmig angeordnet. Zellkontakte (schwarze Punkte) zwischen den Stützzellen und der Sinneszelle.

lett aus Mikrotubuli (▶ Abb. 3.**5 a**) und Aktinfilamenten versteift. Besonders bemerkenswert ist die Bauweise der äußeren Phalangenzellen (*Deiters-Zellen*). Ihr Zellleib dient den äußeren Haarzellen als „Sitz". Nach apikal strecken sie einen dünnen Fortsatz aus, der oben in eine flache Kopfplatte übergeht (Bildung der **Membrana reticularis**) (S. 686).

Auf seiner ganzen Länge ist das Corti-Organ von kommunizierenden **Spalträumen** durchzogen: *innerer Tunnel, Nuel-Raum, äußerer Tunnel* (▶ Abb. 25.**4**). Von der Lamina spiralis ossea her ziehen **Nervenfasern** ins Corti-Organ. Vor Durchtritt durch die Basilarmembran verlieren sie ihre Myelinscheide. Die zu den äußeren Haarzellen ziehenden Nervenfasern laufen frei durch den inneren Tunnel, wo man sie lichtmikroskopisch sehen kann.

Tektorialmembran (*Membrana tectoria*). Sie ist ein zellfreies gallertiges Gebilde, das an der Lippe des Limbus spiralis verankert ist und das Corti-Organ in seinem ganzen Verlauf bedeckt. Ultrastrukturell besteht die Membrana tectoria aus dünnen Filamenten und amorphem Material, biochemisch aus mehreren Typen von Kollagen (vor allem II, außerdem V, IX, XI), verschiedenen anderen

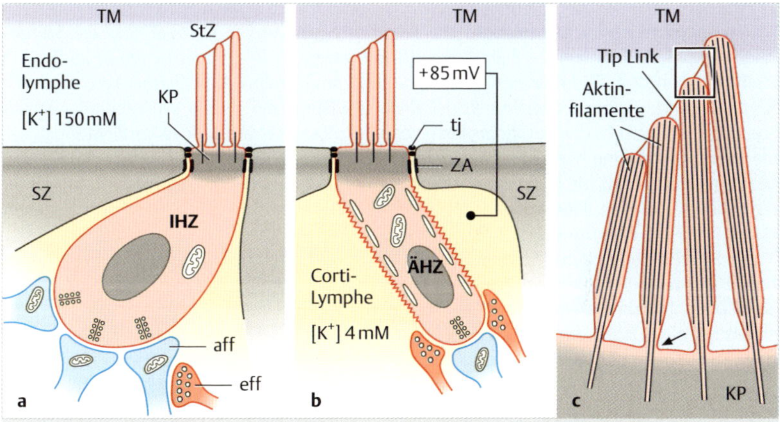

Abb. 25.5 Haarzellen des Corti-Organs und Stereozilien (Schema). **IHZ, ÄHZ,** innere und äußere Haarzelle. **KP**, Kutikularplatte. **SZ**, Stützzellen (*grau*). **StZ**, Stereozilien. **TM,** Tektorialmembran. **tj**, Tight junction. **ZA**, Zonula adhaerens. **aff, eff,** afferente und efferente Nervenendigungen. Das Motorprotein Prestin in der lateralen Membran der ÄHZ bewirkt frequenzsynchrone Längenänderungen dieser Sinneszellen (angedeutet als *geschlängelte Linien*). **Pfeil** in **c** deutet auf die verjüngte Basis der Stereozilie („Gelenk"). Endolymphe *blau*. Corti-Lymphe *gelb*. Zwischen Endolymphe und Corti-Lymphe besteht eine Spannungsdifferenz von 85 mV (*endocochleäres Potenzial*). Die markierte Region ist in ▶ Abb. 25.**6** genauer dargestellt.

Proteinen und Glykoproteinen (z. B. Tectorine, Otogelin). Das Material wird hauptsächlich von den **Interdentalzellen** produziert.

Sinneszellen. Es gibt zwei Typen, die nach ihrer Lage als **innere Haarzellen** (IHZ) und **äußere Haarzellen** (ÄHZ) bezeichnet werden. Die IHZ sind in einer einzigen Reihe, die ÄHZ in 3 – 4 Reihen angeordnet. Der adäquate Reiz für die Sinneszellen besteht in **Deflektionen der steifen Stereozilien**. Im Falle der **ÄHZ** erreichen die *längsten* Stereozilien die Tektorialmembran, die Deflektionen enstehen durch Abscherbewegungen als Folge von gegenphasischen Schwingungen der Tektorial- und Basilarmembran. Die ÄHZ haben nur wenige Kontakte zu afferenten Nervenfasern, übermitteln also kaum Informationen ins ZNS. Vielmehr dienen sie einem **cochleären Verstärkermechanismus**, der Voraussetzung für die sehr niedrige Hörschwelle und die Fähigkeit zur **Frequenzdiskriminierung** ist (S. 686). Im Falle der **IHZ** erreichen die Stereozilien die Tektorialmembran gar nicht, die Deflektionen beruhen wahrscheinlich auf lokalen Strömungen der Endolymphe, die durch das „Tanzen" der ÄHZ ausgelöst werden (S. 686). Die IHZ sind diejenigen Sinneszellen, die synaptisch die sensorischen Endigungen des N. cochlearis erregen (→ Projektion ins ZNS).

Mechanoelektrische Transduktion. Das wichtigste strukturelle Korrelat sind die **Stereozilien**, *steife* Mikrovilli von 4 – 8 µm Länge (Durchmesser 200 – 500 nm) (▶ Abb. 25.**5**). Ihre Steifigkeit beruht auf dem Binnengerüst aus mehreren Hundert **Aktinfilamenten**, die durch Aktin-bindende Proteine quervernetzt sind (S. 39). Durch ein axiales Wurzelbündel ist das Stereozilien-Skelett in der **Kutikularplatte** verankert. Dies ist eine apikale Verdichtungszone, die reich an Aktin und Aktin-vernetzenden Proteinen ist. An der Basis verjüngen sich die Stereozilien, hier erfolgt die **Deflektion**. Die Stereozilien sind, nach Länge abgestuft, in mehreren Reihen V-förmig angeordnet (▶ Abb. 25.**4**). Die Gesamtheit der Stereozilien auf einer Haarzelle ist das **Haarbündel**.

Die Spitzen der kürzeren Stereozilien sind an den Schäften der längeren Nachbarn befestigt, und zwar durch feine extrazelluläre Filamente („Spitzenfäden", engl. **Tip links**) (Länge ca. 180 nm, Durchmesser ca. 9 nm). (▶ Abb. 25.**6**). Die molekulare Konstruktion der Tip links ähnelt der eines Adhärens-Kontaktes (S. 38): Sie besteht aus zwei unkonventionellen **Cadherinen** mit sehr langen extrazellulären Domänen (Cadherin 23 und Protocadherin 15).

Nahe dem oberen und unteren Ansatz der Tip links liegt im Zytoplasma der Stereozilien jeweils eine Verdichtung. Hier sind verschiedene Proteine (z. B. **Harmonin**, unkonventionelle **Myosine**) lokalisiert, von denen einige wahrscheinlich als Adaptoren dienen (Verankerung der Tip-Link-Proteine am Aktingerüst der Stereozilien). Außerdem ist jede Stereozilie mit sämtlichen direkten Nachbarn durch **laterale Verbindungen** (u. a. das Protein **Stereocilin)** verkettet, dies erhöht die Steifigkeit des ganzen Haarbündels auf einer Haarzelle; Inaktivierung des Stereocilin-Gens führt zu Taubheit. Sterocilin dient außerdem der Verbindung zwischen der Tektorialmembran und den jeweils längsten Stereozilien eines Haarbündels auf den äußeren Haarzellen.

Durch die Tip links kann die Deflektion der längsten Stereozilien auf die kürzeren Stereozilien übertragen werden. Die untere Ansatzstelle eines Tip-Link liegt in enger Nachbarschaft zu einem Kationen-Kanal (**Transduktionskanal**). Bei Deflektion des Haarbündels in Richtung

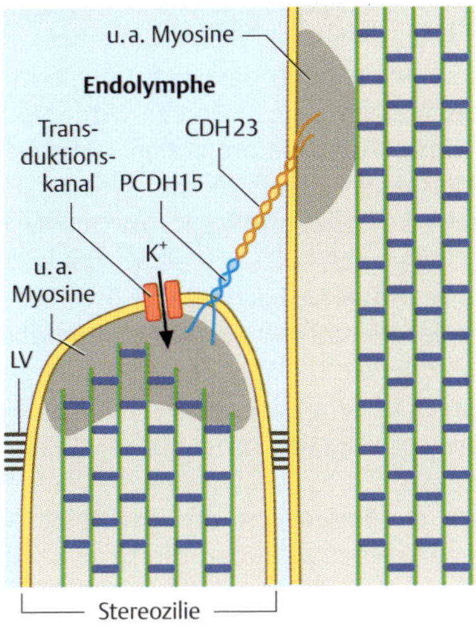

Abb. 25.6 Mechanoelektrischer Transduktionsapparat der Stereozilien (vereinfachtes Schema). Verbindung der Stereozilien durch Tip links, bestehend aus Cadherin 23 (**CDH23**) und Protocadherin 15 (**PCDH15**). Die zytoplasmatischen Domänen der Cadherine sind in Verdichtungszonen der Stereozilien verankert (grau). PCDH15 durchzieht die Membran in der Nähe des **Transduktionskanals** (*rot*) und vermittelt bei Deflektion (im Bild Kippung nach rechts) wahrscheinlich durch Zug die Öffnung des Kanals. Außerdem laterale Verbindungen zwischen den Stereozilien. Das Binnengerüst der Stereozilien aus Aktinfilamenten (*grün*) und vernetzenden Proteinen (*violett*) ist angedeutet. K^+-reiche Endolymphe (*hellblau*).

auf die längsten Stereozilien wirken wahrscheinlich Zugkräfte auf den Kanal und öffnen ihn, K^+-Ionen strömen von der Endolymphe ein, die Zelle wird **depolarisiert**. Bei Auslenkung in Gegenrichtung schließen sich die Transduktionskanäle, K^+ verlässt die Haarzelle durch basolateral gelegene Kanäle (S. 687), die Zelle wird **repolarisiert**. Weitere Anmerkungen zur mechanoelektrischen Transduktion weiter unten (S. 686).

Mutationen in Genen, die für Proteine des Transduktionsapparates kodieren (u. a. die beiden Cadherine, Harmonin, Myosin VII) verursachen **angeborene Taubheit** (mindestens sieben verschiedene Typen des **Usher-Syndroms**).

Innervation der Sinneszellen. Die IHZ werden vorwiegend afferent innerviert, die ÄHZ überwiegend efferent. Für die afferente Innervation sind die **bipolar** gebauten Neurone des Ganglion spirale zuständig. Die Perikaryen liegen im *Canalis spiralis* des Modiolus (▶ Abb. 25.2). Die zentralen (axonalen) Fortsätze ziehen als **N. cochlearis** zum Hirnstamm, die peripheren (dendritischen) Fortsätze zum Corti-Organ, 95 % aller Fasern enden an den IHZ. Bei vielen Säugern sind die *Perikaryen* des Ganglion spirale von einer *Myelinscheide* umgeben, beim Menschen trifft dies nur für eine kleine Minderheit der Neurone zu. Die efferenten Fasern stammen aus der oberen Olive des Hirnstamms, sie wirken inhibitorisch auf die ÄHZ bzw. auf die afferenten Endigungen an den IHZ.

Membrana reticularis. Die mosaikartige Fläche, die durch die Zusammenlagerung der Stützzell-Kopfplatten entsteht (S. 683), wird als Membrana reticularis bezeichnet. Die Kopfplatten legen sich so aneinander, dass nur Durchtrittslöcher für den Apex der Sinneszellen frei bleiben. Jede Haarzelle wird apikal gleichsam von einem Kragen aus vier Stützzell-Kopfplatten umgeben (► Abb. 25.**4**). Sämtliche Elemente der Membrana reticularis sind untereinander und mit den Haarzellen durch Adhärens-Kontakte und **Tight junctions** verbunden. Ergebnis: (1) Das komplizierte Gefüge des Corti-Organs wird *mechanisch widerstandsfähig*. (2) Es entsteht eine **Diffusionsbarriere**, die den Extrazellulärraum des Corti-Organs unterhalb der Membrana reticularis gegenüber dem darüber liegenden Endolymphraum abriegelt. Die Spalten im Corti-Organ enthalten **Corti-Lymphe**, deren Elektrolytgehalt dem in der Perilymphe ähnelt. Corti-Lymphe und Perilymphe sind zwar durch die Basilarmembran getrennt, diese stellt aber keine Diffusionsbarriere dar.

Aufgrund dieser Konstruktion sind nur die Stereozilien und der Apex der Haarzellen der K^+-reichen Endolymphe ausgesetzt, während die basolaterale Membran von Corti-Lymphe mit niedrigem K^+-Gehalt umspült wird. Dieser Sachverhalt ist von zentraler Bedeutung für die mechanoelektrische Transduktion.

Funktion des Corti-Organs und Bedeutung der äußeren Haarzellen

Über die Funktionsabläufe in der Cochlea informieren Bücher der Physiologie. Hier soll nur eine kurze Zusammenfassung gegeben werden. Die **Wanderwelle** erreicht in einer von der Tonfrequenz abhängigen Region der Basilarmembran das **Maximum ihrer Amplitude** (hohe Frequenzen nahe der Schneckenbasis, niedrigere Frequenzen weiter apikal). Die **Auslenkung der Basilarmembran** verursacht relative Verschiebungen des Sinnesepithels gegenüber der Tektorialmembran. Folgen: periodische **Deflektionen der ÄHZ-Stereozilien** zur einen und anderen Seite → periodische Öffnung und Schließung der dehnungsabhängigen Transduktionskanäle in der Stereozilien-Membran → abwechselnd De- und Repolarisation der Zellen (S. 685). Die **ÄHZ** übersetzen diese elektrischen Ereignisse frequenzsynchron in messbare **oszillierende Längenänderungen des ganzen Zellleibes**. Für diese **Elektromotilität** ist ein Protein (**Prestin**) in der lateralen Plasmamembran des Zellleibes verantwortlich, das spannungsabhängig Konformationsänderungen durchläuft. Durch das **„Tanzen" der ÄHZ** wird die Spitze der Wanderwelle in einem ganz engen Bereich der Basilarmembran enorm **amplifiziert**, erst durch diese Energie werden nun auch die Stereozilien der genau hier ansässigen **IHZ** bewegt, wahrscheinlich infolge lokal verstärkter Endolymphströmung (**cochleärer Verstärkermechanismus** der

ÄHZ). Die elektrische Erregung der IHZ wird synaptisch auf die Endigungen des N. cochlearis übertragen (Transmitter: Glutamat).

Durch **Verlust der ÄHZ** (z. B. Lärmexposition, ototoxische Medikamente, Alter) wird die Hörschwelle drastisch erhöht und die Fähigkeit zur Tonunterscheidung (Frequenzdiskriminierung, wichtig u. a. für das **Sprachverständnis**), wird schwer beeinträchtigt.

Stria vascularis und Ligamentum spirale: Struktur-Funktions-Beziehungen

Voraussetzung für die mechanoelektrische Transduktion im Corti-Organ ist das **endocochleäre Potenzial** (ca. + 85 mV in der Endolymphe gegenüber der Corti- und Perilymphe). Es beruht auf der hohen **K^+-Konzentration in der Endolymphe** gegenüber der Corti- und Perilymphe (150 mM gegenüber ca. 4 mM). Die Endolymphe wird von der Stria vascularis sezerniert. Dies ist ein von Kapillaren durchzogenes, epithelartiges Gewebe aus drei Zellschichten (▶ Abb. 25.7): Marginalzellen, Intermediärzellen und Basalzellen. Außerdem sind in diesem Zusammenhang spezielle, fortsatzreiche Fibrozyten (Typ 2) des Lig. spirale von Bedeutung.

Die **Marginalzellen** sind zuständig für die K^+-Sekretion in die Endolymphe. Sie bilden durch Tight junctions eine Barriere zum Endolymphraum, ihre basolaterale Oberfläche ist durch unzählige Mitochondrien-reiche Falten vergrößert, die sich um die Kapillaren legen. Die **Intermediärzellen** sind modifizierte Melanozyten, sie bilden eine diskontinuierliche Schicht. Ihre Ausläufer durchflechten sich mit denen der Marginalzellen. Die **Basalzellen** bilden eine durchgehende Lage, die durch Tight junctions den Extrazellulärraum der Stria nach basal verschließt. Dieser stellt also ein nach allen Seiten geschlossenes intrastriales Kompartiment dar.

Durch **Rezirkulation der K^+-Ionen** werden den Marginalzellen ständig ausreichend K^+-Ionen zur Verfügung gestellt. Der Rezirkulationsweg enthält zwei Ketten von Zellen, die jeweils über **Gap junctions (Connexine 26** und **30)** gekoppelt sind und die K^+-Ionen weiterreichen. 1. Kette: alle Stütz- und Epithelzellen des Corti-Organs bis hin zu den Wurzelzellen. 2. Kette: Fibrozyten des Lig. spirale, Basal- und Intermediärzellen der Stria. Kreislauf der K^+-Ionen (▶ Abb. 25.7 **b**): Einstrom von K^+ aus der Endolymphe durch die Transduktionskanäle (S. 684) in die Haarzellen → Austritt durch basale Kanäle in die Corti-Lymphe → Aufnahme durch einen K^+/Cl^--Cotransporter in die benachbarten Stützzellen und Weitergabe über die 1. Zellkette bis ins Interstitium des Lig. spirale → Aktiver Transport in die fortsatzreichen Typ-2-Fibrozyten und Weitergabe über die 2. Zellkette bis in den Extrazellulärraum der Stria. Aktiver Transport in die Marginalzellen und Austritt durch einen apikalen K^+-Kanal in die Endolymphe. Die größte Pumpleistung wird von den Typ-2-Fibrozyten und den Marginalzellen er-

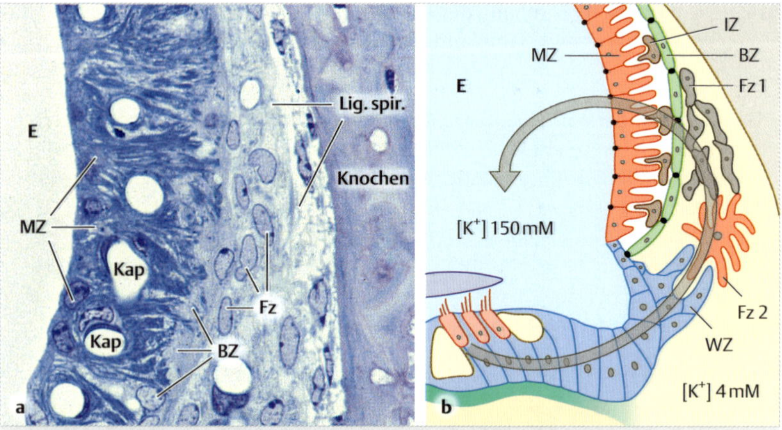

Abb. 25.7 Stria vascularis. **a** **LM-Bild** (Maus). **E**, Endolymphraum. Die Marginalzellen (**MZ**) umfassen mit langen basalen Falten die Kapillaren (**Kap**). **BZ**, Basalzellen. **Fz**, Fibrozyten Typ 1. Semidünnschnitt, Toluidinblau. Vergr. 640fach. **b** **Rezirkulationsweg der K^+-Ionen** (*grauer Pfeil*, Einzelheiten s. Text). Alle *blau* markierten Zellen sind durch Gap junctions verbunden (erste Zellkette). **WZ**, Wurzelzellen. Die zweite durch Gap junctions gekoppelte Zellkette besteht aus Fz2, Fz1, BZ und IZ (Intermediärzellen). *Schwarze Punkte*, Tight junctions zwischen den MZ bzw. BZ (*grün*); *gelb*: Corti- und Perilymphe sowie das Extrazellulärmedium im Lig. spirale. Die IHZ und die Kapillaren in der Stria vascularis sind weggelassen.

bracht. Morphologische Korrelate hierfür sind ein großer Reichtum an Mitochondrien und eine stark vergrößerte Zelloberfläche (z. B. in Form der basolateralen Plasmamembran-Einfaltungen der Marginalzellen), in der eine sehr aktive Na^+/K^+-ATPase und zusätzlich ein Na^+-, K^+-, $2Cl^-$-Cotransporter lokalisiert sind.

Erbliche Taubheit. Etwa 1 von 1000 Kindern wird taub geboren, ca. 50 % der Fälle sind genetisch bedingt. Defekte an > 90 verschiedenen Genen sind bisher als Ursachen identifiziert worden (Ausdruck der Komplexität des Gefüges, das für die mechanoelektrische Transduktion verantwortlich ist). Die häufigsten Defekte betreffen die **Connexine**, die unentbehrlich für die K^+-Rezirkulation sind. – **Arzneimittelnebenwirkung:** Der Na^+-, K^+-, $2Cl^-$-Cotransporter der Typ-2-Fibrozyten und Marginalzellen kommt auch in der Niere (im dicken aufsteigenden Schenkel der Henle-Schleife) (S. 546) vor und ist durch bestimmte Diuretika („**Schleifendiuretika**") hemmbar. Eine mögliche Nebenwirkung dieser Arzneistoffe ist die **Beeinträchtigung des Hörvermögens**.

25.3.3 Vestibularapparat

Die Sinneszellen des Gleichgewichts- oder Vestibularorgans sind Sensoren für Linear- und Winkelbeschleunigungen. Das vestibuläre Labyrinth, das mit Endolymphe gefüllt ist, besteht aus **Sacculus**, **Utriculus** und drei **Bogengängen** (*Ductus semicirculares*) (▶ Abb. 25.1). Die Sinneszellen des Vestibularapparates tragen ein langes Kinozilium und Stereozilien, die in eine gallertige Masse hineinragen und durch Bewegung dieser Masse abgeknickt werden. Dies ist der adäquate Reiz für die Sinneszellen. Sie sind synaptisch verbunden mit afferenten Fasern des N. vestibularis.

Sinnesepithelien des Vestibularapparats

Sacculus und Utriculus besitzen jeweils einen ovalen Epithelfleck (**Macula**) von ca. 2 mm Länge, der das übrige Epithel geringfügig überragt und mit Sinneszellen ausgestattet ist. In den Bogengängen ragt eine quer stehende Leiste der Lamina propria in das Lumen der **Ampulle** hinein (erweiterte Stelle des Bogengangs). Diese Leiste samt dem darauf sitzenden Sinnesepithel ist die **Crista ampullaris**. Die Bauweise der vestibulären Sinnesepithelien ist grundsätzlich überall gleich. Unterschiede betreffen vor allem die Geometrie und das mechanische Verhalten der gallertigen Masse, die über den Maculae (als **Statokonienmembran** = Otholithenmembran) und den Cristae ampullares (als **Cupula**) liegt. Die Zusammensetzung der gallertigen Masse (Tectorine, Otogelin) ist ähnlich wie in der Tektorialmembran des Hörorgans.

Das Epithel besteht aus Sinnes- und Stützzellen (▶ Abb. 25.8). Die Stützzellen durchspannen die ganze Höhe des Epithels und sind apikal mit den Sinneszellen durch Adhärens-Kontakte und Tight junctions verbunden. Die Stützzellen sind die Produzenten von Proteinen der Cupula und der Statokonienmembran. Jede **Sinneszelle** (**Haarzelle**) trägt apikal ein langes, nur passiv bewegliches **Zilium** und ca. 80 **Stereozilien**. Letztere sind gleich gebaut und ähnlich angeordnet wie die Stereozilien auf den Haarzellen des Corti-Organs, aber viel länger (bis 60 µm). Kinozilium und Stereozilien ragen in die gallertige Masse hinein und sind durch **Tip links** verbunden. Bei Bewegungen der Gallerte wird das ganze Bündel ausgelenkt.

Zwei Typen von Sinneszellen können unterschieden werden. **Haarzelle Typ I:** Birnenförmiger Zellleib, eingebettet in die kelchförmige Endigung der afferenten Nervenfaser. Dieser Endigung liegen Endknöpfe efferenter Axone an (▶ Abb. 25.8 c). **Haarzelle Typ II:** Zylindrischer Zellleib, dem basal verschiedene kleinere Nervenendigungen anliegen. Die funktionellen Unterschiede zwischen den beiden Zelltypen sind nicht ausreichend geklärt.

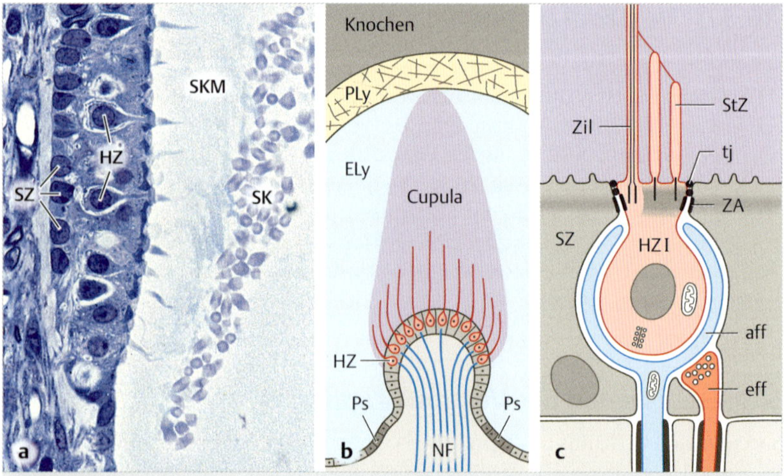

Abb. 25.8 Vestibularapparat. **a** **Macula sacculi** (Maus). **HZ**, Haarzellen. **SK**, Statokonien (= Otolithen). **SKM**, Statokonienmembran. **SZ**, Stützzellen. Semidünnschnitt, Toluidinblau. **b** **Crista ampullaris** (Schema). **ELy**, **PLy**, Endo- und Perilymphe. **NF**, Nervenfasern. **Ps**, Planum semilunatum mit „dunklen Zellen". **c** **Haarzelle Typ I** (EM-Schema). **Zil** und **StZ**, Zilie und Stereozilien. **tj**, Tight junctions. **ZA**, Zonula adhaerens. **aff**, **eff**, Afferente und efferente Nervenendigungen. Vergr. 480fach (a).

Die **Maculae von Sacculus und Utriculus** liegen annähernd in der Senkrechten bzw. in der Horizontalen. Sie sind mit einer **Statokonienmembran** (= Otolithenmembran) bedeckt. Diese besteht aus einer ebenen Gallertschicht, an deren Oberfläche Statokonien ($CaCO_3$-Kristalle) eingebettet sind. Die relativ schweren und daher trägen Statokonien (spezifisches Gewicht höher als das der Endolymphe) zerren bei Einwirkung von Linearbeschleunigungen an der Gallertmasse, was zu Scherbewegungen am Kinozilium und den Stereozilien führt. Die Haftung der Statokonienmembran (wie auch der Cupula, s. u.) am Epithel wird wahrscheinlich durch ein spezielles Protein (*Otogelin*) vermittelt.

Auf der **Crista ampullaris** sitzt die gallertige **Cupula**, sie ragt quer durch die Endolymphe bis zum Dach der Ampulla, ist dort befestigt und unterbricht dadurch die Lichtung der Ampulle vollständig. Bei Drehbeschleunigung des Kopfes in der Ebene eines betreffenden Bogenganges wird die Endolymphe aufgrund ihrer Trägheit weniger schnell bewegt als die befestigte Cupula. Diese wird dadurch entgegen der Drehrichtung ausgebeult, was zur Abknickung der Kinozilien und Stereozilien führt. An der Basis der Crista ampullaris liegt das **Planum semilunatum**, ein Bereich, der mit stark anfärbbaren Epithelzellen („dunkle Zellen") bedeckt ist. Diese ähneln in Struktur und Funktion den Marginalzellen der Stria vascularis und sind verantwortlich für die Sekretion der K^+-reichen Endolymphe im Vestibularorgan.

Für die afferente **Innervation** sind die dendritischen Fortsätze der Neurone im **Ganglion vestibulare** zuständig. Es sind große, *bipolare* Ganglienzellen, deren Perikaryen bei vielen Säugern – aber nicht beim Menschen – myelinisiert sind. Ihre zentralwärts gerichteten (axonalen) Fortsätze bilden den Hauptteil des N. vestibularis.

Vestibularis-Schwannom („Akustikus-Neurinom"): Das Schwannom ist ein gutartiger Tumor der Schwann-Zellen, der grundsätzlich an jedem peripheren Nerven auftreten kann, am häufigsten jedoch am N. vestibularis. Entstehung im Meatus acusticus int., Ausdehnung in die hintere Schädelgrube (*Kleinhirn-Brückenwinkel-Tumor*). Frühsymptome: Gleichgewichtsstörungen und Hörminderung durch Kompression des N. cochlearis.

26 Auge

Das Auge befähigt den Menschen, Licht mit Wellenlängen zwischen **400** und **750 nm** wahrzunehmen. Der übergeordnete Begriff Sehorgan umfasst den Augapfel und seine Hilfseinrichtungen (unter anderem Augenlider und Tränenorgane). Im hinteren Abschnitt des Augapfels liegt der sensorische Apparat (Netzhaut), im vorderen sind die Licht-brechenden (dioptrischen) Einrichtungen lokalisiert.

Die **Wand des Augapfels** (*Bulbus oculi*) ist aus drei Schichten aufgebaut (▶ Abb. 26.**1** und ▶ Abb. 26.**2**): Innere Augenhaut (Retina), mittlere Augenhaut (Tunica vasculosa, Gefäßhaut) und die äußere Augenhaut (Sklera und Kornea).

Anmerkung zur Sprachregelung: Bei Beschreibung der okulären Strukturen beziehen sich die Ortsangaben „innen“ und „außen“ stets auf das Zentrum des Bulbus.

Entwicklung des Auges. Aus der Zwischenhirnanlage wächst beidseits das **Augenbläschen** hervor, das sich später zum doppelwandigen **Augenbecher** einstülpt. Aus den beiden Blättern (Wänden) des Bechers entsteht die **Retina** (innere Augenhaut, Netzhaut, ▶ Abb. 26.**3**). Entsprechend besteht sie aus zwei Epithelschichten (inneres und äußeres Blatt des Augenbechers), die mit ihren apikalen Polen gegeneinander ausgerichtet sind. Mit dem basalen

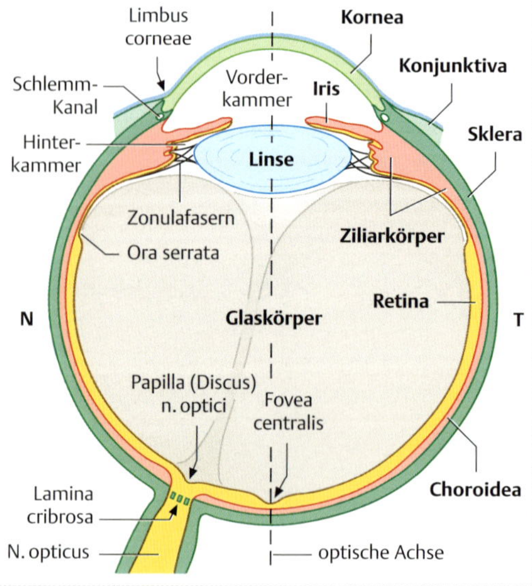

Abb. 26.1 Horizontalschnitt durch den Bulbus (Schema). Innere Augenhaut (Abkömmlinge des Neuroektoderms): *gelb*. Mittlere Augenhaut: *rot*, äußere Augenhaut: *grün* (Abkömmlinge des Kopfmesenchyms). Abkömmlinge des Oberflächenektoderms: *blau*. **N**, nasal. **T**, temporal.

Innere Augenhaut

(*Tunica interna bulbi*, **Retina**)

Herkunft: Neuroektodermaler Augenbecher: äußeres Blatt / inneres Blatt

- *Pars optica retinae* (Netzhaut)
  - *Stratum pigmentosum*
  - *Stratum nervosum*
- *Pars caeca retinae*
  - Epithel des Ziliarkörpers: pigmentiertes Epithel / nicht-pigmentiertes Epithel
  - Epithel der Iris: vorderes Epithel / hinteres Epithel

Mittlere Augenhaut

(*Tunica vasculosa bulbi*, **Gefäßhaut**)

Herkunft: Kopfmesenchym (mit Ausnahme der Irismuskeln: Neuroektoderm)

- Stroma des Ziliarkörpers (*Corpus ciliare*, Strahlenkörper)
- *Iris-Stroma* (Regenbogenhaut)
- *Choroidea* (Aderhaut)

Äußere Augenhaut

(*Tunica fibrosa bulbi*)

Herkunft: Kopfmesenchym (mit Ausnahme des Kornealepithels: Oberflächenektoderm)

- Kornea (Hornhaut, *Cornea*)
- Sklera (Lederhaut, *Sclera*)

Weitere Strukturen im Innern des Bulbus

- Linse (Herkunft: Plakode im Oberflächenektoderm)
- Glaskörper (Herkunft: Mesenchym)

Äußere Bedeckung des Augapfels

- Konjunktiva (Bindehaut, Conjunctiva bulbi; Herkunft des Epithels: Oberflächenektoderm)

Abb. 26.2 Teile des Augapfels

Pol grenzt jede der beiden Schichten an eine Basallamina (▶ Abb. 26.**3 a**). Diese ist in ▶ Abb. 26.**3 b** aus Gründen der Übersichtlichkeit weggelassen. Die Kenntnis dieser Basallaminae ist wichtig, um die Konstruktion des Epithels von Ziliarkörper und Iris zu verstehen (▶ Abb. 26.**8**, ▶ Abb. 26.**9**). An der Berührungsstelle von Augenbecher und Oberflächenektoderm schnürt sich aus letzterem das **Linsenbläschen** ab und wird in die Tiefe verlagert. Das Oberflächenektoderm liefert außerdem die Epithelien von Kornea und Konjunktiva. Die übrigen Teile der mittleren und äußeren Augenhaut sind überwiegend mesenchymalen Ursprungs. Die Linsenanlage wird von einem Blutgefäßnetz umsponnen (u. a. aus der *A. hyaloidea*), das später verschwindet. Der proximale Stumpf der Arterie wird später zur *A. centralis retinae.*

26.1 Übersicht über die Teile des Auges

Die **innere Augenhaut (Retina, Netzhaut)** geht aus dem neuroektodermalen Augenbecher hervor (▶ Abb. 26.3). Das **äußere Blatt** des Bechers wird in allen Augenabschnitten zu einem **einschichtigen pigmentierten Epithel** (*Stratum pigmentosum*). Das **innere Blatt** entwickelt sich im hinteren Augenabschnitt zum **mehrschichtigen** *Stratum nervosum* und bildet zusammen mit dem **Stratum pigmentosum** die **Pars optica retinae**. Hier setzen Sinneszellen Licht in elektrochemische Signale um. Nach neuronaler Verarbeitung werden die Infor-

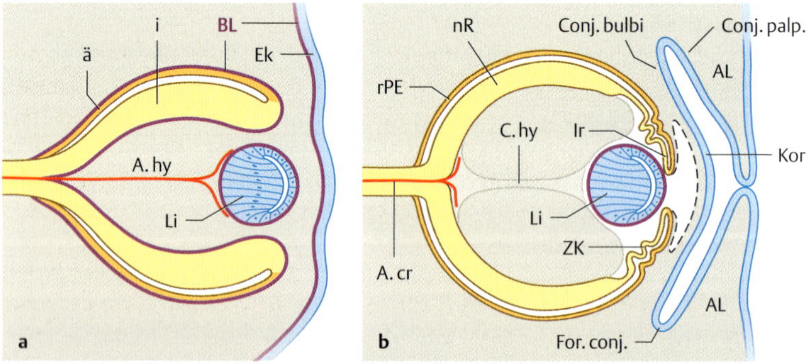

Abb. 26.3 Augenanlage in zwei unterschiedlichen Entwicklungsstadien. Das äußere Blatt des Augenbechers (**ä**) wird im hinteren Augensegment zum retinalen Pigmentepithel (**rPE**), das innere Blatt (**i**) zur neuronalen Retina (**nR**). Im vorderen Augensegment liefern die Blätter des Augenbechers die Epithelien von Ziliarkörper (**ZK**) und Iris (**Ir**). **Os**, Ora serrata. Abkömmlinge des Oberflächenektoderms (**Ek**) *blau:* Linse (**Li**), Epithel von Kornea (**Kor**) und Konjunktiva (Conj. bulbi und Conj. palpebrae). Mesenchym: *grau.* **A. hy**, A. hyaloidea. **A. cr**, A. centralis retinae. **AL**, Augenlid. **C. hy**, Canalis hyaloideus. **For. conj.**, Fornix conjunctivae. Basallaminae (**BL**) *violett* (in **b** zum Teil weggelassen).

mationen als Aktionspotentiale über den Sehnerven zum Zwischenhirn geleitet. Im vorderen Augenabschnitt setzt sich die Retina als nicht lichtempfindliche *Pars caeca retinae* fort. Die Grenze wird durch die *Ora serrata* markiert (▸ Abb. 26.**1**). An dieser Stelle geht das mehrschichtige Stratum nervosum des inneren Blattes in eine einschichtige Zellage über (▸ Abb. 26.**6**). Das nunmehr **zweischichtige Epithel** der Pars caeca retinae bedeckt die Innenfläche des Ziliarkörpers und die Hinterfläche der Iris (*Pars ciliaris* bzw. *Pars iridica* retinae).

Zur **mittleren Augenhaut** (Gefäßhaut, *Tunica vasculosa*) gehören die **Choroidea** (Aderhaut) und die nicht-epithelialen Teile von **Iris** und **Ziliarkörper**. Im Zentrum der **Iris** liegt die Pupille als Öffnung, deren Weite durch glatte Muskeln nach Art einer Blende verstellt werden kann. Der **Ziliarkörper** sezerniert (mit seinem Epithel) das Kammerwasser und enthält den Akkommodationsmuskel (*M. ciliaris*). In der **Choroidea** liegt ein Gefäßgeflecht zur Versorgung der Netzhaut.

Die **äußere Augenhaut** stellt die robuste, nicht dehnbare Hülle des Bulbus dar und ist im Verein mit dem Glaskörper und dem Kammerwasser für den intraokulären Druck und die Geometrie des Bulbus verantwortlich. Sie besteht aus der undurchsichtigen **Sklera** und der transparenten **Kornea**. Die Grenze zwischen beiden liegt am *Limbus corneae* (▸ Abb. 26.**1**, ▸ Abb. 26.**7**). Der vordere Teil der Sklera ist von **Konjunktiva** (Bindehaut) überzogen. Die Epithelien von Konjunktiva und Kornea gehen am Limbus corneae ineinander über. Die *Conjunctiva bulbi* schlägt im *Fornix conjunctivae* in die *Conjunctiva palpebrae* um ▸ Abb. 26.**3**).

Bevor das Licht die Sinneszellen der Retina erreicht, durchquert es mehrere **Licht-brechende Medien:** Kornea (Brechkraft ca. 43 Dioptrien, dpt), Kammerwasser, Linse, Glaskörper. Unter ihnen zeichnet sich die **Linse** dadurch aus, dass ihre Brechkraft je nach Bedarf durch Formänderung variiert werden kann (von ca. 17 bis 30 dpt, *Akkommodation*). Hierfür sind vor allem der M. ciliaris und die physikalischen Eigenschaften der Linse selbst verantwortlich. Die Linse ist mittels der *Zonulafasern* am Ziliarkörper aufgehängt. Der **Glaskörper** ist eine durchsichtige, gelatinöse Extrazellulärmasse, die den größten Teil des Innenraums des Augapfels ausfüllt. Er hilft mit, die Linse und das *Stratum nervosum* der Retina vor Lageveränderungen zu bewahren.

Zwischen Kornea und Iris liegt die **Vorderkammer**, zwischen Iris und Glaskörper die Hinterkammer. Beide stehen über die Pupille miteinander in Verbindung und sind mit **Kammerwasser** gefüllt. Diese Flüssigkeit wird kontinuierlich vom Epithel des Ziliarkörpers in die Hinterkammer sezerniert, gelangt durch die Pupille in die Vorderkammer, sickert durch das Filtermaschenwerk des **Kammerwinkels** in einen Ringkanal der Sklera (**Schlemm-Kanal**) und fließt von dort in venöse Blutgefäße ab.

26.2 Äußere Augenhaut (Tunica fibrosa bulbi)

26.2.1 Kornea

Die Kornea (Hornhaut, *Cornea*) ist das durchsichtige Fenster des Bulbus (Dicke ca. 0,5 mm). Sie ist stärker gewölbt als die Sklera und am Limbus wie ein Uhrglas in eine Rinne der Sklera eingefalzt. Die Kornea besteht aus Epithel, Stroma und Endothel (► Abb. 26.4). Sie ist **frei von Blutgefäßen**.

Das **Epithel** (*Epithelium anterius*) ist ein mehrschichtiges, unverhorntes Plattenepithel (ca. 6 Schichten), das die Vorderseite der Kornea bedeckt und am Limbus corneae in das Konjunktivalepithel übergeht. Die Zellen sind durch Desmosomen (zur Basallamina Hemidesmosomen), Adhärens-Kontakte, Tight junctions und Gap junctions verbunden. Die flachen, oberflächlichen Zellen tragen *Mikroplicae* (S. 712) und bilden durch Tight junctions eine **Diffusionsbarriere** gegenüber der Tränenflüssigkeit. Das Epithel verhindert weitgehend

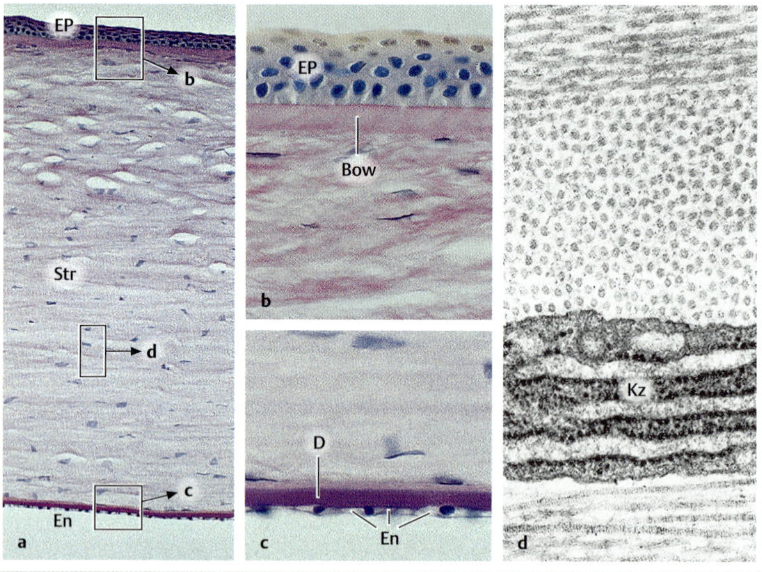

Abb. 26.4 Kornea. **a**–**c** (Mensch), PAS u. Hämatoxylin. **d** Ultrastruktur des Stromas (Ratte). **Ep**, Epithel. **Str**, Stroma. **En**, Endothel. **Bow**, Bowman-Membran. **D**, Descemet-Membran. **Kz**, Teil eines Keratozyten mit rauem ER. Beachte die regelmäßige Anordnung und das einheitliche Kaliber der Kollagenfibrillen im Stroma. Vergr. 88fach (a), 350fach (b, c), 34 000fach (d).

das Eindringen von Krankheitskeimen und beteiligt sich an der Regulation des Wassergehalts im Korneastroma. Das Epithel wird von der Basalschicht aus innerhalb von 7 Tagen vollständig erneuert. Daher heilen reine Epitheldefekte rasch und ohne Narbe ab. Die **Stammzellen**, die lebenslang den Zellnachschub gewährleisten, sitzen am Limbus und können von hier in das Epithel einwandern. Die Oberfläche des Korneal-Epithels (und ebenso des Konjunktival-Epithels) (S. 698) wird ständig durch den wässrigen **Tränenfilm** (S. 721) benetzt, dies ist absolute Vorbedingung für die Intaktheit von Kornea und Konjunktiva. Das Epithel ist reichlich mit **freien Nervenendigungen** versorgt und gehört zu den empfindlichsten Oberflächen des Körpers (Lidschlussreflex). Die Nervenfasern, die aus dem N. ophthalmicus stammen, strahlen vom Limbus aus in die Kornea ein.

Das **Stroma** macht etwa 90 % der Hornhautdicke aus. Es enthält Kollagenfibrillen, Proteoglykane, Wasser und **Fibroblasten** (auch als **Keratozyten** bezeichnet), die für den Auf- und Abbau der Kornea-spezifischen Extrazellulärmatrix verantwortlich sind. Der zellfreie, oberste Stromabereich (**Bowman-Membran**, Bowman-Lamelle, *Lamina limitans ant.*; ca 18 µm dick) erscheint lichtmikroskopisch homogen und strukturlos. Er besteht aus durchflochtenen dünnen Kollagenfibrillen und entspricht einer speziell differenzierten Lamina fibroreticularis der epithelialen Basalmembran. Im überwiegenden Teil des Stromas sind die **Kollagenfibrillen** (vorwiegend Typ I) zu Lamellen gepackt, zwischen denen die Fibroblasten liegen. Innerhalb einer Lamelle sind alle Fibrillen parallel angeordnet, von einer Lamelle zur andern ändert sich ihre Verlaufsrichtung (▸ Abb. 26.**4 d**). Der Raum zwischen den Kollagenfibrillen enthält **Proteoglykane**, die **Wasser** anziehen (u. a. das Kornea-spezifische Lumican, ein Keratansulfat-Proteoglykan) (S. 178). Der durchschnittliche **Wassergehalt** im Stroma beträgt 75 – 80 % des Gewichts.

Das **Endothel** (*Epithelium posterius*) bedeckt die Hinterfläche der Kornea. Es besteht aus einer einfachen Schicht flacher Epithel- (oder besser Mesothel-) Zellen (Intermediärfilamente aus Vimentin statt Zytokeratin). Das Endothel haftet an einer ungewöhnlich dicken (8–10 µm) Basalmembran (**Descemet-Membran**, aus Kollagen VIII). Die Zellen besitzen neben Haftkontakten und Gap junctions auch Tight junctions, dadurch bildet das Endothel eine **Diffusionsbarriere** gegenüber dem direkt benachbarten Kammerwasser. Das Endothel hält den Wassergehalt des Stromas unter Kontrolle und ist damit hauptverantwortlich für die **Transparenz** der Kornea (s. u.)

Die **Ernährung** der Kornea erfolgt durch Diffusion aus drei Richtungen: (a) von hinten aus dem Kammerwasser; (b) von der Peripherie aus den konjunktivalen Blutgefäßschlingen am Limbus; (c) von vorn aus dem Tränenfilm (S. 721).

Die **Transparenz des Korneastromas** beruht im Wesentlichen darauf, dass die Abmessungen des **Kollagenfibrillen-Gitterwerks** in einem bestimmten Verhältnis zu den Wellenlängen des sichtbaren Lichtes stehen. Die Fibrillen haben einen einheitlichen Durchmesser (ca. 30 nm) und sind in regelmäßigen, definierten Abständen angeordnet. Die Abstände sind abhänging vom **Wassergehalt** (**Quellungszustand**) der Proteoglykan-reichen Matrix. Der Wassergehalt wiederum ergibt sich aus dem Gleichgewicht zweier gegenläufiger Mechanismen: (a) Wasseranziehung durch die **Proteoglykane**; (b) Herauspumpen von Wasser durch das **Endothel** (Na^+/K^+-ATPase, Aquaporin 1) und in geringerem Maße durch das Epithel. Erhöhter Wassergehalt, aber ebenso Austrocknung, führen zur Korneatrübung.

Das **Endothel** ist praktisch nicht regenerationsfähig. Wenn Zellen verloren gehen (Entzündungen, Verletzungen), werden die überlebenden Zellen breiter, um die Fläche zu decken. Bei Unterschreiten einer kritischen Zelldichte (Zellzahl pro Fläche, am Patienten mittels des **Endothel-Mikroskops** direkt zu ermitteln), reicht die Pumpkapazität nicht mehr aus und die Kornea wird trübe. – Bei der **Hornhaut-Transplantation** wird ein Korneascheibchen eines Organspenders dem Empfängerauge in gebührendem Abstand vom Limbus (Blutgefäßschlingen!) eingenäht. Wenn die Kornea des Empfängers (wie normalerweise) **gefäßfrei** ist, entfallen weitgehend die immunologischen Probleme, mit denen andere Organübertragungen verbunden sind. Für die Transplantationstauglichkeit des Hornhautscheibchens ist der Zustand des **Endothels** entscheidend.

26.2.2 Sklera und Konjunktiva

Die **Sklera** (Lederhaut, *Sclera*) besteht aus straffem geflechtartigem Bindegewebe. Sie hält dem intraokulären Druck (15 mmHg) und der Zugbeanspruchung durch die äußeren Augenmuskeln stand. Am Durchtritt des Sehnerven ist die Sklera siebartig durchbrochen (*Lamina cribrosa*) und setzt sich in die Dura-Hülle des Sehnerven fort (▸ Abb. 26.**1**). Dass die Sklera nicht wie die Kornea durchsichtig ist, liegt an der Extrazellulärmatrix (Kaliber der Kollagenfibrillen uneinheitlich, Fibrillenpackung weniger regelmäßig, anderes Proteoglykanmuster) und am niedrigeren Wassergehalt (ca. 65 % des Gewichts). Am Limbus corneae besteht zwischen Sklera und Kornea eine scharfe Grenze, die Kollagenfasern der beiden Anteile sind aber untrennbar miteinander verwoben. Außen ist die Sklera vom Bindegewebe der Konjunktiva (▸ Abb. 26.**7 a**) und weiter posterior vom episkleralen Bindegewebe bedeckt.

Die Sklera ist maßgebend für die Geometrie des Bulbus, insbesondere für die Länge der optischen Achse. Abweichungen von der Norm führen bei normaler Beschaffenheit der Licht-brechenden Medien zu Fehlsichtigkeit. Zu langer Bulbus: Kurzsichtigkeit (**Myopie**). Zu kurzer Bulbus: Weitsichtigkeit (**Hyperopie**).

Der vordere Bereich der Sklera ist von außen als das „Weiße des Augapfels" zu sehen. Allerdings liegt die Sklera nicht frei, sondern schimmert durch die **Konjunktiva** (Bindehaut, *Conjunctiva bulbi*) hindurch. Das *Epithel* der Konjunktiva (mehrschichtiges unverhorntes Plattenepithel mit Microplicae) ist die Fortsetzung des Kornealepithels. Das *Stroma* der Konjunktiva besteht aus lockerem Bindegewebe. Es enthält Zellen der Abwehr, Mastzellen und reichlich **Blutgefäße**, die am Limbus corneae ein Randschlingennetz bilden.

Vom Limbus corneae aus können bei entzündlichen Hornhauterkrankungen Leukozyten in das Korneastroma einwandern oder sogar Blutgefäße in die Kornea einsprossen. – Bei vermehrter Blutfüllung der konjunktivalen Gefäße (infolge einer Entzündung der Bindehaut, **Konjunktivitis**) erscheint die Konjunktiva gerötet („rotes Auge"). – Umgekehrt: bei einer Anämie (S. 333) erscheinen die Bindehäute sehr blass. Den Verdacht auf eine Anämie kann man rasch gewinnen durch Betrachtung der Bindehaut: (leichtes Herunterziehen des Unterlides).

26.3 Lichtbrechende Strukturen im Bulbus

26.3.1 Linse

Die Linse (*Lens*) ist ein **rein epitheliales Organ** ektodermalen Ursprungs (▸ Abb. 26.**3**). Ihre Form ist bikonvex, ihre Vorderfläche ist weniger stark gekrümmt als die Hinterfläche. Beide Flächen treffen sich am **Äquator** (▸ Abb. 26.**5**). Die Mittelpunkte der Flächen sind der **vordere** bzw. **hintere Pol**. Die Hauptmasse der Linse besteht aus einem kompakten System von **Linsenfasern** mit einem Minimum an Extrazellulärraum dazwischen. Linsenfasern sind stark elongierte (bis 12 mm) **vitale Epithelzellen**, aus denen der Zellkern und alle Zellorganellen nach und nach verschwinden. Die Linsenvorderfläche (nur diese) ist vom einschichtigen **Linsenepithel** bedeckt. Seine Zellen sind im zentralen Bereich flach bis kubisch, in der Peripherie der Vorderfläche dagegen zylindrisch. Die zylindrischen Zellen bleiben lebenslang teilungsfähig (**germina-**

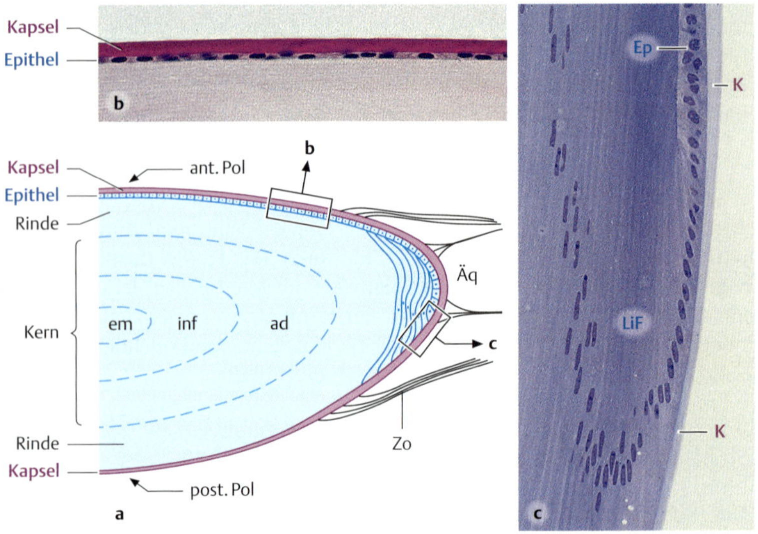

Abb. 26.5 Linse. **a** Horizontalschnitt (Schema): anteriorer und posteriorer Pol, Äquator (**Äq**), Kern (aus embryonalem, infantilem und adultem Anteil), Rinde. Im Äquatorbereich strahlen die Zonulafasern (**Zo**) in die Kapsel ein. Nur die Vorderfläche trägt Epithel, aber die ganze Linse ist von Kapsel umgeben. **b** Linsenepithel und Kapsel im histologischen Schnitt (Mensch; PAS u. Hämatoxylin). **c** Linsenäquator im Semidünnschnitt (Ratte; Toluidinblau). **K**, Kapsel. **Ep**, Epithel. **LiF**, neu entstandene Linsenfasern, die noch einen Kern besitzen. Vergr. 350fach (b) und 200fach (c).

tive Zone). Die Linse ist vollständig von der **Linsenkapsel**, einer besonders dicken **Basallamina**, umschlossen.

Die Linse wird durch **Zonulafasern** in Position gehalten. Diese sind um den Äquator herum gabelförmig an der vorderen und hinteren Linsenkapsel verankert und ziehen zur Oberfläche des Ziliarkörpers (S. 704). Bei Erschlaffung ihres Aufhängeapparates nimmt die Linse, ihrer Eigenelastizität folgend, eine stärkere Krümmung an. Dadurch erhöht sich ihre Brechkraft (**Nahakkommodation**). Über die aktiven Kräfte bei der Akkomodation s. u. (S. 705).

Die **Transparenz** der Linse beruht (a) auf der hohen intrazellulären Konzentration an speziellen löslichen Proteinen (**Crystalline**) in den Linsenfasern; (b) auf dem definierten intrazellulären Wassergehalt (nur 65 % des Gewichts gegenüber 75 – 80 % im Zytoplasma üblicher Zellen), der durch das Linsenepithel mittels Ionenpumpen reguliert wird. Die **Ernährung** geschieht durch Diffusion vom Kammerwasser aus. Der Diffusionsweg verläuft vorwiegend transzellulär über **Gap junctions** und **Wasserkanäle** (Aquaporine).

Entwicklung und Binnenstruktur der Linse. Die Struktur der Linse ist am besten aus ihrer **Entwicklung** zu verstehen (► Abb. 26.**3**). Das über dem Augenbecher-Rand liegende Oberflächenektoderm stülpt sich zum Linsengrübchen ein (in ► Abb. 26.**3** nicht dargestellt), das sich dann zum **Linsenbläschen** schließt und unter die Oberfläche verlagert wird. Das Linsenbläschen ist von einer *Basallamina* (spätere *Linsenkapsel*) umgeben. Das Vorderwandepithel des Linsenbläschens bleibt flach und einschichtig (das spätere *Linsenepithel*). Die Zellen der Hinterwand dagegen differenzieren sich zu langen, sagittal ausgerichteten Elementen, den *primären Linsenfasern*, die bald ihren Zellkern und die meisten Zellorganellen beseitigen. Sie bilden den *embryonalen Linsenkern*. Das **Wachstum** der Linse ist ein Vorgang, der in der geschlossenen Linsenkapsel lebenslang weiter läuft. Die in der germinativen Zone neu entstandenen Zellen wandern zum Äquator und beginnen hier mit der Differenzierung zu kernlosen *sekundären Linsenfasern*. Dabei werden sie durch nachfolgende Zellen fortwährend nach innen unter das Epithel abgedrängt, verlängern sich und lagern sich dem schon vorhandenen Linsenkern auf. Daher besteht der **Linsenkern** des Erwachsenen aus mehreren Schalen, die man – von innen nach außen – als embryonalen, infantilen, juvenilen und adulten Kern bezeichnet. Die **Linsenrinde** besteht aus den jüngsten Linsenfasern und ist weicher als der Kern.

Die Linsenfasern sind auf ihrer ganzen Länge druckknopfartig miteinander verzahnt. Mit ihren Enden treffen sich die Linsenfasern in Nähe des vorderen bzw. hinteren Pols unter Bildung der **Linsennähte**. Diese sind so angeordnet, dass sich daraus je eine Y-förmige Struktur ergibt (vorderer und hinterer **Linsenstern**, am Lebenden bei der Spaltlampenuntersuchung sichtbar). Alle Zellelemente der Linse sind durch ungewöhnlich zahlreiche **Gap junctions** untereinander verbunden (**Connexine 46 und 50**) (S. 63) und besitzen **Aquaporine** (AQP 0, Linsenfasern; AQP 1, Linsenepithel).

Mit zunehmendem Alter verändert sich die Linse: Ihre Elastizität nimmt ab, sodass sich die Akkommodationsbreite verringert (**Alterssichtigkeit**). Eine häufige Linsenveränderung ist die altersbedingte Trübung der Linse (**Grauer Star**, *Cataracta senilis*). Die verantwortlichen Pathomechanismen sind nicht ausreichend geklärt (möglicherweise Veränderung des physikalischen Zustandes der Crystalline); Behandlung durch operatives Entfernen von Linsenkern und -rinde, Ersatz durch eine Kunststofflinse. Dabei bleibt die Kapsel mit Ausnahme der zentralen vorderen Portion erhalten und dient als Lager für die Ersatzlinse (Katarakt-Operation): in Deutschland heute die häufigste Operation überhaupt.

26.3.2 Glaskörper

Der Glaskörper (*Corpus vitreum*) füllt den Raum zwischen Linse und Netzhaut aus (► Abb. 26.**1**). Er stabilisiert die Form des Bulbus und wirkt einer Ablösung der Netzhaut entgegen (s. u.). Der Glaskörper ist eine visköse gelatinöse Masse. Sie besteht zu 99 % aus Wasser, in dem **Hyaluronan** gelöst ist (Synthese im nicht-pigmentierten Epithel der Pars plana des Ziliarkörpers, s. u.). Außerdem enthält der Glaskörper einige wenige Fibroblasten und Makrophagen (**Hyalozyten**) sowie ein lockeres Netz aus sehr dünnen Kollagenfibrillen (u. a. Typ II), die vor allem in der Peripherie angereichert sind (**„Glaskörpergrenzmembran“**). Diese heftet den Glaskörper (meist nur locker) an die Oberfläche der Netzhaut. Ziemlich fest ist diese Verankerung im Bereich der Ora serrata und um die Sehnervenpapille herum. Zentral wird der Glaskörper vom *Canalis hyaloideus* durchzogen (► Abb. 26.**3 b**). Dies ist eine Verdichtungszone, in der während der Embryonal- und Fetalzeit die A. hyaloidea verlief.

Bei starker Kurzsichtigkeit (Myopie) und bei älteren Menschen kann es zu lokaler Verflüssigung des Glaskörpers und danach häufig zur hinteren **Glaskörperabhebung** kommen. Ist diese nur partiell, so können an den verbliebenen retinalen Anheftungsstellen abnorme Zugkräfte auf die Retina einwirken. Gefahr: Einrisse des Stratum nervosum der Retina (S. 710), Eindringen von Glaskörperflüssigkeit zwischen Pigmentepithel und Stratum nervosum, Ablösung desselben. (**Netzhautablösung** = Amotio retinae, Erblindungsgefahr).

26.4 Mittlere Augenhaut (Gefäßhaut)

Die mittlere Augenhaut (*Tunica vasculosa bulbi*) – in der Klinik meist als **Uvea** bezeichnet – besteht aus Choroidea und den nicht-epithelialen Teilen von Ziliarkörper und Iris. Das Gefäßsystem der mittleren Augenhaut, das von sämtlichen *Aa. ciliares* (Äste der A. ophthalmica) gespeist wird, dient als „Verteiler“ für die Versorgung der meisten Bulbusanteile (außer den inneren Netzhautschichten und der Konjunktiva). Der Abfluss des Blutes verläuft vorwiegend über die Vortexvenen (*Vv. vorticosae*), die die Sklera durchbrechen, in die Vv. ophthalmicae.

26.4.1 Choroidea

Die Choroidea (Aderhaut) ist der hintere Teil der mittleren Augenhaut. Hier liegen die Blutgefäße zur **Versorgung der äußeren Retinaschichten** sowie die **Bruch-Membran**. Das bindegewebige Stroma ist reich an Melanozyten (▶ Abb. 26.**6 b**) und enthält in den äußeren Schichten ausgedehnte Nervenplexus (sensorische und vegetative Fasern) sowie multipolare Nervenzellen, die wahrscheinlich u. a. die Durchblutung regulieren.

Schichten der Choroidea. Nach dem Kaliber der Blutgefäße sind von außen nach innen drei Schichten zu unterscheiden: (1) Die bindegewebsreiche *Lamina suprachoroidea* führt die groben Verzweigungen der Aa. ciliares post. breves. (2) In der *Lamina vasculosa* liegen Arteriolen. (3) Die **Choriokapillaris** (*Lamina choroidocapillaris*) enthält ein engmaschiges, flaches Netz aus weitlumigen Kapillaren (Endothel *fenestriert*), am dichtesten ist es unter der Fovea centralis. Vorn endet das Netz an der Ora serrata.

Die **Bruch-Membran** (*Complexus basalis*) liegt im gesamten hinteren Augenabschnitt als 2 µm dicke Matte aus Extrazellulärmaterial zwischen Choriokapillaris und dem retinalen Pigmentepithel (▶ Abb. 26.**11**). Sie unterlagert auch noch das Epithel der Pars plana des Ziliarkörpers (s. u.). Die Bruch-Membran enthält ein **Netz aus elastischen Fasern**, das außen und innen je von einem Netz aus Kollagenfibrillen flankiert ist. Außerdem zählen die Basallaminae der choroidalen Kapillaren (außen) und des retinalen Pigmentepithels (innen) zur Bruch-Membran. Wichtige Funktionen der Bruch-Membran: (1) stabile, faltenfreie Unterlage für die Netzhaut; (2) „Antagonist" des M. ciliaris (s. Akkommodation) (S. 706).

26.4.2 Ziliarkörper

Der Ziliarkörper (*Corpus ciliare*, Strahlenkörper) sezerniert das **Kammerwasser** (Leistung des Epithels) und enthält den M. ciliaris für die **Akkommodation**. Er liegt anterior von der **Ora serrata**, einer gezackten Linie, die die Grenze zwischen Pars optica und Pars caeca der Retina markiert (▶ Abb. 26.**6**, ▶ Abb. 26.**7**). Der Ziliarkörper gliedert sich in einen posterioren ebenen Teil (**Pars plana**) und einen anterioren Teil mit aufgeworfenem Relief (**Pars plicata**). Dieser besteht aus etwa 70 kleinen Wülsten (**Ziliarfortsätze**, *Processus ciliares*), die von dorsal gesehen wie ein Strahlenkranz um den Äquator der Linse herum angeordnet sind. Im Horizontalschnitt durch den Bulbus erscheint die Pars plicata als dreieckiges Profil posterior von der Iriswurzel (▶ Abb. 26.**7**). Der Ziliarkörper ist reich an Blutgefäßen, die Ziliarfortsätze enthalten weitlumige Kapillaren mit *gefenstertem* Endothel.

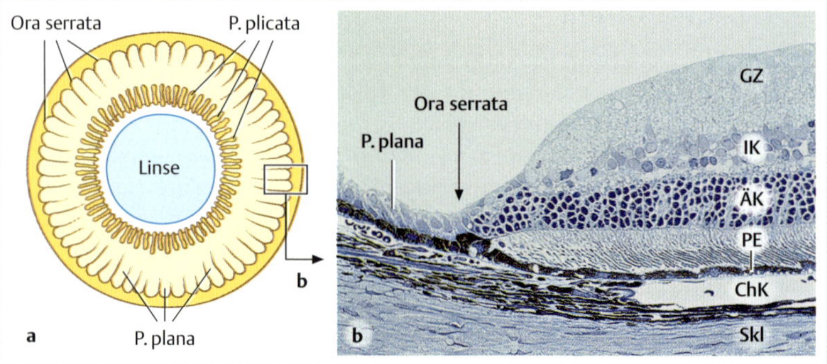

Abb. 26.6 **a** **Ora serrata und Ziliarkörper** (mit Pars plana und Pars plicata) von hinten gesehen (Schema). **b** Ora serrata im Semidünnschnitt (Toluidinblau); Rattenauge. Der Pfeil weist auf den Übergang zwischen Pars caeca und Pars optica der Retina. Pars plana mit nicht-pigmentiertem und pigmentiertem Epithel. **Skl**, Sklera. **ChK**, Choriokapillaris. **PE**, retinales Pigmentepithel. **ÄK**, äußere Körnerschicht. **IK**, innere Körnerschicht. **GZ**, Ganglienzellschicht. Vergr. 200fach (b).

Der Ziliarkörper wird vom zweischichtigen **Ziliarepithel** bedeckt. Entsprechend seiner Entstehung aus den beiden Blättern des Augenbechers sind die beiden Schichten mit ihren apikalen Polen gegeneinander gerichtet (hier viele Haftkontakte und Gap junctions), und beide Epithelblätter besitzen eine Basallamina (▸ Abb. 26.8). Die äußere Epithelschicht enthält Melanosomen (pigmentiertes Epithel, **PE**), die innere Schicht ist das nicht-pigmentierte Epithel (**NPE**). Das Ziliarepithel im Bereich der Pars plicata sezerniert das **Kammerwasser** (S. 708).

An der Basallamina des NPE von Pars plana und Pars plicata (hier in den Tälern zwischen den Fortsätzen) sind die Aufhängebänder der Linse (**Zonulafasern**, *Zonula ciliaris*) befestigt. Sie setzen sich aus **Fibrillin-Mikrofibrillen** (S. 158) zusammen und werden wahrscheinlich von dem NPE der Pars plana synthetisiert. Sie ziehen in Bündeln zur Gegend des Linsenäquators und strahlen in die Linsenkapsel ein.

Der größte Teil des Ziliarkörpers wird vom **M. ciliaris** eingenommen. Er besteht aus Zügen von glatten Muskelzellen, die meridional (Brücke-Muskel), radiär und zirkulär (Müller-Muskel) angeordnet sind. Der M. ciliaris entspringt hauptsächlich vom **Sklera-Sporn** (**Punctum fixum**) (▸ Abb. 26.7), seine meridionalen Anteile enden im Stroma der Choroidea (u. a. an der Bruch-Membran) und an der Innenfläche der Sklera. Der Muskel wird durch den **Parasympathikus** innerviert.

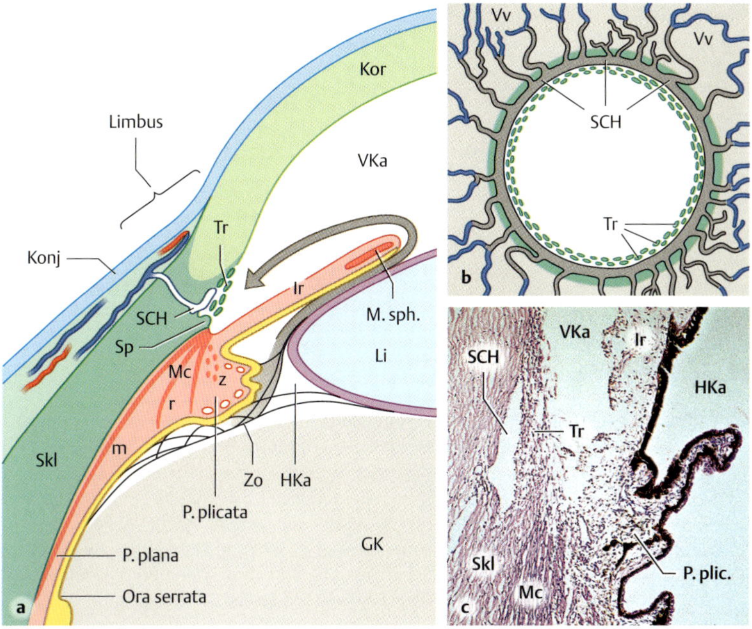

Abb. 26.7 Kammerwinkel und seine Umgebung. **a** Schema. Farben wie in ▶ Abb. 26.1. Der Kammerwinkel wird von Kornea (**Kor**), Iris (**Ir**) und Sklera (**Skl**) begrenzt. **Li**, Linse. **GK**, Glaskörper. Der *graue Pfeil* deutet die Flussrichtung des Kammerwassers von der Hinterkammer (**HKa**) in die Vorderkammer (**VKa**) an. Durch das Trabekelwerk (**Tr**) gelangt es zum Schlemm-Kanal (**SCH**) und von dort in die episkleralen Venen. Am Sklera-Sporn (**Sp**) ist einerseits der M. ciliaris (**Mc**) mit seinen meridionalen (**m**), radiären (**r**) und zirkulären (**z**) Anteilen und andererseits das Trabekelwerk befestigt. Die Zonulafasern (**Zo**) verlaufen von der Basallamina des nicht-pigmentierten Ziliarepithels (*gelb*) zur Linsenkapsel (*violett*). **Konj**, Konjunktivalepithel. Im subkonjunktivalen Bindegewebe Blutgefäße, am Limbus Gefäßschlingen. **b** **Schlemm-Kanal** (Schema) als Ringkanal dargestellt. Er ist vom Trabekelwerk und vom Bindegewebe der Sklera (*grün*) flankiert. Er wird durch zahlreiche Abflusskanälchen entsorgt, die Anschluss an die episkleralen Venen (**Vv**) haben. **c** Kammerwinkel im histologischen Schnitt, menschliches Auge; HE. Vergr. 50fach.

Akkommodation. Das Scharfsehen in der Nähe (**Nahakkommodation**) kostet Muskelarbeit, das Sehen in die Ferne (**Fernakkomodation**) ist „kostenlos“. Beim ruhenden (in die Ferne blickenden) Auge stehen die Zonulafasern unter Spannung und die Linse ist abgeflacht. Hierfür sind die **passiven Zugkräfte** der Choroidea (elastische Fasernetze der **Bruch-Membran**) und

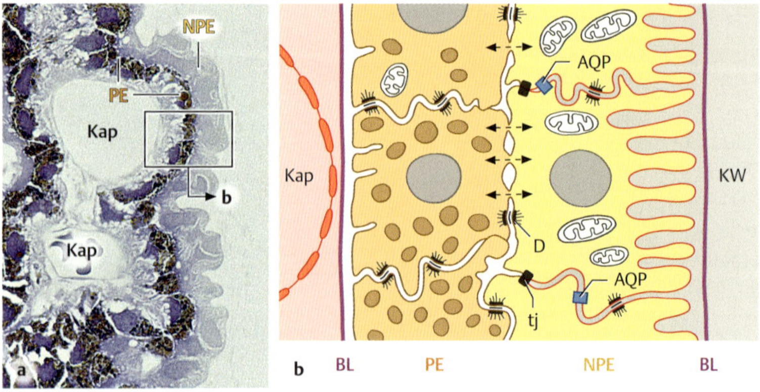

Abb. 26.8 Ziliarepithel (auf einem Ziliarfortsatz der Pars plicata) als Ort der Kammerwassersekretion. **a** Semidünnschnitt (Toluidinblau, Rattenauge). **PE**, pigmentiertes Epithel. **NPE**, nicht-pigmentiertes Epithel. **Kap**, weitlumige Kapillare. Vergr. 560fach. **b** Ultrastruktur des Ziliarepithels (Schema). **BL**, Basallaminae des Ziliarepithels. Die basolaterale Zellmembran des NPE (*rot*) ist Sitz der sehr aktiven Na^+/K^+-ATPase, der treibenden Kraft für die Sekretion des Kammerwassers (**KW**). **tj**, Tight junctions zwischen den NPE-Zellen (Blut-Kammerwasser-Schranke). Die durchbrochenen Pfeile deuten Gap Junctions zwischen den Zellen der beiden Epithelschichten an. **D**, Desmosom. **AQP**, Aquaporin.

Sklera verantwortlich. Bei der Nahakkommodation arbeitet der **M. ciliaris** diesen passiven Kräften entgegen: durch aktive Verkürzung der meridionalen und radiären Muskelanteile wird der Ziliarkörper etwas nach vorn gezogen, durch die zirkulären Anteile wird er dem Linsenäquator entgegengewölbt. Hierdurch erschlaffen die Zonulafasern und ermöglichen es der Linse, sich auf Grund ihrer Eigenelastizität (S. 700) abzukugeln und damit ihre Brechkraft zu erhöhen. Lässt der Muskeltonus nach, gewinnen die passiven Rückstellkräfte die Oberhand und die Linse wird wieder flach. Die Akkommodation wird reflektorisch gesteuert.

Bei genetisch bedingter Defizienz der Fibrillin-Synthese (**Marfan-Krankheit**) (S. 158) sind die Zonulafasern mechanisch insuffizient. Es kommt zu Lageveränderungen der Linse (Linsenluxation) und zu ihrer Abkugelung (Fernakkommodation behindert, Myopie).

26.4.3 Iris

Die Iris (Regenbogenhaut) ist der vorderste Teil der Uvea. Die Hinterfläche der Iris trägt zweischichtiges Epithel, beide Schichten sind pigmentiert und lichtundurchlässig. Die Iris bildet eine Lochblende vor der Linse. Die Weite der zentralen Öffnung (**Pupille**) kann mithilfe der Irismuskulatur verändert werden (Durchmesser 1 – 8 mm).

Die unebene **Vorderfläche** (vordere Grenzfläche) trägt eine lückenhafte Bedeckung aus platten Fibroblasten und Melanozyten. Das **Stroma** besteht aus sehr lockerem, kollagenem Bindegewebe. Darin eingebettet liegen Melanozyten, Makrophagen und ein dichtes Gefäßnetz (Kapillaren mit *kontinuierlichem* Endothel). Das zweischichtige **Irisepithel** (▶ Abb. 26.**9**) auf der **Hinterfläche** leitet sich vom Augenbecher ab. Die Zellen beider Epithelschichten sind durch Zellkontakte verbunden. Anders als beim Ziliarepithel sind hier beide Zellschichten pigmentiert. Die vordere Schicht hat zugleich Muskeleigenschaften (**Myoepithel**) und bildet in ihrer Gesamtheit den **M. dilatator pupillae** (Pupillenerweiterung, Innervation: *Sympathikus*). In Nähe der Pupille liegt der ringförmige **M. sphincter pupillae** (Pupillenverengung, Innervation: *Parasympathikus*). Die Einstellung der Pupillenweite erfolgt reflektorisch (Lichtreaktion, Naheinstellungsreaktion).

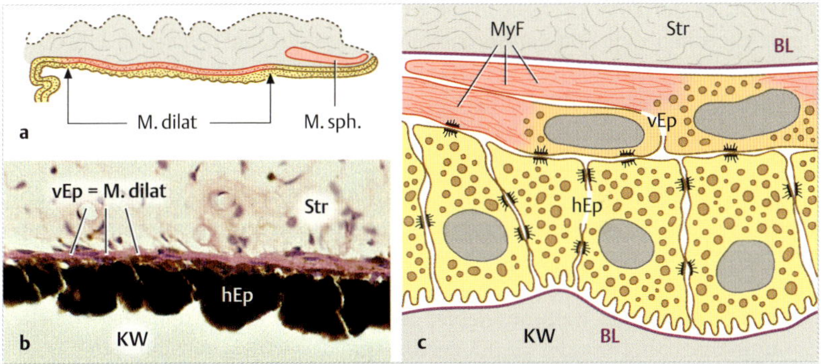

Abb. 26.9 Iris im Schnitt. **a** Schema. Pfeile deuten die Ausdehnung des M. dilatator pupillae an. **M. sph.**, M. sphincter pupillae. **b** Hinterfläche im menschlichen Auge; H.E. **hEp**, hinteres (= inneres) Epithel, stark pigmentiert. **vEp**, vorderes (= äußeres) Epithel, ebenfalls pigmentiert, außerdem den M. dilatator pupillae verkörpernd. **Str**, Stroma. **c** Ultrastruktur des Irisepithels (Schema). Das vordere Epithel enthält Myofilamente (**MyF**). **BL**, Basallamina. **KW**, Kammerwasser. Vergr. ca. 13fach (a), 175fach (b).

Für diagnostische Untersuchungen des Augenhintergrundes (Augenspiegelung) kann eine maximale **Weitstellung der Pupille** durch **Atropin** (parasympatholytischer Wirkstoff) erreicht werden. Vorsicht bei Glaukom-Patienten: bei weitgestellter Pupille Verschlechterung des Kammerwasser-Abflusses, Gefahr eines Glaukomanfalls.

Die **Augenfarbe** ist von der Zahl und dem Melaningehalt der Melanozyten im Stroma abhängig: Bei starker Pigmentierung der Zellen des Stromas erscheint die Iris braun. Beschränkt sich dagegen die Pigmentierung vorwiegend auf das Irisepithel, so erscheint dies, durch das Stroma hindurch betrachtet, nicht braun sondern blau.

26.5 Augenkammern, Kammerwassersekretion und Kammerwinkel

Die Grenzen der **Hinterkammer** (▶ Abb. 26.7) werden vorn von der Iris, hinten vom Glaskörper, zur Mitte von der Linse und seitlich vom Ziliarkörper gebildet. Die **Vorderkammer** wird vorn durch die Kornea, hinten durch die Iris und die Linse begrenzt. Das **Kammerwasser** (ca. **0,3 ml** pro Auge) wird kontinuierlich vom Epithel der Ziliarfortsätze in die Hinterkammer sezerniert (ca. **0,15 ml/h**), fließt zwischen den Zonulafasern hindurch und gelangt zwischen Linse und Iris durch die Pupille in die Vorderkammer. Über ein Abflusssystem im Kammerwinkel verlässt es die Vorderkammer und gewinnt Anschluss an venöse Blutgefäße. Aus dem Gleichgewicht zwischen Kammerwasserproduktion und -resorption sowie dem physiologischen Widerstand des Abflusssystems (s. u.) resultiert unter Normalbedingungen ein **Augeninnendruck (intraokulärer Druck, IOD)** von **15 mm Hg**. Das Kammerwasser wird **alle zwei Stunden** ausgetauscht. Es ernährt Linse und Kornea.

Kammerwasser. Das Kammerwasser ist eine klare Flüssigkeit mit ähnlicher Zusammensetzung wie der Liquor cerebrospinalis (S. 256). Bezüglich des Transports von Ionen, Glucose und Aminosäuren sowie bezüglich der Barrierefunktion (Blut-Kammerwasser-Schranke) (S. 718) für Proteine und andere im Blut gelöste Stoffe entsprechen das Ziliarepithel und das Epithel des Plexus choroideus einander, auch wenn sie sich histologisch unterscheiden.

Die beiden Schichten des **Ziliarepithels** sind durch **Gap junctions** verbunden und können bezüglich der Ionenströme wie *eine* Schicht betrachtet werden (▶ Abb. 26.8). An der Kammerwassersekretion ist vor allem das **NPE** aktiv beteiligt. Seine Zellen sind durch **Tight junctions** verbunden; die basale (zum Kammerwasser gerichtete) Plasmamembran ist stark aufgefaltet und besonders reich an **Na^+/K^+-ATPase**. Apikale und basolaterale Membran des NPE sind mit Wasserkanälen (**Aquaporin 1 und 4**) ausgestattet.

Über die Mechanismen der **Kammerwassersekretion** besteht folgende Vorstellung: Na^+ und Cl^- gelangen durch mehrere Transporter (u. a. ein Cl^-/HCO_3^--Antiporter; Bereitstellung von HCO_3^- durch die *Carboanhydrase* des PE) vom Stroma (Blutseite) des Ziliarkörpers in das PE und durch die Gap junctions in das NPE. Von dort wird Na^+ durch die Na^+/K^+-ATPase in die Hinterkammer gepumpt, Cl^- tritt durch einen Kanal in die Hinterkammer aus, Wasser folgt aufgrund des osmotischen Gradienten durch die Aquaporin-Poren nach.

Der **Kammerwinkel** (Iridokornealwinkel) wird von Iris, Kornea und zu einem kleinen Teil von Sklera begrenzt (► Abb. 26.7). Im skleralen Anteil der Winkelbegrenzung liegt der **Schlemm-Kanal** (*Sinus venosus sclerae*) verborgen. Dieser Kanal besitzt ein Blutgefäß-ähnliches Endothel mit Tight junctions und einer unvollständigen Basallamina. Er bildet eine Art „Ringdrainage-Rohr" zur Aufnahme von Kammerwasser. Unmittelbar innen vom Schlemm-Kanal weist die Sklera einen Verstärkungsring auf, der im Schnitt wie ein Sporn aussieht (**Sklera-Sporn**). Von ihm entspringt nach hinten zu der M. ciliaris, nach vorne ist ein System von **Trabekeln** an ihm befestigt; das sind flache, fenestrierte Bindegewebszüge, die von Mesothelzellen (Fortsetzung des Kornealendothels) überzogen sind. Durch die Spalten zwischen den Trabekeln (**Fontana-Räume**) sickert das Kammerwasser bis an den Schlemm-Kanal. Der Übertritt in den Kanal geschieht über vorübergehend ausgebildete transzelluläre Poren im Endothel (transient diskontinuierliches Endothel). Vom Schlemm-Kanal gelangt das Kammerwasser durch Abflusskanälchen, die die Sklera durchbrechen, in die **episkleralen Venen**. Ein kleinerer Teil (ca. 15 %) des Kammerwassers wird vom Kammerwinkel aus direkt in die Extrazellulärräume von Uvea und Sklera und von dort aus in die Vortexvenen abgeleitet (**uveoskleraler Abflussweg**).

Der Weg des Kammerwassers in die episkleralen Venen ist eine Einbahnstraße, da der **Augeninnendruck** mit durchschnittlich 15 mmHg höher ist als der Druck in den episkleralen Venen (9 mmHg). Die Geometrie der Spalträume zwischen den Trabekeln wird durch Kontraktion des M. ciliaris so verändert, dass der Abfluss des Kammerwassers erleichtert wird. Auf die mögliche Schädigung des Sehnerven durch erhöhten IOD wird weiter unten (S. 718) hingewiesen.

26.6 Retina (Netzhaut)

Die Pars optica retinae kleidet den hinteren Abschnitt des Bulbus aus. Bei der ophthalmologischen Untersuchung der Retina am Patienten („Augenhintergrund", Fundus) fallen außer den Blutgefäßen (Äste der *A. centralis retinae* und zugehörige Venen) zwei Stellen besonders auf: Die **Papille** (*Discus* oder *Papilla nervi optici*) Durchmesser ca. 1,7 mm, Austrittstelle des Sehnerven) und die

temporal davon gelegene **Macula lutea** mit einer trichterförmigen Vertiefung in der Mitte, **Fovea centralis** (Bereich des schärfsten Sehens) (S. 714).

Entwicklung. Die Retina ist nach Herkunft und Organisation ein vorgeschobener Hirnanteil, also zum **Zentralnervensystem** gehörig. Sie entwickelt sich aus den beiden Blättern des Augenbechers (▶ Abb. 26.**3**). Das äußere (zur Skleraseite gelegene) Blatt wird zum einschichtigen retinalen Pigmentepithel (**Stratum pigmentosum**). Das innere (zur Glaskörperseite gelegene) Blatt entwickelt sich zu einem komplexen System (**Stratum nervosum**, neuronale Retina) aus Rezeptorzellen, Interneuronen und Ganglienzellen. Aus der Entwicklung ergibt sich, dass die Photorezeptorzellen in der äußersten Schicht der neuronalen Retina liegen. Das Licht muss also erst alle weiter innen gelegenen Schichten durchqueren, bis es auf die lichtempfindlichen Teile der Rezeptorzellen trifft (inverse Retina).

Zwischen beiden Blättern bleibt (außer an Papille und Ora serrata) zeitlebens ein kapillärer Spalt bestehen: Möglichkeit der Ablösung der beiden Blätter voneinander sowohl beim Lebenden (**Netzhautablösung**) (S. 702) als auch bei der Herstellung von histologischen Präparaten.

26.6.1 Zellen und Schichten der Netzhaut

Die Pars optica retinae enthält – stark vereinfacht – die ersten drei Neurone der Sehbahn (▶ Abb. 26.**10**):

1. Neuron: Die **Photorezeptorzellen** (Zapfen- und Stäbchenzellen, insgesamt ca. 126 Millionen) setzen Lichtreize in elektrochemische Signale um.

2. Neuron: Bipolare Zellen nehmen die Signale von den Rezeptorzellen auf und geben sie weiter an das 3. Neuron.

3. Neuron: Ganglienzellen (Anzahl ca. 1 Million). Ihre Axone streben der Papille zu, vereinigen sich hier zum N. opticus und verlassen das Auge in Richtung Zwischenhirn (Corpus geniculatum lat., Sitz des 4. Neurons).

Außer den vertikalen Verbindungen werden durch weitere Interneurone (**Horizontalzellen, amakrine Zellen**) laterale Verbindungen hergestellt. Durch komplizierte Verschaltungen werden die von den Rezeptorzellen gelieferten Informationen schon innerhalb der Retina bearbeitet und gebündelt, ehe sie über den Sehnerven an höhere Zentren weitergeleitet werden.

Gliazellen. Die für die Retina typischen Gliazellen sind die **Müller-Zellen**, eine Sonderform der Astroglia (S. 235). Ihre Zellleiber liegen in der inneren Körnerschicht. Mit langen Fortsätzen durchspannen sie die neuronale Retina radiär von der äußeren bis zur inneren Grenzschicht und füllen mit ihren Ausläufern überall die Lücken zwischen den Neuronen aus. Neben der Erfüllung der übli-

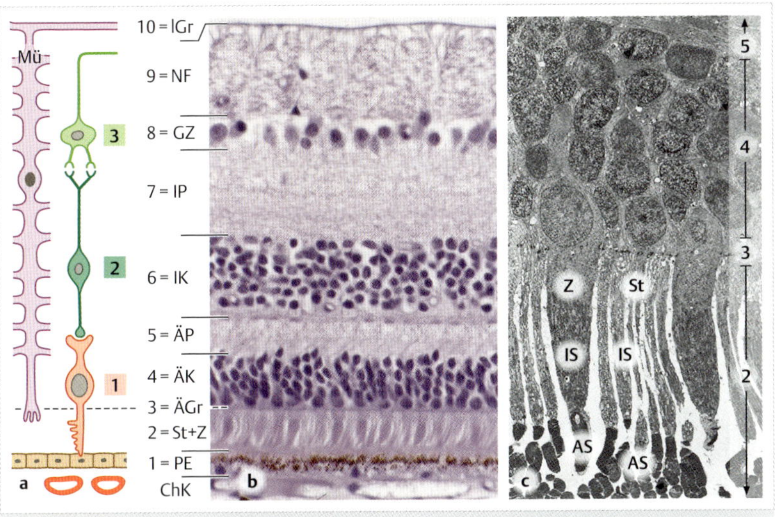

Abb. 26.10 Schichten der Retina. **a** Schema der ersten drei Sehbahnneurone und ihre Lagebeziehung zu den Retinaschichten. **ChK**, Choriokapillaris. **PE**, Pigmentepithel. **St + Z**, Stäbchen und Zapfen. **ÄGr**, äußere Grenzschicht (lichtoptisch als Linie erscheinend). **ÄK**, äußere Körnerschicht. **ÄP**, äußere plexiforme Schicht. **IK**, innere Körnerschicht. **IP**, innere plexiforme Schicht. **GZ**, Ganglienzellschicht. **NF**, Nervenfaserschicht. **IGr**, innere Grenzschicht. **Mü**, Müller-Zelle (Glia). **b** Retina (Affe) mit allen in a genannten Schichten (Paraffinschnitt, HE). **c** Zapfen- (**Z**) und Stäbchenzellen (**St**) der menschlichen Retina (EM), nur die Perikaryen (Schicht 4) und Innensegmente (**IS**) sind gezeigt. Von den Außensegmenten (**AS**) ist nur der Anfang zu sehen; sie sind durch die Präparation artifiziell verbogen. Nummern der Schichten wie in a. Schicht 3: Linie aus Verdichtungen, die den Zonulae adhaerentes entsprechen (s. Text). Vergr. 250fach (b), 1000fach (c). (Aufnahme c: Ch. Remé, Univ.-Augenklinik Zürich)

chen Astroglia-Funktionen (S. 233) bringen die Müller-Zellen in ihrer Gesamtheit wahrscheinlich den Effekt einer Art Faseroptik (wie aus der Technik bekannt) zustande, mittels derer das Licht durch alle inneren Retinaschichten hindurch mit einem Minimum an Streuung auf die Photorezeptoren geleitet wird. Die intraretinalen Blutgefäße werden teilweise von regulären **Astrozyten** umscheidet.

Schichten. Traditionell werden an der Retina **zehn Schichten** beschrieben (▶ Abb. 26.**10**), obwohl es sich bei den meisten nicht um eigenständige Schich-

ten handelt. Das Schichtenbild kommt dadurch zustande, dass vergleichbare Bestandteile der oben genannten Neurone jeweils auf gleicher Höhe liegen.
1) Pigmentepithelschicht (*Stratum pigmentosum*)
2) Schicht der Stäbchen und Zapfen: Nur die Fortsätze (Außen- und Innensegmente) der Photorezeptorzellen (nicht deren Perikaryen)
3) Äußere Grenzschicht (*Str. limitans externum*): Lichtmikroskopisches Äquivalentbild der Zellkontakte (Zonulae adhaerentes) zwischen den nach außen gerichteten Müller-Zellfortsätzen und den Photorezeptorzellen (▶ Abb. 26.**11**)
4) Äußere Körnerschicht (*Str. nucleare externum*): Perikaryen der Photorezeptorzellen, also des **1. Neurons**
5) Äußere plexiforme Schicht (*Str. plexiforme externum*): Synapsen zwischen den axonalen Fortsätzen des 1. und Dendriten des 2. Neurons, außerdem Synapsen mit den Horizontalzellen

6) Innere Körnerschicht (*Str. nucleare internum*): Perikaryen der bipolaren Zellen, also des **2. Neurons**, außerdem Perikaryen der Horizontalzellen, amakrinen Zellen und Müller-Zellen
7) Innere plexiforme Schicht (*Str. plexiforme internum*): Synapsen zwischen Axonen des 2. und Dendriten des 3. Neurons, außerdem Synapsen mit den amakrinen Zellen
8) Ganglienzellschicht (*Str. ganglionicum*): Perikaryen der Optikusganglienzellen, also des **3. Neurons**, außerdem Perikaryen von nach innen verlagerten Amakrinen
9) Nervenfaserschicht (*Str. neurofibrarum*): Axone der Ganglienzellen auf dem Weg zur Papille
10) Innere Grenzschicht (*Str. limitans internum*): Endfüßchen der nach innen gerichteten Müller-Zellfortsätze und die Basallamina.

Pigmentepithel. Die Zellen dieses einschichtigen kubischen Epithels enthalten zahlreiche Melanosomen (▶ Abb. 5.**13**). Das Epithel sitzt fest auf der Bruch-Membran (▶ Abb. 26.**11**). Die Zellen sind durch junktionale Komplexe mit Tight junctions untereinander verbunden (**Blut-Retina-Schranke**) (S. 718). Am apikalen Pol ist das retinale Pigmentepithel mit zahlreichen Mikrovilli und Mikroplicae ausgestattet, die manschettenartig die Spitzen der Rezeptorzellfortsätze umfassen. Das Pigmentepithel vermittelt den Stoffaustausch zwischen der Choriokapillaris und den Photorezeptorzellen und ist am Umsatz der Rezeptorzellfortsätze sowie an der Regeneration des Retinal (s. u.) beteiligt. Das Pigment (Melanin) verhindert Lichtreflexionen. Es schützt dadurch die Photorezeptoren vor Streulicht und hat somit Bedeutung für die Sehschärfe.

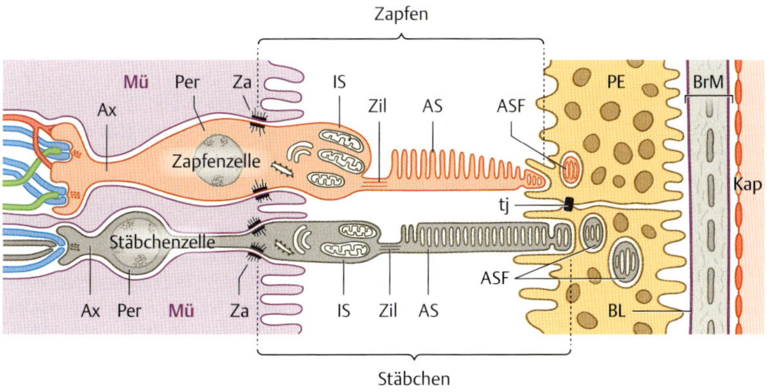

Abb. 26.11 Ultrastruktur der Photorezeptorzellen (Schema). **AS**, Außensegment. **IS**, Innensegment. **Per**, Perikaryon. **Ax**, axonaler Fortsatz mit Endkolben bzw. Endknöpfchen, an denen die Kontakte zu den Bipolaren und Horizontalzellen liegen (Farben wie in ▸ Abb. 26.13). **Mü**, äußere Fortsätze der Müller-Zellen. **Za**, Zonulae adhaerentes, in ihrer Gesamtheit lichtoptisch als Linie erscheinend (äußere Grenzschicht). **PE**, Pigmentepithel mit Melaningranula (*braun*) und phagozytierten Außensegment-Fragmenten (**ASF**). **tj**, Tight junction. **BL**, Basallamina. **BrM**, Bruch-Membran aus elastischen Fasern (mittlere Lage), Kollagenfibrillen und Basallaminae. **Kap**, Kapillare (gefenstertes Endothel) der Choriokapillaris. **Zil**, Verbindungszilium.

26.6.2 Photorezeptorzellen

Die Retina besitzt zwei Arten von Sinneszellen:

1. Stäbchenzellen (ca. 120 Millionen) mit hoher Lichtempfindlichkeit (Dämmerungssehen, *skotopisches Sehen*) zur Wahrnehmung von **Helligkeitsunterschieden**, aufgrund ihrer spezifischen neuronalen Verschaltung allerdings mit geringer räumlicher Auflösung.

2. Zapfenzellen (ca. 6 Millionen) mit geringerer Lichtempfindlichkeit (Sehen bei Tageslicht, *photopisches Sehen)* zur Wahrnehmung von Helligkeits- und **Farbunterschieden**, aufgrund ihrer Verschaltung mit hoher Auflösung.

Beide Zelltypen sind grundsätzlich gleich gebaut und bestehen aus dem *lichtempfindlichen Fortsatz*, dem *Perikaryon* und einem kurzen *axonalen Fortsatz* (▸ Abb. 26.11). Ein wesentlicher Unterschied betrifft die Form und Funktion des sensorischen Fortsatzes, der je nach Zelltyp als Stäbchen oder Zapfen bezeichnet wird.

Bau der Stäbchen und Zapfen. Der sensorische Fortsatz der Rezeptorzellen besteht aus dem **Innensegment** (metabolisches Zentrum der Zelle) und dem lichtempfindlichen **Außensegment**; beide Teile sind nur durch ein Zilium (Mikrotubulus-Ausstattung 9 + 0) miteinander verbunden, durch das der gesamte Stofftransport zwischen Innen- und Außensegment hindurch laufen muss. Die Außensegmente enthalten zur Perzeption von Licht **Sehpigmente**, die in Biomembranen eingebaut sind. Diese liegen bei den Stäbchen als **Stapel von intrazellulären Membranscheiben**, bei den Zapfen als **Einfaltungen der Plasmamembran** vor. Die Außensegmente werden laufend erneuert (bei den Stäbchen komplette Erneuerung innerhalb von ca. 10 Tagen). Sie wachsen proximal ständig nach, an ihren Spitzen werden intermittierend ganze Pakete von Membranstapeln abgeworfen, die dann vom Pigmentepithel durch Integrin-vermittelte Phagozytose beseitigt und abgebaut werden.

Transduktion. Das Sehpigment (**Rhodopsin**) besteht aus einem Transmembranprotein (**Opsin**) und dem assoziierten Chromophor **Retinal** (Derivat von Vitamin A). Der erste Schritt bei der Transduktion von Licht in elektrochemische Signale ist die lichtinduzierte Umwandlung von **11-cis-Retinal** in **all-trans-Retinal**. Das führt zu einer Konformationsänderung des Opsins und leitet eine Kettenreaktion ein, die schließlich eine Hyperpolarisation der Rezeptorzellmembran bewirkt (Beendigung des **„Dunkelstroms"**, d. h. der Depolarisation während des unbelichteten Zustandes). Das Retinal löst sich vom Opsin und wird erst nach enzymatischer Überführung in 11-cis-Retinal wieder an Opsin gebunden. Diese Vorgänge sind bei allen Rezeptorzellen grundsätzlich gleich. Jedoch unterscheiden sich die Opsine der Stäbchen und Zapfen in ihrer Aminosäure-Sequenz voneinander. Die unterschiedliche Ansprechbarkeit der Stäbchen und der verschiedenen (rot-, grün- und blauempfindlichen) Zapfentypen durch Licht bestimmter Wellenlängen beruht auf unterschiedlichen Absorptionsmaxima der **spezifischen Opsine**.

26.6.3 Macula lutea und Fovea centralis

Zapfen- und Stäbchenzellen sind regional unterschiedlich verteilt. Während die Stäbchenzellen fast überall vorherrschen, sind die meisten Zapfenzellen in der **Macula lutea** konzentriert. Dies ist ein eng umschriebener Bereich (Durchmesser ca. **3 mm**) in der zentralen Retina, durch den die optische Achse verläuft (► Abb. 26.**1**). Im Zentrum der Makula zeigt die Retinaoberfläche eine trichterförmige Vertiefung (Durchmesser ca. **1,5 mm**), die **Fovea centralis** (► Abb. 26.**12**). Sie ist der Ort des *schärfsten Sehens,* was durch folgende Besonderheiten erreicht wird:

- Als Photorezeptoren sind fast nur Zapfenzellen vorhanden.
- Die Packungsdichte der Zapfenzellen ist hier am höchsten, weil die Zapfen hier besonders schlank sind (höchstes Auflösungsvermögen).
- Jede Zapfenzelle wird 1:1 auf eine kleine Ganglienzelle umgeschaltet (► Abb. 26.**13**).
- Die inneren Retinaschichten sind an den Rand der Fovea centralis verlagert.

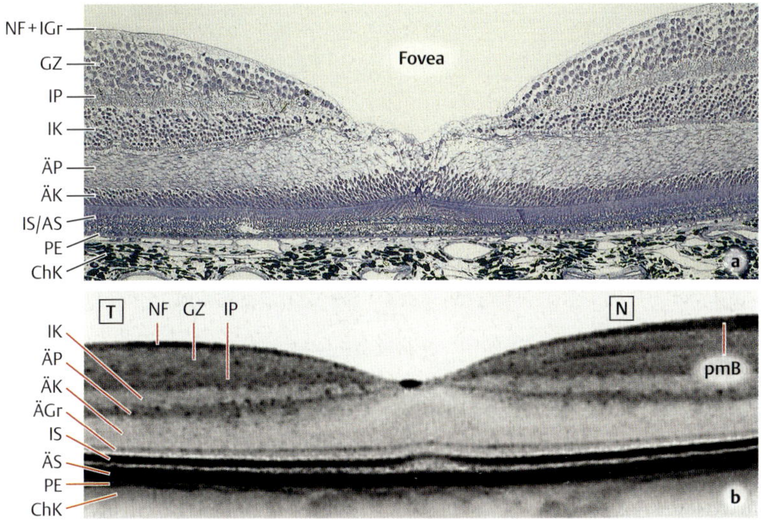

Abb. 26.12 Fovea centralis. **a** **Histologischer Schnitt** nahe dem Fovea-Zentrum (Rhesusaffe, Semidünnschnitt, Toluidinblau). Vergr. 65fach. Der Trichter entsteht dadurch, dass die inneren Retinaschichten nach peripher verlagert sind. Abkürzungen wie in ▶ Abb. 26.10. **IS/AS**, Übergang zwischen Innen- und Außensegmenten der Photorezeptor-Fortsätze. **b** **Virtueller Schnitt** durch das Fovea-Zentrum (35-j. Proband). Methode: OCT (Optische Cohärenz-Tomographie); Prinzip wie bei Ultraschalluntersuchung, aber mit langwelligem Licht statt mit Schallwellen. Auch im OCT-Bild ist der Schichtenbau erkennbar (relative Schichtdicken allerdings nicht 1:1 auf das histologische Bild übertragbar). **T**, temporal. **N**, nasal, d. h. Richtung Sehnervenpapille, daher NF-Schicht (papillomakuläres Bündel, **pmB**) nasal dicker als in temporaler Richtung. (OCT-Bild: P. Steven, Univ.-Augenklinik Köln)

- Im Zentrum der Fovea befindet sich die **Foveola** (Durchmesser **0,35 mm**). Hier sind die Sinneszellen lediglich von Ausläufern der Müller-Zellen bedeckt, sodass das Licht ohne Streuung auf die Zapfenzellen treffen kann.

In der Peripherie der Fovea tauchen die ersten Stäbchenzellen auf. In einem schmalen Ring um die Fovea herum (parafoveale Retina, etwa der Peripherie der Makula entsprechend) ist das Verhältnis Zapfen zu Stäbchen 1 : 1, peripher davon nimmt die Häufigkeit der Zapfen rasch ab.

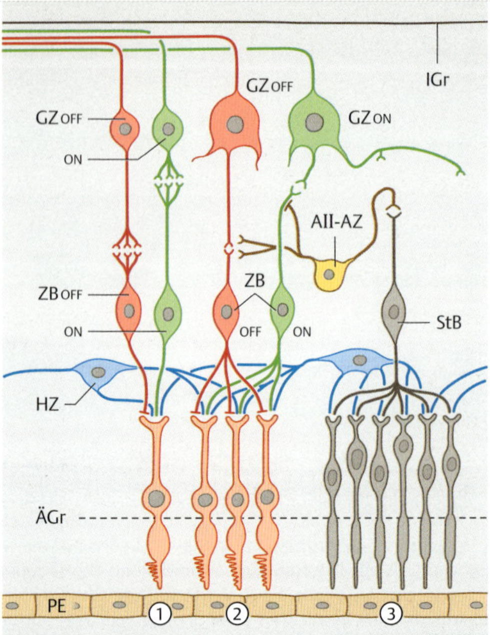

Abb. 26.13 Verschaltungen in der Retina (vereinfachtes Schema). **(1)** (Foveola): Individuelle Leitung von einer Zapfenzelle an eine ON- oder OFF-Zapfenbipolare (**ZB**) und weiter an eine *kleine* Ganglienzelle (**GZ**) (ON oder OFF). **(2)** Mehrere Zapfenzellen geben ihre Lichtantwort konvergierend an eine ON-Zapfenbipolare oder eine OFF-Zapfenbipolare. Das Signal wird an große ON- bzw. OFF-Ganglienzellen weitergeleitet (GZ-Dendritenbaum nicht gezeigt). **(3)** Viele Stäbchenzellen konvergieren auf eine Stäbchenbipolare (**StB**). Diese übermittelt das Signal über bestimmte amakrine Zellen (**AII -AZ**; andere AZ-Typen nicht dargestellt) an ON-Zapfenbipolare (Kontakt: Gap junction) und an OFF-Zapfenbipolare sowie -Ganglienzellen (Kontakte: hemmende Synapsen). Dadurch gelangt auch die Lichtantwort der Stäbchenzellen in den ON- bzw. OFF-Kanal. Horizontalzellen (**HZ**) dienen durch laterale Hemmung der Kontrastverstärkung und der Organisation in ON- und OFF-Zentren. **IGr** und **ÄGr**, innere und äußere Grenzschicht. **PE**, Pigmentepithel.

Gefäßversorgung der Makula. Bei Betrachtung des Augenhintergrundes am Patienten sieht man, dass viele kleine Blutgefäße (Äste der A. centralis retinae) radiär auf die Makula zustreben, das Zentrum der Makula aber nicht erreichen. Genauere Untersuchungen an der gesunden Makula zeigen, dass Kapillaren bis an den Rand der Fovea heranreichen, die Fovea selber aber gefäßfrei ist. Die

Versorgung der Fovea erfolgt von der **Choriokapillaris** aus, wobei die Diffusion durch die **Bruch-Membran** hindurch erfolgen muss.

Die Makula ist der „kostbarste" Teil der Retina. Bei Funktionsverlust, z. B. infolge **altersbedingter Makuladegeneration (AMD)**, kommt es zu starker Sehverschlechterung (z. B. Lesen nicht mehr möglich).

Retinale Verschaltungen

Das eingangs skizzierte Prinzip der intraretinalen Kette aus drei Neuronen gilt nur für die **Zapfenzellen** (▶ Abb. 26.**13**). Dabei wird in der Foveola das Signal *einer* Zapfenzelle über *eine* **Zapfenbipolare** zu *einer* Ganglienzelle mit relativ kleinem Perikaryon und Dendritenbaum weitergeleitet (*1:1-Verschaltung*). Weiter peripher werden *Gruppen* von Zapfenzellen über eine Zapfenbipolare zu einer großen Ganglienzelle verschaltet (*Konvergenz*). Für die **Stäbchenzellen** gilt grundsätzlich, dass das Signal von *größeren Gruppen* (bis zu 40) an eine **Stäbchenbipolare** geleitet wird; von dort auf indirektem Weg unter Vermittlung von **Amakrinen** zu verschiedenen Typen von Zapfenbipolaren (s. u.) und den von diesen innervierten Ganglienzellen. Sowohl Zapfen- als auch Stäbchenzellen können gemeinsam auf *eine* große Ganglienzelle projizieren. Ein **rezeptives Feld** ist derjenige Bereich der Retina, dessen Belichtung zu einer Antwort in *einer* bestimmten Ganglienzelle und der zugehörigen Optikusnervenfaser führt; großes rezeptives Feld: geringe Auflösung und umgekehrt. Die Verhältnisse werden dadurch kompliziert, dass ein rezeptives Feld durch ON- und OFF-Ganglienzellen und ihnen vorgeschaltete ON- und OFF-Zapfenbipolare antagonistisch in ein *erregendes Zentrum* und eine *hemmende Umgebung* organisiert ist. Bei dieser Organisation, die der *Kontrastverstärkung* dient, spielen die **Horizontalzellen** als hemmende Interneurone eine entscheidende Rolle. Wie in ▶ Abb. 26.**13** dargestellt, sind Zapfenzellen, die zu einem rezeptiven Feld gehören, zumeist über zwei antagonistische Zapfenbipolare mit zwei antagonistischen Ganglienzellen verknüpft. Stäbchenbipolare speisen ihre Informationen über AII-amakrine Zellen in den ON- und OFF-Zapfen-Signalweg ein (Einzelheiten s. Lehrbücher der Physiologie).

26.6.4 Discus (Papilla) nervi optici und N. opticus

Die Sehnervenpapille liegt **nasal** von der Makula. Die zunächst marklosen Axone der retinalen Ganglienzellen konvergieren zur Papille und vereinen sich zum Sehnervenkopf. Da an der Papille Rezeptorzellen fehlen, besteht hier ein *„blinder Fleck"* im Gesichtsfeld. Nach Austritt aus dem Bulbus durch die hier siebartig gebaute Sklera (**Lamina cribrosa**) erhalten die Axone eine Myelinscheide (zentrales Myelin, gebildet von Oligodendrozyten). Der Sehnerv ist wie das Gehirn von Dura (Fortsetzung der Sklera), Arachnoidea und Pia sowie Subarachnoidalraum (kommunizierend mit dem des Gehirns) umhüllt. Die Pia strahlt mit Bindegewebssepten in den Nerven ein und gliedert ihn in Faszikel.

Das **Glaukom** (Grüner Star), eine der häufigsten Erblindungsursachen in den hochentwickelten Ländern, ist eine progrediente Schädigung des Sehnerven, die meist (nicht immer) mit erhöhtem intraokulärem Druck (IOD) einhergeht. Das Glaukom macht sich u. a. durch typische Gesichtsfeldausfälle bemerkbar. Die Sehnervenpapille zeigt im Spätstadium eine scharfrandige kesselförmige Aushöhlung (Exkavation), bedingt durch den Schwund von Optikus-Axonen. Die verantwortlichen zellulären Pathomechanismen sind nicht befriedigend geklärt. *Der wichtigste* Risikofaktor ist die Erhöhung des IOD (S. 708); Behinderung des Kammerwasserabflusses entweder durch Verlegung des Kammerwinkels (**Winkelblockglaukom**, selten), oder (meist) aufgrund von Veränderungen im Maschenwerk der Trabekel (**Offenwinkelglaukom**). Die Therapie des Offenwinkelglaukoms zielt in der Regel auf Senkung des IOD ab (Verbesserung des Abflusses, Reduktion der Kammerwasserproduktion). Ein normaler IOD ist jedoch kein absoluter Schutz vor einem Glaukom: bei ungünstigem Verhältnis zwischen IOD und intraokulärer Durchblutung (z. B. infolge zu niedrigen Blutdrucks) kann sich ein „Normaldruckglaukom“ entwickeln.

26.6.5 Blutgefäßversorgung der Retina und Diffusionsbarrieren im Auge

Die Retina wird aus zwei Richtungen versorgt. (**1**) Die **A. centralis retinae**, die über den Sehnerven eintritt und sich an der Papille in ihre Äste aufteilt, versorgt die inneren Retinaschichten bis einschließlich der **inneren Körnerschicht**. Die Äste der A. centralis retinae sind *Endarterien*. (**2**) Die äußeren Schichten, besonders die Photorezeptorzellen, werden aus den Gefäßen der **Choriokapillaris** (S. 710) versorgt, diese wiederum überwiegend aus den Aa. ciliares post. breves.

Die Retina ist genau wie das Gehirn vor im Blut zirkulierenden Stoffen abgeschirmt (gilt nur für hydrophile Stoffe, die nicht passiv durch Zellmembranen diffundieren können): **Blut-Retina-Schranke**. Da der Extrazellulärraum der Retina über den Glaskörper (zu 99 % aus Wasser bestehend) mit dem Kammerwasser kommuniziert, muss es auch eine **Blut-Kammerwasser-Schranke** geben.

Folgende Strukturen sind **Korrelate der Blut-Retina-Schranke**: (a) Das geschlossene Endothel (Tight junctions) der retinalen Blutgefäße. (b) Das retinale Pigmentepithel mit Tight junctions. Das Kapillarendothel in der Choriokapillaris ist fenestriert und hat keine Schrankenfunktion. Die **Korrelate der Blut-Kammerwasser-Schranke** sind: (a) Das nicht-pigmentierte Epithel des Ziliarkörpers (Tight junctions); die Kapillaren der Ziliarfortsätze sind gefenstert und daher durchlässig. (b) Das geschlossene Endothel der Irisgefäße. Nicht membrangängige Substanzen, die die Retina benötigt (z. B. Glucose, Aminosäuren), werden mithilfe spezieller membranständiger Transportmechanismen durch die Barrieren hindurchgeschleust.

Anmerkung zur ophthalmologischen Inspektion des Auges. Fast alle histologisch sichtbaren Strukturen des Auges lassen sich durch spezielle optische Instrumente am Lebenden (ohne Belastung für ihn) darstellen und beurteilen: z. B. alle Kornea-Schichten, Kammerwasser, Kammerwinkel, Iris, Linse, Glaskörper, Retina mit Makula und Papille in Aufsicht und (durch OCT, ▸ Abb. 26.**12 b**) im Schnitt. Die mikroskopische Anatomie des Auges ist also „klinischer Alltag“ in der Augenheilkunde.

26.7 Hilfseinrichtungen

26.7.1 Augenlid

Die Augenlider (*Palpebrae*) schützen die freie Oberfläche des Bulbus vor Verletzungen (und Austrocknung), der Lidschlag ist wichtig für die Verteilung des Tränenfilms auf Kornea und Konjunktiva. Ober- und Unterlid sind grundsätzlich gleich gebaut (▸ Abb. 26.**14**). Unter der **Kutis** des Lides liegt eine Platte aus **Skelettmuskulatur** (**M. orbicularis oculi***;* Innervation: *N. facialis*) für den Lidschluss. In der Tiefe liegt eine Matte aus straffem Bindegewebe (**Tarsus**, Lidplatte), die dem Augenlid seine gewölbte Form verleiht. Die Innenseite des Lides ist von **Konjunktiva** (*Conjunctiva palpebrae*) überzogen. Diese ist unverschieblich mit dem Tarsus verwachsen und hier von einem mehrschichtigen platten oder kubischen Epithel bedeckt, in das einzelne Becherzellen eingestreut sind. Die Konjunktiva reicht weit über den Tarsus hinaus bis zum **Fornix conjunctivae**, einer Reservefalte für die Beweglichkeit des Bulbus. Im Fornix schlägt die Conjunctiva palpebrae in die Conjunctiva bulbi um (vgl. ▸ Abb. 26.**3**). Das Epithel im Fornix ist mehrschichtig zylindrisch und enthält gehäuft **Becherzellen**, die Muzine für den Tränenfilm sezernieren.

Liddrüsen. Das Lid enthält Drüsen, die an der Aufrechterhaltung des Tränenfilms beteiligt sind: In den Tarsus sind ca. 30 große modifizierte Talgdrüsen eingelagert (*Glandulae tarsales,* **Meibom**-Drüsen). Sie münden unabhängig von Haarfollikeln nahe der Hinterkante des Lidrandes. Eine reguläre Talgdrüse (**Zeis**-Drüse) und eine apokrine Schweißdrüse (**Moll**-Drüse) sind an den *Folli-*

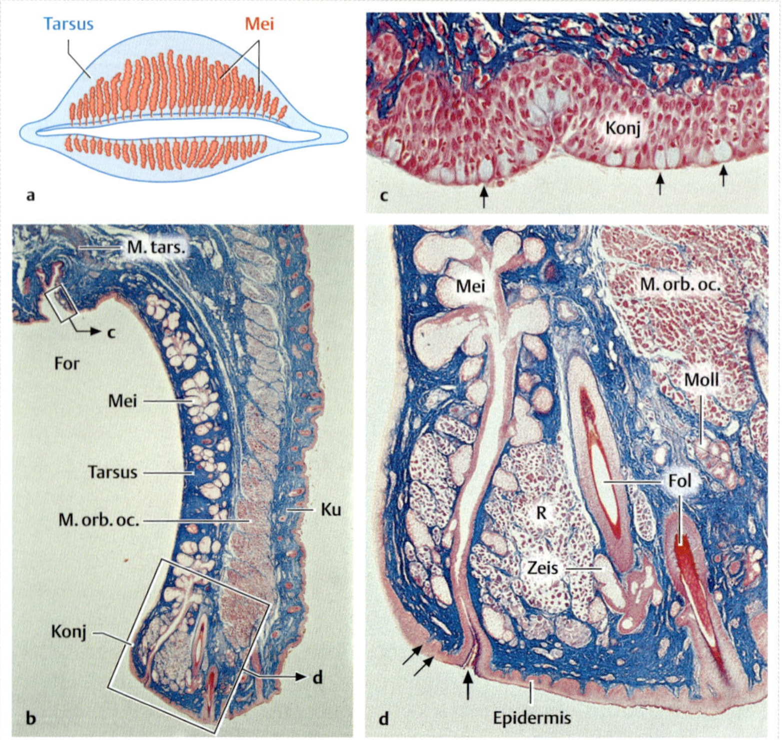

Abb. 26.14 Augenlid. **a** Schema des Tarsus von Ober- und Unterlid mit Darstellung der Glandulae tarsales (Meibom-Drüsen, **Mei**) von hinten gesehen. **b** Sagittalschnitt durch Oberlid (Mensch). **Ku**, Kutis. **M. orb. oc.**, M. orbicularis oculi. **Konj**, Konjunktiva. **For**, Fornix conjunctivae. **M. tars.**, M. tarsalis. **c** Ausschnitt aus b. Konjunktival-Epithel (mehrschichtig, zylindrisch) im Fornix. Pfeile weisen auf Becherzellen. **d** Lidrand (Ausschnitt aus b). Moll-Drüse (apokrine Schweißdrüse), Zeis-Drüse (Talgdrüse). **Fol**, Follikel der Wimpern. **R**, Riolan-Muskel (zum M. orb. oc. gehörig), bei Kontraktion presst er Talg aus der Meibom-Drüse aus. Pfeil weist auf den Ausgang einer solchen Drüse. Doppelpfeil: Hier liegt der Übergang von der Epidermis zum mehrschichtigen unverhornten Plattenepithel der Konjunktiva. Azan. Vergr. 6fach (b), 175fach (c), 22fach (d).

kel der Wimper angeschlossen. Die Trichter der Haarfollikel münden in mehreren Reihen nahe der Vorderkante des Lidrandes. Im Oberlid kommen in der Nähe des Fornix kleine **akzessorische Tränendrüsen** vor (Krause-Drüsen).

Das **„Gerstenkorn“** (*Hordeolum*) ist eine schmerzhafte, akute bakterielle Entzündung einer Liddrüse: Hordeolum internum von einer Meibom-Drüse ausgehend, H. externum eine Moll- oder Zeis-Drüse betreffend. Das **„Hagelkorn“** (*Chalazion*) ist eine nicht schmerzhafte Schwellung einer Meibom-Drüse infolge Sekretverhaltung.

Im Oberlid strahlt die Sehne des in der Orbita gelegenen **M. levator palpebrae** (Lidheber; Innervation: *N. oculomotorius*) in den Oberrand des Tarsus ein. Bei beiden Lidern setzt am Tarsusrand außerdem der **glatte M. tarsalis** an (Retraktion der Lider; Innervation: *Sympathikus*).

„Horner-Trias“. Bei Schädigung der sympathischen Leitungsbahnen zum Kopf kommt es aufgrund der Lähmung sympathisch innervierter glatter Muskeln am Auge zu einer typischen Kombination von drei Symptomen (Trias): Enge Lidspalte (M. tarsalis von Ober- und Unterlid), enge Pupille (M. dilatator pupillae), Zurücksinken des Bulbus (M. orbitalis) (Enophthalmus).

26.7.2 Tränendrüse

Die Tränendrüse (*Glandula lacrimalis*) sitzt unter dem temporalen oberen Rand der knöchernen Orbita verborgen. Die Drüse ist in Läppchen gegliedert und mündet mit ca. 10 Ausführungsgängen in den oberen Fornix. Es handelt sich um eine verzweigte tubuloalveoläre Drüse, deren Endstücke denen von serösen Mundspeicheldrüsen ähneln, allerdings mit weiterem Lumen (▸ Abb. 26.**15**). Die Endstückzellen liefern die isotone Tränenflüssigkeit (Mechanismen der Wassersekretion ähnlich wie in ▸ Abb. 7.**4 b** dargestellt). Außerdem sezernieren sie Muzine, verschiedene antimikrobielle Stoffe (z. B. Defensine, Lactoferrin, Lysozym, die Surfactant-Proteine A und D) sowie Wachstumsfaktoren (z. B. Epidermal Growth Factor, fördert die Heilung von Epithelverletzungen) und schleusen IgA (von subepithelialen Plasmazellen produziert) durch Transzytose in das Endstücklumen. Die Tränendrüse besitzt Myoepithelzellen. Ihr Ausführungsgangsystem ist einfach gebaut (*keine* Schalt- und Streifenstücke). Die sekretorische Innervation erfolgt über den *Parasympathicus.*

Tränenfilm. Die Epithelien von Kornea und Konjunktiva sind von einem bis zu 40 µm dicken Flüssigkeitsfilm benetzt (▸ Abb. 26.**15 b**). Der Hauptteil des Tränenfilms ist die **isotone Elektrolytlösung**, sie enthält die oben genannten **anti-**

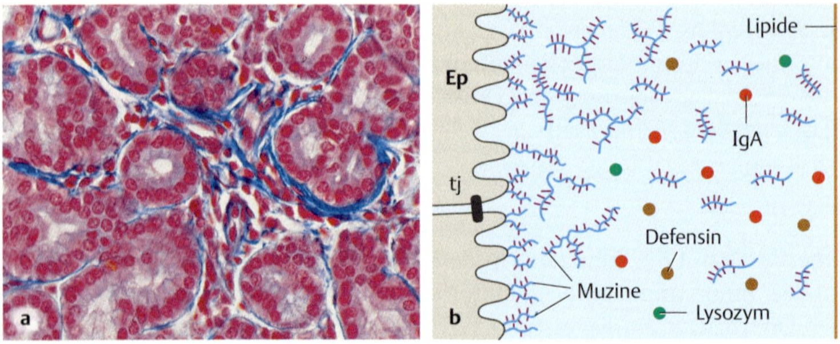

Abb. 26.15 **a** **Tränendrüse** (Mensch). Seröse Drüse mit tubuloalveolären Endstücken (weites Lumen, daran leicht von Parotis und Pankreas zu unterscheiden). Azan. Vergr. 350fach.
b **Tränenfilm** (Schema, Darstellung der einzelnen Komponenten nicht maßstabgrecht). Die isotone Elektrolytlösung (*hellblau*) enthält Muzine (große Gel-bildende im zellnahen Bereich, kleinere im luftseitigen Bereich) sowie diverse antimikrobielle Stoffe. Zur Luft hin Abdeckung durch eine Lipidschicht. Die apikale Membran der oberflächlichen Zellen (**Ep**) von Korneal- und Konjunktival-Epithel weist Mikroplicae auf und exponiert membranständige Muzine. **tj**, Tight junction.

mikrobiellen Stoffe sowie sezernierte, hochmolekulare **Gel-bildende Muzine** (MUC 5AC aus Becherzellen der Konjunktiva, MUC 5B und MUC 7 aus der Tränendrüse und den akzessorischen Tränendrüsen). Die Muzine tragen zur Stabilisierung des Tränenfilms bei. Die Haftung des Tränenfilms an der Bulbusoberfläche erfolgt über **Mikroplicae** und eine dicke **Glykokalyx** des Epithels, die unter anderem transmembranäre Muzine enthält. Zur Luft hin ist der Tränenfilm von einer Lipidschicht (hauptsächlich aus den Meibom-Drüsen stammend) bedeckt, die die rasche Verdunstung verhindert.

Trockenes Auge. Eine Funktionsstörung der Meibom-Drüsen ist die häufigste Ursache für ein trockenes Auge. Hierbei verdunstet der Tränenfilm zu schnell und es entstehen „trockene Flecken" (Dry spots). Aber auch bei verminderter Tränensekretion (z. B. Sjögren-Syndrom) (S. 435) oder ungenügendem Lidschluss (z. B. Lähmung des N. facialis) trocknen die Oberflächen und es fehlen der Gleit- und Spüleffekt sowie die antimikrobielle Wirkung des Tränenfilms. Mögliche Folgen: Schädigung der oberen Epithelschichten mit begleitender Entzündung (**Keratoconjunctivitis sicca**), später tiefere Epitheldefekte, Keimbesiedelung, schließlich Stromadefekte bis hinunter zur Descemet-Membran (**Hornhautgeschwür**).

Mikroskopierhilfe Auge

Die **Conjunctiva bulbi** wird im histologischen Horizontalschnitt durch den Augapfel häufig nicht gefunden, da sie bei Entnahme des Bulbus kurz abgeschnitten werden muss und nur ein kleiner Rest am Bulbus verbleibt (▶ Abb. 26.1). Das Material, aus dem die **rein epitheliale Linse** aufgebaut ist, wird häufig **als** „Bindegewebsfasern“ verkannt; das beruht vermutlich auf dem irreführenden Begriff „Linsenfasern“.

27 Anhang

27.1 Methoden

Von den vielfältigen histologischen und histochemischen Methoden werden hier *nur diejenigen* besprochen, für die es *Bildbeispiele in diesem Buch* gibt.

27.1.1 Standardpräparate für die Lichtmikroskopie

Grundsätzliches Vorgehen

Eine Gewebsprobe durchläuft routinemäßig folgende Schritte: Fixierung, Einbettung, Schneiden, Färbung. Wie unten ausgeführt, wird die Gewebsprobe bei der Einbettung durch organische Lösungsmittel (z. B. Ethanol, Xylol) geführt, wobei sämtliche Lipide extrahiert werden.

Fixierung. Ziel ist es, den Zustand der Zellen und Gewebe möglichst naturgetreu festzuhalten (zu „fixieren"). Postmortale Veränderungen, z. B. durch noch aktive zelleigene Enzyme (Autolyse), durch Schwellung oder Schrumpfung (infolge von Wassereinstrom bzw. Austrocknung) müssen unterbunden werden. Standardmethode in der medizinischen Praxis ist die **chemische Fixierung:** Sofort nach Gewinnung der Gewebsprobe Einlegen in ein 50faches Volumen **Formalin** (4–10 % Formaldehyd in isotoner gepufferter Kochsalzlösung). Wirkungsmechanismus: Vernetzung und leichte Denaturierung der Proteine. Lipide und nicht mit Proteinen assoziierte Kohlenhydrate werden durch die Routinemethoden nicht fixiert.

Rasches **Gefrieren** ist eine andere Möglichkeit zur Erhaltung des Gewebes, der harte Gewebsblock kann sofort in einem Gefriermikrotom geschnitten werden, die Schnitte können sofort nach Aufbringen auf Objektträger (und evtl. kurzer Fixierung mit Formalin oder Aceton) gefärbt werden. Damit entfallen alle weiteren Schritte (s. u.), die sonst der Färbung vorangehen. *Vorteil*: (a) Zeitgewinn („Schnellschnitte" zur Tumordiagnostik während der Operation); (b) Proteine werden weniger denaturiert, sodass Enzymaktivitäten und Antigen-Eigenschaften besser erhalten bleiben. (c) Die Lipide werden nicht extrahiert. *Nachteil*: Strukturerhaltung weniger gut als bei Paraffineinbettung.

Einbettung in Paraffin. Ziel ist es, den Gewebsblock in eine Konsistenz zu überführen, die hart genug ist für die Herstellung von dünnen Schnitten (ca. 7 µm). Dazu wird das Gewebe mit verflüssigtem Paraffin durchtränkt, das nach Aushärtung dem Block die gewünschte Konsistenz verleiht. Da Paraffin jedoch nicht mit Wasser mischbar ist, muss dem Gewebe vor der Einbettung das Wasser völlig entzogen werden. Die **Entwässerung** wird dadurch erreicht, dass das Wasser durch *Ethanol* ersetzt wird (schrittweise von 50 % bis 100 % aufwärts). Ethanol wird anschließend durch ein *Intermedium* (z. B. Xylol) und dieses schließlich durch flüssiges Paraffin ersetzt, das nach Abkühlen aushärtet.

Zum **Schneiden** wird der Paraffinblock in ein *Mikrotom* eingespannt, das mit Spezialmessern ausgerüstet ist und die Herstellung von Schnitten definierter Dicke erlaubt. Die Paraffinschnitte werden auf Glasobjektträger aufgebracht. Vor dem Färben, das meist in wässrigen

Lösungen stattfindet, muss das Paraffin mittels Xylol aus den Schnitten herausgelöst werden (Entparaffinieren).

Färben. Durch Einstellen des Objektträgers in eine Färbelösung wird das Präparat gefärbt. Die überschüssige Farbe wird anschließend durch Spülen („Differenzieren“) entfernt. **Eindecken:** Dauerpräparate werden mittels eines Deckglases und eines Materials, das an der Luft aushärtet, eingedeckt. Dies dient nicht nur der Konservierung des gefärbten Schnitts, sondern erleichtert aufgrund der speziellen Licht-brechenden Eigenschaften von Deckglas und Eindeckmedium auch die mikroskopische Analyse.

Prinzip der histologischen Standardfärbungen

Ziel der Standardfärbungen ist es, die wichtigsten Strukturen eines Gewebes so hervorzuheben, dass sie voneinander unterschieden werden können. Grundlage sind die unterschiedlichen Affinitäten der Farbstoffe zu bestimmten Gewebsbestandteilen. Die meisten Färbemethoden sind empirisch entwickelt worden, für manche ist der genaue chemische Mechanismus nicht völlig geklärt. Häufig sind **elektrostatische Interaktionen** zwischen Farbstoff und Gewebsbestandteilen für die Anfärbung verantwortlich:

- **Basische = kationische Farbstoffe**$^{(+)}$ werden an anionische Komponenten$^{(-)}$ gebunden (z. B. DNA, RNA, sulfatierte Glykosaminoglykane), diese werden daher als basophil bezeichnet.
- **Saure = anionische Farbstoffe**$^{(-)}$ werden an kationische Komponenten$^{(+)}$ gebunden (z. B. diverse zytoplasmatische Proteine, Hämoglobin, Mitochondrien, manche Speicher- und Sekretgranula), diese werden daher als azidophil oder eosinophil bezeichnet.

Basische Farbstoffe werden u. a. zur **Kernfärbung** eingesetzt. Der am häufigsten verwendete basische Farbstoff heißt **Hämatoxylin**. Die Nomenklatur ist historisch bedingt und verwirrend: Genau genommen wird nicht der Naturfarbstoff Hämatoxylin selbst benutzt, sondern sein Oxidationsprodukt *Hämatein*. Bei der Färbung liegt Hämatein als Komplexverbindung mit einem Metallion (Al^{3+}, Fe^{3+}, Cr^{3+}) vor, die Metallionen sind die Träger der Positivladungen. Sie werden meist in Form von sog. Alaunen der Färbelösung beigefügt. Wenn es sich um Aluminium-Alaun handelt, wird der Metallion-Farbstoffkomplex als **Hämalaun**, sonst als **Eisenhämatoxylin** oder Chromhämatoxylin bezeichnet.

Andere basische Farbstoffe (*Methylenblau, Azur*) sind in den Mischungen enthalten, die für hämatologische Präparate (**Pappenheim-Färbung**, ▸ Abb. 12.1) und Schnitte von lymphatischen Geweben (**Giemsa-Färbung**, ▸ Abb. 13.10) verwendet werden. In der Neuroanatomie dienen einige (*Kresylviolett, Toluidinblau*) zur **Nissl-Färbung** (▸ Abb. 9.1, ▸ Abb. 9.16). Toluidinblau und der vierfach positiv geladene Farbstoff *Alcianblau* werden außerdem für die histochemische Darstellung von stark anionischen Substanzen benutzt (z. B. sulfatierte Glykosaminoglykane, sulfatierte Muzine, s. u.).

Saure Farbstoffe werden u. a. zur **Zytoplasmafärbung** verwendet. Der am häufigsten eingesetzte saure Farbstoff ist **Eosin**. Andere für denselben Zweck benutzte saure Farbstoffe sind Azokarmin, Säurefuchsin, Ponceau, Orange G, Pikrinsäure (▶ Tab. 27.1).

Tab. 27.1 Histologische Standardfärbungen

Färbung	*Kerne*	*Zytoplasma einschl. Muskulatur und Erythrozyten*	*Kollagenfasern*	*Elastische Fasern*
Eisenhämatoxylin	schwarz	grau; Muskulatur: A-Banden schwarz, Mitochondrien: schwarz	grau	grau
H.E. Hämatoxylin, Eosin	blau	rot wenn Ribosomenreich: bläulich	rot	blass-rot oder ungefärbt
Azan Azokarmin, Anilinblau, Orange-G	rot	rot	blau	blass blau oder ungefärbt
Masson Eisenhämatoxylin, Säurefuchsin, Ponceau, Anilinblau	braunschwarz	rot	blau	blass blau oder ungefärbt
Goldner Eisenhämatoxylin, Säurefuchsin Ponceau, Orange-G, Lichtgrün	braunschwarz	rot	grün	blass grün oder ungefärbt
van Gieson Eisenhämatoxylin Pikrinsäure Säurefuchsin	braunschwarz	gelb	rot	blass gelb
Elastica-Färbung Orcein bzw. Resorcin-Fuchsin	blassrosa	blass-rosa	blass-rosa	braun-rot bzw. violett-schwarz

Standardfärbungen

Durch die verschiedenen Standardfärbungen werden entweder (a) hauptsächlich die **Kerne** (Eisenhämatoxylin), (b) **Kerne und Zytoplasma** (Hämatoxylin-Eosin; H.E.) oder (c) zusätzlich **Kollagenfasern** deutlich hervorgehoben („Bindegewebsfärbungen“ wie Azan, Masson, Goldner, van Gieson). **Elastische Fasern** sind nur durch spezielle „Elastica-Färbungen“ deutlich darzustellen. Einzelheiten sind in ► Tab. 27.**1** zusammengefasst. Über retikuläre Fasern s. u.

Histochemische Färbungen

Ziel: möglichst spezifischer Nachweis und histologische Lokalisierung von Stoffen oder Stoffgruppen (**Substrathistochemie**) oder Enzymaktivitäten (**Enzymhistochemie**). Prinzipielle Voraussetzung: Der in Frage stehende Stoff muss am Ort seines natürlichen Vorkommens verbleiben, die nachträgliche Umverteilung muss ausgeschlossen sein. Im Folgenden werden nur einige wenige Färbungen genannt.

Substrathistochemie

PAS-Färbung zur Darstellung von **Polysacchariden** (z. B. Glykogen), **Glykoproteinen, Muzinen, Glykolipiden**. PAS bedeutet *periodic acid-Schiff*, d. h. Perjodsäure (HIO_4) und Schiff-Reagenz (= farblose fuchsinschweflige Säure). Alle Makromoleküle, in denen zahlreiche Kohlenhydratreste mit benachbarten 1,2-Glykolgruppen (-HC**OH**-HC**OH**-) vorliegen, geben eine positive Reaktion. Prinzip: HIO_4 oxydiert die beiden OH-Gruppen unter Spaltung der C-C-Bindung zu Aldehydgruppen; diese reagieren mit dem Schiff-Reagenz, welches dadurch in einen **purpurroten** Farbstoff übergeht. Beispiele: Glykogen (► Abb. 7.**5 b**, ► Abb. 17.**8 c**, ► Abb. 21.**14 e**), Muzine (► Abb. 7.**8 c**, ► Abb. 16.**4**), Basalmembranen aufgrund der assoziierten Glykoproteine (► Abb. 8.**10 a**).

Die **Silberimprägnation** (z. B. Versilberung nach Gomori) erlaubt ähnliche histochemische Aussagen wie die PAS-Reaktion: Die durch Oxidation entstehenden Aldehydgruppen (s. o.) reduzieren Silberionen einer angebotenen Silbersalzlösung zu metallischem Silber, das an den Reaktionsorten ausfällt: Positiv reagierende Strukturen färben sich **schwarz**. Beispiel: Retikuläre Fasern und Basalmembranen aufgrund der assoziierten Glykoproteine (► Abb. 8.**5 a**, ► Abb. 8.**12**).

Fettfärbung. Hierzu werden fettlösliche Farbstoffe verwendet (z. B. Sudan III, Sudanschwarz). Präparate von Gewebsproben, die *nicht* zuvor mit organischen Lösungsmitteln behandelt worden sind, z. B. Gefrierschnitte oder dünne Häutchen (Häutchenpräparat), werden den entsprechenden Farblösungen ausgesetzt. Die Färbung beruht darauf, dass der Farbstoff sich in den Lipiden des Gewebes besser löst als in dem Lösungsmittel des Färbebades. Beispiel: Fettzellen (► Abb. 8.**13 c**).

Eisen-Nachweis. Färbemechanismus identisch mit dem der Berlinerblau-Reaktion (s. Bücher der Anorganischen Chemie). Beispiel: Milzmakrophagen (▸ Abb. 13.**20 a**).

Sulfatierte Glykosaminoglykane (GAG), sulfatierte Muzine und Sulfolipide sind polyanionische Makromoleküle (S. 160), die kationische Farbstoffe sehr effektiv binden. Zur *selektiven* Darstellung wählt man Bedingungen (z. B. hohe Protonenkonzentration), unter denen nur noch die Sulfatreste dissoziiert vorliegen und als Bindungspartner für die Farbstoffe (z. B. Alcianblau, Toluidinblau) in Frage kommen, während alle anderen anionischen Komponenten (z. B. Phosphatreste der RNA und DNA) bereits ein H^+ gebunden haben und für die Farbstoffbindung nicht mehr verfügbar sind. Beispiele: Heparin in Mastzellgranula (▸ Abb. 13.**9 a**), Muzine in Becherzellen des Kolon (▸ Abb. 7.**8 d**).

Enzymhistochemie

27

Prinzip: Inkubation des Gewebsschnittes mit einem für das betreffende Enzym spezifischen (meist künstlichen) Substrat unter spezifischen Bedingungen (pH, Ionenkonzentration usw.). Das entstehende Reaktionsprodukt wird in eine unlösliche, farbige Verbindung überführt. Ergebnis: Farbprodukt am Ort der Enzymaktivität. Beispiele: Saure Phosphatase (▸ Abb. 5.**4 b**, ▸ Abb. 19.**11**), Succinat-Dehydrogenase (▸ Abb. 10.**7**, ▸ Abb. 19.**12**), Acetylcholinesterase (▸ Abb. 11.**8**). – Modifikationen für den ultrastrukturellen Enzymnachweis führen zu einem elektronendichten Endprodukt (▸ Abb. 5.**4 c**).

Immunhistochemie

Prinzip: Identifizierung und histologische Lokalisierung eines Stoffes mittels der Antigen-Antikörper(Ag-Ak)-Reaktion. Dabei fungiert der nachzuweisende Stoff als Ag. Der spezifische Ak (Primär-Ak) stammt aus dem Serum eines mit diesem Stoff immunisierten („geimpften") Versuchstieres (**polyklonaler Ak**) oder aus dem Kulturmedium von Hybridomzellen (**monoklonaler Ak**). Hybridomzellen erzeugt man durch Fusion von Ag-stimulierten B-Zellen und einer „unsterblichen" Zelllinie, die sich von einem Myelom (Plasmazelltumor) herleitet.

Prinzip der Färbung: Überschichtung des Gewebsschnittes mit einer verdünnten Ak-Lösung; anschließend optische Darstellung des spezifisch gebundenen Ak. Für die Immunhistochemie auf LM-Ebene gibt es unterschiedlich komplizierte Techniken, um den spezifisch gebundenen Primär-Ak sichtbar zu machen (▸ Abb. 27.**1**). Die Sensitivität (aber auch die Fehleranfälligkeit) der Techniken steigt von (a) bis (c).

(a) Direkte Methode: Der Primär-Ak ist mit einer markierenden Substanz, meist einem fluoreszierenden Farbstoff, gekoppelt, der im Fluoreszenzmikroskop direkt sichtbar ist.

(b) Indirekte Methode: Der gebundene Primär-Ak wird mittels eines markierten Sekundär-Ak nachgewiesen, der gegen das Immunglobulin des Primär-Ak gerichtet ist.

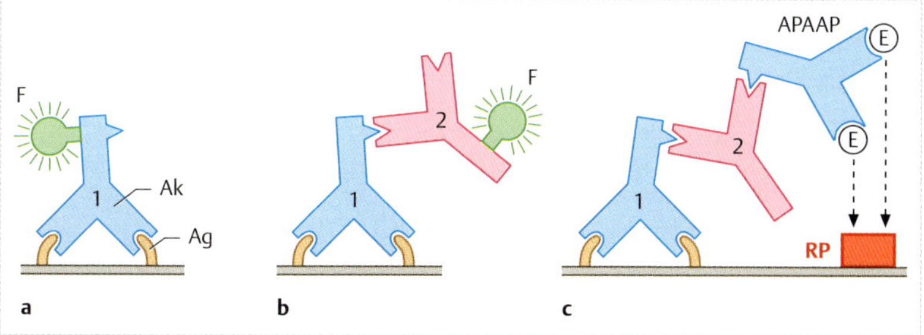

Abb. 27.1 Prinzip einiger immunhistochemischer Färbungen (vereinfachtes Schema). **a**, **b** Direkte und indirekte Immunfluoreszenz. **Ag**, Antigen im Gewebsschnitt. **Ak**, Antikörper. **1**, Primär-Ak gegen das Gewebs-Ag. **2**, Sekundär-Ak gegen das Fc-Fragment des 1. Ak. Die Ak sind durch einen angekoppelten Fluoreszenzfarbstoff (**F**) markiert. **c** APAAP-Methode („Alkalische Phosphatase-anti-alkalische Phosphatase"). Löslicher Immunkomplex aus alkalischer Phosphatase und einem Antikörper gegen dieses Enzym (**E**). Der 2. Ak fungiert hier als Brücken-Ak, da er auch das Fc-Fragment des Immunglobulins im APAAP-Komplex erkennt und bindet. Der 1. Ak und der Ak gegen alkalische Phosphatase müssen aus derselben, der 2. Ak aus einer anderen Tierart stammen. **RP**, unlösliches, farbiges Reaktionsprodukt der nachfolgenden enzymhistochemischen Reaktion.

(c) Enzym-Immunglobulin-Komplex: Der an den Primär-Ak gebundene Sekundär-Ak fungiert als Brücken-Ak, welcher zugleich ein weiteres Immunglobulin erkennt und bindet. Letzteres ist ein Ak gegen ein Enzym (z. B. Peroxidase, alkalische Phosphatase) und liegt als löslicher Immunkomplex mit dem Enzym vor, welches histochemisch sichtbar gemacht werden kann. Die schließlich erzielte Anfärbung beruht also auf dem Produkt einer enzymhistochemischen Reaktion. Beispiele für diese Version: ▶ Abb. 16.**7**, Gastrin-Nachweis (Peroxidase-Reaktion, braunes Reaktionsprodukt); ▶ Abb. 13.**10** und ▶ Abb. 13.**11 c**, Nachweis verschiedener Lymphozyten-Proteine (alkalische Phosphatase, rotes Reaktionsprodukt).

Für die *Immunzytochemie* auf EM-Ebene ist der Primär- oder der Sekundär-Ak mit Goldpartikeln gekoppelt, die im EM direkt sichtbar sind.

27.1.2 Standardpräparate für die Elektronenmikroskopie (EM)

Transmissions-EM

Die EM liefert, im Vergleich zur konventionellen LM, Bilder mit viel höherer Auflösung (effiziente Fixierung, ultradünne Schnitte, kürzere Wellenlängen). Das bedeutet aber auch, dass all jene Strukturveränderungen sichtbar werden, die sich bald nach Abkoppelung des Gewebes von seiner Versorgung einstellen. Oberstes Gebot ist daher die äußerst rasche Fixierung kleinster Gewebeproben (1–2 mm Kantenlänge).

Fixierung: 3 % Glutardialdehyd in isotonem Puffer (feine Vernetzung und starke Denaturierung der Proteine) plus Osmiumtetroxid (Fixierung von Lipiden und Kontrast-Erhöhung).

Einbettung: Kunstharze mit harter Konsistenz.

Schneiden: Zunächst Semidünnschnitte (1 µm), Färbung z. B. mit Toluidinblau; LM-Untersuchung, Verkleinerung der Schnittfläche (auf ca. 1 mm^2) auf die interessierende Region. Ultradünnschnitte (< 100 nm). Als „Objektträger" dienen runde Kupfernetze (Durchmesser ca. 3 mm).

„Färben" (Kontrastieren) mit Blei- und Uranyl-Salzen.

Raster-EM

Dies ist eine Technik zur dreidimensionalen Darstellung von Oberflächen. Hierfür sind spezielle Präparationsmethoden und ein besonderes EM-Gerät erforderlich. Beispiele: Mikrovilli usw. (▶ Abb. 2.**3**), Darmzotten (▶ Abb. 16.**9**).

27.1.3 Licht- und Elektronenmikroskop

Über Aufbau und Funktion des **Lichtmikroskops** (Lichtquelle, Blenden, Linsen von Objektiv und Okular) s. Physik-Bücher. Das **Transmissions-Elektronenmikroskop** funktioniert nach demselben Prinzip, mit dem Unterschied, dass nicht sichtbares Licht, sondern kurzwellige Strahlen (Elektronen) und statt Glaslinsen elektromagnetische Linsen verwendet werden.

Polarisationsmikroskopie: Das optische Verhalten von hoch-geordneten (sub)mikroskopischen Strukturen im polarisierten Licht wird als doppel-brechend (**anisotrop**) bezeichnet; ungerichtete Strukturen dagegen verhalten sich einfach-brechend (**isotrop**): In *einer* Ebene schwingendes (polarisiertes) Licht wird von anisotropen Strukturen in zwei zueinander senkrecht schwingende Anteile zerlegt. Anisotrope Strukturen leuchten hell auf, sobald sie zwischen zwei gekreuzten Polarisationsfiltern in der Diagonalen ausgerichtet sind, isotrope Strukturen bleiben stets dunkel. Beispiel: Knochenlamellen (▶ Abb. 8.**20**), A-Bande der quer gestreiften Muskulatur (▶ Abb. 10.**1 a**).

27.1.4 Äquivalentbild und Artefakt

Das Bild fixierter Zellen kann nicht identisch mit dem lebender Zellen sein, da durch die histologische Präparation eigentlich Kunstprodukte erzeugt werden. Viele Eigenschaften dieser Kunstbilder sind jedoch bei gleichbleibender Methode konstant reproduzierbar und kennzeichnend für die betreffende Zellart (z. B. die Basophilie des Zytoplasmas einer Ribosomen-reichen Zelle; die von extrahierten Lipiden hinterlassenen „Löcher“ im Zytoplasma). Sie erlauben somit Rückschlüsse auf den zu Lebzeiten herrschenden Zustand und werden als **Äquivalentbilder** bezeichnet. Unter **Artefakten** versteht man im Allgemeinen unbeabsichtigte, nicht reproduzierbare Veränderungen, die durch insuffiziente Fixier- und Präparationstechnik entstehen und keine sicheren Rückschlüsse auf den lebenden Zustand erlauben. Beispiele: mechanische Schädigung des Gewebes bei der Probengewinnung; autolytische Veränderungen infolge verspäteter Fixierung (häufig in autoptisch gewonnenem Gewebe); Schrumpfung oder Quellung durch nicht isotone Fixierlösungen; Risse, Scharten und Falten im Schnitt; Farbstoffniederschläge.

27.2 Bildquellenverzeichnis

27.2.1 Abbildungen

27

Alle hier aufgeführten Abbildungen dienten zur Anregung beim Entwurf eigenen Zeichnungen. Sie sind gegenüber den zitierten Vorlagen abgeändert. Die Zahlen in [ ] verweisen auf das Literaturverzeichnis. Die Quellen von unverändert übernommenen Abbildungen sind jeweils in der Legende deklariert.

Abb. 1.**1** Leonhardt [59].

Abb. 3.**2** Alberts et al. [2]; Abb. 3.**3**c Benninghoff [9]; Abb. 3.**4** Lodish et al. [61]; Abb. 3.**6** Alberts et al. [2]; Abb. 3.**7** Lodish et al. [61] und Goode et al. [33]; Abb. 3.**8** Nigg u. Stearns [72]

Abb. 4.**4**a Krstic [53]; Abb. 4.**5**b Tsukita u. Furuse [99]; Abb. 4.**6** Falk [25].

Abb. 5.**3** Sabatini u. Adesnik [84]; Alberts et al. [2]; Abb. 5.**5**c Cocucci et al. [19]; Abb. 5.**13**d Raposo u. Marks [77]. Abb. 5.**16** Wilfing et al.[100]

Abb. 6.**2**b Starr u. Fridolfsson [92]; Abb. 6.**3**b Scriver et al. [86]; Abb. 6.**5** Lee u. Orr-Weaver [56] und Alberts et al. [2]; Abb. 6.**10** Lee u. Amon [51].

Abb. 7.**2** Leonhardt [59]; Abb. 7.**7** Benninghoff-Drenckhahn [9].

Abb. 8.**12**c Sixt et al. [90]; Abb. 8.**17**b Rauber-Kopsch [78]; Abb. 8.**22**b Dallas et al. [21] Abb. 8.**23**a Rodan u. Martin [83]; Abb. 8.**26**a,b Huffer [43]; Abb. 8.**26**c Kristensen et al.[51]; Abb. 8.**27**d Bellido et al. [8]; Abb. 8.**29**a–f Bloom u. Fawcett [11].

Abb. 9.**1**b Leonhardt [59]; Abb. 9.**5**a,c Kahle [46]; Abb. 9.**5**b Benninghoff-Drenckhahn [9]; Abb. 9.**8** a,b,c Leonhardt [59]; Abb. 9.**13**d Chiu [18]; Abb. 9.**13**e Arroyo u. Scherer [4]; Abb. 9.**15** Kahle [46]; Abb. 9.**17**e Kahle u. Frotscher [47]; Abb. 9.**17**f Leonhardt [59]; Abb. 9.**19**b Andres [3]; Abb. 9.**20**e Krstic [53] Abb. 9.**22**b Cajal [15].

Abb. 10.**3**e Guyton [35]; Abb. 10.**4** Kho et al. [48]; Abb. 10.**5** Bloom u. Fawcett [11]; Abb. 10.**6** Blake et al. [10]; Abb. 10.**8**b Guyton [35]; Abb. 10.**9** Muir [68]; Abb. 10.**14** Draeger et al. [23] und Hinssen et al. [38].
Abb. 11.**2** Leonhardt [59]; Abb. 11.**5**b Davis [22]; Abb. 11.**7**b Stensaas [95]; Abb. 11.**9**a Leak [54]; Abb. 11.**10** und Abb. 11.**12**a Leonhardt [58]; Abb. 11.**12**b Guyton [35].
Abb. 12.**3** Tse u. Lux [98]; Abb. 12.**4** George [30]; Abb. 12.**6** Robbins-Cotran [81]; Abb. 12.**9** Shizuru et al. [89], Bryder et al. [13], Seita u. Weissman [87] und Notta et al. [73]; Abb. 12.**10**, Abb. 12.**12** und Tab. 12.2 Lennert [57]; Tab. 12.3 Borregaard et al. [12].
Abb. 13.**2**, Abb. 13.**6**, Abb. 13.**12**b Abbas et al. [1]; Abb. 13.**8**a Naugler u. Karin [70] und Ghoreschi et al. [31]; O'Garra et al. [74]; Abb. 13.**15**c Mori u. Lennert [67]; Abb. 13.**17** Steiniger u. Barth [93] und Steiniger [93]; Abb. 13.**25**a von Gaudecker [29]; Abb. 13.**25**b Abbas et al.[1].
27 Abb. 14.**1**a,b Leonhardt [59]; Abb. 14.**3**b von Hayek [37]; Abb. 14.**8** Sleigh [91].
Abb. 15.**1**, Abb. 15.**2** Leonhardt [59]; Abb. 15.**7**, Abb. 15.**9**a, Abb. 15.**12** Schroeder [85]; Abb. 15.**10** Josephsen et al. [45] und Hu et al. [41].
Abb. 16.**10**b Leonhardt [58]; Abb. 16.**10**c Tian et al. [97]; Abb. 16.**15** Fenger [27].
Abb. 17.**1**a Netter [71]; Abb. 17.**3**a Rhodin [80] und Mall [63]; Abb. 17.**4**a Muto [69]; Abb. 17.**5**a Elias [24]; Abb. 17.**6**a Burwen et al. [14]; Abb. 17.**12**c Leonhardt [59].
Abb. 19.**3** und Tab. 19.1 Kriz u. Bankir [52]; Abb. 19.**4** Leonhardt [59]; Abb. 19.**6**b Benninghoff-Drenckhahn [9]; Abb. 19.**9** Ichimura et al. [44]; Abb. 19.**15**a Hu et al. [42]; Abb. 19.**15**b Kreft et al. [50]; Abb. 19.**15**c Liang et al. [60].
Abb. 20.**1** Leonhardt [59]; Abb. 20.**3** Cheng u. Mruk [17]; Abb. 20.**4** Oatley u. Brinster [75].
Abb. 20.**5**a Holstein u. Roosen-Runge [40]; Abb. 20.**9** McNeal [65]; Abb. 20.**10**a Leonhardt [59].
Abb. 21.**4**, Abb. 21.**9** McGee u. Hsueh [64], Fauser u. Van Heusden [26] und Macklon et al. [62]; Abb. 21.**14**.a,b,c Baltzer u. Mickan [5]; Abb. 21.**15** Talbot [96]; Abb. 21.**16**, Abb. 21.**17**, Abb. 21.**18** Benninghoff-Drenckhahn [9]; Abb. 21.**20**a Carlsson [16].
Abb. 22.**7** Stenn u. Paus [94]; Abb. 22.**10**a Montagna u. Parakkal [66].
Abb. 23.**2**a Gray [34].
Abb. 24.**1** Gray [34]; Abb. 24.**2**a Kahle [46].
Abb. 25.**1** Leonhardt [59]; Abb. 25.**4** Rauber-Kopsch [79]; Abb. 25.**5** Leonhardt [59] und Roberts et al. [82]; Abb. 25.**6** Hackney u. Furness [36]; Abb. 25.**7**b Kikuchi et al. [49] und Benninghoff-Drenckhahn [9]; Abb. 25.**8**c Leonhardt [59].

Abb. 26.**2** Cormack [20]; Abb. 26.**4**a, Abb. 26.**5**a, Abb. 26.**6**a, Abb. 26.**7**b, Abb. 28.**9**c Hogan [39]; Abb. 26.**11** Leonhardt [59]; Abb. 26.**13** Sharpe u. Stockman [88]; Abb. 26.**15**b Gipson u. Argueso [32].
Abb. 27.**1** Pearse [76].

27.2.2 Literaturverzeichnis zu den Bildquellen

[1] Abbas, A.K. et al. (2017). Cellular and Molecular Immunology. 9. Aufl., Elsevier-Saunders, Philadelphia

[2] Alberts, B. et al. (2015). Molecular Biology of the Cell. 6. Aufl., Garland Science, New York

[3] Andres, K.H. (1967). Über die Feinstruktur der Arachnoidea und Dura mater von Mammaliern. Z. Zellforsch. 79, 272–295

[4] Arroyo, E.J., Scherer, S. (2000). On the molecular architecture of myelinated fibres. Histochem. Cell Biol. 113, 1–18

[5] Baltzer. J., Mickan, H. (1985). Kern, Gynäkologie, 4. Aufl., Thieme, Stuttgart

[6] Bargmann, W. (1977). Histologie und Mikroskopische Anatomie des Menschen. Thieme, Stuttgart

[7] Bargmann, W. Dörr, W. (Hrsg.) (1963). Das Herz des Menschen, Bd.1., S. 63. Thieme, Stuttgart

[8] Bellido T. et al. (2013). Effects of PTH on osteocyte function. Bone 54, 250–257

[9] Benninghoff-Drenckhahn, Anatomie. Drenckhahn, D. (Hrsg.), Bd. 1 (17. Aufl., 2008)/ Bd. 2 (16. Aufl., 2004), Elsevier-Urban u. Fischer, München

[10] Blake, D.J. et al. (2002). Function and genetics of dystrophin and dystrophin-related proteins in muscle. Physiol. Rev. 82, 291–329

[11] Bloom and Fawcett. A Textbook of Histology (1994). Fawcett D.W., 12. Aufl., Chapman & Hill, New York

[12] Borregaard, N., Cowland, J.B. (1997). Granules of the human neutrophilic polymorphnuclear leukocyte. Blood 89, 3 503–3 521

[13] Bryder, D. et al. (2006). Hematopoietic stem cells. Amer. J. Pathol. 169, 338–346

[14] Burwen, S. J. et al. (1992). Subcellular and molecular mechanisms of bile secretion. Int. Rev. Cytol. 135, 269–313

[15] Cajal, S. R. (1906). Die Struktur der sensiblen Ganglien des Menschen und der Tiere. Erg. Anat. 16, 177–215

[16] Carlsson, B.M. (1994). Human Embryology and Developmental Biology. Mosby, St. Louis

[17] Cheng, C.Y., Mruk D. D. (2002). Cell junction dynamics in the testis:Sertoli-germ cell interactions and male contraceptive development. Physiol. Rev. 82, 825–874

[18] Chiu, S.Y. (1995). Schwann cell function in saltatory conduction. In: Kettenmann, H., Ransom, B.R. (Hrsg.), Neuroglia, Oxford Univ. Press, Oxford

[19] Cocucci, E. et al. (2009). Shedding microvesicles: artefacts no more. Tr. Cell Biol. 19, 43–51

[20] Cormack D. H. (1987). Ham's Histology. 9. Aufl., Harper, Philadelphia

[21] Dallas, S.L. et al. (2013) The osteocyte: An endocrine cell and more. Endocrin. Rev. 34, 658–690

[22] Davis, E.C. (1993). Smooth muscle cell to elastic lamina connections in developing mouse aorta. Lab. Invest. 68, 89–99

[23] Draeger, A. et al. (1990). The cytoskeletal and contractile apparatus of smooth muscle: Contraction bands and segmentation of the contractile elements. J. Cell Biol. 111, 2463–2473

[24] Elias, H. in Gray's Anatomy (2005), s. [34]

[25] Falk, M.M. (2002). Genetic tags for labelling live cells: gap junctions and beyond. Tr. Cell Biol. 12, 399–404

[26] Fauser, B. C. J. M., Van Heusden, A. M. (1997). Manipulation of human ovarian function: Physiological concepts and clinical consequences. Endocr. Rev. 18, 71–106
[27] Fenger, C. (1997). Anal canal. In: Sternberg, S.(Hrsg.), Histology for Pathologists. Lippincott, Philadelphia
[28] Fujita, T. et al. (1972). Scanning electron microscope observation of the dog mesenteric lymph node. Z. Zellforsch. 133, 147–162
[29] Gaudecker, B. von (1991). Functional histology of the human thymus. Anat. Embryol. 183, 1–15
[30] George, J.N. (2000). Platelets. Lancet 355, 1531–1539
[31] Ghoreschi, K. et al. (2011). T helper 17 cell heterogeneity and pathogenicity in autoimmune disease. Tr. Immunol. 32, 395–401
[32] Gipson, I.K, Argueso, P. (2003) Role of mucins in the function of the corneal and conjunctival epithelia. Int. Rev. Cytol. 231, 1–49
[33] Goode, B. L. et al. (2000). Functional cooperation between the microtubule and actin cytoskeletons. Curr. Op. Cell Biol. 63–71
[34] Gray's Anatomy (2005). Standring, S. et al. (Hrsg.), 38. Aufl., Elsevier, Edinburgh
[35] Guyton, A.C. (1991). Textbook of Medical Physiology, 8. Aufl., Saunders, Philadelphia
[36] Hackney, C. M. u. Furness, D.N. (2013). The composition and role of cross links in mechanoelectrical transduction in vertebrate sensory hair cells. J. Cell Sci. 126, 1721–1731
[37] Hayek, H. von (1970). Die menschliche Lunge. 2. Aufl. Springer, Heidelberg
[38] Hinssen, H. et al. (1979). Mode of filament assembly of myosins from muscle and nonmuscle cells. J. Ultrastruct. Res. 64, 282–302
[39] Hogan, M. J. et al. (1971). Histology of the Human Eye. Saunders, Philadelphia
[40] Holstein, A.F., Roosen-Runge, E.C. (1981). Atlas of Human Spermatogenesis. Grosse, Berlin
[41] Hu, J.C. et al. (2007). Enamel formation and amelogenesis imperfecta. Cells Tissues Organs 186, 78–85
[42] Hu, P. et al. (2000). Ablation of uroplakin III gene results in small urothelial plaques, urothelial leakage, and vesicoureteral reflux. J. Cell Biol. 151, 961–972
[43] Huffer, W.E. (1988). Morphology and biochemistry of bone remodeling. Lab. Invest. 59, 418–442
[44] Ichimura, K. et al. (2003). Actin filament organization of foot processes in rat podocytes. J. Histochem. Cytochem. 51, 1589–1600
[45] Josephsen, K.. et al. (2010). Ion transporters in secretory and cyclically modulating ameloblasts: a new hypothesis for cellular control of preeruptive enamel maturation. Am. J. Physiol. Cell Physiol. 299, C 1299–1307
[46] Kahle, W. (1976). Taschenatlas der Anatomie, Bd. 3, 1. Aufl., Kahle W. et al. (Hrsg.), Thieme, Stuttgart
[47] Kahle, W., Frotscher, M. (2005). Taschenatlas der Anatomie, Bd. 3, 9. Aufl., Thieme, Stuttgart
[48] Kho, A.L. et al. (2012). The sarcomeric cytoskeleton as target for pharmacological intervention. Curr. Op. Pharmacol. 12, 347–354
[49] Kikuchi T et al. (2000). Potassium ion recycling pathway via gap junction systems in the mammalian cochlea and its interruption in hereditary nonsyndromic deafness. Med. Electron Microsc. 33, 51–56
[50] Kreft, M.E. et al. (2010). Formation and maintenance of blood-urine barrier in urothelium. Protoplasma 246, 3–14
[51] Kristensen, H.B. et al. (2014). Osteoblast recruitment routes in human cancellous bone. Am. J. Pathol. 184, 778–789
[52] Kriz, F., Bankir, L. (1988). A standard nomenclature for structures of the kidney. The Renal Commission of the International Union of Physiological Sciences. Anat. Embryol. 178, N1–8, 1988
[53] Krstic, R.V. (1976). Ultrastruktur der Säugetierzelle. Springer, Heidelberg und (1978) Die Gewebe des Menschen und der Säugetiere. Springer, Berlin, Heidelberg
[54] Leak, L.V. (1971). Studies on the permeability of lymphatic capillaries. J. Cell Biol. 50, 300–323

[55] Lee, B., Amon, A. (2001). Meiosis: how to create a specialized cell cycle. Curr. Op. Cell Biol. 13, 770–777

[56] Lee, J.Y., Orr-Weaver, T.L. (2001). The molecular basis of sister-chromatide cohesion. Annu. Rev. Cell Dev. Biol 17, 753–777

[57] Lennert, K. (1990). Blut und blutbildende Organe, in: Eder, M., Gedigk, P. (Hrsg.), Lehrbuch der Allgemeinen Pathologie und der Pathologischen Anatomie. 33. Aufl., Springer, Heidelberg

[58] Leonhardt, H. (1973). Taschenatlas der Anatomie, Bd. 2, 1. Aufl., Kahle, W. et al. (Hrsg.), Thieme, Stuttgart

[59] Leonhardt, H. (1990). Histologie, Zytologie und Mikroskopische Anatomie des Menschen. Thieme, Stuttgart

[60] Liang, F. et al. (1999). Urothelial hinge as a highly specialized membrane: detergent-insolubility, urohingin association, and in vitro formation. Differentiation 65, 59–69

[61] Lodish, H. et al. (2000). Molecular Cell Biology, 4. Aufl., Freeman, New York

[62] Macklon, N.S. et al. (2006). The science behind 25 years of ovarian stimulation for in vitro fertilization. Endocr. Rev. 27, 170–207

[63] Mall, P.F. (1906). A study of the structural unit of the liver. Amer. J. Anat. 5, 227–308

[64] McGee, E. A., Hsueh, A. J. W. (2000). Initial and cyclic recruitment of ovarian follicles. Endocr. Rev. 21, 200–214

[65] McNeal, J. E. (1988). Normal histology of the prostate. Am J. Surg. Pathol. 12: 619–633

[66] Montagna, W., Parakkal, F. (1974). The Structure and Function of the Skin. 3. Aufl., Acad. Press, New York

[67] Mori, Y., Lennert, K. (1969). Electron microscopic atlas of lymph node cytology and pathology. Springer, Heidelberg

[68] Muir, A.R. (1970). In: Mauro, A. et al. (Hrsg.), Regeneration of striated muscle and myogenesis. Excerpta medica, Amsterdam

[69] Muto, M. (1975). A scanning electron microscopic study on endothelial cells and Kupffer cells in rat liver sinusoids. Arch. histol. jap. 37, 369–386

[70] Naugler, W.E., Karin, M. (2008). The wolf in sheep's clothing: the role of interleukin-6 in immunity, inflammation and cancer. Tr. Mol. Med. 14, 109–119

[71] Netter, F. H. (1975). The Ciba Collection of Medical Illustrations, Digestive System, Part III

[72] Nigg, E.A.. u. Stearns, T. (2011). The centrosome cycle: centriole biogenesis, duplication and inherent asymmetries. Nature Cell Biol. 13, 1154 -1160

[73] Notta, F. et al. (2016). Distinct routes of lineage development reshape the human blood hierarchy across ontogeny. Science 2016, Jan. 8, Vol. 351 (issue 6269)

[74] O'Garra, A. et al. (2008). Differentiation of human T_H17 cells does require TGF-β! Nature Immunology 9, 588–590

[75] Oatley, J.M. u. Brinster, R.L. (2012). The germline stem cell niche unit in mamalian testes. Physiol. Rev., 92, 577–595

[76] Pearse, A.G.E. (1980). Histochemistry. Theoretical and Applied, Bd.1, 4. Aufl., Churchill Livingstone, Edinburgh

[77] Raposo, G., Marks, M.S. (2007). Melanosomes - dark organelles enlighten endosomal membrane transport. Nature Rev. Mol. Cell Biol. 8, 786–797

[78] Rauber-Kopsch, Anatomie des Menschen, Bd.1 (2003). Tillmann, B. (Hrsg.), Thieme, Stuttgart

[79] Rauber-Kopsch, Anatomie des Menschen, Bd.3 (1987). Leonhardt, H. et al. (Hrsg.), Thieme, Stuttgart

[80] Rhodin, J. A. G. (1975). An Atlas of Histology, Oxford University Press, New York

[81] Robbins-Cotran, Pathologic Basis of Disease (2005). Kumar, V. et al. (Hrsg.), 7. Aufl., Elsevier-Saunders, Philadelphia

[82] Roberts, W. M. et al. (1988). Hair cells: Transduction, tuning and transmission in the inner ear. Annu. Rev. Cell Biol. 4, 63–92

[83] Rodan, G.A., Martin, T. J. (2000). Therapeutic approaches to bone diseases. Science 289, 1508–1514
[84] Sabatini, D.D., Adesnik, M.B. (2001). The biogenesis of membranes and organelles. In [83], S. 433–517
[85] Schroeder, H. E. (1992). Orale Strukturbiologie. 4. Aufl., Thieme, Stuttgart
[86] Scriver, C.R. et al. (Hrsg.) (2001). The Metabolic and Molecular Basis of Inherited Disease, 8. Aufl., McGraw-Hill, New York
[87] Seita J., Weissman I.L. (2010). Hematopoietic stem cell: self-renewal versus differentiation. WIREs Syst. Bio. Med. 2, 640–653
[88] Sharpe, L.T. u. Stockman, A.. (1999). Rod pathways: the importance of seeing nothing. Tr. Neurosci. 22, 497–504
[89] Shizuru, J.A., Negrin R.S., Weissman, I.L. (2005). Hematopoietic stem and progenitor cells: Clinical and preclinical regeneration of the hematopoietic system. Annu. Rev. Med. 56, 509–538
[90] Sixt, M. et al. (2005). The conduit system transports soluble antigens from the afferent lymph to resident dendritic cells in the T cell area of the lymph node. Immunity 22, 19–29
[91] Sleigh, M.A. (1991). Mucus propulsion. In: Crystal, R.G. et al. (Hrsg.). The Lung, Vol. 1, Raven Press, New York
[92] Starr, D.A. u. Fridolfsson H.N. (2010). Interactions between nuclei and the cytoskeleton are mediated by SUN-KASH nuclear-envelope bridges. Annu. Rev. Cell Dev. Biol 26, 42-.444
[93] Steiniger, B., Barth, P. (2000). Microanatomy and function of the spleen. Adv. Anat. Embryol. Cell Biol. 151, 1–110
[94] Stenn, K. S., Paus, R. (2001). Controls of hair follicle cycling. Physiol. Rev. 81: 449–494
[95] Stensaas, L.J. (1975). Pericytes and perivascular microglial cells in the basal forebrain of neonatal rabbits. Cell Tissue Res. 158, 517–541
[96] Talbot, P. (1985). Sperm penetration through oocyte investments in mammals. Am. J. Anat. 174, 331–346
[97] Tian, H. et al. (2011). A reserve stem cell population in small intestine renders Lgr5-positive cells dispensable. Nature 479, 255–259
[98] Tse, W.T., Lux, S.E.(2001). Hereditary spherocytosis and hereditary elliptocytosis. In [83]
[99] Tsukita, S., Furuse, M. (2000). Pores in the wall: Claudins constitute tight junction strands containing aqueous pores. J. Cell Biol. 149, 13–16
[100] Welsch, U. (2018). Lehrbuch Histologie, 5. Aufl., Urban u. Fischer, München

27.2.3 Anatomische Terminologie

Terminologia anatomica (1998). Federative Committee on Anatomical Terminology (FCAT). Thieme, Stuttgart.

Terminologia histologica (2008). Federative International Committee on Anatomical Nomenclature (FICAT). Lippincott Williams & Wilkins, Philadelphia

27.2.4 Internet-Adresse für Literatursuche

Zusammenfassungen von wissenschaftlichen Arbeiten auf dem gesamten Gebiet der biomedizinischen Forschung sind zu erhalten unter:

http://www.ncbi.nlm.nih.gov./sites/entrez

Sachverzeichnis

^{G} verweist auf das Glossar
^{T} verweist auf Tabellen oder Text-Abbildungen

A

B

C

D

F

G

J

K

M

N

O

P

Q

R

S

T

U

V

W

X

Z